U0230259

作者简介

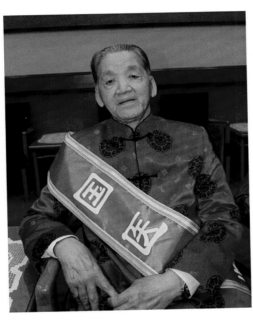

  路志正,男,汉族,1920 年 12 月出生,全国著名中医药临床学家。曾任全国政协第六届、第七届、第八届委员。现任中国中医科学院学术委员会副主任委员、广安门医院主任医师、博士后导师。全国老中医药专家学术经验继承工作指导老师、国家级非物质文化遗产传统医药项目代表性传承人、首都国医名师、首届国医大师。

  路志正教授 14 岁进入伯父路益修创办的河北中医学校学习,并拜名医孟正己为师。少年时便苦读《素问》、《伤寒》、《金匮要略》等医学经典。1939 年从医校毕业后开始悬壶乡里。1950 年,到北京中医进修学校学习,后留卫生部中医司技术指导科工作。路志正教授在学术上发展了调理脾胃治疗胸痹的理论,为治疗冠心病开辟了新的诊疗思路;提出"燥痹"、"产后痹"等病名和辨证论治等内容,推动风湿病学科建设;20 世纪 60 年代曾参与了由卫生部组织的以外籍人士为学习对象的《中国针灸学概要》的编译工作,为针灸走向世界奠定基础。

  路志正教授无门户之见,博采众长,治学严谨,精心育人,他以崇高的医德、精湛的医术,救人于危倾,每起沉疴,获得广泛赞誉。

中医温病证治学

田纪钧 题

路志正教授留念

术精歧黄

大家风范

华建华

路志正教授大作而败

发扬中医之
特色以振兴
中医

邓铁涛敬贺

一九九五年夏

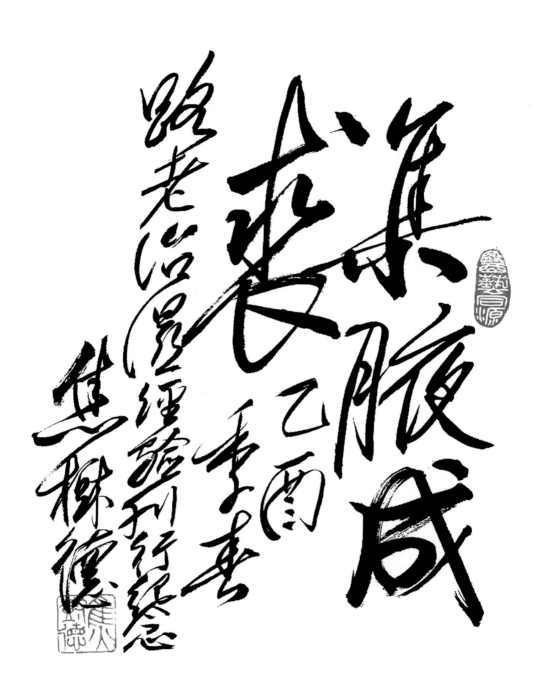

莫腹咸求裝
踏老治得經驗刊行彪意
乙酉季秋
焦樑德

国家出版基金项目
NATIONAL PUBLICATION FOUNDATION

"十二五"国家重点图书出版规划项目

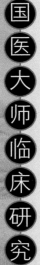

国医大师临床研究

中华中医药学会 组织编写

中医湿病证治学

【第3版】

路志正 主编

科学出版社
北京

内 容 简 介

  《中医湿病证治学》是凝聚了国医大师路志正教授及其编委会近 20 年心血的我国第一部中医湿病专著。2013 年本书第 2 版荣获第三届中国出版政府奖图书奖提名奖，第 3 版也在广大读者需求声中应运而生。全书分上、中、下篇和附篇。上篇全面阐述了湿病的概述、病因病机、诊断、常见证候、治疗及湿病的研究进展、湿病的预防与护理；中篇分内科、妇科、儿科、皮科、外科、五官科等，集中介绍常见湿病证治；下篇为名家论湿精粹，首先介绍了中医名家干祖望、邓铁涛、朱良春、颜德馨、何任、张琪、李今庸、萧熙、康良石、杨春波先生治疗湿病的宝贵经验，然后具体介绍国医大师路志正教授治疗湿病的学术思想和临床经验；附篇介绍湿病常用中药、湿病常用中成药、方剂索引。第 3 版新增了湿地、雾霾的相关内容，强调了保护自然环境是人类健康之本的思想。

  本书对中医、中西医结合医师及中医爱好者均是一部很好的参考书。

图书在版编目（CIP）数据

中医湿病证治学／路志正主编 . —3 版 . —北京：科学出版社，2015.3
（国医大师临床研究）

国家出版基金项目 · “十二五”国家重点图书出版规划项目
ISBN 978-7-03-043804-1

Ⅰ. ①中… Ⅱ. ①路… Ⅲ. ①湿热（中医）-中医治疗法
Ⅳ. ①R254.2

中国版本图书馆 CIP 数据核字（2010）第 052581 号

责任编辑：鲍 燕 曹丽英／责任校对：刘亚琦
责任印制：赵 博／封面设计：黄华斌 陈 敬

科 学 出 版 社 出版
北京东黄城根北街 16 号
邮政编码：100717
http://www.sciencep.com

三河市春园印刷有限公司印刷
科学出版社发行 各地新华书店经销

*

2007 年 1 月第 一 版   开本：787×1092 1/16
2010 年 7 月第 二 版   印张：36 1/2 插页：2
2015 年 3 月第 三 版   字数：866 000
2025 年 4 月第十七次印刷

定价：188.00 元
（如有印装质量问题，我社负责调换）

《中医湿病证治学》（第3版）编委会

主　编	路志正	中国中医科学院广安门医院	主任医师
副主编	高荣林	中国中医科学院广安门医院	主任医师
	易瑞云	广西桂林医学院	副教授
	路喜素	北京市老年病医院	主任医师
	朱建贵	中国中医科学院广安门医院	主任医师
	路喜善	北京路志正中医药研究院	主任医师
编　委	于友华	中国中医科学院医学实验中心	研究员
	王九一	河北省廊坊市广阳区人民医院	主任医师
	王承德	国家中医药管理局港澳中心	主任医师
	王彩凤	中国中医科学院广安门医院	主任医师
	冯　俊	中国中医科学院眼科医院	主任医师
	刘宗莲	中国中医科学院广安门医院	主任医师
	李方洁	中国中医科学院望京医院	主任医师
	李　平	中国中医科学院广安门医院	主任医师
	李连成	中国中医科学院广安门医院	副主任医师
	李俊德	中华中医药学会	主任医师
	杨丽莎	广西桂林医学院	教授
	邹节明	桂林三金药业股份有限公司	教授
	赵秀勤	河北省廊坊市人民医院	主任医师
	路京华	日本星火株式会社学术课科	学术担当
	路京达	瑞士神针中医学校	校长
	刘秉昭	河南郑州市中医医院	主任医师

特邀撰稿专家　　邓铁涛　李今庸　何　任　萧　熙　干祖望
　　　　　　　　　　康良石　张　琪　朱良春　杨春波　颜德馨

撰稿者	于友华	王九一	王小云	王　征	王秋风	王秋萍
	王彩凤	王淑霖	田　琳	冯　俊	边永君	江　伟
	朱　姝	刘宗莲	刘秉昭	李　平	李方洁	李廷俊
	李连成	苏晓京	杨凤珍	杨丽莎	杨春波	吴允光
	吴允耀	吴红斌	张华东	邓君翰	邹节明	林俊哲
	苑金藏	易桂生	易瑞云	陈　莉	赵秀勤	高鼎榕
	提桂香	路　洁	路喜素	路喜善	蒲永文	魏　华

办公室主任　路　洁

办公室工作人员　王秋风　田　琳　边永君　朱　姝　提桂香

《国医大师临床研究》丛书序

    2009 年 5 月 5 日，人力资源和社会保障部、卫生部和国家中医药管理局联合发布了《关于表彰首届国医大师的决定》。30 位从事中医临床工作（包括民族医药）的老专家获得了"国医大师"荣誉称号。这是新中国成立以来，中国政府部门第一次在全国范围内评选国家级中医大师。国医大师是我国中医药事业发展宝贵的智力资源和知识财富，在中医药的继承创新中发挥着不可替代的重要作用。将他们的学术思想、临床经验、医德医风传承下来，并不断加以发展创新，发扬光大，是继承发展中医药学，培养造就高层次中医药人才，提升中医药软实力与核心竞争力的重要途径。

    为了弘扬中华民族文化，广泛传播和充分利用中医药文化资源，满足中医药人才队伍建设的需要；进一步完善中医药传承制度，将国医大师的学术思想、经验、技能更好地发扬光大。科学出版社精心组织策划了"国医大师临床研究"丛书的选题项目，这个选题首先被新闻出版总署批准为"十二五"国家重点图书出版规划项目，后经科学出版社遴选后申报国家出版基金项目，并在 2012 年获得了基金的支持。这是国家重视中医药事业发展的重要体现，同时也为中医药学术传承提供良好契机。国家出版基金是国家重大常设基金，是继国家自然科学基金、国家社会科学基金之后的第三大基金，旨在资助"突出体现国家意志，着力打造传世精品"的重大出版工程，在"弘扬中华文化，建设中华民族共有精神家园"方面与中医药事业有着本质和天然的相通性。国家出版基金设立六年来，对中医药事业给予了持续的关注和支持。

    作为我国成立最早、规模最大的中医药学术团体，中华中医药学会长期以来为弘扬优秀民族医药文化、促进中医药科学技术的繁荣、发展、普及推广发挥了重要作用。本丛书编辑出版工作得到了中华中医药学会大力支持。国家卫生和计划生育委员会副主任、国家中医药管理局局长、中华中医药学会会长王国强亲自出任丛书主编。

    作为中国最大的综合性科技出版机构，60 年来科学出版社为中国科技优秀成果的传播发挥了重要作用。科学出版社为本丛书的策划立项、稿件组织、编辑出版倾注了大量心血，为丛书高水平出版起到重要保障作用。

    本丛书同时还得到了各位国医大师及国医大师传承工作室和所在单位的大力支持，并得到各位中医药界院士的支持。在此，一并表示感谢！

    本丛书从重要论著、临床经验等方面对国医大师临床经验发掘整理，涵盖了中医原创思维与个性诊疗经验两个方面。并专设《国医大师临床研究概览》分册，总括国医大师临床研究成果，从成才之路、治学方法、学术思想、技术经验、科研成果、学术传承等方面疏理国医大师临床经验和传承研究情况。这既是对国医大师临床研究成果的概览，又是研究国医大师临床经验的文献通鉴，具有永久的收藏和使用价值。

文以载道，以道育人。丛书将带您走进"国医大师"的学术殿堂，领略他们深邃的理论造诣，卓越的学术成就，精湛的临床经验；丛书愿带您开启中医药文化传承创新的智慧之门。

《国医大师临床研究》丛书编辑委员会
2013 年 5 月

第3版弁言

　　《中医湿病证治学》再版至今又越四年，2013 年本书第 2 版荣获第三届中国出版政府奖图书奖提名奖，这是对我们工作的肯定和鼓舞。同时本书也受到了广大读者的青睐和肯定。当今世界，天气变暖、气候失常，尤其是我国随着经济的发展，人民生活水平的提高，人们在享受现代物质文明生活的同时，也因贪杯饮冷、过嗜肥甘、劳逸失度或过用空调冷风等一些不良习惯，伤及脾胃遂致湿浊内生，引发诸多病变，致使外湿伤人的发病率非但未降，而内湿伤人的发病率却有上升之势。这一新的情况立即引发我和学生们的极大关注，并及时捕捉到这一新的课题。在全面继承中医有关湿病理论和经验的基础上，广泛吸纳了现代气象医学以及众多医家的研究成果，历 20 余年的艰苦攻关，提出"湿邪不独南方，北方亦多湿病"、"百病皆由湿作祟"的新论点。这一论点扩展了叶天士"吾吴湿邪害人最广"的论述，进一步充实、完善了中医湿病理论，对促进中医湿病学的研究以及指导临床实践有一定的现实意义。

　　本书不仅全面系统的整理、总结了中医湿病理论，收录了由湿邪引发的急、慢性常见疾病，而且还囊括了艾滋病、SARS 等近现代疾病谱中新的类证。本书在明确湿病所涉及的范畴的同时，也使人们看到了中医的价值以及其在应对重大卫生突发事件方面的优势和不可替代的作用。更值得一提的是，为使广大读者看到南北西东中，不同地域中医大家的相关论述，本书还收录了当代 11 位中医名宿的湿病治验。这无疑起到了"转益多师是吾师"的效果，故有评论说此书"议论赅博，术理通幽"，是中医药史上首部关于湿病证治学的专著。

　　看到湿病问题已引起大家的关注，我很高兴，但另一方面，也深感不足，一是书中某些章节还不够全面；二是一些语词不够精练或有错漏之处；三是现代疾病谱中近年又增添了甲型 H1N1 流感新的类证。针对以上问题，我们本欲乘再版之机，对此书进行全面重组、删繁补遗、精雕细琢。但由于时间紧、任务量大，难以如愿。本次再版，为突出"天人一体"的整体观，我们在第六章中，增加了湿地、雾霾的相关内容，强调了保护自然环境是人类健康之本的思想。并对全书错漏之处进行了全面的校对修删，以提高本书的质量，值兹再版之际，仅弁言以志之。

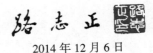

2014 年 12 月 6 日

徐 序

　　中医药学是我国人民长期同疾病作斗争的经验总结和理论概括，凝聚着中华民族的智慧，是我国优秀传统文化的重要组成部分。不仅为中华文明的发展做出了重要贡献，而且对世界文明的进步产生了积极影响。

　　中医学认为，人与自然是一个有机整体，须随着季节气候的变化，调节起居，始能防患未然，益寿延年。《灵枢·岁露论》："人与天地相参也，与日月相应也"，说明季节气候变化与人类健康关系至巨，故一再强调人与自然要保持和谐的统一，"逆之则灾害生，从之则苛疾不起"。

　　《黄帝内经》中的运气学说，是古代医家汲取当时的天文、气象、地理、历法、数术、养生、脏象、经络、物候等多学科知识，结合中医病因学等特点，总结出预测气候变化对人体影响、发病与防治规律的一门学科。随着现代边缘学科——时间生物学、医疗气象学的发展，运气理论亦得到普遍关注。

　　路志正医师，经数十年临床研究，提出："百病皆由湿作祟"的论点，以湿与水同类，雾露霜霾，雨霰冰雪，皆源于大气中所含的水气（中医称为湿气，现代气象学多以"相对湿度"表示），太过或不及，均可伤人引起疾病。

　　湿邪致病范围甚广，涉及内、外、妇、儿等科，散见于历代医籍之中，惜专著较少，检阅不易，系统钻研更难。路志正医师有鉴及此，乃勤求古训，博览诸家，与学生一起，以十余年时间，辛勤耕耘，稿经九易，终于编成《中医湿病证治学》一书。

　　该书经纬分明，文字简洁，说理细致，重点突出，既有湿病源流，以继承前人理论和治验，又有近年湿病的临床观察和实验研究，既厚古更重今，既继承又发展，每一证候之下均附有医案，俾理论联系实际，学以致用。特别是邀请邓铁涛先生等十余位全国知名专家，毫不保留地介绍其治湿病经验，供广大读者参考，弥足珍贵，也是本书一大特色。我认为《中医湿病证治学》的出版，对繁荣中医学术，交流经验，攻疾防患，摄生延年，均将起到很好的促进作用。

　　是为序。

中华人民共和国国务院副秘书长　徐绍史

2005 年元月

佘 序

　　我与路志正教授相识已30年，他既是德高望重、精通经典、医术精湛的全国著名中医药专家，又是热爱中医药事业、富有经验的中医药管理干部，更是我尊重的师长和挚友，我敬重他的品德，仰慕他的学识，他对发展中医药事业的责任心和无私奉献精神深深激励着我。

　　在从事管理工作时，他认真落实党和国家的中医政策。在20世纪50年代中期，他调研河北中医治疗乙脑临床研究，坚持用实践检验真理，实事求是地评价其疗效，坚持发挥中医在防治急性传染病中的重要作用，推广了中医治疗乙脑的经验。在防治晚期血吸虫病工作中，他随徐运北副部长深入调查，提出先由中医治疗腹水，再用西药锑剂杀虫，发挥中西医各自优势的治疗方案，为治疗晚期血吸虫病做出了贡献。现在他不顾年事已高，积极为发展中医药事业奔走呼号，经常对关系中医药的重大问题建言献策，使我们受益匪浅。

　　路老临证经验丰富，理论颇多建树，如1995年"路志正调理脾胃法治疗胸痹经验的继承整理研究"，提出了中医治疗冠心病的新思路、新方法，获国家中医药管理局中医药基础研究二等奖。他临床积累丰厚，尤其擅长湿病的诊治，对不少疑难病，每从湿论治，疗效显著。

　　近十余年来，路老潜心于湿病的著述，以八旬高龄，主编《中医湿病证治学》，呕心沥血，精研不倦，殚精竭虑，数易其稿。现书稿杀青，我得以先睹为快。本书分上、中、下三篇，上篇总论，概述了湿病的源流、概念、病因病机、常见证候、诊断、治法和环境湿度对人体健康的影响；中篇各论，分述内科、妇科、儿科、皮外科、眼科湿病的证治；下篇则介绍路老和现代诸多中医名家湿病证治的经验及现代研究进展。全书系统总结继承中医湿病理论和临床证治经验，并有许多创新和建树，具有较强的学术性、实用性，对广大中医工作者提高理论水平和临床疗效具有重要意义。

　　值此著作付梓之际，谨向路老表示崇高的敬意！

中华人民共和国卫生部副部长
国家中医药管理局局长　　佘靖

2005年元月

颜　序

"湿"无专著，但其渊源深远，影响大小方脉、内外各科。

《素问·阴阳应象大论》云"中央生湿"，六气致病理论的构建，是从运气学说衍化而来。五行中金、木、水、火各居四方，而土属中央。中者四方之所交，央者阴阳之所会，《河图》亦示：一水二火三木四金，土居四行之末，独能旺于四季，五行为土，六气应合为湿，所以袭人之湿也，不一而足可称最繁。又阴阳的生化源于水火既济，上下相召，一升一降，运行不息，依仗中央脾胃之枢纽为之斡旋。故后人又有"脾统四脏"之说，所论皆为中医基础理论之核心思想。

历代中医学家对湿邪十分重视，如朱丹溪宗罗知悌之说，认为"湿热相火为病最多"，"东南之人多是湿土生痰，痰生热，热生风也。"清代大医学家叶天士认为："湿邪害人最广，如面色白者，须要顾其阳气，湿盛则阳微也。"薛雪也认为热为天之气，湿为地之气。王孟英治霍乱分寒热，皆以治湿为第一要务。以上各家论点，在发热性疾病中无处不在，许为经典之论。

曾忆学医时随师出诊，尝见治湿温发热，多投连朴藿夏，不以辛凉清热，引为不解，先师曰："热深湿深则更缠绵，湿与热合则更胶着"，并引薛雪所云为告诫："湿轻热重则归阳明，热少湿多则归太阴。"着重宣化湿邪，正所以分化湿热，病即易瘥。这是一种有非常内涵的治疗法则，临床以来作为不易之心得。70年后的今天，用治"非典"而获胜利。曾治上海一非典患者，不用激素，初起时即用川朴、苍白术、半夏、陈皮祛湿，以芩、银退热而获治。在辅导粤、港之抗非典战役中，发现其症状与吴又可所称"寒湿疫"颇为相似："始则昼夜发热，日晡益甚，头痛身疼，舌上白苔如同积粉"，吴称之为半表半里证，达原饮在这次战役中也显示了功效。中医学浩如烟海，书到用时方恨少，才知继承无止境，信然！

"湿"证论治，为中医治则的基本要素，不仅治热性病需要关注，中医常用"八法"也须处处注意"湿"之滞留，实为中医论治之至要关键，我于1939年毕业于上海中国医学院时，即以"湿论"作为毕业论文，当时深得同学称颂，尝有整理发扬之想，今垂垂老矣，对"湿"未有作为，引为内疚！

《中医湿病证治学》之问世，为我所不能为，我亦欣然！该书包括病因、病机、诊断、辨治等内容，还对各科湿病举例佐证，颇多见解，发前人所未发，尤可贵在书后附有路老与现代各大家治湿之宝贵经验，可作为研究者参考，不仅启迪后学，可作为每位中医案头之师，且其编排合理，实属中医整理发扬之范本，具有科研内涵之巨著。路老为中医界之儒医也，善文精医，上自经史百家，下及现代生命科学，皆及所深。近年潜心研究疑难病、心血管病、风湿病，各具创见。路老为我之良师益友，见书之出，焉可无言。乐为之序。

颜德馨

2004年元旦于上海餐芝轩

欧 阳 序

叶天士《外感温热病篇》特指出"吾吴湿邪害人最广"，意在示人治温莫忘湿。湿邪伤人或湿与热合，治之不当，确多缠绵难愈。路志正教授认为湿有内外之分，外湿"不独吴地多湿，北方湿病亦不少"，"当今饮食情志不节，内湿所致之病尤为繁多"，所以辨治湿邪为病，无论外感、内伤，皆当引为重视。《中医湿病证治学》一书，即为有见于此之专著。

本书根据路志正教授对湿病的全面认识及长期医疗实践总结编撰而成，上篇从湿邪产生之病因病机、湿病源流、诊断特点、辨治方法等方面进行系统论述，阐明饮食、情志不节，痰瘀相互影响，与病人素质及脾胃、肝胆、心肺、肾三焦各脏腑功能失职，升降、运化气机失调，皆可产生湿病，非仅感受外邪所致。湿病在诊断方面，有与其他疾病显著不同之点。因湿邪致病，较为复杂，辨证应从阴阳、表里、寒热、虚实、上下着眼，选取芳香、苦温、清热、淡渗、辛开及益肺、健脾、舒肝、温肾等法。中篇论述湿病、与湿病有关疾患及湿病见于内、外、妇、儿各科疾病之特点与相应之治疗措施，由此可以充分看出湿邪为病之广泛性。下篇汇集了全国十余位著名中医专家治湿病的经验，非常宝贵。尤其是路志正教授的丰富经验，识有独见，学有专长，故抓住湿病的要害而独树一帜。而湿病常用中药及中成药，则示人以大要，供读者参考。

《中医湿病证治学》一书，不仅反映出路志正教授治湿病的学术经验，也为继承发扬老中医经验树立典范。通读本书之后深有体会，故欣然命笔向读者推介。

欧阳锜

1995 年 4 月

自　序

　　六淫致病，历代医家皆有所论。风、寒、暑、火、热之邪向为人所重视，而对湿邪则论述较少。丹溪虽有"六气之中，湿热为重，十居八九"之论，但亦详于热而略于湿。叶天士曾根据江南水乡，沟渠纵横，暑期较长，热迫湿蒸，人处其中易得湿病的特点，发出"吾吴湿邪害人最广"之叹，实补前人之未备，但对北方湿病未曾论及。一般认为，北方干燥，刚劲多风，湿邪不甚，而多忽视。可是通过多年的临床实践，参阅大量的文献资料，我认为湿病不仅南方独有，北方亦不少见，只是感邪途径有异，受侵脏腑有别而已。特别是现代，人们工作节律加快，生活水平的提高，饮食谱的改变，致使饥饱不调之人增多，过饮茶酒冷饮、过嗜肥甘之人日众，冰箱、冰柜、空调的普及，恣食生冷者随处可见，致使脾胃受损，中阳困遏，水湿停聚之证有增无减。同时，当今人类对大自然掠夺性开发，造成生态环境改变，致大气、水源、食品污染等又时刻在威胁和侵蚀着人们的健康，使现代疾病谱不断发生改变，其中也不乏湿病。

　　为了深化对湿病的认识，我曾指导研究生于 1987 年在石家庄市对常见湿病之一的湿阻病进行了流行病学调查。结果表明，湿阻是临床常见病、多发病，其人群患病率为10.55%。病因学调查显示，饮食不节（饥饱失常、快餐、餐时无规律、进餐过快、嗜食肥甘、生冷）是导致本病的主要因素，占已知发病因素的 1/2 强，有这种不良习惯的人群患病率为 22.57%，而饮食有节人群患病率仅为 6.42%。二者相比，有非常显著的差异。另外，居处潮湿，性格急躁、忧郁，过嗜茶酒、冷饮等，都与湿阻的发生密切相关。而年龄、性别、职业的差异与患病率无明显相关性。结果也充分说明，随着社会的发展，人们的居处环境、工作条件得到极大的改善，身体素质有了明显的提高，抵御外邪能力明显增强，外湿致病应较古代为少。但随着人民生活水平的提高，防暑降温设备的应用，衣服追求时尚，短衫短裤，轻纱短裙，肌肤失于防护，在家中有电扇、空调，出门乘地铁、汽车有冷气，食则冷饮加冰，凉菜冰糕，浓茶醇酒，不仅外湿致病，又增加了新的感染源，而损伤脾胃导致内湿引起的病证亦明显增多。这也是湿病在当今社会发病学上的一大特点。

　　人是宇宙万物之一，是大自然的产物。大自然不但为人类的生存提供了最基本的物质条件，而另一方面，它的各种变化也无不在影响着人的生老病死等生命活动的全过程。诚如《素问·宝命全形论》所言："天地合气，命之曰人"，"人以天地之气生，四时之法成"。故从"天人一体"的整体观出发，历代中医名家无不重视对四时阴阳、气象物候、天文地理的观察和研究，以探求它们对人体生理、病理及疾病的发生、发展和转归的影响。两千多年前，《素问》所提出的"异法方宜论"及"五运六气"学说即是明证。

　　在人类社会进入到 21 世纪的今天，与以往相比，人们的生活水平和质量都有了长足的改善和提高。本来追求居住环境的舒适化、交通的便利化、饮食营养的科学化无可厚非。不过，自工业革命以来的 200 年间，科学技术虽得到迅猛发展，但由于世界人口的激增，城市化进程加快，它并未阻止人们对自然资源掠夺性的索取和对自然环境的破坏性开发。其所造成的严重恶果，近些年来也凸现出来，例如过度地砍伐、垦牧、采掘，致森林尤其是热带雨林急骤缩减，水源枯竭，干旱肆虐，草退沙进，沙漠化日重，沙尘暴天气频作，大气中可吸入颗粒物浓度居高不下；又如工业废水、废气、废渣及汽车尾气的肆意排放，不仅导致水源污染，酸雨横流，而且引发了温室效应。从大方面来说，它表现在北极冰雪融化，厄尔尼诺和拉尼娜现象频率加快，飓风、暴雨、大旱等突发性自然灾害频作；从局部看，它引发了城市中的五岛效应（混浊、热、干、湿、雨）。

　　凡此种种说明，人在变，环境在变，而这些变化对人体生理、病理及疾病的发生和转归有何影响？程度又如何？对我们每个中医工作者来说都是一个新的课题，新的挑战。我们既要继承前人有关"六淫"致病的理论和宝贵的诊疗经验，更要善于汲取现代科学研究成果，扎扎实实地按照中医自身的理论和发展规律，开拓创新，不断前进，以便为人民群众提供更好的防病治病、养生保健服务。

廉州医翁

2004 年 8 月于北京怡养斋

前　言

　　《经》曰："夫百病之生也，皆生于风寒暑湿燥火，以之化之变也。"20世纪70年代以来我以芳香化浊、行气化湿等法治愈多例湿遏心阳之心律失常患者。1983年6月在沈阳召开"中医药国际学术会议"上，曾以《心律失常新探——湿邪阻滞是引起心律失常的一大致病因素》的学术报告，引起与会代表的极大兴趣。同年11月奉派赴泰国曼谷，参加中华人民共和国"今日中药展览"之中医专家代表团，进行中医药学术交流，除为泰国人民义诊外，写成《泰国曼谷地土方宜与发病关系刍议》一文，因时间仓促，未经该国同道审阅，恐有疏谬，未予发表。1987年再次赴泰，交流学术，特将此稿请泰国天华医院中医部麦竹轩主任审阅，颇为赞同。承洪林女士推荐在当地华文《新中原报》发表。泰国工商总会主席方德传博士看到后，特写了评论寄来，既表嘉许，又寄予厚望，愿中医药学发扬光大，为世界人民防病保健服务。

　　中医学中的运气学说，是中医汲取当时天文、气象、历法等学科中相关资料，与中医学理论紧密结合，而发展起来的。后世对此看法不一，清代医家张飞畴即有"运气不足凭"之议，但随着现代气象医学的兴起，运气学说亦日渐引起国内外学者的注意。中国气象科学研究院林之光先生，在纪念1999年世界气象日时所写的《天气气候与健康——兼论中国气候与中医养生文化》一文中所说："我国由于盛行大陆性季风气候，冬冷而夏热，冬燥而夏湿，气象条件变化幅度大且特别急剧，是地球上的一种特殊气候。这对人体保健来说是不利的。……可也正是这种不利条件，诞生了中医学和中药学（包括中医养生理论）。中医学中把环境致病因子'风、寒、暑、湿、燥、火'称为'六淫'。六淫，几乎都与气候有关，中医能应付世界上最烈的'六淫'，中医养生能适应中国最为急剧多变的气候，是世界文明中的瑰宝。"

　　我学习运气学，得益于我的老师孟端先生，他是清末秀才，饱读诗书，工诗善书，后弃儒从医，对经典医籍深有研究，临证经验丰富，名噪当时，知我在中医学理论方面已有一定根基，遂要我补读《易经》和《内经》中有关运气篇章，了解与掌握阴阳盈虚消长，气候主客常变之规律，提高防治疾病能力。王步举先生教我针灸时，让熟读十二经纳干支歌："甲肝乙胆丙小肠，丁心戊胃巳脾乡……"，至今仍能朗朗上口，但当时的理解能力不深，随着临床经验的积累，感到气候变化，节令交替，对患者都有一定的影响。从而对运气学说产生了浓厚的兴趣，加强了相关知识的学习，每逢外出，总要了解当地的气候变化、生活习惯、风土人情，并指导临床实践。如《易经·十二消息卦》中之："仲春二月，为雷天大壮卦，二阴自上而降，则多雨水；季夏之二阴，自下而升，故多蒸湿，为天山遯卦。"所以《内经》中有关运气学说的内容，实源于周易。余如《伤寒论》中之"太阳病欲解时，从巳至未上"，针灸学中之子午流注等时间医学，都是运气学说在临床中不断发展的具体运用。当然，运气学说产生的时代，年湮代远，与现代的气候有着很大的不同，我们在学习运用时，应融会新知，毋庸拘泥。近年来，随着科学的发展，气象学和气候学已有了新的飞跃，气象医学亦日渐兴起，这为我们研究人与自然的和谐统一提供了有利的条件。

《灵枢·师传》提出的"入国问俗，入家问讳"确是至理名言。1987 年初至 1991 年，我曾先后多次到泰国、菲律宾、马来西亚、新加坡等国和我国港、澳、台等地区。这些地方同属热带，周围环海，天气炎热，潮湿，有夏无冬，天气时常骤变。如 1991 年 8 月，我奉派到马来西亚吉隆坡，进行学术交流和诊务工作，即遇到本来还是晴空万里，倏然一片黑云飘来，则狂风骤起，暴风雨刮倒树枝，正巧砸到汽车的场面，不久雨雾天晴，烈日当空，天热下逼，地湿之气上腾，一股潮湿秽浊之气，弥漫空际，令人胸闷窒息，故湿热毒邪伤人较多。当地人民为了防御湿邪，增加食欲，提高抵抗力，一般嗜食咖喱、沙拉、辣椒、煎炒油炸、熏烤鱼虾、肥甘厚味等食品；出则汽车代步，卧则空调爽身，睡前多"夜宵果腹"，偏嗜烟酒以提神，冷饮冰糕、生冷瓜果以解热；平时忙于工作，缺少运动，形体丰腴，痰湿内生与外湿相合，日久诸证蜂起，如冠心病、糖尿病、痛风、风湿性疾病等均为常见。加之贫富悬殊，天壤之别。贫者生活水平低劣，居住和卫生条件差，患脾胃病、风湿性关节疾病者更是多见。2001 年 6 月上旬，我到日本访问，正巧碰上日本的梅雨季节，每年一到这个时间，日本南部的九州地带，小笠原暖气流与鄂霍次克海的冷空气相遇，而形成梅雨前锋，常常大雨滂沱，然后沿南北细长的日本国土北上。东京的梅雨，要比冲绳、九州晚 7~10 天，雨速也缓和得多，大有杜甫"润物细无声"和杜牧之的"清明时节雨纷纷"之濛濛细雨，上下一色的景致。日本气温高、湿度大、气压低，许多人感胸闷，身重乏力，肌肤黏腻，汗出不爽，情绪亦偏于沉郁。加之生活习惯嗜茶饮酒，酷爱生冷，偏食甘味，故滋生内湿，是湿土之气，同气相求，造成日本人气虚、湿浊困重之体。虽其肌肤细腻，而湿郁者为多，以致近年，过敏性疾病逐年增多，特异性皮炎、哮喘、鼻炎、花粉症几乎成为日本的国民病，而风湿性关节病、脾胃病、心脏病等亦屡见不鲜。

不仅如此，据美国科学家对 11 个主要行业近 1300 名在职人员进行长达 5 年的实地调查，他们发现，当空气相对湿度达到 80% 或以上，事故发生率增加 32%；在高温湿重情况下，速记错误增加 10 倍；在高温高湿气候里，人的暴力行为增加，自然死亡率上升，女人更喜欢唠叨，脾气更加暴躁，人们的性欲减弱。由于心情郁闷，而产生抑郁症、自杀、变态、抢劫、诈骗等犯罪率上升。而在湿度大的季节里，一些风湿病患者关节疼痛加剧，四肢乏力；高温湿重天气，极易诱发旧病复作或加重，如冠心病、神经性头痛、溃疡病、湿疹等疾病。

我国每年 6~7 月，在江淮流域，同样常见阴雨连绵、高温高湿的梅雨季节，清·雷丰在《时病论》中提出："乍雨乍晴，湿中有热，热中有湿，与诸湿之病颇异"，故列"霉湿"一门。早在《内经》中，即有"湿气变物"的描述，李时珍亦有"此皆湿热之气，郁遏熏蒸酿为霉雨，人受其气则生病，物受其气则霉"的阐发。湿气太过，又加高温，而成湿热，很多物品易发霉变质，甚至腐烂，产生一种秽浊恶毒之气。值人体正气不足之际，从口鼻侵入人体，直犯上中二焦，致生胸闷脘痞，身热汗出，身痛腰痛，神识呆钝，舌苔白滑，脉来濡缓等症。治当芳香化浊，开达气机，则所中之邪自然而解。雷氏临证观察细致，有着精深的体会，值得我们很好地学习，熟练掌握，勤于运用。

梅雨季节易使衣物等发霉变质，是由真菌作祟，它与气候变化密切相关。一般说来温暖潮湿的地区，一年四季皆可见到其踪迹。如我国台湾气候湿热，每年 3~12 月，都是真菌大量繁殖的季节。据其相关研究发现，真菌是造成中、老年人过敏的主要原因，约占 37%，从而产生类似感冒的反应，如头痛、鼻塞流涕、眼睛不适，或咳喘、疲劳无力、注意力不集中等症状。

　　上述情况，一般人认为是梅雨季节的产物，而实际上在冬天也同样可以发生。这是因为人们在冬天为了防寒保暖，而紧闭窗户，甚至用纸将窗隙加封，以免冷风吹入，致室内外温差较大，又不经常开窗透风换气，就给真菌孳生繁殖创造了有利的条件。日本东京健康研究中心研究表明："适合人类生活的环境，也是真菌生长的最好环境。"真菌在10℃以下很难生长，但在10~30℃之间霉孢子却易于发芽繁殖。所以，我们除在夏秋之际防潮除霉外，即使在冬天，也同样应注意室内空气流通。风和日丽的天气，要开开窗户，换换空气。此即中医治则上说的"行气流湿"，风一吹之，则阴霾自散，气行则湿散故也。

　　20世纪90年代初期，一位因患风湿病而从瑞士归来的我使馆工作人员，在向我言及病因时曾言：瑞士有四多一少——山多、云多、雨多、雪多，太阳少，因气候潮湿，故患湿疹、风湿性疾病较多。1998年5月，瑞士安德里亚斯医生来京拜访，他是德国医学院毕业的医生，获博士学位，在医院工作期间，常碰到一些西医束手无策的病例，通过在我第四子路京达创办的中医学校学习，亲眼见到了中医治愈的疑难病患者，认识到中西医各有所长和不足，中医学具有整体恒动观、辨证论治等优点，拟在瑞士筹建"中华传统医学中心"，邀我给予指导。为使中医走向世界，并了解该国湿病状况而欣然同意。该中心于2000年5月在索伦托正式开业，除设有中医内科、针灸、推拿科外，还不定期开展中医科普讲座，以便向瑞士人民宣传中医、了解中医、接受中医。

　　在瑞士，我经常去瑞士国家图书馆查阅有关天文、气象、地理学等资料，并通过患者询查当地居民的生活习惯，了解到瑞士虽是内陆国家，但却受大西洋吹来的西南风影响，年降雨量却在1000mm以上。诚如瑞士可尔利先生所说的该国一句谚语："过60岁的人，如果早晨起来身上不疼痛的话，那么这个人准是个死去的人。"可见在老年人群中，患风湿性关节疾病的普遍性。

　　2003年11月赴伦敦参加英国首届中医药国际大会，会上我做了"燥痹的辨证论治"的发言，给与会代表以新的思路和启迪。由于饮食习惯、生活环境的不同，英国人相对于中国人来说，体内多湿多热，因此，患湿疹、痹病、脾胃湿热证、抑郁症等病较多。

　　从上可见，人处环宇天地之间，禀五常之气，因风气而生存。天地六合，疆域辽阔，然十里不同风，百里不同俗，一方水土养一方人，不同区域的民族、国家，禀地理环境之恩惠，衣食住行、生活习惯、宗教信仰、风土人情各有差异。不同种族体质有别，性格禀赋大相悬殊，即使同为湿邪致病，亦不可同论，玄机妙识，贵在变通。三因制宜，四海咸通，异法方宜，不拘一理。故向外传播中医时，亦须参考上述因素，且为关键的一环，从而体现出中医学理论的实用性、普遍性和科学性。

　　为了提高防治湿病的理论水平和业务能力，我和学生们在10年前即着手编撰《中医湿病证治学》。虽然中医医籍浩瀚，但从裘沛然教授主编的《中国医籍大辞典》来看，湿温著述较多，而有关湿病专著，屈指可数，除搜集到的《湿热证治》、《湿证发微》、《寒湿证治》、《湿热举要》、《湿症金壶录》等外，大多散在于历代医籍中，翻阅既不易，系统研究更难。为此，我们对上自《五十二病方》、《灵》、《素》、《难经》、《伤寒论》、《金匮》、《神农本草经》；中迄隋、唐、宋、元；下至明、清、民国间具有代表性的医籍，以及现代的一些湿病专著和报刊资料，进行了广泛的涉猎、学习，并在此基础上提要钩玄，综述为《湿病源流》一章。清代温病学说已臻成熟，民国期间名著亦不少，限于我们掌握的资料有限，挂一漏万，在所难免，但我们已尽最大努力，只要知道某院校和图书馆，藏有湿病著作，就设法借阅复印和摄像，如《湿症金壶录》就是请成都中医药大学刘敏如教授，《湿热举要》、《寒湿证治》则分别请中国中医科学院姚乃礼教授、杭州市委朱报春副书记帮助借阅复印的，对此表示感谢。

辨证论治是中医学之精髓，证之总者谓之病，一病可有数证，一证而有多个症状，证候是机体对内外致病因素某一阶段的整体反应，具有共性特点，可见于不同疾病的某一时段，经过辨证，只要是同一证候即可用同一治则施治，亦即同病异治、异病同治。故我们认为：湿邪是致病的中心环节，可随人之禀赋而从化为阳湿、阴湿、湿浊、湿热、湿瘀、湿毒等不同证型，且湿性多兼，与风合则为风湿，与暑合则为暑湿等特点，故书以《中医湿病证治学》名之。湿病范围甚广，本书则只有内、外（包括皮科）、妇、儿、眼科，病证以常见为主。为避免重复，儿科中则无泻泄、痢疾等内容。五官科未纳入，原以为五官在头部，湿病较少，后请耳鼻喉科专家干祖望教授之女干千医师整理其父临证治验，湿病居然很多，从而弥补了本书的不足。

我们在编写过程中，对由王永炎院士等主编的《临床中医内科学》一书有关湿证和相关病证作了统计，共计133种病证，其中湿热77种、寒湿29种、痰湿13种，暑湿7种、风湿4种，可见地球变暖导致天气异常，疾病谱也发生变化［见英国卫生部报告《气候变化影响健康》（健康报2001年3月6日第5版）］。

我国幅员辽阔，自然界的气候南北差异很大，地形地势相差更是悬殊。《素问·异法方宜论》中，提出五方之域的地理医学，列举由于气候变化、地势环境、生活饮食习惯、居处条件等不同，其患病亦不尽一致，因而治法各异的学术思想，对湿病的防治更有借鉴和启迪作用。为此，我们特邀请全国名家费神赐稿，既为本书增辉，更能嘉惠读者，得到十余位大师的教益，是本书特色之一。对各位名家不顾年高体弱，将其治湿经验，毫不珍秘地介绍出来，奖掖后学的精神表示感谢。

本书承原全国人大田纪云副委员长为本书题写书名；原国务院徐绍史副秘书长、原国家卫生部佘靖副部长（兼国家中医药管理局局长）、上海同济大学颜德馨国医大师、湖南中医药研究院欧阳锜研究员分别为本书赐序；原全国人大常委、北京中医药大学董建华教授，广州中医药大学邓铁涛终身教授，中日友好医院、中华中医药学会风湿病分会名誉主任委员焦树德教授为本书挥毫题词；我院各级领导给予了大力支持，使本书顺利付梓出版。对此，我们谨致以崇高的敬意。

我们编写组同仁，都是兼职，利用业余时间和节假日，不顾劳顿，辛勤耕耘，认真写作，按时完成各自的任务。惜我诊务繁忙，未能抓紧，致使编写工作拖至今日，始得杀青付梓，深感愧疚。其次，古今有关湿病的理论和临床经验非常丰富，限于我们学识和精力，未能全部撷英咀华，挂一漏万，谬误之处在所难免，敬希专家、学者直言赐教，不胜企盼、感激之至。

中国中医科学院

2005年10月于北京怡养斋

编 写 说 明

1. 湿病是具有中医特色的疾病，本书是中医湿病的专著，名之为《中医湿病证治学》。

2. 本书设上、中、下三篇，上篇为总论，中篇为常见湿病证治，下篇为名家论湿精粹及湿病常用方药。

3. 上篇为总论，分为概述、病因病机、诊断、常见证候、治疗和研究进展；还专门增设了"湿病的预防与护理"一章，以突出治未病的预防思想及其应用。

4. 中篇是常见湿病证治，因湿病范围甚广，本书只包括内科、妇科、儿科、外科、皮科、眼科，病证以常见者为主，为避免重复，儿科病证较少，无泄泻、痢疾等内容。

5. 湿病证治，每病一般按概述、病因病机、诊断要点、辨证论治、护理与调摄、病案举例分述。

6. 湿病证治较为复杂，有湿病，如湿温、泄泻、黄疸、水肿等诸病，有湿证，如某些疾病中仅一、二证属湿证者，论述则按照病证之临床实际，繁简随宜，不强求统一。

7. 每一病证后，介绍编者医案，或摘录古今名家医案，以达到案从多师，集思广益，避免一家之言。

8. 下篇为名家论湿精粹，特邀请全国十余位名家大师赐稿，既为本书增辉，更能嘉惠读者，是本书特色之一；路志正治疗湿病学术思想和临床经验系国家"十五"科技攻关计划课题（2004BA721A01Z12）的一部分。

9. 附篇是湿病常用方药、方剂索引。中医湿病治法，丰富多彩，不拘一格，我们汇集湿病常用方药，便于读者检索。

10. 随着现代气象医学的兴起，特搜集有关湿邪对人体的利弊，列"环境湿度对人体健康影响"一节，惜我们并非气象医学专业，有关内容仅供参考，不当处请指正。

11. 传染性非典型肺炎和艾滋病是现代新的危害人民的疫病，与湿邪病毒有关，故我们与时俱进，编入本书，供同道们参考。

12. 本书编写时间跨度很大，各科完成期限不一，故体例不尽统一，希读者谅解。

目 录

上篇　湿病总论

中篇　常见湿病证治

下篇　名家论湿精粹

附　　篇

上篇

湿病总论

第一章 湿病概述

中医学历来对湿邪致病极为重视,早在《内经》《难经》《伤寒论》《金匮要略》中即有所阐述。《内经》对湿病的特点及其治则均有较系统的论述。湿病的发生、发展、证候表现、治则、转归均有其自身的特点和规律。湿病理论在金元明清代有发展。

"湿"在中医病因病机学中占有相当重要的位置。湿邪致病范围广泛,涉及人体五脏六腑和各组织器官,以及临床各科许多疾病。在多数疾病中,几乎都可见到湿证或夹湿的表现。朱丹溪认为:"六气之中,湿热为病,十居八九"。叶天士也说:"吾吴湿邪害人最广"。现代名老中医路志正于 20 世纪 80 年代初期曾撰文提出"北方亦多湿邪论"的见解。随着时代的发展,人们生活改善,营养丰富,进食滋腻厚味、醇酒冷饮等,以及步行少、乘车多、运动少,日久则湿热聚积体内,故湿病成为现今的常见病和多发病。

湿病普遍存在,在许多疾病的病变过程中又常出现以"湿"为主的证候表现,在疾病的危重阶段,又往往会出现关格、水肿、湿痉、水寒射肺、水气凌心等湿证危候,因此湿病引起了中医学家的广泛重视。近几年来,他们在临床各科湿病病种的诊断、治疗方面作了研究,如对湿温、风湿病、肿瘤、消渴、关格等病的诊治都有新的成就。在"湿"的实质探讨方面也作了不少研究。临床研究发现外湿可降低细胞免疫功能,使 T 淋巴细胞异常;湿证患者免疫调节功能紊乱,机体抗病能力降低;脾阳不足者,水液代谢障碍;湿阻患者,能量代谢障碍;脾虚湿困患者,空腹胃电减弱,进餐反应延缓,空腹胃动力低于正常;胃炎活动性炎症的湿阻证候与幽门螺旋杆菌感染有关;有人研究证实"痰"为高血脂、高脂蛋白的临床病理体现,高脂血症为痰湿之体的病理基础。

近年来糖尿病、高脂血症、高血压病、冠心病、癌症逐年增多,新发现的艾滋病、传染性非典型肺炎都与中医学中的湿热、湿毒致病有密切关系。

第一节 人体的水液代谢

中医学早在两千多年前对人体水液代谢就有了较详细的记载,《素问·经脉别论》说:"饮入于胃,游溢精气,上输于脾,脾气散精,上归于肺,通调水道,下输膀胱,水精四布,五经并行。"这是对津液的生成、输布和排泄的精辟阐述。津液是人体正常水液的总称,是构成人体和维持人体生命活动的基本物质。它是通过胃的受纳腐熟,小肠受盛化物,泌别清浊,以及脾的消化、吸收、运化转输作用,由水谷精微而生成。《灵枢·决气》篇说:"腠理发泄,汗出溱溱,是谓津","谷入气满,淖泽注于骨,骨属屈伸,泄泽补益脑髓,皮肤润泽,是谓液。"《灵枢·五癃津液别》篇说:"以温肌肉,充皮肤,为其津;其流而不行者,为液。"《灵枢·邪客》篇说:"营气者,泌其津液,注之于脉,化以为血。"因此,古人早已认识到,津液有滋润、濡养机体的作用。津液有润泽皮肤肌腠,滋润五官孔窍,滑利关节,濡养脏腑器官,充养血液骨骼、脑髓等功能。

《素问·太阴阳明论》说："脾主为胃行其津液。"《素问集注·平人气象论》说："脾主灌溉,故曰濡。"小肠分泌清浊,其清者经脾运化,上输到肺。《灵枢·决气》篇说："上焦开发,宣五谷味,熏肤,充身,泽毛,若雾露之溉,是谓气。"肺主气,气可以化水,故"肺主行水",经肺的宣发肃降功能,通调水道,将津液输布周身。津液有的转化为唾、涕、泪,从口、鼻、眼排出。肺的肃降,使水液下归于肾。《素问·逆调论》说："肾者水脏,主津液。"津液通过肾阳的气化而将浊中之清回归于肺,浊中之浊注入膀胱,以尿液排出。《素问·灵兰秘典论》说:"膀胱者,州都之官,津液藏焉。"其中小肠分泌浊中之浊,下传大肠,大肠回吸收部分水液,其余浊者随大便排出体外。此外,水液代谢,还有赖于肝的疏泄作用,调畅气机,通利水液和三焦的疏通水道。正如《素问·灵兰秘典论》说:"三焦者,决渎之官,水道出焉。"《灵枢·痈疽》篇记载:"津液和调,变化而赤为血。"津液是血液的重要组成部分。《类经》说:"心主血,汗则血之余"。又心主神,有调节汗液排泄的作用,心气充足,血运正常,亦参与津液的输布与排泄。上述津液循环往复,维持着人体水液代谢的平衡。

人体水液代谢的全过程,是靠各脏腑功能共同协作而完成的。其中肺的宣发肃降、脾的运化转输、肾阳的温煦气化作用更为重要。气可以行水,肾阳为人体阳气的根本,对人体各脏腑功能起着温煦、生化作用。肾阳的气化对肺的宣发肃降、脾的运化转输、膀胱的开合、三焦的疏通水道均起促进作用,因此肾对调节水液代谢的平衡起着重要作用。

水液代谢,是维持人体体液平衡的主要环节。在临床上,如果胃失其腐熟,脾虚失其运化,肺失宣降,不能通调水道,肾气(或肾阳)亏虚,失其蒸化水液,肝失疏泄,三焦失其决渎,心气虚则血液(含津液)不能正常运行,小肠失其分清泌浊,膀胱失其开合,其中任何一脏腑功能失常,都会影响津液的生成、输布与排泄,使体液代谢发生障碍。若津液生成不足,或损失过多,轻者伤津,重者伤阴。若津液环流障碍,则产生水肿、小便不利、痰饮、泄泻、呕吐或关节痹痛肿胀、带下等水湿潴留,而成涉及各科的湿证病变,甚至出现水气射肺凌心,痰湿中脏,痰厥等危重证候。正如《中藏经·论水肿脉证虚实候第四十三》所说:"人中百病,难疗者莫过于水也,水者,肾之制也,肾者人之本也,肾气壮则水还于海,肾气虚则水散于皮,又三焦壅塞,荣卫闭格,血气不从,虚实交变,水随气流,故为水病。"所以自古以来,中医就很重视人体水液代谢及其病变,在这些方面,古人给我们留下了丰富理论和宝贵经验,至今对临床具有重要指导意义,值得我们去继承、发扬和创新。

西医学认为,人体内的体液约占人体体重的60%,是人体生命的重要组成部分,体液中主要成分是水,其中含有许多有机物和中间代谢产物以及代谢废物。水是许多物质的溶剂,在整个生命过程中,川流不息地循行于全身,保持细胞内外体液量及物质的浓度、酸碱度、温度、渗透压等条件的相对稳定,任何病理状态均可影响或导致水液代谢紊乱,水液代谢紊乱又可影响许多脏器功能,若处理不当有时可能转化为主要矛盾,所以西医学亦很重视水液的代谢。

第二节 湿病的概念

凡因湿邪侵袭人体,或人体脏腑功能失调,而致水湿潴留体内,所表现水湿停滞的病证,称为湿病。

湿病有表里之分,寒热之别,虚实之辨。一般而言,以病因而分,六淫中之湿邪而致病者,称外湿,多实证,病变亦有因实致虚者;因脏腑功能失调,水湿停聚而致病者,称内湿,多虚证,病变亦有因虚致实者,或虚实兼夹者;若湿与寒相挟袭人致病者,称寒湿;湿与热合犯人者,称湿热,亦有寒热错杂者。以临床证候辨别而言,有因人体质阳盛,湿从热化而偏湿热者;有因人体质阴盛,湿从寒化而偏寒湿者。无论外湿或内湿致病,其基本病机皆为水湿停滞,气机失常。

第三节 湿病的源流

中医对湿病的认识,来源于《五十二病方》、《内经》、《难经》、《伤寒论》、《金匮要略》,发展于金元,完善于明清民国,成熟于当代。为此,作一简要的整理,以溯本求源,洞悉其脉络,对湿病今后研究,有着重要的传承和促进作用。

一、湿病理论源于《内经》、《难经》

湿邪致病,最早见于《五十二病方·婴儿索痉》,"索痉者,如产时居湿地久"所致,认为是妇女在分娩时居处潮湿太久,婴儿受到湿邪的侵袭,而引起口噤、项强、筋脉挛急、搐搦的痉病。《内经》则以人与自然、阴阳五行、藏象学说、五运六气等理论,对湿气、湿邪的产生及湿病的病因病机、症状表现、治则等已有较详尽的论述,为湿病的发展奠定了理论基础。

在正常情况下,湿为自然界的六气之一,称为湿气,又称为正湿,为万物滋润,生长繁茂不可缺少的重要物质。《素问·五常政大论》指出:"备化之纪……其令湿",王冰注云:"此乃德化之常也"。《素问·五运行大论》说:"燥以干之,暑以蒸之,风以动之,湿以润之,寒以坚之,火以温之。故风寒在下,燥热在上,湿气在中,火游行其间,寒暑六入,故令虚而生化也。""中央生湿,湿生土,土生甘,甘生脾,脾生肉,肉生肺。其在天为湿,在地为土,在体为肉,在气为充,在藏为脾。其性静兼,其德为濡,其用为化,其色为黄,其化为盈……其志为思,思伤脾,怒胜思;湿伤肉,风胜湿,甘伤脾,酸胜甘"。明确指出了自然界的湿与人体脏腑、精神情志等的紧密相关性和辨证性。正常的湿气对万物有益而无害,但如湿气太过或非其时而有其气,则为湿邪。由湿邪所引起的疾病则称之为湿病。

《内经》对湿邪的特殊性和致病特点有系统论述,认识到既有外湿内湿之分,又有清浊之殊,上受下起之异,即"清邪中上,浊邪中下"是也。所谓清邪,系指地下上升之轻清雾、露、霜、冰雹和雨雪,自上而下,感其气者,上先受之,则见头脑昏蒙,蔽聪塞明,沉重疲楚。《内经》所谓:"因于湿,首如裹"是也。浊邪是指地下泥水污秽之气,暑月淫雨,离照当空,天热下逼,湿浊之气蒸腾,触其气者,下先受之,多见足跗重着肿胀,关节疲痛。《素问·太阴阳明论》曰:"伤于湿者,下先受之"。湿邪中人,多因其人正气不足,湿邪才能乘虚而入,故《灵枢·百病始生》指出:"清湿袭虚,则病起于下",清楚说明"邪之所凑,其气必虚",是湿邪中人的内在条件。湿邪对人体脏腑有特殊的亲和性,其症状表现具有一定的规律。《素问·阴阳应象大论》:"湿胜则濡泻","地之湿气,感则害皮肉筋脉"。《素问·生气通天论》:"秋伤于湿,冬生咳嗽"。《素问·至真要大论》:"诸湿肿满,皆属于脾","诸痉项强,皆属于湿"。《素问·痹论》:"湿气盛者为着痹也"。肺主气,司呼吸,雾露清湿之邪则易通过口鼻而袭肺;脾属土,司运化,恶湿,故湿邪极易停滞,影响气机升降。故湿邪损伤脾肺,多见鼻塞不利、咳嗽上气、胸膈憋闷、胃脘痞满、四肢不举、体重疲楚、饮食不化、呕恶嗳气、唾吐清涎,发为咳喘、濡泻、跗肿、黄疸、痉病、痹病、痿厥等诸多疾患。《素问·气交变大论》指出:"岁土太过,雨湿流行,肾水受邪。民病腹痛,清厥,意不乐,体重烦冤……甚则肌肉痿,足痿不收,行善瘛,脚下痛,饮发中满,食减,四肢不举";"岁土不及……民病飧泄霍乱,体重腹痛,筋骨繇复,肌肉𥆧酸"。此外,湿邪与运气的胜复,在引起湿病的发生方面,亦紧密相关。如《素问·至真要大论》:"湿淫所胜……民病积饮,心痛,耳聋,浑浑焞焞,嗌肿喉痹","太阴之复,湿变乃举,体重中满,食饮不化……饮发于中,咳喘有声"等病证。

《内经》对湿邪中人,与地域、工作及居住环境潮湿等因素有所认识。《素问·异法方宜论》:"南方者,天地所长养,阳之所盛之处也,其地下,水土弱,雾露之所聚也。""中央者,其地平以湿,天地所以生万物也众"。《素问·痿论》:"有渐于湿,以水为事,若有所留,居处相湿,肌肉濡渍,痹而不仁,发为肉痿。故《下经》曰:肉痿者,得之湿地也。"是对所处地域、工作种类、环境潮湿可致肉痿的阐述。在《素问·奇病论》中,对过食肥甘,脾蕴湿热而成"脾瘅"、"消渴",亦进行了讨论。原文曰:"有病口甘者……此五气之溢也,名曰脾瘅。夫五味入口,藏于胃,脾为之行其精气,津液在脾,故令人口甘也。……肥者令人内热,甘者令人中满,故其气上溢,转为消渴。"同时,湿邪又多与它邪相兼为病。如《素问·六元正纪大论》云:"风湿相薄……民病血溢,筋络拘强,关节不利,身重筋痿","寒湿之气,持于气交,民病寒湿,发肌肉痿,足痿不收,濡泻血溢","溽暑湿热相薄……民病黄疸而为胕肿"。《素问·生气通天论》:"湿热不攘,大筋软短,小筋弛长,软短为拘,弛长为痿"。《素问·调经论》亦云:"寒湿之中人也,皮肤不收,肌肉坚紧"。明确指出了外湿多侵害皮、肉、筋、脉、关节而致痹病,由湿热蕴结日久,易成痿病。

关于湿病的治疗,《内经》提出了较完备的治疗原则,成为后世治疗湿病的圭臬。概括起来有苦温燥湿、淡渗利湿、疏风胜湿、清热祛湿等。如《素问·至真要大论》云:"湿淫于内,治以苦热,佐以酸淡,以苦燥之,以淡泄之";"湿上甚而热,治以苦温,佐以甘辛,以汗为故而止";"湿司于地,热反胜之,治以苦冷,佐以咸甘,以苦平之";"湿化于天,热反胜之,治以苦寒,佐以苦酸"等大法,对指导临床辨治湿病,起到了重要作用,奠定了良好的理论基础。所创制的13方中,其中泽泻饮、兰草汤、半夏秫米汤,亦可用于治疗湿病。《难经·四十九难》:"久坐湿地,强力入水则伤肾","有中湿"。《难经·五十八难》:"伤寒有五……有湿温","湿温之脉,阳濡而弱,阴小而急",提出了湿温的病名。

《神农本草经》中,记载了治疗风湿、寒湿、湿热等药物43种,其中薏苡仁、车前子、泽泻、萆薢、防风、防己、滑石、茵陈、茯苓、猪苓、秦艽等,至今仍为常用的祛湿药物,有较好的疗效。

二、张仲景开湿病辨证论治之先河

汉张仲景所著的《伤寒杂病论》,是中医学史上第一部理、法、方、药完善的临床专著。其中对湿病的突出贡献如下。

1）首先将湿邪所致的疾病,作为独立病种进行了讨论。诸如对湿痹、历节、肾着、胃痞、下利、黄疸、黄汗、狐惑病、浸淫疮等多种内、外、妇科湿病,作了较为系统的论述,开创了湿病的辨证论治先河。

2）在病因方面,描述得十分具体,如风湿"此病伤于汗出当风,或久伤取冷所致也"(《金匮要略·痉湿暍病脉证并治》);肾着之病,"身劳汗出,衣里冷湿,久久得之"(《金匮要略·五脏风寒积聚病脉证并治》);"黄汗之为病……以汗出入水中浴,水从汗孔入得之"

（《金匮要略·水气病脉证并治》）等。

3）在辨证论治方面，注意辨别表里、上下、寒热、虚实。如湿家表实证：风湿在表予麻杏薏甘汤，寒湿在表予麻黄加术汤，风湿表虚证予防己黄芪汤，风湿表阳虚证予桂枝附子汤，而表里阳气皆虚者予甘草附子汤。治黄疸病，阳明湿热瘀里发黄予茵陈蒿汤；外有表邪，里有湿热予麻黄连翘赤小豆汤；湿热郁于三焦，热势较重予栀子柏皮汤；黄疸湿重于热予茵陈五苓散。《伤寒论》第 259 条，还讨论了寒湿发黄等内容，充分体现了辨证论治之详明，层次清晰。

4）在治疗上，根据湿证上下、表里、寒热、虚实提出具体治法。

A. 湿在上焦，治宜宣泄，用纳鼻外治法，如"病在头中寒湿故鼻塞，内药鼻中则愈"。

B. 风湿在表宜用汗法，"但欲微微似欲出汗者"为度。

C. "湿邪在里，但当利其小便"，使《内经》"淡渗"、"开鬼门，洁净府"的治法具体化。

D. 《内经》在病因上虽然提出了风湿、寒湿、湿热的病因病机，但在湿邪从化方面却欠明确，至仲景始有湿从热化宜清热燥湿或清热利湿，阳虚湿从寒化宜温阳除湿等具体治法。

E. 强调湿家忌大汗及攻下。

F. 创制了一系列治疗湿病的方剂，如麻黄加术汤、麻杏薏甘汤等。

G. 在治法上，有内服、外洗、外敷及搐鼻等丰富内容，至今仍为后世医家广泛应用，有很高的临床使用价值。

更为可贵的是，仲景在《金匮要略》中，率先将雾作为致病的五邪之一，明确指出："五邪中人，各有法度……湿伤于下，雾伤于上……雾伤皮腠"，联系到仲景在《伤寒论》原序中所说的"余宗族素多，向余二百，建安纪年以来，犹未十稔，其死亡者，三分有二，伤寒十居其七"，说明当时急性热性传染病流行猖獗。据张国权、王华《雾气致病与东汉雾伤于上》，所引成都武侯祠展示的资料可知，从公元 121～183 年，共发生灾荒 22 次，其种类有瘟疫、地震、地裂、洪水、涝灾等，给人畜造成的伤亡巨大，腐败的尸体臭味，源源不断地散发于空气中，成了雾气重要的甚至主要的污染源（1995 年 10 月 25 日《中国中医药报》第 4 版）。所以雾同样是传播疾病的重要媒介。

《神农本草经》中，提出"瘴气"病名，而《后汉书·马援列传》即有"瘴气"及"瘴疫"流行的记载。所谓瘴气，是指感受山岚雾露湿热蕴蒸之毒的一种急性外感疾病，临床特点是寒热交作或有神识昏蒙、喑哑等症状。隋·巢元方、唐·王焘认为是外感恶毒之气所致。明代《圣济总录·瘴气》："江山雾气多瘴，山岚烟雾蛇虺郁毒之气尤甚，但呼吸斯气皆成斯疾"，进而派生出哑瘴、冷瘴、热瘴、中瘴、疟瘴等疾病，明确提出瘴气致病，是由呼吸道感染而成。《景岳全书·李待制瘴疟论》："岭南炎方土薄，阳燠之气常泄，濒海地卑，故阴湿之气常盛，二气相搏，此寒热所由作也"，充分表明古人已认识到山岚雾露中含有恶毒之气，与大气和水源、环境污染密切相关，并具有地域性疾病特征。这与雾气致病不谋而合。

三、隋唐至金元时期医家对湿病的发展

隋唐以后，特别是金元时期，医学流派蜂起，各家学说争鸣，使湿病理论和临床出现了蓬勃发展、欣欣向荣的局面。

隋·巢元方所著的《诸病源候论》，记载了各科病证源候 1699 候，其中对湿病相关的如湿疸、湿癣、湿疥、脚气病等进行了阐述，对其病机有的发挥较为简明，显示出中医学术的不

断发展。

唐·孙思邈在《备急千金要方·卷七》中,进一步具体描述了风毒脚气的病因,认为可由久坐久立湿冷之地或汗出当风取冷所致。若暑月久坐久立湿地,则热湿之气上入经络。强调预防和早治思想,指出:"凡四时之中,皆不得久立久坐湿冷之地……世有勤功力学之士,一心注意于事,久坐久立于湿地,不时动转,冷风来袭,入于经络,不觉成病也,人非金石,况犯寒热雾露,既不调理,必生疾病"。在治疗用药和分量上,主张"顺天时,合地理","凡用药皆随土地所宜,江南岭表,其地暑湿,其人肌肤薄脆,腠理开疏,用药轻省;关中河北,土地刚燥,其人皮肤坚硬,腠理闭塞,用药重复",尤其提出"不欲露卧星月,不欲眠中用扇,大寒、大热、大风、大雾,皆不欲冒之";治脚气推尚"惟得食粳粱粟米,常作谷曰皮粥防之"的预防早治思想,以及用谷糠(含有大量维生素 B_2)防治脚气的方法,具有较高科学价值。

宋·朱肱《类证活人书》,在继承《内经》、《难经》、《伤寒杂病论》理论的基础上,对湿病的论述,极为详尽。"其人常伤于湿,因而中暑,湿热相搏,则为湿温。病若两胫逆冷,腹满,又胸多汗,头目痛苦,妄言。其脉阳濡而弱,阴小而急,治在太阴,不可发汗,汗出必不能言,耳聋,不知痛所在,身青面色变,名曰重暍。如此死者,医杀之耳。白虎加苍术汤主之"。其所言湿病不可发汗,汗出必不能言、耳聋等治禁,提出了新颖而独到的见解,从而为湿温病的治疗理论奠定了基础,对后世温病学说的形成有较大影响。其所创之白虎加苍术汤一直为后世所习用。

宋·杨士瀛的《仁斋直指方》对湿邪致病的隐袭性及广泛性更有深刻的认识。他说:"风之撼动,人知其为风;寒之严凝,人知其为寒;暑之炎热,人知其为暑;惟湿之入人,行住坐卧,实熏染于冥冥之中,人居戴履,受湿最多,况夫湿能伤脾,脾土一伤,百病根源,发轫于此矣。滞而为喘嗽,渍而为呕吐,渗而为泄泻,溢而为浮肿,湿瘀热则发黄,湿遍体则重着,湿入关节则一身尽痛,湿聚痰涎则昏不知之,至于为身热,为鼻塞,为直视,为郑声,为虚汗,为脚气,为腹中胀,脐下坚,为小便难,大便自利,皆其证也。"

金·刘完素根据当时的气候环境及其对湿病的认识,提出了湿自热生的论点。如《河间六书》中说:"湿本土气,火热能生土湿,故夏热则万物湿润,秋凉则湿复燥干也。湿病本不自生,因于火热怫郁,水液不能宣行,即停滞而生水湿。故风病湿者多自热生"。在治疗上也多有发挥,强调"风胜湿,湿自土生,风为木化,土余治之以风,脾盛治之以燥"。

张从正《儒门事亲·卷十一·湿门》中云:"经曰:诸湿肿满,皆属于脾,可用独圣散吐之,如时月凉寒,宜于燠室不透风处,用火一盆,借火力出汗,次以导水禹功,量病人虚实,泻十余行,湿去肿减则愈矣。是汗下吐之法俱行。三法行毕脏腑空虚,先宜淡浆粥,养肠胃三两日,次日服五苓益气同煎,或灯心汤调下亦可。如大势未尽,更服神功散,可以流湿润燥,分阴阳、利水道。"张氏以汗、吐、下三法治湿病,虽然别具一格,但后世医家为了患者安全起见用之较少。

李杲从脾胃内伤的角度详细阐述了脾胃损伤,中气下陷,内伤酒湿等病证,创造性地提出了"升阳除湿"的治疗大法。例如脾虚湿盛的泄泻,东垣认为此乃中气不足,脾湿下陷,"阴盛乘阳"之变,治之不能用淡渗分利之剂,因脾气已经下陷,又分利之,是"降之又降,复益其阴而重竭其阳也",应用升阳之药,羌活、独活、升麻、柴胡、防风、炙甘草等,或升阳除湿防风汤。对风湿相搏,身体疼痛之病,由于脾胃虚弱,阳气不能上行,不能充皮毛,散布百脉,以致风湿乘虚侵袭所致者,治当风药升阳,使阳气升腾于经脉,同时风药又能胜湿,则湿邪除而经气疏通,方用除风湿羌活汤、羌活胜湿汤等。对于四肢无力,困倦懒语,周身走注疼痛,燥热汗出,在阴室中则疼痛更剧者,东垣认为此乃风湿而兼阴火,治之当用麻黄复煎散或苍术复煎散投之等。如长期鼻塞不通,不闻香臭,头额昏沉,涕泪眵多,东垣认为此乃脾肺气虚,湿蒙清窍,即《内经》所说"九窍不利,肠胃之所生也",治之亦当用"升阳除湿法",方如丽泽通气汤等系列方剂,为湿病治疗开辟了新的途径。

朱丹溪在继承刘河间等人学术思想基础上,进而认为湿病以"湿热相火为病甚多"(《格致余论·序》),"六气之中,湿热为病,十居八九"。并认识到湿病在发病学上不仅具有地域气候特点,且与饮食习惯紧密相关。《丹溪心法·中湿》云:"东南地下,多阴雨地湿,凡受必从外入,多自下起。""西北地高,人多食生冷,湿面潼酪,或饮酒后寒气怫郁,湿不能越……此皆自内而出也"。在治疗上主张分上下、内外或上、中、下三焦分部用药,如《丹溪心法·中湿》曰:"上部湿,苍术功烈;下部湿,宜升麻提之。外湿宜表散,内湿宜淡渗。""去上焦湿及热须用黄芩,泻肺火故也。""若中焦湿热久而痛,乃热势甚盛,宜黄连用姜汁炒。去下焦湿肿及痛,并膀胱有火邪者,必须酒洗防己、黄柏、知母、龙胆草。"这种三焦分治湿热的思想,对后世温病学家吴鞠通三焦辨证产生了一定的影响。

四、明清时期湿病理论日臻成熟

明·张景岳全面总结了前贤的理论,是医学之集大成者,其对湿病的认识较为全面系统。如《景岳全书·湿证》曰:"湿之为病……其为证也,有肌表为发热,为恶寒,为自汗;在经络则为痹,为重,为筋骨疼痛,为腰痛不能转侧,为四肢痿弱痠痛;在肌肉则为麻木,为胕肿,为黄疸,为按肉如泥不起;在脏腑则为呕恶,为腹满,为小水秘涩,为黄赤,为大便泄泻,为腹痛,为后重,脱肛,癫疝等证。凡肌表经络之病,湿由外而入者也,饮食血气之病,湿由内而生者也。此其在外者为轻,在内者为甚,是固然矣;然及其甚也,则未有表湿而不连脏者,里湿而不连经者。""凡治此者,必当辨表里,察虚实,而必求其本也。然湿证虽多,而辨治之法,其要惟二则:一曰湿热,一曰寒湿而尽之矣。""治湿之法,古人云,宜理脾清热利小便为上。""然湿热之证多宜清利,寒湿之证多不宜利也,何也?盖凡湿而兼寒者,未有不由阳气之虚,而利多伤气,阳必更虚,能无害乎!但微寒微虚者,即温而利之,自无不可,若大寒大虚者,则必不宜利,此寒湿之证有所当忌者也。再若湿热之证,亦有忌利者,以湿热伤阴者也,阴气既伤而复利之,则邪湿未清而精血已耗。""凡治阳虚者,只宜补阳,阳胜则燥,而阴湿自退;阴虚者,只宜壮水,真水既行,则湿邪自无所容矣"。张景岳对湿病的形成、临床表现、辨证要点、治疗大法及禁忌,论述得系统而精辟,使人读之如成竹在胸,纲举目张。

清代对湿病的研究,有了更大的发展,涌现出一批学验俱丰的温病学家,其中当推叶天士、薛雪、吴瑭、王孟英为代表。叶天士门人所记的《外感温热篇》中,发出"吾吴湿邪害人最广"之感叹!因此,他在长期临床实践中作了深入细致的观察和探索,提出了不少新的见解。

1) 首先提出"酒客里湿素盛,外邪入里,里湿为合,在阳旺之躯,胃湿恒多,在阴盛之体,脾湿亦不少"的创见。这里所说的胃湿,我们应理解为湿热,以胃为腑属阳,脾湿当是寒湿,与《伤寒论》中的从化规律基本一致。

2) 湿热便结用下法,主张宜轻。大便溏为湿邪未尽,须大便硬,始为无湿之征。

3) 对体丰面白患者,用清热祛湿法,但到十分之六七,即不可过用寒凉,以湿热去则阳气亦微；体瘦色苍,须顾护其津液,清凉到十分之六七,热退身凉,也不应就认为虚寒,而投补剂,恐炉烟虽熄而灰中有火,一补又炽。

4)舌诊是中医重要望诊内容之一,具有悠久的历史,明清以降,随着温病学派的兴起,特别是叶氏对湿热病的舌质、舌苔色泽荣枯等均作了较详的叙述,又将验齿、温热发斑、发疹、白㾦等作为望诊内容,对了解机体的病理变化,鉴别真伪方面有所创新,不愧为温病大家。

在临证治疗上,其门人华岫云在《临证指南医案》中,做了较系统的整理,如治外湿原宜表散,但不可大汗耳,更当察其兼证,若兼风者,微微散之;兼寒者,佐以温药;兼热者,佐以清药。"内生之湿,必其人膏粱酒醴过度,或嗜饮茶汤太多,或食生冷瓜果及甜腻之物,治法总宜辨其体质阴阳,斯可以知寒热虚实之治"。体质因素、生活习惯对湿邪的寒化热化起决定的作用。"若其人色赤而瘦,肌肉坚结者,其体属阳,此外感湿邪必易于化热;若内生湿邪,多因膏粱酒醴,必患湿热、湿火之证。其人色白而肥,肌肉柔软者,其体属阴,若外感湿邪不易化热,若内生之湿,多因茶汤生冷太过,必患寒湿之症"。叶氏辨治湿病,主张用三焦分化法:"若湿阻上焦者,用开肺气,佐淡渗通膀胱,是启上闸,开支河,导水势下行之理也。若脾阳不运,湿滞中焦者,用术、朴、姜、半之属,以温运之;以苓、泽、腹皮、滑石等渗泻之。亦犹低密湿处,必得烈日晒之,或以刚燥之土培之,或开沟渠以泄之耳"。叶氏治疗湿病,强调气化作用,重视肺、脾、肾三脏及膀胱的气化正常在湿病治疗中的地位。"肾阳充旺,脾土健运,自无寒湿诸证;肺金清肃之气下降,膀胱之气化通调,自无湿火、湿热、暑湿诸证。"

薛雪著有《湿热病篇》,并自加注,明确指出湿热病"不独与伤寒不同,且与温病大异",使湿热病从温病学中独立出来而自成体系,既丰富了温病学之内容,又填补了前贤之未备,对中医学术之发展,做出了重要贡献。

薛氏在《湿热病篇》中提出:湿热病之病因,多由脾虚失运,湿饮停聚,再受客邪,内外相引而成。其感邪途径,从表湿伤者,十之一二,由口鼻而入者,十之八九;病变部位,以阳明太阴居多,初起即见里证,很少单纯之表证。随着人之体质不同,而有湿多热少、热多湿少、湿热俱盛等热化、寒化之异,即所谓"实则阳明,虚则太阴"是也。

在症状表现上,薛氏在首条说:"始恶寒,后但热不寒,汗出,胸痞,舌白,口渴不引饮"六个主症,可说是湿热病初期之总纲。所说始恶寒,是指太阴之表,四肢也。阳明之表,肌肉与胸中也,故胸痞为湿热必有之症。他在自注中,特别强调了"四肢倦怠,肌肉烦痛,亦必并见"之见解,确从临床实践中来。

湿为阴邪,既可单独为患,又多兼挟为害,如与暑合则易化热而成湿热,而易动风诱发痉厥之变。有湿无热,只能蒙蔽清阳,或阻于上、中、下;湿多热少,则蒙上流下;湿热俱多,则下闭上壅。湿热化燥,内陷营血,而现气血两燔、热入血室等危重证候。在变证、类证、瘥后调理、辨治方面,每条均有治法和药物,条分缕析,简明扼要,切合实用,是临床实践经验之总结,是湿热病辨证论治规律性结晶。创制了一些治湿方法和方剂,如养阴逐湿、扶阳逐湿。邪陷营分,热入血室,不仅凉血,并且解毒。治肺胃不和,呕恶不止,创连苏饮,仅用川连三四分,苏叶二三分,药只两味,量不及钱,竟能愈重病,真可谓方简效宏,轻可去实矣。陈修园结合自己的体验,将薛氏《湿热病篇》中有关湿热内容,选录29条和部分原注,辑成《湿热条辨》收载其《陈修园医书全集》之中,使其更加精练。

清·吴瑭所著《温病条辨》,多有创见,使三焦辨证理论臻于完善,更能反映温病的发生、发展和传变规律。现仅就吴氏对湿邪致病的主要见解,简介如下:

历代医家对温病、暑病的判定,多宗《内经·热论》"先夏至日者为病温,后夏至日者为病暑",作为两者的鉴别。吴氏在继承前人的理论基础上,结合个人的体验,认为暑乃天之阳热,原多挟湿,热极湿动,人居其中,而暑成矣。偏于暑之热者为暑湿,若纯热不兼湿邪,则仍属温热范畴。偏于暑之湿者为湿温,伏暑系长夏受暑,过夏而发,证见头痛微恶寒,面赤烦渴,舌白脉濡数,虽在冬月,仍应按太阴伏暑论治,寥寥数语,使四者之鉴别简洁明确。43条中,对湿温病的证候、舌苔、脉象、治法三禁、误治后果导致医源性疾病等,均作了较详细的论述,可以说是湿温病初期之提纲,易于了解和掌握。

在中焦篇,吴氏将寒湿放在湿温之前,一是表明是湿证之总纲;二是与湿温相对。其感邪途径,说明有自外入,水谷内蕴,内外相合之殊。其中伤也,有伤脾阳,有伤胃阳,有伤脾阴,有伤胃阴和脾胃两伤之不同,伤脾胃之阳者十常八九,伤脾胃之阴者十之一二。所说伤脾胃之阴,乃湿久化热,热必伤阴,古称湿火是也。伤胃阴则口渴不饥,伤脾阴则舌质灰滑,大便坚结,使湿伤脾胃之阴的理论和临床,均得到了同步的发展。

《素问·痹论》虽有"其热者,阳气多,阴气少,病气胜,阳遭阴,故为痹热"之记载,但历代医家多从寒湿论治,而多用风药、刚药,而吴氏在65条所说之湿痹,实际是湿热痹,否则何以出现"寒战热炽,骨骱烦痛,湿聚热蒸,蕴于经络"之症状。从所创之宣痹汤自注看,"连翘清气分之湿热,赤小豆清血分之湿热,滑石利窍而清热中之湿,山栀肃肺而泻湿中之热",实开湿热痹辨证之先河。他特别提出"寒痹势重,而治反易,热痹势缓,而治反难"的见解,确有临床实践体验。他治痹病,喜用生石膏,而且用量很大,真是别开蹊径,给人以启迪。

吴氏认为,土为杂气,寄旺四时,藏垢纳污,无所不受,其间错综复杂,不胜枚举。列举出湿痹、水气、咳嗽、痰饮、黄汗、黄疸、肿胀、疟疾、霍乱、痢疾等十余种,清楚表明,湿病在中焦最多,与临床实际相符合。而痰湿阻气之阴吹证,暴感寒湿成疝证,以及淋、带、便血、痔疮、癃闭等症,多是下焦寒湿、湿热而成,故收入下焦篇中。特别是55条:"湿温久羁,三焦弥漫,神昏窍阻,少腹硬满,大便不下,宣清导浊汤主之",使我们认识到湿邪郁结大肠,同样可以导致便秘,以湿为阴邪,重浊黏腻故也。在临床辨治上,增加了新的思路。三焦辨证,对湿热中阻、肝脾失调、胆胃不和、湿流下焦证等的辨治,更加准确,所创制之三仁汤、五加减正气散等方剂,具有针对性强,药少力专,提高疗效的特点。

《湿热举要》一书为江锡所著,江氏,字丙媚,成书于清道光十八年(1838年),不分卷,为《时病救急》、《诸症撮要》之合编本,首先引述前人有关湿热论述,分述古、病原、发热(辨伤寒、湿热之不同)、苔脉、二便等;并阐述神昏谵语、口渴耳聋、发斑、蓄血、食复等证。后附验案六则。现存抄本,藏于中国中医科学院。

王孟英所著《温热经纬》,以岐黄、仲景之文为经,以叶、薛、吴、余诸家之辨为纬,博采众长,立论公允,结合自己的心得体会,多有精辟发挥,可说是集温病之大成,使其更加充实和完善,对中医温病学术之发展,做出了卓越贡献。

他在刘完素"土为万物之母,水为万物之根,故水土同居于下,而为万物之根本也。地平而无水湿之性,则万物根本不调,而枝叶衰矣"思想的启示下,对水源、水质进行了深入的观察和研究,如水分为地下水(井水、泉水)、地面水(雨水、湖、河、溪水、露水等),提出煮试、味试等五种鉴别水质之方法,分别阐述其性味、功能、主治。倡用药物来净化水液和空气消毒,如"食井中,每交夏令,宜入白矾、雄精之整块者,解水毒而避蛇虺也","天时潮蒸,室中宜焚大黄、茵陈之类,以驱秽气",这对预防湿病有着重要的意义。

王氏在所著《霍乱论》中,认为其主要病机,系疠气、暑湿温热、饮食所伤引起。而病位皆在脾胃,以脾胃位居中焦,为气机升降之枢纽,土郁则湿盛,湿盛则阻滞气机,升降悖逆,霍乱乃作。若"岁土不及","中阳既虚,寒湿自盛"。在流行传播方面,强调与人口疏密有关。以人口会聚之所,因"湿热之气上腾,烈日之暑下烁,人在气交之中,受其蒸淫,邪从口鼻皮毛而入……这一朝卒发,至阖户沿村,风行似疫"。

同时,王氏还认识到,江浙地近海域,气偏湿热,浊秽戾毒较多,故霍乱流行与气候变化、地理环境、生活习惯、饮食不洁、水质污染等密切相关。明确提出:"杭、嘉、湖、苏数郡之水,独异于他处,大河之水既已平流,则浜汊之间,竟如止水,居于其斯者,饮于斯,含于斯,粪浊秽于斯,若暑月旱年,则热毒蕴蓄,为害尤烈",因而提倡凿井,井水甘洌,"疏浚河道,勿使积污",作为一个医生,当时能有这样高度的认识,确属难能可贵,有着很高的科学价值。

余国佩,清代婺源县沱川人,国学生,中年弃儒习医,于咸丰元年(1851年)著《医理》一卷,共分21小节,分别为六气独重燥湿论、湿气论、治湿法、燥气论(附治法)、风无定体论、寒与燥同治论等内容。本书删繁就简,文字精练,而病因病机、四诊、治疗大法、专科疾病等,理法方药一贯。特别结合临床实践,予以精辟论证,俾后之学者读后能"明其理而后能知治病之法"。

本书最显著的特点是以"燥湿为纲",统领病因、诊断、治法、方药。认为"血虚生内燥,气虚生内湿……湿则外湿凌之"。诊脉方面,以刚柔二字辨燥湿,柔脉按之如棉丝湿泥软柔之象,属气虚湿病之脉。在辨治上主张治气分湿盛,用半夏、厚朴、苍术、陈皮、白蔻、藿香、杏仁、滑石、通草、姜皮、芦根、薏仁、细辛之类;表邪未清者,羌活、防己、桂枝、茵陈、葛根、秦艽之类,亦可佐之。对外科、妇科疾病,余氏亦提出从燥湿分治,如湿由地生,见症多在脐以下。湿症多雍肿易腐烂,多浊脓秽水。妇科月经不调,属湿热郁于营分者,补气之剂,再佐以辛苦,酌其寒热而治之。

清末石寿堂于咸丰十一年(1861年)著《医原》一书,分上、下卷,凡二十篇。在《医原·湿气论》中,对湿邪致病之病因病机、辨证、立法、遣药方面,议论精辟,辨证详明,是一篇理论紧密结合临证的典范,给人以胸襟开阔,思维活跃之感。如在四诊方面指出:"面色浑浊如油腻,口中浊腻不知味,或生甜水,舌苔白腻;膜原邪重,则舌苔满布,厚如积粉,板贴不松,脉息模糊不清,或沉或伏,断续不匀,神多沉困思睡",确从临床实践中体验而来。

湿邪郁久化燥,本为湿病之常。但他认为:"湿化为燥,燥中犹有余湿,须治湿不碍燥,如防己汤中加龟板、决明、牡蛎、金钗石斛之类;化燥而无余湿,须治燥不碍湿,如熟地炭、枸杞、玉竹、制首乌、胡麻之类。"为临床解决燥湿相兼这一矛盾,提供有益的启示。不仅湿可化燥,化热生火,即湿热,寒湿同样可以化燥,此言其变。缘湿为寒搏则燥生,其治初起当辛润、温润,以解外燥,参以淡渗;湿热化燥,治当清润,重者当以温润。余如"湿郁化热,舌苔先白滑而后转为黄燥,口渴不饥,小便涩痛,大便坚实,即古称'湿火'是也,治法宜苦辛凉淡,方如半夏泻心汤"。

在其"百病提纲论"中,对湿病之治,主张轻开肺气以祛邪,佐畅胃肠气机,兼通化膀胱。湿邪,辛淡以开之;兼寒者,辛温淡以开之;湿兼热者,辛凉淡以开之;湿化热者,辛苦通降以开之;湿为燥郁者,辛淡之中,参辛润以解燥,肺经气分邪一开通,则汗自解。总之以开使邪有出路为上。这些论治方法,均应认真学习,始能撮其要而为我所用。

雷丰以《素问·阴阳应象大论》"冬生于寒,春必病温","秋伤于湿,冬生咳嗽"等八句经文为纲,编成《时病论》一书共八卷,文理通顺,简明扼要,层次清晰,切合实用,深受近世医家推崇。书中对湿病提出新的病证,特别是强调湿热病应从湿温中独立出来,绝不应与湿温混为一病的意见,确是真知灼见,是从长期临床实践中得来。

在《时病论·卷四·夏伤于暑大意》之下,提出"秽浊"证,系由夏秋之间,天暑下逼,地湿上腾,暑湿交蒸,更兼秽浊之气混于内,人受之而发病,尤其列出"霉湿"病,是在五月芒种节后,以其梅熟黄落,"乍雨乍晴,湿中有热,热中有湿,与诸湿之病颇异,故列霉湿一门"。清楚表明雷氏临证丰富,观察细微,使湿病内容不断得到充实和完善。

在卷六,对"秋伤于湿"句,做了大暑至白露,正值湿土司权,故谓之秋伤于湿的阐释,使其更加符合经文原意。他将湿病分为伤湿、中湿、冒湿、湿热、湿温、寒湿六种,并分别从病因、病理、症状、治法等方面作了具体和简明的叙述,便于学习掌握。对章楠录薛雪《湿热病篇》的注解,统称为湿温,提出了不同意见。雷氏这种敦于质疑,不囿于前人定论,勇于创新,严谨治学的精神,不仅为我们树立了良好的榜样,对中医湿病学的发展亦起到了很好的促进作用。

此外,清·周伯度,浙江绍兴人,著有《六气感证要义》一卷,对每一气先集说,次分证、方解,撷诸家学说,以明证因脉治,参以自己心得而成,惜湿病仅列风湿、湿温两病,失之过于简要。余如晚清医家陆子贤,好古博学,著《六因条辨》三卷,对时邪感证,先总论以提其纲,分注以详其用。在下卷设伤湿辨证,伤湿条辨 14 条,简明赅约,由浅入深,提出"阳湿,胃热恒多,阴湿,脾阳必衰"的论点,对临床辨证具有重要指导意义,值得我们学习参考。

《湿热证治》不著撰者,约成书于清末,主要内容有湿热证,始恶寒,后但热不寒,汗出胸痞,舌白或黄,口渴不引,甘露消毒丹最妙。湿热阻遏募原,寒热如疟,痢久伤阳,真人养脏汤等 38 条。下卷辑录头痛恶寒,身重疼痛,舌白不渴,脉弦细而濡,面色淡黄,胸闷不饥,午后身热,状若阴虚,病难速已,风湿温三禁等 18 条,内容多辑薛雪《湿热论》。现存抄本,藏于浙江中医研究院图书馆。

《寒湿症治》一书,不著撰者,成书于清末,全书分述寒湿方证为主,一症一方,凡 18 条,证治后附中风、肝风眩晕、头风、虚痨各证。现存抄本,藏于浙江中医研究院图书馆。

五、近代对湿病有新的发展

绍兴医学会,是我国最早建立的中医社团之一。1911 年春夏之交,时疫流行,咸谓杭城今年罹于疫死者约万人,该会遂派人赴杭调查,在掌握第一手资料后,经 28 位中医同仁认真讨论,发挥集体智慧,由何廉臣、陈樾养主编成《湿温时疫治疗法》一书,分载于《绍兴医学卫生报》,以其切合实用,颇受当时医家之欢迎,无不欲置一编于案头,为临证之指南。

本书共分病名之定义、病因之原理、病状及疗法、卫生与预防四章。斯时由于西学东渐,因而提出"泰西之小肠热病,日本之肠窒扶斯,其病状悉与吾国湿温时疫同"的汇通意见。在病因方面,明确认识到本病之发生,与地域、水质污染、气候潮湿等因素密切相关,如"第其所以发生时疫者,或由于腐烂之草木,或由于污水之潜热……故在东南热地,地气卑湿,一到首夏迄于初秋之时,光热吸收,遂使一切不正之气,升降流行上下之间,凡在气交之中","不能不共相传染","绍地滨海居湿,实为年年之风土病"。在病状及疗法方面,对中西医之诊断疗法均作了简述,而于中医之辨治、疾病演变、转化等尤详。特别对已病之卫生、未病先防上更为详尽,充分显示中医学的预防思想的优越性。进而得出中医治疗本病,"苟能治疗得法,十中可活八九"的结论,这为近代医家临床所证实,经得起时间的检验。

陈其昌,字兆隆,河南获嘉人,文学优良,蜚声乡校,喜周易,研图数。中年以后,矢志学医，上自《内经》、《难经》、《伤寒》经典，下至明清温病诸家，无不求索，积之有年，而以医济世，经半年阅历，感湿邪为患者十之六七，遂编《湿证发微》一书，上下两卷，约五万余言，于1923年正月，由河南商务印刷所出版。上卷为湿证提要理论部分，诸如时令之湿、水谷、雾露、川泽、秽浊、伏气之湿，均分别作了阐述；在致病上，有湿伤皮肤、湿停经络、脏腑、湿流关节说等内容；湿为土气，多兼挟为患，而有湿兼风、兼寒、兼暑、兼燥、兼虚说之议；湿散为雾，湿凝成露，湿聚成水，而有五饮、五水说；在湿证方面，列举之病证，与吴瑭所谈大致相同，仅多疹、痘、杨梅三种。

在下卷，陈氏仿《伤寒》、《温病条辨》体例，以足太阴为核心，举太阴病四条，如"太阴之为病，头眩或不眩但痛，舌苔白滑，胸膈痞闷，身体寒热，肢体懒惰……或弦不甚浮者，渗湿和里汤主之"，进而对其兼证，由和里汤衍化出20个方剂，湿证合并证8条，均有加减用药。最后以湿证大全22条和总论收尾。其中附有一些医案，俾理论结合临床，学用一致。

综观本书有下列特点：一是以易理阐释医理，重视气化；二是湿与其他五淫的相互关系，论述较深入细致；三是所创方剂，都冠以渗湿二字，下面再分化为解结汤、和表汤、和上汤、和下汤等20个；四是重视平饮（如平饮丹，用控涎丹加减）、逐水（加二丑、大黄）。对湿病的辨治拓宽了思路，很有启迪作用。

谢抡元，字榆孙，浙江余姚县人，其父精于岐黄之术，榆孙幼承庭训，锲而不舍，造诣日深。鉴于古籍多详于风湿、寒湿，独对湿热则有缺如，遂于1929年辑《湿症金壶录》三卷。卷一，分别是湿热、风湿、寒湿，以问答体例，对三者的病因病机、证候、治法、处方遣药作了阐述，重点在于突出湿热，共11问（风湿仅3问，寒湿1问），所用方剂有古方和自拟方；卷二，为杂症名方40首，包括内服和外用，所制一些方剂，药简量少，轻灵活泼，不无轻可去实之妙。如湿在胃部，用川黄连1.5g，炒莱菔子3g，炒苏子6g，主治"湿在胃部，身微热，呕恶不止"，即可窥一斑。卷三，为庖春庐医案70例，内容包括内、妇、儿、外等各科。案中有的涉及中西医学术不同见解，以及中西病名初步结合端倪，如中医之"痉病，西医名为脑膜炎"。

胡安邦，浙江四明人，精通中外文字，受业于沪上名家秦伯未。他在继承先贤湿温理论和治法基础上，结合个人临床体验，参以西医学，于1945年编成《湿温大论》，书中对湿温病的病因、病机、辨证、治疗、药物禁忌、饮食须知等，均作了系统地论述，并附医案6则，俾理论结合实际。所创辛苦香淡汤，以半夏、枳实、厚朴辛开散痞，藿香、佩兰芳香化浊，芩、连之苦寒燥湿，苡仁、滑石之淡渗，是本病进行期有效之正治方，治湿温之不二法门。

在"正名"一节提出："又今人所称之湿温，西医验其血，十九是肠窒扶斯（即西医之肠伤寒），说明中医之诊断，有很高的准确率。在《禁戒》一节，除遵照吴瑭禁汗、忌柔外，援引业师秦伯未先生若湿温"初起……余于舌苔黄腻而舌红者，间施下法，愈尤迅速"的治疗见解，以分离肠胃中胶结之势，认为是治本之图。这与前人所说"湿病下不厌早"的经验，不谋而合。

上述情况表明，在中华人民共和国建国前，尽管中医处于被轻视、歧视、排斥甚至取缔的悲惨境遇，但广大中医药人员依然顽强地钻研，站在防病治病的第一线，按着自身的学术发展规律，不断求索，总结经验，编成专著，为中医学的继承与发展，做出了较大的贡献。

建国后，中医湿病的研究得到了飞速的发展。《湿热论》一书系蒋森主编，1989年出版。全书分两部分：上篇为总论，介绍了湿热病的概念、历史源流，总结了各类湿热病的病因、病机、主要症状表现、治疗方法及常用方药。下篇为各论，首先对外感湿热以三焦为纲，总结各种外感湿热病证的病因病机、临床表现、治法方药；其后阐述了20种湿热杂病的临床表现、病机分析、方药方解和典型病例。全书共收集了治疗湿热处方 60 首,并附有作者湿热病临证验方 70 余首,侧重于对证下药的实用性。

《四十三种湿热临证经验》一书,系智子英、智世宏先生合编,不分卷,由山西科技出版社 1993 年出版。内科常见湿热病证治法包括健脾化湿、刚柔相济、升降同用、兼治痰瘀、通常达变(常规治法,如清热利湿、芳香化湿、淡渗利湿、健脾化湿等法;变通治法,如清宣开提、养阴除湿等法),强调治病求本,临证应详审病机,确立针对性治疗措施。该书所列除表卫湿热、湿热郁蒸发热证、湿热咳、哮喘、动血、自汗盗汗、眩晕、头痛、胸痹、心悸等常见病证外,尚有湿热上扰不寐、上蒙嗜睡、湿热健忘、幻觉、湿热厥、湿热动风振颤、湿热阳痿、遗精等共四十三种病证。每证之下,分临床表现(常见症状、诊断提要)、治疗、临证体会、病案举例四项内容,总以临床实用、与治验紧密结合为主。

《中医湿病学》一书系王彦晖主编,1997 年出版。全书共分 8 个章节,分别阐述了湿病的概念特点、湿邪之来源、湿病病机、诊法、辨证、治法、预防护理以及常见湿病的治疗。首章提出湿病的概念、特点、分类以及源流,指出湿病起病隐匿,病势缠绵,易阻气机,易伤阳气,与脾胃关系密切,疾病性质复杂多变,据湿邪来源可分为外感和内伤湿病,据病之性质可分为寒湿病和湿热病。第二至六章分别论述了湿邪来源、病机、诊法、辨证及治法特点。在分析湿邪来源时,分别阐述了外感湿邪以及由于饮食失调及脏腑功能失调所形成之内湿的特点;并进一步指出了湿邪与风寒暑湿燥火、痰饮食瘀、气血津液和五脏六腑的关系;在论述湿病诊治要点时,先从望、闻、问、切四诊指出湿病的诊断方法;再从八纲、病因、气血津液、卫气营血、三焦、脏腑等多方位论述湿病之辨证特点,着重指出三焦辨证和脏腑辨证的有机结合,是各种湿病辨证的主要方法;并从祛除病邪及调理三焦和脏腑气机等方面进一步阐述了湿病的治疗原则。第七章就一些临床常见湿病如湿温、暑湿等提出具体的辨证治疗方法;第八章介绍了有关湿病预防和护理的具体措施。

该书论点鲜明,论据较为充足,论述层次清晰,从纵向及横向较为全面地探讨了湿病。

《现代湿热病证理论与临床》一书系第一军医大学吴仕九主编,1999 年出版。全书分上、中、下三篇。上篇系统阐述了经典的湿热病证理论,包括源流、概述(本证特点、病因病机、治疗调护)及历代名家论述精华。中篇系湿热病证临床,病证互参,医药结合。先以三焦辨证为纲、脏腑及八纲辨证为目,详细描述了常见的中医湿热病证的证候特点、分析、治疗方药;再列举具有湿热致病特点的常见西医病种及其辨证施治,包括疾病定义、病因病机、临床表现、证候分析、治法方药等,并附有典型病例;最后介绍了 30 种清热祛湿中药的性味功效、现代药理研究及临床应用。下篇为湿热证现代实验研究,为作者多年从事湿热证的临床研究、专病专药,动物造模及实验方法,包括作者及研究协作组"八五"、"九五"期间湿热病证攻关课题研究的思路、技术方法及结果。

《中医湿热病证治》一书,系盛增秀主编,2003 年 10 月由人民卫生出版社出版。全书分上、中、下、附四篇,上篇"绪论"对湿热病的定义、范围、学术源流、病因病机、诊治等作了扼要阐述;中篇"病证各论",所选的 38 个病证,多采用西医病名,而对中西医病名尚不一致者,则用中医病名;下篇共选"常用方剂"32 首,对其出处、组成、用法等,分为 7 项进行了介绍,其中"临床应用"一项,则多为医家使用该方经验或引自相关的文献报道;附篇"历代名论名著选释"、"古今医案选按"、"现代实验研究进展"等部分,则择其要者,加以综述或评论,意在融合古今,重在应用。故此书是继薛氏之后,又一具综述性的湿热病专著。

第四节　湿病的临床表现

湿邪可侵犯人体表里、上下及各脏腑,因此,湿病常见表现有:湿凝为痰,液聚成饮,溢于肌肤而致水肿、湿疹;湿困脾胃而致脘痞腹胀,恶心欲吐,纳呆神疲;饮留肠间,则肠鸣辘辘;湿滞筋脉关节,而致着痹肿痛;湿蕴肌表,则头身困重,肢体疲楚,啬啬恶寒不舒;湿挟风邪上犯,乘入阳明之络则口喝,走窜太阴之经则拘挛,而眩晕呕恶;湿阻下焦,致腰膝困重,小便不利,足跗浮肿,妇女带下;湿滞大肠,致大便秘结或便下黏滞不爽;湿与寒合,上可痹阻胸阳,心悸气短,隐痛阵作;影响气机之升降,脘腹胀痛,泄泻便溏;下可致肾着,湿冷腰痛,甚则出现脾肾阳虚等证候。其常见的舌象、脉象为:苔薄白腻、黏腻、黄厚腻,脉濡、细、缓、滑。但亦有湿中于内,或中于下而现沉细、沉涩脉者。

第五节　湿病的范围

湿病是涉及临床各科的常见病、多发病。《六因条辨·伤湿辨》曰:"夫湿乃重浊之邪,其伤人也最广"。因此,湿病范围就涉及了内、外、妇、儿、眼科、疮疡皮科等。由于湿性多兼他邪,且又能衍化出风湿、暑湿、痰湿、湿热、寒湿等不同疾病。本书所指就是以上述为主的湿病。

概言之,湿病及与湿有关的病证存在于中医的临床各科之中,如外湿所致的风湿感冒、湿温、暑湿、风湿痹、寒湿痹、湿热痹、湿疮、湿疹、湿癣等。内湿所致的头部疾病,如眩晕、头痛、失眠、多寐等;胸部的咳嗽、哮喘、肺痈、胸痹、心悸、胁痛等;腹部的胃脘痛、腹痛、湿阻、泄泻、痢疾、黄疸、呃逆、呕吐、鼓胀、癃闭、淋证等。妇科可导致带下、阴痒、痛经、月经不调、不孕等。儿科最常见的鹅口疮、厌食、水痘、解颅、惊风等。而这些疾病同样可见于西医学的内、外、妇、儿、皮肤、五官等各科和人体的各个系统,只是病名不同而已。常见如:风湿及类风湿性关节炎、肩关节周围炎、纤维组织炎、流行性出血热、肠伤寒、斑疹伤寒、布氏杆菌病、神经官能症、神经衰弱、脑供血不足、鼻窦炎、鼻炎、上呼吸道感染、肺炎、急慢性支气管炎、哮喘、支气管扩张、肺脓疡、胸膜炎、肋间神经痛、胆囊炎、胆结石、急慢性肝炎、肝硬化腹水、胰腺炎、胃炎、胃溃疡、十二指肠溃疡、胃肠自主神经功能紊乱、结肠炎、急慢性肾炎、肾盂肾炎、肾功能不全、尿毒症、糖尿病、泌尿系感染、前列腺炎、良性和恶性肿瘤、妇科带下、月经不调、不孕症、小儿遗尿、小儿消化不良及湿疹、皮炎等多种疾病的湿性证候阶段。

第六节　湿病的特点

湿病的特点主要表现为发病的隐袭性、症状的重浊性、气机的易阻性、病性的兼夹性、病位的广泛性、病程的迁延性等六个方面。

1. 发病的隐袭性

湿邪为患,正如《刘纯医学全集·玉机微意》所言:"伤人于瞑瞑之中",《张氏医通》曰:"湿气熏蒸,人多不觉"。因其发病缓,症状较轻,无风寒之凛冽,无火热之炎暄,初起不易被患者注意,一旦引起重视,则病时已久,病变较深,或波及他脏,就诊时又因他脏病证障人眼目,故易被忽视。

2. 症状的重浊性

湿为阴邪,其性重浊,正如《临证指南医案·湿》所说:"湿为重浊有质之邪"。所以湿邪为患,多有四肢沉重,周身倦怠,头重如裹等症。再之,湿性秽浊,因此又常把面色晦滞,带下腥臭,大便黏滞不爽,小便短黄或混浊,苔腻苔垢,作为诊断湿病的重要依据。

3. 气机的易阻性

湿性黏腻,为质阴有形之邪,易阻气机,《医源·切脉源流论》曰:"柔而遏者为湿邪","遏字足以赅之"。湿病因气机受阻,清阳之气不能畅达,故临床多见有胸闷脘痞、腹胀胁痛等中焦痞满,气机阻滞之症。如《时病论·秋伤于湿大意》所说:"因湿致病者,固属不少,如肿满黄疸淋浊等证"。

4. 湿病的兼夹性

吴鞠通以其切身体会,发出"盖土为杂气,寄旺四时,藏垢纳污,无所不受,其间错综变化,不可枚举"之感叹。湿病之兼症除影响他脏所出现的症状外,还有兼寒、兼热、兼暑、兼风、兼气郁、兼痰饮、兼食滞等之不同。又由于湿病的性质在寒热、虚实方面,存在着错杂、转化和真假等复杂的关系,给临床的诊断和治疗带来了一定困难,且临证时,确有些患者,所述之症状支离琐碎,不够典型,令人难以判断,故而必须详为审视,认真推敲,方能悉其端倪。

5. 病位的广泛性

湿性弥漫,无处不到,故湿邪致病,内而脏腑,上、中、下三焦,外而四肢百骸,肌肉筋脉均可侵犯。《证治准绳·杂病·伤湿》曰:"土兼四气,寒热温凉,升降沉浮,备在其中。脾胃者阴阳异位,更实更虚,更逆更从。是故阳盛则木胜,合为风湿;至阳盛则水胜,合为湿热;阴盛则金胜,合为燥湿;至阴盛则水胜,合为阴湿。为兼四气,故淫泆上、下、中、外,无处不到。"湿病的病位较广,涉及的脏腑组织亦多。

6. 病程的迁延性

湿性黏腻,胶着难去,不像热邪清之可除,风邪散之可去,寒邪温之可消的特点,在临床治疗上不能也无法采取快速疗法,汗仅能微汗,下只可缓攻,补只可清补,其湿邪胶着,常喻为"如油入面"。故湿邪为患,一般病程迁延,症状缠绵,传变较缓。医家临证,不可操之过急,诚如《湿温时疫治疗法》所言:"若病家急于求成,医家急于建功,每见速死有之,而病之能痊,一无反复者,则百不见一二也。医家病家切宜慎重。"此言之确切,非临证有所体会而不知。

第二章　湿病的病因病机

第一节　湿病的病因

中医认识疾病病因的方法,主要是根据患者所表现的临床症状与体征,加以辨别分析归纳,推求其致病的原因,中医称之为"辨证求因",亦即"审证求因"。

中医很重视正气,强调正气在发病学中的地位。如《素问·刺法论》说:"正气存内,邪不可干。"《素问·评热病论》说:"邪之所凑,其气必虚。"正气,指人体内在的功能活动和抗病能力;邪气,指外来的各种致病因素。人体正气的盛衰与人体体质禀赋、精神状态、心理因素、居住环境、生活习惯、饮食营养、劳动锻炼等方面密切相关。中医认为正气在疾病的发生、发展变化和转归愈后方面起主导作用,这是符合唯物辩证法规律的。外因是变化的条件,内因是变化的根据,外因通过内因起作用。如《灵枢·百病始生》篇说:"此必因虚邪之风,与其身形,两虚相得,乃客其形"。只有人体正气虚弱,不足抵抗外邪时,邪气才能乘虚侵犯人体而发生疾病。

在认识疾病的发生、发展、变化过程中,中医始终从"人与天地相应"(《灵枢·邪客》),人体是个统一的有机整体出发,把致病因素与机体反应结合起来,并把各种外来致病因素与内在因素综合作用于机体的不同发展阶段的证候联系进行分析研究,探求病因。以这种整体的、系统的、联系的、动态的、发展的观察来探求和认识病因是中医病因学的特点和优势。

中医湿病的病因,常见的有外感湿邪和脏腑功能失调而引起的湿气致病。《丹溪心法·中湿》中说:"湿之为病,有自外入者,有自内出者,必审其方土之病源。东南地下,多阴雨地湿,凡受必从外入,多自下起,以重腿脚气者多,治当汗散,久者宜疏通渗泄;西北地高,人多食生冷湿面潼酪,或饮酒后寒气怫郁,湿不能越,作腹皮胀疼,甚则水臌胀满,或通身浮肿,按之如泥不起,此皆自内而出者也,辨其元气多少,而通利其二便,责其根在内也。"正确地认识中医湿病的发生原因和条件,有助于了解湿病的本质,从而指导临床对湿病的诊断、治疗和预防。

一、外邪与湿病

中医学认为自然界中的风、寒、暑、湿、燥、火六气是人类赖以生存的不可缺少的条件。就湿气来讲,适当的湿气又是人类和万物在地球上生存的必要物质基础。但自然界中的湿气过度或不足,又可导致人体发生疾病。过度的湿气称为"湿邪",湿气不足则可产生"燥邪"。

六淫中的湿邪,可单独伤人致病,亦可与其他邪气(风、寒、暑、火)同时侵犯人体而致病,如风湿、寒湿、暑湿、湿热等。其外湿多由外伤雾露,水中作业,或涉水淋雨,或居处卑湿,或汗出沾衣等原因所引起。《医方类聚·湿证论》云:"湿者,天之阴雨宿雾,地之山泽蒸气,人或中之,必溢于血脉而流于关节也,其或久处卑湿,常住水泽,或冒雨露而行,劳伤汗出,衣裹冷湿,皆能为病"。

1. 湿邪的性质和特点

（1）湿性重浊

"重",即沉重之意。故湿邪致病,其临床症状有沉重感的特点,如头身困重,四肢痠楚、重着等。"浊",即秽浊垢腻。故湿邪为患,易出现语音重浊而不扬,分泌物和排泄物秽浊不洁等表现。如湿浊在上则面垢,眵多;湿滞大肠则大便溏薄,下利脓垢;湿邪下注则小便混浊,妇女则带下清稀、黄浊、腥臭;湿邪浸淫肌肤,则患湿疹、疮疡、疱疹流脓。

（2）湿性黏滞

"黏",即黏腻;"滞",即停滞。

黏滞,是指湿邪致病有黏腻、停滞的特点,其主要表现有两个方面。一是症状的黏滞:即湿阻中焦,胃脘痞满,气机窒塞,久而不开;湿阻大肠,则大便多黏滞不爽,小便涩滞不利,以及分泌物黏浊,口黏,舌苔厚腻等。二是指病情缠绵:因湿性黏滞,蕴蒸不化,胶着难解,故起病缓慢,传变迟缓,病程较长,往往反复发作,缠绵难疗,如湿温、湿痹、湿疹等病。

（3）湿性趋下

湿属阴,与水同类,水性向下,其质重浊,故湿邪有趋下的特点,易侵犯人体下部,如水肿多以下肢明显,风湿关节炎以下肢膝、踝关节肿痛为多见。此外,淋浊、带下、泄痢等病,多由湿邪下注所致。但湿邪浸淫,人体内外上下无处不到,非特侵袭人体下部,此点不可拘泥。

（4）易伤阳气

湿为阴邪,易伤阳气,阻遏气机。湿邪侵犯人体,留滞脏腑经络,最易阻遏气机,使气机升降失常。若湿阻胸膈,气机不畅则胸闷;若湿滞脾胃,则脾胃运化失职,不思饮食,脘痞腹胀,大便溏泻不爽,小便短涩不利;若湿困脾阳,运化无权,水湿停聚,则发为痰饮、泄泻、小便不利、水肿、多寐等证。

2. 湿邪与风、寒、暑、燥、火的关系

湿邪的性质,决定它具有容易兼挟其他邪气的特点。湿邪可与其他外邪同时侵犯人体而致病。如风湿痹证,湿邪与风邪同时侵犯人体筋脉关节,可见发热恶风,四肢痠楚,关节肿痛困重,屈伸不利。湿邪与寒邪同时直中脏腑而致脘腹冷痛,呕吐清水,泻下清谷,肠鸣水声。暑湿伤人,可见身热不扬,午后为甚,胸闷呕恶,食少倦怠,大便溏薄,小便短少。湿邪与热邪同时伤人而为湿热证,可见发热心烦,胸满,口渴而不思饮或关节肿痛。若湿热下注大肠,可见腹痛,便泻不爽或下痢脓血,里急后重,肛门灼热。

其他外邪伤人亦可导致湿病。如"风为百病之长",风邪为外感病的先导,风邪伤人肌表,致卫外功能降低,使湿邪易于侵入人体,造成风湿病。又如寒邪伤人,易寒凝气滞,损及脾阳,致水湿运化失常而生寒湿证。

在湿病过程中,在一定条件下,湿与其他邪气可相互转化。如体质阴盛之人,感受湿邪后,湿邪易于寒化,而成寒湿证;素体阳盛之人,感受湿邪后,易于热化,而成湿热证。暑湿证,治疗不当,日久可伤阴化燥生火。湿证,日久不愈,湿蕴化热,或过用热药,亦可转成湿热证;或过用寒凉药,亦可转成寒湿证,湿热久郁亦可伤阴化燥生风。

二、七情与湿病

由于社会的发展,医学模式已由生物医学模式向生物-心理-社会医学模式转变。中医学认为,人在自然界中生存,也同时生活于社会之中。人的心理受社会因素的影响,社会制度、社会科学文化、社会环境与人的心身健康息息相关。个人在社会中的政治、经济地位、人际关系,也波及人的情志,影响人的心理及脏腑气血功能而致罹患,自古以来中医就很重视心理致病因素。

中医认为不良心理因素是产生疾病的重要原因。人的精神情志在人体生命活动中起主导作用,若情志偏激就会引起疾病,其病机主要是气机失常,气血逆乱、郁结,而致脏腑功能失调,使血脉运行、吐故纳新、水液代谢的作用失常,因而造成水湿停滞,积饮酿痰,痰瘀阻滞等引起疾病。如《灵枢·刺节真邪》篇说:"喜怒不时,津液内溢"。《素问·阴阳应象大论》:"人有五脏化五气,以生喜怒悲忧恐"。七情过激,刺激过度,持续时间过长,超出了脏腑正常生理功能的调节范围,就会"怒伤肝"、"喜伤心"、"思伤脾"、"忧伤肺"、"恐伤肾"、"五志伤五脏",使内脏气机紊乱,而发生病变。《素问·举痛论》说:"百病生于气也,怒则气上,喜则气缓,悲则气消,恐则气下,寒则气收,灵则气泄,惊则气乱,劳则气耗,思则气结。"即是说明由于喜怒哀乐等情志不同反应,导致气机悖逆,而产生的不同病理变化。

怒伤肝:大怒伤肝,可引起肝的疏泄失常。肝气横逆,乘脾犯胃,使脾的运化水谷功能失常,而致食少呕恶,肠鸣腹泻;或聚湿生痰,胸膈不利;肝疏泄失常,气机郁结,影响三焦通调水道,也会导致津液的输布代谢障碍,而产生水湿病证,甚者可致水肿。

思伤脾:思虑太过可使脾失健运,而致食欲不振,脘腹痞满,大便泄泻,倦怠乏力,夜寐不安,水湿运化失职。

悲忧伤肺:忧郁日久,气道闭塞,悲伤过度,耗伤肺气,均可致宣降失司,通调水道失常,出现胸闷不舒,气短喘息,痰饮,咳嗽或浮肿,甚至形寒怯冷,表虚自汗,经常感冒等证。

惊恐伤肾:肾气损伤,气化失职,使肾的功能失常,致小便不利或二便失禁,水肿,腰膝瘘软,乏力。

喜伤心:狂喜过度,心气耗散,致血运失常,津液运行受阻,亦会造成水湿内停,心烦不寐,心悸,甚至暴绝。

三、饮食与湿病

脾主运化水谷精微,胃为水谷之海,凡饮食失度,伤及脾胃,而致脾胃运化水湿功能失常,均能引起生湿、聚饮、酿痰,导致呃逆、呕吐、脘闷腹胀、泄泻等病证。

1. 饥饱失常

饮食宜适量,过饥过饱或暴饮暴食,均能伤及脾胃。长期摄食不足,营养缺乏,气血生化乏源,而致脾胃薄弱。饮食过饱,超过了脾胃消化功能,而损伤脾胃。因此过饥过饱都会使脾的运化水湿功能失常,而致纳呆、噫气、恶心、吐泻、胸闷、痰多等水湿停滞、气机升降悖逆的症状。

2. 饮食不洁

饮食不洁,或进食腐败变质、有毒食物,损伤脾胃,而致腹痛、吐泻、痢疾,甚至痰阻心包而昏迷,或湿病化热伤阴而动风、痉厥。

3. 饮食偏嗜

饮食偏嗜,若过食肥甘厚味,可助湿生痰、化热或生痈疮;或过饮浓茶,过食生冷瓜果,损伤脾阳,使水湿运化失常,导致寒湿内生,而腹痛、吐泻。又如夏季炎热,长期过用冷饮、冰食,使脾胃阳气严重损伤,而致泛恶欲吐、不能食、食则吐、困倦、苔白腻的所谓"冰箱病",即是饮食不谨,寒湿伤阳的脾胃寒湿证。

四、烟酒嗜好与湿病

烟虽有提神之能,但大量吸入后,蓄积于体内有毒物质,对人体却是有百害而无一益。酒性热质阴,少量饮用,有温经通脉、舒筋活血之功。但长期饮用,以酒为浆,就会伤及脾胃和肝胆之气,水湿内停,而生湿生痰。日久湿蕴化热,而造成脾胃湿热,出现脘腹痞闷,恶心欲呕,口黏而甜或口苦而干,肢体困重,便溏不爽,小便短赤不利,舌红苔黄腻,脉濡数等症。烟酒嗜好无度,可造成湿热内蕴,伤津耗液,不仅伤及脾、肺、久则损及肝肾,可见黄疸、腹胀、头晕目眩、腰膝酸软等下虚上实危重证候,甚或引发痔疮、痈疮等外科病证。

五、劳逸与湿病

1. 劳倦

中医认为适当劳动,有益健康,生命在于运动,但要适度。若过度劳累,会耗伤人体正气,即所谓"劳则伤气",能使人积劳成疾。过度劳累,包括劳力过度、劳神过度和房劳过度三个方面。劳力过度,即长期过度体力劳动,气津耗损过度,而致气虚,不能输津布液,致气虚多湿,出现少气乏力、四肢困倦、神疲懒言甚至虚肿肥胖。劳神过度,曲运神机,思虑伤脾,致脘闷纳呆、腹胀、便溏、泄泻。房劳过度,耗损肾精,致气化失常,开合失司,出现腰膝酸软、精神萎靡、气短咳喘、腹胀、小便不利、尿少、浮肿等证。

2. 过度安逸

长期不参加劳动和运动,安逸太过,使人体气血不畅,脾的运化功能减弱,水湿不化,出现食少乏力、肢体软弱,或形体臃肿、肥胖、脂肪肝、糖尿病等病证。

六、痰饮、瘀血与湿病

痰饮和瘀血都是脏腑功能失调的病理产物,但又能作用于机体而引起湿病。

1. 痰饮致湿

痰饮是机体水液代谢阻滞所形成的病理产物。痰饮一般可分为有形和无形两类,有形之痰饮,指视之可见、触之可及、闻之有声的实质性痰浊和饮液。如咳吐之痰饮,喘息之痰鸣,皆为呼吸道分泌之痰液;无形之痰饮,指只见其症,不见其形,看不到实质性的痰饮,其临床表现可见头晕目眩、心悸气短、恶心呕吐,或神昏癫狂,苔腻脉滑等特征。

痰饮水湿同源而异流,都是病理产物,又是致病因素。湿聚为水,水积为饮,饮凝成痰。一般而论,稠浊为痰,清稀为饮。

痰饮作用于机体,可成为致病因素而阻滞气机。痰饮停滞,阻遏气机,使脏腑气机升降出入失常,而影响水液代谢。如肺以清肃下降为顺,痰饮停肺,使肺失宣降,可见胸闷气促、咳吐痰涎;脾主升清,胃主降浊,痰饮中阻,使气机升降失司,脾运失健,而出现腹胀、恶心呕吐、泄泻;痰结咽喉、气道不利,则现喉咽有异物感,咯之不出,咽之不下,胸膈满闷,时欲太息;若痰饮滞留下焦,使肾司二便的功能失调,气化失职,开合失度,合多开少,而出现小便不利、癃闭、水肿。

2. 瘀血致湿

瘀血,是离经之血积瘀于经络,或热迫血溢,血运不畅,痹阻经脉,而成瘀血。它是病变过程中形成的病理产物,瘀血形成后又可成为致病因素,引起血液循行、水液代谢障碍,造成因瘀致湿。

《灵枢·邪客》篇说:"营气者,泌其津液,注之于脉,化以为血"。张景岳认为"血液灌溉一身,无所不及,津液得以通行"。古人早已认识到血与水在生理上的密切关系。在病理上,《灵枢·刺节真邪》篇说:"血道不通,日大不休,俯仰不便,趋翔不能,此病荥然有水,不上不下"。《金匮要略》说:"经为血,血不利则为水",明·张景岳进一步指出:"故凡病水者,水即身中之血气,但其为邪为正总在化与不化",清·唐容川认为"失血家往往水肿,瘀血化水,亦发水肿,是血病而兼水也"。以上说明,早在《灵枢》和历代医学名家,已明确认识到瘀血可引起水液代谢障碍,而产生水湿病证。

瘀血致病,血运受阻,气血不畅,气机阻滞,气化失司,水液运行障碍,而出现肿胀、水肿、流注、痈疡等湿浊停滞病证。因瘀致湿,因湿致瘀,在临床上是屡见不鲜的,如鼓胀、痹证、癫痫、湿浊胸痹(肺心病)、怔忡等。

如果由其他因素而造成湿滞者,湿性黏腻停着,亦可因湿滞阻络,而致血瘀。因瘀致湿,或因湿滞致瘀,在临床上可形成恶性循环,而加重病情。

七、体质与湿病

人的体质决定于先天禀赋,亦受后天因素的影响,如天时地利、生活环境、社会因素等。《医理辑要》说:"要知易风为病者,表气素虚;易寒为病者,阳气素弱;易热为病者,阴气素衰;易伤食者,脾胃必亏;易劳伤者,中气必损"。不同的体质,对不同的致病因素各有其易感性及产生其相应的病变证候。体质因素同时也影响病变的转化。病因相同,而体质不同的人,在疾病的传变过程中,可产生不同的证候。如章虚谷说:"外邪伤人必随人身之气而变","暑湿所合之邪,故人身阳气旺即随火化而归阳明,阳气虚则随湿化而归太阴也。"在临床上,凡体质阴盛偏于痰湿者,偏于气滞血瘀者,偏于气虚者和阳虚者,发病后易致水液运化障碍,而发生水湿停滞病证。

凡素来形体肥胖,常感头身困重,肢体痠楚不适,口甜而黏,苔腻,脉濡或滑者,则属痰湿盛体质,可见于嗜饮浓茶、冷饮或好酒贪杯者;其人稍受湿浊或风寒等其他因素侵袭,而易出现胸脘痞满、咳吐痰涎、眩晕或关节肿痛或淋浊带下等湿邪壅盛之证。

凡素体面色晦滞,唇色暗晦,眼眶黯黑,素有脘腹痞满,喜太息,舌质有瘀斑点或偏青紫,脉沉涩者,则偏于气滞血瘀体质;其人稍受湿邪或情志干扰,则加重气滞血瘀,气机不畅,血运受阻,水液运化失常,而致脘腹胀满,呕恶,泄泻,小便不利或癥瘕水肿等症。

凡面色晦暗或油亮,易生粉刺痤疮,伴有急躁易怒,胸闷,纳呆,大便黏滞不爽,小便短赤,脉濡数或滑数者,多见于湿热体质;其人若饮食不当,易受湿热困扰,内外蕴蒸,而见头重身困,或突发痤疮增多,或呕恶泛酸,大便黏滞,小便短涩淋沥等湿热蕴结之证。

凡素体面色㿠白,头晕目眩,神疲乏力,少气懒言,动辄汗出,舌淡苔薄,脉细弱或虚大无力者,系偏于气虚体质。其人卫外功能低下,易受水湿、外邪侵袭,气虚运化无权,水湿内停,外溢肌肤,而出现脘腹胀满,呃逆,纳呆,呕吐,泄泻,尿少,浮肿;或眩晕,呕吐痰涎;或恶风发热,自汗,头身困重,关节疼痛等症。

凡素体面色无华,素感畏寒肢冷,倦怠乏力,大便溏薄,小便清长,苔少,舌质淡嫩,脉沉细无力者,其体质偏于阳虚,易受湿邪、寒邪侵袭。若患病后,易从寒化而更损阳气。阳气虚衰,血行不利,易受风寒湿邪,而成湿痹、寒痹、血痹;水液失于温煦运化,致水湿停滞,而现脘腹冷痛,泛吐清涎,大便溏薄,小便不利,浮肿,或白浊,带下清稀或寒性脓疡等。

八、脏腑功能失调与湿病

人体水液代谢的正常运行,是靠各脏腑功能共同协作而完成的,其中任何一个脏腑的水液代谢功能失常,都会使水液代谢发生障碍,而致水湿停聚,产生内湿。

1. 脾胃与湿病

脾有运化水液的作用,若素体虚弱,或禀赋不足,或饮食失调,或劳倦损伤或久病虚损,均可使脾气虚,失其健运,而造成水湿潴留,聚湿生痰而成痰饮;溢于皮肤而成水肿;停留肠道而生泄泻、肠鸣水声辘辘等水湿病证。

脾气虚进一步发展可致脾阳虚,或因过食生冷,或过用寒凉药损伤脾阳,均可致阳虚失于温煦运化,而表现脘腹冷痛,大便稀溏或泄泻清谷,或肢体浮肿,或白带清稀,舌淡苔滑,脉沉迟无力等寒湿病证。

胃有腐熟水谷的作用,若饮食不洁,饥饱失常,冷热不和,可致胃失和降,而现恶心、呕吐等湿阻病。

2. 肺大肠与湿病

肺主宣发肃降,通调水道,有敷布运行津液、滋润全身、调节和维持水液代谢的作用,若禀赋不足,或久病伤肺,肺气虚损,宣肃失司,聚液生痰;或外感寒湿,或饮食生冷厚味,或脾虚母病及子,致肺失宣降,痰湿壅阻。肺气不宣则咳痰,胸闷,喘息,无汗;肺失肃降则尿少、水肿。

大肠主传化糟粕,有接受小肠下注的食物渣滓,并再吸收其中多余水分的作用,若大肠虚寒,失其吸收水分的作用,则肠鸣,腹泻。

3. 肾膀胱与湿病

肾阳的气化作用,对体内水液的输布、排泄和维持人体水液代谢的平衡起着重要作用。若素体虚弱,肾气不足,或久病耗伤肾阳,使之失其温煦气化作用,而致水湿泛滥,小便不利,尿少,浮肿,甚则水气凌心射肺,出现胸闷、心悸、呼吸气促、喘咳、痰鸣等痰湿危急证候。

膀胱有贮尿排尿的作用,若膀胱气化不利,则小便短少或癃闭;若湿热闭阻膀胱,则小便混浊,淋沥不畅。

4. 心小肠与湿病

津液是血液的重要组成部分,心主血脉,有推动血液运行的作用,若心气虚衰,或心阳不振,或痰湿、湿热阻滞,致血运不畅,瘀血阻络,"血道不通……俛仰不便,趋翔不能,此病荥然有水"(《灵枢·刺节真邪》)。血运不畅,津液运行障碍,而表现尿少,水肿,心悸,怔忡;若痰蒙心窍,则神昏,语謇;若痰引风动,则抽搐,喉中痰鸣。

小肠有分泌清浊的作用,若小肠虚寒,或湿热下注,致小肠功能失司,会出现二便异常。若小肠虚寒,寒不化湿,则肠鸣,大便稀溏;若湿热下注,则小便短赤淋浊,溺窍灼热。

5. 肝胆与湿病

肝主疏泄,若肝气受损,疏泄不及,气机不畅,肝气郁结,而致气滞血瘀,引起水液代谢障碍,而产生鼓胀,腹水;或痰湿流注,致皮下生核,而产生痰核,或寒性脓疡。

肝的疏泄作用,能控制和调节胆汁的化生和排泄。胆有贮藏和排泄胆汁的作用。若湿热邪气侵袭,或过食肥甘,喜饮浓茶,嗜酒等偏嗜习惯,致聚湿化热,湿热蕴结肝胆,而产生恶心呕吐,腹胀纳呆,大便不调,或面目身黄,或阴囊湿疹,或带下黄浊,苔黄腻,脉弦数等湿热证。

6. 三焦与湿病

三焦为决渎之官,有疏通沟渠,运行水液的作用,是水液运行的通道。全身水液代谢,是由各脏腑功能协调而完成的,但必须以三焦为通道。若三焦气化不利,水道不畅,也会影响肺、脾、肾输布调节水液的功能,而致水液代谢障碍,产生水湿病证。

湿病除以上所述病因外,输液不当或过用寒凉滋腻,耗气伤阳药,或损伤心、肺、脾、肾的药物而引起痰湿、水肿证亦有之,临证用药时必须严谨慎重,适度用之。

输液是临床医学抢救危急患者的一种必需的重要手段。但进行输液过程中应随时观察体内电解质的平衡、输液量及滴速的情况,若某些疾病长期输液,且用量过大,就会影响体内水液的正常代谢,出现水液蓄积,泛溢肌肤之水肿;若素体脾肾阳虚,或心肺功能较差,而在短期内输入大量液体,也可造成水湿为患,心肺肾功能障碍,气化不利而积水,出现胸闷气急,足跗水肿。因此,在临床上给病人输液时,务必注意量的适度,给以高度重视和严密观察,以免输液不当而引起积液和水肿。

第二节　湿病的病机

湿病的病变机制,称湿病的病机,即是湿病发生、发展与变化的机制。湿病的病机,一般分为气机失常、阴阳失衡、正虚邪留三种情况。

一、气 机 失 常

气机,即气的升降出入运动,它是脏腑功能运动的基本表现形式。一般而言,升降出入的生理表现,主要是升清阳,降浊阴。气机失常,是指脏腑气化功能的升降出入失常,致使气血运行不畅,清阳不升,浊阴不降,而发生水液环流障碍的病理变化。

常见的湿病升降失常的病理表现:肺失宣降,津液失其敷布,水道失其通调,则无汗,尿少、水肿、胸闷、痰饮、咳嗽;脾不升清,运化失职,则便溏、飧泻;胃失降浊,则呃逆、嗳气、恶心、呕吐痰涎;心肾气机升降失常,心阳不振,不能下温于肾,水液失其温煦,气化不利,则心悸、尿少、水肿,甚则水气凌心;胆不疏泄而上逆,则口苦,黄疸,致湿热蕴结,甚或结石;胃肠传导太过,则泄泻不止;膀胱气化不行,则小便淋沥不畅,或癃闭、水肿。

二、阴 阳 失 调

人体的正常生理功能,是阴阳两个方面保持对立统一、协调关系的结果。如《素问·阴阳应象大论》说:"阴平阳秘,精神乃治。"如果人体阴阳动态平衡的协调关系受到破坏,出现阴阳偏盛,或偏衰的失调现象,人体就会发生疾病。

常见湿病阴阳失调的病理表现:阴盛则寒湿内生。阴盛是指机体在疾病过程中表现出阴气偏盛,脏腑功能障碍或减退,以及病理性代谢产物的积聚。多因感受寒湿邪气,或过食生冷,寒湿内盛,阳不胜阴,而致水湿内停,出现脘腹冷痛,吐泻,头身困重,或浮肿。

阳虚则水泛:阳虚指机体阳气虚损,功能减退或衰弱。多因禀赋不足,或后天失养,或劳倦内伤,或久病损伤,而致阳气不足,阳不制阴,使体内水液失于温煦蒸化,而造成泛呕清涎,尿少浮肿,或冷泻清谷,或白带清稀,或五更泄泻,舌淡胖嫩,脉沉迟无力。故前人谓:"人身阳盛则轻健,湿盛则重着",乃至身重如山,筋脉拘紧痠楚,不能转侧,此皆阳虚所致。

三、正 虚 邪 留

正,指机体的正常生理功能和抗病能力。邪,指致病因素。

疾病的发生、发展与变化过程,是正邪斗争及其盛衰变化的过程。在湿病的发生、发展、变化过程中,常见有气虚失运,阳虚失化,正虚邪留等病机。

气虚失运:气行则水行,气虚则气化功能减退,使机体水液代谢过程中的气化作用减弱,而致水湿潴留,造成痰饮,小便不利,浮肿。

阳虚失化:阳气具有温煦、生化作用。阳虚,使水液失于温煦,而致水湿停滞,产生泛呕清涎,吐泻清冷,五更泄泻,尿少,尿闭,水肿。

正虚邪留:阳气虚衰,失其温煦蒸化,水湿留恋,往往造成慢性泄泻,尿少,浮肿;或痰湿胶着,上蒙清窍而造成痰厥,昏迷;正不胜邪,水肿严重时,可致水气凌心、水寒射肺等危急重症。

第三章　湿病的诊断

第一节　湿病的临床和时空特点

一、湿病的临床表现特点

湿邪为病,因湿性重浊、黏滞,其临床症状有沉重、黏腻、停滞的表现。因此,湿邪起病较缓,传变较慢,病程较长,其病缠绵,不易速愈,病变后期多虚实兼夹,寒热错杂。

1. 外湿证的临床表现特点

感受自然界的湿邪所致的病证,称外湿证。如气候潮湿,涉水淋雨,水中作业,居住潮湿,则易使人感受湿邪而致病。外湿侵犯人体,既可外受,亦可下起,浅则伤肌表,或流注关节,深则入脏腑。外湿证常见的有伤湿和湿痹等证候。

伤湿:即表湿证,湿伤皮肉。其表现特点为微恶寒,身热不扬,汗出而热不退,头重如裹,四肢疲楚困重,口黏不渴,苔薄白或滑,脉濡缓。

其病机,因湿侵肌表,湿遏卫阳,卫阳不宣,阳为湿遏,故恶寒发热,汗出而热不退。湿侵肌表,蒙蔽清阳,湿滞肌肤,则头重如裹,四肢疲楚困重;湿性重浊黏滞,水津不布,故口黏不渴,苔薄白或滑,脉濡缓。临床上可见于风湿、暑湿感冒、湿温等病的初期。

湿痹:即着痹。湿侵筋脉,或流注关节。其表现特点为关节酸痛,屈伸不利,肢体重着,局部肿痛,痛有定处,肌肤麻木。若外感湿热之邪,或素体阳旺之躯,内外相引,亦可成为湿热痹,可见病变关节局部红肿热痛,舌质红,苔黄腻,脉弦数或滑数。

其病机,乃风寒湿邪侵袭人体,而以湿邪为盛,致凝滞关节、经络,气血运行受阻所致。临床上常见于风湿性疾病。若其人素体阳盛,或感受温热之邪,亦可成为热痹,或湿热痹等病证。

2. 内湿证的临床表现特点

因脏腑功能失调,而致水湿内停的病证,称内湿证。临床常见为脾肾阳虚,失其温煦运化,水湿停聚,湿邪久羁,或湿郁化热,气机阻滞,三焦气化失常。常见有湿滞上焦、湿阻中焦、湿注下焦。由于湿停部位不同,其临床表现亦异。

湿滞上焦:湿遏清阳,可见头晕目眩,胸膈满闷,头重如裹。

湿阻中焦:脾气虚弱,运化失职,湿浊困脾,可见脘腹痞满,纳呆呕恶,口腻不渴;面黄浮肿,四肢沉重,便溏泄泻。

湿注下焦:脾肾阳虚,不化水湿,膀胱气化失司,致足跗浮肿,小便混浊,带下,白浊。

上述内湿证,均有小便不利、苔腻、脉濡缓等水湿内停的共同表现。

3. 湿病的个体特性及年龄、性别特点

（1）湿病的个体特性

湿邪为病有较明显的个体特性。个体体质不同，对致病因素各有不同的易感性。凡体质肥胖，则多偏于痰湿；气虚阳虚者，则易患湿病。患湿病后，亦随其体质不同而影响疾病的转化，凡体质阴盛者，易转为寒湿；凡体质阳盛者，易转为湿热。

（2）湿病的年龄特点

不同的年龄有不同的生理特点。一般而言，小儿和老人易患湿病。小儿脏腑娇嫩，形气未充，各脏器的形态发育和生理功能都不成熟或不完善，脏腑的形和气都相对不足，尤其以肺、脾、肾三脏更为突出。肺气不足，卫外不固，易感冒咳嗽，咳吐痰涎，甚者易发风水。脾虚胃弱，偏嗜肥甘，易伤饮食，运化失职，而发食滞、吐泻，或湿痉。肾气不足，气化失常，或肾阳不足，失其温化，或关门不利，使膀胱开合失司，均可聚湿而为病。

老年人脏器虚衰，脏腑功能减弱。肺气虚衰，卫外功能低下，宣肃失职，水道不利，易患痰饮、咳嗽、气喘、浮肿。脾气衰弱，运化无力，消化功能差，完谷不化，易致飧泄。肾阳亏虚，水液失其温煦气化，则易尿少、水肿，或癃闭，或五更泻。老年人筋骨失养，易受风寒湿邪侵袭，风寒湿阻络，致肌肉酸楚，关节肿痛。

（3）湿病的性别特点

一般男性劳动强度大，易汗湿沾衣，或水中作业，而致湿阻经络，易成湿痹、肌痹，而现关节肿痛，肢体重着麻木；或暴饮暴食，或嗜好浓茶烟酒，损伤脾气，而致脘腹痞满，纳呆口黏，或呕吐泄泻。女性亦有因久坐办公室，过用空调电扇，公务家务劳顿，机体防御能力降低，或素喜冷饮，或中年以后脾肾两虚，致水液运化不畅，而现臃容浮肿等。

二、湿病的时空特点

1. 明显的季节

"人与天地相应"，人与自然界息息相关。疾病的发生，也与时令气候关系密切。湿病一般多发生于春夏等阴雨、潮湿季节。《医原·湿气论》曰："湿土旺于四时，而春夏为甚，冬季尤甚"。《时病论·秋伤于湿大意》说："大暑至白露，正值湿土司权，是故谓之秋伤于湿"。斯时，炎暑下迫，地湿上蒸，人处其中，易感而受病。特别是夏季炎热，人多贪凉饮冷，易损伤脾阳，使运化迟滞，湿浊内生。但湿为土气，寄旺于四时，在大量的临证中，其他季节亦常见到。

2. 突出的地域性

《素问·异法方宜论》说：东方之域，"鱼盐之地，海滨傍水，其民食鱼而嗜咸"，"故其民皆黑色疏理，其病皆为痈疡"。南方者，"其地下，水土弱，雾露之所聚也，其民嗜酸而食胕，故其民皆致理而赤色，其病挛痹"。这里指出，东方的居民，海滨傍水，食鱼而嗜咸，使湿热内蕴，故易生痈疡；江南一带居民，因地卑气湿，雾露所聚，又喜吃酸味和发酵的制成食物，使湿热蕴结，阻滞经络而产生关节痹痛。江南、沿海地区因地理环境，气候潮湿，或因生活饮食习惯，而易生湿病。西北一带游牧民族，因气候寒冷，又喜食生冷奶酪肉食等肥甘厚腻之品。寒性凝滞，肥甘易伤脾阳，致脾运失常，而生胀满，呕恶，吐泻。此乃地理气候及生活习惯所致的地域性湿病特点。

第二节　湿病的四诊

人体是有机的整体,局部病变可影响全身,内脏病变可反映于体表。《灵枢·外揣》篇提出:"远者司外揣内,近者司内揣外";《丹溪心法》说:"欲知其内者,当以观于外;诊于外者,斯以知其内。盖有诸内者,必形诸于外。"所以通过望、闻、问、切四诊,可诊察疾病的病史、症状、体征,全面了解病情。并运用中医整体观、四诊八纲等,对病情进行分析、综合、判断,以测知疾病的病因、性质、部位,正邪斗争情况及其内部联系,从而为辨证论治提供客观依据。

一、望　　诊

（一）望神色形态

观察病人的神色形态,以了解脏腑气血阴阳的盛衰,而测知疾病的轻重和预后转归。

1. 望神

凡精神困倦,目光迟钝,白睛混浊不清,举止反应迟缓,多为湿病。因湿邪重浊黏滞,上蒙清窍,外束肌表,或脾肾阳气不足,水湿停滞,困扰清阳所致。

2. 望色

面色青而虚浮,为寒凝气滞,经脉瘀阻,可见于寒湿证。面色苍白而青,脘腹冷痛,吐泻,多为寒湿内盛。

面色㿠白而虚浮,多为阳气虚衰,气血不荣所致,可见于虚寒,水湿不化之证。

面色白,白而晦暗,白而虚浮,多为阳气不足,水液失运。

面色淡白,腹冷胀痛,泄泻澄澈清冷,为中寒泄泻。

面色白而虚浮,手按绵软,咳痰清稀,多为气虚寒痰。

面色黄润,多为脾虚湿蕴之象。可见于脾虚失运,湿邪内停证。

面色黄而浮泽为风湿。

面黄虚浮,称为黄胖,多为脾气虚弱,气血两虚,水湿内阻。

面色黄而目窠下微肿者,为痰饮。

面色黄而肥盛,为痰湿。

面黄唇白,多脾虚泄泻。

面、目、身俱黄,多为湿郁发黄,称为黄疸。

面色黄而鲜明如橘子色者为阳黄,多属湿热。

面色黄而晦暗如烟熏者,为阴黄,黄而滞者多属寒湿。

面色苍黄,腹筋起,腹胀大,面有红点,或肌肤有血缕如蟹爪者,为鼓胀,多为脾虚肝郁,或血瘀水停。

面色黄而青暗,为瘀血挟有湿热。

面色黑,多为阳虚而寒,气血凝滞,或阳虚水湿不化所致。

面色黧黑虚浮,多为阳虚火衰,水寒内盛,血运不畅,水湿壅滞。

目眶灰黑,多为肾虚水泛的水饮,或寒湿下注的带下证。

鼻头色微黑,多有水气。

面黑目窠下微肿,如卧蚕起之状者,为水肿病;目下如烟煤者,多痰饮。

3. 望体形

形体肥胖,伴见胸闷,纳呆,食少气短,多脾虚生痰。

形体虚胖臃肿,肌肉松软,气短乏力,多为脾虚痰湿壅盛。

中年以上肥胖,大腹便便,易聚湿生痰,易患中风暴厥证,因气虚生痰,痰蕴生火,故易暴厥。

面目肢体浮肿,则为水肿。水肿肤色光亮,伴有热象,多为阳水;水肿肤色晦暗,伴有寒象,多为阴水。

四肢关节肿大酸楚、困重、疼痛,屈伸不利,多为湿痹。

手指(趾)关节僵硬变形,步履蹒跚跛行者,多为尪痹。

4. 望姿态

咳喘,坐而仰首,多为痰浊壅盛的肺实证。

咳逆倚息不得卧,每发于秋冬,多为寒喘,内有伏饮。

咳喘痰稀,坐而俯首,气促面浮,少气懒言,可见于肺虚痰饮,或水气射肺。

心悸气促,动则喘甚,仰息不得卧,卧则气逆,多为心阳虚,水气凌心。

半身不遂,口眼㖞斜,多为风痰阻络。

神昏谵语,午后热甚,可见于热痰蒙蔽心包。

神昏,痉厥,身热不畅,闷乱,可见于湿痉,因湿为浊邪,弥漫三焦,上蒙清窍,内蔽膻中所致。

口噤,四肢牵引拘急,甚则角弓反张,可见于湿热痉,因湿热挟风,侵入筋脉所致。

突然昏倒,口吐涎沫,两目上视,四肢抽搐,为癫痫,多为风痰上扰清窍,或痰气迷心所致。

(二) 望舌

舌诊是望诊的重要组成部分,是中医诊断疾病的重要依据。望舌包括望舌质和舌苔两部分。

1. 望舌质

望舌质包括望舌色、舌形、舌态。

(1) 望舌色

舌淡白而胖嫩,多阳虚寒湿,可见于脾胃虚寒的胃脘痛和慢性腹泻,或水肿。

舌绛而黏腻,为中挟秽浊,可见于外感,湿热内蕴,或阴虚素有痰湿。

舌色绛,望之似干,手摸之觉有津液者,为津亏而湿热上蒸或有痰浊。

舌色淡紫,湿润,质细嫩滑,为阴寒内盛,水湿内停,或气滞血瘀而致水肿。

舌蓝腻而满布,多为瘟疫、湿温、湿热不解。

舌质中见蓝色而苔滑腻,多为湿痰、痰饮。

（2）望舌形

舌体胖嫩,细腻,色淡,多为脾肾阳虚,津液不化,水饮、痰湿阻滞。

舌体胖大满口,兼有齿痕,色深红,可见于湿热内蕴。

舌有齿痕,舌淡白而湿润,多见于脾胃阳虚,气不化津,致水湿上泛。

舌质红瘦,多见于温病或湿热后期,肺胃阴虚,或气阴两虚夹湿。

（3）望舌态

舌体强硬色红绛,语言謇涩,或神昏谵语,多见于外感热病,热入心包,痰浊内阻。

舌短缩,舌淡湿润或见青色,可见于寒湿阻滞经脉。

舌胖短缩,黏腻,可见于痰湿内阻。

舌胖而硬,兼见灰腻之苔,多为痰阻舌络。

舌颤动并舌体胖大,或舌体歪斜,多见于风痰阻络,可见于中风先兆或中风。

2. 望舌苔

（1）望苔色

望苔色着重观其色泽及润燥。

白苔:

白腻水滑为寒湿。

白腻或白厚而滑,多为湿浊内盛,或寒饮,或为肺、脾、肾气化不利。

苔白滑腻,腹满、便溏,为湿困脾阳。

厚白而干,为湿浊化热伤津。

苔白厚而干燥乏津,为胃津耗伤,兼有湿滞热郁。

苔白如积粉,舌质绛,为暑湿之邪内蕴。

白滑苔仅在外半截,为寒湿在表。

白滑苔仅在内半截为寒湿在里。

苔白如奶酪堆积,揩之即去,为湿浊上泛,或寒湿疫。

黄苔:

黄厚而滑,为胃中湿热蕴结积滞。

苔厚腻色黄,为湿热蕴结或痰阻食滞。

黄白相兼而厚者,为痰浊内饮。

黄兼黑苔,黄中带黑,浮滑黏腻,为太阴湿热内结。

苔黄滑润,舌淡胖嫩,为阳虚水湿不化,阳虚湿热内蕴。

灰苔:

苔灰白而滑润,为寒湿内阻,或痰饮内停。

黑苔:有寒热之别。

黑苔润滑,舌质淡白,为寒极或阳虚寒湿。

若黑而润,舌深红,为湿热蕴结。

若黑干裂起刺,则为转热伤津。

外周苔黄糙,中心厚腻,苔黑褐者,为痰湿郁热,有化燥伤阴之势。

（2）望苔质

舌苔厚，透过舌苔不能见到舌体，病变在里，病情较重，或内有痰食积滞。

舌鲜红而苔白滑润，为里热挟湿；舌质娇嫩浮胖，为虚阳上浮，水湿内停。

苔滑利而湿，为水湿内停。

水滑苔，水分多而下滴，多为水湿内盛，或寒凉冰伏。

腻苔，苔质致密，颗粒细腻，边薄中厚，黏浊而滑腻，刮之难去，多为脾胃阳气被湿邪郁遏，或脾胃运化水湿功能失调，可见于痰饮、湿温。

揩苔，舌苔厚腻，布满全舌，紧贴舌面，刮之不减，多由湿浊、痰饮、食积等病邪盛极而成。

舌根苔特厚，为肠胃积滞。

凡有湿，苔必润，甚则腻或水滑，多为湿重、痰饮。

望舌要注意舌质与舌苔的相互关系，辨证时舌质、舌苔要结合起来分析。

舌质淡，苔白润，多为虚寒。

舌质红绛，苔白滑腻，为湿遏热伏，可见于外感温热病，营分热、气分湿，或内伤杂病，阴虚火旺兼有痰浊食积。

舌象能较客观地反映人体脏腑的盛衰、病邪性质、病位深浅、病情轻重，从而判断疾病的转归与预后，有时可作为辨证的主要依据。如：

苔薄，为病初期，病位浅。

苔厚，为病渐入里，病位较深。

苔腐腻，多食积痰浊。

若见舌与满口生白衣如霉苔，或生糜点者，为胃肾阴虚，虚热与湿毒蕴蒸而成，预后多不良。

（三）望五官、皮肤

1. 望五官

（1）望目

目赤眼胞红肿，多为肝经风热或湿热。

白睛发黄，为黄疸。

目眦赤烂，或有眼眵，多为湿热。

眼睑浮肿，如卧蚕状，多为水肿。

（2）望耳

耳部红肿或耳郭周围起疮疹，多实证或湿热。

耳内流脓，为脓耳，多为肝胆三焦湿热。

（3）望鼻

鼻为肺窍，鼻准明堂处属脾，《灵枢·五色》篇："五色决于明堂，明堂者，鼻也"。

鼻头色青，腹冷痛，吐泻，为脾阳虚，寒湿困脾。

鼻头微黑有水气，色鲜明，多有留饮。

鼻翼煽动，喘促，面灰暗而浮肿，多为肺肾气衰，可见于水气射肺。

若鼻煽气急，张口抬肩，面色发绀，为痰喘闭肺，心气暴脱危候。

久流脓鼻涕，且腥臭，为鼻渊。

（4）望口腔、咽喉

口唇糜烂，为脾胃蕴热，或湿热内蕴。

咽喉红肿糜烂，化脓，多见肺胃湿热。

咽喉漫肿，其色淡红，多为痰湿凝聚。

口角流涎，为脾虚湿盛，或胃热，或虫积。

2. 望皮肤

皮肤、白睛俱黄，为黄疸。

黄而鲜明者，为阳黄，黄而晦暗者，为阴黄。

白痦：为发于皮肤，高于皮面，晶莹如粟的透明细小水泡，多发于颈项、胸腹部，四肢少见，头面不见。多因湿热郁遏气分，郁蒸肌肤酝酿而成，好发于温病、暑湿、湿温及湿热挟杂证。

白痦晶莹饱满，颗粒分明，出后热势渐减，精神安和，为顺，称为"晶痦"。

白痦枯白，空壳无津，出后，身热不退或神识不清，为津液枯竭，多逆，称"枯痦"，为邪不外达。

因湿性黏滞，不易尽透，所以白痦易反复出现。

水痘：其形态如痘，色泽明净如水泡，周围皮肤红晕，浆浓而结痂者，多为风热挟湿。

周围皮肤无红晕，浆白似水者，多为风寒夹湿。

湿疹：是湿热浸淫肌肤而成，可发于全身每个部位，急性者表现为周身红粟丘疹，瘙痒难忍或水泡簇集，抓破流水，浸淫成片。

天疱疮：初起小如黄豆，大如棋子，水疱周围红晕，内含透明浆液，迅即混浊成脓疱，疱壁薄而松弛，破后糜烂，脓汁溢流，浸淫传染，干后结黄色或灰黄色痂盖，遗留暂时性褐斑，但无瘢痕。多因心火脾湿蕴蒸，兼感风热暑湿之邪，诸邪侵肺，不得宣泄，发于皮肤而成。

（四）望二阴

湿性重浊趋下，易侵犯前后阴部位。不论男性或女性，凡前阴或后阴，局部红肿溃烂，脓水淋漓，多与湿浊下注有关。

男性阴囊初起干痒，甚起疙瘩，形如赤粟，挠破表皮热痛如火燎，俗称"绣球风"，是肝经湿热所致。

阴茎局部溃破流脓，称为"疳疮"，多由不洁性交感染湿毒而致。

阴囊或连阴茎，以及女性阴户肿胀，称为"阴肿"，多因久坐湿地，触受风湿所致。

妇女前阴生疮，称"阴疮"，如肿胀溃疡、臭秽者，多属湿热之毒或湿浊蕴结。

（五）望排出物

排出物包括排泄物和分泌物，如痰涎、呕吐物、二便、涕、泪、汗、经带、脓液等。

一般而言，排出物清稀者，多为寒证或寒湿，因寒凝则阳气不运，或阳虚水湿不化，致水液澄澈清冷，排出物质地清稀。

排出物黄浊黏稠者，多为热证或湿热，因热邪熏灼，或热灼湿浊而见排出物黄浊黏稠。

1. 痰涎

痰白清稀，多为寒痰。

痰黄稠成块,多为热痰。

痰多白滑,易咯,多为湿痰。

痰清多泡为风痰。

口吐涎唾清稀量多,多为脾肾阳虚,水液不化。

咳吐脓血腥臭痰,或痰如米粥,可见于湿热肺痈。

2. 呕吐物

呕吐物清稀,无酸臭,可见于寒湿呕吐。

呕吐物稠浊,酸臭,可见于食积湿热呕吐。

吐痰涎清稀,多为寒饮。

呕吐痰涎白沫,多为风痰。

3. 二便

大便黄黏,糜烂,恶臭,多为肠中湿热蕴结,或实热积滞、湿热缠绵。

泻下如水,稀薄,或完谷不化,多肠中寒湿,或脾胃虚寒。

便如浓涕,或挟脓血,伴里急后重,多为湿热痢疾。

小便混浊不清,多为湿浊下注,或脾肾气虚。

小便混浊如米泔,或有滑腻物,尿道灼痛,多为膏淋,因湿热下注,蕴结膀胱,气化不行所致。

4. 带下

带下色白量多,而质清稀,腰酸乏力,跗肿,多为脾虚湿盛,带脉不固。

带下色黄质稠腥臭,或白如豆浆质稠而臭秽,为湿热下注,或肝胆湿热。

带下色青,甚至如绿豆汁,气腥秽,量多为肝经湿热。

二、闻　　诊

1. 闻声音

湿病患者的语言声音,有低沉重浊的特点。《素问·脉要精微论》:"声如从室中言,是中气之湿也"。

语声重浊,多见于外感,或湿浊阻滞,肺气不宣,气道不畅所致。

痰鸣,咳声重浊,多为湿痰。

语言謇涩,多为风痰阻滞,舌体失养,筋脉不利所致。

神昏谵语,多为痰火蒙蔽心包。

狂言乱语,骂詈歌笑无常,喧扰妄动,烦躁不安,多见于狂证,多因痰火扰心,蒙蔽心窍,或肝胆郁火,扰乱神明。

癫语,语无伦次,哭笑无常,精神恍惚,不欲见人,多见于癫证,多因痰浊郁闭或心脾两虚所致。

喉中有水鸣声,咯出清稀痰,遇寒则发,可见于寒湿犯肺,肺气上逆的寒哮。

若喉中有哮鸣声,痰浊黄稠胶黏,多为痰热壅肺,肺气上逆的热哮。

2. 嗅气味

湿为浊邪,湿热郁蒸最易使脏腑水谷腐败而发出臭秽之气味。

口气腐臭,多为牙疳、口疮、内痈等湿热内蕴证。

汗气腥膻,臭秽,可见于风湿热久郁皮肤,或见于湿温病。

咳吐浊痰脓血,腥臭,可见于湿热肺痈。

大便或矢气酸臭,多为肠中湿热挟食滞。

小便臊臭,多为湿热下注。

白带黄稠,腥臭,多为湿热。

白带量多,清稀,无腥臭,多为脾肾气虚,气化不利。

三、问　诊

问诊是了解病情和病史的重要方法之一,通过询问患者或陪诊、陪护者,借以提供有利的佐证和信息,问诊在四诊中占重要地位。

1. 问寒热

微恶寒、肢体瘦楚,或午后发热,身热不扬,多为湿郁肌表,湿温初起,因湿遏热伏所致。

2. 问汗

汗出头部,或半身以上出汗,伴身重倦怠,郁热,胸闷,小便不利,多为湿热蒸腾上越热迫津泄所致。

若汗后热势稍减,旋又复起,且苔腻,脉濡数者,多为暑湿等证。

若苔腻口黏,肢倦乏力,脘闷纳呆,脉濡缓而盗汗者,为湿热盗汗。

3. 问头身痛

胸闷,头身痛,痞满,咳吐痰涎清稀,多为痰饮。

胸痛彻背,心悸,多为胸痹,系心阳不振,痰浊阻滞所致。

胁痛闷胀,厌油腻,纳呆,多见肝胆湿热。

腹痛,泄泻臭秽或脓血便,里急后重,多为大肠湿热。

腹痛,泻下清谷,多为寒湿。

小腹胀满疼痛,小便不利,发热恶寒,烦渴,可见于蓄水证。

凡疼痛并沉重,为重痛,多为湿滞经脉。

头痛而重如裹,多为湿浊蒙蔽清阳所致。

腰部冷痛重着,多为寒湿腰痛。

腰部酸痛沉重,多为湿困经络。

四肢瘦楚,麻痛绵绵,神疲,便溏,多为脾虚湿盛,水谷精微不能运化布达四肢所致。

周身骨节及筋脉瘦楚疼痛,游走不定,关节肿胀,多为风湿痹痛。

身痛,肢端麻木,形体肥胖者,多为痰湿阻滞经络,或为中风先兆。

4. 问目

目痛,羞明,多泪,多眵,睑沿烂,多为湿热。

5. 问睡眠

主要询问睡眠时间的长短、入睡难易、有无多梦以及伴发症状。《灵枢·口问》篇说:"阳气尽,阴气盛,则目瞑;阴气尽而阳气盛,则寤矣。"睡眠情况与人体卫气循行和阴阳的盛衰以及脏腑功能有关。

与湿证有关的常见失眠、嗜睡的病理现象有下列几种:

失眠,寐不得安,胸膈憋闷,咳吐痰涎,多为痰湿壅遏。

失眠,易惊醒,兼眩晕胸闷,胆怯心烦,口苦恶心,多为胆郁痰扰。

失眠,夜卧不安,兼脘闷嗳气,腹胀不适,苔厚腻,多为食滞湿浊内停。

嗜睡,头目昏沉,身重脘闷,苔腻脉濡滑,多为痰湿困脾,或痰湿蒙困,清阳不升。

6. 问饮食与口味

(1) 饮食

渴喜热饮,饮量不多,饮后则吐,小便不利,多为痰饮内停,气不化津,或水逆证。

饥不欲食,中脘痞满,苔黄腻,可见于脾胃湿热,或虚火上扰。

食少,胸闷腹胀,肢体困重,多脾湿不运。

饮食厌油腻厚味,多见于肝胆或脾胃湿热。

(2) 口味

口甜而腻,多为脾胃湿热。

口苦、口黏、口涩,多肝胆湿热。

口淡乏味,多为脾胃气虚不运,或湿浊中阻。

口味重,口臭,多为消化不良,或口腔不洁,胃有食滞。

7. 问二便

要注意问大小便的颜色、气味、质地、便量、排便时间、次数及排便时的感觉等。

(1) 大便

大便溏薄不成形,便次增多,甚则水样便,称溏便,或濡泻,多为脾失健运,小肠分清泌浊失常所致。

泄泻如水,小便不利,多为水湿下注。

下利清谷,水粪夹杂,多寒湿内盛。

下利清谷,或五更泻,多为脾肾阳虚。

泻下黄糜,多大肠湿热。

大便脓血,里急后重,见于痢疾,多属湿热毒邪壅滞。

(2) 小便

小便不利,量少,次数减少,眼、面、下肢伴有不同程度浮肿,多为肺脾肾功能失常,气化不利,水湿内停。

突然癃闭,小腹坠胀热痛或绞痛,多因气虚、气滞、湿热、瘀血,或结石阻塞。

小便频数、尿急、尿痛,量少色黄赤,多为膀胱湿热。

若兼身目俱黄,为肝胆湿热。尿少,癃闭,腰痠肢冷,多为肾阳不足,失于温煦气化,水液内停。

8. 问经带

月经后期,量多少不一,色淡而稠黏,胸闷脘胀,或形体肥胖,月经闭止而不来者,多为痰湿阻滞。

突然下血不止,或淋沥不断,色淡质稀,神疲肢倦,多脾虚失统。

白带量多,色白清稀,无臭,多为脾虚湿盛。

白带色黄黏稠,臭秽,为黄带,多为湿热下注。

四、切　诊

切诊包括脉诊和按诊。

1. 脉诊

脉诊是中医诊断学的独特诊断方法,是中医辨证的重要依据。常见的湿病脉象有如下几种。

濡脉:浮缓而细软,轻按可触,重按反不明显,《濒湖脉学》谓:"浮而柔细知为濡",主湿证或虚证。因湿邪所困,脉气无力鼓动。

细脉:脉来如线,软弱无力,但应指明显,主气虚湿证,或虚劳或气血不足。因湿邪伤人,外束肌表,内困脾胃,滞留经络,阻滞血脉,而致细脉。临床上水肿、呕吐、泄泻等水湿病可见细脉。

缓脉:一息四至,脉势来去从容不迫,均匀和缓有神,是正常脉象。若脉来弛缓松懈,为病脉,多见于湿邪致病及脾胃虚弱证。因湿性黏滞,气血被湿所困,或脾胃虚弱气血不足以充盈鼓动血脉所致。

滑脉:往来流利,如盘走珠,应指圆滑如珠。主痰饮,食滞,实热,可见于痰浊壅肺的咳喘病,或饮食停滞湿热下注的腹痛、泄泻,或小便赤涩,下肢肿痛。

弦脉:端直以长,如按琴弦。主痰饮,肝胆病,痛证。可见于痰饮内停、咳逆喘满、胁下胀痛等证。

沉脉:沉行筋骨,重按乃得。主里证,有力为里实,无力为里虚。多见胸闷寒痰、咳喘气短、纳呆腹胀、腰痛尿频等证,为痰饮停滞,寒湿内盛所致。

结脉:脉来缓迟而歇止,止无定数。主寒痰,饮凝,气结血瘀。多因阴盛而阳不和,寒痰饮凝,气结不疏,脉气阻滞所致。可见于痰结饮停的咳嗽,或老年性慢性咳喘。

促脉:脉来,数而歇止,止无定数。主气血、痰饮、宿食停滞,热痰咳喘。多因气血痰食郁滞化热,或阳热亢盛,阴不和阳,气机逆乱不能接续。可见于痰饮阻遏肺气的咳喘,或痰热壅肺的肺痈,或痰浊蒙蔽心包,或痰火扰心,或痰浊阻蔽清窍引动肝风的癫、狂、痫证。

代脉:脉缓弱,有规律的间歇,间歇时间较长。多主脏气衰微。因脏气衰微,阳气虚损,脉气不能衔接而歇止,不能自还,良久复动。可见于肺、心、肾阳衰,或脾土衰微,而现水气上逆神昏,或水气射肺,水气凌心等严重水肿或水气病等危急证候。

以上所举九脉,为湿病常见脉象。一般濡脉主湿,而其余诸脉因湿性多与他邪挟杂,脉象亦多兼见。如《金匮要略·痉湿暍病脉证并治第二》:"太阳病,关节疼痛而烦,脉沉而细者,此名湿痹。"《难经》:"湿温之脉,阳濡而弱,阴小而急"。《脉诀》:"伤湿之脉细濡,湿热之脉缓大,脉浮而缓,湿在表也,脉沉而缓,湿在里也"。如浮濡伤暑、浮滑风痰等,均说明兼脉在脉诊中的重要性。

湿热病,以湿邪与热邪相合,但有轻重之异,脉来亦有别。湿重于热者,脉见濡缓;热重于湿,脉来濡数;湿热均等,脉来滑数;若化燥成温,引动肝风,则脉弦数。薛雪在《湿热病篇》中指出:"湿热之证,脉无定体或洪或缓,或伏或细,各随证见,不拘一格,故难以一定之脉,拘定后人眼目也。"

湿寒之脉,诊之相对较易,如沉缓里湿,沉迟里寒,沉紧冷痛,沉涩虚寒,沉滑主痰或食滞,沉弦痰饮等。

2. 按诊

按诊,对病人体表触摸按压,以测知疾病的部位、性质和病情的变化。重手按压肿胀,以辨别水肿和气肿。手指按之有凹陷,不能即起者,为水肿;按之凹陷举手即起者,为气肿。

腹部胀大如鼓,可分水臌与气臌。以手分置腹部两侧,一手轻拍,另一手可触有波动感,按之如囊裹水,小便不利,手指按腹壁处有凹陷者为水臌;以手叩之如臌,无波动感,按之亦无凹陷者,为气臌。如《灵枢·水胀》记载:"足胫肿,腹乃大,其水已成矣。以手按其腹,随手而起如裹水之状。"

虚里其动欲绝而无死候者,多见于痰饮证。胸胁按之胀痛者,可为痰热气结或水饮内停。脘腹按之有形而胀痛,推之辘辘有声,为胃肠水饮。

第四章　湿病的常见证候

第一节　湿　证

　　湿邪为患较广泛,其性弥漫无形,无处不到,内而脏腑,上、中、下三焦,外而躯体,四肢百骸肌肉,均可侵犯,且病种复杂,兼夹证多,可兼风、兼寒、兼暑、兼热等。以土寄四时,故四季皆可发病,但又有明显的季节性,多发于夏末秋初的长夏季节。因湿为阴邪,其性重浊黏腻秽浊,易阻气机。其证候多见头重如裹,胸闷脘痞,纳呆腹胀,四肢倦怠,沉重痠楚,面色晦滞,妇女见带下腥臭,或小腹坠胀,经来不畅,大便黏滞不爽,小便短黄或混浊,舌苔厚腻或白滑,脉濡滑等。

　　清·雷丰曰:“四时皆有湿病,总当因时制宜,不可拘于常例。即如春日阳和,夏日炎热,秋日燥烈,冬日温暖,何湿之有？惟其春雨潇潇,夏雨淋淋,秋雨霏霏,冬雨纷纷,人感之者皆为湿病。”(《时病论·霉湿》)

1. 湿遏卫阳证

　　本证又称湿邪伤表证、表湿证、湿郁卫表证、风湿袭表证等。

　　湿邪侵袭肌表,湿郁于表,或湿病初起,阻遏卫阳之气。

　　证见:始恶寒,后发热,身热不扬,有汗而热不解,头重如裹,全身痠楚困重,胸闷,口渴不欲饮,舌苔白润,脉濡缓等。

2. 湿蒙清窍证

　　本证又称湿浊蒙窍证。

　　湿邪郁遏上焦,上蒙头面清窍。

　　证见:头重昏蒙,视物不清,耳鸣,耳内似有异物感,鼻塞不闻香臭,症状时好时差,天气潮湿或高热则加重,舌苔白滑,脉濡缓等。

3. 湿遏心阳证

　　湿邪郁遏,阻滞心阳,致胸阳不振。

　　证见:胸闷不舒,心前区、胸骨后闷痛,痛引肩背,时作时止,心悸气短,或头昏,肢体困重乏力,舌质紫暗,边有瘀斑,舌苔白,脉濡涩,或结代等。

4. 湿阻心包证

　　湿郁日久化热,酿成痰浊,蒙闭心包。

　　证见:身热不扬,神志似清似昧,时或神昏谵语,舌质红绛,苔黄腻,脉滑数等。

5. 湿邪困脾证

湿邪困脾,脾阳被遏,运化失司。

证见:胸闷腹胀,纳食无味,口黏且淡或有甜味,或头重如裹,肢体困倦无力,舌苔白腻,脉濡等。

6. 湿困脾胃证

本证又称湿浊中阻证。

湿浊内盛,困阻中焦,气机不畅。

证见:脘腹痞闷,口腻纳呆,泛恶欲呕,口淡不渴,头身困重,舌质淡胖,苔白腻,脉濡缓或沉弦等。

7. 湿阻肠道证

本证又称湿滞肠道证、湿蕴肠道证。

湿邪蕴阻肠道,传化失司,病位在肠。

证见:少腹胀满,大便溏薄,或便秘,脘痞呃逆,纳呆神疲,舌苔垢腻,脉濡缓,或沉迟等。

8. 湿邪阻滞证

本证又称湿阻证、湿浊困阻证。

湿浊邪气,阻滞气机,三焦受阻。

证见:头胀脘闷,肢体困重,关节肌肉痠楚,屈伸不利,腹胀便溏,口淡乏味,舌苔滑,脉濡等。

9. 湿着关节证

湿为阴邪,易与寒相合邪而侵犯肌肤关节,经脉痹阻。

证见:关节沉重痠痛,肿胀,遇潮湿或寒冷则症状加重,舌苔白滑,脉濡缓,或沉弦等。

10. 湿郁阻络证

湿邪郁滞痹阻经络,经脉运行不畅。

证见:肢体重着麻木,肌肉痠楚,舌苔白滑或腻,脉涩。

11. 水湿泛溢证

本证又称水湿停聚证、水湿内停证,水湿浸渍证。

水湿停聚,气化不利,决渎失职,泛溢于肌肤。

证见:头面、肢体浮肿,小便不利,甚则出现胸水、腹水或腹大胀满,身体困重,舌质淡胖,苔白腻,脉濡缓,或沉等。

12. 湿毒证

本证又称湿毒蕴结证、湿毒蕴结肌肤证。

湿邪蕴结成毒,浸渍肌肤。

证见:肌肤、阴股、下肢、趾间等处遍生湿疹,糜烂,流水,痒麻疼痛,舌苔白或黄腻,脉濡缓,或濡数等。

13. 脾虚湿困证

本证又称脾虚湿盛证。

脾气虚弱,湿浊内停,运化失常。

证见:胃脘痞闷,饮食减少,或口黏纳呆,呕恶便溏,肢困身重,面色萎黄,甚者微肿,妇女白带量多,舌质淡胖,苔白润或腻,脉沉缓等。

14. 气虚湿阻证

本证又称气虚湿困证。

正气亏虚,湿邪困阻。

证见:食少,气短,神疲困倦,头身沉重,或腹胀腹泻,舌苔薄白腻,脉沉细或沉涩等。

15. 气滞湿阻证

本证又称气滞湿困证。

气机郁滞,湿浊内阻。

证见:胸胁脘腹胀闷窜痛,恶心欲吐,肢体困重,头晕嗜睡,或有浮肿,脉弦滑或濡缓等。

16. 阳虚湿阻证

本证又称阳虚湿困证。

阳气亏虚,气化失司,水湿内停。

证见:畏寒肢冷,肢体困重,浮肿,食少腹胀,小便不利,大便溏泻,舌质淡胖,苔白腻或白滑,脉沉迟而滑等。

17. 阴虚湿阻证

本证又称阴虚湿困证。

阴液亏虚,湿浊阻滞,气化不利。

证见:低烧盗汗,肢体困重,口腻食少,胸脘痞闷,舌质红,苔薄腻,脉细滑或细数等。

18. 血热挟湿证

热邪所致营血热盛,兼挟湿浊。

证见:身热夜甚,渴不多饮,神志恍惚不清,头胀身重,斑疹显露,胸脘痞闷,小便短少,舌质绛,苔黄腻,脉濡数等。

19. 风热挟湿证

风热挟湿邪袭表,肌肤被侵。

证见:发热,渴不欲饮,肢体困重,或目赤肿痛,睑缘湿烂,或皮肤湿疹,瘙痒流水,溲黄短少,舌质红,苔黄腻,脉弦滑或滑数等。

20. 湿邪化燥证

湿邪久蕴于中焦，从阳明而化燥化火。

证见：脘腹痞满，或腹胀而痛，身热，便秘，甚则神昏谵语，痉厥抽搐，或衄血、吐血、便血，舌深红或绛红，苔黄厚少津或起芒刺，脉弦滑数等。

21. 邪伏膜原证

湿热疫毒之邪，伏于膜原，多由口鼻而入，或由时邪引动而成。

证见：初起恶寒发热，头痛身痛，手足沉重，烦躁口苦，后但热不寒，日晡益盛，胸膈痞满，苔白厚腻或如积粉，脉数，或寒热往来等症。

第二节　风　湿　证

湿邪多兼夹为患，如与风合邪，则为风湿，易侵犯人体而形成上下内外疾病。初起风湿之邪客表，卫阳被遏，腠理开合失司。证见恶风发热，头重如裹，肢体困重，关节酸楚，小便不利，舌质淡，苔薄白腻，脉浮濡，或浮缓等。

清·喻嘉言谓："风也，湿也，二气之无定体而随时变易者也。""其中人也，风则上先受之，湿则下先受之，俱从太阳膀胱经注入。风伤其卫，湿留关节；风邪从阳而亲上，湿邪从阴而亲下；风邪无形而居外，湿邪有形而居内；上下内外之间，邪相搏击，故显汗出恶风，短气发热，头痛，骨节烦疼，身重微肿等证。"（《医门法律·风湿论》）

1. 风湿外感证

风湿袭表，感邪多从皮毛而入，病位以肌表经络和肺卫为主。

证见：恶寒发热少汗，头重头胀如裹且痛，身困关节酸楚，咳嗽身重，鼻塞流涕，舌质淡红，苔薄白或稍腻，脉浮或濡等。

2. 风湿郁热证

风湿之邪，郁久化热，热遏肌肤或关节。

证见：发热口渴，肢体痠胀困重，或关节肿痛不利，或肌肤瘙痒渗液，舌质红，舌苔黄白而干，脉濡数等。

3. 风湿阻络证

风湿相搏阻遏经络。

证见：汗出恶风，短气发热，头身重痛，关节烦疼，屈伸不利，小便不畅，舌苔薄白润或薄黄稍腻，脉浮紧或濡等。

4. 风湿挟毒证

风湿毒邪浸渍肌肤。

证见：下肢浮肿，溃疡，阴部湿疹，瘙痒，流黄水或足趾间奇痒，妇女黄白带下等。

第三节　寒　湿　证

寒湿俱为阴邪,易伤阳气,阻滞气机,证见神疲恶寒肢冷,头身困重,关节冷痛,屈伸不利,无汗,或胸腹痞满,呕逆,濡泻,小便不利,舌质淡,苔白润,脉沉迟或沉滑等。

《素问·调经论》曰:"寒湿之中人也,皮肤不收,肌肉坚紧,荣血泣,卫气去,故曰虚。虚者聂辟气不足,按之则气足以温之,故快然而不痛。"

明·戴思恭云:"伤湿又兼寒,有诸前证(指风湿),但无汗,渗渗烦痛"(《证治要诀》)。

《证治汇补·湿证》:"伤湿又兼寒,名曰寒湿。因先受湿气,又伤生冷,其证头汗身痛,遍身拘急,不能转利,近之则剧痛,遍身无汗,小便不利,证与风湿相似,但大便转泄耳,宜渗湿汤主之。"

1. 寒湿外感证

寒湿皆为阴邪,多从皮毛、口鼻而入,部位从肌表为主或兼寒湿困脾。

证见:恶寒重,发热轻,或仅恶寒不发热,头身肌肉关节拘急疼痛,或屈伸不利,或兼胸闷脘痞,腹痛,恶心呕吐,口淡不渴,肠鸣泄泻,舌质淡,苔白滑稍腻,脉浮紧或濡等。

2. 寒湿瘀滞证

寒湿内盛,血行瘀滞,或寒湿痹阻,胆汁不循常道而外溢肌肤。

证见:恶寒畏冷,肢体困重酸楚或刺痛,喜温恶寒,或脘腹痞闷胀痛,或身目色黄而晦暗,神疲,口淡不欲饮,或恶心呕吐,口唇紫暗,舌质紫滞有斑点,苔白滑腻,脉细弦紧,或沉细涩等。

3. 寒湿痹阻证

寒湿之邪,痹阻经络,气血不畅,阻滞筋骨关节。

证见:肢体麻木沉重,活动不利,关节固定冷痛,舌体胖大,苔白或白腻,脉沉涩等。

4. 风寒湿凝滞筋骨证

风寒湿邪阻滞筋骨关节,气机不畅。

证见:肢体关节游走性疼痛或沉重疼痛,或关节局部肿胀冷痛,舌质淡灰暗,苔白,脉沉涩,或濡缓等。

5. 寒湿困脾证

本证,又称太阴寒湿证。寒湿之邪,困阻脾胃阳气,脾运受阻。

证见:脘腹痞闷胀痛,口腻纳呆,呕恶欲吐,口淡不渴,腹痛便溏,或肤黄而晦暗,妇女则白带量多质稀,舌质淡胖,苔白滑腻,脉沉濡缓等。

6. 肾经寒湿证

外感或内伤之湿病,绵延不愈,耗伤肾阳,肾经阳气亏虚,寒湿侵著。

证见:腰膝沉重冷痛,活动受限,畏寒肢冷,舌质淡,苔白腻,脉濡缓等。

7. 大肠寒湿证

寒湿停滞大肠,蕴阻肠道。

证见:腹胀冷痛,畏寒肢冷,大便濡泻,或泻下便质清稀,舌苔白滑,脉弦紧或濡缓等。

第四节 暑 湿 证

暑多挟湿,有明显的季节性,多见于夏季和秋初。暑湿蕴结,熏蒸灼热。证见:口渴不欲饮,神疲肢倦,身体困重,关节痠楚,心烦少寐,汗出不彻,舌质红,苔薄黄,或黄腻,脉濡数,或滑数等。

清·费伯雄说:"惟夏季则暑、热、湿三气迭乘,合操其柄","但暑热之气自上而下,湿气自下而上,人在其中,无时无处不受其熏蒸燔灼,致病已非一端,又况起居不慎,饮食不节,其受病尚可问乎?"(《医醇賸义·暑热湿》)

1. 暑湿外感证

暑夏炎热之季,湿热交蒸,暑湿之邪易侵袭肌表,卫气失调。

证见:发热,微恶风寒,身重困倦,无汗或有汗,口渴不欲饮,舌质红,苔白腻或黄,脉濡数等。

2. 暑湿内闭证

本证又称暑湿内蕴证,暑湿热郁证。

暑湿热郁,交阻内蕴。

证见:身热面赤,胸脘痞闷,呕恶,或口渴,或不渴,肢体困乏,关节痠痛,神疲心烦,面垢,汗出不彻,尿短色黄,便溏不爽,舌质红,苔黄腻,脉滑数等。

3. 暑湿困脾证

本证又称暑湿中阻证、暑湿困阻中焦证。

暑热之邪与湿交阻,气机不畅,正夏烈暑,暑湿交蒸,热在阳明,湿在太阴。

证见:身热有汗,汗多黏腻,胸脘痞满,口渴心烦,呕恶,身体困重,小便短赤,舌质红,苔腻或黄腻,脉洪大或滑数等。

第五节 湿 热 证

感受湿热秽浊之邪,湿热互结,交蒸遏伏,阻滞气机,纳化失司。证见:身热不扬,头身困重,胸痞脘闷,口干不欲饮,纳呆,或面目周身发黄,皮肤丘疹发痒,小便短赤不利,大便溏而不爽,或带下黄稠,秽浊有味,舌质红,苔黄腻,脉滑数或濡缓等。

清·叶天士说:"热得湿而热愈炽,湿得热而湿愈横。湿热两分,其病轻而缓,湿热交合,其病重而速。""湿热一合,则身中少火悉化壮火,而三焦相火有不皆起而为暑者哉?所以上下充斥,内外煎熬,最为酷烈。"(《南病别鉴》)

《证治汇补·湿证》:"凡为疸,为黄,为肿,为胀,为痞,为渴,为淋,为浊,为带下,体重肿痛,为脓疮,痢疾后重,皆湿热所致也。"

1. 湿热壅盛证

本证又称湿热内蕴证、湿热蕴结证。

湿热互结,湿遏热伏,湿不得泄,热不得越。

证见:身热不扬,口渴不欲多饮,大便泄泻,溏而不爽,小便短黄,舌质红,苔黄腻,脉滑数等。

2. 湿热蕴蒸证

湿热蕴结熏蒸,气机受阻。

证见:身热发黄,汗出热不退,或但头汗出,咽痛腮肿,肢瘦困倦,尿短黄,舌质红,苔黄腻,脉濡数,或滑数等。

3. 湿遏热伏证

湿热合邪,湿困热外,热处湿中。

证见:头痛身重,发热不甚,肢体困倦,胸脘痞闷,纳呆,口不渴,小便黄赤,舌质绛,苔白,脉濡数等。

4. 湿热痹阻证

湿聚热蒸,蕴于经脉,流注关节,气血痹阻。

证见:身热,关节肿胀沉重,局部灼热疼痛,关节屈伸不利,舌质红,苔黄腻,脉滑数等。

5. 湿热成痿证

湿热之邪,浸淫肌肤筋脉,气血运行不畅。

证见:肢体痿软无力,或兼微肿麻木,下肢尤甚,或有发热,胸脘痞闷,小便涩痛,舌苔黄腻,脉濡数,或濡缓等。

6. 三焦湿热证

本证又称湿热弥漫三焦证。

湿热合邪弥漫全身,累及上、中、下三焦,功能失常。

证见:身热不扬,渴不多饮,咳嗽胸闷,腹胀呕恶,肢体困重,便溏不爽,小便短赤,舌质红,苔黄腻,脉濡数,或滑数等。

7. 湿热蒸喉证

湿热蕴结,熏蒸咽喉,气道不畅。

证见:咽喉红肿疼痛,声音不扬,或嘶哑,咽喉充血肿胀,痰黄不易咯出,心烦少寐,小便稍黄,大便干,或黏而不爽,舌质红,苔黄腻,脉滑数等。

8. 脾胃湿热证

本证又称湿热中阻证、中焦湿热证。

湿热蕴结脾胃,脾失健运,胃失和降。

证见:脘腹痞闷,呕恶纳呆,肢体困重,便溏不爽,或面黄,或身热不扬,汗出热不解,渴不多饮,舌质红,苔黄腻,脉濡数等。

9. 胃肠湿热证

湿热内蕴,阻滞胃肠,枢转失司。

证见:脘腹痞胀,呕恶,纳呆,大便黏滞,溏薄不爽,或腹泻如注,发热口渴,舌质红,苔黄腻,脉滑数等。

10. 肝胆湿热证

湿热蕴结交蒸,郁于肝胆,疏泄失常。

证见:身发黄,发热口苦,胆内结石,胁肋胀痛、灼热,纳呆呕恶,或皮肤湿疹,尿黄或短赤,大便不调,或阴囊湿疹,睾丸胀痛,或女子阴痒,带下黄臭,舌质红,苔黄腻,脉滑数等。

11. 肝郁湿热证

本证又称肝滞湿热证。

湿热内蕴,肝气郁滞。

证见:发热身倦,两胁胀痛,胁下痞块,或身目发黄,口渴,口苦,纳呆呕恶,厌油腻,尿黄或赤,舌质红,苔黄腻,脉弦数,或滑数等。

12. 肝胆湿热瘀滞证

湿热内蕴,熏蒸于肝胆,疏泄失职,气滞血瘀。

证见:胁肋胀痛,或刺痛,或胁下有痞块,拒按,身目发黄,发热口苦,纳呆呕恶,厌油腻,尿黄,舌质红,苔黄腻,脉弦涩,或弦数等。

13. 肾经湿热证

本证,又称湿热蕴肾证。

湿热之邪,蕴结壅滞于肾。

证见:腰部灼热胀痛,小便涩痛,血尿,发热口渴,舌质红,苔黄腻,脉滑数等。

14. 膀胱湿热证

湿热之邪,侵袭蕴结膀胱,气化不利,开合失司。

证见:尿频,尿急,尿短涩,淋沥不畅,尿道灼热疼痛,小便黄赤混浊,甚或有脓血,或尿有砂石,或少腹拘急,或伴发热,心烦口渴,舌质红,苔黄,或黄腻,脉滑数等。

15. 膀胱湿热血瘀证

湿热蕴结膀胱,瘀血阻滞,灼伤阴络,气化失常。

证见:尿频尿急,灼涩疼痛,血尿,小腹刺痛拒按,舌红,有瘀斑,苔黄腻,脉弦数等。

16. 胞宫湿热证

湿热侵袭,蕴结胞宫。

证见:带下量多,色黄,黏稠秽臭,阴部瘙痒,糜烂,心烦口渴,口干黏,舌质红,苔黄腻,脉滑数等。

17. 湿热阻滞精室证

湿热侵袭,蕴结精室。

证见:阴部灼热胀痛,遗精,或精中夹脓液,阴部瘙痒,或糜烂,心烦不寐,口干黏而渴,舌质红,苔黄腻,脉滑数等。

18. 湿热下注证

湿热之邪,向下侵及肠道、膀胱、子宫、阴部、下肢等处。

证见:小便频急,淋沥涩痛,或大便腥臭,溏烂,或带下黄臭,或阴部湿疹,瘙痒,或下肢生疮,溃烂流水,舌质红,苔薄黄腻,脉滑数等。

19. 大肠湿热证

湿热内蕴,阻滞肠道,气机壅滞,传导失常。

证见:腹胀腹痛,大便暴泻,或下痢脓血,里急后重,或脘痞腹泻不爽,大便黏稠如酱,腥臭不堪,肛门灼热,身热口渴,纳呆呕恶,肢体困重,尿短黄,舌质红,苔黄腻,脉滑数等。

20. 肛门湿热证

湿热之邪蕴结肛门,气机壅滞。

证见:肛门丘疹,瘙痒,湿烂,心烦,口干黏,舌质红,苔黄,脉滑数或濡数等。

第六节 痰湿证

湿浊内停日久,湿聚热蒸,炼液为痰,痰湿阻滞。证见:咳嗽痰多,色白质稀,或痰黄易出,面色萎黄,脘痞腹胀,便溏,或呕恶纳呆,口黏,肢体麻木困重,舌淡,苔白腻,脉濡缓,或滑等。

明·李中梓说:"稠浊为痰,清稀为饮。按痰之为病,十尝六七,而《内经》叙痰饮四条,皆因湿土为害。"(《医宗必读》)

《临证指南医案·卷五》:"一切诸痰,起初皆由湿而生。"

《七松岩集·痰饮》:"湿痰者,外则体肥,多汗倦怠,内则中满,肠鸣泄泻。"

1. 痰湿瘀滞证

本证又称痰湿内阻证。痰湿内阻,气血瘀滞,气机不畅。

证见:胸闷脘痞,腹胀,或刺痛,头身困重,疲乏嗜睡,或肌肤肿硬麻木,舌质淡紫,或有瘀点,苔滑腻,脉沉滑等。

2. 痰湿流注证

本证又称痰湿流注经脉筋骨证。痰浊湿邪流窜于经脉、筋骨等处,阻遏气机。

证见:肢体深处触及柔韧肿块,隐痛,劳累加重,或抽及脓液,活动受限,舌苔腻,脉濡滑等。

3. 痰湿蒙窍证

本证又称痰浊上蒙证、痰蒙清窍证、痰浊上扰证。痰浊湿邪,蒙蔽清窍。

证见:头昏头胀,头重如裹,视物不清,五官感觉不灵,鼻塞不闻香臭,胸闷痰多,色白质稀易咯出,嗜睡困乏,或喉中痰鸣,辘辘有声,神志模糊,语言不清,舌苔白腻,脉滑等。

4. 痰湿凝阻咽喉证

痰湿浊邪内蕴凝滞咽喉。

证见:咽喉肿胀,有异物感,声音不扬,或嘶哑,或声带肿胀,或生息肉,呼吸不利,痰涎壅盛增多,舌苔腻,脉濡滑等。

5. 痰湿阻肺证

痰湿蕴结,阻滞肺气,宣肃失司。

证见:胸闷,咳嗽,气喘,咯吐白痰且量多,口淡纳减,舌苔白滑腻,脉弦滑,或濡滑等。

6. 痰湿蒙闭心窍证

本证又称痰湿蒙闭心神证。痰湿之邪,蒙闭心窍,心神被扰。

证见:神志呆滞,朦胧昏昧,喉中痰鸣,胸闷痰多,头晕,身体困重,面色晦暗,舌苔腻,脉濡滑等。

7. 痰湿中阻证

本证又称痰浊中阻证、痰饮中阻证。痰湿内蕴,阻滞胃肠,纳化失健。

证见:口腻纳呆,恶心欲呕,脘腹痞满胀痛,胃肠水声辘辘,大便清稀,舌质淡胖,苔白腻,脉濡缓等。

8. 脾虚痰湿证

脾气虚弱,痰湿内蕴,气机不畅,运化失常。

证见:食少腹胀,便溏,体胖困重,疲乏嗜睡,舌质淡胖,苔白腻,脉濡缓,或沉滑等。

9. 痰湿凝结胞宫证

本证又称痰凝胞宫证、痰阻胞宫证。痰湿壅滞凝结胞宫,冲任失调,胞脉受侵。

证见:月经延期,或闭经,或不孕,带下色白,质黏稠量多,气味腥臭,形体肥胖,身体困重乏力,胸闷泛恶,纳呆,便溏溲浊,面色㿠白,舌质淡,苔白腻,脉滑,或濡细,或濡缓等。

10. 痰湿阻滞精室证

本证又称痰阻精室证。痰湿之邪,阻滞精室。

证见:精液清稀,阳痿不起,性欲低下,肥胖倦卧,或阴囊冷胀不适,或腰部疲困,舌苔白腻,脉滑或濡等。

第五章　湿病的治疗

第一节　湿病的基本治法

张景岳说:"凡水肿等证,乃肺脾肾相干之病,盖水为至阴,故其本在肾;水化于气,故其标在肺;水唯畏土,故其制在脾。"抓住水湿病证的肺、脾、肾三个主要病理环节,再根据病因,病位、疾病的寒热性质来进行辨证论治。湿病治法一般而论,外湿宜微汗而发散,内湿宜分标本而治之,祛邪治其标,扶正治其本。古人曾指出:"善治湿者,不治湿但治气","气化则湿化","气行则水行"。气化的关键在于调动机体自身内在脏腑的功能,气化则水湿自除。

湿病的基本治疗方法,《素问·汤液醪醴论》说:"去菀陈莝","开鬼门,洁净府"。《金匮要略·水气病脉证并治第十四》说:"诸有水者,腰以下肿,当利小便;腰以上肿,当发汗乃愈。"水肿严重者,则"泻下逐水"。朱丹溪进一步指出:"湿在上焦,宜发汗而解表,此疏泄其湿也;湿在中焦,宜宽中顺气,调畅脾胃,此渗泄其湿也;湿在下焦,宜利小便,不使水逆上行,此开导其湿也。"现从祛邪、扶正、祛邪扶正法等三个方面,分述如下。

一、祛　邪　法

祛邪法,即祛除邪气,以达到邪祛正复,恢复健康的目的。这里重点介绍用疏风散湿、芳香化湿、苦温燥湿、清热利湿、淡渗利湿、辛开利水、活血利水等祛除湿邪的方法。用于肌肤、肢体水湿停滞体内的痰饮,眩晕;脘痞纳呆,呕吐泛恶,泄泻;淋浊带下;小便不利,关格,水肿;湿温,关节肿痛等湿邪病证。在祛湿药物的选择上,《素问·至真要大论》即有"湿淫所胜,平以苦热,佐以酸辛,以苦燥之,以淡泄之。湿上甚而热,治以苦温,佐以甘辛,以汗为故而止"。

1. 芳香化湿法

凡气味芳香,具有醒脾行气化湿功能的药物,能使脾运得健,气机畅行,气行则水行,脾运则湿化,因此可起到化湿的作用。芳香化湿法,即运用芳香化湿药,使气行脾运,具有芳香化湿作用的治疗方法。

芳香化湿法用于湿浊内盛,上蒙清窍,阻滞经络,或脾为湿困所致头重如裹,眩晕耳鸣,肢体困重,或脘腹痞满,泛酸呕恶,便溏等。对于湿浊壅盛及湿温、暑湿等病证亦可选用此法。

常用芳香化湿中药有藿香、佩兰、香薷、苏梗、白豆蔻、石菖蒲、砂仁。其代表方有三仁汤、甘露消毒丹、藿朴夏苓汤等。

三仁汤有宣畅气机,清利湿热的功能。用于湿温初起,或暑温挟湿,邪留气分,湿重于热,而见胸闷泛恶,纳呆,头痛身重,午后身热,苔白腻,脉濡等。

甘露消毒丹有芳香化浊,清热利湿解秽的作用。用于湿热内蕴,闭阻清阳,身热不扬,脘腹闷胀,呕恶,倦怠,苔黄腻等湿热秽浊之证。

藿朴夏苓汤有芳香化湿和中作用,用于湿温,身热不渴,倦怠,胸闷口腻,苔腻,脉濡缓等。

2. 疏风散湿法

疏风散湿法,即运用祛风散湿的药物,祛除肌表、经络、筋骨间的风湿邪气,具有疏风散湿、活血通络、舒筋止痛作用的治疗方法。

适用于风湿表证,或风湿痹证,证见恶寒发热,头身重痛,肌肉疼痛,关节不利,腰膝痠痛,苔腻,脉浮、弦等。

常用的疏风散湿药有防风、羌活、独活、秦艽、豨莶草、海风藤等。其代表方有羌活胜湿汤、九味羌活汤、独活寄生汤等。

羌活胜湿汤有祛风湿、解表、止痛的作用,是治疗风湿在表、头痛身痛的常用方剂,能使在表之湿邪从汗而解;风湿去而头痛头重、腰背重痛,或一身尽痛,恶寒微热,舌苔白,脉缓等证尽除。

九味羌活汤,有疏风祛湿,兼清里热的作用。用于恶寒发热,无汗,头痛项强,肢体痠楚疼痛,口苦而渴等外感风寒湿邪,内有蕴热者。

独活寄生汤有祛风湿,止痹痛,补气血,益肝肾的作用。用于风寒湿邪侵袭筋骨,证见关节疼痛,屈伸不利,腰膝痠痛等证。

3. 苦温燥湿法

苦温燥湿法,即运用苦温燥湿药物,祛除湿浊,具有苦温燥湿作用的治法。适用于湿浊中阻,湿浊困脾,或湿滞经络所致的脘闷腹胀,涎多食少,口淡无味,或肢体沉重,痠楚困倦,思睡,苔厚腻,脉濡或滑等证。

常用苦温燥湿中药有苍术、厚朴、半夏、草果、陈皮。其代表方有平胃散、藿香正气散。

平胃散有燥湿健脾和胃的作用。用于脾胃不和,食欲不振,脘腹胀满,口中无味,呕恶便溏,肢体倦怠,舌苔白腻等证。

藿香正气散有解表和中,祛湿化浊的作用。用于外感风寒,内伤湿滞,或阴暑,寒热头痛,胸闷腹痛,呕恶,肠鸣泄泻,口淡苔腻等证。

4. 清热利湿法

清热利湿法,即运用清热渗湿和清肝利胆的药物,具有清热通淋,利胆退黄作用的治疗方法。

常用于湿热病证,如湿温,黄疸,湿热下注的淋浊,带下,腹泻,下肢丹毒及湿疹等证。

常用清热利湿药有萹蓄、木通、石韦、茵陈、瞿麦、萆薢、海金沙。其代表方有八正散、茵陈蒿汤、萆薢渗湿汤等。

八正散有清热泻火,利水通淋的作用。用于湿热下注,小腹急满,小便混浊,涩痛,甚至尿闭,脉数有力。

茵陈蒿汤有清热利湿,退黄的作用。用于湿热黄疸,黄色鲜明,口渴,二便不利,苔黄腻,脉滑数或沉实者。

草薢渗湿汤,具有清利湿热的功效,适用于下肢丹毒、湿疹、足趾溃烂等证。

5. 淡渗利湿法

淡渗利湿法,即运用淡渗的利湿药,祛除体内水湿,具有淡渗利湿,利水消肿,通淋止痛等作用的治疗方法。

适用于水湿内停,小便不利,水肿,淋浊,泄泻,痰饮,湿温,关节肿痛等证。根据不同病证,可适当选择相应的药物配伍。

常用的淡渗利湿药有通草、滑石、薏仁、茯苓、猪苓、泽泻。其代表方有薏苡竹叶散、茯苓皮汤、五皮饮等。

薏苡竹叶散具有辛凉清热,甘淡渗湿的作用。用于湿温身发白痦,或小便不利,湿郁经脉等证。

茯苓皮汤有淡渗利湿的作用。可用于小便不通、水肿等证。

五皮饮有健脾化湿,理气消肿的作用。可用于水肿、小便不利等证。

6. 辛开利水法

辛开利水法,即运用辛开宣散和利水祛湿药物,以宣发肃降肺气,从而达到辛开利水,通调水道作用的治法。

适用于肺气失宣,决渎失职,尿少,水肿等证。

常用的辛开利水药有麻黄、防己、浮萍、细辛等。其代表方剂如越婢汤。

越婢汤有宣肺行水的作用,用于风水,水肿等证。

7. 活血利水

因"血不利而为水",能"瘀血化水"。《素问·汤液醪醴论》说:"去菀陈莝","开鬼门,洁净府"。《素问·针解》篇说:"菀陈则除之者,出恶血也"。治疗湿证,除用发汗(微汗)、利小便等法而外,《素问》还提出祛瘀利水。近年来不少医学家重视活血利水法,如水气射肺、凌心(肺心,冠心、心衰,慢性肾炎,严重水肿等)或关节肿痛兼用活血利水法,均取得较好疗效。

活血利水法,即用活血利水的药物,以化瘀祛湿,此法有活血利水作用。用于水湿停聚而兼有瘀血证候者。

常用活血利水药有泽兰、牛膝、刘寄奴、蒲黄、天仙藤、丝瓜络、坤草等。其代表方如桂枝茯苓丸。

桂枝茯苓丸有活血化瘀,祛痰利水的作用,可用于小腹胀痛,血瘀与痰湿为患的卵巢囊肿等病。

二、扶　正　法

扶正法,即扶助正气,增强体质,提高机体抗病能力的治疗方法。这里重点介绍益肺利水、健脾祛湿、舒肝化湿、温肾化湿、强心利水等方法,以扶助肺、脾、肝、肾、心的内在功能,而达到正复邪自去的目的。上述诸法,适用于因脏腑功能失调,气化不足,而致水湿内停的病证。

1. 益肺利水法

益肺利水法,即用补益肺气和利水之药物,以加强肺气的通调水道功能,从而达到补益肺气,祛除体内水湿的目的。用于肺气虚,行水无力,水道不利的病证。

常用益肺利水药有黄芪、人参、党参、茯苓、桔梗、薏苡仁等,方如春泽汤、益气止淋汤。

春泽汤具有益气利水渗湿之效,用于伏暑及气虚伤湿,渴而小便不利等证。

益气止淋汤有益气、通淋、利尿的作用,可用于妊娠小便淋痛。

2. 健脾祛湿法

健脾祛湿法,即用益气健脾祛湿药,以祛除体内水湿,此法有健脾祛湿的作用。

用于脾虚湿困,湿浊中阻,如食少泛恶,脘闷,纳呆倦怠,乏力肢体沉重,尿少,便溏,浮肿等证。

常用益气健脾祛湿药有黄芪、党参、白术、扁豆、薏苡仁等,其代表方剂有防己黄芪汤、六君子汤、实脾饮。

防己黄芪汤有益气健脾,利水消肿的功能,用于风水身肿,汗出恶风,小便不利以及风湿痹痛、肢体重着麻木等证。

六君子汤有益气健脾祛湿的功能,用于脾虚食少呕恶,便溏,浮肿等证。

实脾饮有温阳实脾,行气利水的作用,用于脾阳虚衰不能制水的水肿病。

3. 舒肝化湿法

舒肝化湿法,即用舒肝理气和化湿药,以疏理肝气,调畅气机,祛除体内水湿,此法具有舒肝理气,解郁化湿作用。用于肝气不疏,水湿不化之证。

常用舒肝化湿药有柴胡、青皮、郁金、川芎、当归、车前子、萆薢、五加皮等。其代表方有加味丹栀逍遥散、蒿芩清胆汤。

加味丹栀逍遥散有养血疏肝利尿作用。用于肝脾血虚有热,肝失疏泄而小便淋涩疼痛等证。

蒿芩清胆汤有清胆利湿,和胃化痰之功,适于少阳胆热偏重,湿热痰浊内蕴,口苦胸闷,吐酸苦水,或呕黄痰涎,胸胁胀痛等证。

4. 温肾化湿法

温肾化湿法,即用温肾阳、补肾气和化湿药物,以加强肾的温煦运化功能,从而将体内水湿排出体外。适用于肾虚水泛,尿少浮肿等证。

常用的温肾化湿药有附子、肉桂、细辛、茯苓、泽泻、猪苓等。其代表方如真武汤、济生肾气丸。

真武汤有温肾利水的作用,用于阳虚水泛,小便不利,水肿,心悸等证。

济生肾气丸有温补肾阳利水的作用,用于肾虚腰重,足肿,小便不利等证。

5. 强心利水法

强心利水法,即用强心药和利水药,以补益心气,通利水湿,从而达到强心利水的作用。适用于心气虚衰,血运不畅而致心悸、怔忡、浮肿、尿少等证。

常用药有人参、党参、黄芪、茯苓、猪苓、泽泻、车前子等,代表方有参芪茯苓汤、黄芪补中汤、春泽汤。

参芪茯苓汤、黄芪补中汤、春泽汤均有强心利水的作用,可用于心气虚衰,心悸、浮肿、尿少等证。

6. 养阴逐湿法

养阴逐湿法,又称养阴化湿法,即以养阴法和化湿合法,适用于湿邪郁久化燥伤阴,而湿邪未尽;或湿热久羁,热伤阴分,或阴虚而湿留未去,或脾阴亏乏,水湿停滞,或余湿未净,津液已伤。临床表现为既有湿邪滞留,又有阴伤化燥的复合证候。

治疗应注意治湿以辛润、温润、淡渗为宜,如藿香、佩兰、杏仁、生薏苡仁、茯苓、通草、白茅根、芦根、六一散之类,不宜苦温、苦寒燥烈之品,使治湿而不碍于燥;治燥不碍于湿,养阴常用龟板、决明、牡蛎、金钗石斛、熟地炭、枸杞、玉竹、制首乌、胡麻、粳米、元米、南枣、山药、湘莲、扁豆之类。

三、祛邪扶正法

祛邪扶正法,即祛邪法与扶正法联合使用,用以治疗虚实夹杂的证候。临床上病证复杂多变,虚实兼夹,寒热交错者甚多,单纯用补药恐补而留邪,单纯用攻药又虑伤正。故祛邪与扶正同时并施,以达到祛邪不伤正,扶正而祛邪的目的。

临床上常见因虚致实之证,如脾虚易因饮食不当或易受寒湿困滞,而引起食滞或寒湿吐泻;肾阳虚则温煦气化失职,致水湿内聚而成水肿。因实致虚证临床上最常见,邪能伤正,邪实日久耗伤正气,而致邪实正虚。如外感咳嗽,反复发作失治,咳久耗损肺气,痰湿壅滞,肺气虚损,更失宣降,虚实夹杂,久必及肾而成咳喘重证。又如过食生冷暴伤脾阳,寒湿困脾,吐泻不止,脾气损伤,虚实并见。

凡虚实夹杂证,一般需在扶正的基础上祛邪,或在祛邪的基础上扶正,以发挥其协同作用,加强疗效。故徐大椿说:"若纯用补,则邪气益固,纯用攻,则正气随脱。此病未愈,彼病益深,古方所以有攻补同用之法。"在临床运用祛邪扶正并施法时,对病证必须详审细察,辨明其虚实之脏腑、轻重、缓急,予以相应的治疗。

1. 祛邪佐以扶正

祛邪佐以扶正,即以祛邪为主,佐以扶助正气。用于邪气实,病情重,而正已虚或因实致虚之证候。如猪苓汤,以清热利水为重,佐以滋阴,利水而不伤阴,滋阴以助去水。用于水热互结,小便不利,淋漓涩痛,小腹胀满,口渴心烦之淋证兼阴伤者。五苓散,以化气利水为主,佐以健脾,用于水肿,身重,小便不利,小腹胀满,或吐泻交作,兼有脾虚者。又如水臌病人,腹大如鼓,腹壁脉络暴露,尿少,形衰,气短,服舟车丸后,饮独参汤,亦是取祛邪佐以扶正之法。

2. 扶正佐以祛邪

扶正佐以祛邪,即以扶正为主,佐以祛除邪气。用于正气已虚而邪气未退尽,或因虚致实之证。如济生肾气丸,温补肾阳,化气利水,用于阳虚水泛,小便不利,水肿等证。完带汤,健脾胜湿,疏肝理气,以益气健脾为主,兼以疏肝祛湿,用于脾虚失摄,带脉不固,肝气不舒,湿浊下注的带下,白浊等证。

又如肾病病势危重,湿浊内壅,尿少,浮肿,呕吐,四肢抽动者,临床上单纯利尿往往尿量不增,单纯止呕、镇痉、呕吐、抽搐依然。只有掌握病理"谨守病机,各司其属",温肾健脾,益气活血,改善肾的气化功能,同时予以通腑。气化行则小便自利,湿浊自化。"化"体现了调动机体自身的内在积极因素,此亦属扶正佐以祛邪法。

第二节　湿病的辅助疗法

一、饮 食 疗 法

药物重在祛邪,而易伤正,食物可以扶正,有些食物还可具有药效作用。《素问·藏器法时论》说:"毒药攻邪,五谷为养,五果为助,五畜为益,五菜为充,气味合而服之,以补精益气。"《备急千金要方·食治方》中说:"食能排邪而安脏腑,悦神爽志,以资血气。若能用食平疴,释情遗疾者可谓良工"。

食物含有人体需要的丰富营养,如蛋白质、脂肪、糖、维生素及微量元素、多种氨基酸等。食物同药物一样具有性味归经,亦具有一定的药理作用,可以用来防病治病。如葫芦、西瓜、冬瓜、茶有清暑解热生津止渴,又有利湿作用,可用于治疗暑湿;甘蔗有生津利尿作用,可用于津伤而小便不利,淋沥涩痛者。

中医饮食疗法中的药膳更独具特色,它既具有食品美味,能健身抗衰老,又能防病治病。如山药莲子白果薏米粥,健身益气化湿,可用于气虚咳喘、带下白浊、遗精之证。山药、枸杞的"霸王别姬"(水鱼炖鸡),有补气养血作用,可用于气血虚弱者。冬瓜皮鲤鱼汤,有利水消肿作用,可用于治疗低蛋白的慢性水肿。山药薏仁红枣粥,有健脾利湿作用,可用于治疗脾虚慢性泄泻者。山药扁豆糯米粥,能健脾化湿,可用于脾虚、湿浊带下证。

表1罗列了防治湿病的部分食物的作用和主要成分仅供参考。

表1　防治湿病的部分食物作用表

名称	性味	归经	作用	主要成分
鲤鱼	甘平	脾、肾、肺	利水消肿,下气通乳,治水肿胀满,脚气,黄疸,乳汁不通	蛋白质、脂肪、钙、磷、铁、谷氨酸等多种氨基酸、维生素 A、维生素 B_1、维生素 B_2、维生素 C、组织蛋白酶等
鲫鱼	甘平	脾、胃、大肠	健脾利湿,治脾胃虚弱,纳少无力,痢疾,便血,水肿,淋病,痈肿,溃疡	蛋白质、脂肪、碳水化合物、钙、磷、铁、维生素 B_1、维生素 B_2、烟酸(尼克酸)
白鸭肉	甘咸凉	脾、胃、肾、肺	滋阴养胃,消肿,用于劳热骨蒸,咳喘,水肿	蛋白质、脂肪、碳水化合物、钙、磷、铁、维生素 B_1、维生素 B_2、烟酸(尼克酸)
牛肉	甘平	胃、脾	补脾胃,益气血,强筋骨,用于虚损,羸瘦,消渴,脾虚不运,痞积,水肿,腰膝酸软等	蛋白质、脂肪、维生素 B_1、维生素 B_2、钙、磷、铁及人体所需氨基酸
绿豆	甘凉	心、胃	清热解毒,清暑利水,用于暑热烦渴,水肿,泻痢,丹毒痈肿,药毒,消渴	蛋白质、脂肪、碳水化合物、磷脂、钙、磷、铁、胡萝卜素、维生素 B_1、维生素 B_2

续表

名称	性味	归经	作用	主要成分
黑豆	甘平	脾、胃	活血利水,祛风解毒,用于水肿胀满,风毒脚气,黄疸,浮肿,风痹筋挛,产后风痛,痈肿疮毒,解药毒	蛋白质、脂肪、胡萝卜素、维生素 B_1、维生素 B_2、维生素 B_{12}、异黄酮苷及多种皂苷、胆碱、有机酸等
黄豆	甘平	脾、胃、大肠	健脾宽中,润燥消水,用于疳积,泻痢,腹胀,羸瘦,妊娠中毒,疮痈肿毒,外伤出血	蛋白质、脂肪、胡萝卜素、维生素 B_1、维生素 B_2、烟酸、胆碱、泛酸
蚕豆	甘平	脾、胃	健脾利湿,用于膈食,水肿	含巢菜碱苷、蛋白质、磷脂、胆碱
薏苡仁	甘微寒	脾、胃、肺、大肠	健脾补肺,清热渗湿,镇痛,抗癌,增强免疫力,治水肿脚气,泄泻,湿痹拘挛,肠痈,肺痿,肺痈,癌症	含薏仁油、薏仁酯、甾醇、不饱和脂肪酸、氨基酸、糖类、维生素 B_1 等
玉米	甘平	胃、肠	调中和胃,降脂抗癌,健脑利尿,消肿,预防便秘	蛋白质、碳水化合物、脂肪、钙、磷、铁、烟酸、赖氨酸、谷胱甘肽、淀粉、脂糖、维生素 C、锰、硼、萝卜醇提取物(有抗菌作用)、甲硫酸
白萝卜	辛甘凉	肺、胃	消积化痰,清热,宽中下气,解毒,用于食积胀满,咳嗽失音,吐血衄血,消渴,痢疾,偏正头痛,小便不利	
冬瓜	甘淡凉	肺、大肠、小肠、膀胱	利水消痰,清热解毒,用于水肿胀满,脚气,淋病,痰鸣,喘咳,暑热烦闷,消渴,泻痢,痈肿,痔瘘,解鱼酒毒	蛋白质、钙、磷、铁、胡萝卜素、维生素 B_1、维生素 B_2、维生素 C
苋菜	甘凉	大肠、小肠	清热利窍,用于赤白痢疾,二便不通	甜菜碱、蛋白质、脂肪、糖类、胡萝卜素、烟酸、维生素 C
芹菜	甘苦凉	肺、胃、肝	平肝清热,祛风利湿,用于高血压,眩晕头痛,面红耳赤,血淋	芹菜苷、佛手柑内酯、挥发油、有机酸、胡萝卜素、糖类
紫菜	甘咸寒	肺	软坚化痰,清热利尿,用于瘿瘤,脚气,水肿,淋病等	维生素 B_1、维生素 B_{12}、生物素、胆碱、多量自由氨基酸、胡萝卜素、藻红蛋白、磷脂
葡萄	甘酸平	肺、脾、肾	补气血,强筋骨,利尿,用于气血虚弱,肺虚咳嗽,心悸盗汗,风湿痹痛,淋病,浮肿	糖、有机酸、钙、磷、铁、胡萝卜素、维生素 B_1、维生素 B_2、维生素 C、烟酸(尼克酸)
西瓜	甘寒	心、胃、膀胱	清热解暑,除烦止渴,利尿,用于暑热烦渴,热盛伤津,小便不利,喉痹,口疮	糖、维生素 C、胡萝卜素、有机酸、氨基酸、钙、磷、铁等矿物质
荸荠	甘寒	肺、胃	清热化痰,消积,用于温病口渴,黄疸,热淋,疮疡,目赤,咽喉肿痛,赘疣等	荸荠英淀粉、蛋白质、荸荠英(可抑制金黄色葡萄球菌、大肠杆菌、产气杆菌)
无花果	甘平	肺、脾、肠	健胃清肠,解毒消肿,治痢疾,便秘,痔疮,喉痛,痈疔,癣	糖、植物生长激素、抗癌成分、脂肪酶、蛋白酶、有机酸

二、情志疗法

　　人的精神调节在人体生命活动中起主导作用,若情志偏激就会使机体气机失常,气血逆乱、郁结,使脏腑功能失调,而产生疾病。调节情志,使情志舒畅,精神旺盛,气血调和,经络通畅,脏腑功能协调,人体阴阳相对平衡,就可获得健康。

《素问·汤液醪醴论》说："精神不进，志意不治，故病不愈。"古人认为，"精神进，志意定，故病可愈"。朱丹溪说："五志之火，因七情而起，积而成疾。故为癫痫狂妄之证，宜以人事制之，非药石所能疗也，须察其由以平之。"故情志的调节在治疗疾病方面有着重要作用。《素问·移精变气论》中的"移精祝由"法，即属于情志疗法、心理疗法的范畴。如《灵枢·师传》篇明确指出："人之情，莫不恶死而乐生，告知以其败，语之以其善，导之以其所便，开之以其所苦，虽有无道之人，恶有不听着乎？"所以，乐观，心理就平衡、知足。调和情志，戒除嗜欲，摄养精神，加强修养，使人体精气内守，胸怀开朗，情绪良好，从而充分调动机体内在的积极因素，以防病祛病。例如，思虑过度，脾气郁结，使脾气不升，胃气不降，日久而致脾虚失运，造成脘腹胀满、纳呆，或水湿不化而便溏、浮肿。为此，我们在运用药物治疗，同时开导其思想，使其情志调节，胸怀舒畅，气机调和，脾运恢复，则腹胀、纳呆、便溏、浮肿等证可除。

三、其 他 治 法

中医治疗疾病的方法是极其丰富的，除内服药物、情志治疗而外，主张采取中医综合疗法，如外治法（熏、洗、敷、贴）和推拿按摩、针灸、气功、太极拳、音乐等诸法。

1. 外治法

水肿严重者，可用麻黄、桂枝、紫苏叶、生姜煎水趁热熏洗，得以汗出，而水肿可以减退。

脾肾阳虚、水湿不化，而慢性泄泻者，可用吴茱萸、胡椒、艾叶炒热敷于命门和神阙穴，以温阳止泻。

寒饮咳喘者，可用生姜、哮喘膏贴敷肺俞和定喘穴，以散寒化饮止喘。

2. 推拿按摩、针灸

根据不同的病情，选择相应的部位和手法，施行推拿按摩，以达祛邪除病、健身防病的目的。如寒湿伤脾而腹泻者，可用常规捏脊，重提脾俞、肾俞、大肠俞，亦可按揉神阙、关元穴，或配合艾灸天枢、关元、足三里穴，以温肾健脾，达到止泻之效果。

根据不同的病证，选择相应的穴位和针灸手法，进行治疗。如湿热癃闭者，可取膀胱俞、阴陵泉、中极、三阴交，针刺用泻法治之；阴水者，取脾俞、肾俞、气海、水道、足三里、命门等穴交换配伍使用，针刺用补法加灸配合治之。

3. 气功治疗

应用气功方法，以自我身心锻炼为主，增强正气，提高身体素质，发挥人的机能潜力，增强人体免疫功能，从而达到防病治病，益智延年的目的。如淋证，小便频数短涩者，《杂病源流犀烛》记载可用"六字诀"中的"吹"字法，久之"一阳生，气机动"，以意引气行小周天，可以治之。慢性腹泻者，可用揉腹功、内养功或静养功等进行治疗，亦有一定效果。慢性肾炎，蛋白尿，水肿者，可练静养功，意守命门，或肾俞、脾俞、气海、关元等穴交替应用，均有较好帮助。

第六章　湿病的研究进展

第一节　环境湿度对人体健康的影响

　　中医学历来十分重视自然气候(气象环境)对人体健康的影响,认为自然界是一个有机整体,人体的脏气与天气相应,即所谓"天地之纪,人神之通应"(《素问·气交变大论》)。人类生活在大气之中,感受宇宙自然运动所带来的不同气候变化,不断适应环境,与自然相融合统一。它的实质就是宇宙中日月星辰的运行规律,由宇宙运动产生的以阴阳气化为核心的自然气候不断更迭运动变化以及环境生物体对这种变化的反应。宇宙运动的结果是产生天气变化之象,形成风、寒、暑、湿、燥、火六气,六气的变化是形成正常和异常气候变化的基础。美国的研究人员报道,宇宙中有相当多被分解的小行星,成为宇宙尘埃,当这些宇宙尘埃掉入地球大气,导致地球温度下降,气候变化,成为某些生命形式周期性灭绝的影响因素。四季中寒、热、温、凉的变化,生物体与之相对的生、长、化、收、藏应答规律,是人体与自然环境相融合统一的基本表现形式。《内经》曾论述了六气以各自不同的特点作用于大地,大地万物在气候的影响下,发生相应的变化:"燥以干之,暑以蒸之,风以动之,湿以润之,寒以坚之,火以温之,燥胜则地干,暑胜则地热,风胜则地动,湿胜则地泥,寒胜则地裂,火胜则地固"(《素问·五运行大论》)。并阐述了六气变化对物候的不同影响:"风胜则动,热胜则肿,燥胜则干,寒胜则浮,湿胜则濡泄"(《素问·六元正纪大论》)。《内经》特别提出六气对人体的影响是"寒暑燥湿风火,在人合之奈何?……东方生风,风生木,木生酸,酸生肝,肝生筋,筋生心"(《素问·五运行大论》)。论述六气与人体病理现象的统一:"地有高下,气有温凉,高者气寒,下者气热","阴精所奉其人寿,阳精所奉其人夭"(《素问·五常政大论》)。

　　六气正常则能维持人体生理功能的平衡,阴平阳秘,精神乃治。但异常变化,则为六淫,导致疾病,如《内经》谓"气相得则和","不相得则病",《金匮要略》谓:"夫人禀五常,因风气而生长,风气虽能生万物,亦能害万物,如水能浮舟,亦能覆舟。"六气变化的太过与不及是为六淫。六淫之邪,均可乘虚袭人,而引起相关疾病,其中尤以湿邪为害最广。因此,探讨自然界气候变化与人体生理病理的关系对于中医防治疾病学有着十分重要的意义。

　　水不仅是组成人和动植物体的重要成分,也是其生理代谢的中间介质,许多生化反应都是在以水为溶剂的溶液中进行的,故水被称为"生命之源泉"。唐代孙思邈在《千金翼方·十三卷·服水第六》中,对水的功用做了高度概括:"夫天生五行,水德最灵。浮天载地,高下无不到,润下为泽,升而为云,集而为雾,降而为雨,故水之为用,其利博哉!可以涤荡滓秽,可以浸润焦枯","故含灵受气,非水不生,万物禀形,非水不育,大则包容天地,小则随气方圆"。

　　人类生活在自然界中,依靠阳光、空气、水和食物而赖以生存。众人皆知,湿与水同类,湿聚为水,水散为湿,一隐一现,演变出云雾霜露、雨雪冰雹千般变化。大气中,这部分匿形于大气中的"水汽"即为"湿",单位体积的空气中所含水蒸气的多少叫做"湿度"。与阳光、空气和温度一样,"湿度"也直接或间接影响着人们的健康。结合现代气象学的研究成果,运用中医运气学说深入探讨环境湿度对人体的影响,是中医湿病学的一项重要内容。

一、适应生物群的湿度

湿度有绝对湿度、饱和湿度与相对湿度几个不同概念。绝对湿度是单位体积的空气中含水蒸气质量的实际数值。饱和湿度是指在一定的气压和一定的温度条件下,单位体积空气中,最多含有水蒸气的极限数值。相对湿度是通常所说的湿度。它是以绝对湿度与饱和湿度比值的百分数表示。相对湿度代表环境的干湿程度,对生物群的健康和自然界中的物质状态有不可忽视的影响。通常将能引起生物、物质变化的相对湿度值,称为临界湿度。临界湿度是相对湿度的安全界定值,因物件不同而有别,如金属材料为 75%,水泥为 50%,纺织品为 60%~70% 等。当环境湿度超过每种物件本身的临界湿度时,则物件的结构、质量、功能、性能等都会发生变化。

二、适宜于人类的湿度

人类是自然界最大的生物群体之一,人体体重的 60%~70% 为液体成分。人体内的物质代谢、能量代谢、水和各种矿物质的代谢及平衡的维持,对环境湿度有极大的依赖性。人类发挥自有的聪明才智,解析环境湿度对人体生理、病理的影响,进而改造生活环境、改变生活方式,使其生活于对健康最有利的适宜湿度环境中。为了生存,人类在长期与自然的斗争过程中,人类自身也在发生着某些改变,在这适应、融合的漫长过程中,形成了特殊的机体免疫系统,从而更能适应外在环境的不断变化。

现代科学研究证明,为了保持机体健康,人在不同的自然环境、气候、气温条件下,对所处环境的相对湿度有着不同要求,无论湿度过大或过小都会使机体产生不良反应。环境湿度对人体的影响,主要是它决定着排汗的散热效率。在适宜的温度内,湿度的影响并不十分显著,但在高温时,随着温度与湿度的增加,愈加明显。当气温为 26℃,相对湿度为 90% 时,人的感觉温度犹如 32℃,相对湿度为 20% 一样。据有关部门对暑情的调查,单纯高温与中暑发生人数的关联并不很密切,而当气温高于 36℃,相对湿度高于 50% 时,中暑人数显著增加,说明高温、高湿的综合作用对人体影响较大。这是因为人体在高温环境下通过出汗蒸发,散出体热,进行自身的调节降温,但高湿却妨碍这种调节。生理学家研究表明,环境温度过高,人的体温调节功能受到影响,由于散热不良而引起体温升高,血管舒张,脉搏和心率加快。如果温度过低,则使人体代谢功能下降,脉搏、呼吸减慢,皮下血管收缩,皮肤过度紧张,呼吸道黏膜抵抗力减弱,容易诱发呼吸道疾病。因此,科学家把人对冷耐受的下限温度和热耐受的上限温度分别定为 11℃、32℃,把相对湿度的下限与上限定为 30%、80%。实验证明,人生活在相对湿度 40%~60%,湿度指数在 50%~60% 的环境中最为舒适。夏季温度在 23~28℃,湿度为 30%~60%,冬季温度为 18~25℃,湿度为 30%~80% 时,对人体最为适宜。在这种温湿度环境下有 95% 的人感到舒适。在装有空调的室内,温度为 19~24℃,湿度为 40%~50%,人感到最为舒适。温湿度对人思维的最佳影响为温度 18℃,湿度 40%~60%,此时,人的精神状态良好,思维敏捷。

人对环境的舒适感还与其他自然条件有关。科学家曾做过的系列实验表明:冬季人主观感觉最舒适温度 17~22℃,夏季是 19~24℃。如加上湿度与风速的作用,则在气温 22℃、相对湿度75%、风速0.5m/s和气温25℃、相对湿度20%、风速2.5m/s的情况下人体具有相同的舒适感,说明环境湿度对人体的影响取决于气温、湿度与风速等综合气象条件。

环境湿度不仅对人类而且对与人类生存密切相关的植物同样有重要影响。有学者研究湿度对果树生长的影响,结果发现空气湿度直接影响果树体内水分平衡,随空气中相对湿度的降低,果树蒸腾作用增强,如果果树根不能从土壤中吸收足够的水分来补偿蒸腾的损失,会引起果树凋萎。研究表明,当空气湿度由95%降至5%时,植物蒸腾作用要增大6倍。如在果树花期,则使柱头干燥,影响受粉受精。若湿度过大,则不利于传粉。空气湿度还影响果树呼吸,如橘树在湿度增大时呼吸作用变强。空气湿度增大,有利于菌类繁殖,易引起病害,影响果树生长发育。此外,不同种类的植物对空气湿度要求不同,长期在内陆干燥地区栽培的植物,对湿度要求低,长期生长在湿热地带的植物,要求湿度较高。如苹果树以年平均湿度70%为宜,空气的湿度明显影响其果实的光洁度、着色、香味和品质等。

三、人类对自然的适应

长期以来,人类在适应自然,改造自然中得以繁衍生存。研究发现,人类大约起源于21.1℃等温线附近。这种温度带的气候条件,适合人类的生物调节,以维持体温。人体通过对自身内环境的调节,对外界环境产生适应能力。并且,人类在长期的生存斗争中,练就了改造自然的本领,不仅建造房屋,遮风避雨,用火取暖,穿衣保温。现代的风扇、空调、暖气、加湿器等都大大提高了人类适应自然的能力。

云雨雾露、霜雪冰雹是水在自然中存在的不同形式,而又以汽的形式影响着环境湿度的变化,湿度的高低与温度、风速、辐射等环境因素相关。风能使人感到凉爽舒适,风通过空气流通,加快体热外散速度,但温度超过一定限度时,风就难以奏效。对于湿度较少的干热环境,风的作用减弱。但增加水汽蒸发,可造成降温。辐射是一种重要的身体散热方式,人体每时每刻都在以辐射形式向外散热。在高温和低温条件下,人体在一定范围内以辐射来调节温度平衡,维持正常体温。

人体对自然环境的适应不仅与气象、医学生物学等有关,还与种族、年龄、性别、居住地不同有关。如英国人认为夏季理想温度是18.6℃,德国人则认为20.8℃是最理想的环境温度。有人对"环境脸"现象进行过有趣的观察,注意到生活在赤道附近的人,肤色黝黑,阔鼻厚唇,而生活在寒冷低温地带的人,鼻梁较高,鼻道长而弯。在我国的不同民族不同地区也同样存在这种差异,如新疆地区的维吾尔族人的形象是高鼻梁,蓝眼睛,皮肤黑又亮,而江南地区的人,则皮肤白皙细腻。人们生活在特定的环境中,不断地与自然相契合,在长期的进化中形成不同种族和地域人群的不同形象。人类就是这样,在多因素形成的气候条件共同作用下,努力适应环境,保卫机体健康,与自然融为一体。

四、环境湿度的地域和时间差异

人类为了顺应赖以生存的自然环境,在长期进化,不断与自然相融合的过程中,在不同的地理气象环境下,产生不同的饮食起居习惯,这些生活习惯对人类生存质量与健康产生不同影响。

马来西亚、新加坡等东南亚国家地处亚热带,四周环海,高温多雨,气候炎热潮湿,环境相对湿度在 65%~97% 之间。1995 年的气象调查显示,新加坡这一年间的平均相对湿度甚至达到了 92%~98%,同时年平均气温在 26~28℃,是典型的湿热相交的气候环境。为了适应这种自然环境,人们既喜食咖喱、辣椒等辛辣之品,又喜冷饮加冰水等寒凉之物,这种特殊的饮食习惯也是导致湿郁体内的重要原因。

我国国土辽阔,环境湿度大不相同,即使同一地区,在不同季节,相对湿度的差异仍然十分明显。在华东、华南沿海地区,受东南季风影响,盛夏多雨多雾,空气中水蒸气经常处于饱和状态,相对湿度较高。如广州及珠江三角洲地区,年平均降雨量 1684mm,居我国各地区之首。调查资料显示,在 1951~1990 年这 39 年间,该地区的年平均相对湿度约为78%,甚至超过 80%,每年的 3~8 月,平均湿度长期持续偏高,达 85% 左右,最高相对湿度可达 98% 甚至更高。而海南省及云南的河口地区年平均降雨量也在我国的前几位,相对湿度可达 85% 以上,甚至接近饱和状态。这种持续高温高湿天气,使人感到闷热不适。

有人对我国台湾北、中、南三地 5 年四季温湿度情况进行调查,分别以台北、高雄和台中作为台湾北、中、南三地的代表区域,结果显示三地相对湿度大体接近,均在 74%~75% 之间,四季的平均相对湿度差异也较小,在 71.5%~77.9% 之间。但是对三地温度情况的调查显示,台北、高雄和台中三城市的冬春季气温有显著差别,差别最大的台中是 5.2℃,其次是高雄 5.0℃,台北为 4.9℃。这种湿度较为均匀一致,温度不同的自然环境中,最易感受寒湿和湿热两种不同性质的湿邪。

在我国北方,空气较为干燥,年平均相对湿度低,但随季节变化明显。据国家气象中心一位气象科学家的调查,在 1993~1995 年间,北京地区的年平均相对湿度为 53%,在同时被调查的上海、成都、广州和哈尔滨这五大城市之中,北京地区湿度最低,仅次其后的是位于东北平原的我国最北部大城市哈尔滨,年平均相对湿度为 67%,这两地的相对湿度都明显低于上海(75%)、成都(82%)、广州(75%)这三个分别位于我国东南、西南和华南平原三个大城市的相对湿度。但每年 7~8 月间北京和哈尔滨两地的相对湿度最高可达 79%,与同期上海(83%)、成都(86%)、广州(83%)的相对湿度非常接近。这项调查表明,在华北与东北地区虽然全年平均气候比较干燥,但在不同季节温湿度有较大差异。在盛夏时期,北方地区居所的室内环境湿度有时也相当高,尤其向北的居室由于得不到充足的日照和通风,室内相对湿度有时可达 90%。如我国的华北地区,虽然年降雨量偏少,水资源匮乏,相对湿度较低,但由于上述种种原因,与湿有关的疾病发病率仍然很高。作者指导研究生,对处于华北平原的石家庄地区进流行病学调查,在 1005 名被调查者中,中医湿阻病的发病率为 10.55%。我国的山东青岛地区,夏季平均气温 23℃,温度适中,风景宜人,但地处沿海,多雾潮湿,年均降雨量在 768mm,而年 7 月份的降雨量为 211mm,仅次于四川的成都,因此夏季平均相对湿度较高,为 86%,久居此地患关节炎的人较多,与其特有的地理气象环境不无关系。

各种调查数据显示,环境湿度不仅存在地域差异,在同一地区的不同年份,不同时期和季节也各不相同。中医运气学说认为,运气太过与不及都可产生胜气,导致疾病。在肝木太过之年,风气胜,肝受邪而病实,脾土被克,受邪而病虚。反之,木运不及之年,燥气胜,肺受邪而病实,肝受邪而病虚,脾土失制亦可病实。在一年之中,六气各有所主。"长夏"是夏末秋初时节(大暑至秋分前 60 日),为太阴湿土主气,天热下逼,地湿蒸腾,而出现高温高湿的天气,是一年中湿气最盛的季节,而现"水多挟湿"之候。特点是多雨潮湿,水气上升,空气湿度大,涉水淋雨,汗水沾衣,口渴喜饮。内外合邪,感受暑湿之事常易发生。现代科学研究证明,这种气候条件,有利于细菌、病毒等致病微生物的繁殖与传播,故流行性出血热等暑温、湿温类病证在江南高温多湿地域环境中最易流行。说明不同年份不同时期,由于气候条件和居处环境不同,以及人的机体防御能力不同,所患病种也不尽相同。

五、适于人体健康的环境湿度

湿是中医六气之一,无论太过或不及都会危害人体健康。在湿度过高的潮湿季节,通常易发生头痛、皮疹、溃疡病、风湿性关节炎及心脏病。夏季高温高湿的环境使人易出现烦躁、疲倦嗜睡、纳呆等症状、易发胃肠炎和痢疾等疾病。流行病学调查也显示,自然环境中不仅湿气太过有碍健康,湿度过低也有损健康。过于干燥的空气使鼻咽、气管、支气管黏膜脱水,弹性降低,黏液分泌减少,纤毛运动减弱,吸入的尘埃、细菌不能很快清除,削弱呼吸系统的抵抗力。干燥的空气还能使表皮细胞脱水,角化加快,皮脂分泌减少,导致皮肤粗糙起皱。

湿温病是典型的湿证,云南省澄江中医院对1993年1月至1994年12月当地湿温病发病与气温及降雨量的关系进行分析,发现1993年湿温病的发病率占全部就诊人数的19.44%,1994年为24.86%,比1993年增加5.24%;两年月平均气温分别是15.3℃与15.9℃,十分接近,而两年的月平均降雨量分别是58mm和107.4mm,差异显著。这一观察结果表明,湿温发病以湿邪为主,温邪为次。

湿热对健康的危害已被公认,不仅与某些疾病的高发有关,与人口死亡率也明显相关。日本的一项研究表明,湿度上升与老年人死亡有关。在炎热而潮湿的8月,平均温度上升1℃,老人死亡人数增加600人。

近年来,另一个健康杀手——雾霾,被深入了解和认识。连绵不断的大雾或雾霾,不仅给人类的生产、出行带来不便,也成为危害健康的罪魁,有时甚至直接成为死亡的原因。自然界的六气有其自身变化规律,但人类活动已对自然界产生巨大影响,六气变化呈现的乖戾与复杂状态屡见不鲜。研究证明,现代的雾气中含有氢、硫酸根、氟、氯、氨根等离子,还含有有机酸、有机醛等工业污染物,都是对人体有害的成分。雾霾以气溶胶的形式,经呼吸道进入肺造成损害。重庆市曾对1984~1986年三年间的雾季死亡人数与气温气湿进行相关调查,发现肺癌的死亡率超过年均死亡的42.7%,其中呼吸道疾病占总死亡的57%,且人群死亡率与雾日数成正相关。我国以雾都著称的重庆市,近15年来肺癌死亡率呈上长趋势,占国内12大城市之首。

雾霾不仅可直接侵入人体,还可由于形成大雾和逆温,使工业排放出的污染物在空气中弥漫不散,使人致病身亡。通常状况下,大气的温度随高度增加而降低,平均每上升100米,温度降低0.6℃,称为"头重脚轻",有利于空气对流,地层表面的污染物和粉尘向高空移散,但在某种特定的情况下,出现温度随高度增加而升高的现象,称为"逆温"。逆温在大气中形成逆温层,阻隔烟雾杂质,不易向上扩散,造成严重的地表环境污染。1952年12月5日的毒雾事件是伦敦历史上最惨痛的时刻之一,那场毒雾至少造成4000人死亡,无数伦敦市民呼吸困难,交通瘫痪多日,数百万人受影响。

瘴气亦被认为是一种致病的自然现象。史书记载,瘴气"有形者如云霞、如雾,无形者或腥风四射,或异香袭人",且雾气迷漫,感受瘴气,使"人物如在云中",是一种"炎炎热热"的"湿热之气"。且指出起居不慎,感受瘴毒时,出现四肢沉困,腰部疲胀,寒热时作,甚者暴卒。表明瘴气也是一种以湿邪为先导的复合致病邪气。它多出现在深山密林,气流易郁难泄之处。我国现代气象科学研究表明,瘴气是一种湿热郁蒸的气候条件。它生成在高湿高温且风速较低的环境中,这种高湿高温的自然条件,有利于细菌等致病微生物的繁殖、传播与蔓延,如疟疾(中医有瘴虐等称谓)、丝虫病等即在有瘴气的地区流行。我国华南和东南沿海空气湿润,水量充沛,是我国年均降雨量最高的区域。福建、广东、广西和云南的部分地区,年平均湿度多在75%~80%之间,3~6月几乎都在80%或更高。这种湿热的气候背景使山林具有生成暖雾的条件,是瘴气出现最多的地区。在有"中国百慕大"之称的四川黑竹沟大雪山,50多名研究人员进行的科学考察表明,黑竹沟石门关一带发生的多起人畜神秘失踪事件,主要由于瘴气所致。对以往资料分析显示:石门关一带长期阴冷潮湿,且相当封闭。一些动植物在腐烂过程中,所产生的CO_2、H_2S等腐败气体,因密度大而沉于谷底,再加上地势低洼或四周山峦屏障,空气难于流动,于是这些不支持呼吸或有毒气体,大量在谷底积聚,形成了厚厚的瘴气层。当人畜进入时,若瘴气层的厚度,超过人畜高度时,因缺氧致神志不清跌进深渊,或中毒、或窒息而死。特别是石门关地区有被当地居民称为"迷魂草"的植物,它散发出的香气对人的大脑有刺激作用,易使人丧失方向感,而误入歧途,这与史书有关记载十分相似。昔日诸葛武侯南征时亦遇山岚瘴气,人马中毒昏迷,武侯制"人马平安散",搐鼻取嚏,芳香化浊,醒脑开窍,具有辟疫作用,今名"卧龙丹",现仍为医者常用之剂。

六、环境湿度及气象条件对疾病谱的影响

人类所处自然环境,尤其湿度、温度等始终处于不断变化之中,很多疾病的发生发展甚至预后都与之密切相关。有学者对实验动物进行高湿环境处理,观察其皮肤黏膜的屏障作用及细胞体液免疫水平的变化,发现其机体免疫能力降低,故认为环境湿度增加可使机体防御能力下降。

临床医学观察表明,心血管病患者对气象变化最为敏感,其中对"寒潮"反应最为强烈。美国海洋和大气管理局的相关调查资料指出,天气温和晴朗,风小,气压高,气候宜人,晴转阴雨,气压下降,风力由小变大的转换时期,心脏病发作频繁,危重病人往往在风雨交加的夜晚辞世。我国的研究人员对诱发冠心病的气候特点进行调查,发现7年中发病的年平均峰值都在3月和11月,而气温的变温峰值也在这两个月。每年3月和11月是冷暖空气交替频繁时期,11月平均变温7.2℃以上,一次性寒流降温可达12~14℃,3月虽气温回升,但气温变化亦较大。因此认为冠心病急性发作的气象诱因主要是天气变化不稳定。当患者受到冷刺激时,冠状动脉收缩,血管阻力增加,血流减少,周围血管收缩,动脉平均压增高,心脏需氧指数相应增加,易诱发冠心病急性发作。

慢性支气管炎与肺气肿等呼吸系统疾病更是与气象环境有关,每年11月到次年1月的发病率占全年发病的50%,并且尤其以11月和1月最多。根据医学气象学资料的统计,这些疾病的发病与气候寒冷明显相关,即气温越低,发病人数越多,并且发现,北风或西北风出现频率大的月份,也是发病人数多的月份。慢性支气管炎和肺气肿的发病均与冷空气的强度及冷空气爆发的次数呈正相关。

"红眼病"是在高湿高温的天气容易流行的疾病。导致红眼病发生的柯萨奇A24肠道病毒,潜伏期短,传播快,尤其高湿高温的环境更有利于其传播。1988年北京地区红眼病流行,高发期集中于7月中旬到8月中旬,气象学调查证实,北京地区7~8月间相对湿度在78%~81%。而当年7、8两个月的雨量超过全年雨量的一半,相对湿度较常年偏高2%~

4%。气象学研究还将该时段的 5 日平均降水曲线与相应时段红眼病逐日门诊人数变化曲线进行对照,结果呈正相关。综合国内外文献,红眼病流行趋势是湿润的沿海地区高于干燥的内陆地区,低纬度地带高于高纬度地带,夏秋季多于冬春季。

人们熟知的"疰夏"即是湿热气候引起的机体异常状态。通常多发于夏末秋初的"长夏"时节,这个季节炎热且多雨潮湿,其气候特点是高温多湿,空气中的大量水分使机体难以通过蒸发保持热代谢平衡,出现体温调节障碍,体热内郁,而胸闷心悸、全身乏力。炎热的夏季,在温度相同时,湿度越大,人的体温越易升高,同时出现心率加快,食欲下降,眩晕,皮疹和患风湿性关节炎等。当阴雨天即将来临,不仅气压和气温下降,湿度也越加升高,原有的相关疾病会随之出现变化。在阴雨连绵的气候中,人的情绪低落,心情抑郁也与环境湿度增大有关。与此相反,久旱之后遇大雨则使人感到神清气爽,心情愉悦。

关节炎是对高湿气候非常敏感的疾病。如前后两天平均湿度变化波动大于 3℃,气压变化大于 5mmHg[1],相对湿度变化大于 10% 时,关节炎的发病率明显增加,并且疼痛在气象发生较大变化的前日即开始出现,能凭疼痛程度预感天气变化,被称为"晴雨病"。作者 1983~2000 年间多次赴东南亚、港澳台和日本、欧洲各国所接诊的风湿病患者,对气候变化均有不同程度的预感,表明在世界各地不同气候和人种间却有着惊人的相似性。

医学调查表明,湿热的气候还使人易患偏头痛、溃疡病、脑血栓等,甚至可导致某些行为改变。美国有关部门统计表明,湿热季节,自然死亡人数和虐妻案件增加,而人的性行为则减少。有学者研究证明,当环境湿度增加时,身体从肠道吸收水分,导致浮肿。

不仅如此,很多现代重大疾病都与"湿"有关,20 世纪 90 年代安徽医科大学对结缔组织病的研究表明,居处环境潮湿是发病的首要危险因素。结缔组织病主要涵盖类风湿关节炎和系统性红斑狼疮两类典型病种,研究人员在安徽的淮南、合肥两地进行多因素回归调查分析发现,类风湿关节炎的危险因素依次是居住环境潮湿、内分泌紊乱和长期服用某种药物,而红斑狼疮的危险因素也同样以居住环境潮湿为首。

近年来,有人对医源性湿证进行了报道。医源性湿证见于大量输液的患者,在输液之后出现头晕、胸闷、胃胀、食欲不振等症状,检查可见舌苔厚腻,脉濡或濡数,属中医"湿阻"类疾病。人体通过各种各样的方式同自然环境相接触,输液是机体通过特殊方式与外环境相接触,输液是人体接受外源性水分的补充治疗,如补充太过,超过人体的需求范围,则导致水液代谢失衡,发为湿病。

在人类精神健康领域中同样存在"湿"的影响。各种湿病证候中常伴有不同程度的情志症状,以及各种不良情绪症候群,目前发病率日益上升的焦虑症及所谓的"黎明现象与日落综合征"即属此类。黎明现象是内科医生发现,糖尿病患者多于清晨 4~5 时病情加重,自觉不适,空腹血糖升高,且与摄食及运动无关;日落综合征是指一些老年人在傍晚时分,突然不识家门,不辨家人的神志混乱状态。对黎明现象与日落综合征的深入观察发现,老年糖尿病患者出现黎明现象,说明病情加重。老年人傍晚发生意识障碍,说明大脑供血不足,也往往是某种疾病如心脏病发作、中风等的先兆。种种研究表明,不仅气象环境对人体健康有重要影响,在人类所处的内外环境中,影响人体健康的因素无处不在。

---

1) $1mmHg = 1.333\ 22 \times 10^2\ Pa$。

七、保护自然环境是人类健康之本

人类社会的发展史历来被誉为是适应自然和改造自然的文明史。但随社会和科技水平的进步,不断带来物质文明的同时,人们为了获得更多的物质利益和生活上的便利,自恃其强,乱砍林木、填湖造地或其他掠夺性地开发,无节制地向自然索取,以及任意向江河湖海、地下乃至大气中,排放工业废水、废气;生活垃圾、汽车尾气,也导致地球上的大气和海洋、森林、湿地等三大生态系统受到严重破坏或污染。这其中森林的砍伐,湿地的锐减和空气的污染最为突出。在此情况下,重新认识森林、湿地和空气的质量,对人类生存的重要意义就显得十分重要。

(一) 森林生态系统对人类生存的重要意义

森林是高密度林木与周围环境,及伴其而生的动植物、微生物等所构成的地球上最大的陆地生态系统。

1. 森林的自然和社会价值

绿色植物最大的特点是能进行光合作用,即其叶绿素能以太阳光为能源,把叶片从空气中吸收的 CO_2 和由根从土壤中吸收的水和无机盐转化为有机物,同时释放出副产品——氧气。有机物的生成,不但为植物自身的生长、开花、结果提供了物质保证,而且参与了地球上碳元素和水的循环,实现了化合态氧→游离态氧、太阳能→化学能的转化。这两个转化十分重要,前者对维系大气中 21% 的 O_2 和 0.03% 的 CO_2 的相对含量起到了决定性的作用,为地球上进行"有氧呼吸"的所有生物,提供了最基本保障;而后者为其他动物及人类提供了食物、建材、工业原料和包括煤炭在内的薪柴等化石能源。正由于每一棵树、每一棵草、每一片绿叶都是一个 CO_2 吸收器和 O_2 的发生器,故而森林有"天然氧吧""地球之肺"之美誉。

不仅如此,森林这个巨大的生态系统中,各种群生物之间,既存在为扩展生长空间和营养饮食的生存竞争,也存在相互协调、庇护共荣的关系。这一生态系统一旦受到破坏,对不少物种来说,将面临着绝灭的可能。故森林还是众多动物、植物、微生物的家园,是体现生物多样性的"博物馆";是存储地球上各生物物种的"基因库"。

2. 涵养水源,防风固沙,减少水土流失

成片的森林在雨雪天,能把不少雨雪截留于树冠或树下厚厚枯枝败叶层,其余部分最后会以地下水的形式被疏松多孔的林地土壤蓄留起来,形成了一个个巨大的"水库"。由于林木高大、根系发达、盘根错节,甚至直插于深层的岩缝中。这样的根系系统就犹如一张大网把周围土壤与山体固定在了一起。在暴雨来时,雨水经过层层植被的拦蓄,直接减缓了对地面的冲刷,有效地防止水土流失和泥石流等次生灾害的发生;而在晴旱天时,地下水又可通过植物根的吸收、枝干的输送、树叶的蒸腾,最后返回大气,完成了水的一次自然循环。持续的良性循环有效地调节着林区及周围地带大气温湿度,形成了林区特有的清爽、凉润的小气候。故而,森林是大自然的"调度师",它调节着地表空气的温湿度和组成,推动着自然界中碳和水的循环,影响着周围环境的地貌和气象的变化。另外,由于森林中的树木和其他群落,参差不齐、高矮不等,故不但可以防风固沙,而且还能阻挡声波的传播方向和速

度,成为消音减噪的天然屏障。

3. 森林与人类健康

不少森林植物的茎叶具有分泌油脂和有机黏液的能力,这些油脂、黏液,尤其是粗糙枝干和众多的叶片,有较大的表面积,具有很强的吸附、黏结悬浮于空气中的尘埃的作用。据某些学者推算,一公顷森林每年可吸附的粉尘竟达 50~80 吨;经实测城市中的绿化带比非绿化带空气中的含尘量要少 50% 以上。

不少树种例如:樟树、枫树、刺槐、榆树、臭椿、马尾松、桧柏……,还具有吸收二氧化硫、氯气、氟化氢等有毒有害气体的能力,起到了空气"净化剂"的作用。

还有不少树木或低矮植物,如桧柏、臭椿、夜来香、马铃薯、大蒜……,能分泌一种或香或臭,或浓或淡,或不可名状的刺激性气味的物质。这些物质的分泌,可能与某物种在长期的生存斗争中,为了抑制其他物种的生长,保护自己的生存空间;或是防止其他虫兽的嚼食,或抗击某些病原微生物的入侵,而形成的一种保护性能力有关。例如松树就能分泌出一种带有芳香气味的单萜烯、倍半萜烯和双萜类气体,杀死白喉、痢疾、结核病的病原微生物。有报道说,在城市干燥无林处,每立方米空气中含有 400 万个病菌;林荫道下,为 60 万个,而到了森林中就只剩下几十个了,这组数据说明,绿色植物确实有很强的杀菌作用。其实这种特性早就被广泛应用于中医药领域,不少清热解毒药就具有杀菌消肿,解毒辟秽的功能。

林区的空气清新、含病菌少,还与林区空气中负氧离子(O_3^-)较为富集有关。负氧离子的性质不稳定,很容易丢掉一个电子而变成臭氧(O_3),臭氧是强氧化剂,具有很强的氧化性,故高浓度的臭氧对人体是有害的;而低浓度的臭氧,除能杀菌外,还具有调节人的神经系统,令人振奋,呼吸调匀,降低血压、宁心安神,促进人体新陈代谢,提高免疫力之功效。故有人把负氧离子称作空气中的"维生素"。

绿与青色相近,"肝主目""青入肝",故青绿色宁静的环境,在一定程度上能养人耳目。医学研究也表明,这样的环境能降低人体肾上腺素的分泌和交感神经的兴奋性,以致血流速减慢,脉搏放缓 4~8 次/min、体表温度降低 1~2℃,从而使人的紧张心情趋于平静,精神振奋,身轻气爽,而听觉和思维活动的灵敏性却有所增强。通过亲近自然,走进自然,以森林浴、空气浴、日光浴调节身心,解除疲劳,抵御疾病,是当前自然疗法的热点,是人类回归自然的总趋势。

青山碧水,鸟语花香的景象,正是人们旅游观光,休闲度假的追逐之地。如果能统筹安排、在做好森林养护工作的同时,合理开发,将林业种养殖与休闲度假、养生保健等项目有机结合,再增设一些旅居、人文娱乐设施,则林业经济的效益将会得到更大地提高。

(二) 湿地生态系统对人类生存的重要意义

湿地是位于水陆两个生态系统之间,常年或间歇性积水或过湿的低地。湿地广泛分布于世界各地,是生物多样性的摇篮。它拥有强大的生态净化作用,是地球上一种独特的、多功能的生态系统,在生态平衡中扮演着极其重要的角色,有着"地球之肾"的美名。1996 年《湿地公约》常务委员会第 19 次会议决定,从 1997 年起,将每年的 2 月 2 日定为世界湿地日。

湿地的类型多种多样,通常分为自然和人工两大类。自然湿地包括沼泽地、泥炭地、湖泊、河流、海滩和盐沼等,人工湿地主要有水库、池塘、稻田等。据统计,全世界自然湿地共有855.8万平方公里,占陆地面积的6.4%。我国湿地面积占世界湿地的10%,位居亚洲第一位,世界第四位。在我国境内,从寒温带到热带、从沿海到内陆、从平原到高原山区都有湿地分布,一个地区内常常有多种湿地类型,一种湿地类型又常常分布于多个地区。截至2009年11月,我国列入国际重要湿地名录的湿地已达37处。

1. 湿地的自然功能

由于生活于湿地环境的动植物和微生物种类繁多,故由它们所组成的生物群落及进而构成的湿地生态系统的功能也是多方面的。这其中的高等植物和藻类所组成的群落,也参与并推动了自然界的碳、水循环,故湿地生态系统与森林生态系统一样,也是地球上的制氧机、碳贮库、能源库、蓄水库和生物基因库;对维系整个地球的生态平衡,起着关键的作用。和森林生态系统相比,由于水生动、植物体内蛋白含量高、生长繁殖速度快(如鱼虾、芦苇等),所以贡献出的轻工业原料、农副产品的品种和产量,既多亦大;另外应着重说明的是,湿地生态系统与水禽的生存和繁衍关系更加密切,湿地是它们的栖息地或迁徙途中,休息和补充营养的中转站。总之湿地是地球生物圈中重要的一环,也是人类赖以生存和发展的不可或缺的自然资源和生存环境。

2. 湿地的重大社会功能

我国的气候,一方面受地理位置和西部多高山峡谷、东部多平原的地形所制,具有显著的季风性、大陆性气候的特点;另一方面,由于我国领土东西经度和南北纬度分别相跨约50°和62°。故幅员辽阔,气候类型又具有多样性。从降雨量的分布来看,总趋势是东南多而西北少,且多集中于夏季;况季风其来,有迟早之分,雨带滞留的时间,有长短之异,故年降水量在同一或不同地区都存在较大差异,尤其是在西部、北部干旱地区,年降水量不仅变量大,而且多暴雨,这也是我国多旱涝灾害的主要原因之一。应对方策当多修水库,然此法耗资大,故不如预留泄洪区、兴建人工湿地、小水塘、水窖等,其积少成多,堪比水库,且投资较少,经济而有效。雨季可作为分洪、蓄水工程,防止或减轻洪涝灾害,而旱季又能有效地补充地下水,成为灌溉或生活用水的水源地;它能滞留沉淀洪水带来的泥沙杂质、润泽或顾护周围的土壤堤岸,防止土壤的流失或沙化。

湿地、沼泽、泄洪区中水生或半水生植物,由于长期在负地貌环境中发育,其根或根茎在池底左右穿插、盘桓交错,使泽底淤泥松软,当进入潜育期,湖中沼草根层可厚达几十厘米。草根层疏松多孔,具有很强的持水能力,持水量可达绝对干重的3~15倍。不仅能储蓄大量水分,还能通过植物蒸腾作用,参与水循环,调节空气的温度和湿度,进而改善湖区小气候,增加降水量。有实验表明,一公顷的沼泽在生长季节可蒸发掉7415吨水分,故湿地有"蓄水海绵"之称。由此可见,其调节气候的潜能巨大,在水的自然循环中起着重要的作用。

3. 湿地对污染水体的自然净化功能

人类的活动将大量的工业、农业和生活废弃物排入水中,使水体受到污染。根据污染杂质的性质大致分类为:①无机污染物:包括不溶性的泥沙、木屑等悬浮物;可溶性对人体有害的硫、氟、氰化物;汞、铬、铅等重金属盐类及可作为植物营养源的氮、磷、钾等无机盐类。②有机污染物:可分为无毒的氨基酸、蛋白质、碳水化合物、油类、脂类等耗氧有机物和有毒多环芳烃,如苯、酚、有机染料及有机磷、氯等剧毒农药等三类。③生物性污染物:主要包括藻类、病菌等微生物及某些寄生虫类。

上述污染物因溶解性不一,有的漂浮于水面形成油膜、泡沫;有的悬浮或溶于水中,不但引起水色、浊度和水温等物理性质的改变,而且引发水体成分、硬度、酸碱度、毒性等化学性质的改变。而作为植物营养源的大量氮、磷、钾等无机盐类溶于水后,在一定条件下,常与生物性污染相合,引发某些微藻、原生动物或细菌爆发性繁殖、聚集并成为水体中的优势种群,在淡水环境中形成蓝绿色的水华、在海洋环境中形成赤潮现象。水华、赤潮或某一物种的大量快速繁殖,导致水中溶解氧急剧减少,不少水生动植物,尤其是鱼类大量死亡。受溶氧的限制,湖底淤泥中微生物的好氧矿化作用中断,有机质出现"拥塞"积累并进入厌氧分解为主的阶段,产生甲烷、硫化氢等有害物质,水体出现黑臭,进一步加速水生植物、水生动物大量死亡,甚至绝迹。若上游来水不丰或流速过缓,水体得不到补充更换,有毒化学物质长期积聚,则势必下渗污染到地下水,直接威胁到人类自身的生存安全。

湿地、沼泽对水质的净化作用:通过长期的观察,人们发现,在排除进一步污染的前提下,无论水体的污染类型、程度有何不同,随着时间的推移,沼泽、湖泊的水质或多或少地都会有所改善,生态系统得到某种程度的恢复。模拟对比实验表明,同一或不同的水生植物对不同或同一有机污染物的耐受程度均存在较大差异。例如,有人将浮萍、紫萍、水葫芦、水花生、细叶满江红等5种水生植物,分别植入含萘的有毒污水环境中,结果发现5者均会受到伤害,且伤害程度与萘浓度成正比关系,其中水葫芦受害最轻而浮萍最重。虽说浮萍受害最重,但也有实验证明浮萍在8天内,能把90%的酚通过有氧代谢降解为毒性更小的产物。据此,人们将水葫芦作为净化含萘等多环芳烃污水的首选对象,而把浮萍作为监测萘污染毒性的指示性植物。又据实验测定在重金属离子污染的环境中,湿地植物组织内富集的重金属离子的浓度比周围水体的浓度要高出10万倍以上。这不但为人们回收这些重金属离子盐类提供了可能,而且为将其变废为宝提供了便利。正因为沼泽湿地具有"排毒"、"解毒"的功能,能使被严重污染的水质再生,因此被人们喻为"地球之肾"。可见,倘如地球上少有或没有了湿地,以人喻之则当如肾功能不全或摘除双肾。

实际上沼泽湿地包括生活在其中的众多挺水性、浮水性和沉水性的植物(包括生活在淤泥中的微生物),就像天然的过滤器,它不但能降低水流的速度,利于杂质的沉淀;也利于水生植物对可利用氮、磷、钾的吸收利用和对有毒物质的吸收富集和降解。例如,水葫莲、香蒲和芦苇等被广泛地用来处理污水,用来吸收污水中浓度很高的重金属镉、铜、锌等。在美国的佛罗里达州,有人做了如下试验,将废水排入河流之前,先让它流经一片柏树沼泽地(湿地中的一种),经过测定发现,大约有98%的氮和97%的磷被净化排除了,湿地惊人的清除污染物的能力由此可见一斑。印度卡尔库塔市没有一座污水处理厂,该城所有的生活污水都被排入东郊的一个经过改造的湿地复合体中。这些污水被用来养鱼,鱼产量每年每公顷可达2.4吨;也可用来灌溉稻田,每公顷年产水稻2吨左右。另外,还在倾倒固体垃圾的地方种植蔬菜,并用这些污水来作灌溉用水,污水中大量的营养物以食物形式从污水中排除出去。卡尔库塔城东的湿地成为一个如此低费用处理生活污水并能同时获得食物的世界性典范。在我国也有这样的范例,以往长期受到污染的山东微山湖水域,随着南水北调东线工程的启动,微山湖被设定为重要的调水区和输水通道。为保护水源,为确保"一湖清水送京津",微山湖人主动摘下年淡水渔业第一的桂冠,退渔还湖,在湿地入口处加橡胶坝,并栽种某些水生植物构建人工滞留塘,以拦蓄河水进行预沉淀和过滤。经检测,当水质达标后再把它们放入湖中,尔后再经多级净化。具体操作是:在滞留塘和一级湿地种植芦苇、香蒲等吸收有机污染物,在二、三、四级利用现有地形地貌,种植芦竹、菱角等浮叶植物,去除氨氮;第五级种植浮萍去除总磷;最后在深水区藻类等沉水植物也能进一步吸收残存氮磷或有机污染物。经过这六道屏障、六级净化后的流水,基本上已达到三类水的标准。微山湖在湿地人的综合治理及保护下,变得更加清澈甘甜,这一庞大的生态系统正在惠及周边民众,提供着丰富水产和安定健康的甜美生活。

我国湿地面积约 26 万平方公里,占国土面积的 2.7%,占世界湿地总面积的 10%,位居第四。但长期以来,由于人口资源、环境粮食、开发建设及住房间的矛盾日益突出,人们急于把湿地作为改造开发和利用的对象,造成湿地生态环境破坏,湿地面积锐减,湿地功能受到严重破坏。据有关方面统计,目前世界上 50% 的湿地已经消失,我国的湿地也屡受破坏。一项湿地资源开发和利用的研究工作正被注目,如何面对我国湿地资源的开发与保护,从湿地的生态功能、社会功能间的相互关系出发,研究湿地所面临的危机是人类所关注的焦点。湿地能否合理使用,直接影响到周边地区的气候环境、生物生存环境的质量。

综上所述,作为地球上两大生态系统——森林和湿地是如此重要,它是地球上的制氧厂、碳贮库、能源库、蓄水库和基因库。它们推动或参与了自然界的碳和水循环,对维系整个地球的生态平衡,尤其是空气中氧气的含量相对稳定起着关键的作用,故二者均为地球生物圈中重要的一环,是人类赖以生存和发展的资源和环境。

4. 保护森林、湿地资源任重道远

绿色的森林和湿地曾是人类祖先生存发展的伊甸园,随着物质文明的迅速进步,人类曾经远离森林、湿地,以砍伐森林、填湖造地,牺牲绿地沼泽为代价,建设自身的栖息地。在科学技术高度发展的今天,人们对森林和湿地有了新的认识。郁郁葱葱的森林和港汊交错、水草丛生的湖沼湿地是祖先留下的宝贵遗产,人类社会的文明史固然漫长,可森林、湿地的历史远比这要漫长而艰辛,从冰河时代消失到现在的一万年间,自然环境不断变化,多少次火山喷发,地陷山塌,大地风化,洪水冲刷,沧海桑田,兴衰变化,每次震撼来临之际,植物群落都会发生巨大变化。森林和河湖湿地,虽有自我更新能力,但相当缓慢,只有日复一日,年复一年,日积月累,才逐渐形成了今天的森林和湿地生态系统。在森林和湿地生态系统中,高大乔木和池沼的疏通,均处于关键的位置。一旦大面积的树木被伐、大面积湖沼瘀塞填埋,则赖其庇护的其他植物群落必将衰落或消亡,两大生态系统功能尽失,裸露的土壤少了保护,风蚀雨刷,水土流失,荒漠化进程加剧。"黄沙漫漫,隔壁千里,寸草不生,万物死寂"这将是多么可怕的景象。

近些年,我国政府在森林、湿地的保护和荒漠治理等方面做了大量的工作。首先,"森林、海洋"保护法已经颁布实施,"湿地保护法"正在酝酿推进中。其次确立了合理开发,以养为主的方针;实施了以经济补贴到户的方式,推进退耕还林、还草、还湖,封山育林及荒漠治理工作的顺利进行,且已取得了一定成效。比如在北京周边及西北地区所实施的三北防护林和荒漠综合治理工程顺利完工,这些年扬尘天气,在北京几乎绝迹就是明证。但是,我国国土面积辽阔,而荒山荒漠面积亦大,又因为千百年来历朝各代,由于乱砍乱伐,填湖填海造地,过度开发,所欠下的账太多;而各地经济发展水平和人员素质不一,故破坏林地、湿地的事件还屡有发生。因此,在林地、湿地的复建和保护方面还有许多工作要做,任重而道远。

（三）空气的污染——再谈雾霾

早些年,尤其是几十年前,人们多只谈到雾。然而近30年来,在我国经济迅猛增长的同时,日益增长的能源需求、机动车数量以及工业的迅速扩张,导致空气质量严重恶化,尤其是这几年还大有蔓延之势。2013年《气候变化绿皮书》显示:全国25个省被雾霾缠身,平均天数直逼30天,较同期偏多10.3天,创52年来之最。2014年元旦前后,一场罕见、程度不一的雾霾再次笼罩着我国25个省份中的100多座大中城市,从华北到东南沿海、甚至延至西南地区,覆盖了我国将近一半的国土。其范围之大、持续时间之长令人不知所措,惊骇不已! 一时间谈霾色变,"PM2.5"一词广为流传。

1. "气溶胶与PM2.5"的含义

（1）"气溶胶与PM2.5"的概念

我们知道当一束强光透过微孔射入一间黑屋子时,在入射光的垂直方向,会看到一径明亮的光柱,这就是著名的丁达尔效应。借助这一效应,可见到有许多微尘粒子在空气中飘移闪动,这说明空气是有多种物质组成的混合物。一种或一种以上的固态小颗粒或液滴分散于大气中,所形成的均一、稳定的混合物叫做"气溶胶"。这些被分散的细颗粒或液滴称作"气溶胶粒子"或"干尘粒"。这些固态或液滴颗粒的英文拼写为 particulate matter,缩写为 pm。故"PM2.5"的含义是指悬浮于大气中,直径≤2.5微米的固态或液态颗粒物。PM2.5的化学成分比较复杂,主要包括有机碳、元素碳、硝酸盐、硫酸盐、铵盐、钠盐、重金属离子等。

（2）PM2.5的来源

PM2.5的来源可分为自然和人为源两种,相比而言,后者危害程度更大。自然源包括火山灰、裸露煤矿自燃、沙尘暴、土壤扬尘(含有氧化物矿物和其他成分)、海水飞溅扬入大气后,又经蒸发脱水后所剩的盐粒(颗粒物的第二大来源,其组成与海水的成分类似)、植物花粉、孢子、细菌等。人为源包括使用煤炭、燃油、燃气等作为能源,从事发电、冶金、石油、化工、纺织、印染等工业生产及居家生活烹调、取暖、驾车过程中不完全燃烧时所排放的尾气、烟尘;另外,也可以由焚烧垃圾、烧荒、燃放鞭炮、吸烟、焚香、烧纸钱时,所产生的硫氮氧化物转化而来。

（3）PM2.5的特性

PM2.5粒径虽小,但其表面积与等质量大颗粒物的表面积相比要大出许多少倍,故吸附能力极强。然其吸附性能又与其组成密切相关,有亲水、疏水之分。前者如各种无机盐类(包括有毒的重金属离子等),它们在水汽较多的环境中,会吸水、长大、活化成为云雾水滴的凝结核,并参与到云雾雨雪的形成过程中;后者如有机碳类,能选择性的吸附有机芳香化合物,最终形成有毒可致癌变的小液滴。至于由元素碳组成的胶粒,其吸附性能,则介于上二者之间,除兼而有之外,还能吸附重金属离子、微生物等。

总之,气溶胶是液态或固态微粒在空气中的悬浮体系。它们能作为水滴和冰晶的凝结核、太阳辐射的吸收体和散射体,并参与各种化学循环,是大气的重要组成部分。雾、烟、霾、轻雾(霭)、微尘和烟雾等,都是天然的或人为的原因造成的大气气溶胶。

2. 雾和霾

（1）雾和霾的概念

雾和霾原本是自然界两种天气现象。根据气象学上的定义,"雾"是水汽比较重时,"干尘粒"吸水,最终结成大量微细水滴(或冰晶)悬浮于近地大气中,使能见度进一步降低;低于1km时被定义为雾,而能见度在1~10km时则被定义为轻雾。而"霾"则是大量极细微的干尘粒等均匀地悬浮在空中,使水平能见度小于10km的空气普遍混浊的现象。

（2）雾与霾的区别

1）能见度范围不同:雾的水平能见度小于1km,霾的水平能见度小于10km。

2）相对湿度不同:雾的相对湿度大于90%,霾的相对湿度小于80%,相对湿度介于80%~90%是霾和雾的混合物,但其主要成分是霾。

3）厚度不同:雾的厚度只有几十米至200m左右,霾的厚度可达1~3km左右。

4）边界特征不同:雾的边界很清晰,过了"雾区"可能就是晴空万里,但是霾与晴空区之间没有明显的边界。

5）颜色不同:雾的颜色是乳白色、青白色,霾则是黄色、橙灰色。

6）日变化不同:雾一般午夜至清晨最易出现;霾的日变化特征不明显,当气团没有大的变化,空气团较稳定时,持续出现时间较长。

（3）产生雾霾的条件

雾霾常常相伴而生,大范围雾霾天气一旦形成,在大气环境处于较稳定状态下可维持数日。利于雾霾维持的天气条件包括:一是风力小或静风,不利于污染物在水平方向扩散;二是低空大气层结稳定,近地面易出现逆温层(大气温度:上层 > 下层),不利于污染物垂直向上扩散,使得污染物在大气边界层积聚,使得空气污染程度越来越重。另外地域、地形特点也间接影响到雾霾的生成与变化。

雾还会形成一个相对静态的天气系统,导致污染物被"围困"在一小片区域内。随着水滴在凝结过程中不断吸收地面热量,这样又会在近地面出现一个逆温层,致使空气难以上下流动。雾本是悬浮在空气中的小水滴,经久不散的雾滴会附着在煤炭发电厂、工厂以及汽车尾气排放的颗粒污染物上,从而形成雾霾。

雾,无论是空气好与坏都会出现,所以雾本身是无害的,但是霾就不同了,它的出现就代表着空气的污染程度较为严重,而且这些污染多是人为原因造成的。近几年,雾霾天气在我国如此大面积频繁发生,其背后都有大量人类活动排放的气溶胶粒子的介入,这已不是一种完全的自然现象了。

（4）雾霾天气的危害

在18世纪工业革命之前,PM2.5主要源于自然。秋冬季节,雾是光顾人间的常客。雾的轻虚飘渺、若隐若现及其流动之态,常令人遐想并与天宫仙境相连,其动有的如流水瀑布,有的如万马奔腾,蛟龙出海……正因为如此,雾为骚人墨客吟诵抒怀或泼墨淡描的素材。但是,浓雾必定是"湿"邪的载体。早在1000多年前,医圣张仲景曾将雾列为五种致病邪气之一,"五邪中人,各有法度,风中于前,寒中于暮,湿伤于下,雾伤于上"。雾是湿邪表现之一,雾邪致病多袭人皮肤腠理,或经口鼻而入肺。况且近年来,因为人为因素的介入,雾不但频繁大面积发生,且与霾相连。故雾的危害已超过它的温柔的一面。

现代研究表明,PM2.5因个小质轻,透过性强,在大气中飘移的距离和停留的时间既远且长,故其浓度越高,则对人体健康、大气质量及影响范围越大。观测统计表明,PM为10的颗粒物通常沉积在上呼吸道,PM2.5以下的颗粒物可深入到细支气管和肺泡。一旦大量细颗粒物进入人体,粘附于肺泡表面,则势必影响到肺的通透性和呼吸功能,使机体陷于缺氧状态,继而诱发肺心病以及癌变。空气中PM2.5的浓度越高死亡风险越大。浓度每增加

10,总死亡风险上升 4%,心肺、肺癌死亡风险分别上升 6% 和 8%。此外,房屋装修、家具制造、厨房油烟、车内装饰均易造成苯系物和甲醛的污染,一些 PM2.5 极易吸附上述有机污染物和重金属,使致癌、致畸、致突变的机率也明显升高。

2013 年 10 月 17 日,世界卫生组织的癌症研究机构,首次指认大气污染对人类致癌,并视其为普遍和主要的环境致癌物。麻省理工学院迈克尔·格林斯通教授,对我国 1981～2000 年真实的污染和居民的预期寿命数据,进行对比研究后发现,每立方米空气每增加 100 微克的颗粒物,就会让人均寿命相应减少 3 年;而淮河以北比淮河以南的每立方米空气中含有的颗粒物要多约 185 微克。所以他指出:淮河以北的居民人均寿命缩短 5.5 年。并进而推断"全球每年约 210 万人死于 PM2.5 等颗粒物浓度上升"。

统计还表明,秋冬季节雾霾天气的频繁出现,不仅影响交通,给人们带来出行不便,而且易诱发心脑血管及肺系疾病的突然发作,发病率的增幅有时竟达 13%,突然发病给患者的生命带来极大危险。人们一般认为,PM2.5 只是污染空气,实际上它对整体气候的影响可能更糟。PM2.5 以影响成云和降雨过程,间接影响着气候变化。大气中雨水的凝结核,除了海水中的盐分,细颗粒物 PM2.5 也是重要的源。有些条件下,PM2.5 太多了,可能"分食"水分,使天空中的云滴都长不大,难形成雨滴,引发旱灾;有些条件下,PM2.5 会增加凝结核的数量,使天空中的雨滴增多,极端时可能发生暴雨。世界气象组织的报告表明,除了严重威胁人类生命健康和安全,由极端气候事件导致的经济损失总体将呈逐渐增加趋势,发达国家因灾害造成的经济损失总量要大,而发展中国家与灾害有关的经济损失占国内生产总值的比重要高。未来极端事件将对与气候有密切相关的行业,如水利、农业、林业、能源、健康和旅游业等有更大影响。在世界经济发展不稳定性、不确定性上升的当下,上述因素为全球经济复苏带来更多变数。

(5)生活应对

1)雾霾天气少开窗,最好不出门或晨练。雾霾天气不主张早晚开窗通风,最好等月亮出来再开窗通风。雾霾天气是心血管疾病患者的"危险天",尤其是有呼吸道疾病和心血管疾病的老人,雾天最好不出门,更不宜晨练,否则能诱发病情,甚至心脏病发作,引起生命危险。专家指出,之所以说雾天是心血管疾病患者的"危险天",是因为起雾时气压高,空气中的含氧量有所升高,人们很容易感到胸闷,早晨潮湿寒冷的雾气还会造成冷刺激,很容易导致食管痉挛、血压波动、心脏负荷加重等。同时,雾中的一些病原体会导致头痛,甚至诱发高血压、脑溢血等疾病。因此,患有心血管疾病的人,尤其是年老体弱者,不宜在雾天出门,更不宜在雾天晨练,以免发生危险。

2)外出戴专业防尘口罩。一般常规口罩不会起到作用,因为颗粒物太细小,KN90、KN95、N95 级别的防尘口罩才能有效过滤这类细颗粒物,同时还要选择适合自己的口罩,避免不密合导致周围泄漏。另外,外出归来,应立即清洗面部及裸露的肌肤。比较好的防 PM2.5 的口罩主要是滤片而不是口罩,比如有活性炭滤片的口罩以及医用口罩是无法防 PM2.5 的。

3)多喝热茶和祛痰之剂。茶有清火滤肺尘功能,能加强肺泡细胞排出有毒细颗粒物的能力,能协助人体排出体内积聚的 PM2.5 颗粒物及其他有害物质。

4)适量补充维生素 D。冬季雾多、日照少,由于紫外线照射太少,人体内维生素 D 生成不足,有些人还会产生精神压抑、情绪低落等现象,必要时可补充一些维生素 D。

5)饮食清淡,多喝蜂蜜水。雾天的饮食宜选择清淡、易消化且富含维生素的食物,少吃辛辣有刺激性的食物,多饮水,多吃新鲜蔬菜和应时水果,这样不仅可补充各种维生素和无机盐,还能起到润肺除燥、祛痰止咳、健脾补肾的作用。

6）深层清洁。人体表面的皮肤直接与外界空气接触,很容易受到雾霾天气的伤害。尤其是在繁华喧嚣的都市中,悬浮颗粒物多,为防其堵塞毛孔,形成黑头、角质堆积、肌肤起皮等肌肤问题,除采用必要的防护措施外,还要定期洗澡、更衣,以清洁肌肤表层和毛孔。

7）戒烟。烟雾中有大量PM2.5和焦油,对人体有着直接和间接的危害。故应戒烟或远离二手烟雾为佳。

自然界的变化原本十分有序,可是与科学同步发展而来的现代污染,大到原子能、化学石油工业,小至汽车尾气、空调冰箱的使用,不仅污染了海洋河流和空气,甚至直接影响到气候的变化。20世纪60年代后期,环境污染成了全球性的问题。1992年在里约热内卢召开的首次联合国环境开发会议,标志着拯救环境已经成为人人关心的问题。环境污染亟待解决。美国地质学家研究发现,自然界的空气已在逐渐老化,8万年前空气中氧气含量为30%,而今已下降至21%,这种老化的原因主要是人类的活动。不仅如此,空气的成分也在悄然发生变化,如铅化物、氯氟烃、重金属等人体有害物质在空气中所占百分比越来越多。近年来人们都在惊呼的地球"温暖化"和随之交替而来的拉尼娜现象,成为袭卷人类的湿热浪潮,大气污染对人们的生产生活乃至国民经济发展进程的影响不言而喻;同时极端天气的频发和人们生活习惯的改变,也使临床上当代疾病谱发生了明显改变,中医湿证的发病率日益增多。当前,改变能源结构,加快经济结构调整,控制高耗能产业,淘汰落后产能,重新规划工业布局,节能减排,防治大气进一步污染乃是世界各国政府和人民最急迫而又必须面对的任务和难题。

八、顺应自然是健康之本

重视人与自然的关系是中医学整体观的重要内涵。人禀天地阴阳二气而生,是自然界发展到一定阶段的产物。就人的一生来说,其赖以生存的大气、饮食营养等均取之于自然,因此,天地阴阳、四时之变,对人的生命活动有着深刻的影响。早在《内经》时代,中医就认识到人类的生活起居及健康与"与天地相参"与"日月相应"。《素问·阴阳离合论》中说:"天覆地载,万物方生。"《素问·六节脏象论》云:"天食人以五气,地食人以五味。"正因为如此,人类在漫长的进化过程中,其体内生理代谢亦逐渐形成了与自然环境的宏观变化相适应的节律性。这种节律的多样性,系由地球、月球、太阳的运动及其三者之间的相互关系所决定。

朝则人气始生,日中人气长,夕则人气始衰,夜半人气入内,是健康人体的阳气与地球运动有关的日节律。"营在脉中,卫在脉外,营周不休,五十而复大会,阴阳相贯,如环无端。卫气行于阴二十五度,行于阳二十五度,分为昼夜",是人体营卫气血运行的日分布规律。而"月始生,则血气始精,卫气行;月廓满,则血气实,肌肉坚;月廓空,则肌肉减,络脉虚,卫气去,形独居",是月节律在人体的反映。季节更迭同样带来人体的年节律,《素问·八正神明论》:"天温日明,则人血淖液而卫气浮,故血易泻,气易行;天寒日阴,则人血凝泣而卫气沉。"明确指出不同季节的气候对人体气血运行产生的不同影响。

人的阴阳气血应顺时而调,才能保持正气,避邪于外。如果违背自然规律,又逢外界环境异常变化,则内外环境不相协调,可致生理节律异常改变,产生各种疾病。"四时者,所以分春秋冬夏之气所在,以时调之也,八正之虚邪避之而勿犯也","以身之虚而逢天之虚,两虚相感,其气至骨,入则伤五脏"即是对此的高度概括。由于疾病的邪正消长在一日中有旦慧、昼安、夕加、夜甚的规律,在一年之中有五脏病在四季各有不同的转归。医者"必明天道地理,阴阳更胜,气之先后,人之寿夭,生化之期"。治病必"从其经气,辟除其邪","必侯日月星辰,四时八正之气"才能以从其根。

人体的健康疾病都与自然气候密切相关,如果按照中医学的理论和经验总结出的规律,"顺乎四时以养生",寻找到一种与自然高度和谐统一的生活方式,人类将有可能以其120岁的自然寿命长久于世。

第二节 中医湿病的临床研究

一、湿邪与心系疾病

心属火而居上焦,为阳中之阳,主血脉,主神志,《素问·六节藏象论》谓:"心为阳中之太阳,通于夏气。"湿性重浊黏滞,易伤人阳气,易蒙蔽清窍。湿邪侵及心系,可阻遏心阳,而致心不能主血脉出现胸痹、心悸;或心不能主神志而出现不寐、多寐;痰迷心窍而见神昏,痴呆;痰火扰心而发为癫狂等。兹综述如下:

1. 心主血脉与湿邪

心律失常:黄斌等认为心律失常的病因有七情内伤、气郁化火、湿热内蕴、脾胃损伤等,病机为气滞、痰凝、火炽,以黄连温胆汤加味清热、化痰、降气、宁心,治疗各种心律失常72例,总有效率为91.67%。马丽等以温阳利水、温通阳气之法,用苓桂术甘汤加减治疗心律失常,获较好疗效。《医学衷中参西录·论心病治法》:"心脏属火,痰饮属水,火畏水迫,故作惊悸也",说明痰饮上泛可引起心悸。

病毒性心肌炎:何立人教授认为,治疗心系疾病从痰湿角度论治或辨证过程中考虑痰湿因素,往往会收到较好疗效,如病毒性心肌炎等所致的心律失常,常存在痰火湿热内扰心肺,或湿痰内蕴,气郁失宣等病机,从痰湿论治可收良效。王振涛等认为有些病毒性心肌炎患者为感受热毒或湿热之邪而发病,热盛烁津为痰,瘀阻心络,表现为湿热内阻或痰热内扰证,用清热利湿或清热化痰法而获效。朱晓红等用温阳益气、祛湿补心法治疗病毒性心肌炎亦获良效。

胸痹:申素兰辨证治疗102例胸痹患者,认为痰浊壅盛是四个基本证型之一,运用瓜蒌薤白白酒汤加减效果明显。武志平等治疗气虚痰浊型胸痹心痛用十味温胆汤,化痰宁心,调畅气机,对心电图检查有缺血性ST-T改变者,疗效达到91.7%。李虹等认为现代人过食肥甘、嗜酒,损伤脾胃,同时工作紧张,七情不遂,或思伤脾,或怒伤肝而气逆犯脾,致脾失健运聚湿生痰,阻犯心胸出现胸痹。对心气亏虚、痰热内蕴证者治疗用半夏泻心汤,辛苦合用,寒温并施,共奏除痰开胸之功。

冠心病:王琦等通过临床流行病学调查发现,在265例肥胖病人中,痰湿体质发生率为58.5%,并且与冠心病存在相关性。刘永源等总结了众多学者对痰浊与心脑血管疾病相关性所作的研究探讨,认为二者疾病关系密切,痰浊是导致心脑血管疾病发生的常见病因和重要病机,治疗宜从痰论治此类疾病。李锋等对51例冠心病(CHD)患者行冠状动脉造影术,发现痰瘀型患者冠脉以多支病变为主,狭窄程度多为重度,说明痰浊、痰瘀互结与冠脉病变程度有密切关系。王东生等研究发现饮食不节、脾虚失运是促成动脉粥样硬化症痰浊的主要因素,痰浊凝聚、结于心脉是其关键病机,最后出现因痰致瘀,痰瘀互结。秦鉴等选择多年生活在岭南地区的痰湿证和血瘀证冠心病患者各128例、69例,分别用化湿法和化瘀法治疗,结果两组疗效相当,化湿法具有与化瘀法相似的药理或药效作用,印证了"因湿致瘀"的观点。李南夷等研究发现真心痛(急性心肌梗死)超急性期病机以标实为主,多属寒凝痰阻;急性期除气虚痰瘀外亦有阴虚内热;陈旧性心肌梗死以本虚为主,多气虚血瘀夹痰,脾肾不足水饮内停亦较常见。

心力衰竭:汪再舫研究140例充血性心力衰竭患者的中医辨证分型,发现气虚痰湿为本病基本病机,其中气虚痰浊为左心衰竭的主要证型,阳虚水瘀搏结为右心衰竭的主要证型,阳虚欲脱水湿瘀阻寒凝为全心衰竭的主要证型,阳虚欲脱寒凝内生为心力衰竭的危重证型。本虚与标实所占比重相一致。郭维琴认为气虚血瘀、阳虚水泛是心衰的主要病机,以益气活血、温阳利水法治疗常收捷效。关继华等对近十余年来国内期刊中医治疗心衰的临床报道进行统计分析,认为益气活血、温阳利水是心衰的主要治法;气虚与血瘀、血瘀与水肿的相互联系在于气阳虚弱血行无力而瘀,阳虚气化或运化不利而肿,肿与瘀又相互影响。臧力学等研究证实该法能明显改善心功能。安海英等研究发现该法对心衰患者神经内分泌的调节作用与血管紧张素转换酶抑制剂部分相似,有可能改善心衰患者的心室重构;通过抑制血小板的活性,可能对防止血栓的形成及改善心衰的进程有利。

2. 心主神志与湿邪

董德懋强调阴阳在睡眠中的主导作用,认为人体阴阳失于调和,则卧不安宁。依据《内经》理论,胃不和常失眠,湿重常多寐,予以温胆和胃,化痰安神的治法。"胃不和则卧不安"是多种原因导致的胃气上逆,出现不得安寐,其具体病机可以有水饮停溢、痰湿中阻或痰火灼胃,如《张氏医通》所说:"脉数滑有力不得眠者,中有宿食痰火,此为胃不和则卧不安也。……兼有恶心口干者,属痰火。"又如《景岳全书》引徐东皋语:"痰火扰乱,心神不宁,思虑过伤,火炽痰郁而致不眠者多矣。"凡湿热内蕴或痰火郁滞,气血郁结而致虚烦不眠者,常伴有口苦呕涎,或触事易惊,梦寐不详,或短气悸乏,自汗肢肿,饮食无味,心虚烦闷,坐卧不安等症,可用温胆汤加减燥湿化痰、清热除烦。

痰是癫、狂、痫证中最重要的病邪,戴思恭《证治要诀·五痫》曰:"痫……无非痰涎壅塞,迷闭孔窍,发则头眩颠倒,手足搐搦,口眼相引,项背强直,叫吼吐沫,食顷乃苏。"认为"痰迷孔窍"为癫痫的病机。《医学纲目·癫痫》亦载:"癫痫者,痰邪逆上也"。楼英《医学纲目·癫痫》曰:"痰在膈间则眩微不仆,痰溢膈上则眩甚仆倒于地而不知人",指出了痰浊壅塞部位不同会有不同的临床症状。李炜东等对109例住院的精神分裂症患者进行了中医辨证,显示中医分型中痰湿内阻型、痰火内扰型及心脾两虚型较多见,提示临床治疗中应注重化痰、利湿,病位在心、脾。张晶认为治疗癫痫当注重祛痰药物的应用,把痰分为风痰、湿痰、郁痰、寒痰、痰火、顽痰等不同性质,采用不同的治痰方法,并采用豁、利、下等不同方式,因势利导,使痰有出路。

王平等根据各地对老年痴呆的中医病机学研究,总结出老年痴呆与肾阴不足,情气失调,痰湿不化,瘀蔽心窍等病机有关,认为痰浊是加速脑衰老的重要因素。痰浊或蒙蔽心窍,或阻滞经脉,致使神明失用,出现痴呆。

胡随瑜等采用临床流行病学调查方法,对湖南、天津、北京、黑龙江、广东、广西、福建、贵州等南北方 8 个调查点 1977 例情感性障碍抑郁发作患者进行了中医证候调查,结果显示抑郁症患者存在 12 种证候类型,比例最高的 3 种依次是:肝郁气滞证 29.7%,肝郁脾虚证 24.5%,肝郁痰阻证 13.4%。张海男等采用根据文献资料和预试结果编制的抑郁症中医证候问卷,调查了全国 102 位专家,在回收的 92 份问卷中,50% 以上的专家认定五类常见证候:肝郁气滞证、肝郁脾虚证、肝郁痰阻证、心脾两虚证、肝郁血瘀证。提示痰湿在抑郁症中是常见的病机。

二、湿邪与肝胆疾病

肝胆疾患,多有湿邪为患,如黄疸、胁痛、鼓胀、积聚、头痛、眩晕、中风、痉证等证,包括了西医之急慢性病毒性肝炎、胆汁性肝硬化、脂肪肝、胆结石、肝癌、高血压病等疾病。肝胆湿邪常与气郁、血瘀等病因相合,并有寒热之分。湿有内外湿之别。在肝病中,除急性肝病初期外湿为一致病因素外,其他各阶段则以内湿为主,它贯穿于肝病的全过程。湿是水液代谢失调的产物,而正常的水液平衡主要是由肺、脾、肾、三焦、膀胱之气化来共同完成,其中脾是根本。从病理上看,内湿是脏腑功能失调的病理产物。无论是哪一脏腑功能低下,都有可能导致脾虚而成湿证,故治湿先理脾,治肝不治脾非其治也。

黄疸:黄疸为肝病常见主症,乃胆汁不循常道泛溢肌肤所致。《金匮要略》云:"黄家所得,从湿得之。"周学海说:"黄之为色血与水合杂而然也。"故后世有"无湿不成疸"之言。祛黄疸之湿当用利湿法,故景岳云:"治黄不利小便非其治也。"湿为浊邪,从阳则热化,从阴则寒化。湿热蕴蒸妨碍胆汁排泄则发为阳黄,颜色鲜明,《丹台玉案》曰:"黄疸之证,皆湿热所成。湿热不能发泄,则郁蒸而生热,热气不得宣畅,则固结而生湿,湿得热而益深,热因湿而愈炽,二者相助而相成,愈久而愈甚也。""寒湿在里不解"影响胆汁疏泄则发为阴黄,色晦暗不华,《景岳全书》曰:"阴黄证,多由内伤不足,不可以黄为意,专用清利,但宜调补心脾肾之虚,以培血气,血气复则黄必尽退,如四君子汤、五君子煎、寿脾煎、温胃饮之类,皆心脾之要药也。"

眩晕:眩晕的最常见病机为痰湿,故古人谓"无痰不作眩",当今医家也认为不论是眩晕症抑或是内耳眩晕,其主要病机为痰湿内阻,采用祛痰湿、补肝肾、潜肝阳的方法治疗取得了良好疗效。

胁痛:吴永毅等观察了 120 例胆系感染患者,均符合胁痛证,临证以肝胆湿热型最为常见。麻晓慧等通过大样本病例分析发现,胆道感染、胆石症临床证型往往是多种病机相兼出现的复合证型(兼夹证),其中肝胆湿热证占 38.8%。陈洪干老中医认为湿热内盛是慢性肝胆病的常见证候,治疗用茵陈藿香汤加减。

高血压病:章赛月等对 1064 例老年高血压病患者进行问卷调查,痰湿壅盛证型占 17.67%。古炽明等通过对 5027 例高血压病临床证型的文献回顾分析,发现在肝火亢盛、阴虚阳亢、阴阳两虚及痰湿壅盛四种常见证型中,痰湿壅盛证的出现频率居第三位。郑峰等观察了 70 例高血压病 Ⅱ 期患者,其中痰湿壅盛证型占 30%,居第二位,且高血压病中痰湿壅盛证与血瘀证关系最为密切;高血压病内部构成以阴虚阳亢、痰湿壅盛证为多。刘亦选对原发性高血压病人 1239 例进行了回顾性分析,发现病机变化早期以阴损为主,临床多见阴虚阳亢或肝火阳亢症状,中期多见痰湿中阻,后期阴损及阳,多见阴阳两虚症状。

病毒性肝炎:赵娅等收集了5年的相关文献,发现湿浊之邪是乙肝的主要病因,祛湿法的恰当、适时运用尤为重要。薛焕德通过对80例慢性活动性乙型肝炎(CAHB)分析,认为其病机以湿热中阻为主,多兼瘀血阻络。本病病程、年龄、HBeAg阳性率与辨证分型无相关性,但如丙氨酸氨基转移酶(ALT)超过正常值6倍和黄疸出现可作为湿热中阻型诊断的客观指标。本病湿热中阻型与肝郁脾虚型的ALT最易复常,肝肾阴虚型难于治疗,疗程长且疗效较低。慢性乙型肝炎的病因与湿热疫毒密切相关,湿热毒邪是乙肝发生的始动因素,脾运不健是乙肝发生发展的内在基础,肝络瘀阻是病变发展的重要病理环节,肝肾亏损是病变发展的必然结果;病机特点为正虚邪恋,本虚标实,致病势缠绵,病情反复波动;治疗上必须有的放矢,才能取得满意的效果。肖会泉等总结了近年来中医对丙肝的治疗概况,认为其病机为湿热毒邪内侵,导致湿热邪毒内蕴、肝郁脾虚、脾肾亏虚、瘀血阻滞等病理变化。车念聪等进行多中心随机取样共收集病例139例,临床症状有34种,症状出现率较高的是乏力、脘闷腹胀、大便黏滞不爽,上述症状符合湿邪致病的特点。

肝硬化(鼓胀):张琴等运用多元分析的方法对223例病人进行系统聚类和主成分分析等,结果归纳为三类证型:一为湿热内蕴、血瘀阻络、肝脾气虚共134例;二为气阴两虚、气虚重于阴虚,湿热内蕴、湿重于热,兼有血瘀共62例;三为气阴两虚、阴虚重于气虚,瘀热内蕴,兼有湿邪内停共27例。其中第一类型表现为以实证为主兼见虚证,第二类型、第三类型表现为以虚证为主兼见邪实,提示湿热内蕴、血瘀阻络、气阴两虚为肝炎肝硬化的主要病机。实验室指标显示,肝组织炎症是湿热内蕴的病理基础,肝功能障碍、肝实质损害程度是肝炎后肝硬化肝肾阴虚的病理学基础。

脂肪肝:随着人们生活水平的提高,膳食结构的变化,脂肪肝近年来发病率日趋升高。轻症一般无自觉症状,常规体检时发现肝脏肿大;重症则可出现上腹饱胀,肝区触痛,肝功能异常等一系列症状。本病归属于中医学的积证范畴。多由于饮酒过度,或嗜食肥甘厚味,滋生痰浊,湿浊内停,痰浊阻滞,气机郁滞,聚而为积。其初起面色红润,渐而暗滞,常以暗褐色为多。形体偏于肥胖,脉象以弱滑或涩为主。本症多为本虚标实,实多虚少,临证各医家多从脾虚痰湿、肝郁脾虚、肾虚、湿热、痰瘀等不同角度对其进行辨证施治,而"痰瘀交阻"为其病机要点,治疗以化痰行瘀,消积化滞为主。邓银泉等观察了252例脂肪肝后发现其证型以脾虚湿痰和湿热内蕴为最多。魏华凤等分析了我国1975~2001年间有关脂肪肝的文献1126篇,共有病例数5193例,涉及54个不同的证型,采集相关信息作聚类及主成分分析,结果标化为肝郁脾虚、痰瘀互结、痰湿内阻、肝肾不足、湿热内蕴5个证型,说明痰湿在该症中占有重要作用。

三、湿邪与脾胃疾病

脾胃居中焦,主运化输布水谷精微,升清降浊。脾喜燥而恶湿,脾有恶湿的特性,故曰:"脾苦湿","脾恶湿"。脾失健运则易湿浊内生,且湿邪性黏滞又最易困脾,《临证指南医案》谓此"湿喜归脾者,以其同气相感故也"。近年来人们生活水平提高,饮食膏粱厚味,生活多逸少劳,易致"饮食自倍,肠胃乃伤"而水湿内生,临证常见脾胃病存在湿浊为患。很多医家治疗脾胃病时都注重湿邪之病机。

1)腹痛多由外邪或内伤引生湿浊,阻碍气血运行所致。如《素问·气交变大论》云:"岁土太过,雨湿流行,肾气受邪,民病腹痛,溏泄肠鸣",临证可见暑湿、湿热、寒湿等证型。

胃脘痛也常与湿邪相关,邹旭等观察了 105 例急症胃痛发作,大多存在"湿热"证;李玉幸认为胃脘痛的临床分型,以湿热中阻者多见,治疗用平胃散加减。丁国培认为胃痞证病机主要有湿遏气阻、湿热互结中焦等病证,湿邪与该证关系密切。周海虹认为脾胃失健运,湿浊内生,蕴结化热,与肾间相火相合形成阴火,复而上冲是引起复发性口疮的重要机制之一,临床上以舌淡或淡胖,苔黄腻或白厚腻为辨证要点,用补土升阳泻火法治疗效果较好。

2)湿邪困脾有寒热之别,但当前脾胃湿热是脾胃病中最常见的证型,其发病机制为外感六淫、内伤饮食、劳逸失度致脾胃功能失调。临床辨证应在把握脾湿和胃热两组主要症状的基础上,辨明湿热的孰轻孰重及口味与舌苔。治疗要点是清热、化湿、理气,即清胃热、化脾湿、调畅气机,其代表方为黄连温胆汤。在一组为数 400 例的湿热证中,属炎症性病的 43 种,占西医病的 59.7%。在慢性胃炎中,湿热证组的活动性炎症显著高于脾虚证组,说明脾胃湿热证在临床具有广泛意义,是急性、亚急性炎症的临床重要表现。

焦安钦认为湿热毒邪是慢性胃炎初病及急性发作加重的因素。王忆勤等采用流行病学的方法调查慢性胃炎患者 424 例,其中湿证患者 262 例,占 61.8%。湿证分类中脾胃湿热占湿证的 42.4%,湿浊中阻占湿证的 26%,湿浊中阻兼脾气虚弱占湿证的 31.7%。罗敬河等认为慢性萎缩性胃炎内镜下见糜烂者,大多证属脾胃湿热型。对于幽门螺杆菌(Hp)感染而言,研究资料表明它与脾胃湿热证有密切相关性,甚至有人将 Hp 归属于中医的六淫之一的"湿热"邪气,两者在病情发展、临床症状和局部组织病理变化上表现极为相似,对脾胃湿热证辨证施治时结合治疗 Hp 的药物,可提高疗效。王立等对 1366 例慢性胃炎、消化性溃疡患者的胃黏膜进行幽门螺杆菌(Hp)定性检测,并与其中医证型进行分析,发现 Hp 阳性率在不同中医证型中依次为脾胃湿热>胃络瘀血>肝胃不和>脾胃虚弱。冯莲君等观察了 210 例胃脘痛患者,结果脾胃湿热型 Hp 阳性率(87.14%)明显高于其他证型。

李旭等用临床流行病学方法观察 238 例功能性消化不良患者,结果发现脾胃湿热证型占 21.67%。李俊调查了 166 例消化性溃疡活动期患者发现,该病的主要证型是脾胃湿热型,瘀血为主要兼夹证。

3)泄泻之证,皆存在湿邪内阻,故有"无湿不成泄"之说。

韩清认为湿热内阻是造成慢性结肠炎的重要原因之一,可用加味白头翁汤清热燥湿治疗。溃疡性结肠炎属于慢性难治性疾患,印会河认为本病中医辨证可分为"湿热积滞肠道"、"湿渍肠道"和"脾胃虚弱"三种类型。更多学者认为本病辨证活动期以湿热内蕴为主,恢复期以气虚血瘀湿滞为主。脾虚湿滞是其发病的重要原因,脾虚为发病之本,湿热为致病之标,脾虚湿热内蕴,运化失职,泻痢乃生。在治疗上宜健脾益气、温化运湿,清热化湿。

4)对于脾胃病的治疗,王少华善于用性兼寒温,味具苦辛的连理汤治疗脘腹疼痛、呕吐、泄泻、痢疾等中焦疾患以及湿温坏病。在用连理汤作异病同治时,其关键在于掌握脾胃虚寒的主证和湿热内蕴的标证。对于脾湿用风药治疗可起到升发脾阳,散化湿邪,疏肝解郁,发散郁火,调理气机等功效,适用于脾胃湿浊、湿热困阻中焦所致的多种病证。劳绍贤治疗脾胃湿热证主张分解湿热,重在治湿,调理脾胃,通达气机,气化湿亦化。并强调病证结合,证为本,病为枢,症为标。对于湿热证的治疗,在大队清热药中恰当地伍用温中散寒药,既可防苦寒药伤胃,又可助湿热之蠲除。王信德认为湿热痢主用苦寒,亦不废温药。因湿热痢乃感受湿热病邪所致,湿为阴邪,与热相合,虽存化热的一面,也有"伤脾胃之阳者";其次,湿热痢用药多系苦寒,且须相对守方,连续服用,然数用寒凉,未有不损及阳气者。因此,湿热痢若有脓血大便,里急后重,若兼见面色苍白、呕吐清涎、汗出溲清、舌淡四大主症,提示阳气已经不足,应及早投温药顾护阳气。

陆木兴认为湿困脾胃,清浊反作是湿因气而不化,气因湿而不行导致,治疗用升脾降胃,内化水湿的方法,以达到气化湿化之目的。

路志正教授调理脾胃治杂病八字大法,即补益、调顺、健运、顾护。认为脾胃为气血生化之源,虚损证候应从脾胃论治。脾居中土,为留邪之地,祛湿邪首当健运脾土。脾胃为气机升降之枢,升清降浊必赖枢机之调顺,存得一分胃气,便有一分生机,新病沉疴临证莫忘顾护脾胃。

四、湿邪与肺系疾病

肺系疾病与湿浊、痰湿的关系密切,究其病因而言,水液蒸腾运化不利而内停为病之因,清稀者为饮,黏浊者为痰。肺、脾、肾三脏与水液代谢相关:肺气虚弱,不能输布津液,肺阴不足,则内热灼津成痰;脾失健运,湿浊内生;肾气不足,不能蒸腾水液则聚湿生痰,肾阴虚内热则炼液为痰。湿浊痰饮停蓄日久可发生转化:阳虚之体可转成寒湿,阳热体质转为湿热。对于素有内湿之人,更易内外相引而感受外湿。在呼吸系统疾病中,湿热病证较为常见,黄一梅观察了204例呼吸道感染患者,其中急性支气管炎20例,慢性支气管炎94例,支气管哮喘25例,肺炎40例,支气管扩张15例,肺气肿10例,大多数患者证属虚实夹杂,而以湿热见证的居多,单纯为湿热证的极少,湿热证候兼见者占常见呼吸道疾病的71.08%,说明湿热之邪常存在于肺系病各证中。同时还得出湿热证候发生的相关因素有长期吸烟、久病体弱、肺脾两虚,情志不调等结论。兹小结如下:

1. 湿邪与多种肺系病证相关

暑日外感寒湿(感冒、空调病等):夏月盛暑,人多以贪冷为快,古人谓"阴寒袭人者快而莫知",《湿热病篇》谓:"此由避暑而感受寒温之邪,虽病于暑月,而实非暑病,昔人不曰暑月伤寒湿,而曰阴暑","暑月为阳气外泄阴气内耗之时",若湿邪随风寒之邪侵袭卫表,则卫阳为阴寒所遏而成寒湿证。寒湿外袭,卫阳被郁,临床多表现为"恶寒无汗,身重头痛",或"皮肤蒸热,凛凛畏寒,头痛头重,自汗烦渴"。若本有湿热之证,复感受外寒,则可出现"足冷阴缩",并且此证"不但证非虚寒,并非上热下寒可拟"(《湿热病篇》)。

吴鞠通认为"湿滞痞结,非温通而兼开窍不可"。故寒湿之治,当以温通为主,因势利导,寒湿伤表者,其病位在肺,治法当解表祛湿,薛氏以香薷饮为基本方加减,香薷为君药,因其"总为寒湿外袭而设",同时针对不同兼证进行加减。若无腹痛吐利者,去厚朴、扁豆疏滞和中之品;若湿盛于内,腹膨泄泻者则用五味香薷饮(香薷、厚朴、扁豆、茯苓、甘草);若中虚气怯,汗出多者,则予十味香薷饮(即五物香薷饮加人参、黄芪、白术、橘皮、木瓜)。寒湿在里者宜温中芳化。但解表者不可发汗太过,因湿邪重浊黏滞,大汗则阳随汗泄,津液内耗,正气受伤,反使湿邪不易即去,以致留恋不解;同时暑热伤气耗津,大汗则阳气耗伤而易形成脱证,因此以微汗为度,中病即止,过则伤津耗液,有动风、动血之虞。夏日人体腠理空虚,卫阳不固,或素体脾肾虚寒,阳运不健,治疗时应注意扶正祛邪,张介宾有"若脉见微弱,气机虚弱则不可发汗者,但宜补中气"之说,李东垣则创清暑益气汤即为暑热耗气伤津之证而设。故在临证之时,应根据邪正虚实,权衡而施。

喘病：刘渡舟教授认为,人与天地之气相参,由于自然界的气候变化,人们生活水平的提高,则使人的体质朝着"湿热型"发展。湿热胶结,如油入面,难解难分。肺居于上,为相傅之官,功司治节,其性清肃而主一身之气。肺畏火,也最忌痰湿碍其宣肃气机。湿热作喘若按风寒火热医治,非但不见功效,而且越治越重。湿热作喘的辨证要点以咳喘胸满,舌苔白腻,脉来浮濡为主。治疗用"甘露消毒丹",芳香化湿,宣肺清热,利气导滞,使湿热去,喘息平。此方用于湿热壅滞上中焦之证,对于风湿郁表之喘证则不适宜。仲景治喘首推麻黄,如青龙、麻杏石甘等方,然皆未言治疗"湿喘"。而且湿邪又有麻黄之禁,令人无可奈何。《金匮要略方论》："病者一身尽疼,发热,日晡所剧者,名风湿。此病伤于汗出当风或久伤取冷所致也。可与麻黄杏仁薏苡甘草汤。"刘渡舟教授受其启发,用麻杏苡甘汤治疗风湿在表之喘证,该方之妙,在于其组方中麻黄一味,仅用半两,不在于多,又经汤泡,意在轻宣上焦,先开肺气,而发微汗,此乃治湿之法也。佐以杏仁、薏苡仁利肺气导湿浊,使从三焦而出。夫肺不宣,则三焦不利;三焦不利,又可使肺气不宣。所以一开一降,一宣一利,妙在清轻,玲珑剔透,妙义无穷。可以在甘露消毒丹中,加入麻黄 2g,先煎去上沫,适用于风湿郁表之喘证。

咳嗽：湿咳缘于湿热弥漫三焦,肺气失于宣降。临床表现为持续性咳嗽与喘,咯痰较多,苔白而厚,脉来濡细,伴有胸满体倦,头重,少食等。湿热蕴肺咳嗽常因湿热相合难以分解,病情缠绵难愈,难取速效,有时因咳嗽缓解过早停药后湿热易于复发。本证病程常在一周以上,病情易缠绵反复。《素问》有"秋伤于湿,冬生咳嗽","秋伤于湿,上逆而咳"的记载。叶香岩《三时伏气外感篇》说："夏季湿热郁蒸……逆行犯肺,必生咳嗽喘促,甚则坐不得卧,俯不得仰。"王孟英云："非天气有偶偏,即人气有未和也。"

刘渡舟教授认为,湿咳虽属外邪所伤,然和人体内生之湿热紧密相关。素有痰湿之人,复感外邪,新旧合邪,痹阻于肺,最易发为湿咳之病。甘露消毒丹是治疗湿温时疫的一张名方,具有化浊利湿、清热解毒之功。刘渡舟教授在用药构思上提倡治上焦宜芳化,用藿香、佩兰、菖蒲、白蔻仁等药。若湿热胶结,不能外达,在利湿前提下佐以清热之药。选用甘露消毒丹治疗湿咳,盖因湿热为患,塞滞三焦,痹塞气机发为咳喘,以本方"清热于湿中,渗湿于热下,湿化热清,气机畅利,则诸症自除"。

崔燕玲用半夏泻心汤治疗湿热咳嗽,并认为凡脾胃虚弱,寒热错杂,肠胃不和之证皆可用之,方中半夏辛温,可燥湿化痰,而干姜辛热,可振奋脾胃之阳气,温阳化湿,黄芩、川连苦寒,泻热燥湿再加上清肺化痰利湿之品,收到了很好的效果。

此外,对于湿咳之治疗,因脾属土,肺属金,土旺则金生。若脾失健运,水湿内停,日久蕴热,湿热上痹犯肺,肺失清肃而致咳喘。病之根本在脾,故治疗上还应注重健脾化湿之法。

外感热病：万友生在治疗急性外感热病时,在湿热为患,湿重于热,或湿热并重之湿温证中,一些湿热闭表,肺气不宣而兼见胸闷、喘急息促、咳嗽、鼻塞、音哑等症,或湿热郁遏三焦,肺失清肃而兼见小便赤涩不利、大便秘结不通等症的患者,在辨证的基础上,配合使用宣肺化湿药,收到了良好疗效。

2. 肺系湿病的治法

湿邪伤人或从表而入,或从口鼻而入,其病位所主均在肺,湿伤肌表,邪遏卫气,而见表证者,当从宣透表湿立法,使湿邪从表而解。章虚谷云："湿气伤于皮毛,须解表而祛其表湿,使热外透易解,否则湿闭其热而内侵,病必重矣"(《温热经纬·叶香岩外感温热篇》第二条章注)。宜轻宣肺气以化湿,开宣肺气,气化则湿亦化。具体治法有以下几点:

解表化湿法:用于湿邪外袭,郁闭肺卫,卫气不得宣通,湿邪蕴于体表之证。临床以发热恶寒,无汗身痛,肢体困重,苔白脉濡为主要表现。具体运用时,还应细辨湿邪之轻重及兼挟邪气之异同而施治。如兼暑热之邪者,用新加香薷饮(《温病条辨·上焦篇·24条》)清暑解表,宣气化湿,使邪由皮毛经汗出而解;如为风热外袭兼有湿邪者,用银翘散去牛蒡、玄参,加杏仁、滑石主之(《温病条辨·上焦篇·38条》);如素体湿蕴于内,又受时令之风湿,出现了"暑湿风寒杂感,寒热迭作,表证正盛,里证复急"者,用活人败毒散(《温病条辨·中焦篇·88条》),以桔梗、前胡开提肺气,以羌活、独活、柴胡、川芎发表散风祛湿。

宣肺化湿法:用于湿邪郁阻肺气,胸中气机闭郁者。肺居上焦,主宣发肃降,为气之总司,如果湿邪外侵,从口鼻而入,蕴郁上焦则肺气不能肃降,诸症由是而生。如果肺气郁闭气机上逆,出现了"气分痹郁而哕者",用宣痹汤(《温病条辨·上焦篇·46条》),以香豉、枇杷叶、郁金、射干清轻宣畅,使肺气宣通,则升降复常,湿邪可化,哕逆可除;如果病邪进一步深入,"湿蒸为痰,阻塞气道",喘促不宁者,则用千金苇茎汤加滑石、杏仁(《温病条辨·上焦篇·47条》),以杏仁、苇茎、薏仁、滑石等轻宣肺气,利湿祛邪;如果暑温之邪轻微,或手太阴暑湿发汗后,暑证已减,湿邪未去,肺络余邪者,宜用清络饮(《温病条辨·上焦篇·27条》),以鲜荷叶、鲜扁豆花、鲜银花等,芳香化湿,轻宣肺气。

肺主气,主宣降,能通调水道,下输膀胱,为水之上源。潴留于体内之水湿,有赖于肺气的宣发和肃降,使之下输膀胱而排出体外。初起湿阻上焦肺卫,肺气郁闭,失其宣降,致湿邪留滞为患。故治湿温初起重在治肺,即恢复肺之宣降功能。湿热郁闭上焦,肺气不开,宣降失司,治疗以透热化湿,上焦得开,肺气得降。直开上焦可用宣降之品如杏仁、前胡、桔梗、枇杷叶、旋覆花等,使肺气宣降,即开水之上源,又能使湿从水化,然后从小便而出。

芳香化湿法:用于湿阻上焦,湿重于热时。证见恶寒少汗,身热不扬,午后热象明显,头重如裹,身重肢倦,胸脘痞闷,苔白腻,脉濡缓等。治用辛温芳香之品,药如紫苏叶、藿香、佩兰、大豆黄卷、白芷、石菖蒲等。如湿热并存,热为湿遏,湿不去则热不清,用药重在化湿。湿为阴邪,非温不化,用辛温芳香,取辛温芳香开郁宣畅气机,温能化湿,芳香散郁而开肺气。湿化热清,肺气宣降功能得以恢复,又能宣散湿热。上焦湿热得以布散,常微汗出,在上焦肌肤之湿多从汗泄,热随汗解。亦可用微苦辛之杏仁轻开肺气,用厚朴、茯苓、白蔻仁、猪苓等苦温燥湿,淡渗利湿,用藿香、豆豉芳香宣透以化肌表之湿,使表里之湿内外分解,其证自除。代表方如藿朴夏苓汤。如出现"发热恶寒,身重疼痛,舌白不渴,脉弦细而濡,面色淡黄,胸闷不饥,午后身热,状若阴虚"等证,则说明湿邪蒸腾,弥漫上中二焦,导致了气机痹郁。这时治疗当用宣气化湿的三仁汤(《温病条辨·上焦篇·43条》)宣上焦,运中焦,使湿邪分化,因肺为水之上源,气化则湿化,气行则湿走。

3. 治肺与湿病

吴鞠通认为:"湿邪之为病,上焦与肺合";"与肺合者,肺主太阴湿土之气,肺病湿则气不得化"(《温病条辨·下焦篇》)。也就是说,湿病初起多在肺卫,治疗以解表化湿为法;进一步则痹郁肺气,使气不得宣,治疗以宣肺化湿为法。石寿棠指出:"肺主一身之气,气化则湿自化,即有兼邪亦与之俱化。","湿去气通,布津于外,自然汗解"。故宣肺利气在化湿之先。湿病治肺可发挥以下作用:

开闭达表，透热化湿：吴鞠通认为："轻开上焦肺气，盖肺主一身之气，气化则湿亦化也。"张聿青亦云："宣泄肺气，表气自通，不表而汗，肌表之风，太阴之湿，因之外解。"说明宣肺达表，既可调畅上焦气机，以利化湿，又能疏泄腠理，使湿从汗去，在汗出的同时，内郁之邪热，亦可随之向外透散，达到汗出湿化热退之目的。

水之上源，通调水道：湿温初起，病在上焦为主，但湿热多弥漫三焦，阻滞水道，影响气机通畅。阻滞于上之湿，可致三焦不通，小便不利。李东垣谓"治湿不利小便非其治也"，宣肺气可以畅三焦而利小便，小便畅利，又可助肺气之宣降。石寿棠认为："小便短涩黄热者，肺不能通调水道，下输膀胱，天气病，地气因而不利也。""肺主天气，天气通，地气乃行耳"。故"宜用体轻而味辛淡者治之，辛如杏仁、蔻仁、半夏、厚朴、藿梗，淡如苡仁、滑石、木通、通草、茯苓、猪苓、泽泻、薏苡仁、冬瓜仁之类。启上闸，开支河，导湿下行以为出路"。吴鞠通亦指出："肺经通调水道，下达膀胱，肺痹开则膀胱亦开""宣肺气，由肺而达膀胱以利湿"。说明表寒之邪，郁阳化热，循经入腑，可致膀胱蓄水证，湿热之邪郁遏三焦，气化不利，亦可导致水蓄膀胱证。而膀胱的气化功能受肺之宣发和肃降作用的影响，所谓"天暑衣厚则腠理开，故汗出。……天寒则腠理闭，气涩不行，水下留膀胱，则为溺与气"（《灵枢·五癃津液别论》）。所以辨治蓄水证，不仅要渗利下焦，还应配合宣发上焦。

由此可见，运用宣肺化湿之剂治疗湿温证之湿热闭表壅肺，阻滞三焦之证，其旨在于宣肺开闭，调畅气机，"不专在乎升表（发汗），在乎通其郁闭，和其阴阳"（《广瘟疫论·汗法》）。

韩洪凤总结湿热治肺之法有三：一为辛淡宣散以治肺。用于湿温、暑温、伏暑湿偏重侵入三焦或上焦中焦者，如湿温或暑温伤及肺卫，出现微恶寒，发热，少汗或无汗，身体困重，头沉重，舌苔白腻者，用新加香薷饮；如治疗湿温、暑温伤及气分弥漫三焦而出现的恶寒发热，头痛身痛，胸脘满闷，不欲饮食，小便黄赤，舌苔白腻，脉濡等，选用三仁汤。二为辛凉清降以治肺。湿与热结，有湿偏重者主以辛开淡渗。热偏重者或兼暑明显者多见身热，头身重痛，口渴心烦，舌苔黄腻等，可选用辛凉清降法，如叶氏医案："伏暑阻其气分，烦渴咳呕喘急，二便不爽，宜治上焦。杏仁、石膏、炒半夏、黑栀皮、厚朴、竹茹。"三为辛凉通降以治肺。以辛苦味药配伍，多治疗湿温以热偏重侵入中焦气分者，辛者疏散卫气，宣达肺气；苦者，通降湿热下行。多选用微苦之连翘、山栀，石氏又善用姜水炒黄芩、黄连、木通等，俾"内通外达"，表里两彻。因湿热常与肺气、胃气相搏，而见有胸脘胀满，舌苔黄腻。石氏认为对这种"湿热与气互结，舌苔黄腻"治宜苦辛通降，即宣降肺气以清利湿热，可选用小陷胸汤、半夏泻心汤。方中善以姜汁炒黄连之辛苦，代干姜辛开苦降而达到肺气降而湿热自利之目的。

内伤湿热亦可治肺，同样能起到肺气宣则湿热俱化之作用。石氏说："再以内伤湿热言之……且上窍一开，下窍自注，治法不外辛淡、清淡……辛苦通降"。

五、湿邪与肾系疾病

肾系疾病常与湿邪密切相关，盖肾居北方，为水脏而主水液，主蒸腾气化，主温煦五脏六腑。肾气不足，可致膀胱气化失司，三焦决渎无权，不能泌清别浊，水湿内停而为病，因虚致实。肾阴虚内热则炼液为痰湿。湿浊痰饮停蓄日久亦可发生转化：阳虚之体可转成寒湿，阳热体质转为湿热。对于素有内湿之人，更易内外相引而感受外湿。吴鞠通说："湿邪之为病，上焦与肺合，中焦与脾合，其流于下焦者，与少阴癸水合"。

肾司开阖之职,肾阴不足,邪湿内恋,肾阳不足,蒸变无力,则阴水泛溢,使内之阴湿积聚,外湿因之而入。同时因肾主火,脾得肾阳温暖而能运化,胃得肾阳温暖而能腐熟,寒湿伤脾,损伤脾阳,亦可累及肾阳,肾阳不足,又可加重脾阳之虚,所以临床常出现脾肾同病的病证。

1. 湿邪与多种肾系病证相关

水肿:水肿是最常见的肾系病证,涵盖了西医中的急、慢性肾小球肾炎,肾衰竭,肾病综合征等肾病。就脏腑而言,其产生与肺、脾、肾三脏的功能失调相关;若就病邪而言,则和湿邪关系密切。对本病而言,湿邪既是发病之因,又是患病过程中的病理产物。湿有外湿和内湿之分,居处湿地或冒雨涉水,水湿之气内侵,损伤脾气,影响脾胃水湿运化功能,水湿停溢而为肿,如《医宗金鉴》曰:"风水得之内有气,外感风邪,皮水得之内有水气,皮受湿邪。"说明外湿是风水之病因。内湿的产生责之于劳倦内伤而致脾失健运、水湿不化,肾失温煦、气化不利,水湿停滞,横溢肌肤而出现浮肿,气化失司而出现少尿。治疗上,湿邪的祛除彻底与否,直接影响本病的预后,如祛湿不彻底则本病缠绵难愈。

湿性重浊,其势趋下,缠绵难愈。《医方考》中有"下焦之病,责于湿热之论",《宣明论方》有"湿气先伤人之阳气,阳气伤不能通调水道,如水道下流淤塞,上流泛溢必为水灾"。本病初期,多为湿邪伤表,表现为不同程度的浮肿、尿少、尿黄、咽赤、身重乏力、舌质红、苔黄腻、脉濡数等。湿邪入侵或风邪挟湿,一旦风去,湿邪化热,即留湿为患,水液代谢受阻,水津不化聚而为湿,湿邪内侵伤脾则影响脾主运化之功能进一步致水液内停。湿邪郁久化热遂成湿热内蕴之势。水湿壅盛,阻滞气机,气机阻滞,血运停滞而成瘀血,湿瘀交阻而致病久缠绵不愈。

慢性肾炎及肾功能不全:慢性肾炎和肾功能不全属于中医学的水肿、呕吐、癃闭、虚劳、关格等病范畴。有学者认为,脾肾两虚是慢性肾炎发病的内因,但在慢性肾炎的整个病程中,都有不同程度的邪实症状存在,其中又以湿热毒邪最为常见。还有人认为,湿浊是贯穿本病始终的病理因素。但湿浊的产生在不同阶段其原因各异:肾功能失代偿前的"水湿",是指外来湿邪或体内津液化生障碍的病理产物,而慢性肾衰的"湿浊"则是指气化过程中产生的"内生之毒",两者涵义不同。慢性肾炎表现为本虚标实,而在邪实症状中,表现湿浊的恶心呕吐占42.1%,反映水气证的肢体浮肿占41.4%,而舌苔黄腻者占24.8%,苔白腻者占40.5%,舌苔黄腻及白腻在湿浊证和水气证中也常见,上述症状为邪实症状中的最常见症状,明显高于瘀血证的表现,反映出湿邪在慢性肾炎中的重要性。宗修英认为痰湿是慢性肾炎中普遍存在的病机,并且是本病缠绵难愈、反复与恶化的重要因素。

由于湿性重浊,缠绵难去,日久易郁而化热而成湿热之证,故徐灵胎有"有湿则有热"之论断,虽未必尽然,但湿郁每易化热,加之有时西医治疗肾病时使用的激素有致内热之弊,致湿热证在肾炎中甚为常见。孙伟等通过对152例慢性肾炎患者观察发现,该病中兼湿热者高达83.3%。慢性肾病不同分型、分期都可兼挟湿热之邪,其比重往往超过其他兼邪的总和,尤其在肾病综合征、氮质血症以及尿毒症中,所兼湿热之邪与其他标邪有显著差异。在脾肾气虚与气阴两虚证型中,湿热所占比重较高,显著高于其他标实之证(如湿浊、瘀血等)。此外,在慢性肾炎病程中,每有标实之邪相互转化和兼挟的情况,其中外感、水湿、湿浊、瘀血与湿热相兼较为多见。

淋证、血尿：湿热下注、灼伤血络是热淋及血尿的重要病机；湿热下注，煎熬尿液，日积月累，结为砂石而成石淋。

腰痛证：腰痛可由湿热内侵于肾所致，亦可因寒湿外袭，侵于肾府引起。

2. 治疗方法

水湿为阴邪，其性沉滞，治疗宜宣畅、温运、渗利。祛除水湿当从肺、脾、肾三脏着手。宣畅肺气使水湿得以下行，方如五皮饮、越婢汤之类。肺为水之上源，气化则水行溺畅，浮肿可消，宣肺治标意在控制病情，减少外来干扰，即可清除风邪水湿，迅速改善病情，有表证者加用疏风之品，以风能胜湿故也；水肿日久者，多与脾运失常、肾气化不利有关，治疗时在健脾补肾的基础上加用利水药，使脾健运，肾阳充，小便利而水肿去，治脾方用实脾饮，治肾方用济生肾气汤。

清热利湿法：如上所述，湿热证是肾病中常见的证候，治疗相应选用清热利湿法。因湿郁热积，热蒸湿动，弥漫表里，充斥三焦，三焦为气机及水液运行的通道，湿热蕴结每致三焦不畅，故宣畅三焦、化气利湿是治疗湿热的重要方法，而分消走泄亦是重要原则。调畅三焦，即用宣上（开宣肺气，通膜化浊）、运中（化中焦湿热，升清运脾）、渗下（通利二便，外泄湿热）等因势利导的方法清利湿热。

现代医学研究表明，清利湿热中药能降低血液黏滞度，使肾小球毛细血管通透性降低，并能调整肾脏微循环，改善肾小球间质细胞基质增生，改善肾脏血供，改善肾功能。

温肾（阳）利水（湿）法：寒湿伤肾，当脾肾同治，以火为土母，欲温土中之阳，必补肾中之火，可予甘姜苓术汤。对于肾阳亏虚不能化水之证，临证见畏寒足冷，小腹拘急不仁，短气，身肿腰以下为甚，可予温阳化气利水之金匮肾气丸。

疏风祛湿法：风药多燥，地上湿浊，风之则干。湿为土病，风性属木，木克土故风胜湿，风药多味辛质轻，有升阳之功，使脾气升清，湿浊得降。用药可选防风、荆芥、蔓荆子等。

理气化湿法：水湿内停，阻滞气机，而理气法可使脾气健运，升清降浊，水湿得化。张景岳说："凡治肿者，必先治水，治水者必先治气，若气不化，则水必不利。"

第三节　中医湿病的实验研究

湿邪是中医学中常见的致病因素之一。临床上常分为外湿和内湿。湿邪常与其他邪气相合而为病，常见的有风湿、寒湿、湿热、湿温、暑湿等。由于湿性黏滞，其致病与湿邪关系密切，故研究湿邪至关重要。近20年来，随着科学的发展，应用现代医学技术研究中医，已取得了显著成绩。现就近10年有关中医湿证的现代研究作一总结。

一、模型的研制

1. 湿阻证动物模型

郭金龙根据湿阻的致病因素有外湿、内湿的不同，模拟了伤于外湿的实验环境，一方面通过提高空气湿度和温度，模拟长夏季节气候，制造外湿；另一方面，应用过食猪脂、蜂蜜的方法损伤脾胃，制造内湿。据此成功地复制了大白兔湿证模型。

2. 温病湿热证动物模型

王新华在郭金龙复制湿阻证动物模型方法的基础上,加用大肠杆菌内毒素,以气候、饮食、感染等多因素模拟建立了温病大白兔湿热证动物模型。

3. 肾炎湿热模型

反复小剂量注射牛血清白蛋白造成家兔系膜增殖型肾炎的发病机制,与人类受到反复感染后导致的慢性进行性肾炎完全相似,熊宁宁认为后者亦与中医湿热毒邪致病的病理过程相似,因此该模型具有病、证兼备的特点,反映了湿热证的病理变化,据此,复制了家兔肾炎湿热证的模型。

4. 外湿致痹动物模型

张六通根据中医外湿理论,让实验动物在模拟潮湿环境下自然发病,从整体功能变化、局部组织改变及生物致病因子等三方面进行研究。实验结果表明,外湿、寒湿、湿热均可致痹,并从免疫、肠道细菌、能量代谢及病理形态学和超微结构的改变,认为外湿致病,是长夏湿气太过或冒雨涉水或居处卑湿,影响病原体的繁殖、传播以及代谢物的毒力,并损伤机体的抵抗力和调节能力如免疫、内分泌、消化、能量代谢功能活动所致。

5. "大便湿烂量多"动物模型

郑小伟根据寒邪伤阳,脾胃受损,健运失司,湿邪困脾,大肠传导失职,水湿潴留,停于肠间而致飧泄的中医理论,将实验动物放入低温冰箱造模,结果大鼠的粪便量由正常的0.82g 增至 2.62g,粪质由干湿适中成形转为湿烂不成形。

6. 大肠、膀胱湿热证动物模型

延自强用生物因素、化学因素、模拟症状、客观指标、针灸复健治疗为依据研制动物模型。将实验猕猴先以 10g NaHCO₃ 溶液每千克体重 4ml 灌胃 5min 后,再将培养 24 小时的 Fm 痢疾杆菌制成的生理盐水混悬液,按每千克体重 450~750 亿灌胃。猕猴造模术后 6~8 小时出现精神萎靡,伏卧,少动,极少进食,进水。24 小时后可见恶心,呕吐,精神更差。48 小时内普遍频繁出现黏液脓血便,甚者可有肛门扩张或脱肛,伴有体温升高,体重减轻。粪便镜检可见大量红细胞及脓细胞,92.86% 粪便培养为 Fm 痢疾杆菌阳性。孙建实等以 C57/BL 系小鼠为研究对象,向膀胱内注入大肠杆菌悬液,结果显示,从感染 6 小时起尿细菌培养即为阳性,持续到 30 天转为阴性,患肾 6 小时即开始增大,至 7 小时极度增大,以后逐渐缩小,至 30 天时患肾已开始萎缩,其重量小于正常水平($P<0.05$)。

二、湿证的现代病理学研究

组织病理学检查与辨证分型具有一定的相关性。张六通对外湿大鼠关节、肺、大小肠和肝进行了病理学研究。发现外湿组、寒湿组及湿热组大鼠趾指关节肿大,活动受限,光镜和电镜下观察结果提示这三组关节及周围软组织存在慢性炎症改变。实验中还发现外湿、寒湿及湿热这三组普遍存在间质性肺炎,表现为肺泡壁增厚、肺淤血,主要有淋巴细胞、单核细胞、嗜酸粒细胞及少量中性粒细胞浸润。三组大小肠的病理学改变主要为黏膜的炎细胞浸润（以淋巴细胞为主）的慢性炎症反应，证实大小肠黏膜及小肠绒毛的病理改变影响其消化吸收功能，而为纳差及稀便的病理基础。电镜下发现肝脏线粒体肿胀，嵴短缺甚至消失，有的完全呈空泡化，说明肝线粒体结构发生了改变。白玉良对病毒性肝炎作肝穿活检分析表明，肝胆湿热型的病理改变主要特点为肝细胞淤胆，肝细胞胆色素颗粒沉着以及小胆管扩张淤胆等。陈泽霖认为肝胆湿热与肝内淤胆，肝细胞变性、坏死以及炎性细胞浸润有关。韩康玲认为肝胆湿热，病理上主要是慢迁肝及慢活肝的早期。危北海提出胃病湿热中阻型主要是胃黏膜的充血、水肿、糜烂或伴出血点为急性炎症改变。余江毅认为慢性肾小球系膜增生可作为湿热证的客观指标。

三、湿证与病因学关系的研究

张六通研究发现外湿组、寒湿组及湿热组双歧杆菌数均减少（ $P<0.05$ ），三组均有大便不成形或稀便，大肠杆菌数增加，其发生可能与双歧杆菌减少有关。外湿组粪便细菌总数、大肠杆菌数显著增加，且出现较早。张琳通过幽门螺旋杆菌（Hp）与慢性萎缩性胃炎辨证分型关系的研究，认为 Hp 可归属中医六淫中湿热之邪。杨春波、危北海也持同样观点。张俊富研究提出 HBV 感染是慢性肝炎产生湿热的原因，HBV 的复制活跃程度和湿热轻重关系密切。沈庆法认为慢性肾炎的湿热和各种感染密切相关。

四、湿证的免疫学基础的研究

大量的文献表明，湿证与免疫关系密切，张六通经研究发现外湿、寒湿、湿热 IL-α 活性均减低，说明温湿度异常刺激均可导致 IL-α 活性减低，影响细胞免疫功能。杨春波认为脾胃湿热 CIC 明显升高，且与血清 IgG 升高呈正相关。郭朋通过总结近年来慢活肝湿热型与免疫的关系，提出湿热证免疫功能增高，IgG、IgM 升高，血清补体 C3 多正常。韩康玲则认为慢肝湿热型 PHA 皮试反应低下，IgG、IgM、IgA 升高。桂秀梅则认为湿热型 IgG 显著升高而 C3 活性花环、稳定性花环变化不明显。张育轩分析文献认为 CIC 的检出率明显高于实证的报道。余江毅认为慢性肾炎湿热病理免疫复合物花环率升高。刘宏伟探讨了肾小球内补体成分与中医辨证分型的关系，认为肾小球内沉积的 C3 和 C1q 与中医的湿热密切相关，C3 和 C1q 在肾小球内的沉积可作为湿热的一项客观指标。刘慰祖测定了慢性肾炎患者补体旁路的活性（ $AP\text{-}H_{50}$ ）与中医辨证的关系，认为 $AP\text{-}H_{50}$ 值可以作为判断湿热的指标。陈志伟通过慢性肾衰竭中医辨证分型与实验室检查关系的研究，建议尿抗体包裹细菌试验（ACBT）加中段尿培养可作为湿热型辨证的客观指标。高梅认为湿热证模型动物血液中 IgG 含量显著降低，且与脾虚动物模型结果一致。这亦符合温病学有关湿温病"太阴内伤，湿饮停聚，客邪再至，内外相引，故病湿热"的发病学原理。王秀华研究发现 MUS 诱导的急性痛风性关节 IL-1β 呈高表达，且有统计学差异（ $P<0.01$ ）。熊宁宁发现家兔肾炎湿热证模型出现循环免疫复合物升高（ $P<0.01$ ），红细胞免疫黏附功能即免疫复合物花环率明显高于正常组（ $P<0.01$ ）。

五、湿证的生化基础的研究

金敬善研究发现脾胃病湿热型 PGE_2 升高明显。王长洪发现湿热型胃黏膜 TXB 含量较高。邱赛红等研究结果显示:湿困型动物模型大鼠的血清胃泌素水平降低,胃黏膜 SOD 活性降低,MDA 含量增加。郭金龙观察到湿阻大鼠表现为胃酸分泌减少,胃壁黏液量降低,胃肠蠕动减弱,血浆胃泌素和全血 5-羟色胺、5-羟吲哚醋酸以及血清钾含量降低。吕文亮经研究发现湿热证动物模型过氧化反应增加(MDA 升高),抗氧化功能紊乱(SOD 下降),形成湿热证的主要病理改变,是由于机体的氧化反应增加,抗氧化机制减弱,细胞膜的完整性被破坏,导致大量病理产物堆积的结果。结果还显示,模型动物血 Na^+、血 K^+ 降低均为胃肠功能紊乱所致。祁建生研究发现慢性胃炎脾胃湿热证患者 Na^+,K^+-ATP ase 活力、ATP 含量和 DBH ase 活力均明显增加。孙洁民认为慢阻肺的主要病因是湿热邪气,通过观察病例与正常人对照,结论是:湿热证乃人体内氧化作用和抗氧化作用平衡失调所致。此种患者 AOA% 下降,LPO 值增高,AOA/LPO 比值低于 1,SOD 下降,Ct1 增高,体液中铜 AOA% 减少是湿热证的主要表现,慢性呼吸道疾病患者的 AOA 值,仅为健康人的 3/4,即总 AOA 的减少主要是铜 AOA 活性减少。郭朋综合文献认为慢活肝湿热型 GPT 多长期不降或反复波动,湿热之邪与 GPT 平行相关。桂秀梅认为该型 HBsAg 平均滴度最高,半数患者 HBeAg 阳性,S-GPT 显著异常,而 TTT、γ-球蛋白变化不明显。韩康玲则指出血清 S-GPT 77% 呈中等以上升高,A/G 比值 45% 倒置,TTT 62% 升高,HBsAg 阳性率 61%,滴度较高。余江毅认为慢性肾病湿热、湿热挟瘀证 TG、LDL-C、HDL-C、apo-β 均显著升高,HDL-C 则明显下降,瘀血证 TG、LDL-C、HDL-C 也有类似改变,但从湿热及湿热挟瘀证 TG 水平明显高于单纯瘀血证分析,TG 与湿热关系似更密切。余江毅还测定了慢性肾炎湿热证尿唾液酸(SA)、尿 N-C 酰-B-氨基葡萄糖苷(NAG),结果认为尿 SA、NAG 值可以作为肾炎湿热证的客观辨证指标及疗效参考指标。

六、湿证的治法和方药的研究

有人以藿香、佩兰、苍术、厚朴、白豆蔻、砂仁、草果等八味芳香化湿药煎剂 10g/kg 给大鼠灌胃 5 天,各药均可使动物胃黏膜血流量(GMBF)和血清胃泌素有不同程度的提高。部分药物能增加胃液分泌量,各药还能使胃黏膜组织 SOD 活性升高,MDA 含量降低。郭金龙用不换金正气散治疗湿阻证大鼠,观察到给予芳香化湿的不换金正气散后,胃酸分泌增加,胃壁黏液量升高,胃肠蠕动增快,5-HIAA 含量明显提高,说明芳香化湿药能够改善脾虚湿阻症状。赵国荣研究了黄芩滑石汤对抗大肠杆菌内毒素的作用,研究发现黄芩滑石汤能明显加快小鼠血中炭粒清除速度,减轻 ET 所致小鼠肺水肿;对 ET 所致白细胞及血小板的变化也有影响,提示该方祛湿热的功效不仅是抗菌解毒,而且通过恢复、增强机体各系统功能而间接祛邪;该方抗 ET 所致小鼠发热,并能明显加快胃排空,而抑制肠推进速度。吕文亮自拟燥湿运脾汤(由藿香、法半夏、厚朴、黄连等 10 味中药组成)对脾胃湿热中阻证进行实验研究,结果发现,该方对模型动物的主要症状、体征均有明显改善,相关指标如血 K^+ 明显升高 ($P<0.05$),血 Na^+ 明显下降($P<0.01$),IgG 值明显升高($P<0.05$),MDA 明显下降,SOD 明显升高($P<0.01$)。张永生研究用活血渗湿方抗肝纤维化,其用经典四氯化碳肝纤维化模

型进行活血渗湿方药效实验,并与复方鳖甲软肝片、干扰素等进行对照观察。经血清 HA 检测、病理组织学观察显示,活血渗湿方治疗组、IFN-γ 治疗组与复方鳖甲软肝片治疗组之间均无显著差异($P<0.05$),但与生理盐水阴性对照组比较差异显著($P<0.05$)。证明活血渗湿方具有显著的抗实验性肝纤维化的作用。吴春潮等选用黄柏、黄连、黄芩、虎杖、连翘、大青叶、甘草、丹皮、赤芍、金银花等 30 多味清热解毒利湿中药,进行抗淋球菌作用观察,结果显示:黄连等 10 味中药均有较强的抑淋球菌作用,耐药菌减少。王秀华等探讨了清热祛湿法对急性痛风性关节炎兔膝关节液白细胞介素(IL-1β)和一氧化氮(NO)水平的影响,研究其治疗急性痛风性关节炎的机制。用尿酸钠(MSU)溶液注入兔膝关节造模,用秋水仙碱作对照药,清热祛湿药由黄柏、苍术、薏苡仁、牛膝、丹参、秦艽等组成。实验结果表明,清热祛湿药能有效降低实验性痛风兔膝关节液 IL-1β、NO 水平,其效果优于西药组。表明清热祛湿法是治疗急性痛风性关节炎有效方法。

七、述　　评

　　证的客观化研究是目前中西医学界争论的焦点,是提高现代临床诊疗水平的方法之一。湿证的现代研究取得了一些成绩,在现代科学水平上进行了初步和有益的探讨,从上述的研究现状分析,还存在一些问题,如对湿证的中医内涵,还不能通过实验进行准确的阐述,所以对临床的指导或参考意义不大。就动物模型的研制,根本上还是西医的疾病模型,还不能体现中医证的特征。中医的证是临床的中医指标,将临床的病人的证与动物模型相对应,之间似乎还缺少有力的证据。因此立足于动物模型的有关研究,又似乎缺少了学术根基。因此,今后的研究还需从动物模型的可靠性上多做工作。另外,随着研究的深入,还应对湿与痰、湿与瘀等相关性的生理病理加以研究,为临床疑难杂病的诊疗提供借鉴和参考。

(于友华)

第七章　湿病的预防与护理

第一节　湿病的预防

"预防为主"是我国卫生工作的四大方针之一，中医历来强调未病先防，早在 2000 多年前的《黄帝内经》一书中，就有"不治已病治未病，不治已乱治未乱……大病已成而后药之，乱已成而后治之，譬犹渴而穿井，斗而铸锥，不亦晚乎!"的明确记载，这种未雨绸缪、预防为先的思想同样也适用于对湿病的防治。"湿邪"为害范围广泛，遍涉内、外、妇、儿各科，在许多疾病的发生、发展过程中，常有湿证的病理表现，积极做好湿病的预防工作，对于我们这样一个地域广阔、气候变化多样的人口大国来说，就显得十分重要，具有极大的现实意义。

"湿气"虽为人们生活中不可缺少的物质，然其太过则成为"湿邪"。湿邪有内、外之分，外湿伤人，多缘起居不慎，遇雾露雨雪之袭、或汗出沾衣、或水中作业、或久居坐卧湿冷阴寒之地，遭风寒湿三气合邪所致。一般说来，外湿为病，有地域之分，但近年来全球变暖、气候失常、风雨不节，自然灾害和重大卫生突发事件频仍。更主要的是近年来随着人们生活水平的提高，过用空调冷风的人数在逐年增加，以致寒湿束表，内热郁遏难发，感冒频作，或发为皮痹、肌痹……；就内因和不内外因来说，多起于七情失调，气机郁滞；或饮食劳倦、房事不节等不良的生活习惯，如：运动过少，气血运行迟缓等。应着重一提的是，贪杯饮冷，过嗜肥甘，作息无序，夜半未眠的人数在世界范围内大有蔓延之态，须知：过食生冷肥甘之品，既不易消化又伤及脾阳，致运化失司，湿浊内生。若湿浊内停，积久成饮，蕴而化热，助湿生痰，痰瘀互结，引发诸多病变，殃及诸多脏器；而劳逸失宜、过度疲劳，则不但使机体气化不及、免疫力低下，易受外邪之侵，且气机不畅、运化迟滞、湿浊内生。由此不难看出，饮食不节、劳逸失度及不良的生活习俗是导致"湿病"发生的主要病因，针对上述病因病机，只要我们把握住养心性、顺自然、不妄作劳、合理饮食、适当的体育锻炼及良好生活习惯的养成，就可避害趋利，以达防止湿病发生的目的。

一、养心性　驭精神

所谓"养心性"就是根据心理活动的规律，发挥人的主观能动性，以积极的、健康向上的态度，动用意志的力量战胜自我，调控自己的情感活动，使之在适度范围内变化，以使正气得到养护的方法。诚如《灵枢·本脏篇》中所言："志意者，所以御精神，收魂魄，适寒暑，和喜怒者也……志意和则精神专直，魂魄不散，悔怒不起，五脏不受邪矣。"这不但讲明了心理养生的具体内容，而且指明了它的重要意义。

人们常把《说岳全传》中"虎骑龙背，气死兀术，笑杀牛皋"的故事，当做文学家的夸张之作，以为笑谈。然而，1989 年 3 月，法新社关于丹麦眼科专家奥勒·本芩在看喜剧影片时因喜极大笑引发心室纤维性颤动，心跳高达 250～500 次/分，以致猝死的报道，却是有根有据。

现代医学证实,强烈的精神刺激和持久的紧张状态,首先影响到心血管系统,特别是受自主神经支配的内脏器官,可使交感神经兴奋,儿茶酚胺释量增多,脂类物质易在血管壁上积聚,血压升高、心跳加快;胃肠功能紊乱、食欲减退,从而使抵抗力下降,健康状况受到损害。许多事实说明,喜、怒、忧、思、悲、恐、惊等情志的变化,本是人对客观事物的变化或刺激的反应,也是正常情况下,人们相互交流时情感的不同表露形式。然而,七情一旦过激或持久地反复刺激,则将成为致病因素,以致气机紊乱、阴阳失衡,直接伤及相应内脏,甚或死亡。故中医十分重视情志因素对人体的影响,向来有"情志伤人最重"、"心病还需心药医"之说。

需要指出的是,心在调节人的情志活动以及各脏腑经络系统的功能方面,始终起着主导作用,虽说调控自己的心态以应万变实属不易,但又必须如此,因为,内因是事物变化的依据,加强自我修养,增强调控情绪变化的能力,自己解放自己,是避免或减缓情志所伤的关键因素,是诸养生方法的基础,亦是中医养生学的最大特点之一。其次,与湿病相关的情志异常,主要是思虑过度,伤及心脾,致气机郁结、水液代谢不畅、湿浊内生,进而引发诸多病变。所以,加强修养,注意调畅自己的情绪,以冷静平和的心态,从容面对一切困难或不利事件,以减少因情志因素引发内湿,伤及身心。

生活是美好的,但不可能总是鲜花,人的一生中总会遇到一些烦心或痛苦之事,而某些烦恼苦痛之事,有时甚至令人不能自拔。但是人毕竟是有理智的,若能在自己的情绪不断高涨或余怒未消,一触即发之时,能暗自提醒自己"有理不在声高,不要丧失理智","发怒不能解决问题,只能伤害身体",则可能使自己的情绪稳定下来。当人沉浸于苦闷悲愁之中,甚至不知所措,觉得无法逾越之时,若能提醒自己:"理智是解除烦恼的良药。昆仑虽高尚可攀,事儿再大也能过。"这样也可使自己从烦恼的抑制状态中解脱出来,仔细分析前因后果,找到解决问题的最好办法。

《素问·移精变气论》曾指出:"闭户塞牖,系之病者,数问其情,以从其意"。这就是说,让精神疾患病人把内心的苦闷宣泄出来,并且顺从他的意志,病情就会好转。根据这一方法,在日常生活中,如遇到不幸、受到委曲,当哭就哭,当说的可向亲朋好友尽情述说。如有难言之隐或不愿让人了解的,亦可与别人谈天、下棋,或逛商场,到公园散步,以转移自己的注意力,摆脱消极情绪的困扰,从悲愁苦闷中尽快地走出来。

二、顺自然 承规律

中医认为,宇宙万物本原于气,万物的生、长、化、收、藏正是地气上为云,天气下为雨,天地气交,升降出入运动变化的外在表现和必然结果。人秉天地之气而生,是自然界发展到一定阶段的产物。自然界一方面为人类提供了必不可少的食物和生存环境,而另一方面,它的周期性时序,如日夜的交替、四季的变更,也通过气候和环境的变化,对人体直接或间接地施加着影响。由于长期适应的结果,人体的生理和整个生长发育的进程,也呈现出随着年、季、月、日、时的更迁而变化的节律。这一节律,不但从人体的汗尿、脉象、妇女的月事、疾病的昼安夜甚等现象中可以看出,而且也被现代"生物钟"理论,从体温、血压、血糖的含量,激素的分泌和基础代谢率等多方面的变化得到证明。由此可见,中医主张"天人相应",强调养生要顺乎自然的实质,就是要使人体的生理节律,尽量与四时气候变化的节律相吻合,防止因脏腑间功能的失调,而使内环境的稳定性降低、抵抗能力下降,以致内外环境间的相对平衡受到破坏而引发疾病。

　　就心理养生来说，一年四季各有侧重，例如，春三月，物候的最大特点是斗柄指寅，太阳北归，阳气施化，气温回升，春风和煦，草木萌动，百虫惊醒，天地阳气俱发，万物生机盎然，呈现出一派欣欣向荣的景象。故春季当以养"春生之气"为主……，总之随四时春生、夏长、秋收、冬藏之令，春夏养阳，秋冬养阴，以从其根，是其要旨。

　　四时美景，能愉悦人的心情，但"春花零落，骄阳暑热，西风落叶，水冰地坼"等景象，也能使人产生一些不良情绪。当此之时，我们当从自然规律本身出发，以积极的态度，心平气和地去认识、品尝大自然瑰丽多姿的景象变化，来怡情悦志，宽阔胸怀，调控自己的不良情绪，终止一些违背客观规律的行为。例如，夏三月本为暑热当令，人体的阳气自然外浮，趋于体表与之相应，以致腠理开张，气血运行加快，并以汗出的形式调控体温，以确保体内各脏、腑工作环境的相对稳定。如果此时，不能很好地调控自己的情绪，只图凉快，过用空调冷风或冷水激头、浸足，以致寒湿束表，内热郁遏难发，轻则"毫毛毕直，皮肤闭而为热"，重则发为暑温；又或过食生冷，脾阳受伤，以致胃肠气机紊乱，轻则运化失司，水液停聚，湿浊内生，出现：身重倦怠、胸闷脘痞、腹胀纳呆、便溏不爽、口黏苔腻的"湿阻病"。重则湿热下注，引发急性胃肠炎、呕吐、泄泻不止。冬三月天地乃至人之阳气，本应潜藏不彰，然而，只图温暖，室温过高，以致阳气外泄而又有内热，感冒频作；或只为潇洒利落，冬装过单或早春即脱棉衣，以致风寒滞络，关节疼痛而成痹病。

　　应当指出，违反四时规律，只图一时之快，虽也有因年轻体壮，一时不会发病者，但随着年龄的增长，体质的减弱，许多病症都会逐渐显现出来。诚如《素问·上古天真论》所言："上古之人，其知道者，法于阴阳，和于术数，食饮有节，起居有常，不妄作劳，故能形与神俱，而终其天年，度百岁乃去。今时之人不然也，以酒为浆，以妄为常，醉以入房，以欲竭其精，以耗散其真，不知持满，不时御神，务快其心，逆于生乐，起居无节，故半百而衰也。"所以，"养心性"不但包括养正气，而且还包括良好的生活起居习惯的养成。

　　人的情志变化能影响生理功能，而生理节律的变化也同样能影响人的情志活动。例如，在经期前后，一些妇女常伴有不同程度的心绪不宁，烦躁易怒；而处于更年期的人，由于肾气虚衰，不但使对性功能活动有促进作用的"天癸"逐渐减少，性功能也随之减退或消失，而且，也使人体的代谢节律出现了暂时性的紊乱，情志活动也出现了一些异常，其主要表现为：焦虑紧张，多愁善感，夜寐多梦，心烦易怒，烘热汗出等症，这在某些妇女身上尤为明显。

　　上述情志变动虽说均与内在生理变化有关，但是应当看到，如果不加控制，任其发展，则势必会成为内在致病因素，引起生理活动的进一步紊乱。而紊乱又会使体质日耗，"气化"不及，被耗物质得不到补充，于是抵抗力低下，易感外邪，引发疾病或加速衰老的进程。因此，不论在月经期间，还是在更年期，都应以积极的态度调控自己的情感和行为，尽力保持精神上的愉快和内心的平和稳定。采用"以静制动"的方法，尽量减少生理变化给自己带来的不适，以及乱发脾气给家人带来的痛苦和伤害，顺利地度过月经期和更年期。

　　更年期的结束，标志着人已步入老年期，随着年龄的增长，脏腑功能的全面减退，因气衰血少，形体失养，故常有"心有余而力不足"之感。正如《素问·阴阳应象大论》所说：年五十，体重，耳目不聪明矣。年六十，阴痿气大衰，九窍不利，下虚上实，涕泣俱出矣。"加之年老退休在家，儿女又各立门户，故更觉孤独寂寞，抑郁寡欢，思想过于敏感，心烦易怒，记忆力减退等。

　　面对生长、发育、衰老和死亡这一自然法则，任何人都难以抗拒，但是诚如《素问·阴阳应象大论》所言："知之则强，不知则老……愚者不足，智者有余，有余则耳目聪明，身体强，老者复壮,壮者益治。"只要能正确对待衰老这一自然现象,又有"自知之明",能正确对待退居二、三线后,在家庭或单位中的地位变化,善于调控自己的情绪和行为,"以恬愉为务,以自得为功",乐观豁达,以诗书悦心,以山林逸兴,常以太极拳、散步,活动身躯;又以练气功,守丹田,以积精养神。如是,则定能"老者复壮,壮者益治","形与神俱,而尽终其天年,度百岁乃去"。

综上所述,中医十分重视用意志来"御精神,收魂魄,适寒温,和喜怒"的心理养生法,这种方法能使人的"精神专直",处于"恬淡虚无","志闲而少欲,心安而不惧"的平和而安定状态。从而能起到"五脏不受邪","真气从之,精神内守,病安从来"的作用。"养心性,顺自然,是养生学的两大原则,是中医"天人相应"的整体观和"内因是决定因素"病理观的具体体现。

三、改善居处和工作环境

居处和工作环境的状况,直接关系着对湿病的防治。我国早有防霉除湿的良好卫生习惯。大量的考古发掘资料证明,早在4000多年前的商代中期,人们就在居住的房屋山墙上留有风窗,这种设计可谓开创了房屋建筑史上防潮、防湿的先河。唐代陈藏器曾收录有:"五月(农历)土润溽湿……过此节后,皆须曝书画、晾衣物"的民俗记载;《寿世秘典》中也有"农历五月,梅天宜熯,苍术收潮诸香避之",即用中药烟熏防潮之法。直到现在,在城镇尤其是广大农村,每逢端午节,仍有插燃艾蒿,以避秽祛毒;春节年关之际,更是洒扫庭除,大搞环境卫生,欢欢喜喜过大年的习俗。再如,长夏溽湿之际,多在室内、厕所墙角堆撒一些生石灰,即可防潮,又可杀菌;严冬季节,在平房四合院内,人们多用绵纸糊裱屋顶、窗棂,为防煤气中毒,还在窗顶装上风斗,这种习俗不但令室温适宜、空气流通,起到了御寒防湿的作用,而且使人不易生内热,可有效地避免感冒。

当今社会,我国人民的居处、工作环境有了极大的改善和提高,但另一方面,随着城镇化速度的加快,亦出现了一些弊端。一是人口多而密集,又加上汽车代步,燃煤或气做饭,释放出大量热气;二是楼层低矮,墙体较薄,楼房林立,以致一些区域光辐射、热岛效应严重。于是造成了无论是工作居处之室,还是交通运输工具上,到处都装有空调冷风设备。这样一来,就形成了室内冷风习习,而室外是赤日炎炎、汗流浃背。较大的温度反差,使得人们出入其间,难于一时适应。一般说来,当人的体表温度突然遇冷或长时间处于低温状态,超越了人体的应急或适应能力时,都易感邪致病。然"邪之所凑,其气必虚",故同在设有空调冷风、室窗密闭环境工作的人群中,体质较弱者,首先感到不适,轻则出现头晕头重、周身乏力、恶心欲呕、记忆力减退,或冷汗出等一时性症状,稍重者出现关节疼痛、皮痹、肌痹,甚或颜面神经麻痹。久而久之,则表阳虚衰,卫气不固,免疫功能低下,畏风怕冷,经常感冒,鼻塞衄衄、咳嗽咽痛、肢节酸楚、纳谷呆滞,精神倦怠等症交至。为解除炎热,贪杯饮冷,饮料加冰,犹嫌不爽;久之阴寒内盛,损伤脾胃之阳,致寒邪凝滞,气机痞塞,纳化失常,升降悖逆,而脾胃病作矣。况为避炎热,冷水激头、或沐浴游泳、短裙衣衫、肌体暴露而少防护。卒遭酷热之侵,复受冷气之袭,脾虚况盛而中阳式微,土壅木郁而肝失调达,则痹证、带下、月经病、湿疹、皮肤病等纷至沓来。又或过食肥甘,耽于酒色,而肾精亏虚,消渴病等亦随之迭至……。

喜其利而忽其弊,图一时之快而弃终身之利,是人性不成熟的表现。如何益其利而防其弊,一在于对疾病的认识以及自己的体验,二在于衣着、饮食、起居、卫生等良好生活习惯的养成,而更重要的是不断实践和持之以恒。至于具体方法,则要依据实际情况分别对待,比如,舌苔黏腻,内湿盛者,因甘能助湿腻膈、辛能助湿化热,故其饮食构成,当以清淡为宜,切莫贪图油腻肥甘;素有内热多火者,当禁辛热、油炸食品,如羊肉、大葱、辣椒等;脾胃虚寒者,不宜过食生冷瓜果、冷饮浓茶,以顾护脾阳,以防寒湿内生或加重……

长年居处地下室等潮湿之地、或出入于温室大棚、或冷库的人员,应谨防痹病、注意适时开窗或用空调等机械换气除湿、勤晒被褥,为防寒保暖、适时增添衣被;外出雨淋,湿衣当及时更换……

四、合理的膳食结构

脾与胃在人体以心肝脾肺肾为中心的五大功能系统中,占有极其重要的位置。这是因为脾胃属土,位居中焦,一阴一阳,互为表里。胃主受纳腐熟水谷,并把消化后的糟粕及时下移小肠,即所谓的"降浊";脾主吸收和转运水谷精微,即所谓的"升清"。脾胃的这一功能恰似枪支的扳机,正是在胃的受纳与排空、脾的吸收与转运功能的激发下,肺心之气才随胃气下降,肝肾之气随脾气上升,是故中焦气机得畅,五脏六腑之气机皆顺矣! 所以,脾胃既是气机升降的枢纽,又是后天之本,气血生化之源。脾胃强健,则气足血充,它脏虽病但尚可调可补;反之,脾胃一病,因气血津液生化乏源,故余脏皆病;胃气一败,则百药难施。

在湿病中,许多疾病如现代常见的冠心病、糖尿病、高血压、高血脂、痛风等疾病就直接或间接与损伤脾胃有很大关系。脾胃之损除缘于六淫外侵、七情内伤外,还可能与以下几方面有关:

1. 饮食偏嗜

喜嗜现象十分复杂,它可能与人体的健康状况、居处环境、生活习俗、或一时营养之需有关。比如,素体虚寒者喜热喜淡,体壮或内热火盛,尤其是高烧火炽者,喜冷喜寒;居处寒湿之地的人好辛辣,孕期妇女可能有一过性的嗜肉、酸、甘或咸。但过嗜辛辣油炸焦燥之品,可致肠胃积热,出现口渴便秘、脘腹胀满、酿成痔疮等;贪食寒凉生冷,则易伤及脾胃之阳,致寒湿中生,出现脘腹痞满、便溏黏滞或腹痛泄泻等症;偏嗜肥甘、膏粱厚味,则"肥者令人内热,甘者令人中满",《素问·通评虚实论》指出:"消瘅仆击,偏枯萎绝,气满发逆,肥贵人则膏粱之疾也。"其实不独消渴病,像痛风、啤酒肚等也都是吃喝出来的毛病。这说明:有饮食偏颇的人,疾病可能一时不发、危害不显;但长久以往,食品性味的偏颇、人体内某些营养成分过剩或不足,势必影响到相应脏腑功能的盛衰,甚至因代谢失常,废物堆积,而引发脏腑的器质性病变。

人所需要的各种营养成分,主要源于一日三餐所摄入的饮食水谷。由于食物的种类、产地各有不同,因此,其性味及所含的营养成分各有所异。同样,随人居地域、生活习俗、个人嗜好的不同,人们对食物的气味寒凉亦各有所喜;然而就保障人体的正常生理和发育而论,对营养的要求却是均衡而全。由此可见,处理好两偏一全的关系,维系好三者之间的平衡,就显得尤为重要。

《素问·藏气法时论》说:"五谷为养,五果为助,五畜为益,五菜为充,气味合而服之,以补精益气。此五者,有辛、酸、甘、苦、咸,各有所利。或散,或收,或缓,或急,或坚,或软,四时五脏,病随五味所宜也。"2000多年前,古人提出的这一套食饮方案,即便用现代营养学的观点来看,亦不失为科学、合理的膳食构成;其中五谷麦、黍(大黄米)、稷(小米)、稻、豆可提供淀粉、植物蛋白、矿物质;五果李、杏、枣、桃、栗的果肉和果仁,可提供糖类、不饱和脂、维生素等;五畜鸡、羊、牛、马、彘(猪)可提供蛋白质、脂肪;五菜韭、薤(藠头)、葵、葱、藿,可提供纤维素、维生素等;不难看出,其提供的营养成分均衡全面,养、助、益、充,目的明确、配比合理,可谓是绿色健康食品。

当前,随着我国国民经济的快速发展,人民的生活水平得以大幅度地提高,许多地区已达或超过了小康水平。人们餐桌上所呈现的食品,远比古人所向往的五谷、五果、五畜、五菜要丰富得多,起码又多出了鱼虾海鲜。即使这样,有的人还说自己的体质虚,需用人参或西洋参、冬虫夏草、黄芪、大枣、桂圆、枸杞等煲汤进补。其实,按古人的上述食料精心调配、制作出荤素相合、精粗搭配、清淡适口的饭菜,又能按时、按量、不挑不拣、合理用餐,不用煲汤进补,人体正常生理和生长、发育所需的营养是完全能够得到保证的。对某些人来说,关键不在于补钙、补锌……补气补血,而在于固护自己的胃气。如果肠胃消化、吸收有问题,任你把鱼翅、燕窝及各种营养品当做主食,亦很难壮起来。俗话说"药补不如食补",但"补"具有相对性,对病邪来说泻即补;对诸虚来说益为补。此话的本意是告诫人们,不要过分依赖或相信只有药物才能进补,"药食同源"、选用某些食品也可纠偏。食补的前提条件是脾胃未伤,如果已伤,还当及时请医生用药物或结合食疗,调理脾胃,只要胃强脾健了,吸收功能好了,吃什么都香,身体复壮、精力充沛。

2. 饥饱失常

《诸病源候论·卷廿一》曰:"夫食过于饱,则脾不能消磨,令气急烦闷,睡卧不安。"其所以然者,以胃为府,府以通为用,正如《素问·五脏别论》所言:"六腑者,传化物而不藏,故实而不能满也。所以然者,水谷入口,则胃实而肠虚,食下则肠实而胃虚……"故也。饮食自倍,肠胃仍伤,这一点在婴儿身上表现得尤为突出。因小儿初生,唯有三伎,吃、睡和泣号,前二者是其本能,而后者是其运动和对内外刺激反应的方式,惟大人不知何云,见哭就喂,岂不知小儿脾胃绵弱,能容几何?以致伤食;食滞日久,疳积乃作。证见:睡眠不实、面黄肌瘦、脘胀腹膨、青筋暴露、嗳腐泛酸、便溏黄白、手足心热。至于成人,有因好友相聚,忘乎所以者;有因偏嗜不加节制者;而更多的人,则因工作较忙,或懒于做饭,或生活不规律,错过就餐时间,以致饥肠辘辘,暴饮暴食,充塞于胃,难于排空,胃气不降,气机升降出入难行。由此可见,饥饱失常乃养生大忌也。

当前,在社会上,尤其是一些年轻人之中,由于白天工作紧张,午休时间短,所以常常是买些盒饭匆忙吃几口了事;下班后,由于时间较充裕,做的饭菜样儿多,色香味亦诱人,故吃得很饱。晚饭后,不少人又忙于上网聊天,或外出忙于社交活动。当躺到床上时,已是子夜之后;待到第二天一睁眼,已是七点多钟,没办法,只好胡乱吃几口或根本不吃,就赶忙上路,风风火火上班去了。不少人说,晚饭是他们营养的主要来源,有时自己高兴或与亲朋相聚,还能喝上几口小酒,故是他们一天之中,最惬意、最悠闲的时刻。岂不知这样的安排或习俗,恰与人体生理相悖。因为,白天人的活动量大,胃肠蠕动也快,因此,就量的分配来说,应当是"早吃饱、午吃好、晚吃少",这样做,尤其是"晚吃少"既利于胃的保养,又能避免因胃肠不适而影响睡眠的质量。虽然可能年轻体壮,尚无不适,但人到中年,缘此而病者屡见不鲜。因此,应调整饮食习惯,逐渐做到"早吃饱、午吃好、晚吃少",每餐的食量不宜过饱,一般以七、八分饱为宜。脾胃功能较弱者,可以少食多餐,以避免食滞肠胃,酿湿生热,引发病端。另外,过嗜烟酒亦属一种不良嗜好,因为二者过量,均可助湿生痰,既影响脾胃运化功能又可引发多种疾病,故当在禁限之列。再者,饮食卫生工作也十分重要,许多湿病如痢疾、泄泻、霍乱、黄疸、呕吐等,主要与饮食物不洁有关,因此,在保证饮食原料鲜活、清洁外,还应大灭蚊蝇,搞好个人及厨房用具的清洁卫生,以防"病从口入",引发上述病证。

五、起居有常　劳逸适度

人秉天地阴阳二气而生,因此,天地阴阳二气的运动规律,如阴阳间的既相互对立又相互依存、互根互用、此消彼长以及阴平阳秘、阴阳平衡,也是人体生命活动所遵循的对立统一法则。中医把器官实体和各种体液(包括一切营养物质)称为阴,把人体各脏腑的功能活动及作用称为阳。营养物质是脏腑功能活动的基础,或曰能量的提供者;而阴液的生成又依赖于脏腑的功能活动。可以说,人的生命活动,正是在营建与破坏、消耗与生成的动态平衡中得以维系和推动的。不过阳主动,阴主静,阳化气,阴成形。营建与破坏之间,又有相对性,例如,白天人的活动量大,生理代谢较快,故对营养物质的消耗也就多一些;反之,夜晚则以生成为主,况且某些物质只有在黑暗环境中才易于生成。从这儿我们不难发现,每晚的睡眠,并非黑夜不利于人的活动,其意义不仅是人类对昼夜之变的适应结果,而且也是让各脏腑的功能活动,在减缓的同时得以休整,更主要的是促进阴液和营养物质的生成。由此可见,休息和睡眠是人生中,不可缺少的一部分,是为了积蓄力量,以利于尔后的扩大再生产。一张一弛,张弛有度方为道。

随着现代化进程在世界范围内的推进,人们的工作、学习节奏普遍加快,一些人工作繁忙或应酬多;另一些人虽轻闲,但迷恋上网游戏或打牌,以致彻夜不眠,这两种人的共同特点是神经紧绷、严重缺觉、体力透支严重。如果这种人不敷出的状况持续发展,势必阳病及阴,气血大衰,抵抗力低下,引发诸多病变。例如,长期处于精神紧张状态的人,因烦劳伤心、心血暗耗、血不养神故出现心悸、失眠、多梦;又心血不足,不能滋养脾运,故常伴有纳少不馨、腹胀便溏的症状。而思虑过度的人,因思则气滞郁结、气机不畅、脾失健运、气血生化不及,不能上奉养心,故同样可出现上述心脾两虚的症状。

诚如《素问·生气通天论》所言:"阳气者,烦劳则张,精绝,辟积于夏,使人煎厥,目盲不可以视,耳闭不可以听,溃溃乎若坏都,汩汩乎不可止。"我们切不可小觑过度烦劳、少眠对人体危害的程度,为确保身强体健、益寿延年起见,力争做到起居有常、劳逸结合、睡眠有度,是非常重要的。

六、勤锻炼　强体质

《灵枢·百病始生》云:"风雨寒热不得虚,邪不能独伤人。卒然逢疾风暴雨而不病者,盖无虚,故邪不能独伤人,此必因虚邪之风与其身形两虚相得,乃客其形。"这说明疾病的发生及程度,直接与人的体质有关,体质强者不病或虽病,然其势亦轻。"生命在于运动",坚持体育锻炼,就可增强体质,提高免疫能力。我国古代就十分重视用体育锻炼的方式,以达防病治病的目的。可以说,我国是创建锻炼方法最多的国家,例如:五禽戏、太极拳、太极剑、八段锦等。到底采用哪种方式进行锻炼,当因人而异、量力而行。体壮者可每日早晚到公园或房前屋后长跑、打球;体弱者,可做广播操、散步、打拳、舞剑等。在平时锻炼过程中,亦可融入健美娱乐成分,如唱歌、跳舞、踢毽、抖空竹、放风筝等,这样既能锻炼身体,又能愉悦身心、陶冶情操。又或为培育或巩固同事好友间的感情,亦可几人相约,远足登山、绿荫下棋、垂钓或骑车郊游远行。更可结合日常工作或生活,每天坚持步行上下班或商店购物,这样在锻炼身体的同时,又能节约能源,为环保工作做出一份贡献。其实锻炼的方法很多,许多项目老少青壮乃至体弱者皆宜,比如游泳,其不同者,只在个人爱好和强度不同而已。需要明确的是,锻炼的目的在于强身,至于出成绩、参加比赛则是次要的问题,故锻炼时一要循序渐进、量力而行、不可过劳,常以微汗出为宜;二是要持之以恒、缓缓收功;同时应认识到任何锻炼方式,都存在一定的危险性。因此,应增强防范意识,采取必要的防护措施,杜绝损伤事故的发生。对技术性成分较高的项目,如气功、按摩等,应在专业人士的指导下进行,以免走火入魔或压按出硬伤。至于针刺和艾灸,则是一门医疗技艺,具一定的禁忌和风险性,因此,如无专业人士的指导,切莫乱扎乱灸,以防意外事故发生。

总之,随着我国经济实力的增强和政府在公用事业等方面的大力投入,我国人民在膳食结构、居处环境、衣着出行、卫生保健等方面,正处于由温饱型向质量型转化的时期。为适应新时代的发展,这就需要提高全民族的文化素养和身体素质。只要我们把握住养心性、顺自然、不妄作劳、合理饮食、适当的体育锻炼及良好生活习惯的养成,就可避害趋利,以达防止湿病及其他疾病发生的目的。

第二节 湿病的护理

护理学是一门综合性很强的独立学科,护理工作绝非只是打针、发药那么简单,而是要求护理人员熟谙本专业的护理知识、了解护理对象所患疾病的发生、发展、治疗、预后的总体规律及各阶段的主要证候和可能出现的变证;当危险征候出现时,能及时报告医生,并与之一起选用合理的药物、熟练地操作医疗设备对病人进行抢救;还要"以人为本"、"爱"字当头,不但能从生活上关心病人,而且还要懂得心理学,善于与患者进行思想交流,及时发现并用自己所掌握的专业知识排解、疏导患者的各种思想问题或不良情绪。由此可见,护理工作是疾病诊疗工作的延续,是患者由"病"向"愈"转化过程中的关键一环。护理工作的好坏直接影响着患者对待疾病的态度、疗效的高低以及病程的长短。因此,护理人员是医生和患者之间的桥梁,其工作与医生的工作同等重要,是不可或缺的重要工作。

为做好护理工作,护理人员除了通过学习和培训,努力提高自己的专业素质外,还应做好以下几方面的工作:

一、情 志 护 理

《素问·上古天真论》:"精神内守,病安从来",人的情志活动无偏,就不会扰动各脏腑器官的功能活动及相互间的协调,而内环境的相对稳定,又是"正气内存、邪不可干"的前提条件,正气足,免疫力就强,因此,提高患者内在的心理素质是适应外在环境和人事之变,免受各种致病因素的侵害,保持身心健康的关键所在。反之,情志异常,精神内伤,则可使气机升降失常,气血运行紊乱,脏腑功能失调,造成水湿停滞而致湿病。

情志护理要因人而异,由于病人的性格、家庭背景、经济状况、病种、轻重程度等各有不

同,因此,病人的思想问题各异,医护人员要充分了解其各方面的情况,具体办法如下:

1) 初入院的病人,思想上或多或少都有这样或那样的问题,这不足为怪。为此,医护人员一要尊重病人,耐心倾听病人的倾诉;二要因势利导,安抚病人。人生在世,不可能事事顺心、万事如意,世人谁也不愿与困难、疾病相伴,然而当困难、疾病降临之后,对他人过多的埋怨、对自己的命运一味哀叹已毫无意义。此时唯有以乐观豁达的态度直面人生,以开朗豪放的情怀处理世事,把困难、疾病视为人生旅途中的一部分,是对自己的一次考验,积极配合医生静心养病,争取痊愈。"塞翁失马,焉知非福",通过心理疏导可使患者的心情平静下来,冷静地分析发病缘由,若缘生活不节、饮食无度、过嗜烟酒或情志过激等不良习俗并从此改之,从此终生收益。

2) 任何疾病,都有其自身的发生、发展、预后规律,医护人员应视病情具体情况,多做安抚工作,不失时机地普及相关知识和护理常识;讲明清静养神,排除各种不良情志刺激,以利于生命的延续和提高生存质量的道理。为保持心态平和,当病人受病痛之苦或陷入悲愁苦痛中时,除采用必要措施、服用相关药物以外,也可主动与其聊天,或建议其用看书报、杂志、听笑话、哼小曲等方法,以分散注意力,缓解或尽快从病痛、恐惧、烦闷等不良情绪中解脱出来。

3) 多数湿证病势缠绵,病程较长,受病痛的折磨,患病的人思想多脆弱敏感。所以,在与病人交流时,应察言观色,语气应尽量平和委婉,耐心向病人解释疾病的起因、诱因及治疗意图,亦可通过某些康复的病历,帮其树立信心。另外,应加强与病人家属的沟通与协调,从专业的角度指导家属多作病人的思想工作,使其树立信心、心情愉悦、喜怒有常。安心静养,为疾病康复创造有利条件。

总之宽阔胸怀,提高病者的个人修养和对不良情绪的调控能力,是情志护理所追寻的目标。只要在与人打交道的这个难题上取得了突破,其他护理工作也就容易进行了。

二、病 室 环 境

搞好病室和环境卫生非常重要。一般说来,一个人初到一个陌生的地方,总会有些不适,尤其是来到医院,心情就更加复杂。恐惧和各种疑虑常使患者心神不定、惴惴不安。因此,我们不可小视医院和病室给人的第一印象。优美的医院环境、宁静温馨的病室可令人心情愉悦;反之,阴暗潮湿,狭小脏乱的环境,既易滋生病菌、遭外湿之侵;又常令人心绪沉闷、烦恼、沮丧,影响到人体的气机升降,导致脏腑功能失调,饮食无味、食量大减。为此应十分重视并做好病房、用具及环境的保洁卫生、防尘除湿工作。为保证室内空气新鲜,应做到定时开窗换气,严禁在室内吸烟;有条件的卫生院所,可使用负氧离子发生器,以改善室内空气的质量。为防止病友间的交叉感染,病室内应定时用紫外线灯消毒,其照度可为 $70\mu W/cm^2$,时间为 $1\sim2$ 小时。农村可用醋酸熏蒸或者在墙角放置生石灰包等简单易行的土办法来除湿消毒,并搞好病室和环境卫生,以利于病员的早日康复。

三、饮 食 护 理

饮食是维持生命活动正常进行的物质基础和人体代谢的能源,药食同源,在用药物治其本的同时,辅以饮食疗法,补虚益损,以壮乾元,增强机体的抗病能力,也不失为一举两得的好方法。湿病患者尤当注意饮食禁忌,做到荤素搭配合理、饮食营养均衡。此外,要注意饮食卫生,食物宜鲜活,忌食腐败变质、有毒食品,应进清淡易消化的食物,不食辛辣刺激性强以及生冷、油腻、过咸之物。对湿病患者的饮食,应根据患者的病情变化和脾胃的运化能力而及时调整,如痛风患者不宜多吃海鲜、油腻及豆制品;若病人苔黄厚腻且食欲不振,则当忌辛辣助热、肥甘滋腻及难以消化的膏粱厚味之物……。

四、进 药 护 理

服药是治疗疾病的重要手段,湿病患者有的病程长,服药时间也相对长些。药物的种类很多,对煎药、服药的方法亦有一定的具体要求。

1. 正确服用中药

用药方法常因患者的体质、病情、病位和药剂的性质、大小的不同,而有内服外敷、输液灌肠、蒸浴等差异。就内服而论也有不同,例如,为有效控制外感发热病人的体温,对于体质强壮者,药量不但可以加倍,每日服 3~4 次,且每次均为顿服,这样做的目的是使药力集中,有效成分在体内保持一定的浓度,集中优势兵力驱邪外出、体温得降。而补虚之剂,尤其是对脾胃虚弱、吸收运化能力较差的患者,可每天甚或两天一剂,缓缓收功。

在饮用汤剂的温度上,一般认为温热、补益性药物以温服或热服较好,清热解毒或火热证一般冷饮为宜,而对胃肠有刺激性或空腹饮后胃脘不适、欲呕者则当饭后再喝。舌苔白腻而湿盛者,药后若脘腹胀满更甚,可能是胃寒而药凉,处理的方法是将煎好的药汁重新倒入锅中,加入 1~2 片生姜,煎后再服。若平时或药后,脘腹有振水声,说明脾失健运,处理方法是分次而饮或浓缩后再服;若经上述方法处理后,情况仍不好转,当及时上报医生处理。

2. 注意观察药后反应

服药之后,要密切观察或询问药后患者的感受,并及时反馈上报,以供医生作为进一步治疗时的重要参考。目前,治疗湿病的中西药合用者甚多,必须了解病人药后的情况,熟悉各种药物的副作用,一般服用大辛大热剂的患者必须询问其是否出现口干舌燥、咽痛便结、出血等症状;服清热解毒药后应注意有无胃脘不舒、便溏、腹泻等情况发生;一些中草药,如雷公藤片是经提纯后而制成的片剂,服用后多有副作用及不良反应出现;又如服药后,月经紊乱、闭经、眼睑及面颊出现色素沉着,尤其是胃肠道刺激症状如吐、腹泻、便血等应及时上报,由医生处理。

值得一提的是临床上风湿病患者,服用激素及使用抗风湿免疫抑制剂时,护理上应及时询问病人有无恶心、呕吐、黑便等肠胃症状。使用免疫抑制剂前,应查肝、肾功能。用药后,为预防药物性膀胱炎的发生,应叮咛病人多饮水,以利于残余药物尽快排出体外,还应嘱咐病人多用淡水漱口或专用药液含漱,以防范口腔溃疡的发生。

3. 切勿杂乱用药

有些湿病病情复杂,用药后常不能速见大效,然而由于患者及家属求愈心切,以致轻信某些报刊、电视、街头小报上言过其实的虚假宣传,甚至连市面上"某药神效"、"某人神技"的传闻,也常令他们怦然心动,往往是有病乱投医,来回转院;或是住院期间,除了服用本院医生所开列的药物外,还偷偷地从院外带来其他偏方、秘方服用,以致疗效不佳或出现一些毒副作用。医护人员要及时了解病人所服药物的品种、数量以及是否遵医嘱而行。若发现上述情况,医护人员应耐心解释,讲明利害关系,劝阻患者不要乱用药。

五、生活护理

及时观察和掌握疾病的动态变化,是未病先防、搞好生活护理的前提。例如,胸痹心痛患者在痹痛发作时,应留意观察疼痛的部位、性质、程度、持续时间、口唇、指甲的颜色等情况;瘀血者,疼痛呈针刺样绞痛且部位固定。观察舌象变化,如气滞血瘀之症逐渐减轻,舌质绛紫渐转淡红;若阴津受损时,则可见舌质红绛,光剥无苔;若为水肿鼓胀病人,则需观察腹皮的色泽、腹大的程度;对有出血倾向者,应注意鼻、牙龈是否出血,还当注意皮肤湿疹的形态或出血形成的瘀斑的特点;若病人精神状态异常,语无伦次、兴奋多言或嗜睡不起等,当疑为邪入心包,是肝昏迷的先兆。另外,对二便情况的掌握也很重要,要注意保持病人大小便的通畅,加强口腔护理,警惕并发症的发生……。

总之,护理工作千头万绪,且随湿病病种的不同,护理重点各有所异。但"人命大于天",因此,每位医护人员应"以人为本",加强责任心,密切观察病情变化,及时发现并将问题上报主管医师,采取相应的措施,做好护理工作以利于湿病的治疗和病人的康复。

参 考 文 献

安海英,黄丽娟,金敬善,等. 2002. 益气温阳和活血利水法对充血性心力衰竭患者神经内分泌系统的影响. 中国中西医结合杂志,22(5):349

白善信. 2000. 董阶平肾病证治经验. 中国民间疗法,8(6):4

白玉良. 1983. 病毒性肝炎中医辨证分型与肝脏病理变化关系探讨. 中西医结合杂志,3(3):161

才木香. 2000. 温胆汤加减治疗痰浊型失眠症 32 例疗效观察. 中国中医基础医学杂志,6(7):480

车念聪,付修文,高连印,等. 2002. 北京地区慢性丙型肝炎中医证候学研究及辨证分型的初步调查. 北京中医,21(5):300

陈桂德. 1998. 镇眩汤加减治疗内耳眩晕症 40 例. 陕西中医,19(9):407

陈汉霖. 1981. 肝肾阴竭,湿热内蕴. 中医杂志,(5):374

陈如松,朱德宝. 2001. 陈洪干老中医辨治慢性肝胆病的经验. 四川中医,19(8):2

陈宪海. 1999. 脾胃湿热证治心悟. 山东中医杂志,18(12):533

陈志伟. 1988. 慢性肾功能衰竭中医辨证分型与实验室检查的关系. 中西医结合杂志,8(7):395

崔燕玲. 2000. 半夏泻心汤治疗湿热型咳嗽 50 例临床观察. 现代中西医结合杂志,9(18):1805

邓银泉,范小芬. 2001. 脂肪肝中医证型与血生化指标的关系. 浙江中西医结合杂志,11(3):138

丁国培. 2002. 胃癌证治举隅. 辽宁中医杂志,29(5):271

冯莲君,延文. 2000. 幽门螺杆菌与胃脘痛中医分型的关系. 现代中西医结合杂志,9(2):105

傅文录. 1995. 33 位当代名中医治疗肾病综合征的经验. 河南中医,15(1):53

高碧珍,兰启防,李灿东,等. 2003. 慢性胃炎证候与幽门螺杆菌及 Bcl-2 蛋白的相关性研究. 福建中医学院学报,13(6):1

高梅. 1995. 两种"脾虚"动物模型免疫功能变化比较. 辽宁中医杂志,6(22):28

古炽明,丁有钦. 2003. 高血压病证候文献分析述评. 中医药学刊,21(7):1156

关凤岭. 1999. 关思友治脾胃病注重湿邪临床经验谈. 中医药研究,15(3):52

关继华,郝桂芳. 1995. 益气活血温阳利水法治疗心衰的文献分析. 陕西中医,16(3):98

桂秀梅. 1988. 慢性乙型肝炎中医辨证分型与生化免疫指标关系的探讨. 江苏中医,(12):588

郭金龙. 1986. 湿阻证病理造型的实验研究. 中医杂志,(8):59

郭金龙. 1989. 不换金正气散芳香化湿醒脾的实验研究. 中国医药学报,4(4):25

郭铭信. 1986. 慢性肾功能衰竭的中医证治现状. 中医杂志,(1):58

郭朋. 1989. 中医治疗慢性活动性肝炎近况. 山东中医学院学报,(2):49

韩洪凤,王玉生. 1995. 论湿热治肺. 黑龙江中医药,(4):4

韩康玲. 1983. 慢性肝病中医辨证分型与临床化验及组织病理检查的关系. 天津医药,(10):615

韩清,孔祥梅,张延群. 1996. 加味白头翁汤治疗慢性结肠炎35例疗效观察. 新中医,28(1):20

华海清. 2001. 慢性乙型肝炎病因病机探讨.南京中医药大学学报·自然科学版,17(4):210

黄斌,王文霞,朱明军. 2000. 黄连温胆汤加味治疗心律失常72例. 辽宁中医杂志,27(8):353

黄一梅. 1994. 常见呼吸道疾病湿热兼证临床分析. 湖北中医杂志,16(5):39

焦安钦. 2004. 湿热虚瘀与慢性胃炎. 山东中医药大学学报,28(1):18

金敬善. 1992. 胃十二指肠疾病血、尿PGE2和PGF1α含量及其与中医证型的关系. 中医杂志,33(7):429

李锋,李秀云,王长海,等. 1996. 51例冠状动脉病变程度与中医证型的关系分析. 陕西中医,17(9):393

李虹,李泉香,陈冰,等. 2002. 半夏泻心汤治疗胸痹的机制探讨.山东中医杂志,21(1):11

李俊,罗翌,邹旭等. 2000. 消化性溃疡活动期证型探讨. 辽宁中医杂志,27(7):297

李南夷,李岳夷,龙新生. 2003. 急性心肌梗死病机特点探析. 中国中医急症,12(6):535

李胜志,王大敏,李冀. 2003. 中医对溃疡性结肠炎认识探源. 中医药学刊,21(9):1450

李炜东,樊彩联,刘飞,等. 2003. 109例精神分裂症中医辨证分型临床调查分析.陕西中医,24(2):140

李锡涛,路喜素. 1994. 路志正调理脾胃治杂病学术思想. 新中医,26(6):11

李旭,罗国华,岑永庄等. 2000. 功能性消化不良的中医证候学与相关治疗研究. 世界华人消化杂志,8(S:S):106

李玉花. 2003. 中医药治疗脂肪肝的研究进展.新中医,35(10):70

刘渡舟. 1998. 湿证论.北京中医药大学学报,21(1):3

刘宏伟. 1993. 原发性肾小球疾病肾小球内补体成分测定与中医辨证分型的关系. 辽宁中医杂志,20(3):1

刘慰祖. 1986. 肾小球肾炎患者补体旁路径活性的测定及中药前后的变化. 中西医结合杂志,6(4):210

刘燕华. 1995. 刘渡舟教授运用甘露消毒丹治疗湿咳病案3则. 北京中医药大学学报,18(3):53

刘亦选. 1993. 1239例原发性高血压证治规律分析. 新中医,25(10):20

刘永源,贺松其. 2003. 痰浊与心脑血管疾病相关性的研究进展.甘肃中医,(5):61

陆木兴. 2001. "气化则湿亦化"浅析. 上海中医药大学学报,15(2):6

吕冠华. 2004. 幽门螺杆菌感染与脾胃湿热的关系探析.辽宁中医杂志,31(1):16

吕文亮. 1998. 湿温病湿热证的实验研究. 江苏中医,增刊:144

吕文亮等. 2002. 燥湿运脾汤对脾胃湿热中阻证作用的实验研究. 湖北中医杂志,24(4):8

罗敬河,邓兰琼. 2003. 萎缩性胃炎辨证分型中胃黏膜相及病理改变的探讨. 中华中西医杂志,4(9):1305

麻晓慧,楚更五,何裕民. 2000. 胆病证型及症状学研究. 辽宁中医杂志,27(12):529

马丽,徐进杰. 2001. 苓桂术甘汤加减治疗心律失常100例. 新中医,33(10):34

祁建生等. 2001. 慢性胃炎脾胃湿热证红细胞膜 Na^+、K^+-ATP ase 与血清 DBH ase 关系探讨. 新中医,33(10):30

秦鉴,金明华,邓江华等. 1997. 化湿和化瘀法治疗冠心病的临床观察. 中国中西医结合杂志,17(9):519

秦鉴,麦明建,罗志强. 2002. 通过高湿环境多层次探讨湿气、湿邪、湿证的转化规律和湿的本质.国际传统医药新成果博览会论文集,9. 曼谷

邱赛红等. 1997. 芳香化湿药开胃作用机制的实验研究——对湿困动物模型的影响. 中药药理与临床,13(2):1

邱志济,朱建平. 2001. 朱良春治疗顽固失眠的用药经验和特色. 辽宁中医杂志,28(4):205

申素兰. 1995. 辨证治疗胸痹102例. 陕西中医,16(6):252

沈庆法. 1987. 湿热病理的探讨.上海中医杂志,(10):8

师丽晶,饶天培. 1994. 慢性肾功能衰竭从"湿"论治探讨.贵阳医学院学报,19(2):124

孙建实. 1997. 实验性肾盂肾炎动物模型的建立与发病机制及中药治疗的研究. 中医药信息,(1):45

孙洁民等. 1995. 慢性呼吸道疾病之湿热证发病机制的实验研究. 湖北中医杂志,17(1):52

孙伟,曾安平,严志林等. 2000. 湿热病邪与慢性肾病关系探讨——附152例临床资料分析.中医研究,13(1):36237

谭璐芸. 2000. 郭维琴治疗心力衰竭经验介绍. 云南中医学院学报,23(2):43

王长洪,等. 1994. 胃黏膜前列腺素含量与中医证型的关系. 辽宁中医杂志,21(1):11

王东生,袁肇凯,余亚明,等. 2003. 痰瘀与动脉粥样硬化相关性探讨. 山东中医药大学学报,27(3):162

王凤莲. 2000. 李玉幸治疗胃脘痛的经验. 辽宁中医学院学报,2(1):52

王立,赵荣莱,陈正松. 1995. 慢性胃炎、消化性溃疡中医证型与幽门螺杆菌的关系. 中国中西医结合脾胃杂志,3(1):27

王世君,施丽君. 2002. 从湿论治小儿肾病顽固性蛋白尿. 中医药研究,18(1):3

王世君. 2002. 何立人教授从痰湿治疗心系疾病举隅. 长春中医学院学报,18(2):10

王淑善. 1996. 王少华用连理汤治中焦疾患撷菁. 辽宁中医杂志,23(4):159

王新华. 1990. 温病湿热证病理造型及实验研究. 广州中医学院学报,(3)182

王信德,高永平. 2001. 湿热痢用温药的体会. 四川中医,19(3):27

王秀华. 2001. 清热祛湿法对兔膝关节急性痛风性关节炎细胞因子IL-1β和NO的影响. 中国中医风湿杂志,4(2):3

王忆勤,郎庆波,孟虹,等. 2003. 慢性胃炎湿证临床症状、体征及舌脉象客观指标的相关性研究. 中医杂志,44(6):449

王振涛,朱明军,李海波. 2001. 从痰湿论治病毒性心肌炎. 浙江中医杂志,11:491

危北海. 1991. 宏观辨证与微观辨证结合研究. 中西医结合杂志,(5):301

魏华凤,季光,邢练军. 2002. 脂肪肝辨证分型规律的初步研究. 辽宁中医杂志,29(11):655

文汉英,刘芸,杨小玲. 2003. 健脾舒肝消脂汤治疗脂肪肝38例. 现代中医药,(2):23

吴春潮. 1993. 清热解毒利湿中药抗淋球菌作用的实验研究. 浙江中医杂志,(1):36

吴永毅,黄贤樟,翁书和,等. 2000. 120例胆系感染胁痛的发病规律及证治分析. 河南中医,20(1):54

武志平,任白实. 2002. 十味温胆汤加减治疗胸痹心痛36例. 四川中医,20(2):40

肖会泉,邓铁涛,罗日永. 1997. 丙型病毒性肝炎中医研究近况. 广州中医药大学学报,14(1):54

谢燕芳,赵喜俊. 2000. 宗修英教授从痰湿论治慢性肾炎的经验. 中国医刊,35(5)

辛瑛,郭霞珍,辛晓虹. 2003. 印会河治疗溃疡性结肠炎的经验总结. 北京中医,22(6):10

熊宁宁. 1991. 家兔肾炎湿热证模型的实验研究. 辽宁中医杂志,18(4):42

徐列明,胡义扬. 2003. 脂肪肝的中药治疗. 中西医结合学报,1(2):138

徐凌云,高荣林. 2003. 董德懋对失眠的认识和治疗. 辽宁中医杂志,30(11):873

许陵冬,邹燕勤. 1997. 运用化湿泄浊法治疗慢性肾衰的经验. 江苏中医,18(3):9

薛焕德,刘晓艳. 1998. 中医辨证治疗慢性活动性乙型肝炎80例临床观察. 中医杂志,39(8):476

延自强. 1995. 菌痢猕猴模型在针灸治痢免疫功能研究中的应用. 中国中医基础医学杂志,1(4):43

杨春波,柯晓,李秀娟,等. 1999. 脾胃湿热证的临床研究. 福建中医学院学报,9(4):1

杨春波. 1991. 脾胃湿热证的临床研究——附400例资料分析. 中医杂志,(5):301

杨宁. 1994. 宣肺化湿法治湿温证举偶. 甘肃中医,7(5):16

殷鸿. 1997. "胃不和则卧不安"证机探析. 江苏中医,(3):48

于珠莹. 1997. 治温说化湿. 山东中医药大学学报,21(6):418

余江毅. 1992. 肾病湿热病理的临床分析和试验研究. 中国中西医结合杂志,12(8):458

余江毅. 1993. 血尿唾液酸、尿NAG与肾炎湿热证的关系. 中国中西医结合杂志,13(9):525

臧力学,王玉春,郭利平. 2001. 益气活血温阳利水法治疗慢性心力衰竭70例观察. 中国中医急症,10(3):127

张安玲. 2003. 风药在脾胃病证治中的应用. 河南中医,23(2):47

张安娜. 2000. 清热利湿在肾病治疗中的重要作用. 河南中医药学刊,15(5):526

张俊富. 1989. 慢性乙型肝炎中医辨证分型和乙肝病毒复制关系的初步研究. 中医杂志,(12):729

张琳. 1992. 幽门螺旋杆菌与慢性萎缩性胃炎防治研究. 中医杂志,23(7):411

张六通. 1996. 外湿大鼠关节、肺、大小肠和肝病理学研究. 中国中医基础医学杂志,2(3):35

张六通. 1999. 外湿致病机制的实验研究. 中医杂志,40(8):496

张伦,周福生. 2003. 周福生教授论治溃疡性结肠炎经验. 中医药学刊,21(3):344

张琴,刘平,陈惠芬,等. 2003. 肝炎肝硬化中医证候特点的多元分析. 中西医结合肝病杂志,13(2):69

张琴,刘平,陈慧芬,等. 2003. 肝炎后肝硬化中医证候特点的临床调查研究. 中西医结合学报,1(2):108

张晓峰. 2002. 风药在脾胃病中的配伍应用. 四川中医,20(6):30

张永生. 2002. 活血渗湿方抗肝纤维化的实验研究. 浙江中医学院学报,26(2):63

张育轩. 1987. 中西医结合诊治肝病某些化验指标的临床含义及评价. 中西医结合杂志,7(11):694

张志华,邬晓东. 1999. 辨证治疗眩晕症44例. 陕西中医,20(1):18

章赛月. 2003. 老年高血压病证型调查分析. 实用中医药杂志,19(10):546

赵国荣. 1993. 黄芩滑石汤祛湿热畅中焦机制的实验研究. 湖南中医学院学报,9(1):50

赵娅,郑本德. 2001. 祛湿法在乙型肝炎治疗中的应用综述. 贵阳中医学院学报,23(1):43

郑峰,胡世云,郭进建,等. 2000. 高血压病中医辨证分析. 河北中医,22(9):651

郑家淑. 1994. 湿温证用分消走泄法之刍见. 上海中医药杂志,(3):22

郑小伟. 1997. SD 大鼠"粪便湿烂量多"动物模型的实验研究. 浙江中医学院学报,21(1):49

钟建. 2003. 慢性肾功能衰竭与湿热、湿浊及湿瘀关系的研究进展. 上海中医药杂志,37(6):61

周海虹. 1998. 补土升阳泻火法治疗复发性口腔溃疡 50 例. 新中医,30(3):18

周正,黄志新. 2003. 劳绍贤教授治疗脾胃湿热证经验介绍. 新中医,35(6):12

朱晓红,申越魁,蒋国卿. 2003. 益气温阳汤治疗慢性病毒性心肌炎 32 例. 陕西中医,24(2):113

邹旭,吴焕林,李俊. 1997. 金牛腹痛片为主治疗急症胃痛 105 例. 河北中西医结合杂志,6(2):235

中篇
常见湿病证治

第八章 外感湿病

第一节 伤湿感冒(暑湿感冒)

一、概　　述

感冒是由六淫之邪外侵,而引起恶寒、发热、头重头痛、鼻塞、流涕为主要临床表现的外感疾病。其病情有轻重,轻者俗称伤风,若病情较重,且在一段时期内广泛流行,证候多相类似者,称为时行感冒。由湿邪所致的感冒,称为伤湿感冒;若夏季溽暑季节感受暑湿之邪而外感者,则称为暑湿感冒。

现代医学中,多种细菌或病毒等引起的上呼吸道感染、急性扁桃体炎等,属于中医伤湿感冒或暑湿感冒的范畴。

二、病 因 病 机

伤湿感冒四时皆有,而以夏秋季节多见。暑湿感冒则是夏天所独有。尤其在梅雨季节,气候多阴少晴,空气潮湿,或夏季炎热,避暑于广厦山林,过用电扇空调,或夜宿室外,雾露浸渍,或久居卑湿之地,水湿之邪侵袭等,超越了机体的正常防御能力,即可由口鼻、肌表而入,卫阳被遏而致病。

三、诊 断 要 点

1) 有明显的长夏秋初的季节性,气候变化,居处环境,有感受湿邪的病史。
2) 鼻塞,头重如裹,恶寒,微发热,无汗,肢体酸楚,口不渴,苔白腻;或身热汗出,身重胸闷,口渴心烦,乏力,溲黄,苔薄黄而腻,脉濡缓或濡数。

四、辨 证 论 治

1. 风湿感冒

临床表现　恶寒微发热,鼻塞,头重如裹,无汗,肢体酸楚,脘闷,纳呆,口黏不欲饮,苔白腻,脉濡缓。

辨证分析　风湿之邪外侵,卫阳被遏,故恶寒,微发热,无汗,鼻塞,头重如裹,肢体酸楚;湿性黏滞,易阻气机,升降悖逆,而见脘闷纳呆,口黏,口干不欲饮;苔白腻,脉濡缓,乃风湿外感之征。

103

治法　解表祛湿。

方药　羌活胜湿汤(《内外伤辨惑论》)加减。

羌活　独活　藁本　川芎　蔓荆子　甘草

若胸闷纳呆,加厚朴、陈皮;大便溏薄者,加炒苡仁、车前子。

2. 暑湿感冒

临床表现　身热,微恶风,汗少,头重头痛,身重而痛,口渴心烦,鼻流清涕,胸闷泛恶,小便短黄,苔先白后黄腻,脉濡数。

辨证分析　暑为阳邪,暑多夹湿,暑湿伤表,表卫郁湿,玄府不畅则发热,微恶风,汗少;暑湿上蒙清窍,则头昏重而痛;暑热伤气耗液,则口渴心烦,鼻流浊涕;暑湿中阻,则胸闷泛恶,小便短黄,苔先白后黄腻,脉濡数。

治法　祛暑解表,宣湿化浊。

方药　新加香薷饮(《温病条辨》)加减。

香薷　厚朴　连翘　金银花　鲜扁豆花

若发热明显,加黄连;恶心欲呕,加姜半夏、杷叶。

五、护理与调摄

1)及时治疗,防止邪气内陷。

2)发病期间,饮食宜清淡,忌食辛辣、肥甘及寒凉之品。

3)保持室内外环境和个人卫生,使空气清新,少接触患者。

六、病案举例

病例一

霍某,男,30岁。鹤壁矿务局炊事员。因发热月余不愈入院,住院号022338。

因起居不慎而发病,每日下午先恶寒,甚则需盖两床棉被,继之发热,体温38℃左右,最高达39.5℃,约5~6个小时身出大汗,直至翌日凌晨热始渐退,至日晡又复作。头痛而重如裹,肌肉酸楚,面色淡黄,微咳痰黏,不易咯出,大便黏滞不爽,口干而腻涩,渴不欲饮,胸闷脘痞,食少纳呆,舌质红,苔腻微黄,脉濡缓。曾在矿务局医院住院治疗,做各种检查,除白细胞总数、血沉、抗"O"较高外,余肥达氏反应、血培养、胸片、肝功、B超、类风湿因子等均无异常发现。曾经中西医选用青霉素、链霉素、氨苄西林、布洛芬等药,无济于事。中医曾用和解少阳、辛温解表、按温疟而用白虎桂枝汤等法,药后诸症不减,发热日甚,而来京求治。

现症见面色淡黄,胸闷脘痞,口黏口干,渴不欲饮,食少纳呆,大便不爽,舌苔黏腻等症,其素体湿蕴可知。又因其起居不慎发病,肌肉酸楚,头沉头重如裹,汗大出而邪不去,脉象濡缓,其外感风湿、湿郁肌表之证明矣。其治当疏风祛湿,调和营卫为主,佐以宣气化湿。处方如下:防风、防己各10g,炒苍术9g,炒杏仁10g,秦艽9g,晚蚕砂(布包)15g,川草薢12g,银柴胡12g,赤白芍各10g,地骨皮10g,霜桑叶4g。服药4剂后,患者热退汗止,脉静身凉,月余痼疾,霍然而瘳。

按语　本案系按仲景治湿在表,宜微微汗出法,徒用辛温峻剂发汗,风气虽去而湿邪未除所致。(《路志正医林集腋》)

病例二

陈某,女,21岁,未婚。1962年4月12日初诊。

证候:体态丰腴,近日外感,头痛咽痛,鼻流清涕,喷嚏频作,体重肢软,身热微汗,口不渴,纳差,二便正常,舌淡红,苔薄白而腻,脉浮缓。诊前曾服银翘汤2剂,咽痛稍减,余症不瘥,反增呕恶,病已5日,挽扶来诊。辨证为暑滞肌表,湿邪内蕴,治以解暑透表,行气化湿之法,予自拟"扁朴二香汤"加减:香薷12g,扁豆12g,厚朴12g,茯苓15g,法半夏12g,广木香(后入)12g,连翘10g。煎服2剂后,头痛减,身重疲软已瘥,热退,胃纳渐增,续服上方2剂痊愈。

按语　暑湿外感,服"银翘汤"辛凉解表,方不对证,少效。暑湿未得清化,湿阻中焦,诸症未除,反增呕恶。汪氏视体态、问病史,辨证候,诊为暑湿,乃邪滞肌表,引发内湿,故见症始然,治法解暑透表,行气化湿,药进2剂,中焦湿邪得渗、得化,顿觉胃开身爽,气机通畅,诸症渐去。由于汪氏在辨证上重全局,察整体,病证方药合拍,所以疗效显著。　　(《医林拔萃·汪振华学术思想及医疗经验》)

第二节　湿郁发热

一、概　　述

湿郁发热是指以感受湿邪,郁而化热,脏腑功能失调,所导致的发热。一般起病较缓,病程较长。临床上多表现为低热,但有时可以是高热。此外,有的患者仅自觉发热或五心烦热,而体温并不升高,亦属于湿郁发热的范围。

西医的功能性发热、肿瘤、血液病、结缔组织病、结核病、慢性感染性疾病、内分泌疾病所引起的发热,以及某些原因不明的发热,凡有湿郁发热表现的均可参照湿郁发热辨证论治。

二、病　因　病　机

湿郁发热的病因与感受湿热诸因素有关,或为许多慢性病过程中的症状之一。其病机则是湿邪郁而化热,脏腑阴阳气血失调所致。一般来说,劳倦过度、饮食失调、情志抑郁、瘀血内停、湿热稽留诸因素均能引起发热,这些因素消失后,发热自退,但由于脏腑的阴阳失调尚未完全恢复,或仍有余邪留恋,以致成为临床上低热缠绵、不易治愈的重要原因。至于慢性病过程中引起的发热,由于正气衰退,或为阴虚血虚,或为阳虚气虚,或兼气郁,或有挟湿,或有挟瘀,由于脏腑之间常常互相影响,因此病情也比较复杂。内伤者多由脾胃阳气不足,不能运化水谷,水湿停留,久则郁而化热引起湿郁发热。吴鞠通《温病条辨·上焦篇》湿温描述的"舌白不渴,脉弦细而濡,面色淡黄,胸闷不饥,午后身热,状若阴虚,病难速已";《温病条辨·中焦篇》湿温所描述的"秽湿着里,舌黄脘闷,气机不宣,久则酿热",虽针对外感热病而言,但内伤湿邪,湿郁化热所致发热的病机与临床表现也有与其相似之处。

三、诊 断 要 点

湿郁发热起病较缓,多为低热,或仅自觉发热,亦有表现为高热者。这种发热多不恶寒,或虽恶寒,但得衣被则恶寒减轻或消失。其热时作时止,或发有定时,并多见手足心热、自汗、盗汗、头晕、脉弱无力等兼症。依据临床表现,发病特点,结合病史,可对本病作出诊断。

四、辨 证 论 治

临床表现　低热,午后热甚,胸闷,身重,纳少,呕恶,口不渴,或饮入即吐,大便稀薄或黏滞不爽,苔白腻或黄腻,脉濡略数。

辨证分析　湿邪内生,郁而化热,为本证的主要病机。湿为阴邪,阴邪自旺于阴分,故与阴虚相似,以午后发热为甚;湿性氤氲黏腻,故发病缓慢,且难速已;湿邪阻滞气机,故见胸闷身重;湿踞中焦,故不思饮食,甚则呕恶;湿停于内,故口不渴或饮入即吐;湿邪下趋,则大便多稀;湿与热合,湿滞大肠,亦可黏腻不爽。苔黄腻,脉濡数,为湿邪化热之征。

治法　宣化畅中,利湿清热。

方药　三仁汤(《温病条辨》)加减。

杏仁　蔻仁　苡仁　半夏　厚朴　通草　淡竹叶　滑石

湿郁化热,阻滞少阳枢机,症见寒热如疟,寒轻热重,口苦呕逆者,加青蒿、黄芩清解少阳热邪;湿郁化热,熏蒸肝胆,胆汁外溢而兼见黄疸者,可合茵陈蒿汤,清热利湿退黄。

五、护 理 与 调 摄

发热患者,一般应注意休息,高热患者应卧床。居室要安静,寒温适度,注意避风,特别是自汗、盗汗患者,肌表不实,腠理疏松,尤须注意,以防兼感外邪。饮食宜清淡,富于营养,易于消化,忌食油腻荤腥,以免助热。

发热由于脏腑功能失调,气血阴阳亏损所致。因此注意摄生,避免导致脏腑阴阳气血的虚损,精神愉快,避免情志内伤,有助于预防本病的发生。

六、病 案 举 例

邱某,男,25 岁。门诊号:07301。

1980 年 2 月 11 日初诊:1979 年 9 月初发热,体温 39℃。血象:白细胞 $38×10^9$/L,中性粒细胞 88%。淋巴细胞 12%,血沉 38mm/h。收住某医院,未查出感染病灶。先后用青、链、红、氯霉素,氨苄西林等抗生素,发热不能控制,加用激素治疗,体温稍降。屡次血检白细胞均较高。骨穿报告为感染骨髓象,培养无细菌生长。血培养、中段尿培养亦无细菌生长。其他检查大致正常。患者面色晦滞,发烧时先恶寒,背部发冷,微咳,咽喉肿痛,右胁疼痛,脘腹胀满,食欲不振,晨起恶心,周身窜痛,睡眠易惊,大便不爽,小便短黄。若停用激素,则体温常高达 39~40℃,偶有数日体温可降到 38℃ 左右。舌尖微红,苔黄白厚腻,脉濡微数。证属秽湿郁遏,湿热内蕴。治宜开达募原,升清降浊。方用达原饮合升降散加减:厚朴 9g,槟榔 12g,草果 6g,知母 12g,赤芍 12g,黄芩 9g,青蒿 15g,僵蚕 9g,蝉衣 6g,焦大黄 6g,连翘 15g,象贝母 9g,甘草 5g。

药后体温渐降至正常,有周余未发热,诸症皆减,饮食倍增。共服上方 12 剂。但停药 4 天后,复发烧,仍见先寒后热,右胁刺痛,恶心呕吐,更兼头痛,咽痛,脉濡数,苔腻略厚。继用原方加柴胡 9g,以透达伏邪。连服 4 剂,体温降至 37.2~37.5℃。秽湿虽胶滞难解,但已有渐化之势,仍宗原方 7 剂而热退。后用小柴胡汤加减善后,以竟全功。 (《继承心悟:蒲辅周学术医疗经验》)

第三节 瘴 气

一、概 述

瘴气是指发生于闽广岭南地区的一种致病毒邪,其致病为瘴疟,系劳倦内伤之人感受这种山岚瘴毒邪而发生的一种外感病证。《简明医彀》指出:"瘴出闽广岭南,山岚致湿,金石生水,雾多风少,郁蒸为热。冬不甚寒,腠开汗出,夏月连雨,伏暑冷侵。寒热不济,阴阳相搏,迁客羁士,饮食乖常,崎岖劳损气虚"而致病。

瘴气致病类似于西医的疟疾。

二、病 因 病 机

瘴气致病有其特殊的地理环境,闽广岭南多雨水,气候潮热,气温偏高,山气湿蒸,蕴而化热,成为岚瘴之毒。劳倦体虚者,因起居不慎,饮食不洁,正气亏虚,为岚瘴毒邪所侵而发病。瘴毒入体,伏于半表半里,出入营卫之间,入与阴争则恶寒,出与阳争则发热,正邪交争则寒热往来,邪气潜伏,不与营卫相争则寒热不休。素体阳虚,湿重于热则寒甚热微;素体阳盛,热重于湿则热甚寒微或壮热不寒。

三、诊 断 要 点

1) 发病于闽广岭南地区。
2) 恶寒发热,汗出热退身凉,休作有时或连日、间日而作。
3) 发病季节以夏秋为多。

四、辨 证 论 治

1. 冷瘴

临床表现 乍寒乍热,寒甚热微,或恶寒战栗,但寒不热,甚则神昏不语,胸闷呕恶,苔白厚腻,脉弦滑。

辨证分析　素体阳虚,瘴毒湿浊,侵入少阳,壅遏三焦,阳气被阻,故乍寒乍热,寒甚热微,或恶寒战栗;如瘴毒挟痰浊蒙蔽心窍,则神昏不语;痰湿中阻,故见胸闷呕恶,苔白厚腻,脉弦滑。

治法　辟秽化浊解毒。

方药　加味不换金正气散(验方)。

厚朴　苍术　陈皮　甘草　藿香　佩兰　草果　半夏　槟榔　菖蒲　荷叶

如痰浊蒙蔽心窍,神志昏迷,加服苏合香丸,以开窍化痰辟秽。

2. 热瘴

临床表现　乍寒乍热,热甚寒微,或壮热不寒,烦渴多汗,胸闷呕吐,头痛,便秘尿赤,或声哑不能语,甚则神昏谵语,狂躁不宁,舌质红绛,苔黑垢,脉洪数。

辨证分析　素体阳虚,瘴毒侵入少阳,热重于湿,故见身寒乍热,热甚寒微,或壮热不寒;热毒炽盛则烦渴多汗,头痛;湿热中阻则胸闷呕吐;热灼津液,肠道失润则便秘;湿热下注膀胱则尿赤;瘴毒上犯廉泉则声哑不能语;热入心包,神明被蒙,则神昏谵语,狂躁不宁;舌质红绛,苔黑垢,脉洪数,为热毒壅盛之象。

治法　清热解毒,辟秽化浊。

方药　清瘴汤(验方)。

青蒿　柴胡　猪苓　知母　陈皮　半夏　黄芩　黄连　枳实　常山　竹茹　滑石　甘草　朱砂

热盛伤津,舌质红绛,加生地、玄参、石斛以养阴生津;如大便秘结,加生大黄、玄明粉以通腑泻热;呕吐频繁,用玉枢丹以辟秽降逆止呕;壮热神昏谵语,加用紫雪丹以泄热解毒,清心开窍;声哑不能语,用《局方》黑神散散血开窍。

五、预后与转归

本病发病急骤,病情危重多变。冷瘴较热瘴病势稍轻,热瘴病势危重。如热毒内陷或痰浊蒙蔽心窍,出现神志不清等症,属严重证候,必须立即抢救。

六、护理与预防

1)加强饮食营养,忌生冷油腻之品。

2)慎起居,避免冒暑。

3)做好环境卫生,清除蚊子及其孳生地,防止岚瘴毒邪侵入。

4)避免到荒山僻岭、空气不流通之地。

5)预防方药,水煎分服,预防感染。

A. 制半夏9g,姜炒厚朴6g,茯苓9g,枳壳6g,人参6g,砂仁6g,甘草3g。生姜3片,红枣2枚。(《简明医彀》)

B. 何首乌24g,苍术20g,半夏12g,橘红15g,人参10g,猪苓12g,藿香叶6g,白蔻仁5g,为细末,米粉糊加姜汁为丸,如绿豆大,每服6g,下午及临卧白汤吞服。(《先醒斋医学广笔记》)

七、病 案 举 例

病例一

吴某,间日寒热,目黄口渴,温邪兼雨湿外搏为疟。

滑石　杏仁　白蔻仁　淡黄芩　半夏　郁金　(《临证指南医案》)

病例二

张某,农民。1978 年 11 月 20 日初诊。发病已十余日,于淋雨后憎寒发热,日晡热壮,体温 39~40℃,无汗,周身疼痛,口燥喜饮,唇焦咽干,纳呆乏味,烦躁,神识模糊,寐则易醒,胸闷不适,但腹中冰冷,大便溏薄,3~4 日 1 次,小便如常,舌质淡红,苔白浊腻中剥,脉沉弦数。曾在外服中药十余剂,未效。抬来求治,诊为瘴邪。处方:广藿香叶、煨草果、藁本各 5g,煮半夏 6g,茯苓、杨桃花、沙参各 10g,淡竹叶 9g,石菖蒲(后入)2g,甘草梢 3g,服 3 剂。另茯苓、淡竹叶、荷叶、炒薏苡仁各 10g,水煮代茶。

此系因劳动时淋雨而发病,寒湿之邪伤及中下二焦,形成上热下寒的趋势。寒伤肾,湿伤脾,脾肾阳气为阴寒所束。总之本例证候是寒在下而热在上,因有恶寒故称冷瘴,而在治法上先予和解,药用广藿香芳香化浊醒脾开胃,茯苓、半夏除湿化痰,草果温中化滞,石菖蒲散邪开窍,沙参生津止渴,淡竹叶清心除烦,藁本发散使邪从汗解,杨桃花解肌热,为时令之药也。故药后病情十去其七。其后遵前法加苍术、陈皮、桔梗,加强燥湿化痰利气,少用肉桂之辛热引上焦浮阳下归命门以除寒,使达到温中固下之效,最后用既济汤加味收功。至同年 12 月 1 日,服药 8 剂,基本告愈。本证用药除和解化湿调中外,还妙在引火归原,肾中有阳气则下元得暖,根本固而瘴邪自息矣。

按语　福建地处东南沿海,山高地卑,山岚瘴气,云雾迷漫,若至秋末冬初,气候应寒不寒,人身阳气外泄,腠理不密,则最易感受乖戾之邪而产生瘴病。

本病的病机主要由于邪犯中下二焦,浮阳上越,形成上热下寒之证。其辨证论治一般超出伤寒、温病等范围,如治不得法,延拖时日,冬至不愈,必及立春,故闽谚有云:"瘴疟不愈,拖成冬疬。"明·郑工望《瘴疟指南》论之较详,证治有所创新,有一定的临床指导意义。

(《福建中医药》1981,5)

第四节 暑 温

一、概 述

暑温,是指夏季感受暑热病邪所引起的一种急性热病。其临床特点是起病急骤,传变迅速,易伤津耗气,多闭窍动风之变。

夏季暑气当令,气候炎热,人若正气素亏或因劳倦太过而耗气伤津,则暑热病邪乘虚而入,初起即见壮热,烦渴,头痛身疼,甚至迅速出现呕逆频作,昏迷抽搐,或大咯血等一系列变证。

根据本病的证候特点,可见于西医的流行性乙型脑炎,其他如钩端螺旋体病、夏令感冒或流行性感冒者,若其临床表现与本病相似,则可以参照本病辨证论治。

二、病 因 病 机

1. 病因

1)暑热病邪　夏季暑气当令,暑为阳邪,侵袭人体则出现高热,面赤,烦渴,汗出等一系列阳明经证。暑天气候炎热,地湿熏蒸,故暑邪致病,常兼挟湿邪为患,而见胸闷困倦,纳呆恶心,舌苔厚腻等;夏令气候炎热,人们每喜贪凉饮冷,而致寒湿伤脾,阳气被遏,发为阴暑。

2)元气亏乏　元气亏乏是暑温的内因。《医门法律·热湿暑三气门》说:"夏月人身之阳,从汗而外泄;人身之阴,从热而内耗,阴阳两不足"。正气内亏,外邪乘虚而入,发为暑温。

2. 病机

1)暑伤气分　暑邪外袭,虽多先犯肺卫,但酷暑之气易速入阳明,因而发病之初,即呈现卫气同病,或阳明气分热盛的证候,此即所谓暑伤气分,"夏暑发自阳明"之理论。

2)易陷心营　暑之与心,同属于火,暑热炽盛,耗伤心液,易陷心营,逆传心包,出现痉厥闭脱等危候。

3)挟湿蔓延三焦　暑热与湿交结,上可犯肺,中困脾胃,或结于下焦,阻滞气机,则肺失宣而咳逆,脾胃失运而呕逆、泄泻,肾失气化而小便不利或关格癃闭。

三、诊 断 要 点

1)本病发生于夏季盛暑,或可具有流行性。

2)体质虚弱,或劳倦过度,或溽暑冒日,耗伤正气者,易于罹病。

3)具有发病急骤,传变迅速的特点。

4)主要症状:壮热,烦渴,汗大出,脉洪大为其初起典型症状,且临床多见神昏谵语,吐衄惊厥等变证。

四、辨 证 要 点

1)辨耗气伤阴的程度:口渴引饮,舌干少液,即为伤津之证,神疲脉虚乃耗气之象,而两者恒多并见。如进而出现消渴不已,或渴不消水,舌光红绛而干,脉细数,为灼伤肝肾真阴之象;兼见咳嗽吐血,则为火邪灼伤肺阴,络脉受损所致;若兼见心烦不得眠,为心阴亏耗,心神失宁之故;若汗出不止,喘喝脉大,当知其为元气欲脱之兆。凡此种种,皆津气大虚,化源欲绝,必须及时救治,杜其他变。

2)辨暑邪逆传动风的征兆:暑温至出现昏迷不醒、谵妄、抽搐、角弓反张、四肢逆冷等症,已属危重难治,所以必须详查细辨,防患于未然,掌握治疗的主动权。凡病暑温者,出现嗜睡,且逐步加重以致沉睡难醒,或烦躁不宁,艰寐,静则多言等,皆神昏的先兆;神志恍惚,时清时昧,为神昏之轻者;剧烈头痛,伴有呕吐,须警惕其动风;手足不时微微抽动,惊惕肉瞤,项强,皆为动风之象。若烦热甚,或汗出不止,凡见有手足温度有逐渐下降趋势,脉大或逐渐变为虚细者,为行将发生厥逆的征兆,应予充分注意。

3)辨暑温挟湿邪的兼证:暑令湿盛,故暑温发病,多兼感湿。故暑湿兼见胸痞身重,脘闷泛恶,苔腻脉濡等症者,可按暑温挟湿辨证论治。

五、辨 证 论 治

1. 暑热伤肺

临床表现 身热汗出,微恶风寒,咳嗽,心烦口渴,舌尖边红,苔薄白或薄黄,脉浮数,两寸有力。

辨证分析 本证为外感暑热之邪,暑为阳邪,温邪上受,首先犯肺,暑热之邪内蕴于肺,肺失宣降则咳嗽;肺主一身之表,暑热伤表,营卫之气不得宣越,故有发热,微恶风寒,汗出等表证;暑热伤肺,肺卫受损,故脉多见浮数两寸有力,邪热在表,里热未盛,故舌边尖红而苔薄白。

治法 清暑宣肺。

方药 雷氏清宣金脏法(《时病论》)加减。

牛蒡子 川贝母 马兜铃 桔梗 冬桑叶 枇杷叶 杏仁 瓜蒌

本方取辛凉轻剂之本意,以牛蒡子、川贝母、马兜铃清肺热;杏仁、瓜蒌、桔梗、枇杷叶宣降肺气;桑叶清轻宣透,暑热得清,肺气肃降。本方只有桑叶、牛蒡子二味辛凉清解之品,是透邪外出,并无发汗作用,故用于暑热伤肺,微恶风寒,无化热传里倾向者最宜。

热邪盛,气粗而喘,邪在肺胃者,加生石膏、知母、黄芩;津伤口渴甚者加天花粉;咳痰黄者加冬瓜子、桑白皮;汗多者加太子参、五味子;心烦者加栀子、竹叶、淡豆豉;咽痛加射干、僵蚕。

2. 暑灼阳明

临床表现 高热持续,面赤,恶热心烦,蒸蒸汗出,呼吸气粗,口燥渴引,小便短赤,大便干,舌苔干黄,脉洪大而芤。

辨证分析 本证为暑热毒邪直犯阳明气分,或在卫不解,传变至阳明气分。阳明主燥,为多气多血之经,暑为火邪,暑入阳明,两阳相搏,邪正剧争,故热势鸱张;暑热上蒸则面赤;暑热内迫,津液外泄,故蒸蒸汗出,恶热心烦;暑热伤津,则口燥渴,饮不解渴,小便短赤,大便闭,舌苔干黄;暑热伤气,气津两伤,故脉洪大而芤,热在阳明胃经,故右脉尤甚。

治法 清热生津。

方药 白虎汤(《伤寒论》)加减。

人参 生石膏 肥知母 粳米 甘草

生石膏辛寒,清肺胃实热,解肌达热出表,知母寒润,清肺胃热而养阴,两者相配,清热止渴除烦之力倍增。生甘草泻火解暑毒,配粳米可护养胃气,伍石膏又能甘寒生津,全方共成清热生津之功。

热势鸱张,汗出不止,气短神疲,脉象洪大而芤者,加人参(另煎,或用粉剂冲服);阳明腑实,大便秘结,脉沉实有力者,加芒硝、大黄,去石膏。

3. 暑伤津气

临床表现　身热汗出,口渴,气短似喘,神疲,肢倦,尿少而黄,脉虚无力。

辨证分析　暑热毒邪内蕴蒸腾,故身热;逼津外泄则汗出;暑热伤津故口渴,尿少而黄;暑伤元气,则气短似喘,神疲肢倦,脉虚无力。舌红少苔为暑热津伤之象。综观本证,系暑热伤津,元气虚衰之表现。

治法　清暑祛热,益气生津。

方药　王氏清暑益气汤(《温热经纬》)加减。

西洋参　石斛　麦冬　甘草　粳米　黄连　竹叶　知母　荷梗　西瓜翠衣

西洋参养肺胃之阴而生津,功效卓著;石斛、麦冬甘寒,滋阴养胃生津,善清虚热;粳米、生甘草护养胃气,五味合而益气生津;黄连、竹叶清心除烦,知母清胃热而滋阴,荷梗、西瓜翠衣涤暑,此五味相配清暑涤热。全方共奏清热涤暑,益气生津之功。

如无西洋参可用沙参60g代之,或与太子参同用,或手掌参代之。暑热重加重知母、黄连、西瓜翠衣用量;元气虚乏较甚,重用人参,阴伤加石斛、麦冬、沙参。

4. 暑湿困阻中焦

临床表现　壮热烦渴,汗多,脘痞,身重,溺赤而短,舌苔黄腻或灰腻而厚,脉象洪大。

辨证分析　壮热烦渴,汗多,小便短赤,舌苔黄腻而厚,脉象洪大,为暑热毒邪充斥阳明气分;脘痞,身重,为湿热困阻中焦。本证多为素体中焦蕴湿,复感暑邪直犯中焦,或暑邪在卫不解传入阳明气分,故呈暑热毒邪与中焦湿热困阻为患,舌苔多见黄滑。

治法　清阳明暑热,化太阴脾湿。

方药　白虎加苍术汤(《类证活人书》)加减。

生石膏　知母　粳米　甘草　苍术

本方为白虎汤加苍术组成。白虎汤清阳明暑热,透热达表;苍术辛温祛中焦太阴之脾湿。苍术与生石膏相配,令苍术温而不燥,生石膏凉而不寒。

壮热烦渴,汗出,重用生石膏、知母,或用黄连、黄芩;脘痞身重,湿困中焦症状重者,重用苍术;恶心呕吐者加陈皮、半夏;心烦胸闷者加石菖蒲。

5. 暑湿弥漫三焦

临床表现　身热面赤,汗出口渴,眩晕耳聋,胸闷脘痞,恶心呕吐,大便溏臭,小便短赤,舌质红赤,苔黄滑,黄腻或灰腻而厚,脉滑数。

辨证分析　本证暑湿毒邪内郁,充斥三焦,湿热蒸迫于上,故身热面赤;暑热内蕴于中,逼津外泄,则汗出口渴,暑热心火下移小肠则小便短赤;热蒸湿动,上蒙清窍故眩晕耳聋,此与少阳耳聋显然不同;胸闷脘痞,恶心呕吐,大便溏臭,为湿热蕴蓄脾胃,弥漫三焦,气机升降失常之征;脉滑数主湿热内蕴,舌虽红赤,但苔尚黄滑,表明热仍在气分。所以,《温病条辨·中焦篇》说:"暑湿蔓延三焦,舌滑微黄,邪在气分者,三石汤主之"。

治法　清利三焦湿热。

方药　三石汤(《温病条辨》)加减。

滑石　石膏　寒水石　杏仁　竹茹　银花　金汁　白通草

生石膏清上中焦之热,辛寒解表,达热出表;寒水石清中下焦之热;滑石入下焦,清利湿热,引热从小便而出。三石为方中主药。再配以银花、金汁涤暑解毒;竹茹清中焦湿热,降逆止呕;通草淡渗利下焦湿热;杏仁宣开上焦肺气而达膀胱。全方共成清利三焦湿热之功效。

上焦湿热重者,重用杏仁、黄芩、郁金;中焦湿热甚者,重用石膏,湿重于热者,加厚朴、陈皮;下焦热甚,加用滑石、通草、寒水石;恶心呕吐者加竹茹、半夏。

6. 暑入心营 直犯心包

临床表现 壮热入夜尤甚,口干而不甚渴,心烦不安,少寐,或嗜睡,时有谵语,舌赤无苔,脉虚或虚大。

辨证分析 本证多由暑热毒邪在卫气分不解,传变而来,或由卫分直犯心包。热邪深入营阴,至夜当卫气行阴之时阴分本有邪热,卫阳入于阴分则助长邪热之势,故壮热入夜尤甚,热邪未解,故口干,邪热深入营分,蒸腾营阴上潮于口,故而口渴程度较气分证为轻;心神受暑热毒邪之侵扰,轻则心烦不寐,重则嗜睡谵语,呈现暑邪内陷心包之势;热陷心营,营阴耗损则舌赤无苔;暑入心营,阴液耗伤则脉虚无力;若兼痰热蒙闭心窍者,则脉见数大或细滑。

治法 凉营透热,清心开窍。

方药 清营汤(《温病条辨》)加减。

犀角(用水牛角代) 玄参 竹叶心 银花 连翘 黄连 丹参 麦冬

水牛角苦寒清热解毒;元参、麦冬、生地滋营阴而清营热;黄连、竹叶心、连翘、银花透热转气,使营分热邪外达气分而解;丹参味苦性微寒引诸药入心,清营热,除心烦,活血散瘀,防止热与血结。诸药配合,共成凉营透热之方,用于暑热由气分转入营分,热伤营阴而气分之邪尚未尽解之证最宜。

神昏惊厥者,加紫雪丹,或加羚羊角、钩藤;安宫牛黄丸为泻热芳香凉开之品,性偏寒凉,若身体素虚,大便自利者,当酌改《局方》至宝丹为佳。

7. 暑热动风

临床表现 高热躁扰,手足瘛疭,项强,甚则神昏,喉间痰壅,喘促鼻煽,瘛疭,角弓反张,脉细数,舌绛。或暑热久羁,神昧,五心烦热,手足蠕动,舌干绛,脉细数而无力。

辨证分析 暑热炽盛,阴液耗损,肝风内动,故肉瞤项强,甚则痉厥瘛疭,角弓反张,有如痫状,名曰暑痫,盖由风火相煽,闭塞清窍,遂致精血亏耗,阴不维阳而虚风内动;若暑热久郁,必消烁下焦真阴,精血亏耗,清窍闭塞,可见神昧,或神志昏迷,手足蠕动;真阴虚衰故五心烦热,脉细数无力。

治法 清营凉血,平肝息风;滋阴潜阳,熄风镇静。

方药 本方以清营汤(《温病条辨》)合羚角钩藤汤(《通俗伤寒论》)加减。

犀牛角(用水牛角代) 生地 玄参 竹叶心 麦冬 银花 连翘 黄连 丹参

羚羊角 钩藤 桑叶 川贝母 生地黄 菊花 白芍 茯神木 甘草 竹茹

钩藤、桑叶、菊花凉肝熄风镇惊;川贝、茯神化痰安神;白芍、甘草、生地、玄参、麦冬酸甘化阴,滋阴凉血以缓肝急;水牛角清营凉血;竹叶、银花、连翘、黄连、丹参透热转气,清心除烦通络。全方具有清心凉肝,熄风定痉的功效。

下焦阴伤,肝脉失养,虚风内动,宜用大定风珠。抽搐较甚者,可入蜈蚣、全蝎、地龙、僵蚕等镇静熄风;见喘促痰鸣者加猴枣散吞服,清热豁痰以平喘急。

8. 暑温厥逆

临床表现 高热神昏,不省人事,身热气粗,汗出如油,手足厥冷,惊悸口噤,脉洪大而数或脉伏;或大汗淋漓,喘促昏糊,神志不清,四肢逆冷,脉散大无力或沉细欲绝。

辨证分析 前者多由暑燔阳明而陷入,暑邪内扰,热毒熏蒸,致邪闭清窍,神明无主,故神昏惊悸;暑毒内蒸,则身热气粗,脉洪大而数;热邪怫郁,气机阻逆,则手足反见逆冷,脉伏,热深则厥深,热微则厥微。后者由元气元阴消涸殆尽,孤阳无所依附,大汗阳越,阳气欲竭,故神昧、逆冷、脉散诸危候迭至。

治法 清心开窍,清气凉营;大补元气,回阳救逆。

方药 安宫牛黄丸(《温病条辨》)加减。

牛黄 郁金 水牛角 黄连 朱砂 冰片 珍珠 山栀 雄黄 麝香 黄芩

暑热蒸迫于里,热深厥深,清窍闭塞,心神失主,应速投安宫牛黄丸清心开窍,并可结合针刺人中、十宣、曲池、合谷等,俟闭开神清厥回以后,再按暑温辨证投药。

若真阴元气消涸,孤阳暴脱,当先回阳固脱,用参附汤或参附龙牡汤等。参附龙牡汤,以人参大补元气,附子温壮真阳,龙骨、牡蛎敛汗固脱,有回阳救逆之功。此属暑温痉症之治法。

9. 正虚邪恋

临床表现 暑温新瘥,低热不退,夜热早凉,面红烦躁,热退无汗,手足心热,心悸神倦,欲眠,能食消瘦,舌红少苔,脉细略数或见虚大结代。

辨证分析 暑温日久,肝肾阴虚,余邪未尽,深伏阴分,入夜则阳气入阴,阴不制阳,故入夜身热,面红烦躁;邪热深伏阴分,故热退无汗,阴虚内热,故手足心热;元气不足,故心悸神倦,欲眠;饮食水谷精微为热邪消耗,不能充养肌肤,故能食形瘦。舌红少苔,脉细略数,皆为余热内伏,阴液亏耗之象。

治法 养阴清热。

本证正虚邪恋,故治疗时以滋阴为主,兼清余热,阴液充足,则邪热自可由里出表,病当自复,不可过用寒凉,以免伤胃碍脾。

方药 青蒿鳖甲汤(《温病条辨》)加减。

青蒿 鳖甲 细生地 知母 丹皮

鳖甲咸寒滋阴清虚热,青蒿芳香,专透阴分伏热外出,二味为本方主药,相须为用。细生地、知母滋肾阴而清热,丹皮清热凉血,与青蒿相配,以泄阴分中余热。诸药配合,滋阴而不留邪,祛邪热而不伤正。

肾阴虚为主者,加龟板、黄精、首乌;肝阴虚为主者,重用白芍、当归、枸杞子;烦躁不宁,舌苔薄黄腻者,加竹沥、菖蒲、郁金;肢体拘挛者,加地龙、乌梢蛇。

六、转归与预后

暑温为病,发病急骤,变化多端而迅速,只要观察周详,辨证无误,治疗及时,大部分患者可获痊愈。然而本证的变证,如神昏、抽风、厥脱等,证情凶险,若治不及时,易致死亡。

也有部分患者,经过救治,虽得幸存,但患有痴呆、神昏、瘫痪、抽搐强直、言语不利或失语等证,其中有的经过调治,可获恢复或症状改善,有的则虽经多方治疗,效果惘然,或为终身遗患。

七、预防与护理

本病的预防必须注意以下几个方面:首先要慎于摄生,不使精气受损。应避免在饥饿、劳倦的情况下,久冒烈日炎热,或久处湿热熏蒸之地;应注意防暑降温,做好环境及个人卫生,防止暑热秽浊诸邪侵入人体。

在盛夏之季,可常服清凉饮料及解暑生津之品,如藿香、鲜荷叶、乌梅汤等,对本病有一定预防作用。古代医家也十分注意预防暑病,如孙思邈有夏令常服人参、白术、五味子、麦冬、白芍、茯苓、知母、陈皮、香薷、黄芩、炙甘草,入姜水煎,食前温服,以预防暑邪入侵人体,其方药物虽多,但用量极轻;李梃提出壮实者用香薷散、益元散,虚弱者以补中益气汤去升、柴,加黄柏、芍药、五味子、麦冬,有痰加半夏、姜汁;沈金鳌则以清暑益气汤加渗湿药,预防暑病。近代则常用大青叶、板蓝根、牛筋草、银翘等单味或复方煎液,连服 7 天左右,以预防本病。

暑温的护理十分重要。在壮热阶段,可适当采用冷敷降温(阴暑者忌用),如对妊娠患者,古代医者有用井底泥冷敷腹部(在现代可采取相应的冷敷措施),保护胎儿。

患暑温者,除药物治疗以外,在病中尚可用银花露或竹叶心煎汤代茶。如津液不足,可用梨皮、蔗浆、鲜芦根之类取汁饮服。叶天士主张本病患者常用绿豆煎汤服。另外可多食西瓜,因西瓜有天然白虎汤之称。

饮食宜淡薄调理,切忌进食不宜消化及油腻之品。

暑温患者,在治疗过程中,可及时采取中西医结合措施。

八、病 案 举 例

杨。二八。暑热必挟湿,吸气而受,先伤于上,故仲景伤寒先分六经,河间温热须究三焦。大凡暑热伤气,湿著阻气。肺主一身周行之气,位高,为手太阴经。据述病样,面赤足冷,上脘痞塞,其为上焦受病显著。缘平素善饮,胃中湿热久伏,辛温燥烈,不但肺病不合,而胃中湿热得燥热锢闭,下利稀水,即协热下利,故黄连苦寒,每进必利甚者,苦寒以胜其辛热,药味尚留于胃底也。然与初受之肺邪无当。此石膏辛寒,辛先入肺;知母为味清凉,为肺之母气,然不明肺邪,徒日生津,焉是至理。昔孙真人未诊先问,最不误事。再据主家说及病起两旬,从无汗泄。经云:暑当与汗出勿止。气分窒塞日久,热侵入血中,咯痰带血,舌红赤,不甚渴饮,上焦不解,漫延中下,此皆急清三焦,是第一章旨,故热病之瘀热,留络而为遗毒,注腹肠而为通利,便为束手无策。再论湿乃重浊之邪,热为熏蒸之气,热处湿中,蒸淫之气上迫清窍,耳为失聪,不与少阳耳聋同例。青蒿、柴胡一等,亦是少阳本药,且大病如大敌,选药若选将,苟非慎重,鲜克有济。议三焦分消治,从河间法。

飞滑石 生石膏 寒水石 大杏仁 炒黄竹茹 川通草 莹白金汁 金银花露

又:暮诊,诊脉后腹胸肌腠发现瘰疹,气分湿热,原有暗泄之机,早间所谈,余邪遗热,必兼解毒者为此。下午进药后,诊脉较大于早晨,神识亦如前,但舌赤中心甚干燥,身热扪之甚于早间,此阴分亦被热气蒸伤,瘦人虑其液涸,然痰略不清,养阴药无往而非腻滞。议得早进清膈一剂,而三焦热秽之蓄,当用紫雪丹二三匙,借其芳香宣窍逐秽,斯锢热可解,浊痰不黏,继此调理之方,清营分,滋胃汁,始可瞻顾。其宿垢欲去,犹在旬日之外,古人谓下不嫌迟,非臆说也。

紫雪丹一钱六分

知母　竹叶心　连翘心　炒川贝　竹沥　犀角　玄参　金汁　银花露

又:一剂后用。

竹叶心　知母　绿豆皮　玄参　鲜生地　金银花

又:一剂后,去银花、绿豆皮,加人参、麦冬。

又:初十申刻诊,经月时邪,脉形小数,小为病退,数为余热,故皮腠麸脱,气血有流行之义。思饮欲餐,胃中有醒豁之机,皆佳兆也。第舌赤而中心黄苔,热蒸既久,胃津阴液俱伤,致咽物咽中若阻,溺溲尿管犹痛,咯痰浓厚,宿垢未下,若急遽攻夺,恐真阴更涸矣。此存阴为主,而清腑兼之。故乱进食物,便是助热,惟清淡之味,与病不悖。自来热病最怕食复劳复,举世共闻,非臆说也。

细生地　玄参心　知母　炒川贝　麦冬　地骨皮　银花露　竹沥

又:脉证如昨,仍议滋清阴分余热,佐清上脘热痰。

照昨日方去地骨皮、银花露,加炒橘红。　(《临证指南医案》)

第五节　湿　　温

一、概　　述

湿温是一种由感受湿热病毒而引起的外感热病。初期主要表现为身热不扬,头重身痛,胸脘痞闷,苔腻不渴,其起病缓,病程长,病势缠绵。其病变以中焦脾胃为中心,病程中易发白痦,多发于长夏梅雨季节。

夏秋之际,雨多湿重,气候炎热,人居其中,湿热交蒸,更兼脾胃素弱,饮食不节,湿热之邪,侵犯人体,直趋中道,湿阻气机,郁遏清阳,而表现一系列湿热留连气分的症状。可因湿热熏蒸,清窍壅遏而见神志昏蒙;湿热外蒸肌肤而发白痦;其后期表现和一般温热病的变化相同。

根据湿温的临床表现,发病季节,病机特点,传变规律,常见于西医的伤寒、副伤寒、夏季流行性感冒、钩端螺旋体病、流行性乙型脑炎、病毒性肺炎等。其他急性热病中出现湿热表现者,也可参照本病辨证论治。

二、病　因　病　机

1. 病因

1) 外感湿热　外感时令湿热病邪是本病的主要致病因素。《伤寒类证活人书》说:"其人尝伤于湿,因而中暑,湿热相搏,则为湿温。"夏秋之季,天暑下逼,地湿上腾,人处气交当中,则易感受湿热病邪。湿热之邪的形成与当令气候有着密切的关系,故湿温的发生有明显的季节性。湿温有因湿邪蕴遏而化热的,亦有湿邪与热邪相合而成。

2)脾失健运 脾失健运在湿温的发生与发展过程中起着重要的作用。薛生白《湿热病篇》第一条自注:"太阴内伤,湿饮停聚,客邪再至,内外相引,故病湿热。此皆先有内伤,再感客邪,非由腑及脏之谓,若湿热之证,不挟内伤,中气实者,其病必微。"脾为湿土之脏,喜燥恶湿,职司运化,若中焦脾土素禀不足,或饮食生冷瓜果,肥甘厚味,损伤脾胃,脾失健运,水湿内停或痰热内生,外感湿热之邪,乘虚而入,与之相搏,酿成湿温。

2. 病机

1)中焦脾胃是湿热病变的中心 脾为湿土之脏,胃为水谷之海,湿土之气同类相召,湿热之邪,始虽外感,终归脾胃。素禀中阳不足者,病变偏重于脾而表现为湿重于热;中阳偏旺者,病变多偏重于胃而表现热重于湿。

2)阻遏气机是湿温病的主要特点 脾胃位居中焦,是气机升降变化的机枢,湿为阴邪,重浊黏滞,初感时易于郁遏清阳,阻滞气机,湿热相合,更是如油入面,黏滞缠绵,流连难解,故湿温病以气分阶段病程最长,临床症状复杂而多变。

三、诊 断 要 点

1)发病季节:发生于夏秋雨湿季节(大暑至白露)。发生在其他季节的有湿热表现的病变,虽可按湿温病辨证论治,但一般不称为湿温。

2)临床表现:身热不扬,脘痞胸闷,头重身痛,苔腻不渴,脉见濡缓。病程中易出现白㾦,后期可出现便血等。

3)起病较缓:病势缠绵,传变较慢,湿热留恋气分阶段较长。

4)大多具有传染性,并可引起流行。

四、辨 证 要 点

(1)辨湿与热的偏重

湿温病在卫、气阶段,由于感邪的轻重,体质的盛衰而分为湿重于热、热重于湿、湿热并重等。由于两者的轻重不同,湿为阴邪,热为阳邪,故表现的证候不同,病变的性质有异,传变的趋向有别,治疗的大法有偏重,所以辨湿与热的孰轻孰重,是湿温病辨证的第一要点。

湿重于热者,多表现为湿邪蕴脾,困阻清阳的证候,其热象多不显著,主要出现于湿温的初期和中期,常见于素禀不足,脾胃虚寒者;而热重于湿者,多表现为热邪内蕴,热盛伤津的证候,其热象较明显,主要出现于湿温病的中期及后期,常见于素禀胃阴不足,中阳偏亢者。在湿温病的中期,亦可出现湿热并重的现象。

(2)卫气营血的传变

病之初起,邪从外受,遏于肌表而为卫分之候,湿温病的卫分过程较短,这是由于湿热病邪侵入人体,与脾土同气相召,而直趋中道,径犯脾胃,内外合邪,卫气同病之故。卫表之证消除后随即出现湿阻气分的证候,是湿温病传变过程中的重点,持续时间长,病变以脾胃为主,但亦可弥漫三焦,波及内外,主要表现为湿重于热、热重于湿、湿热并重三大类证。一旦湿邪化燥,热郁化火则成热盛伤阴,表现为阳明气分热盛,或者传营入血而出现热灼心营,伤络动血的不同。所以,湿热病卫气营血辨证的重点在于分析湿热之邪是否有化燥,化燥之后是否有邪传营血。

（3）审证候的虚实进退

湿温病是一种外感湿热之邪的疾病,所以除后期由于营卫耗伤而出现本虚标实外,一般是以邪实为主,如初期的内外合邪,中期的湿热内蕴,后期的化燥入营,伤络动血等。以上是一般而言,在特殊情况下可在邪实阶段骤然发生由实转虚的变化,例如湿邪流连气分,因湿邪郁久损伤阳气而产生"湿盛则阳微"的变化,热盛动血之际,可因出血过多而出现气随血脱的危重变化。上述情况虽不多见,但因变化发生急骤,病情复杂,病势严重,治疗不及时或不得当,会导致严重的后果。因此必须严密观察病情变化,判断邪实正虚的进退转化,以便及时正确地采取有效的治疗措施。观察虚实转化的时候,应特别注意身热的升降及面容、神态、气息、舌象、脉候等方面的变化,如病程中突然出现身热骤降,面色苍白,精神委顿,呼吸急促等,即为变证,应予必要而及时的处理。

五、辨 证 论 治

1. 湿遏卫阳

临床表现 恶寒少汗,身热不扬,头重如裹,午后热甚,四肢疲困,肌肉烦痛,口渴或渴不欲饮,舌苔白腻,脉濡缓。

辨证分析 本证因湿温初起,客邪在表,湿为阴邪,阻遏卫阳,敷布失司,故恶寒少汗,身热不扬;湿邪在里,阻滞气机,清阳不升,故口渴或渴不欲饮,头重如裹;脾主肌肉,脾为湿困,故四肢疲困,肌肉烦痛;湿热交蒸,湿为阴邪,故其发热午后较明显;湿热之邪见诸于舌则舌苔白腻,征之于脉则脉濡缓。

治法 芳香化湿,疏中解表。

方药 藿朴夏苓汤(《医原》)加减。

藿香 半夏 厚朴 赤苓 杏仁 生苡米 蔻仁 猪苓 泽泻 淡豆豉

恶寒无汗者加苍术、香薷、葱白以助其透达之力;头痛身痛者加羌活、白芷;恶心呕吐者加生姜皮、建曲。

2. 湿重于热

临床表现 身热起伏,午后热增,头痛身痛,困乏呆钝,胸闷脘痞,腹胀便溏,溲短浑浊,渴不思饮,苔白腻或黄腻,脉濡或濡缓。

辨证分析 病入气分,湿遏热伏,湿重而热轻,湿热交蒸,故身热起伏;邪正相争,而阳明旺于申酉,故发热于午后转增;湿重于热,脾为湿困,运化失司,在上则清阳不升而见头重如裹,于中则清浊不分,气机不畅而见胸闷脘痞,纳呆腹胀;湿热内蕴,下注则溲短浑浊,便溏不爽;湿浊内停,津不上承,故渴不思饮;阳气不能外达,故困乏呆钝,身疼神倦。苔白腻,脉濡为湿邪之象,湿热交蒸则苔黄腻。

治法 宣气化湿,佐以淡渗。

方药 三仁汤(《温病条辨》)加减。

滑石 通草 蔻仁 杏仁 竹叶 厚朴 生苡米 半夏

若脘痞纳呆明显者,可加佩兰、神曲、谷麦芽以醒脾健运;若胸胁苦满,心烦易怒者,可加郁金、佛手、香橼以疏理肝气;若湿邪胶着难解,而热象不著者,可兼用少量刚剂如附子、桂枝以温化痰浊;若小便浑浊短赤,可加草薢、泽泻、菖蒲以分清泌浊。

3. 湿热并重

临床表现　发热渐高,汗出不解,口渴不欲多饮,心烦脘痞,恶心呕逆,小便短赤,大便溏而不爽,或外发白痦,或见黄疸,或神志昏蒙,时清时昧,或肢痠倦怠,咽痛而肿,舌质红,苔黄腻,脉滑数。

辨证分析　此时湿郁化热,热邪渐盛而呈湿热并重,故发热逐渐升高;湿郁热蒸,胶着难解,故汗虽出而热不能退;热蒸则口渴欲饮,湿热则渴不多饮或喜温饮;湿热内蕴,心神被扰故心烦不宁;湿邪未化,气机受阻,故脘痞腹胀仍存;痰热郁结,胃气不降反升,则恶心呕逆;脾失健运,清浊不分,传化失司,湿热下注,则见小便短赤而浑浊,大便溏而不爽;湿困脾阳,湿热之邪外郁肌表,从皮毛透泄,故见肢痠倦怠,外发白痦;湿热熏蒸肝胆,胆汁不循常道,外溢肌肤而发为黄疸;湿热蒸酿痰浊上蒙清窍,则神志昏蒙,时清时昧;湿热内蕴,循经上攻则见咽肿而痛;湿热并重,故见舌质红,苔黄腻脉滑数。

治法　清热化湿。

方药　王氏连朴饮(《霍乱论》)加减。

黄连　厚朴　石菖蒲　半夏　淡豆豉　山栀　芦根

若湿热蕴蒸肌表,外发白痦者,可加竹叶、苡仁以增透热渗湿之效;若胸腹胀闷,呕逆,尿短赤者,可加甘露消毒丹化浊利湿,清热解毒;若湿热熏蒸肝胆而发为黄疸者,可加用茵陈、大黄;若心烦溲短赤者,可加淡竹叶、通草。

4. 热重于湿

临床表现　高热汗出,面赤烦渴,呼吸气粗,脘痞身重,苔黄微腻,脉象滑数或洪大。

辨证分析　此为湿温病的进一步发展,可由湿热并重转化而来,亦可由素禀阳明太旺而邪从热化,主要表现为阳明火旺而湿邪尚未尽化。高热汗出,口渴欲饮,为兼阳明热盛,里热蒸迫的表现;身重脘痞,为兼有湿困脾阳之象;阳明热盛故脉洪大,而热重于湿则见苔黄微腻,脉滑数。

治法　清热为主,兼化湿邪。

方药　白虎加苍术汤(《类证活人书》)加减。

生石膏　知母　甘草　粳米　苍术

若热郁火甚者,可加山栀、黄连清热泻火开郁;若津液受损者,可加花粉、石斛、芦根以清热生津。

5. 湿热酿痰,蒙蔽心包

临床表现　身热不退,朝轻暮重,神识昏蒙,似清似昧或时清时昧,时或谵语,舌苔黄腻,脉濡滑而数。

辨证分析　本证为气分湿热酿蒸痰浊,蒙蔽心包而致。心包为痰湿而蒙,心神被扰,故见神识昏蒙,似清似昧或时清时昧;气分湿热蕴蒸,故见身热不退,朝轻暮重;舌苔黄腻,脉象濡滑而数,均为热邪偏盛的征象。

治法　清热化湿,豁痰开窍。

方药 菖蒲郁金汤(《温疫全书》)加减。

石菖蒲　郁金　炒山栀　青连翘　细木通　鲜竹叶　粉丹皮　淡竹沥　灯芯　紫金片

若痰热偏盛,加至宝丹;或湿浊偏盛,加用苏合香丸;若惊厥者,兼以息风止痉,加用全蝎、蜈蚣、地龙、僵蚕。

6. 湿热化燥

临床表现 壮热大汗,面赤烦渴,呼吸气粗,潮热谵语,腹满便秘,舌苔黄厚焦燥,脉洪大或沉实有力。

辨证分析 湿热久羁,最后终必化火化燥而成热盛伤津之象,上证为热邪充斥气分而尚未入营动血,而为大热、大渴、大汗出、脉洪大的阳明经证及痞、满、燥、实的阳明腑实证,湿热化燥故舌苔黄厚焦燥,脉沉实有力。

治法 清气泻热或急下存阴。

方药 白虎汤(《伤寒论》)或大承气汤(《伤寒论》)加减。

生石膏　知母　粳米　甘草

大黄　芒硝　枳实　厚朴

白虎汤用以治疗阳明经证,若湿未尽化,脘痞泛恶,小便短赤者,酌加芳香宣气,淡渗利湿之品如滑石、藿香、佩兰、芦根。大承气汤用以治疗阳明腑实证,若痞、满、燥、实尚未具备者,可去厚朴、枳实加甘草而成调胃承气汤。

7. 热入营血

临床表现 身热夜甚,心烦不安,时有谵语,或神昏不语,或手足抽搐,斑疹隐隐,舌绛少苔。如病情进一步发展,则可见灼热躁扰,骤然腹痛,便下鲜血,或吐血、衄血。若出血不止,则可见身热骤退,面色苍白,汗出肢冷,呼吸短促,舌淡无华,脉象细微急促等危象。

辨证分析 湿热化燥,热邪化火,热灼营阴,扰乱心神,故临床表现为身热夜甚,心烦不安,时有谵语,或神昏不语;若营阴不足,热甚动风,则证见手足抽搐;若热窜肌肤血络则可见斑疹隐隐;因热入营分,阴液不足,故证见舌绛少苔。病入血分,除上述表现外,因热入血分,损伤血脉,血不循经,溢于脉外,渗入肠中故可见灼热躁扰,骤然腹痛,便下鲜血;血随热升,故可吐血、衄血等。脉络受损,出血过多,则气随血脱。气为血之帅,血为气之母,气摄血,血载气,出血过多则气随血脱,气脱则不能摄纳,而出血骤然增加。气属阳,气脱则阳气暴脱,故证见身热骤退,面色苍白,汗出肢冷,呼吸短促,舌淡无华,脉象细微急促等。

治法 在营则清营泄热;入血则凉血散血。

方药 清营汤(《温病条辨》)或犀角地黄汤(《千金要方》)加减。

犀牛角(用水牛角代)　生地　玄参　竹叶心　麦冬　银花　连翘　黄连　丹参

犀牛角(用水牛角代)　生地黄　赤芍　牡丹皮

犀角地黄汤功专凉血解毒,治疗热入血分而见动血出血之证,取其凉血止血之功用。

如热盛动风而见手足抽搐者,则用羚角钩藤汤加石决明,配合止痉散(全蝎、蜈蚣)、紫雪丹;若热郁肌表而见斑疹隐隐,则可用化斑汤(石膏、知母、生甘草、玄参、犀角、粳米)。

若吐血、衄血可加银花、连翘、鲜芦根、鲜茅根;便血加槐花、生地榆、紫草、仙鹤草等;尿血加鲜茅根、益母草、鲜车前草;热象明显者可加黄连、黄芩清心泻火。

若出血不止,气随血脱,气不摄血,出血骤增者,急予独参汤益气固脱;若呼吸急促,大汗出,急宜加人参、五味子、麦冬以益气敛阴固脱。

8. 余邪未尽

临床表现　身热已退,脘中微闷,知饥不食,舌苔薄腻。

辨证分析　本证见于湿温病的恢复期,因热邪已退,故一般不发热,惟余湿未净,胃气不舒,脾气未醒,故觉脘中微闷,知饥不食;舌苔薄腻是余邪未尽的征象。

治法　宣气醒胃,清涤余邪。

方药　薛氏五味芦根汤(《温热经纬》)加减。

藿香叶　薄荷叶　枇杷叶　鲜荷叶　佩兰叶　芦根　冬瓜仁

此外,尚有湿困日久,"湿盛则阳微",阳气受损而致肾阳虚衰,水湿内停之证,可参照内伤寒湿治疗。

六、转归与预后

湿温病的发展过程具有一定的规律性,以证候变化言之:病之初起,多见湿遏卫阳,表里同病;入里之后,便渐由湿重于热转化为湿热并重及热重于湿,最后湿化燥,热化火,而归于阳明或迫入营血。就虚实变化而言,初期、中期,湿热郁蒸,湿热化燥,湿热痰浊蒙蔽心包,均属实证;后期邪退正虚,即由实转虚,但亦有在邪实阶段骤然由实转虚的。

湿温病的预后,主要与病情轻重及传变的深浅有关,凡病势较浅,病情单纯,病程较短,邪在气分阶段即获解除者,预后大多良好;反之病势深重,病情迁延,邪恋不解,化火动血,或湿邪久恋损伤阳气,甚至出现气随血脱,或阳气外亡者,预后大多严重。

七、护理与预防

患者需注意卧床休息,汗出较多者要勤换衣被;湿热化燥,热势升高后,要多饮开水;饮食以清淡流食或半流食为宜,如米汤、藕粉汤等,须小口进之;即使瘥后热退脉静,食欲渐振,食量亦应逐渐增加,并以稀软少渣,易于消化的食物为宜,忌食坚硬多渣之品;因病程较长,应耐心向患者做思想工作,配合医者共同进行治疗。

增强体质,特别是注意保护脾胃的运动功能,防止湿热内生,是预防本病的关键。应注意饮食有节,勿恣食生冷肥甘,尤其在夏秋之交,饮食更须注意洁净清淡。应注意居住环境的卫生,室内保持通风,勿居住潮湿之地。暑天气候炎热,应注意不在烈日下劳作时间太长,做到劳逸结合,对患者有湿温者不要密切接触。

八、病案举例

张左。湿温旬日,烦热无汗,赤疹隐约不透,胸次窒闷异常,咳不扬爽,时常谵语,烦渴不欲饮,饮喜极沸之汤,脉数细滑,苔白心黄,近根厚腻。此无形之邪,有形之湿相持不化,邪虽欲泄,而里湿郁结,则表气不能外通,所以疏之汗之,而疹汗仍不能畅。热与湿交蒸,胸中清旷之地,遂如云雾之乡,神机转至弥漫,深恐湿蒸为痰,内蒙昏痉。

三仁汤去滑石　川朴　竹叶　加豆豉　橘红　郁金　枳壳　菖蒲　佛手

二诊：昨进辛宣淡化，上焦之气分稍开，熏蒸之热势较缓，神识沉迷转清，谵语抽搐已定，烦闷亦得缓松，舌苔渐退，但气时上冲，冲则咳逆，脉数糊滑。良以郁蒸稍解，而邪湿之势尚在极甚之时，虽有退机，尤不足济。肺胃被蒸，气难下降，所以气冲欲咳未俱减也。前法之中，再参疏肺下气。

甜葶苈　通草　光杏仁　炙半夏　冬瓜子　广郁金　薄橘红　滑石块　炒枳壳　枇杷叶　桔梗　竹茹

三诊：胸闷懊烦，气冲咳逆，次第减轻，咯吐之痰亦觉爽利，舌苔亦得大化，但脉仍不扬。其肺胃之间尚是熏蒸之地，表不得越，邪无出路，还难恃为稳定也。

光杏仁　广郁金　淡黄芩　桑叶　甜葶苈　桔梗　白蔻仁　生苡米　炙半夏　炒香豆豉　橘红　枇杷叶

四诊：咳嗽气逆大减，痰亦爽利，谵语热烦亦得渐减，特小溲清而不爽，大便不行，频转矢气，脉数糊滑，苔化而中独厚，犹是湿痰内阻，邪难泄越，再导其滞。

郁金　橘红　桔梗　炙半夏　赤茯苓　生苡米　滑石　通草　草薢　竹沥达痰丸三钱　佛手　通草汤先送下。

五诊：大便畅行，烦恼大定，热亦较轻，口渴亦减，但赤疹虽布甚寥寥，汗不外达，脉象较爽，舌根苔白尚腻。邪湿之熏蒸虽得渐松，而未能透泄，须望其外越，方稳妥也。

光杏仁　郁金　橘红　生薏仁　枳壳　滑石块　炒萎皮　葶苈子　桔梗　通草　木通　炙半夏　白茯苓

六诊：熏蒸弥漫之势虽松，而湿性黏腻，不克遽行泄化，里气不宣，表气难达，汗瘩均不得发越，咳嗽气逆，小溲不爽，脉数滑苔白。邪湿互相掎角，尚难稳当。

郁金　光杏仁　橘红　冬瓜子　桔梗　鲜佛手　炙半夏　生薏仁　蔻仁　赤茯苓　通草　苇茎

七诊：热势递减，咳亦渐松，然湿从内搏邪不外越，是以热势恋恋不退，不能外达，而欲从内化，非欲速可以从事也。

豆卷　滑石　光杏仁　郁金　炙半夏　通草　新会皮　猪苓　桔梗　生薏仁　鲜佛手　枳壳

八诊：清理余蕴方。

豆卷　生薏仁　炙半夏　通草　广皮　福泽泻　光杏仁　鲜佛手　白蔻仁　夏佩兰

如胸闷加桔梗、郁金，甚者川朴、枳壳、藿香，头胀加蒺藜、天麻、僵蚕，理胃加生谷芽、沉香曲、玫瑰花。　（《张聿青医案》）

第六节　湿　阻

一、概　述

湿阻系指因环境潮湿，湿邪侵伤肺卫，致见头身困重、痠楚、纳呆、脘痞为主要表现的外感疾病，属于冒湿、伤湿等范畴。若失治、误治则影响脾胃，湿邪中阻，纳化失常，是临床常见病、多发病之一。

湿为土令，旺于四时，一年四季皆可发生，但以夏秋梅雨季节发病率较高。这与溽暑气候炎热,雨水较多,相对湿度过高和居住环境有关。随着我国经济的迅猛发展,人们的饮食食谱和生活节律都发生了很大变化。在饮食方面,嗜食西餐,肥甘厚味,冷饮冰糕,酒浆奶酪等,已遍及农村;在工作方面,行业间竞争激烈,工作节奏加快,用脑过度,生活无规律等,而致情志不畅,克脾犯胃,中焦痞塞,清阳不升,浊阴不降,而见胃脘痞满,纳少腹胀,泛恶多痰,周身疲困,便溏或黏腻不爽,足跗浮肿等为主症的临床表现。正如《素问·六元正纪大论》中所说:"凡此太阴司天之政,气化运行后天……民病寒湿,腹满身膜愤,胕肿,痞逆,寒厥拘急。……感于寒湿,则民病身重,胕肿,胸腹满。"

二、病因病机

外感湿热之邪,或久居潮湿、低洼、多雨之域,常常冒雨远行,或水中作业,湿邪浸淫机体,仅是诱因,而脾虚是内生水湿,引受外湿的重要条件。由于饮食不节,饥饱无度;长期贪凉饮冷;五味过偏,喜肥甘油腻,辛辣厚味;或酷好浓茶、酒水;久病内耗,伤及脾胃,使其纳化失职,水湿内停,复受外湿,弥漫全身,卫气失和,从而形成湿阻之病。病变初起,邪在肌表为主,且易损伤脾阳;若湿郁不得宣散,甚至损伤胃阴。《类经》卷十三对此有较详的论述,文中指出:"脾属土,其化湿,土气实则湿邪盛行,如岁土太过,则饮发中满食减,四肢不举是也。土气虚则风木乘之,寒水侮之。如岁木太过,脾土受邪,民病肠鸣腹支满;卑监之纪,其病留满痞塞。岁水太过,甚则腹大胫肿之类也。脾主肌肉,故诸湿肿满等证,虚实皆属于脾。"

三、诊断要点

1）男女老幼均可发病,但以脾胃虚弱者易患。常发生于梅雨潮湿的季节,或久雨初晴之时。发病缓慢,病情缠绵。

2）初起头重如裹,周身不适,四肢懈怠,脉濡缓,继而出现身体困重,或周身痠楚不适,微热少汗,脘腹痞满。

3）脾虚湿盛,中州痞满,饮食无味,不思饮食,胸腹闷胀,周身困重,咽中多痰,尿少浮肿或大便溏薄,黏滞不爽等全身症状。

四、辨证论治

1. 湿遏卫阳

临床表现　头身困重,脘痞腹胀,纳谷呆滞,不思饮水,疲乏思睡,微有恶寒发热,无汗或少汗,苔白腻,脉濡缓。

辨证分析　湿邪外侵,卫气闭郁,玄府窒塞,湿为阴邪,其性重浊,故头身困重;正气与湿邪交争,则微有恶寒发热,少汗或无汗;脾胃虚弱,湿浊内生,内外相引,中焦气机不利,则脘痞腹胀,纳谷呆滞,口不思饮;苔白腻,脉濡缓,均为湿盛之征。

治法　祛湿解表,行气宽中。

方药　藿朴夏苓汤(《医原》)加减。

藿香　杏仁　厚朴　制半夏　猪苓　泽泻　赤茯苓　豆豉　苡仁　白豆蔻

微恶寒发热,去猪苓、泽泻,加苏叶、防风;发热,口渴,加银花、连翘、黄芩;呕恶,纳呆,加陈皮、生姜;腹胀,便溏,加苍术、陈皮。

2. 气分湿热

临床表现 身热不扬,肢体沉重疼痛,脘腹痞胀,纳呆欲呕,口腻不渴,或渴不欲饮,舌质暗红,苔黄腻,脉濡数。

辨证分析 病入气分,湿遏热伏,湿重而热轻,所以身热起伏,头身重痛;湿浊中阻,气机阻滞,故脘痞腹胀,纳呆欲呕;口腻不渴或渴不欲饮,舌质暗红,苔黄腻,脉濡数,皆系湿重于热之征。

治法 宣化湿浊。

方药 三仁汤(《温病条辨》)加减。

杏仁 白蔻仁 苡仁 厚朴 姜夏 滑石 通草 竹叶

肢体沉困,痠楚疼痛,加苏叶、秦艽;身热,口渴,加黄连、茵陈;恶心欲吐,加藿香、生姜。

3. 湿浊中阻

临床表现 脘痞腹胀,纳谷呆滞,咽中痰多,周身倦怠,肢体痠重无力,大便黏滞不爽或便溏,口黏,舌质淡苔白腻,脉濡滑。

辨证分析 湿邪阻滞中洲,胃失和降,故有脘痞腹胀,纳谷呆滞之苦;湿邪黏腻,易阻气机,湿邪郁阻肌表,四肢失主而被湿邪所困,因之周身倦怠,肢体痠重无力;湿邪停聚中阻,成痰成饮而呕吐痰涎;湿邪下注,则便溏或黏腻不爽。舌质淡,苔白厚腻,脉濡滑,为湿邪内盛之象。

治法 芳香化浊,燥湿健脾。

方药 藿香正气散(《太平惠民和剂局方》)加减。

藿香 苏叶 白芷 大腹皮 茯苓 白术 陈皮 半夏 厚朴 桔梗 甘草

苔白厚腻甚者,加草蔻仁;呃逆呕吐甚者,加刀豆子、旋覆花(布包);头沉重昏蒙不清者,加蔓荆子;带下清稀者,加炒芥穗、白果(打);肢体痠重甚者,加防风、防己。

4. 湿寒中阻

临床表现 胃脘痞满,泛呕欲吐,纳少腹胀,隐隐作痛,遇寒则甚,得热则缓,周身沉重,肢体痠楚,大便溏薄或清稀,口淡不欲饮,舌质淡,苔白滑腻,脉沉缓或濡缓。

辨证分析 湿寒阻中,湿聚寒凝,气滞不通,故胃脘痞满,腹胀纳少;湿寒内盛,困遏脾阳,而胃脘隐隐作痛,遇寒加重,得热则缓,周身沉重,肢体痠楚,大便溏薄或清稀。舌质淡,苔白滑腻,脉沉缓或濡缓,皆为湿寒内盛之象。

治法 温中散寒,燥湿理气。

方药 藿朴温中汤(《内外伤辨惑论》)加减。

厚朴 陈皮 炙甘草 茯苓 草豆蔻仁 木香 干姜

兼外感湿寒束表,身冷恶寒,肢体痠痛者,加苏叶、羌活、独活;胃脘痞闷甚者,加大腹皮、槟榔;恶心呕吐甚者,加姜半夏、炒枳实;胸胁胀痛或经行腹痛者,加乌药、醋元胡、当归。

5. 脾虚湿困

临床表现 脘痞腹胀,食后尤著,口淡乏味,头目沉重,面色萎黄,周身倦怠,疲乏无力,嗜卧,畏寒肢冷,纳少便溏,舌质淡体胖,边尖齿痕,苔薄白腻,脉沉细或沉涩。

辨证分析 外感或内伤湿邪,久恋不去,损伤脾阳而失其运化之职,致湿邪壅滞,清阳不升,浊阴不降,而见脘痞腹胀,食后尤著,头目沉重,面色萎黄,纳少便溏。此即《素问·阴阳应象大论》"清气在下,则生飧泄,浊气在上,则生䐜胀"之论。湿邪困脾,土郁不化,故舌体胖,并口淡乏味;湿阻气机,脾阳不伸,即见周身倦怠,疲乏无力,嗜卧,畏寒肢冷。舌质淡,边尖齿痕,苔薄白腻,脉细弱或沉涩,皆为湿邪困脾之征。

治法 健脾和胃,理气化湿。

方药 胃苓汤(《丹溪心法》)或实脾饮(《济生方》)加减。

白术 茯苓 猪苓 桂枝 泽泻 陈皮 厚朴 苍术 甘草 木瓜 木香 草果仁 大腹皮 附子 干姜

胸闷气短者,加生黄芪;头目昏沉不清者,加葛根;胃脘痞满甚者,加炒枳实;有食滞者,加焦三仙。

6. 湿热蕴结

临床表现 胃脘痞满或胁肋胀痛,口苦口黏,恶心纳少,心烦急躁,神疲乏力,肢体沉重,大便秘结或黏滞不爽,小便黄或短赤,舌尖边红或舌质红,苔白厚腻或黄厚腻,脉濡数或濡滑数。

辨证分析 湿邪蕴久化热,致湿热互结。热蒸湿阻,则胃脘痞满或胀痛,恶心纳少;湿热蒸腾,肝胆心火亦炽,故见胸胁胀痛,口苦口黏,心烦急躁,甚者失眠,发热;湿热困脾,则周身疲乏无力,肢体沉重;湿热移于下焦,热甚则大便秘结,小便短赤;湿盛则大便黏滞;湿热俱盛,小便少而黄;舌边尖红或舌质红,苔黄,脉濡数,舌苔白厚腻,脉濡滑,皆为湿热内盛之征。

治法 清热解毒,化浊利湿。

方药 甘露消毒丹(《温热经纬》)或龙胆泻肝汤(《医宗金鉴》)加减。

滑石 茵陈 石菖蒲 木通 川贝母 射干 连翘 薄荷 白蔻仁 藿香 龙胆草 黄芩 栀子 泽泻 车前子 当归 柴胡 甘草 生地

大便黏滞不爽者,酌加败酱草;大便秘结难下者,加生大黄(后下);阴伤口渴者,加沙参、麦冬。

五、护理与调摄

1) 平时预防潮湿,尽量少贪凉饮冷,尤其在患病期间,定要严格要求自己,与医生配合,争取早日康复。

2) 患病期间,饮食以清淡为主,忌食肥甘、油腻、辛辣之味,以防化热生燥或甘甜壅滞,使病情转化。

3) 做到饮食有节,饥饱有度,定时休息,按时起床、进餐,保持良好的生活方式。

4) 注意饮食调养,可常吃苡米陈皮荷叶粥,以祛湿和胃,升清降浊,保持气机调畅。

六、病案举例

病例一

董某,女,58岁,石家庄棉纺二厂工人。1988年3月9日初诊。

4 个月前,食后汗出感冒风寒,经治外感已愈,渐觉肢体困重,倦怠嗜卧,胃脘痞闷,纳呆厌食,腹胀满,得温则舒,大便稀溏,口黏不欲饮,舌淡红,苔白腻,脉滑。

辨证:寒湿中阻,挟有食滞。

治法:温中散寒,燥湿行气,佐以消导。

处方:厚朴 9g,干姜 6g,苍术 12g,炒枳实 12g,陈皮 9g,砂仁(后下)6g,草蔻(后下)6g,炒莱菔子 10g,茯苓 10g,泽泻 6g。3 剂。

二诊:1988 年 3 月 14 日。药后矢气增多,有秽臭之气,大便量多,脘痞腹胀,倦怠,肢体困重减轻,纳食有增,口黏亦减,苔白腻,脉滑。湿性黏滞,难以骤化,原方续服 5 剂。

三诊:1988 年 3 月 19 日。脘痞腹胀消失,矢气减少,大便成形,口黏身重虽减仍存,舌质红,苔薄白略腻,脉滑。上方去苍术、炒枳实、干姜,加半夏 6g,苡米 20g,佩兰 10g,以加强化浊祛湿,又进 5 剂而愈。

病例二

赵某,女,42 岁,北京东方家用电器厂工人。1987 年 10 月 5 日初诊。

2 个月前,因过食生冷(汽水、冰糕)致周身困重,倦怠乏力,头蒙沉重,胃脘痞闷隐痛,腹胀,饮水则吐,纳呆食少,便黏不爽,带下量多色白质稀,舌暗,苔白厚腻,脉滑尺弱。

辨证:湿困脾土,中阳被遏。

治法:芳香化浊,醒脾燥湿。

处方:藿苏梗(后下)各 10g,佩兰(后下)12g,苍术 6g,厚朴 9g,陈皮 9g,茯苓 12g,桔梗 9g,白芷 6g,泽泻 9g,六一散(包)15g。

二诊:1987 年 10 月 17 日。

服上药 10 剂,周身困重,倦怠乏力,腹胀脘痞消失,仍胃脘隐痛,心烦易怒,两胁不适,善太息,舌淡尖红,苔薄白腻,脉沉细略弦。

辨证:湿邪渐化,而蕴热始露。

治法:运脾化湿,疏肝理气,清心除烦。

处方:炒杏仁 6g,炒枳壳 10g,合欢花 30g,茯苓 12g,佩兰 9g,炒栀子 6g,竹叶 6g,芦苇根 15g。

以上方加减进退,服 20 余剂,诸症消失。

病例三

张某,男,27 岁,北京电器二厂工人。1978 年 11 月 3 日初诊。

1 年前因饮水不洁,致身热不利,食后呕吐,经治上症消失,但遗留胃脘痞闷,周身倦怠,大便溏薄等症。曾服多种中西成药,时愈时复。现症:身倦乏力,面色晦滞,胃脘痞满,纳差,腹胀,便溏日两次,小便黄,口干黏腻,舌红,苔薄黄腻,脉沉弦小数。

辨证:食伤脾胃,湿蕴化热。

治法:化湿清热,消积和中。

方药:黄连 6g,茵陈 12g,藿香 12g,白蔻仁(后下)9 克,陈皮 9g,姜半夏 9g,厚朴 9g,炒枳实 6g,焦三仙各 10g,六一散(包)15g。

二诊:1987 年 11 月 9 日,服上方 5 剂,胃脘痞闷,腹胀明显减轻,纳食渐增,大便黏滞不爽,每日 1 次,口干口黏,而口渴欲饮,舌淡红苔薄腻。既见小效,宗上方进退。上方黄连减至 3g,去六一散,加败酱草 12g,以加强清泄大肠湿热之力,5 剂。

三诊:1987 年 11 月 16 日,胃脘痞闷,腹胀已除,小便转清,大便正常,舌淡红,苔薄白,脉沉滑。除感觉倦怠乏力外,余无不适。以香砂六君子汤,加生谷麦芽各 15g,炒枳壳 6g,以善后调理,经服 10 剂,康复如常。 (《中国名老中医经验集萃》)

第七节 暑 湿

一、概 述

暑湿是夏季感受暑湿病邪引起的外感热病。初起即见壮热,口渴,汗多黏腻,胸痞,身重,舌红苔腻等暑热内盛,湿邪困阻的症状。其特点是:发病有明显的季节性,仅见于夏季。以暑热为主,湿因为次,带有暑邪致病的特点如起病急骤、传变迅速、易耗气伤津等。

西医学的流行性乙型脑炎、钩端螺旋体病、流行性感冒及中暑、夏季热等病,可参考本病辨证施治。

二、病 因 病 机

夏季感受暑湿之邪是引起本病的主因。夏季暑热既盛,且雨湿较多,湿气亦重,天暑下逼,地湿上蒸,湿气与暑热相合,成为暑湿病邪。它兼有暑邪性质炎热酷烈,传变迅速和湿邪重浊,易犯中焦脾胃,弥漫三焦的双重特点。

正气虚弱,尤其是脾胃虚弱,是发生本病的内在因素。正值夏暑湿盛之际,人体脾胃功能呆滞,加之饮食不节,过食冷点,损伤中气,脾胃虚弱,更易感受暑湿病邪发为暑湿病,如李东垣所说:"暑病皆饮食不节,劳倦所伤,日渐因循,损其脾胃,乘暑天而作病也。"

由于夏季天气炎热,人们容易因为怕热而乘凉露宿,空调冷气大开,或触冒风雨,导致寒邪袭表,形成暑湿兼寒证。

三、诊 断 要 点

1)发病有明显的季节性,仅见于夏季。

2)以暑热为主,湿困为次,带有暑邪致病的特点如起病急骤、传变迅速、易耗气伤津。

3)起病大多急骤,初起以高热、汗多、心烦、口渴、苔黄、脉洪数等暑入气分的见症为典型表现,可伴有脘痞、苔腻或恶寒、无汗等症者,为暑湿或暑湿兼寒之象。

四、辨 证 论 治

本病的治疗原则是清暑利湿。王纶《明医杂著》说:"治暑之法,清心利小便最好。"本病初起一般即见中焦阳明热盛,治疗当用辛寒之剂,清热涤暑为主,并伍以化湿利湿。本病辨证尚需注意辨别湿邪之轻重、病邪之部位和是否挟寒邪。脾湿盛者,应健脾化湿,不用辛寒清热;暑湿困表者,应辛凉清热利湿,使暑热外透,湿邪下利;兼挟寒邪者,尚应解表散寒。

1. 暑湿伤气

临床表现　身热,自汗,心烦口渴,胸闷气短,四肢困倦,神疲乏力,小便短赤,大便溏薄,舌苔腻,脉虚大无力或濡滑带数。

辨证分析　暑热之邪内郁,热迫津液,则身热自汗;暑热扰心,热伤津液,则心烦口渴;暑热阻滞气机,伤及中气,中气亏损,故胸闷气短,四肢困倦,神疲乏力;暑热下迫,湿邪下趋,水道清浊不分,故小便短赤,大便溏薄;苔腻为湿邪内蕴,脉虚大无力乃气虚之象,脉濡带数属暑湿内困之征。

治法　清暑化湿,益气生津。

方药　清暑益气汤(《脾胃论》)加减。

黄芪　苍术　升麻　人参　白术　陈皮　神曲　泽泻　麦冬　当归　炙甘草　黄柏　葛根　青皮　五味子

汗出多者,加龙骨、牡蛎、浮小麦;脉虚者,加太子参;小便短赤,加六一散。

2. 暑湿弥漫

临床表现　身热面赤,眩晕耳聋,咳痰或带血,口渴不甚饮,胸闷脘痞,恶心呕吐,下利稀水,小便短赤,舌质红,苔黄腻,脉滑数。

辨证分析　暑性炎热,蒸腾于上,熏蒸于外,则见身热面赤,眩晕耳聋;暑湿侵犯上焦,气机阻滞,清阳失展,故胸闷脘痞;暑热灼伤肺络,则咳痰或带血;暑湿困阻中焦,胃失和降,故恶心呕吐;暑湿蕴结下焦,泌别失职,清浊不分,则下利稀水,小便短赤;舌质红,苔黄腻,脉滑数,为暑湿阻于气分之征。

治法　清热利湿,宣通三焦。

方药　三石汤(《温病条辨》)加减。

飞滑石　生石膏　寒水石　杏仁　竹茹　银花　白通草　金汁

胸痞心烦,加山栀、郁金、豆豉;恶心呕吐,加生姜、枇杷叶;小便短赤,加竹叶;下利稀水,加猪苓、薏苡仁、泽泻。

3. 暑湿中困

临床表现　壮热,汗多黏腻,汗出不畅,心烦口渴,小便短赤,胸脘痞闷,呕吐恶心,身体困重,舌红苔腻,脉洪大或滑数。

辨证分析　暑热盛于阳明,故见壮热;热迫汗出,与湿交阻,则见汗多黏腻,汗出不畅;热扰心神,耗损津液,故心烦口渴,小便短赤;气机阻滞,升降失常,则为胸脘痞闷,呕吐恶心;湿性重着,着于全身,故身体困重;暑热与湿俱重,苔为之腻,而脉为之洪大或滑数。

治法　清暑化湿,升降气机。

方药　白虎苍术汤(《类证活人书》)加减。

石膏　知母　甘草　苍术　粳米

呕恶加陈皮、半夏、竹茹;胸闷加厚朴、枳壳,或加藿香、佩兰、荷叶以增强清暑化湿之功。

4. 暑湿兼寒

临床表现　发热恶寒,头痛无汗,身形拘急,脘闷心烦,舌苔薄腻,脉象浮弦。

辨证分析　先受暑湿之邪,复感寒邪,以致暑湿为寒邪所遏,寒邪外束,腠理闭塞,玄府不开,故发热恶寒,头痛无汗,身形拘急;湿邪内阻,清阳失展,气机升降失常,心神被扰,则脘闷心烦;舌苔薄腻乃湿邪内阻,脉象浮弦为暑湿犯表,寒邪困束之征。

治法　发表散寒,清暑化湿。

方药　新加香薷饮(《温病条辨》)加减。

香薷　银花　鲜扁豆花　厚朴　连翘

外寒甚而见恶寒严重,脉象浮紧者,可加荆芥、蔓荆子;暑热甚而见热盛无汗,口渴心烦,便溏者,则取黄连香薷饮化裁。

五、护理与调摄

1)饮食以甘寒、清淡、少油为宜,避免过食生冷,忌辛辣;绿豆汤、荷叶粥、冬瓜汤、西瓜等能清暑利湿,可以常服。

2)居室以凉爽、通风为宜,有空调的房间,温度要适宜,避免感受风寒。

3)戒烟限酒,因酒为湿热之物,过量则酿湿生热;烟为燥热之品,易伤阴损肺,肺气失宣,亦致湿痰内生。

4)避免长时间烈日下暴晒及过度雨淋,以免中暑伤湿。

六、病案举例

某。因低热3个月于1982年10月就诊。发热多在日晡之时,热则微汗出而沾衣,汗后而热依然。伴有口干,口苦不欲饮,胸闷脘痞,纳谷不香,时有呕恶,大便溏薄不爽,偶尔颈部有吹凉风之感。望其舌,有薄腻之苔罩于舌面,脉沉弦小滑。考虑本病起于6月长夏之时,暑湿之邪易侵人体,郁于少阳胆经,湿邪内阻,而胸闷脘痞,枢机不利,故作寒热。由于失治,邪气弥漫郁久化热,呈湿热内蕴,热重湿轻之候。长期低热,缠绵难愈,胆热横逆犯胃,故呕恶时作;湿性黏腻,故便溏不爽;口苦为胆热之征。四诊合参,病在胆胃,属湿热为患,热重于湿。治以蒿芩清胆汤加味。药用:青蒿15g,黄芩10g,茯苓12g,半夏9g,陈皮9g,枳实9g,竹茹9g,青黛(布包)6g,六一散(布包)2g,连翘9g。7～10剂。

药后全身疲楚困倦,呕恶等症均见好转,精神渐增,体温36.9～37.1℃,大便有时成形,薄腻之苔渐退,为湿去热孤之征,上方既效,去六一散,加藿梗10g,继进5剂。

至三诊,大便已基本正常,呕恶已杳,口苦明显减轻,低热次数亦少,上方加秦艽9g,防风9g,以疏解退热。

3月后来诊其他病,言上药7剂诸症均除,低热至今未作。　(《路志正医林集腋》)

第八节　疰夏

一、概　述

疰夏以暑天怠惰嗜卧,眩晕乏力,心烦多汗,饮食不思,或有低热等为临床特点,由暑湿之气,损于脾胃元气,耗伤阴津所致。

疰夏是夏季的常见病,西医学中的夏季低热、先兆中暑等,临床表现与本病相符者,可参照治疗。

二、病 因 病 机

本病病因,多由素体虚弱,又感暑热之气所致。其病机不外元气不足、津液耗伤、暑湿困脾三端。其中与湿邪相关的病因病机主要是暑湿困脾:素体虚羸,脾气亦弱,加之夏暑之令,湿热之气盛,热伤元气,湿困太阴。脾胃为湿热所困,升降失司,运化无权,脾气益弱。而脾胃为元气之本,故元气亦弱。如沈金鳌《杂病源流犀烛·暑》:"疰夏,脾胃虚弱病也。然虽有脾胃虚弱,亦必因胃有湿热及留饮所致。"

三、诊 断 要 点

1)本病发生于夏季,有明显的季节性。
2)本病以夏季怠惰嗜睡,眩晕乏力,心烦多汗,饮食不思,或有低热等为主症。
3)具有周期性发作的特点,每年夏季来临即可发病,夏季过后则能自愈。
4)多数患者平素体质较弱,脾胃功能也欠佳。

四、辨 证 论 治

暑湿困脾

临床表现 症见神疲乏力,怠惰嗜睡,头胀晕,胸脘痞闷,恶心,口中淡黏,渴不欲饮或少饮,不思饮食,大便或溏,或午后低热,苔白腻,或黄腻,脉濡细,或数。

辨证分析 湿蒙清阳则为头胀,湿困中焦,清阳不升则为眩晕;暑湿犯中,脾气阻遏,胃气失和,脏腑不得宣通,故胸脘痞闷;湿热内蕴,脾胃升降之机失常,清浊相混,于是胃气上逆而为恶心,脾不升清,下为濡泄;脾开窍于口,暑湿犯脾,则口中淡黏,津不上承则渴不欲饮;暑能伤气,中气困惫,脾为暑湿所困,运化无权,遂乏力怠惰,不思饮食;湿热内蕴而为低热,湿为阴邪,故多发于午后;苔腻脉濡为湿之征,有热故苔黄脉数。

治法 清暑化湿,芳宣畅中。

方药 藿朴夏苓汤(《医原》)合六一散(《伤寒标本》)加减。

藿香 半夏 赤苓 杏仁 生苡仁 白蔻仁 猪苓 厚朴 淡豆豉 泽泻 滑石 甘草

若症见苔黄腻、脉濡数、口渴烦热等,为热重于湿,可予三仁汤合甘露消毒丹;若脾胃元气不足之象明显,又伤暑湿,则可选用六和汤〔《太平惠民和剂局方》方:人参、藿香叶、白扁豆、砂仁、茯苓、半夏、杏仁、香薷、厚朴(姜汁炒)、生姜、大枣〕加减。

五、护 理 与 调 摄

本病除进行积极治疗外,要善自摄养,饮食宜清淡,忌食生冷之物,要配合食用绿豆粥、赤豆汤、西瓜等有利于清暑渗湿的食品瓜果,要注意休息,尽量避免暑日暴晒,又不要贪凉露宿,以免感邪,更伤正气。

此外,夏季到来之前,即应进行预防性治疗,针对不同体质服用相应的中成药或到医院诊治,以早为预防,使之不发或减轻发作时的症状。

六、病案举例

余桥三八生产队王桂枝,女,年二十岁。身体素健,因夏日天气炎热,劳动时受雨露,于七月间,患身热无汗,胸闷心慌,在日光下,则身形战栗,头晕目眩,四肢无力,不能自支,必速避于阴凉之处乃安,因此只能早晚出工,日中不敢外出劳动,不堪其苦,予视其舌尖色红,口渴,脉象浮细而数,饮食如常,予曰:此俗称干烧病,又名见日不出汗症。病由暑热伤阴,热盛于内,又因雨湿外感,皮毛闭塞。脉浮为病在表,细数为阴虚;阴虚则火旺,故舌尖红;阴虚生内热,津液不足,故口渴;暑为热邪,日又为众阳之精,热淫于内,而气阴不足以济之,热邪与天气之阳相合,邪正交争,所以遇日则战;头晕目眩,四肢无力,乃暑热伤气,元气衰弱,不足以胜其热耳。病由于阴虚,遂拟滋阴清热兼以透解。处方:麻黄二钱,苏叶二钱,薄荷二钱,银花二钱,生地五钱,花粉五钱,白术二钱,甘草二钱,紫背浮萍为引,多入水煎,一次多服,以微汗出为度。服一剂后,病即痊愈。 (《湖北中医医案选集第二辑·陈回春医案》)

第九节 非典型肺炎

一、概 述

典型的非典型肺炎(严重急性呼吸综合征,SARS)是由于感染一种新的冠状病毒所导致的以发热、胸闷、咳嗽为主要症状的急性传染病。该病主要通过近距离飞沫传播而感染,具有一定的死亡率,对人类社会危害很大。SARS属于中医春温、湿热疫、寒湿疫、肺痹、脱证等范畴,病位在肺,涉及脾胃。

二、病因病机

本病的发生与自然环境因素有关。本病发生于冬春季节,冬应寒而反暖或春应温而反寒,气候异常,凝聚而成疫疠之气,是瘟疫流行的外在条件;嗜食膏粱厚味,或过食生冷瓜果、甜腻油炸食品,损伤脾胃,湿浊内生,蕴久化热成毒,是易感疫邪的内在因素。当疫疠之邪挟湿侵肺之后,不仅咳喘胸满,病势凶猛,而且缠绵、身重,热盛而不为汗衰,故临证当重视湿邪的辨治。

三、诊断要点

(1)流行病学史

1)与发病者有密切接触史,或属受传染的群体发病者之一,或有明确传染他人的证据。

2)病前2周内曾到过或居住于报告有传染性非典型肺炎病人并出现继发感染疫情的区域。

（2）症状与体征

起病急,以发热为首发症状,体温一般>38℃,偶有畏寒;可伴有头痛、关节酸痛、肌肉酸痛、乏力、腹泻;常无上呼吸道卡他症状;可有咳嗽,多为干咳、少痰,偶有血丝痰;可有胸闷,严重者出现呼吸加速,气促,或明显呼吸窘迫。肺部体征不明显,部分病人可闻少许湿啰音,或有肺实变体征。

（3）实验室检查

外周血白细胞计数一般不高,或降低;常有淋巴细胞计数减少。

（4）胸部 X 线检查

肺部有不同程度的片状、斑片状浸润性阴影或呈网状改变,部分病人进展迅速,呈大片状阴影;常为多叶或双侧改变,阴影吸收消散较慢;肺部阴影与症状体征可不一致。若检查结果阴性,1~2 天后应予复查。

（5）抗菌药物治疗

抗菌药物治疗无明显效果。

四、辨 证 论 治

1. 湿热阻遏,肺卫失宣

临床表现　发热恶寒,咳嗽气促,咯白黏痰,恶心呕吐,腹痛腹泻,头重如裹,舌质红,苔白腻或黄腻,脉浮滑或濡数。

辨证分析　素嗜膏粱厚味或煎炸炙煿之人,内有湿热,复受疫疠之邪侵袭,致湿热郁遏,肺气不宣,则发热恶寒,咳嗽气促,咯白黏痰;湿浊中阻,气机悖逆,则恶心呕吐;清阳不升则头重如裹;湿热下趋,则腹痛腹泻。舌质红,苔白腻或黄腻,脉浮滑或濡数,为内有湿热之征。

治法　宣化湿热,透邪外达。

方药　三仁汤(《温病条辨》)合升降散(《伤寒瘟疫条辨》)加减。

杏仁　滑石　通草　白蔻　竹叶　厚朴花　生苡仁　法半夏　苍术　青蒿　黄芩
大黄　白僵蚕　片姜黄　蝉衣

若呕吐明显,可酌加苏梗、藿香梗、竹茹、陈皮;腹泻明显,可加茯苓、葛根、黄连;湿重热不明显,可选用藿朴夏苓汤化裁。

2. 表寒里热,兼挟湿邪

临床表现　发热明显,恶寒,甚则寒战壮热,伴有头痛,关节痛,咽干或咽痛,口干不欲饮,干咳少痰,舌偏红,苔薄黄微腻,脉浮数。

辨证分析　外感寒邪,兼有里热,正邪相争,则发热恶寒,甚则寒战;热重于寒,则发热明显,甚则壮热;清阳不展,脉络失和,则头痛,关节痛;热结咽喉,则咽干或咽痛,干咳少痰;兼挟湿邪,则口干不欲饮。舌偏红,苔薄黄微腻,脉浮数,为外有表邪,内有湿热之征。

治法　辛凉解表,宣肺化湿。

方药　麻杏石甘汤(《伤寒论》)合升降散(《伤寒瘟疫条辨》)加减。

麻黄　杏仁　生石膏　甘草
大黄　蝉衣　僵蚕　片姜黄

里热重者,加黄芩、板蓝根;咳甚加前胡、浙贝;脘痞苔腻加苍术、厚朴。

3. 湿热蕴毒,壅塞肺气

临床表现　发热,午后尤甚,汗出不畅,胸闷脘痞,口干不欲饮,干咳或呛咳,或伴有咽痛,口苦或口中黏腻,苔黄腻,脉滑数。

辨证分析　湿热交蒸,郁阻气分,蕴毒上壅,则发热,咽痛;午后湿热交蒸,故发热加重;湿中蕴热,热处湿中,则汗出不畅,口干不欲饮,口苦或口中黏腻;气机不畅,则胸闷脘痞;湿热壅阻肺气,则干咳或呛咳。苔黄腻,脉滑数为湿热俱盛之征。

治法　清热化湿解毒。

方药　甘露消毒丹(《温热经纬》)加减。

生石膏　炒杏仁　茵陈　虎杖　白蔻　滑石　法夏　僵蚕　蝉衣　苍术　姜黄　石菖蒲　柴胡　黄芩

热重,加黄芩、金荞麦、鱼腥草;痰中带血,加仙鹤草、白茅根;若湿热酿痰蒙蔽心包,可加用菖蒲郁金汤(《温病全书》)或苏合香丸。

4. 肺脾气虚,挟湿挟瘀

临床表现　气短乏力,活动后略有气促,纳差,舌淡略暗,苔薄腻,脉细。

辨证分析　本病后期,正气受损,肺脾气虚,则气短乏力,"动则气耗",故活动后气促加重;脾虚运化无力,则纳差。舌淡略暗,苔薄腻,脉细,为气虚血瘀挟湿之征。

治法　益气化湿,活血通络。

方药　根据虚实不同,分别选用李氏清暑益气汤(《脾胃论》)、参苓白术散(《太平惠民和剂局方》)或血府逐瘀汤(《医林改错》)加减。

太子参　生白术　茯苓　扁豆　生苡仁　佩兰　郁金　法半夏　桃仁　丹参　当归赤芍　忍冬藤

低热不退者,加银柴胡、白薇、地骨皮;汗出多者,加黄芪、浮小麦;纳差者,加鸡内金、山楂、谷麦芽。

五、护理与调摄

1) 勤洗手,常通风,保持良好的个人卫生习惯。
2) 注意均衡饮食,定期运动,充足休息,减轻压力和避免吸烟,根据气候变化增减衣服,增强身体抵抗力。
3) 疾病流行期间,尽量少去人多、空气流通差的地方。

六、病案举例

邓某,女,33岁,医务人员。因"发热伴恶寒2天"于2003年1月25日入院。

两天前自觉无明显诱因出现发热,入院当天自觉症状加重,测体温38℃,微恶寒,神疲乏力,稍口干,纳差,面红,无头痛、流涕、咳嗽、咯痰、咽痛等,无汗,睡眠一般,二便调。查体:T 38℃;P 68次/分;R 20次/分;BP 90/60mmHg,神志清,全身皮肤黏膜无出血点,亦无

黄疸,咽无充血,双侧扁桃体不大,气管居中,双肺呼吸音正常,未闻及干湿啰音,白细胞:
$5.0×10^9/L$,中性粒细胞 63.9%;红细胞 $4.31×10^{12}/L$,血红蛋白 131g/L,血小板 $95×10^9/L$,胸
片示:右下肺少许模糊阴影。

诊见发热,微恶寒,干咳,无痰,动则心慌气短,头痛,微感胸痛,口干口苦,纳差,神疲乏
力,舌淡红,苔薄白,脉濡细。

西医诊断:右下肺炎("非典")。

中医诊断:春温伏湿。

治法:清凉解毒,透热达邪。

处方:青蒿 15g(后下),黄芩 15g,柴胡 12g,大青叶 20g,板蓝根 30g,法夏 12g,枳壳 10,
浙贝 12g,紫菀 12g,天竺黄 12g,杏仁 10g,炙甘草 6g。每日 1 剂,水煎服,配合清开灵静滴加
强清热,西药则投以泰能、稳可信。

二诊:1 月 27 日。仍发热,热势上升,以夜间及午后为甚,T 38.6℃,肢体困倦,纳食减
少,舌脉未变,二便通畅;化验:白细胞 $2.9×10^9/L$,中性粒细胞 57.7%,血小板 $90×10^9/L$,胸
片与 4 日前比较右下肺感染病灶明显扩大,大片灶。为湿热蕴毒,阻遏中上二焦之表现,治
以清热解毒达邪,解表宣肺化湿。处方:炙麻黄 8g,杏仁 10g,生石膏 20g(先煎),甘草 10g,
柴胡 10g,黄芩 10g,半夏 10g,竹茹 10g,白茅根 15g,前胡 15g,桑枝 10g,苡仁 20g,滑石 18g,
藿香 6g,佩兰 6g。

三诊:1 月 28 日。热势仍未遏止,反有上升之势,T 39.2℃,症状未减,疲倦加重,双肺
呼吸音粗,肺底闻及少许湿啰音,舌淡红,苔薄白,脉濡细。化验:白细胞 $2.5×10^9/L$,中性粒
细胞 50.96%,血小板 $67×10^9/L$。邓老意见:湿热蕴毒,毒势盛,并易耗气挟瘀,毒瘀互结,且
变证多端,有入营之势,治宜加重清热凉血解毒,化瘀软坚散结,少佐益气之品。原方继续
服用,加服安宫牛黄丸,并加用仙方活命饮,西洋参 10g 另炖服。方药如下:金银花 30g,浙
贝 15g,赤芍 15g,白芷 12g,陈皮 3g,升麻 6g,防风 12g,当归 6g,虎杖 20g,皂角刺 12g,穿山甲
12g(先煎),乳香 6g,没药 6g,连翘 18g,五爪龙 15g。根据西医观点,此时属于炎症渗出期,
需要注意肺纤维化的问题,而运用仙方活命饮以化瘀软坚散结,甚为合拍。西药则停用泰
能、稳可信,改用左氧氟沙星(可乐必妥)、头孢他啶(复达欣)。至 1 月 30 日,应用左氧氟沙
星(可乐必妥)后出现头晕,故停用所有抗菌药物,停用后头晕等症状大减,体温降
至 37.5℃。

四诊:1 月 31 日。体温降至正常,但神疲乏力,头晕,偶有咳嗽,白黏痰,无口干,舌淡,
苔薄白腻,脉濡细。白细胞 $2.3×10^9/L$,中性粒细胞 50.2%,红细胞 $3.12×10^{12}/L$,血红蛋白
97g/L,血小板 $90×10^9/L$。胸片:病灶增多,密影。热势已退,胸片虽病灶增多,强弩之末也,
未足为虑,此乃正虚邪恋,治当清热养阴,扶正透邪,此时舌苔呈现白腻,为伏湿外达之象,
治疗上并重视化湿活血。处方:炙麻黄 8g,杏仁 10g,甘草 10g,黄芩 10g,半夏 10g,竹茹 10g,
白茅根 15g,桑枝 10g,苡仁 20g,太子参 20g,五味子 20g,麦冬 15g,藿香 6g,佩兰 6g。仍加服
仙方活命饮,并加大补气而性温和之五爪龙至 30g;热势既退,停用清开灵,改以参麦针益气
生津。

五诊:2 月 4 日。已无发热,乏力,偶咳嗽,未闻及干湿啰音,舌淡,苔厚微腻,脉濡
细。胸片示:有所吸收。白细胞 $2.4×10^9/L$,中性粒细胞 47.8%,红细胞 $3.62×10^{12}/L$,
血红蛋白 131g/L,血小板 $191×10^9/L$。病势渐衰,但湿性缠绵,如油入面,且易伤气,又
易挟瘀为患,治宜清热利湿,益气活血。处方:杏仁 12g,甘草 6g,青皮 6g,桃仁 12g,当

归 6g,苍术 9g,五爪龙 30g,太子参 20g,橘红 6g,升麻 10g,白术 10g,神曲 12g,麦冬 10g。加服:太子参 15g,土茯苓 30g,茯苓 12g,枳壳 6g,陈皮 3g,威灵仙 20g,杏仁 10g,苡仁 30g,苍术 9g,大枣 3 个。

六诊:2 月 8 日。自觉身轻体爽,舌苔腻转淡,脉细;白细胞 6.5×10^9/L,中性粒细胞 46.2%,红细胞 3.62×10^{12}/L,血红蛋白 131g/L,血小板 161×10^9/L。

2 月 12 日胸片示:右肺炎症全部吸收。守方略有加减,治愈出院。〔《中医药防治非典型肺炎(SARS)研究(二)》〕

第十节 艾 滋 病

一、概　述

艾滋病全称获得性免疫缺陷综合征(acquired immunodeficiency syndrome, AIDS),是因感染人类免疫缺陷病毒(human immunodeficiency virus, HIV)引起的恶性传染病,由于 HIV 导致机体免疫功能部分或完全丧失,继而发生多系统、多器官、多病原体的复合感染和肿瘤,为临床表现形式多种多样的一系列综合征。艾滋病是 HIV 感染过程终末期的临床表现,在发展为 AIDS 之前无症状阶段称为 HIV 感染。

从中医角度认识其病证范畴,多数学者认为根据其强烈传染性和流行性以及发病和临床表现相似性的特点,属于疫病范围;而且在急性期及艾滋病前期,以发热、痰核瘰疬、咽痛、皮疹、腹泻、口干溲黄、舌红、苔厚腻等为主要临床表现,即呈现一派温毒或湿热秽浊之邪致病特点,故又认为属于温疫;因其潜伏期长、发病呈现由里出表的特点,有人认为尚与伏气温病有关。同时,伴随着 HIV/AIDS 的发生发展,患者出现全身疲乏、进行性消瘦、自汗盗汗、频繁感冒、舌淡嫩、脉虚软或沉弱,终晚期乃至极度消瘦乏力等一派元气亏损、精气衰竭的临床表现,认为属于中医慢性虚损性改变,可归为虚损或虚劳。有人则认为本病既非单独"伏气温病",又非单纯内伤虚劳、癥积、恶核,而是一种正邪相恋、虚实错杂的复杂病变。当病情发展至终末期(AIDS 期),由于命元精气虚衰,各种病邪纷至沓来,而呈现正虚邪恋,痰瘀结聚,阴阳虚实寒热错杂,使病情异常复杂,常见的继发病证,如咳喘、肺痨、口糜或鹅口疮、泄泻、胁痛、癥积、血证、痰核瘰疬、赘瘤、鹅掌风、蛇串疮、斑丘疹、头痛、头晕、痴呆、肢体麻木、震颤、痉厥以及耳鼻喉眼部病变等。

二、病 因 病 机

从中医角度认识艾滋病尚处于探索阶段。根据本病临床过程及表现,按照审证求因的原则,一般认为艾滋病的发病,其外因主要是感受疫毒(温毒或湿热秽浊)之邪;内因是长期性乱、药瘾、有偿供血等导致精气或气血耗损。其发病机制以命元肾虚为本,疫毒为标,涉及五脏系统,形成正虚邪盛,五脏俱衰,甚至命元败亡的病证。在本病发病及病机演变过程中,除与热毒、瘀血、风痰、气血阴阳虚损有关外,痰湿秽浊也是重要的病因或病理因素之一。具体分述如下:

1) 感受疫毒(温毒或湿热秽浊)之邪,潜伏于三焦膜原,或伏于营分血络,一旦正不胜邪,则潜伏的疫毒萌动鸱张,由里而发,流溢三焦上下内外,累及卫气营血,损伤三焦脏腑,造成慢性全身性气血阴阳的虚损。

2）若脾胃素弱或病情进展而中焦元气损伤,脾失健运,内外湿邪相合,或蕴湿化痰,上阻于肺,发为咳喘;或湿热阻滞中焦,导致呕恶腹泻或下利;或湿热内蕴,土壅木郁,产生胁痛或黄疸;或湿热下注,引起带下淋浊;或湿热浊毒弥漫三焦,浸淫肌肤,出现各种皮肤痒疹疱疹甚至溃烂流脓;或秽浊内蕴,心脾积热,可发生口疮溃疡、口腔白斑及鹅口疮等。

3）若病情进一步发展而下焦元阳损伤,脾肾阳虚,寒湿内生或内侵,可致下利清谷,洞泄如注;水饮不化,泛溢肌肤,上凌心肺,可致心悸不宁,咳喘不已,颜面肢体浮肿等。

三、诊 断 要 点

1. 急性 HIV 感染

（1）流行病学史

1）同性恋或异性恋者有多个性伙伴史,或配偶或性伙伴抗 HIV 抗体阳性。

2）静脉吸毒史。

3）用过进口Ⅷ因子等血液制品。

4）与 HIV/AIDS 患者有密切接触史。

5）有过梅毒、淋病、非淋菌性尿道炎等性病史。

6）出国史。

7）抗 HIV(+)者所生的子女。

8）输入未经抗 HIV 检测的血液。

（2）临床表现

1）有发热、乏力、咽痛、全身不适等上呼吸道感染症状。

2）个别有头痛、皮疹、脑膜脑炎或急性多发性神经炎。

3）颈、腋及枕部有肿大淋巴结,类似传染性单核细胞增多症。

4）肝脾肿大。

（3）实验室检查

1）周围血白细胞及淋巴细胞总数起病后下降,以后淋巴细胞总数上升可见异型淋巴细胞。

2）CD4/CD8 比值大于 1。

3）抗 HIV 抗体由阴性转阳性者,一般经 2~3 个月才阳转,最长可达 6 个月,在感染窗口期抗体阴性。

4）少数病人初期血清 P24 抗原阳性。

2. 无症状 HIV 感染

（1）流行病学史

同急性 HIV 感染。

（2）临床表现

常无任何症状及体征。

（3）实验室检查

1）抗 HIV 抗体阳性经确诊试验证实者。

2）CD4 淋巴细胞总数正常，CD4/CD8 大于 1。

3）血清 P24 抗原阴性。

3. AIDS

（1）流行病学史

同急性 HIV 感染。

（2）临床表现

1）原因不明的免疫功能低下。

2）持续不规则低热多于 1 个月。

3）持续原因不明的全身淋巴结肿大（淋巴结直径大于 1cm）。

4）慢性腹泻多于 4~5 次/日，3 个月内体重下降大于 10%。

5）合并有口腔念珠菌感染、卡氏肺囊虫肺炎、巨细胞病毒感染、弓形体病、隐球菌脑膜炎、进展迅速的活动性肺结核、皮肤黏膜的 Kaposi 肉瘤、淋巴瘤等。

6）中青年患者出现痴呆症。

（3）实验室检查

1）抗 HIV 抗体阳性经确诊试验证实者。

2）血清 P24 抗原阳性。

3）CD4 淋巴细胞总数小于 $0.2\times10^9/L$ 或 $(0.2~0.5)\times10^9/L$。

4）CD4/CD8 大于 1。

5）周围血白细胞、血色素下降。

6）β_2 微球蛋白水平增高。

7）可找到上述各种合并感染的病原学或肿瘤的病理依据。

4. 病例分类

1）HIV 感染者需具备抗 HIV 抗体阳性，急性 HIV 感染系高危人群在追踪过程中抗 HIV 阳转。

2）AIDS 病例：具备有 3.（1）、3.（2）中任何一项和 3.（3）中 1）、3）、7）。

四、辨 证 论 治

首先依据有关 HIV/AIDS 诊断标准明确临床分期，然后根据临床证候辨别虚实侧重。围绕湿浊之邪发病者，邪实性质有湿遏热伏，或湿邪偏盛，或热邪偏盛，或寒湿乘入；正虚主要为肺脾气虚，或肝郁脾虚，或脾肾阳虚等。病位广泛波及上中下三焦及表里内外。总体来看，早期以三焦邪实为主，因实致虚是其发展趋势，中晚期以脏腑虚衰为主，因虚致实是其病理结果，从而形成虚中挟实、错综复杂的证候。

1. 湿热浊毒，流布三焦

临床表现 午后发热，或朝轻暮重，头身困重，纳呆脘痞，肠鸣腹痛，大便溏泄，黏滞不爽,或咳吐黄白黏痰,咽喉疼痛不适,舌苔黄白厚腻,脉弦细濡滑、重按无力。

辨证分析 湿热浊毒,流布三焦,阻遏气机。湿为阴邪,湿遏热伏,则午后发热,或朝轻暮重;湿阻气机,经脉不畅,故头身困重;湿热疫毒上壅,则咽喉肿痛;湿蕴化痰,上阻于肺,则咳吐黄白黏痰;湿浊阻滞中焦,气机升降逆乱,则纳呆呕恶,腹痛腹泻,大便黏滞;舌苔黄白厚腻,脉弦细濡滑,为湿热浊阻之象,脉重按无力表明湿热疫毒已有损伤元气倾向。

治法 清热解毒,利湿化浊。

方药 三仁汤(《温病条辨》)或王氏连朴饮《霍乱论》合甘露消毒丹(《温热经纬》)。

杏仁　白蔻仁　薏苡仁　厚朴　半夏　通草　滑石　竹叶

黄连　厚朴　石菖蒲　半夏　淡豆豉　栀子　芦根

滑石　茵陈　黄芩　石菖蒲　川贝母　木通　藿香　射干　连翘　薄荷　白豆蔻

2. 湿热浊毒,蕴结肌肤

临床表现 皮肤散在红色斑丘疹,伴有瘙痒,抓之渗液;或呈串状丘疱疹,疼痛较剧,疱液浑浊,部分破溃糜烂渗出;或颜面周身皮肤红斑,上面覆盖黄色油污样鳞屑;或皮肤疖肿,破溃流脓,舌红,苔白腻或黄腻,脉滑。

辨证分析 湿热浊毒,弥漫三焦,蕴结肌肤,则出现各种皮肤痒疹,肤色发红,抓之渗液;若火热湿毒蕴结,可发生蛇串疮,呈红色丘疱疹,疱液浑浊,或破溃渗出;舌红,苔黄腻,脉滑,为湿热火毒蕴郁之象。

治法 清热解毒、利湿祛风。

方药 二妙散(《丹溪心法》)合萆薢渗湿汤(《疡科心得集》)。

苍术　黄柏

萆薢　薏苡仁　黄柏　赤茯苓　丹皮　泽泻　滑石　通草

蛇串疮治宜泻火解毒利湿,可采用龙胆泻肝汤(《兰室秘藏》方)。

龙胆草　栀子　黄芩　柴胡　当归　生地黄　泽泻　车前子　木通　甘草

3. 秽浊内蕴,心脾积热

临床表现 口疮溃疡,口气秽臭,或口腔白斑,或鹅口疮,吞咽疼痛,不思饮食,舌苔白厚如积粉,脉濡数。

辨证分析 秽浊之邪乘虚内侵,郁遏心脾,蕴积化热。舌为心之苗,口为脾之窍,浊邪内蕴,心脾积热,故出现口舌生疮,口气秽臭;舌苔白厚如积粉,亦为秽浊内阻之征象。

治法 清泄心脾,去腐化浊。

方药 自拟方。

土茯苓　马齿苋　黄连　升麻　竹叶　炒栀子　青黛　藿香　佩兰　吴茱萸　细辛

水煎取汁含漱或口服。

4. 湿热留恋,中元气虚

临床表现 发热、尤以上午热甚,疲倦乏力,少气懒言,自汗或盗汗,胸闷气短,纳呆腹胀,肠鸣腹泻,大便溏薄,夹有黏液,头身困痛,口干不欲饮,舌淡,苔白腻,脉濡弱。

辨证分析 疫毒之邪性质最烈,不但消灼五脏阴津,更能侵蚀三焦元气。因湿浊性质属阴,最易阻遏损伤五脏阳气,脾属土,主运化而恶湿,故湿热留恋,脾气损伤首当其冲,脾胃气虚,中焦元阳不振,则清阳不升,湿浊下流,蕴郁生热,故发热以上午热甚;疲倦乏力,少气懒言,自汗或盗汗,胸闷气短,为中上二焦元气亏虚之象;纳呆腹胀,肠鸣腹泻,大便溏薄,夹有黏液,头身困痛,为脾虚气弱,运化失司,清气不升,湿热浊邪内蕴所致;舌淡,苔白腻,脉濡弱,亦为气虚湿阻之象。

治法　补中益气,升阳化湿。

方药　补中益气汤(《脾胃论》)合升阳益胃汤(《脾胃论》)。

黄芪　人参　白术　炙甘草　陈皮　升麻　柴胡　当归

黄芪　人参　炙甘草　白术　半夏　陈皮　柴胡　羌活　防风　白芍　茯苓　泽泻　黄连

5. 肺脾气虚,痰湿内阻

临床表现　胸闷咳嗽,咯吐白痰,气短懒言,形瘦无力,肠鸣腹泻,恶心呕吐,口腔溃疡,舌淡胖,有齿痕,苔薄腻,脉细弱滑。

辨证分析　肺脾气虚,气化失司,运化失调,湿浊内蕴,蕴郁生痰,上储于肺,阻遏胸阳,故见胸闷咳嗽,咯吐白痰,气短懒言;脾虚气弱,运化无力,升降失调,则见肠鸣腹泻,恶心呕吐;水谷不化精微,肌体失于充养,则形瘦无力,口腔溃疡;舌淡胖,有齿痕,苔薄腻,脉细弱滑,皆为肺脾气虚,痰湿内盛之征象。

治法　健脾益气,化痰和胃。

方药　六君子汤(《医学正传》)。

人参　炙甘草　白术　茯苓　陈皮　半夏

酌加木香、黄连、吴茱萸、炒苏子、炒杏仁、前胡、生炒苡仁等。

若伴有胁腹胀痛,面色青黄,或有黄疸,口苦尿黄,脉弦滑者,合用丹栀逍遥散(《医统方》)。

柴胡　当归　白芍　白术　茯苓　甘草　丹皮　栀子　煨生姜　薄荷

酌加茵陈、虎杖、生苡仁、半夏、厚朴、青皮、陈皮等。

6. 脾肾阳虚,寒湿内侵

临床表现　下利清谷或洞泻如注,畏寒肢冷,神倦疲惫,气短懒言,消瘦干枯,眼窝深陷,食欲不振,舌苔白腻,脉沉细弱。

辨证分析　脾肾阳虚,火不生土,寒湿内生,或寒湿乘虚内侵,困遏中阳,加之肾阳虚衰,失于固涩,故致下利清谷,或洞泻如注;脾肾阳虚,无以温煦机体,充养精神,则畏寒肢冷,神倦疲惫;久泻脱液,阴阳俱伤,元气亏虚,故见食欲不振,气短懒言,消瘦干枯,眼窝深陷;舌苔白腻,脉沉细弱,亦为阳虚寒湿内阻之象。

治法　补肾健脾,温化寒湿,佐以固涩。

方药　附子理中汤(《太平惠民和剂局方》)或四神丸(《妇人良方》)合乌梅丸(《伤寒论》)加减。

人参　白术　干姜　附子　甘草

补骨脂　吴茱萸　肉豆蔻　五味子

乌梅　黄连　黄柏　人参　当归　附子　桂枝　蜀椒　干姜　细辛

酌加苍术、厚朴、草果等。

五、证候转变

本病急性期部分病人出现温毒湿热之邪壅遏肺卫或侵犯少阳、流溢三焦等急性感染证候，而多数患者发病隐匿，感染后约经过 6～10 年潜伏期逐渐出现邪实以湿浊热毒、郁遏气营、痰瘀交阻为主，并不断侵蚀三焦元气，导致正虚由气阴(血)两伤，进而阴阳两虚、元气衰竭、五脏俱累，终至命元败亡而死。

六、病 案 举 例

患者皮埃尔·巴托利，男，42 岁，从商，法国安省圣·热尼·普里市人，1993 年 12 月 1 日初诊。因严重机会性感染住在法国埃比昂城多努医院近 1 个月。该患者于 1988 年检查发现为艾滋病毒感染者，1992 年底发病。1 年多来食欲减退，体重下降，疲乏无力，睡眠不佳，曾因发热、皮疹、呕吐等 3 次住院治疗。1993 年 11 月 4 日因腹泻、发热在家接受治疗 20 余天不效而住进多努医院。在院经营养支持、消炎、对症治疗 28 天，仍发热不退，腹泻不止，体重由入院时的 57kg 降至 47kg(发病前体重 70kg)。医院已视为不治，并已通知家人。笔者应家人之邀，经当地医院同意，到院为其诊治。诊见患者形体羸瘦，目眶凹陷，大肉已脱，形神疲惫，语声低微，睡眠露睛，取半卧位于床上。入院以来低热不退，朝轻暮重，体温波动于 37.5～38℃之间；大便日行 3～6 次，稀溏，无恶臭，带少许黏液，便前下腹阵痛，并见口干微苦，不思饮水，小便黄，量少，晨起咳唾黑黄相兼之黏痰 1～2 次。舌体瘦，舌色暗淡，边尖青紫近于蓝色，舌苔白厚微黄滑腻。六脉数，两寸虚大，两关弦芤，尺部弦细，重取无根。入院前 2 个月曾做免疫功能检查，T_4/T_8 比值小于 1。

综合脉、舌、色、症，乃病至晚期，正虚邪实，行将脱败之证。患者形神疲惫，枯瘦，脉虚大芤数，舌瘦，舌色暗淡青紫，为气阴溃极、虚阳欲脱之象；大便溏，小便少，腹痛，舌紫，苔白厚黄腻，实乃湿热瘀毒壅遏所致；低热绵绵，朝轻暮重，口干不欲饮，且 40 余日，无营分、血分热象，又系湿邪留恋肺胃可知。

依证权衡救治之法，虚固当急扶，邪亦应速祛，标本缓急之间，不可稍有疏忽。细思再三：①西医营养支持疗法权作扶正补虚，暂不用中药补养之品，以祛邪为治疗重点；②该病虽湿热瘀毒壅遏已久，然重荡之剂绝不可用，恐伤及既微之正气，致气脱立亡；③先治肺胃，并祛卫分气分之湿，若热退泻止，一则邪气可缓，二则正不再伤，或可为救治赢得机会。故拟用辛苦甘淡之法，于升清降浊中佐以淡渗宣化之品，以期三焦宣畅，邪无留连。处方：清半夏 15g，炒薏仁 45g，黄芩、杏仁、炒白芍、葛根各 10g，炒黄连、竹叶、白通草、甘草各 5g，白豆蔻皮 3g。3 剂水煎服，每日 1 剂。

12 月 4 日二诊：患者大喜，诉药后第二天热退，大便减为 2 次，第三天体温完全正常，大便 1 次，呈软条状，且便前下腹无痛感。持续 40 余天的严重机会性感染如此迅速得到控制，连法国大夫也感到惊奇。患者自觉精神、食欲有所好转。舌色较前红活，边尖仍青紫，黄苔已无，苔仍白腻，脉虚大而濡，无弦急之象。诉时觉冷意，乃时值冬季，且阳虚不胜寒凉之故。综合脉症，病初见缓和，拟《温病条辨》黄芩滑石汤合平胃散之意，处方：炒薏仁 45g，黄芩、杏仁、陈皮、厚朴、苍术、法半夏各 10g，白蔻仁 3g，通草、滑石、郁金各 5g。5 剂，水煎服，日 1 剂。另以香砂六君子丸(水丸)，每日 3 次，每次 1 包(6g)，温开水冲服。

二诊服药后,患者体温正常,大便日1次。由于药源不济,加之本人回国,治疗中断。

按语 本例病至晚期,发热、腹泻日久不愈,以致正虚邪实,行将脱败,且免疫功能几乎丧失殆尽。此等重症运用中医辨证论治,竟使发热、腹泻在2天内得到控制,足见中医治疗艾滋病机会性感染是有一定的潜力的。经追访,患者后因皮疹、小便出血多日,致全身衰竭而亡,但在中药治疗后发热、腹泻未再出现。〔李致重. 艾滋病机会感染治案1则. 新中医,1995,(12):14〕

第十一节 湿 霍 乱

一、概 述

霍乱是指夏秋之季,感受时行疫疠,疫毒随饮食而入,损伤脾胃,升降失司,清浊相干,临床出现以剧烈而频繁的吐泻,腹痛或不痛为特征的疾病。因本病发病急骤,起于顷刻之间,挥霍缭乱,故名霍乱。又称为触恶,泛指突然剧烈吐泻,心腹绞痛的疾病。

本病有寒湿证、湿热证之别,病因多与感受时邪和饮食不慎有关,且二者密切相关。其病位在脾与肠胃,病理改变为秽浊之气阻遏中焦,致升降失司,清浊相干,乱于肠胃,正如《灵枢·五乱》所云:"清气在阴,浊气在阳,营气顺脉,卫气逆行,清浊相干,乱于胸中,是谓大悗。……乱于肠胃,则为霍乱。"

中医霍乱的范围较广,包括现代医学的霍乱、副霍乱以及急性胃肠炎、细菌性食物中毒等病。前者多称为"真霍乱",后者则称为"类霍乱"。

二、病 因 病 机

霍乱之病因,不外感受时邪和饮食不慎两个方面,分述如下。

(1)感受时邪

夏秋之际,暑湿蒸腾,若调摄失宜,感受暑湿秽浊疫疠之气,或因贪凉露宿,寒湿入侵,郁遏中焦,均能伤及脾胃,致运化失常,气机不利,升降失司,清浊相干,乱于肠胃,而成霍乱。

(2)饮食不慎

饮食不洁,误进腐馊变质之物,或贪凉受冷,或暴饮暴食,皆能损伤脾胃,导致运化失常,清浊相干,乱于肠胃而成霍乱。正如《霍乱论·总义》说:"霍乱一病,每发于夏秋之间者,正以湿土司气而从热化耳。若其人中阳素馁,本己土不胜湿,而复袭凉饮冷,则湿从寒化而成霍乱者亦有之。"

感受时邪与饮食不慎,二者的关系极为密切,若暑湿寒热秽浊之邪阻滞脾胃,则易致中气不健,饮食内伤;若由于饮食不慎,损伤脾胃,又易使外界秽浊之气得以乘虚而入。临床上亦确以两方面因素综合发病较为多见。正如《证因脉治·霍乱论》说:"饮食过饱,损伤中气不能运化,膏粱厚味,肠胃凝泣,清气不升,浊气不降,又值风暑湿喝之邪外袭,则挥霍撩乱。"

此外,本病的发生,还与患者的身体素质有关,若患者中阳素虚,脾不健运,或感受寒湿,或贪凉饮冷,则病易从寒化,而成为寒湿霍乱;若患者素体阳盛,或湿热内蕴,或感时令热邪,亦或过食辛辣厚味,致湿热内生,则病易从热化,而成为湿热霍乱。

三、诊断与辨证要点

（1）诊断要点

1）有较明显的季节性，多发于夏秋季节。

2）起病急骤，来势凶险，上吐下泻，腹痛剧烈。

3）有暴饮暴食或饮食不洁的病史，常表现为流行性或集体发生。

（2）辨证要点

1）辨真假寒热　霍乱汗出肢冷，一般说来属于寒证，但有时热极似阴也可以出现上述症状，不能一概诊断为寒，须细察其症状，如小便必黄赤，结合其舌脉，如舌苔必黏腻或白厚。同样，症见烦躁、口渴、脉大等，一般说来属于热证，但寒极之下也出现上述症状，亦不能一概诊断为热。"元气耗散，虚阳失守"，亦可表现为热象。由此可见，在临床实践中，必须四诊合参，综合分析，才能对本病做出正确的诊断。

2）辨呕吐泄泻　若呕吐伴有恶心，呕吐物多为食物残渣；泄泻呈黄水样，或混有黏液，气味较臭，则其病多轻。若呕吐剧烈，或如喷射状，呕吐物为米泔水样；泄泻次数频多，粪质呈米泔水样，则其病多重，预后不良。

四、辨 证 论 治

1. 寒湿壅滞

临床表现　突然起病，呕吐下利，频繁不止，初时带有稀粪，继则下利清稀，或如米泔水，不甚臭秽，腹痛或不痛，无后重感，伴胸膈痞满，四肢清冷，或兼见恶寒发热，头身疼痛，舌苔白腻，脉象濡弱。

辨证分析　寒湿秽浊之气，壅滞中焦，阳气郁遏，清气不升，浊气不降，以致清浊不分，上吐下泻；寒气偏胜，故下利清稀而不臭，或如米泔水；寒湿蕴于中焦，故胸膈痞闷，腹痛；阳气不能达于四肢，故四肢清冷；外受寒湿秽浊之气，郁于肌表，正邪交争，则见恶寒发热，头身疼痛；舌苔白腻，脉象濡弱，亦为寒湿困脾之象。

治法　温中散寒，燥湿化浊。

方药　藿香正气散（《太平惠民和剂局方》）加减并可合用纯阳正气丸。

藿香　紫苏　白芷　桔梗　茯苓　半夏　厚朴　甘草

在汤药未备时，可先吞服纯阳正气丸，或吞服辟瘟丹以芳香开窍，辟秽化浊。

2. 湿热中阻

临床表现　骤然起病，吐泻并作，伴有腐臭味，腹中绞痛，发热口渴，心烦脘闷，小溲黄赤，舌苔黄腻，脉象濡数，甚则四肢酸楚，筋脉拘急。

辨证分析　内热炽盛，外受暑湿，郁遏中焦，损伤脾胃，故见吐泻并作；外感暑湿秽浊之气，故见发热口渴，小溲黄赤；湿热秽浊之气内盛，则吐泻物有腐臭味；秽浊之气上蒸，故见心烦脘闷；秽浊之气滞于中焦，故见腹中绞痛；舌苔黄腻，脉象濡数，均为湿热内蕴之征。若湿热秽浊壅滞于经络，则见四肢酸楚，筋脉拘急。

治法　清热化湿，辟秽泄浊。

方药　燃照汤(《霍乱论》)为主方。

滑石　炒豆豉　栀子　黄芩　佩兰　厚朴　半夏　白蔻仁

亦可选用连朴饮、黄连香薷饮、清暑益元散、急救回生丹、解毒活血汤等方。热甚者,可用桂苓甘露饮、白虎汤、竹叶石膏汤。若四肢酸楚,筋脉拘急者,可用蚕矢汤以清热化湿,舒筋通络。

五、护理与调摄

1) 注意患者分室严密隔离与消毒,并做好宣传教育工作,消除病人紧张情绪。对真霍乱应及时送入传染病医院。

2) 严密观察病人病情变化,注意观察血压、呼吸、脉搏及体温等生命体征,正确记录出入量,并注意防止合并症的发生(如肺炎、压疮等)。还应特别注意,邪气未清时不能进食。

3) 按病情及治疗需要,及时留取化验标本送至化验室(注意防止外环境污染)。

4) 做好病人保暖工作,保持病人皮肤及床铺清洁干燥。

5) 平素注意饮食卫生,少食生冷之品,不暴饮暴食。

六、病案举例

病例一

姜左。仓猝之间心腹扰痛,上欲吐而下欲泻,乃暑湿饮食杂揉,交病于中,正气不堪,一任邪之挥霍撩乱,脉形微涩,宜二香汤加减治之。

处方:藿香一钱,紫苏一钱,制半夏一钱五分,广皮八分,川朴一钱,制神曲三钱,炒香薷八分,伏龙肝为引。

又诊:吐泻已缓,腹中偶然作疼,疼即后重,已成肠澼之局。此必因余邪未尽,食积尚停,书谓无积不成痢,其信然欤。色白者,邪在气分,脉缓而涩,必须理气消滞。

处方:炒神曲三钱,陈皮一钱五分,川朴一钱(姜汁炒),煨木香五分,焦楂二钱,川连六分(姜汁炒),土炒苍术八分,加鸡内金二枚为引。

又诊:理气消滞之方,未获深中肯綮,痛痢依旧,谷食不餐,呕逆频频,是成噤口之局。脉仍如昨,右关欠神,中土受伤显见,当步原法,佐以开噤扶中。

处方:煨木香八分,川连一钱(姜汁炒),西潞党参三钱(米炒),石莲肉二钱,白芍炭二钱,藿香一钱,法半夏一钱五分,炒谷芽二钱,陈仓米煎汤煮药。

病例二

李左。忽然吐泻口渴,心烦汗出沾衣,苔黄舌绛。此缘暑热内逼,中土受戕而成霍乱急证。脉形惟洪滑,当不至于变幻,宜用甘寒清剂。

玉泉散四钱(入煎),滑石三钱,寒水石二钱,鲜芦根四钱,扁豆衣二钱,川连一钱(姜汁炒),茯苓片三钱,川通草一钱。

井华水同黄土浆煎服。

又诊:脉转缓矣,吐泻定矣。然吐伤胃,泻伤脾,今虽就愈而脾胃未有不损者。口干胸闷,必由暑湿余邪未清也。兹定调中清里,以期中的。

扁豆衣二钱,藿香一钱五分,白茯苓三钱,生苡仁三钱,广皮二钱五分,川通草一钱,佩兰叶一钱,豆蔻壳八分,加鲜荷叶一角为引。　　(《近代中医珍本集》)

第九章 肺系湿病

第一节 咳 嗽

一、概 述

咳嗽是肺系常见疾病之一,湿嗽是外感湿邪和内伤脾胃,聚湿生痰所致。好发于夏秋之际与贪凉饮冷,嗜茶饮酒人群,与居处环境和体质强弱密切相关。早在《素问·生气通天论》即有"因而大饮则气逆","秋伤于湿,上逆而咳"之论。

其临床特点,咳嗽痰多,病程缠绵,面带浮肿,或骨节疲楚,四肢重着,小便不利,苔滑,脉濡等症。

咳嗽相当于现代医学的上呼吸道感染、急慢性支气管炎等。

二、病 因 病 机

外感湿邪咳嗽,多因冒雨雾露,水中作业,汗出沾衣,久居潮湿之地,加上劳逸失度,诱使湿邪侵犯肺卫,致肌肤郁遏,宣肃失职,气逆而咳;夏秋之交,溽暑熏蒸,湿热壅盛,如触冒暑湿或湿热之邪,上干肺络,痰阻气逆,则咳嗽频作;内伤脾湿咳嗽,系素嗜肥甘厚味,贪凉饮冷,嗜茶饮酒,损伤脾胃,致纳化失健,聚湿酿痰,上渍于肺,气道不利而咳嗽。正如前贤所谓:"脾为生痰之源,肺为贮痰之器。"

三、诊 断 要 点

1) 辨外感内伤:外感湿邪咳嗽,多发生在夏秋雨湿季节,常有冒雨、受潮湿等诱因,又易与风、暑邪相兼为患;内伤湿邪咳嗽,多伴有脾虚湿困见症,一年四季皆可发生。

2) 辨咳嗽、咳痰特点:伤湿咳嗽,一般伴有鼻塞咽痒,咳声不扬;湿热咳嗽,声音重浊,痰黏难出;湿痰咳嗽,晨起咳嗽较剧,痰白量多易出。

3) 辨舌脉:伤湿咳嗽,苔薄白而腻或白厚腻而滑,脉浮缓或濡滑;暑湿咳嗽,舌红苔黄腻,脉濡数或滑数;湿痰者,苔白厚腻,脉沉缓或沉滑。

四、辨 证 论 治

1. 湿邪犯肺

临床表现 头昏如蒙,身重肢楚,咳嗽咽痒,咳声不扬,鼻塞痰少色白,或发热微恶寒,面目浮肿,小便短涩,舌苔薄白微腻,脉浮缓或濡滑。

辨证分析 湿邪侵犯肺卫,腠理闭塞,营卫不和,则发热微恶寒,身重肢解疲楚,头昏如蒙;肺气郁遏,咽痒咳嗽,通调失职,而面目浮肿,小便短涩;湿性黏滞,故咳声不扬;脉浮缓,苔薄白微腻,皆为外湿束表之征。

治法　疏风散湿,宣肺化痰。

方药　防风胜湿汤(《脉因症治》)合止嗽散(《医学心悟》)加减。

防风　荆芥　葛根　桔梗　前胡　百部　陈皮　紫菀　甘草

湿束肌表,头重如裹,身重而痛明显者,加羌活、炒桑枝、蔓荆子、川芎,以加强祛风胜湿止痛之力。有湿从热化之势,咯痰黄白相兼,苔转黄腻,脉滑数者,减独活、白芷、紫菀,加桑白皮、杷叶、黄芩、芦根,以清肺利湿化痰。

2. 暑湿犯肺

临床表现　咳嗽,痰黄而黏,发热汗出,胸闷心烦,甚则咳嗽气促,肢体沉重酸楚,口渴或渴不欲饮,小便短赤,便溏或大便黏滞不爽,舌红,苔黄腻,脉滑数。

辨证分析　暑湿或湿热之邪,多从口鼻而入,最易犯肺,肺热壅盛,湿蕴痰阻,故见咳嗽痰黏,咯出不易,胸闷心烦,甚则咳喘气促;肺病则下侵阳明,故身重肢楚,发热汗出;痰浊中阻,津不上承,故口渴不欲饮;湿热蕴结大肠,气机不畅,故大便黏滞不爽或便溏;舌红,苔腻滑,脉沉数,皆为暑热与湿浊蕴结之征。

治法　涤暑化湿,肃肺泻热。

方药　卫分宣湿饮(《暑病证治要略》)合黄芩泻白散(《伤寒大白》)加减。

青蒿　炒杏仁　滑石　通草　桑白皮　杷叶
茯苓　冬瓜皮　荷叶　黄芩　地骨皮　甘草

暑热内盛者,加黄连;咳嗽痰热较甚者,去滑石、通草、荷叶,加鱼腥草、川贝母;气津耗伤者,宜王氏清暑益气汤加减;暑伤气阴,汗出心烦者,宜在王氏清暑益气汤基础上增入人参生脉饮。

3. 湿痰咳嗽

临床表现　咳嗽反复发作,每于早晨或饭后咳甚,痰多质稀,或黄滑易出,多伴有呕吐,胸闷脘痞,腹胀便溏,纳谷呆滞,肢体沉重,苔白腻,脉濡滑。

辨证分析　脾运失健,聚湿生痰,上渍于肺,肺气壅遏,故咳嗽痰多,色白质稀;脾胃虚弱,痰湿中阻,则咳嗽每于晨起或饭后加重,甚则引起恶心呕吐,胸脘痞闷,食少,体倦,便溏;苔白腻,脉濡滑,为痰湿内阻之征。

治法　理脾燥湿,化痰止咳。

方药　二陈汤(《太平惠民和剂局方》)合藿朴夏苓汤(《医原》)加减。

半夏　陈皮　炒杏仁　炒苏子　桔梗　苍术　川朴　炒苡仁　藿苏梗　茯苓　甘草

腹胀便秘,舌苔垢腻,加炒白芥子、莱菔子,以加强降气消食化痰之力;久病脾虚,面䀢,神疲乏力,加党参、炒白术、炙甘草,以健脾益气;痰黏色白如泡沫,畏寒,为寒痰较重,加干姜、细辛,以温肺化痰;喜嗜烟酒,湿热蕴结中、上二焦,口干苦,舌红苔黄腻,脉滑数,治以清化湿热,泻肺化痰,方选香附青黛丸(《医学入门》)合半夏泻心汤(《伤寒论》)加减。

五、护理与调摄

1) 发病期间注意休息,避免感受外湿风冷或暑热,饮食宜清淡,忌辛辣肥甘,贪凉饮冷等。

2）戒烟酒，忌浓茶，加强体育锻炼，提高抗病能力，预防感冒。

六、病 案 举 例

刘某,女,43岁,干部,住院号31450。

因发热咳嗽4天于1998年2月19日入院。

患者中高度发热4天,最高达39.5℃,微恶风,咽痛,咳嗽,咯少量白痰,头身疲痛困重,纳呆脘闷,恶心,便溏,小便短赤,口干不欲饮,舌质红,苔黄厚腻,脉滑数。查:体胖,面色少华,咽部充血,右中下肺呼吸音低,未闻及湿啰音。胸片示:右中肺肺炎。血象WBC 10.01×10⁹/L,N 70%,L 30%。患者素体脾虚湿盛,外感风热与湿相合,内蕴湿热,郁遏肺卫,则发热、咳嗽,咽痛,头身疲楚困重;湿热阻于中下焦,则脘闷,纳呆,恶心,溲赤便溏;口干不欲饮,舌红苔黄腻,脉滑数,皆湿热内蕴之象。故诊断咳嗽,辨证为湿热蕴阻,治宜清宣化湿,清热解毒,拟甘露消毒丹加减,药用:藿香10g,白蔻仁8g,石菖蒲10g,射干10g,浙贝10g,连翘12g,黄芩12g,滑石20g,木通8g,桑白皮12g,鱼腥草30g,甘草3g。

服药3剂后,发热渐退,仍咳嗽微喘,咯吐白痰,轻度恶心,偶成水样便,舌红稍减,苔白腻,为热退湿盛之候,以藿朴夏苓汤加减,化湿和中,宣肺止咳。药用:藿香10g,厚朴10g,清半夏10g,茯苓10g,炒杏仁10g,苡仁20g,芦根15g,黄芩10g,杷叶10g,前胡10g,百部10g,鱼腥草20g,神曲10g。继服2周,复查胸片:右中肺炎吸收,痊愈出院。　　（杨凤珍病例）

第二节 痰 证

一、概 述

痰证是指水液凝结,质地稠厚,停聚于脏腑、经络之间而引起的病证。痰的名称,最早出自《伤寒杂病论》。痰有狭义的有形之痰和广义的无形之痰之分。狭义的痰,是指呼吸道分泌物和咳出之痰液,也包括瘰疬、痰核等可以触及的痰的病变。广义的痰乃由体内水液代谢失常而成,停积于经络、脏腑引起各种顽症、怪症,或手不可触及,眼不能见之痰。张璐在释其病因病机时云:"或客于咯上出,或凝滞胸膈,或留聚肠胃,或客于经络四肢,……或四肢麻痹不仁,皆痰所致。"可见痰证病之多样。常见的症状有:咯痰或呕吐痰涎,喉中痰鸣,神昏,癫狂,肢体麻木,半身不遂,瘰疬,气瘿,乳癖,痰核,咽喉异物等。痰证可分为湿痰、燥痰、水痰、热痰、寒痰五痰。

根据痰病的临床表现,西医学的急性气管炎、支气管炎、慢性支气管炎、咽喉炎、食管炎、胃炎、神经官能症、精神分裂症、癫痫、甲状腺肿大等病,在疾病有上述临床表现者可参考本节辨证论治。

二、病 因 病 机

痰证的发生,历代医家多认为与肺、脾、肾三脏有密切关系。《医学入门》认为:"痰原于肾,动于脾,客于肺"。正因为肺主一身之气,使津液遍布全身,如治节无权,津液便可聚而成痰,故后人有"肺为贮痰之器"的说法。《时病论·卷七》云:"湿土之气,内应乎脾,脾土受湿,不司运化,内湿酿成痰饮",又云:"痰之源在脾","脾为生痰之源,肺为贮痰之器。夫痰乃湿气而生,湿由脾弱而起。盖脾为太阴湿土,得温则健,一被寒湿所侵,遂困顿矣,脾既困顿,焉能掌运用之权衡,则水谷之精微,悉变为痰。"后人又认为肾主调节水液而司开阖,脾土赖肾阳以温煦,如肾的开阖不利,水湿停聚而为痰,命门火衰,不能温运脾阳,即所谓"火不生土",致使水谷精微不能化生,聚而成痰。正如张景岳所说的"痰即水也,其本在肾,其标在脾"。总之,痰证的病因病机,范围非常广泛。概而括之,可归纳为内、外二因。

1)外感:外感风、寒、暑、湿、燥、火六淫之邪,中宫失其清化之令,熏蒸结聚成痰。六淫中犹以湿邪致病为主。路志正指出:"无论是外感六淫或内生五邪,兼挟湿邪伤人最多。南北地域,四时节气,无时无处不能伤人。湿为阴邪,积而成水,聚而成饮,凝则为痰,化生百病,四肢百骸,经络脏腑,无处不到。"

2)内伤:内伤七情以及劳倦、饮食、房劳等因,致使脾、肺、肾、三焦、膀胱等脏腑气化失常,水液输布障碍,或津液被煎熬成痰。"内湿多阻遏三焦,令其不能化气行水,聚生痰饮。"

其外感和内伤所生之痰则随气升降流行,无处不到,由于所停的部位不同,临床表现也就各异,致使痰饮为患病情复杂,变化多端。

三、诊断要点

1)主症 咯痰,喉中痰鸣,舌苔腻,脉滑。
2)次症 眩晕,嗜睡,肥胖,口干不欲饮,恶心,呕吐。

四、辨证论治

辨证一般根据风、寒、湿、热、燥、火等外邪结合五脏进行辨证。若见咯痰色多泡沫,伴头痛眩晕,身疼,发热恶寒者,为风痰;若见痰黄黏稠,量少,或痰色虽白而胶黏难出者,为热痰;若痰多而清稀,易于咯出,咳嗽,形寒肢冷,或发热头痛者,为寒痰;若痰稠涩少,不易咯出,或带有血丝者,为燥痰;若痰稠多色白或痰黄易于咯出,兼体肥多湿,困倦嗜卧者,为湿痰;此外有因饮食不化所致的食积痰等,亦可按痰证之虚实来辨。

治法首先应分清虚实,治法不外治标与治本两法,大抵新病之痰,可以治标,久病之痰,必须治本为原则。治标则热痰宜清,湿痰宜燥,食痰宜消,风痰宜散,郁痰宜开,顽痰宜攻,在胸膈之痰可吐,在胃肠之痰可下。内伤之痰,则肺虚者宜补肺以滋其津液,脾虚宜培脾以化其痰涎,肾虚宜补肾以引其归藏。《张氏医通·痰饮》篇对痰证的治疗论述较详,指出:"治法,痰生于脾胃,宜实脾燥湿,又随气而升,宜顺气为先,分导次之。又气升属火,顺气在于降火,热痰则清之,湿痰则燥之,风痰则散之","后世治痰饮有四法:曰实脾,燥湿,降火,行气"。

1. 寒痰

临床表现 痰多清稀易咳,咳嗽气喘,或恶寒,或发热,头痛身痛,无汗,口不渴,舌苔白润,脉象浮滑。或见饮食减少,神疲乏力,四肢不温,形寒肢冷,呕吐痰涎,舌质淡,苔白,脉沉滑。或症见痰质稀薄,时有灰黑或黑点,足寒肢冷,腰膝痠软,骨节冷痹,舌淡,苔薄白,脉沉细滑。

辨证分析　因素有喘痰宿疾,痰饮内伏,复感风寒之邪,外寒引动内饮。肺受风寒,失于温宣,津液聚而成痰;肺失清肃,症见咳嗽,气喘,痰多清稀易咳;外感风寒,卫阳被郁,故恶寒发热,头痛身痛,无汗,脉浮;苔白润,脉浮滑为痰饮内伏,复感风寒所致。或因贪凉饮冷,脾胃虚寒,失于健运,水谷不能输布,停滞为痰;脾胃虚弱,而见饮食减少,呕吐痰涎,神疲乏力;阳虚不能敷布,则四肢不温。或由肾阳虚衰,失于温煦,气化功能失常,水气上泛所致,故出现痰质稀薄,时有灰黑或黑点,足寒肢冷,腰膝酸软,骨节冷痹。舌淡,脉沉细滑,均为阳虚饮聚之象。

治法　温宣肺气,健脾温中,温肾化痰。

方药　小青龙汤(《伤寒论》)合二陈汤(《太平惠民和剂局方》)加减。

麻黄　桂枝　芍药　甘草　干姜　细辛　半夏　五味子　陈皮　茯苓

2. 热痰

临床表现　咳嗽气急,痰黄黏稠,痰白胶黏难出,咳声不爽,口干咽红,鼻流黄涕,或身热,汗出恶风,胸痛,舌质红,苔薄黄,脉浮滑数。

辨证分析　感受风热之邪,伤及肺络,或寒痰、湿痰内蕴日久,郁而化热,痰热壅阻肺气,肺失清肃,故咳嗽气急,痰黄黏稠,咯吐不爽;痰热郁蒸,热伤肺络,故胸胁胀满,咳时引痛;肺热内郁,则身热,口干欲饮,鼻流黄涕。苔薄黄,脉浮滑数,则为痰热之象。

治法　清热化痰,理肺止咳。

方药　清气化痰丸(《医方考》)合小陷胸汤(《伤寒论》)。

黄芩　桑白皮　栀子　麦冬　桔梗　贝母　胆南星　知母　瓜蒌　茯苓　陈皮　杏仁　枳实　半夏

若症见脉洪面赤,烦热心痛,口干唇燥,时多喜笑,其痰坚而成块,宜用凉膈散加茯苓、半夏下之。

3. 燥痰

临床表现　干咳作呛,痰稠涩少,不易咯出,痰唾如线或如米粒,胶黏,或带血丝,咳嗽喉痛,咽干鼻燥,烦渴欲饮,舌质红,苔薄干燥少津,脉多细数。

辨证分析　由外感燥热,灼伤肺津,肺燥津少所致。燥热伤肺,肺失清肃,故干咳作呛;燥热灼津,肺燥津少,则咽喉口鼻干燥,痰黏不宜咯出,烦渴欲饮,舌红苔干燥少津。热伤肺络,则痰中带血丝。脉细数,则为燥热灼伤肺津之征。

治法　清热养阴,润燥化痰。

方药　偏温燥者治宜轻宣燥热,止咳化痰。方用桑杏汤(《温病条辨》)加减。

桑叶　杏仁　贝母　沙参　梨皮　栀子

若津伤较甚则配麦冬、玉竹,滋养肺阴;热重加石膏、知母清泄肺热;痰中夹血,配白茅根、黛蛤散以清热止血。

燥热伤肺治宜清燥润肺,方用清燥救肺汤(《医门法律》)。

桑叶　生石膏　党参　麦冬　甘草　胡麻仁　阿胶　杏仁　枇杷叶　瓜蒌　贝母　沙参

4. 湿痰

临床表现　咳嗽痰多色白,容易咯出,胸膈胀满,恶心呕吐,饮食不化,或头眩心悸,四肢困倦,舌质淡,苔厚腻,脉滑。

辨证分析　素体肥胖多湿,脾虚运化失职,水湿内停,聚而生痰,故见咳嗽,痰多色白,清稀而黏腻,量多易于咯出;湿邪中阻而见胸痞腹满,饮食不化,恶心呕吐;脾主肌肉、四肢,痰湿困脾,故四肢困倦;痰湿阻遏脾阳,则舌质淡,苔厚腻,脉滑。

治法　除湿化痰止咳。

方药　二陈汤(《太平惠民和剂局方》)加减。

半夏　陈皮　茯苓　炙甘草

如脾虚腹胀腹泻,面足浮肿,脉缓滑者,宜健脾化湿以治本,常服六君子汤。

5. 风痰

临床表现　眩晕,恶心呕吐,咳出的痰量多呈泡沫状,有时喉中痰声辘辘,四肢麻木,重则突然昏仆,口眼㖞斜,舌强不语,半身不遂,中风,癫痫,舌苔白厚腻,脉濡滑。

辨证分析　脾是生痰之源,出于脾胃内伤,脾虚水湿不运,过食肥甘厚味,聚湿生痰,痰浊蒙蔽清阳,则眩晕;痰浊中阻,故恶心呕吐;痰郁日久,化火上炎,引动内风,导致痰随内风既可上冒巅顶,又可横窜经络,致四肢麻木,半身不遂;风痰流注阳明经脉,则口眼㖞斜;痰扰心神,故见舌强不语;风痰上扰清窍,而发癫痫;风痰蒙蔽清窍,则易昏仆。痰多呈泡沫状,舌苔白厚腻,脉濡滑,为痰多风盛所致。

治法　健脾燥湿,化痰熄风。

方药　半夏白术天麻汤(《医学心悟》)加减。

半夏　天麻　白术　陈皮　茯苓　甘草　生姜　大枣

若恶心呕吐,加竹茹;风痰所致中风,用镇肝息风汤(《医学衷中参西录》方:牛膝、代赭石、生龙骨、生牡蛎、生龟甲、杭芍、玄参、天冬、川楝子、生麦芽、茵陈、甘草)加蒌皮、贝母、天竺黄、胆星。风痰闭窍用导痰汤(《济生方》方:半夏、陈皮、茯苓、甘草、南星、枳实)加僵蚕、全蝎、竹沥。

五、护理与调摄

1) 凡有痰饮病史者,平时应避免风寒湿冷,注意保暖,饮食宜清淡,忌腥腻、生冷,戒烟酒。

2) 注意劳逸适度,以防诱发。《张氏医通·痰饮》云:"须药饵与饮食相参,不但滑腻杂食当禁,即饭食粥饮亦须少减。"

六、病案举例

唐某,男,43 岁。1973 年 4 月 24 日初诊。1973 年 4 月经某医院病理切片,诊断为淋巴肉瘤。诊查:右侧颈部有一 6cm×4cm×2.5cm 的肿块,左侧颈部两个肿块,一个为 4.5cm×2.5cm×1.5cm,一个为 2cm×2cm×1cm,按之质中,不疼痛。面色萎黄,精神疲惫,四肢倦怠。

舌苔厚腻,脉细濡。辨证为脾虚气弱,运化失司,痰湿凝聚,而成肿核。治以理气化痰,健脾燥湿,佐以消肿软坚。处方:青陈皮各9g,象贝母9g,茯苓24g,姜半夏12g,当归12g,枸橘李12g,全瓜蒌12g,炙甘草6g,水红花子24g,黄药子24g,苦桔梗6g,天龙6g,八月札12g,川厚朴6g。另服归脾丸12g,分3次吞服;环磷酰胺200mg,每日肌内注射1次。

二诊:服药1周后,胃纳稍佳,但肿块未见缩小,苔厚腻。原方青皮剂量加大到24g,再加天葵子9g。环磷酰胺仍以200mg,每日肌内注射一次。

三诊:用上药3周后,颈部肿块有所缩小,舌苔厚腻也较前稍化。惟胃纳稍差,精神疲惫,四肢无力,脉细濡。法仍宗上意加减。原方加橘皮叶各9g,苍白术各12g,并把枸橘李加大至24g。环磷酰胺由每日200mg改为隔日200mg,肌内注射。

四诊:治疗一个多月以后,肿块较前略有缩小,惟精神疲倦,四肢乏力,舌苔仍然比较厚腻,脉濡缓。证为脾虚气弱,气虚较甚。以益气健脾为主,佐以消肿软坚补肾。处方:炒白术24g,炒党参12g,生黄芪24g,炒扁豆12g,天葵子24g,仙灵脾12g,香附9g,橘皮叶各9g,天龙6g,夏枯草12g,枸橘李24g,青皮12g,柴胡6g,制南星12g,昆布24g。环磷酰胺隔日20mg,肌内注射。另用:六味地黄丸12g分吞;夏枯草膏500g,每日3次,每次1调羹,开水冲服;小金片,每日3次,每次4片,开水吞服。

嗣后基本上按照此方每日服药1剂。环磷酰胺由隔日1次(200mg),改为每隔1~2周1次(200mg)的维持量。经过1年多治疗,颈部肿块逐渐缩小以至消失。为巩固疗效,又继续服用中药4个多月,经某医院复查,未发现异常肿大淋巴结。1978年5月随访,患者身体健康,并早已恢复工作。 (《中国现代名中医医案精华·钱伯文医案》)

第三节 饮 证

一、概 述

饮证是指水饮质地清稀,停滞于脏腑组织之间所引起的病证。多因外感寒湿,内伤水饮,或脏腑功能不调,致水液输布失常,停积于体内某一部位所引起的病证。饮停的部位常在肺、胃、胸、胸胁、肌肤等。由于水饮停聚的部位不同,分为痰饮、悬饮、溢饮、支饮。

饮证,古称饮,出自《内经》。《素问·气交变大论》:"饮发中满,食减,四肢不举。"《金匮要略·痰饮咳嗽病脉证并治》对饮证的论述较详,如"问曰:夫饮有四,何谓也? 师曰:有痰饮,有悬饮,有溢饮,有支饮。"且有"伏饮"、"留饮"、"肺饮"、"寒饮"等记载。虽各种水饮症状不同,但仍不出《金匮要略》四饮的范围,后世又有"热饮"之称,见《温病条辨》。

二、病 因 病 机

多由外受寒湿,内伤水饮,或情志郁结,阳气不运,肺、脾、肾三脏失职,三焦气化失司,津液敷布失调,导致水湿饮邪不能正常排出体外停滞于某一局部而成,其中又以脾胃阳虚为导致水饮内留的主要根源。其主要病因病机可归纳如下:

1)感受寒湿:《素问·至真要大论》:"太阴之胜……独胜则湿气内郁……头重足胕胫肿,饮发于中",又说:"湿淫所胜……民病积饮。"说明气候寒冷潮湿,或冒雨涉水,或久处湿地,水湿外侵,中阳受困,不得舒展,于是水湿停积而成饮证。

2）饮食不当：暴饮过量茶水，或夏暑及酒后，恣饮冷水，或进生冷之物，因热伤冷，冷与热结，中阳暴遏，脾不能运，湿从内生，津液内停而为饮。如《金匮要略·痰饮咳嗽脉证并治》说："夫病人饮水多，必暴喘满，凡食少饮多，水停心下。"

3）劳欲所伤：劳倦、纵欲太过，或久病体虚，伤及脾肾之阳，水液失于输化，亦能停而成饮。若体虚气弱之人，一旦伤于水湿，更易停蓄致病。

4）情志郁结：饮证的发生与情志过极也有一定关系。气是津液输布流动的动力，"气行则水行，气停则水停。"肝主气机的疏泄，对保障人体气机运行的通畅有重要作用，脾的运化作用也要在肝疏泄功能的协助下才能完成。由于情志郁结以致肝气郁结，使肝的疏泄功能失调，气机郁滞，津液流动代谢迟缓脾脏运化失常，湿从内生，津液内停而为饮。

5）阳气虚弱：饮邪内聚，又多因于阳气不足，水饮内生。水液的运行，有赖肺、脾、肾三脏，《张氏医通·痰饮》指出："盖胃为水谷之海，五脏六腑之大源。饮入于胃，游溢精气，上输于脾，脾气散精，上归于肺，通调水道，下输膀胱，水精四布，五经并行，以为常人。《金匮》即从水精不四布、五经不并行之处以言其患，随证分别浅深。诲人因名以求其义。浅者在于躯壳之内，脏腑之外，其饮有四：一由胃而下流于肠，一由胃而旁流于胁，一由胃外出于四肢，一由胃而上入于胸膈。始先不觉，日积月累，水之精华，转为混浊，于是遂成痰饮。"

本病总属阳虚阴盛，输化失调，因虚致实，水液停积为患。西医学中的慢性支气管炎、支气管哮喘、渗出性胸膜炎、胃肠功能紊乱等，在病程的某些阶段，均可参照本证进行治疗。

三、诊 断 要 点

1）痰饮：腹中肠鸣有声，胃中有振水音，眩晕、呕吐。
2）悬饮：寒热往来，胸痛，病侧胸部隆起，心下痞坚。
3）支饮：咳逆痰多，喘满胸闷，喘息不得平卧，面浮，痰呈白沫量多，或有长期抽烟史。
4）溢饮：肢体疼痛而沉重，甚则下肢水肿较甚。

四、辨 证 论 治

先根据临床表现的不同，辨其饮邪停聚的部位。若留于肠胃者为痰饮，流于胁肋为悬饮，溢于肢体者为溢饮，宿于胸胁者为支饮，水饮内停，侵犯五脏，可出现各种症状。其次辨其虚实。若言其轻重，则轻者称为微饮，四饮次之，而留饮、伏饮最属缠绵。治疗总则：大法初宜分消，次宜调养，虚宜温中，久宜暖肾。治饮多以《金匮要略》的"病痰饮者，当以温药和之"为原则，同时还当分别标本缓急，水饮壅盛者祛饮治标，阳微气虚者温阳治本。

1. 痰饮

临床表现 脘腹有振水音，或呕吐清水痰涎，口渴不欲饮水，水入即吐，或背部寒冷一片如掌大，头昏目眩，心悸短气，苔白滑，脉弦滑。

辨证分析 多由脾阳不足，上不能输精以养肺，下不能助肾以制水，以致水停中焦，土为湿困，阴寒内阻，阳气不达，清阳不升，或水饮上凌于心肺而成。脾胃阳虚，阳气不化，饮停中焦，故脘腹中有振水音，或呕吐清水痰涎；中焦虚寒，气不化津，则口渴不欲饮水；脾阳不足，又加寒饮内聚，阳气不能外达，则背部寒冷一片如掌大；饮阻气逆，水饮上逆，则水入即吐;水饮中阻,清阳不升,故头昏目眩;饮邪上凌心肺,则心悸气短;苔白滑,脉弦滑为阳虚饮阻之象。

治法　温阳化饮,健脾利水。

方药　苓桂术甘汤(《金匮要略》)加减。

茯苓　桂枝　白术　甘草

若见短气有微饮,当从小便去之,肾气丸主之。若病人自欲下利,利后心下坚满轻减而仍有痞满者,属饮邪壅盛,下而未尽,用甘遂半夏汤(《金匮要略》方:甘遂、半夏、芍药、甘草)治之。

2. 悬饮

临床表现　胸胁疼痛,咳嗽、转侧均牵引而痛,肋间胀满,气息短促,有时只能偏卧一侧,舌苔白,脉弦滑。

辨证分析　胸胁为气机升降之枢,水饮停于胸胁,络道被阻,升降失常,故胸胁胀痛,转侧不利;水饮上迫于肺,则咳嗽,肋间胀满,气息短促;水结于里,故苔白,脉弦滑。

治法　和解疏利。

方药　柴枳半夏汤(《医学入门》)加减。

柴胡　黄芩　半夏　瓜蒌仁　枳壳　杏仁　青皮　甘草

气急,胁痛较甚者,加白芥子、桑白皮等;心下痞硬,口苦,干呕者,加炒黄连。如发热已解,胁下仍有疼痛,则用香附旋覆花汤(《温病条辨》方:生香附、旋覆花、苏子霜、苡仁、半夏、茯苓、橘皮)或椒目瓜蒌汤以通络涤饮。若饮邪较盛,疼痛加剧,咳唾气急,胸胁胀满,有时只能偏卧,或午后发热,干呕汗出,舌苔薄白或白腻,脉沉弦,宜用十枣汤(《伤寒论》方:大戟、芫花、甘遂、大枣)、控涎丹(《三因极一病证方论》方:甘遂、大戟、白芥子)之类攻逐水饮,使留伏胁下水饮,一扫尽除,俟症状缓解,再服用二陈汤(《太平惠民和剂局方》方:陈皮、半夏、茯苓、炙甘草)加白芥子、青皮以行气开郁,降逆化痰。若迁延失治,症见咳嗽胁痛,痰少稠黏,口干咽燥,或午后潮热,颧红,心烦,手足心热,夜时盗汗,形体消瘦,舌质偏红,少苔,脉细数者,宜滋阴清热,用沙参麦冬汤(《温病条辨》方:沙参、麦冬、玉竹、桑叶、甘草、天花粉、生扁豆)、泻白散(《小儿药证直诀》方:桑白皮、地骨皮、生甘草、粳米)等方。潮热加银柴胡、炙鳖甲;咳嗽配川贝、百部;兼有气虚,神疲气短,面色㿠白,酌加黄芪、党参、五味子之类。

3. 支饮

临床表现　咳逆喘息,胸满不能平卧,面目微肿,痰如白沫,量多,或身体振振眴动,往往经年不愈,遇寒即发,舌苔白腻,脉浮滑或弦紧。

辨证分析　多由肺脾功能失调,水饮停积,偶触寒邪,引动伏饮,肺气不得顺降所致。受寒饮冷,久咳致喘,迁延反复伤肺,肺气不能布津,阳虚不运,饮邪留伏,支撑胸膈,上逆迫肺,水饮阻于胸膈,壅阻肺气,肺气上逆,升降不利,咳逆喘满不得卧;寒饮郁肺,气不布津,凝聚为痰,故痰多如白沫。久咳饮邪随气上逆,故面目浮肿。舌脉均为水饮而致。

治法　温肺散饮,行水消痰。

方药　小青龙汤(《伤寒论》)加减。

麻黄　桂枝　芍药　甘草　干姜　细辛　半夏　五味子

若饮郁化热,喘满胸闷,脘腹痞坚,面色晦暗,烦渴欲饮,苔黄腻者,用木防己汤(《金匮要略》方:木防己、石膏、桂枝、人参)利水清热,益气散结。

4. 溢饮

临床表现　当汗出而不汗出,身体沉重疼痛,肢体浮肿,胸痞咳嗽,或恶寒,痰多白沫,口不欲饮,舌苔白腻,脉象弦紧。

辨证分析　多因脾虚不运,水饮停积,溢于肌肤,或复感风寒,肺气闭塞,内外合邪所致。肺气不宣,通调失司,水饮溢于四肢肌表,故见肢体疼痛而沉重,甚则肢体浮肿;风寒束表,故恶寒,无汗;寒饮内伏,上逆迫肺,则咳嗽;痰多白沫,胸痞脘闷,口不渴,苔白,脉弦紧为表里俱寒之症。

治法　宣肺散寒,温肺除饮,通阳利水。

方药　小青龙汤(《伤寒论》)加减。

麻黄　桂枝　芍药　甘草　干姜　细辛　半夏　五味子

如发热烦躁,无汗身疼,口干渴,苔黄白相兼,脉浮滑而数者,用大青龙汤(《伤寒论》方:麻黄、杏仁、桂枝、甘草、石膏、生姜、大枣)以解表清里。

5. 留饮、伏饮

临床表现　喘满呕吐,喘咳寒热,腰背痛,目泪自出,其人振振恶寒,身瞤惕;或见背寒,胁下痛引缺盆,咳嗽疼痛加剧,口渴,阴囊、足胫肿大,四肢关节游走疼痛,腹肿身重。

辨证分析　心下有留饮,阳气不能温达背部,则常见背寒;饮留胁下,肝胆气机阻滞,则胁下痛引缺盆,咳嗽疼痛加剧;饮留胸中,胸阳受抑,肺气不利,则短气而喘,口渴;饮留于肾,水寒下注,则阴囊、足胫肿大;饮留于经络,阳气不通,则四肢关节游走疼痛;饮留于脾,脾气不运,则腹肿身重;饮伏膈上,故时见喘满咳唾;若外感风寒,则兼见寒热背痛,腰痛,目泪自出,振振身瞤。

治法　逐邪化饮,健脾温肾。

方药　倍术丸(《太平惠民和剂局方》)加减。

白术　干姜　肉桂　茯苓　半夏

五、护理与调摄

凡有痰饮病史者,平时应避免风寒湿冷,注意保暖,饮食宜清淡,忌腥腻、生冷,戒烟酒。注意劳逸适度,以防诱发。《张氏医通·痰饮》云:"须药饵与饮食相参,不但滑腻杂食当禁,即饭食粥饮亦须少减。"

六、病案举例

张某,男,70岁。1982年5月10日初诊。曾患肺结核,经治痊愈。1980年春节回乡探亲,途中劳累,倦怠乏力,时有午后潮热,偶或干咳,痰少稀白,症状时现时消,未加注意。1981年9月因骨折卧床月余,愈后仍体虚绵绵,午后发热。1982年4月9日因洗澡后感冒,始见恶寒发热,头痛鼻塞,咳痰白量少,继之热度陡高,体温达40℃以上,自服退热药(药名不详），体温持续波动在 38～39℃ 间。数日后，胸部隐痛，气短，咳吐黏白痰，痰中带血丝。在省某医院诊为肺结核。经数医院用抗痨、消炎药未效。症见发热头晕，干咳，吐少量稀白痰，时带血丝，胸痛不明显，气急喘促，倚息不得卧，时有汗出，五心烦热。诊查：体温 38.5℃，皮肤摸之灼手，胸部尤甚，左侧肋间隙增宽，呼吸音减低，无湿性啰音，叩诊实音。体瘦，面赤颧红。舌红，苔白润，脉沉细数。4 月 20 日左侧胸腔穿刺抽液化验：草黄色微浊，比重1.020，Rivalta 试验（＋）。蛋白定量 45.1g/L，白细胞 1500/mm³，以淋巴细胞占多数。5 月 3 日胸腔穿刺抽出脓液 10ml，经检验有绿脓杆菌。辨证：阴虚肺燥，饮热蕴结。诊为悬饮（结核性渗出性胸膜炎并脓胸）。治法：滋阴润燥，化饮清热。处方：辽沙参 20g，前胡 10g，百部 10g，丹皮 12g，地骨皮 15g，黄芩 10g，干姜 10g，苏子 10g，细辛 5g，葶苈子 24g，生桑皮 15g，葛根 15g，白及 10g，杏仁 10g，桔梗 10g，鱼腥草 20g，知母 12g，甘草 3g。

二诊：5 月 16 日。服上方药 1 剂后热退，体温降至 36.5℃；迭进 5 剂，诸症悉减，午后仍五心烦热，汗出，干咳，吐少量黏白痰，痰中无血丝，苔白，脉沉细。原方减葶苈子为 20g，葛根 12g，加五味子 8g 以敛汗，炙紫菀 10g，橘红 10g 以敛肺化痰止咳。

三诊：5 月 25 日。服上方 5 剂，诸症基本消失，生活基本能自理，亦可做一些轻微的家务劳动。守上方，减丹皮、地骨皮、白及、百部、知母，加杞子 10g，云苓 15g，半夏 10g，炙冬花 10g，菊花 12g，嘱其多服。随访两次，已愈。　　（《中国现代名中医医案精华·李振华医案》）

第四节　哮　病

一、概　述

哮证是由宿痰伏肺，复因外邪、饮食、情志、劳倦等因素，致气滞湿阻的一种发作性痰鸣气喘疾患。临床以发作时喉中哮鸣有声，呼吸气促困难，甚则喘息不能平卧为特征。《证治汇补·哮病》说："哮为痰喘之久而常发者，因内有壅塞之气，外有非时之感，膈有胶固之痰，三者相合，闭拒气道，搏击有声，发为哮病。"本病属于痰饮病中的"伏饮"证。

西医学的支气管哮喘、哮喘性支气管炎，或其他疾患引起的哮喘均可属本病范畴。

二、病　因　病　机

哮喘属于经常发作性的疾患，病因可分主因与诱因。

（1）主因

主因为宿痰内伏于肺。痰之成因不一，有寒痰与热痰之分。

1）寒痰　屡感风寒，失于表散，则寒邪深入肺脏；或经常饮食生冷伤及肺气，皆使上焦津液不布，凝聚而成寒痰，内伏肺与膈上，往往因外感而诱发。病后或素体阴盛者，较易患此，且病情更为深痼。

2）热痰　饮食酸咸甘肥太过，伤及脾胃，内酿痰热，上干于肺，敛聚不散，亦往往随感而发。但从临床看，因寒痰内郁化热，以致转成痰热者较为多见，病后阴伤及素体阳盛者，每易变生此证。

（2）诱因

诱因为外邪、饮食、情志、劳倦等皆可引发本病，且多互相影响，其中尤以气候变化关系最为密切。因外感风寒、风热或暑湿等邪气,未能及时表散,邪入于里,壅阻肺气,气不布津,聚液为痰;或吸入花粉、烟尘、异味等致使肺气宣降失常,痰浊内生,而发哮喘。偏嗜酸咸肥甘进食生冷海腥,过饮烈酒,损伤脾胃,致脾失健运,水谷不为精微而化为痰浊,上干于肺,痰阻肺气,而发食哮。《证治准绳·哮》说:"是痰得之食味酸咸太过,因积成热……如胶如漆,粘于肺系,待哮之喉间痰去,则声稍息。若味不节,其胸中未尽之痰,复与新味相结,哮必更作。"情志抑郁、惊恐恼怒,或月经期前,剧烈运动后,劳倦乏力,皆可使气之升降发生逆乱,触动肺中伏痰,痰升气阻而发病。

哮证发作的关键在于内伏之痰为诱因所触发,当是之时,痰随气升,气因痰阻,互相搏击,阻塞气道,肺管因而狭窄,肺气升降不利,以致呼吸困难,气息喘促;同时气体的出入,复引触停积之痰,遂伴发哮鸣之声。

本证长期发作,导致肺气日益耗散,必然累及脾肾,脾虚则不得运化水谷,输布精微,痰浊更易滋生;且中气不足,无以养肺,则气更虚,外卫日弱,均易为外邪侵袭而诱发本病。肾虚则气失摄纳,阳虚水泛,或阴虚火升,均可上累于肺,故平时常有轻度持续性哮喘,难以全部消失,若一旦大发作,则更持续不解。本证严重发作,最后心阳亦同时受累,每可发生虚脱。

三、诊 断 要 点

1)有宿痰,经常发作。
2)发作时哮鸣有声,呼吸气促困难,甚则喘息不能平卧为特征。

四、辨 证 论 治

本病属于邪实正虚,发作期以邪实为主,未发以正虚为主。实证多见于新病,喘哮气粗声高,呼吸深长,呼出为快,脉象有力,体质不虚;虚证多见于久病,喘哮气怯声低,呼吸短促难续,吸气不利,脉沉细或细数,体质虚弱。在分清虚实的基础上,实证需分寒痰、热痰以及有无表证的不同;虚证应审其阴阳之偏虚、脏腑之所属而分别治之。宗丹溪"未发以扶正气为主,既发以攻邪气为急"之意,以"发时治标,平时治本"为原则,区分寒热虚实,辨证施治。

(一)发作期

1. 寒哮

临床表现　呼吸急促,喉中有哮鸣声,面色苍白浮肿,四肢较冷,咯清稀白泡沫痰,胸膈满闷,口不渴,或渴喜热饮,天冷或受寒易发,舌质淡,苔薄白,脉紧。如兼表证,有恶寒,发热、头身疼痛,咳嗽多,苔白滑,脉浮紧。

辨证分析　本证常由寒痰内伏于肺,遇邪而发,凡外感风寒,失于表散,寒入于肺,聚液生痰;或饮食生冷,寒饮内停;或病后阳虚气不化津,痰浊壅聚,都能导致寒痰内生。发作时痰随气升,气为痰阻,交阻于肺,气道不利,则呼吸困难,张口抬肩而喘;气体升降,搏击宿痰,产生哮鸣;痰浊留肺,气道受阻,故呼吸急促,痰气相搏,喉中有哮鸣声;肺气痹阻,胸阳不宣,故面色苍白浮肿,四肢较冷;痰浊内蕴,不易咯出,故胸膈窒闷;口不渴为邪未化热,渴喜热饮为内有寒痰。舌质淡苔白,脉紧,皆为寒象。如兼恶寒发热,头痛身痛,脉浮紧等表证者,为外感风寒,内有痰浊,表里俱寒之证。

治法　温肺散寒,化痰平喘。

方药　射干麻黄汤(《金匮要略》)或小青龙汤(《伤寒论》)加减。

射干　麻黄　细辛　紫菀　款冬　半夏　五味子　生姜　大枣　桂枝　芍药　甘草　干姜

呼吸促迫,张口抬肩,加厚朴、杏仁、葶苈子宣肺降气平喘;兼有浮肿,加车前子、茯苓行水消肿。四肢不温,加肉桂、干姜温运脾肾之阳,以治痰源。

2. 热哮

临床表现　呼吸急促,喉中有哮鸣声,气粗息促,呛咳阵作,面红唇赤,恶热,痰黏稠而黄,咳吐不利,胸膈满闷不安,口渴喜饮,尿黄短少,大便秘结,舌苔黄腻,脉滑数。有表证时,可见发热,咳嗽,脉浮滑等症。

辨证分析　因饮食酸咸甘肥太过,积痰蕴热,上干于肺;或病后阴虚,素体阳盛;或寒痰内郁化热,热蒸液聚,致痰热胶固,由是痰热内郁于肺,随感辄发。痰热犯肺,肺失清肃,故呼吸气促,痰气相搏,喉间痰鸣;痰热交阻,肺气上逆,故气粗息促;痰火郁蒸,则面红唇赤,怕热烦躁;热灼津液痰黏而稠,咳吐不利,故胸膈满闷;热盛于里,津液暗耗,故口渴喜饮,小便短少;肺与大肠相表里,脏移热于腑,故大便秘结。舌苔黄,脉滑数亦为痰热之象。如兼有头痛,发热重,恶寒轻,呛咳阵作,有汗等表证者,为外感风热,内有痰热,表里兼热之证;若头项强痛,恶寒重,发热轻,咳嗽痰黄,干渴欲饮,无汗而喘,则为外寒里热之证。

治法　清热化痰,宣肺定喘。

方药　麻杏石甘汤(《伤寒论》)或定喘汤(《证治准绳》)加减。

麻黄　杏仁　石膏　甘草　黄芩　桑白皮　款冬　苏子　白果　甘草

呼吸急迫,痰鸣声响,加葶苈子、射干,降气化痰;痰黄稠如脓,量多,加鱼腥草、海蛤粉、金荞麦清化热痰;高热烦渴,加知母、黄芩清热除烦;兼有表证者,可与麻杏石甘汤酌加银花、连翘、牛蒡子、荆芥、薄荷之类,发散风热,表里双解。

3. 痰哮

临床表现　咳嗽频作,呼吸促迫,发作时无痰或少痰,痰黏难咯,发后则痰多咳嗽,痰出而哮喘缓解,胸中满闷,或兼呕恶,大便秘结,舌苔白滑,脉滑实。

辨证分析　外感风寒雨湿,饮食酸咸甘肥,生冷海腥,恼怒气逆,劳累过度,皆可触动肺中伏痰,痰升气阻而发病。痰湿壅肺,肺失宣降,咳嗽痰鸣,呼吸促迫,胸中满闷;痰湿上逆,故见呕恶;肺和大肠相表里,肺气失肃,津液失布,故大便秘结。舌苔白腻,脉滑,均为痰湿内蕴之征。

治法　燥湿化痰,宣肺平喘。

方药　三子养亲汤(《韩氏医通》)加减。

苏子　白芥子　莱菔子

如痰湿化热,咯痰黄稠,喘急面红,烦渴口干,舌苔黄腻,脉滑数,加黄芩、桑白皮、竹茹、鲜竹沥汁,清热涤痰;如痰涌量多,不得平卧,大便秘结,加葶苈子、炒莱菔子,泻肺逐痰;如兼呕恶,加枳实、竹茹,化痰和胃;舌苔白厚而腻,加苍术、藿香、佩兰。

（二）缓解期

1. 肺虚证

临床表现 喘促短气，语言无力，平素自汗，怕风，常易感冒，每因气候变化而诱发，咯痰清稀色白，咳声低微，舌质淡红，苔少，脉细弱无力。

辨证分析 本病常由素质不健，或病后体弱，如幼年患麻疹、反复感冒、咳嗽日久等，以致肺虚不能主气，肃降无权，气不化津，则痰浊内生，肺用受困，外卫不固，或有哮病宿根，一遇侵袭而诱发本病。肺主气，肺虚则气无所主，故喘促短气，语言无力，咳声低微；肺合皮毛，外卫不固，故自汗恶风；脉象细弱，舌质淡红，均为肺气阴两虚之象。

治法 益气定喘，滋阴化痰。

方药 生脉散(《千金要方》)加减。

人参 麦冬 五味子

若咯痰稀薄，形寒肢冷，口不渴，为肺虚有寒，生脉散去麦冬，加黄芪、干姜，温肺益气；若咯痰黄稠，五心烦热，口渴，为肺虚有热，加沙参、川贝，滋阴化痰；若久喘不止，动则喘甚，为肺肾两虚，加五味子补肾纳气。

2. 脾虚证

临床表现 哮喘痰多，面色萎黄而浮肿，倦怠乏力，食少脘痞，大便溏薄，舌质淡，苔白，脉细缓。

辨证分析 饮食不当，或贪食生冷，寒饮内停，或嗜食酸咸肥甘，积痰蕴热，或进食海腥膻物，生冷酒浆，致脾失健运，饮食不化，痰浊内生，上干于肺，致成哮喘。脾虚不能化水谷为精微，反而聚湿生痰，故咳喘痰多；脾土色黄，主运化清微，脾虚不运，故面色萎黄；脾阳不振，水湿内犯，或兼浮肿；脾虚健运无权，故食少脘痞，大便溏薄。舌质淡，苔白，脉细缓，皆为脾气虚衰之象。

治法 健脾益气，肃肺化痰。

方药 六君子汤(《医学正传》)加减。

人参 白术 茯苓 陈皮 制半夏 炙甘草

脾胃气虚，寒湿滞于中焦，以致胸中痞闷，嗳气呕哕，脘腹胀满，加木香、砂仁芳香醒脾，和胃畅中；形寒怕冷，便溏，脾阳不振者，加附子、干姜温阳止泻。

3. 肾虚证

临床表现 短气喘促，动则为甚，吸气不利，痰吐起沫，或痰少质黏，腰酸腿软，劳累后易发，或畏寒，肢冷，自汗，面色苍白，舌苔淡白，质胖嫩，脉沉细，或颧红，烦热，汗出黏手，舌质红，少苔，脉细数。

辨证分析 本症多因素质不强，或病后体弱，哮喘长期发作，则从实转虚，日久必累及肾脏。肾虚精气亏乏，摄纳失常，气不归原，则短气喘促，动则为甚，吸气不利；肾虚水泛为痰，或虚火灼津为痰，则痰吐起沫，或痰少质黏；肾虚水泛，水饮凌心，则心悸；精气亏乏，不能充养，则脑转耳鸣，腰酸腿软，劳累后易发；肾阳不振，则畏寒，肢冷，自汗，面色苍白，舌苔淡白，质胖嫩，脉沉细；肾精亏虚，阴虚内热，则颧红，烦热、汗出黏手，舌质红，少苔，脉细数。

治法 偏阳虚者，宜温补肾阳，纳气平喘。偏阴虚者，宜滋阴补肾，益肾平喘。

方药 偏阳虚者,用金匮肾气丸(《金匮要略》)加减;偏阴虚者,用七味都气丸(《医宗己任篇》)加减。

附子 桂枝 生地黄 山萸肉 泽泻 丹皮

生地 山萸肉 山药 茯苓 泽泻 丹皮 五味子

阳虚明显者,肾气丸加补骨脂、仙灵脾、鹿角片;阴虚明显者,都气丸加麦冬、当归、鹿角胶;肾不纳气,配胡桃肉、五味子、冬虫夏草、紫石英;喘甚者,加用参蛤散、紫河车。

五、护理与调摄

1)注意气候影响,避免各种诱发因素,尤其转寒时,防止感受外邪诱发。
2)忌吸烟酒,避免接触刺激性气体、灰尘、花粉。
3)饮食勿偏嗜辛辣肥甘咸酸,膳食结构合理。
4)避免过度劳累和情志刺激。
5)观察对患者个体易于诱发的因素,避免其影响。

六、病案举例

蔡某,女,8 岁。有哮喘病史 3 年,发作 3 个月。

咳嗽频作,痰少不爽,气喘,夜哮不能平卧,目前服用西药酮替芬、氨茶碱、泼尼松以及沙丁胺醇气雾剂喷入。面色萎黄,纳呆,口不干,尿黄,大便偏干,日行 1 次,舌质暗红,苔微黄腻,脉滑数。证属痰热阻肺。治以清热化痰,降逆解哮平喘,佐以活血。

射干 15g,炙麻黄 5g,黄芩 15g,紫菀 15g,款冬花 10g,半夏 15g,柴胡 9g,桔梗 9g,甘草 9g,炙苏子 20g,桃杏仁各 10g,丹参 30g,莱菔子 30g。

服上方 4 剂,药后咳显减,气喘已平,夜哮已止,口干欲饮,舌暗红,苔淡黄腻,脉滑偏数。除服酮替芬已停西药。续以健脾养胃,佐以宣利肺气。

处方:孩儿参 15g,白术 10g,茯苓 15g,淮山药 15g,川石斛 9g,玉竹 10g,射干 15g,生熟薏米各 15g,生甘草 9g,炙鸡内金 10g,炙麻黄 3g,黑料豆 30g。30 剂。

药后诸症缓解,纳谷亦香。其后半年间断服用中药调理,未曾发病。 〔中医杂志,1996;(1):19〕

第五节 喘 证

一、概 述

喘证是因肺系疾病或其他脏腑疾病而致肺气上逆,肺失宣降,以呼吸喘促为主要证候的疾病,可见呼吸困难,甚至张口抬肩,鼻翼煽动,不能平卧。喘病不是一个独立的病种,是多种疾病发展到一定阶段或作为某些疾病的一个临床表现,有轻重之别,可见于某些急、慢性疾病病程中,常为某些疾病的重要主证和论治的中心。

西医学的急慢性喘息性支气管炎、肺炎、肺气肿、支气管哮喘、肺源性心脏病、风心病、心肌病、心肌炎、冠心病、肺结核、肺间质纤维化、肾衰竭、矽肺以及癔症等发生呼吸困难时的某个阶段,均可参考本证辨治。

二、病 因 病 机

喘证的成因很多,但概要而言,不外外感与内伤两方面,外感为六淫侵袭,内伤可由饮食、情志、劳欲、久病所致。有邪者为实,因邪壅于肺,宣降失司;无邪者属虚,因肺不主气,肾不纳气所致。

1) 外邪侵袭　重感风寒,侵袭于肺,内则郁遏肺气,外则郁闭皮毛,阻遏阳气,肺气失于宣降;风寒表邪未解,郁而化热壅塞气道,或因风邪侵肺,邪热内迫,肺气肃降失常,浊气上遏而喘,则肺气壅实;或肺有蕴热,又为表寒所束,热不得泄,皆能导致肺气上逆,发生喘促。故《景岳全书·喘促》说:"实喘之证,以邪实在肺也,肺之实邪,非风寒则火邪耳"。尚有暑热之邪,伤于人则气阴并耗。肺气既伤,又为热邪所迫,亦能致喘。

2) 痰浊壅盛　恣食肥甘、生冷或嗜酒伤中,脾失健运,而生痰湿。脾为生痰之源,肺为贮痰之器,痰浊日盛,则中焦上干于肺,肺气壅阻,不得宣畅,以致气逆发生喘促。若湿痰久郁化热,或肺火素盛,蒸液成痰,痰火交阻于肺,痰壅火迫,则喘促更易发生。

3) 情志所伤　情怀不遂,忧思气结,则气阻胸中,或因郁怒伤肝,肝气逆乘于肺,气机不利,升多降少,皆使肺气不得宣肃,肺气升降失常,气逆而发喘证。

4) 肺肾虚弱　久咳伤肺,肺气日弱,或平素极易疲劳汗出,导致肺气之阴不足,气失所主,而短气喘促,或病久迁延不愈,由肺及肾,则肺肾俱虚,或劳欲伤肾,精气内夺,根本不固,皆使肾气亏虚,失于摄纳,出多入少,气逆于肺而喘。此外,由于中气虚弱,则肺气失于充养,亦能因气怯呼吸无力而喘。

本证到了严重阶段,不但肺肾俱衰,心阳亦同时受累。因心脉上贯于肺,肾脉上络于心,一旦肺肾俱衰之时,则心阳亦弱,不能鼓动血脉,则心动急促,血行瘀滞,面色、唇、舌皆发青紫。同时因汗为心液,心气虚而不敛,导致汗液大量外泄,转而使心阳更虚。

三、诊 断 要 点

1) 呼吸困难,喘促不宁,胸闷气粗。
2) 重者张口抬肩,鼻翼煽动,不能平卧,喉中痰鸣为特征。
3) 素有多年喘咳病史。

四、辨 证 论 治

喘证以辨别虚实最为紧要。实喘呼吸深长有余,呼出为快,气粗声响,脉数有力,病势急骤,其治主要在肺,治予祛邪降气平喘;虚喘呼吸短促难续,深吸方快,气怯声低,脉微弱或浮大中空,一般病势徐缓,时轻时重,动则喘甚,其治重在肺肾两脏,以培补摄纳为主。至于虚实兼挟之证,应分清主次,权衡标本,辨证而施。

1. 风水犯肺

临床表现　喘咳胸满,甚则不能平卧,伴有头痛,发热,恶风或恶寒,骨节酸痛,初起头面浮肿,逐渐遍及四肢全身皆肿,汗出口渴,小便不利,或咽喉红肿疼痛,舌苔薄白,脉浮紧而数。

辨证分析 本证成因于风邪外袭,水热内结,风水相搏,上壅于肺,肺气失宣,因而作喘。如《诸病源候论》曰:"肺主于气,候身之皮毛,而气之行,循环脏腑,流通经络。若外为邪所乘,则肤腠闭密,使气内壅,与津液相并,不得泄越,故上气而身肿也。"胸为阳位,胸中阳气不足,水热内停,外邪诱发,以致喘咳胸满,甚则不能平卧。肺主气属卫,风邪束遏卫气,故头痛,发热,恶风;卫气被郁,营气不得贯于筋骨,故骨节酸痛;风水相搏,水郁气结,不得下行外出,故初起头面浮肿,逐渐遍及四肢全身;肺气不得下降,郁而化热,热蒸伤津,故汗出口渴;肺为水之上源,风邪壅塞肺气,清肃失职,不能通调水道,下输膀胱,故小便不利。舌苔薄白,脉浮紧而数,皆为风邪袭肺之征。

治法 宣肺平喘,解表行水。

方药 越婢加术汤(《金匮要略》)加减。

麻黄 生石膏 甘草 生姜 大枣 白术

恶寒无汗,脉浮紧,为风寒外束皮毛,故去生石膏,加羌活、防风发汗祛风;口不渴,为肺胃之郁热不甚,去石膏,加茯苓皮、冬瓜皮以利小便;咳嗽,喘促不得卧,为风水闭阻肺气,加杏仁、陈皮、苏子、葶苈子以利气行水;咽喉肿痛,为风热循经上逆,去生姜、白术,加牛蒡子、射干、黄芩清肺以祛郁热;若全身浮肿,按之没指,加茯苓皮、五加皮利气行水。

2. 暑湿伤肺

临床表现 喘息气粗,鼻翼煽动,身重汗出,发热不解,头目不清,烦闷口渴,甚则神识昏蒙,心慌烦躁,或见咯血,面唇黧黑,甚则骤然口鼻喷血,面色惨淡,脉微身凉,苔白腻,脉濡缓或细涩。

辨证分析 本证多因感受暑湿之邪,或由暑病失治、误治造成。夏月天暑地热,元气亏虚,不能防御暑热病邪的侵袭,因而发病。暑热之邪上灼肺金,肺失清肃,故喘息气粗;肺气受阻,呼多吸少,故鼻翼煽动;暑热挟湿,故身重;热伤气分,则汗出,湿热留连而发热不解;暑湿之邪上蒙清窍,则头目不清;里热炽盛,则烦闷口渴;暑热逼入营分,干及心包,则神识昏蒙,心慌烦躁;损伤肺络,络损则溢,故见咯血;血为气滞,气血瘀阻,则面唇黧黑;失血过多,气随血脱,故面色惨淡,气息欲绝,病情重笃。苔白腻,脉濡缓,皆为暑湿过盛之象。

治法 清化暑湿,泻火解毒。

方药 桂苓甘露散(《宣明论方》)加减。

茯苓 猪苓 泽泻 白术 石膏 寒水石 滑石 甘草 官桂

若身重,头目不清,加羌活、苍术,芳香化湿,兼利清窍。汗出过多,身热不解,加石膏、知母,清解肺胃气分之热。神志昏蒙,或见谵语,加安宫牛黄丸,镇惊开窍。

3. 痰湿蕴肺

临床表现 久病咳嗽,痰多黏腻,咯吐不爽,胸中满闷,甚则咳引胸痛,或见呕恶,呼吸喘促,不能平卧,面色浮肿,口干而不思饮食,舌苔白腻,脉滑。

辨证分析 饮食不节,脾失健运,积湿成痰,或素体痰湿偏盛,上壅于肺,痰湿阻滞气道,呼吸不利,肺气受阻,郁结逆上,从而发生喘证。痰湿阻肺,肺失清肃,则咳嗽不已;中阳不运,痰湿黏滞,故痰黏腻,咯吐不爽;痰湿上逆于胸膈,则胸中满闷,甚则咳引胸痛;痰湿蕴中,肺胃不和,则见呕恶;邪实气壅,肺之升降失常,故呼吸喘促,不能平卧;肺为水之上源,肺气失宣,津液不布,故面色浮肿;痰湿内阻,津不上承,则口干而不思饮食。舌苔白腻,脉滑,均为痰湿蕴肺之象。

治法　温化痰湿,降气平喘。

方药　二陈汤(《太平惠民和剂局方》)合三子养亲汤(《韩氏医通》)加减。

陈皮　半夏　茯苓　甘草　苏子　白芥子　莱菔子

口不渴,二陈汤去陈皮、甘草,为小半夏汤加茯苓汤,降逆除痰。

4. 寒饮射肺

临床表现　喘促咳逆,咯痰清稀,甚则咳逆不得平卧,面浮足肿,腹部胀满,四肢逆冷,小便不利,兼见口唇青紫,舌胖质嫩,苔薄白,脉沉细无力。

辨证分析　劳欲伤肾,或大病久病之后,正气亏虚,精气内伤,肾阳式微,水无所主,下焦阴寒之气挟水饮上逆于肺,致令喘促。肺气先虚,肾阳不足,寒水上射于肺,阻碍气机之升降,故喘促咳嗽,咯痰清稀,甚则气逆不得平卧;肺失宣化,脾失转输,肾失开阖,水液不循常道而外溢,故面浮足肿;水湿中阻,脾失运化,故腹部胀满;肾阳虚衰,阳气不能充达敷布于四肢,故四肢厥冷;肾与膀胱相表里,肾阳不足,膀胱气化无力,故小便不利;气为血帅,气滞血瘀,故口唇青紫。舌质胖嫩,苔薄白,脉沉细无力,皆为肾阳虚衰,寒饮内停之征。

治法　温寒涤痰,降逆平喘。

方药　二陈汤(《太平惠民和剂局方》)合三子养亲汤(《韩氏医通》)加减。

陈皮　半夏　茯苓　甘草　苏子　白芥子　莱菔子

若气逆上冲,咳而胸满,寒饮停积在胸膈者,加用苓甘五味姜辛汤,化饮散寒以泄胀满;腹部胀满喘咳气逆,加厚朴、杏仁,下气宽中;若气虚水邪盛者,加桂枝、黄芪、防己、葶苈子,温肾益气化水。

五、护理与调摄

1) 凡有喘证病史者,平时应节饮食,少食甜食肥腻之品,以免助湿生痰,并应戒烟酒,忌辛热动火刺激类食品。

2) 气候变化时尤需慎风寒,以免感受外邪而诱发。

3) 若因情志致喘者,更应怡情悦志,避免不良刺激。

4) 加强体疗,气功锻炼,以固根本。喘证发作时,暂停锻炼。

六、病案举例

祁某,男,47岁。喘咳十余年,遇寒即发,痰多清稀,甚则喘急不能平卧。近因感寒,喘咳又作,入夜尤甚。舌苔白腻水滑,脉象沉弦,按之紧数。寒饮相搏,气逆上冲,喘咳由是而作。治以温化寒饮,以定其喘。麻黄6g,桂枝6g,半夏10g,细辛3g,白芍10g,干姜6g,炙甘草6g。7剂,水煎服。

二诊:药后喘咳渐退,痰量亦少,脉仍沉弦,舌白且润,仍以前法进退。麻黄6g,桂枝6g,半夏10g,细辛3g,白芍10g,干姜6g,炙甘草6g,杏仁10g,旋覆花10g。7剂,水煎服。

药后喘咳皆止,纳食增加,嘱其忌食寒凉饮食,运动锻炼以增强体质预防感冒,以防其复发。

第六节 肺 胀

一、概 述

肺胀是因咳嗽、哮喘等证,日久不愈,肺脾肾虚损,气道滞塞不利,出现以胸中胀满,痰涎壅盛,上气咳喘,动后尤显,甚则面色晦暗,唇舌发绀,颜面四肢浮肿,病程缠绵,经久难愈为特征的疾病。

根据肺胀的临床证候特点,凡慢性咳喘,而有胸闷胀满者,如西医的慢性气管炎合并肺气肿、肺源性心脏病及老年性肺气肿等,均可参照本病的辨证论治。至于肺性脑病,可按肺胀的危重变证进行相应的急救处理。

二、病 因 病 机

本病的发生,多因久病肺虚,痰浊潴留,每因再感外邪诱使病情发作加剧。

1）久病肺虚:如内伤久咳、支饮、喘哮、肺痨等肺系慢性疾患,迁延日久导致肺虚,成为发病的基础。

2）感受外邪:肺虚卫外不固,六淫或疫疠毒邪每易反复乘袭,诱使本病发作,病情加重。

3）水停痰凝:肺胀多因脾肾阳虚,以致水停痰凝而发。因脾为胃行其津液,上归于肺,若脾阳不足,则不能转输津液,水津停滞,积而为饮,饮聚成痰,痰随气上逆,则咳喘不已,久则阻塞于肺而为肺胀。若肾中元阳衰微,下焦阴寒之气,挟水饮上逆于肺,可令人喘咳气逆而为肺胀。若水停痰凝再加外邪引动,则使症状更为严重,并可见面浮目脱,喘逆上气。

4）痰瘀相结:肺胀咳逆,日久不愈,不仅损伤肺肾之气,而且势必导致瘀滞,盖气不煦则血不濡,而成气血瘀滞之证。脾为生痰之源,脾虚则痰生,痰浊瘀结,则可出现唇暗舌紫,手足青黑,痰涎壅盛等痰瘀相结的证候。如《丹溪心法·咳嗽》说:"肺胀而嗽,或左或右不得眠,此痰夹瘀血碍气而病。"

三、诊 断 要 点

诊断肺胀,主要依据其有长期慢性咳喘的病史;其次是有明显的由外感诱发而出现咳、喘、痰、肿四大主症的病史。其临床特点,常是咳、喘、痰、肿四项主症并见。咳,就是长期咳嗽,反复发作,日久不愈;喘,就是咳时气短不续,呼多吸少,可闻喘鸣;痰,就是咳喘之时,并见痰涎窒盛,可闻痰鸣;肿,就是胸中胀满,并见四肢或颜面浮肿。外感未解者,可兼见寒热;若气病及血,则可出现唇暗舌紫,手足青黑晦暗;严重者可并发闭证、脱证。

四、辨 证 论 治

肺胀的主要症状为咳逆上气,痰多,胸闷,喘息,动则加剧,甚则鼻煽气促,张口抬肩,目胀如脱,烦躁不安。病情轻重不一,每因感受外邪加重而致伴有寒热表证。辨证总属标实本虚,但有偏实、偏虚的不同。一般感邪时偏于邪实,平时偏于本虚。偏实者须分清风寒、风热、痰浊(水饮)、痰热;偏虚者当区别气(阳)虚、阴虚的性质,肺、心、肾、脾病变的主次。一般与湿邪相关的肺胀在临床表现方面,有水饮者,水气上逆可见心下悸,气逆,面浮,目如脱;有痰浊者,痰浊凝滞可见黏痰、浊痰壅塞,不易咯出;瘀血与痰湿互结者还可见面色晦暗,唇舌发青,手足青黑等。

1. 寒饮射肺

临床表现　外感风寒以致恶寒发热,身痛无汗,咳逆喘促,膨膨胀满,气逆不得平卧,痰稀泡沫量多,口干不欲饮,苔白滑,脉象浮紧,严重者可有面浮目脱,唇舌发青,如兼见烦躁,口渴,舌苔薄黄不滑,为"寒包热"之证。

辨证分析　素有脾肾阳虚,水饮内停,复感外邪,寒饮相搏,上射于肺。因有外寒犯肺,故见恶寒发热,身痛无汗,咳逆喘促;寒饮射肺,气滞于胸,故见膨膨胀满,气逆不得平卧;因外感寒邪,故痰稀而有白色泡沫;脾不转输,津液不得上承,故见口干;胃中水饮伏留,故不欲饮水,因外寒犯肺,故苔白而滑,脉象浮紧。严重者,水气上逆,故可见面浮目脱;气滞血瘀,则见唇舌发青;郁热内生,故可见烦渴;饮邪郁而化热,故亦可见舌苔薄黄不滑。

治法　外散寒邪,内逐水饮。

方药　小青龙汤(《伤寒论》)加减,如属寒包热证,则可用小青龙加石膏汤及厚朴麻黄汤(《金匮要略》)。

麻黄　桂枝　芍药　细辛　干姜　甘草　五味子　半夏

如属表寒里热者,可加石膏、厚朴、杏仁;痰多胸满不能平卧,可加葶苈子泻肺祛痰。

2. 痰浊壅肺

临床表现　症见咳嗽痰多,色白黏腻或呈泡沫,短气喘息,稍劳即著,怕风易汗,脘痞纳少,倦怠乏力,舌质偏淡,苔薄腻或浊腻,脉小滑。

辨证分析　肺虚脾弱,痰浊内生,上逆干肺,则咳嗽,痰多色白黏腻;痰从寒化成饮,则痰呈泡沫状;肺气虚弱,复加气因痰阻,故短气喘息,稍劳即著;肺虚卫表不固则怕风、易汗;肺病及脾,脾气虚弱,健运失常,故见脘痞纳少,倦怠乏力。舌质偏淡,苔浊腻,脉小滑,乃肺脾气虚,痰浊内蕴之候。

治法　化痰降气,健脾益肺。

方药　苏子降气汤(《太平惠民和剂局方》)、三子养亲汤(《韩氏医通》)加减。

苏子　橘皮　半夏　当归　前胡　厚朴　肉桂　甘草　生姜　白芥子　莱菔子

若肺脾气虚,易汗,短气乏力,痰量不多,可酌加党参、黄芪、白术、甘草、茯苓健脾益气,补肺固表;喘咳,痰多黏白泡沫,见表寒里饮者,可加麻黄、桂枝、细辛、干姜散寒化饮。

3. 痰热郁肺

临床表现　咳逆喘息气粗,烦躁,胸满,喉中黏痰难咯,或身热微恶寒,有汗不多,溲黄,便干,口渴舌红,舌苔黄或黄腻,边尖红,脉数或滑数。

辨证分析　痰浊内蕴化热,痰热壅肺,故痰黄,或黏白难咯;肺热内郁,清肃失司,肺气上逆,则喘咳气逆息粗,烦躁,胸满,便干,溲黄;复感外邪,风热犯肺,故见发热微恶寒,有汗不多等表证;口渴,舌红,苔黄或黄腻,脉数或滑数,均为痰热内郁之征。

治法 清肺化痰,降逆平喘。

方药 越婢加半夏汤(《金匮要略》)、桑白皮汤(《景岳全书》)加减。

麻黄 石膏 桂枝 芍药 细辛 生姜 甘草 半夏 桑白皮 苏子 杏仁 贝母 黄芩 黄连 山栀

若痰热内盛,胶黏不易咯吐者,加鱼腥草、瓜蒌皮、海蛤粉、风化硝清热化痰利肺;痰鸣喘息,不得平卧,加射干、葶苈子泻肺平喘;痰热伤津,口干舌燥,加花粉、知母、芦根以生津润燥;阴伤而痰量已少者,酌减苦寒之味,加沙参、麦冬等养阴。

4. 痰蒙神窍

临床表现 神志恍惚,谵妄,烦躁不安,撮空理线,表情淡漠,嗜睡,昏迷,或肢体瞤动,抽搐,咳逆喘促,咯痰不爽,苔白腻或淡黄腻,舌质暗红或淡紫,脉细滑数。

辨证分析 痰迷心窍,蒙蔽神机,故见神志恍惚,谵妄,烦躁,撮空,嗜睡,昏迷;肝风内动则瞤动抽搐;肺虚痰蕴,故咳逆喘促而咯痰不爽;苔白腻或淡黄腻,脉细滑数,为痰浊内蕴之象;舌暗红或淡紫,乃心血瘀阻之征。

治法 涤痰开窍息风。

方药 涤痰汤(《济生方》)加减,另服安宫牛黄丸(《温病条辨》)或至宝丹(《太平惠民和剂局方》)。

制半夏 制南星 陈皮 枳实 茯苓 人参 石菖蒲 竹茹 甘草 生姜

若痰热内盛,身热,烦躁,谵语,神昏,苔黄舌红者,加葶苈子、天竺黄、竹沥;肝风内动,抽搐加钩藤、全蝎,另服羚羊粉;血瘀明显,唇甲紫绀,加丹参、红花、桃仁活血通脉;如皮肤黏膜出血、咯血、便血色鲜者,配清热凉血止血药,如水牛角、生地、丹皮、紫珠草等。

5. 肺肾气虚

临床表现 胸满气短,语声低怯,动则气喘,痰白如沫,咯吐不利,心慌动悸,形寒汗出。或见面色晦暗,或见面目浮肿,舌淡或暗紫,脉沉细数无力,或有结代。

辨证分析 肺肾两虚,不能主气、纳气,故胸满气短,声低气怯,动则气喘;寒饮伏肺,肾虚水泛,则咳痰色白如沫,咯吐不利;肺病及心,心气虚弱,故心慌动悸,形寒,汗出;气虚则水停,故见面目浮肿;肺失治节,气不帅血,气滞血瘀,则见面色晦暗,舌淡或暗紫,脉沉细虚数或结代。

治法 补肺纳肾,降气平喘。

方药 人参蛤蚧散(《张氏医通》)加减。

蛤蚧 知母 桑白皮 人参 川贝母 茯苓 杏仁 甘草

若肺虚有寒,怕冷,舌质淡,加肉桂、干姜、钟乳石;兼有阴伤,低热,舌红苔少,加麦冬、玉竹、生地;气虚瘀阻,颈脉动甚,面唇紫绀明显,加当归、丹参、苏木、三七粉活血通脉。如见喘脱危象者,急加参附汤送服黑锡丹。

6. 阳虚水泛

临床表现 面浮,下肢浮肿,甚则一身悉肿,腹部胀满有水,心悸,喘咳,咯痰清稀,脘痞,纳差,尿少,怕冷,面唇青紫,苔白滑,舌胖质暗,脉沉细。

辨证分析　肺脾肾阳气衰微,气不化水,水邪泛滥则面浮,肢体尽肿;水饮上凌心肺,故心悸,喘咳,咯痰清稀;脾阳虚衰,健运失职,则脘痞纳少;寒水内盛,故怕冷,尿少;阳虚血瘀,则面唇青紫,舌质暗;脉沉细,舌胖,苔白滑,为阳虚水停之征。

治法　温肾健脾,化饮利水。

方药　真武汤(《伤寒论》)合五苓散(《伤寒论》)加减。

炮附子　白术　茯苓　芍药　生姜　桂枝　猪苓　泽泻

若水肿势剧,加沉香、黑白丑、万年青根行气逐水;血瘀甚,紫绀明显,加泽兰、红花、北五加皮化瘀行水。

五、护理与调摄

本病应重视原发病的治疗。防止经常感冒、内伤咳嗽迁延发展成为慢性咳喘,是预防形成本病的关键。既病之后,更应注意保暖,秋冬季节,气候变化之际,尤需避免感受外邪。一经发病,立即治疗,以免加重。平时常服扶正固本方药增强正气,提高抗病能力,禁忌烟酒,忌食辛辣、生冷、咸、甜之品。有水肿者应进低盐或无盐饮食。

六、病案举例

蒋某,女,70岁。1981年7月29日初诊。

患者于1950年秋起伤风感冒,过早应用寒凉润肺之剂,邪未透达,咳嗽迁延不止,逐步形成慢性支气管炎、肺气肿、肺源性心脏病。平时咳嗽咯痰不利,行动气急,每交暑令则喘咳大发。今年7月中旬发作,较去年提前3天。诊脉沉细数,舌质淡,口唇色褐,咳嗽汗多,通宵端坐,痰多白沫,或如鱼冻,口淡不渴。证系久咳损肺,肺损累及心肾,心气虚则血行凝涩,肾阳衰则水饮不化,上射于肺,阻肺气之下降,是以喘闭不通。证情危笃,亟以益气温阳,以化寒饮,豁痰解痉,以平喘急。

熟附块9g,党参15g,桂枝9g,细辛5g,僵蚕9g,茯苓9g,甘草4g,麦冬9g,干姜3g,五味子4g,半夏9g,磁石20g。

上方连服21剂,证情好转。前方增用熟地、丹参、当归、黄芪、淮小麦、玉竹,气血并调;去细辛、干姜,熟附块改为5g,继续调治,交冬进服膏滋。翌年夏令喘咳虽有小发,其势大减,随访3年,病情缓解,能从事家务劳动。　(《当代名医临证精华·奇症专辑》)

第十章 心脑湿病

第一节 眩 晕

一、概 述

头晕眼花,如坐舟车,旋转不定,称为眩晕,或称眩运。但觉眼目昏花,称眩;头晕而感觉自身或周围景物旋转,站立不稳,并伴恶心呕吐,称晕;但两者常常同时并见,所以统称为眩晕。西医学中的高血压、低血压、低血糖、贫血、梅尼埃综合征、神经衰弱等病,临床表现以眩晕为主要症状者,可参照本病进行辨证论治。

二、病 因 病 机

因感受湿邪而致的眩晕称为湿晕。其发病原因与气候潮湿、涉水冒雨或久居卑湿之地有密切关系。但更为重要的是由于脾胃素虚,水湿内生,外湿引动内湿,上扰清窍所致。

1) 气候潮湿,涉水冒雨,或久居卑湿之地,使外湿入侵,湿邪困遏,上蒙清阳,则头晕目眩。

2) 素体脾虚,恣食生冷瓜果,肥甘厚味,损伤脾胃,不能运化精微,致水湿内停,清阳不升,浊阴不降,引起眩晕。

三、诊 断 要 点

1) 头晕目眩,视物旋转,轻者闭目即止,重者如坐舟车,甚则仆倒。

2) 可伴有胸闷身重,恶心呕吐,头重如裹,大便溏泄等。

四、辨 证 论 治

1. 风湿眩晕

临床表现 头重眩晕,鼻塞声重,呕吐痰涎,身体沉重,腰膝痠重,大便溏薄,脉浮濡,苔薄白而腻。

辨证分析 汗出当风,或久处潮湿,以致外受风湿之邪。湿蒙清窍,则头重眩晕,鼻塞声重;风湿相搏,郁于肌表,则身体沉重,腰膝痠重;湿邪中阻,脾失健运,清气不升,则大便溏薄,浊气不降则呕吐痰涎。舌苔薄白而腻为内有湿邪之象,脉浮濡为风湿外束之征。

治法 疏风祛湿,燥湿和中。

方药 羌活胜湿汤(《内外伤辨惑论》)、除湿汤(《肘后百一选方》)加减。

羌活 独活 藁本 防风 炙甘草 川芎 蔓荆子 半夏 陈皮 茯苓

若身腰困重,可加汉防己、桂枝通阳化湿;中焦湿浊明显,可加藿香、佩兰芳香化湿。

2. 寒湿眩晕

临床表现 恶寒发热,头重身痛,不能转侧,无汗拘急,头晕目眩,四肢逆冷,苔白或白滑,脉沉紧或迟缓。

辨证分析 素体阳虚,冒雨涉水,复感寒湿之邪,郁于肌表,正邪交争,则恶寒发热,头重身痛,不能转侧,无汗拘急;湿邪蒙蔽清窍,则头晕目眩;寒邪阻滞,阳气不能外达,则四肢逆冷。舌脉均为寒湿之征。

治法 温化寒湿,除眩止晕。

方药 芎术除眩汤(《奇效良方》)加减。

川芎 白术 淡附片 官桂 炙草

恶寒发热,头重身痛者,加羌活、桂枝、防己;头晕目眩,加蔓荆子、葛根。

3. 湿热眩晕

临床表现 头晕目眩,胸闷身重,自汗黏腻,口渴而不欲饮,小便黄赤,或见身热,舌苔黄腻,脉濡数等。

辨证分析 感受湿热时邪,或素嗜酒酪,伤及脾胃,脾失健运,湿热交蒸,蒙蔽清窍,则头晕目眩;气机不畅,则胸闷身重;湿热交蒸,迫津外出,则自汗黏腻;湿邪阻滞,津不上承,则口渴而不欲饮;湿热内郁,则身热,小便黄赤。舌脉为湿热内盛之象。

治法 清热利湿,宣化畅中。

方药 三仁汤(《温病条辨》)加减。

杏仁 白蔻仁 薏苡仁 厚朴 半夏 通草 滑石 竹叶

若肢体沉重,苔腻者,加藿香、佩兰、石菖蒲醒脾化湿;热象较重者,加茵陈、黄芩、芦根以清热渗湿。

4. 暑湿眩晕

临床表现 身热不扬,胸闷烦渴,头目不清,昏眩腹胀,泛泛欲吐,或有呕吐泄泻,苔白腻或黄腻,脉滑数。

辨证分析 炎夏湿土当令,暑湿交蒸,则身热不扬,烦渴;气机不畅,则胸闷腹胀;暑湿上蒙清窍,则头目不清,昏眩;浊气不降,则泛泛欲吐,泄泻。苔白腻或黄腻,脉滑数,为内有湿热之征。

治法 清暑利湿。

方药 黄连香薷饮(《类证活人书》)、黄连涤暑汤(《医醇滕义》)加减。

香薷 黄连 黄芩 山栀 荷叶 厚朴 茯苓 半夏 茵陈 六一散

暑易伤气,若现心烦溺黄,自汗神疲,加西洋参、麦冬、石斛以益气生津;若脘痞身重明显,加苍术、泽泻燥脾祛湿。

5. 湿痰眩晕

临床表现 眩晕头重,胸脘痞闷,泛泛欲吐,时咳痰涎,少食多寐,体多肥胖,舌苔白腻,脉濡滑。

辨证分析　恣食肥甘,伤于肠胃,健运失司,以至水谷不化精微,聚湿生痰,痰湿交阻,清阳不升,浊阴不降,则眩晕头重,胸脘痞闷,泛泛欲吐,时咳痰涎,少食;湿痰蒙蔽清窍,则多寐;肥胖为痰湿之征。舌脉为湿痰之象。

治法　燥湿祛痰,健脾和胃。

方药　导痰汤(《济生方》)加减。

半夏　陈皮　枳实　茯苓　南星　甘草　天麻

若呕吐频繁,加代赭石、竹茹、苏叶、黄连和胃降逆止呕;脘闷,纳呆,腹胀者,加白蔻仁、砂仁、炒苡仁理气化湿健脾;耳鸣重听者,加郁金、石菖蒲通阳开窍。

五、护理与调摄

1)避免冒雨涉水,居住环境应清洁干燥。
2)夏令梅雨季节,切勿恣食生冷、瓜果、油腻、肥甘,以防助湿碍脾。
3)饮食以清淡和易消化为主。

六、病案举例

病例一

何某,女,47岁。因头晕脑胀,眼花目暗6年,于1974年3月28日求诊。患者平时面清肢凉,神倦乏力,心慌胸闷,耳鸣不绝,眠差梦多,纳谷不馨,口干不欲饮,眩晕频作,发则头晕脑胀,眼花目暗,恶心呕吐,视物旋转,身体晃动,站立不稳,突然晕倒。每次发作需数日后才能逐渐缓解。舌淡苔白,脉细缓。诊为眩晕,属心脾阳虚,寒饮中阻。治以温阳蠲饮,健脾化湿,养心安神。

茯苓15g,桂枝10g,白术15g,甘草4.5g,党参12g,厚朴10g,枣仁10g,远志10g,泽泻6g,红枣4枚,3剂。

上方尽剂,诸症好转,精神渐复。既见佳兆,原方继进2剂,以尽余氛。药尽,诸症锐减,仅食欲欠佳,身倦乏力,大便时溏。舌淡苔白,脉沉缓。寒湿虽化,脾运未健,拟益气健脾法,以杜复萌。

党参15g,白术12g,茯苓15g,甘草5g,陈皮10g,砂仁6g,法夏10g,焦三仙各12g,莲子肉15g,山药15g,生姜3片,红枣4枚,3剂。

服上方尽剂而愈。《伤寒论》第67条载:"伤寒若吐若下后,心下逆满,气上冲胸,起则头眩,脉沉紧,发汗则动经,身为振振摇者,茯苓桂枝白术甘草汤主之。"指出中焦阳虚,寒饮内停的眩晕、身为振振摇、站立不稳的证治。此证若阳虚寒盛,则有眩晕昏仆现象。本例患者素体阳虚,寒饮内停,重伤脾阳,健运失司,清阳不升,浊阴上逆,蒙蔽清窍,发为眩晕;上凌于心,则心慌不制;心阳式微,则昏仆倒地。宜温药和之,苓桂术甘汤适为对证之方,有温阳化饮之功。加党参助桂、草复其阳气,使阴消阳自得复;枣仁、远志养心安神,厚朴、大枣一刚一柔,宽中燥湿悦脾。阳复阴消,长达6年之久的眩晕、心悸、昏仆之证告解,再以四君、香砂之剂增损,补脾化湿,理气祛痰,健运中土,使寒饮无再生之虑,杜绝了疾病复发的根源。　(《路志正医林集腋》)

病例二

贾某,男,55岁,1983年2月11日初诊。患眩晕已10年余,经多方诊治,未能根除而来求诊。症见眩晕时作,时轻时重,重则视物旋转,如坐舟车之中,走路则头重脚轻,低头有欲倒之势,并有心悸,寐差,两目干涩,两眼睑肿胀不欲睁,耳鸣如蝉,脘闷纳呆,恶心嘈杂,咽干口渴欲饮,倦怠乏力,血压较低,经常感冒,二便正常,而形瘦削,色㿠白,舌质暗,苔薄白而腻,脉弦滑小数。曾服滋阴潜阳、平肝息风及温胆汤数十剂,初时见效,旋即如故。

四诊合参,显系脾虚气陷,清阳不升,湿浊中阻所致。处方以益气聪明汤合玉屏风散意化裁。药用:生黄芪12g,炒于术9g,防风9g,柴胡5g,升麻3g,苏叶(后下)6g,僵蚕6g,厚朴、陈皮、黄芩、白芍各9g,当归10g。水煎服,5剂。方中芪、术、防风,原为玉屏风散,而组方运用之意,因合升、柴而有不同。其中芪、术甘温,益脾胃而健运中气,犹是原义;防风则并非为走表而设,盖用其风以胜湿,发越清阳,合升、柴、僵蚕之轻扬,以升发鼓舞胃气,上行头目也;并用苏叶、厚朴、陈皮和胃宽中,散满除湿;归、芍以和血敛阴,少佐黄芩以清中焦湿热。合之共奏益气升清、化浊祛湿之功。

二诊:进上药后,头晕心悸、耳鸣口干均见轻减,脘闷觉舒,纳谷见增。唯仍感头目欠清,看书不能过久,偶尔心悸,午后较重,睡眠轻浅易醒,二便尚调。舌质暗红,苔白腻见退,脉来弦细。既见效机,仍宗前法。前方去厚朴、僵蚕,加谷麦芽以运脾祛湿,生牡蛎以益肾安神。7剂,水煎服。

迭经5诊,眩晕止,湿邪除,唯感肢倦乏力,头脑昏重,舌质淡苔薄白,脉细弱无力。而中气虚陷,清阳不升毕露,法随证转,药由方变,以益气升阳法,用补中益气汤加蔓荆子、川芎,续进24剂而痊愈。 (《路志正医林集腋》)

第二节 中 风

一、概 述

中风又名"卒中"。临床以猝然昏仆,不省人事,伴口眼㖞斜,半身不遂,语言不利,或不经昏仆而仅以㖞僻不遂为主症的一种疾病。因其起病急剧,变化迅速,证见多端,与风性善行数变的特征相似,故以中风名之。

西医中的脑出血、脑血栓形成、脑栓塞、蛛网膜下腔出血、脑血管痉挛等病可参照本病论治。

二、病因病机

中风的发生,多因平素气血亏虚,心、肝、肾三脏阴阳失调,复加忧思恼怒,或饮酒厚味,或房室劳累,或外邪侵袭等诱因,以致气血运行受阻,肌肤经脉失于濡养;或痰浊蒙闭清窍,横窜经络;或阴亏于下,肝阳暴张,阳化风动,血随气逆,挟痰挟火上蒙清窍,横窜经隧而突发本病。与湿邪有关的病因病机主要是痰阻脉络。嗜食肥甘辛辣炙炒,饥饱失宜,或形盛气弱,中气亏虚,脾失健运,聚湿生痰,痰郁化热,阻滞经络,蒙蔽清窍;或肝旺犯脾,脾运失司,内生痰浊;或肝火内炽,炼液成痰,以致肝风挟杂痰火,横窜经隧,蒙蔽清窍,即可突然昏仆,喝僻不遂而致本病。《丹溪心法·中风》谓:"由今言之,西北二方,亦有真为风所中者,但极少耳。东南之人,多是湿土生痰,痰生热,热生风也。"《临证指南医案·中风》云:"风木过动,中土受戕。"

三、诊 断 要 点

本病多见于中老年人。起病前,多有情志不调,嗜饮醇酒,烦劳过度,气候变化等诱发因素,并有头晕,耳鸣,肢体一侧麻木,语言不利,尿频或遗尿等先兆症状。当病证发作,一般具有昏仆,不省人事,半身不遂,偏身麻木,口眼喝斜,语言謇涩等典型临床症状。

四、辨 证 论 治

本病有轻重缓急的差别,轻者仅限于血脉经络,重者多深入脏腑,中风急性期可将其分为中经络与中脏腑。中络是以肌肤麻木、口眼喝斜为主症,其麻木多偏于一侧手足,此邪中浅,病情轻。中经是以半身不遂,口眼喝斜,偏身麻木,语言謇涩为主症,无昏仆,比中络为重,但皆由病邪窜扰经络而成,故可统称中经络。中腑是以半身不遂,口眼喝斜,偏身麻木,言语謇涩而神志不清为主症,但其神志障碍较轻,一般属意识朦胧、思睡或嗜睡。中脏表现为卒暴昏仆而半身不遂,其神志障碍重,甚至完全昏聩无知;或九窍闭塞,如目瞀,视一为二,视长为短,目不能视,言语謇涩,吞咽困难,尿闭便秘等,此邪中深,病情重。因二者皆有神志障碍,故统称中脏腑。因湿聚生痰,痰阻脉络引发的中风又有风痰、热痰、湿痰之别。风痰系内风旋动,夹痰横窜脉络,蒙塞心窍而发病。热痰乃痰湿内郁使然。湿痰则常由气虚而生。

(一) 中经络

1. 肝肾阴虚,风阳上扰

临床表现 症见平素头晕头痛,耳鸣目眩,少眠多梦,腰酸腿软,或头重脚轻,突然发生口眼喝斜,舌强语謇,或手足沉滞,甚则半身不遂等症,舌质红,苔薄腻,脉弦滑或弦细而数。

辨证分析 由于肝肾阴虚,肝阳偏亢,血菀气逆,故见头晕头痛,耳鸣目眩;水亏于下,阳亢于上,上盛下虚,则头重脚轻,腰酸腿软;肾阴不足,心肾不交,则少寐多梦;风阳内动,风痰走窜经络,脉络不畅,则舌强语謇,口眼喝斜,半身不遂;脉弦细数,舌质红为阴虚肝旺;苔腻为痰盛之征。

治法 滋阴潜阳,息风通络。

方药 镇肝熄风汤(《医学衷中参西录》)加减。

怀牛膝 龙骨 生白芍 天冬 麦芽 代赭石 牡蛎 玄参 川楝子 茵陈蒿 甘草 龟板

若痰热较重者,加羚羊角、石决明、夏枯草以清熄风阳。失眠多梦者,加珍珠母、龙齿、夜交藤、茯神以镇静安神。

2. 痰热腑实,风痰上扰

临床表现 突然半身不遂,偏身麻木,口眼喝斜,便干或便秘,或头晕,或痰多,舌謇,舌苔黄或黄腻,脉弦滑,偏瘫侧脉多弦滑而大。

辨证分析　由于肝阳暴盛,加之平素饮食不节,嗜酒过度,致聚湿生痰,痰郁化热,内风夹痰上扰经络,常可引起半身不遂,偏身麻木,口眼㖞斜;若痰热挟滞阻于中焦,传导功能失司,升清降浊受阻,下则腑气不通而便秘,上则清阳不升而头晕,亦可见咯痰等症;风痰阻于舌本,则脉络不畅,言语謇涩;舌苔黄或黄腻,脉弦滑是属痰热;脉大为病进,偏瘫侧脉弦滑而大,由痰浊阻络,病有发展趋势。

治法　化痰通腑。

方药　星蒌承气汤(验方)加减。

胆南星　全瓜蒌　生大黄　芒硝

腑气通后应予清化痰热,活血通络,药用胆南星、全瓜蒌、丹参、赤芍、鸡血藤。若头晕重者,可加钩藤、菊花、珍珠母。若舌质红而烦躁不安,彻夜不眠者,属痰热内蕴而兼阴虚,可适当选加鲜生地、沙参、麦冬、玄参、茯苓、夜交藤等育阴安神之品,但不宜过多,恐有碍于涤除痰热。

(二) 中脏腑

1. 痰热闭阻

临床表现　突然昏仆,不省人事,牙关紧闭,口噤不开,两手握固,二便不通,肢体强痉,喉中痰鸣。伴有面赤身热,气粗口臭,躁扰不宁,舌苔黄腻,脉弦滑而数。

辨证分析　肝阳暴张,阳升风动,气血上逆,挟痰挟火上蒙清窍,则突然昏仆,不省人事;风火上冲,则面赤,气粗口臭,躁扰不宁;痰热内闭经络,则口噤,牙关紧闭,两手握固,二便不通,肢体强痉;苔黄腻主痰热之象,脉弦滑数为肝阳挟痰热之征。

治法　开窍化痰,清肝熄风。

方药　先用至宝丹(《太平惠民和剂局方》)或安宫牛黄丸(《温病条辨》)灌服,再用羚羊角汤(《医醇賸义》)加减。

犀角(用代用品)　牛黄　玳瑁　龙脑　麝香　朱砂　琥珀　银箔　山栀　黄芩　郁金　黄连　梅片　珍珠　羚羊角　柴胡　薄荷　蝉衣　菊花　夏枯草　石决明　安息香　丹皮　白芍

若痰多者,加胆星、竹沥、半夏、海浮石以清热化痰;痰多昏睡者,加菖蒲郁金以增强化痰开窍之力;阳明腑实,腹胀便秘者,加大黄、枳实通腑泻热。

2. 痰湿闭阻

临床表现　症见突然昏仆,不省人事,牙关紧闭,口噤不开,两手握固,二便不通,肢体强痉,喉中痰鸣,伴有静卧不烦,面白唇暗,四肢不温,痰涎壅盛,苔白滑或腻,脉沉滑。

辨证分析　风挟痰湿,上蒙清窍,则突然昏仆,不省人事;风痰壅塞经络,则口噤不语,两手握固,肢体强痉;痰浊属阴,阴主静,故静卧不烦;阳气不通则肢冷,面白唇暗,苔白滑或腻,脉沉滑,皆为痰浊内盛之征。

治法　芳香开窍,化痰息风。

方药　急用苏合香丸(《太平惠民和剂局方》)灌服,继服涤痰汤(《济生方》)加减。

白术　青木香　犀角(用代用品)　香附　朱砂　诃子　檀香　安息香　沉香　麝香　丁香　荜茇　苏合香油　熏陆香　冰片　制半夏　制南星　陈皮　枳实　茯苓　人参　石菖蒲　竹茹　甘草　生姜

临证可去方中人参,加天麻、僵蚕、全蝎以平息肝风。若见戴阳证,乃属病情恶化,宜急进参附汤、白通加猪胆汁汤(鼻饲),以扶元气,敛浮阳。

(三) 后遗症

1. 半身不遂

临床表现 症见一侧肢体不能自主活动,伴有偏身麻木,肢体强痉而屈伸不利,舌质紫暗或有瘀斑,舌苔腻,脉弦滑或滑缓无力。

辨证分析 风痰流窜经络,血脉痹阻,经隧不通,气不能行,血不能濡,故肢体废而不用成半身不遂;舌质暗或有瘀斑,是血瘀阻络之象;苔腻为痰湿较重的表现,脉象弦滑是风痰阻滞之征,而多见于患侧肢体强痉者;脉象滑缓无力是气血虚弱或内蕴痰湿所致,多见于患侧瘫软无力者。

治法 益气活血,通经活络。

方药 补阳还五汤(《医林改错》)加减。

黄芪 当归尾 川芎 桃仁 地龙 赤芍 红花

如患侧手足肿甚者,可加茯苓、泽泻、苡仁、防己等淡渗利湿;痰湿明显者可加郁金、菖蒲以祛痰湿;肢体麻木甚者可加陈皮、半夏、茯苓、胆南星以理气燥湿以祛风痰。

2. 言语不利

临床表现 症见舌欠灵活,言语不清或舌暗不语,舌形多歪偏,舌苔或薄或腻,脉象多滑。

辨证分析 言语不清,舌暗不语是风痰、血瘀阻滞舌本脉络所致。如兼有意识障碍,时昏时清,喜忘喜笑者,为风痰蒙心之征;如意识清楚,惟有唇缓流涎,舌强笨拙,语言謇涩,舌苔腻,舌体胖,脉滑缓者,为湿痰、风邪伤脾之征。

治法 祛风除痰开窍。

方药 解语丹(《医学心悟》)加减。

白附子 石菖蒲 远志 天麻 全蝎 羌活 南星 木香 甘草

《医学心悟》将中风不语分属于心、脾、肾三经。如病邪偏在脾者可加苍术、半夏、陈皮;如偏在心者可加珍珠母、琥珀;如偏在肾者可用地黄饮子加减。

3. 口眼㖞斜

临床表现 口眼㖞斜,或兼见喉中痰堵,语言不利,舌质暗,苔腻,脉滑。

辨证分析 此由风痰上窜,阻于心脾之络所致。舌脉均为内有痰湿壅遏之象。

治法 搜风除痰,通络宣窍。

方药 牵正散(《杨氏家藏方》)加减。

白附子 白僵蚕 全蝎

本方用散剂吞服较用汤剂疗效为佳。口眼动者加天麻、钩藤、石决明以平肝息风。

五、护理与调摄

中风急性期,重症病人多有五不会,即翻身、咳痰、说话、进食、大小便均不能自主。要

严密观察、精心护理,积极抢救以促进病情向愈,减少后遗症。此外,还应注意以下方面:

1) 认真观察病情的变化,是判断病情顺逆的重要环节。

2) 中风病人的饮食以清淡为宜。

3) 在中风急性期应特别注意预防褥疮的发生。

4) 鼓励和辅导病人进行功能锻炼,是中风恢复期和后遗症期护理工作的重点。

六、病案举例

李某,男,58 岁,工人。1980 年 8 月 16 日初诊。

患者平素嗜酒,久患咳喘,就诊前一日夜间起床小便时,突然昏仆,不省人事,小便失禁,约 40 分钟后始苏醒,当时送某医院急诊,考虑为"脑溢血",给予对症处理,于今日转来中医治疗。

症见右半身不遂,语言謇涩,喉间痰鸣,身微热汗出,心烦急躁,小便黄,右脉细弦,左弦大而滑,舌淡苔黄腻,测血压 180/110mmHg[1]。证属肝风挟痰热上蒙清窍阻滞经络所致。治宜平肝息风,涤痰开窍,以治其标,导痰汤合黄连温胆汤化裁:黄连 4.5g,法半夏 10g,陈皮 10g,胆星 9g,枳实 9g,钩藤(后下)12g,海浮石(先煎)15g,菊花 10g,远志 10g,石决明(先煎)15g,菖蒲 10g,竹沥水(分冲)60g。

二诊:进药 7 剂,舌能伸出口外,右手足强直,语謇减轻,现左侧头痛,大便 4 日未行,舌苔转黄厚腻,血压 160/100mmHg。药中病机,继进上方,佐以通腑泻浊之品,去海浮石、菊花、钩藤,加瓜蒌仁 12g,白蒺藜 15g,酒大黄 9g,天竺黄 9g,7 剂。

三诊:大便得畅,右侧肢瘫好转,手指稍可活动,头痛已杳,有时咳嗽咯痰不爽,溲短黄,血压 140/90mmHg,脉弦小滑,黄腻苔渐退,遂以前方为基础加减。头项强痛加葛根、夏枯草、白蒺藜以平肝祛风通络;咳喘痰多酌加厚朴、杏仁、前胡、苏子、葶苈子以祛痰止咳,降气平喘;便秘加酒军,以泻浊通便;溲黄加泽泻、木通以降火利尿;纳谷不馨,口淡无味,加藿梗、砂仁、建曲以芳香醒脾,化湿和中;手足活动不灵,加地龙、桑枝、牛膝、鸡血藤以舒筋通络。续进二十余剂,语言单词清楚,右手足已无僵硬感,而转为软弱无力,手足指(趾)可以活动,但手之握力尚差,并经常口角流涎,难以控制,舌质暗滞苔薄白,脉细涩,重按少力。为气虚血瘀之候,补阳还五汤加减。药用:黄芪 30g,当归 10g,赤芍 10g,川芎 10g,地龙 10g,桑枝 10g,法半夏 10g,胆星 6g,木瓜 12g,天麻 10g,鸡血藤 15g,牛膝 12g。

上方迭进二十余剂,血压 130/80mmHg,语言完全清楚,手足可以活动,手能用力端碗,扶杖可徒步缓行,口角流涎停止,已基本向愈。　　(《路志正医林集腋》)

第三节　失　眠

一、概　述

失眠以经常不能获得正常的睡眠为特点,表现为不能入睡,或睡中反复苏醒,或早醒不能再睡等不同症状。

---

1) 1mmHg=0.133kPa,下同。

失眠,《内经》称为"目不瞑"、"不得眠"、"不得卧",《难经》称为"不寐"。失眠,与现代医学病名相同。

二、病因病机

脏腑功能失调,阴阳不和,则夜寐不安。《内经》有"胃不和则卧不安"的认识,强调饮食因素,如脾胃失和、痰湿、食滞等,对睡眠产生的不良影响。

1）脾胃不化,饮食停滞,胃失和降,脘腹痞闷,嗳腐吞酸,胃不和则卧不安,故失眠多与饮食有关。

2）脾气不足,运化失司,湿邪留滞,困遏中阳,升降失调,心神被蒙,故失眠多梦。

3）痰热内盛,蒙蔽心窍,神魂不安,则失眠时作,噩梦纷纭,易惊易醒。

三、诊断要点

1）以不易入睡,睡中易醒,甚至彻夜难眠为主要临床临床表现。因失眠而产生疲劳、倦怠、乏力、不思饮食、工作能力下降等症状。

2）临床检查未见器质性病变,多导睡眠图检查可见睡眠结构紊乱表现。

3）除外其他原因引起的失眠。

失眠应与脏躁、烦躁相鉴别。

失眠与脏躁:失眠的难以入睡与脏躁严重者难以入睡很相似,但失眠以彻夜难眠,不易入睡为主,心烦不安多为兼症;脏躁以烦躁不安,哭笑无常为主症,失眠多为兼症。

失眠与烦躁:二者均有烦躁和失眠,病因也可相同,但失眠所兼的烦躁在失眠以后发生,而烦躁所伴见的失眠,多是先有烦躁,而后失眠。

四、辨证论治

失眠的中医辨证论治,要注意辨证的要点。要掌握失眠的特点、失眠与脏腑虚实的关系、失眠的定性定位以及轻重缓急。

1. 痰热扰心

临床表现 失眠时作,噩梦纷纭,易惊易醒,头目昏沉,脘腹痞闷,口苦心烦,食少痰多,舌质红,苔黄腻或滑腻,脉滑数。

辨证分析 痰热内盛,蒙蔽心窍,神魂不安,则失眠时作,噩梦纷纭,易惊易醒;痰热上蒙,清阳不升,则头目昏沉;痰热中阻,脾运失调,故脘腹痞闷,食少痰多;热扰心神,口苦心烦,舌质红,苔黄腻或滑腻,脉滑数,是为痰热之象。

治法 清热化痰,和中安神。

方药 黄连温胆汤(《六因条辨》)加味。

黄连 竹茹 枳实 陈皮 半夏 茯苓 生姜 甘草

若痰黄黏稠,不易咯出者,去竹茹,加胆星、竹沥;心烦急躁者,加丹皮、炒栀子。

2. 胃气不和

临床表现 失眠多与饮食有关,常兼食滞不化,脘腹痞闷,嗳腐吞酸,大便臭秽,舌苔厚腻,脉弦或滑数。

辨证分析 《内经》说:"胃不和则卧不安,"故失眠多与饮食有关,常兼食滞不化;脾胃不化,饮食停滞,胃失和降,故脘腹痞闷,嗳腐吞酸;食滞不化,故大便臭秽;舌苔厚腻,脉弦或滑数,为饮食停滞,胃气失和之征。

治法 消食导滞,和胃安神。

方药 保和丸(《丹溪心法》)加炒枣仁、远志、菖蒲等。

六神曲 焦山楂 茯苓 半夏 陈皮 莱菔子 连翘

若脘腹胀满者,加厚朴、枳实;大便秘结者,加酒大黄、焦槟榔。

3. 湿阻中焦

临床表现 失眠多梦,头身困重,脘腹胀满,不思饮食,口淡乏味,大便溏泻,舌胖苔白腻,脉濡缓。

辨证分析 脾气不足,运化失司,湿邪留滞,困遏中阳,升降失调,心神被蒙,故失眠多梦;脾虚不运,湿浊阻滞,故头身困重,脘腹胀满,不思饮食;脾湿不运,津液不化,脾窍不清,故口淡乏味;脾湿下流,则大便溏泻;舌胖苔白腻,脉濡缓,俱为脾虚湿阻之象。

治法 健脾化湿,和胃安神。

方药 胃苓汤(《太平惠民和剂局方》)加安神之品。

苍术 厚朴 陈皮 甘草 桂枝 白术 茯苓 猪苓 泽泻

若头晕恶心者,加半夏、天麻;湿浊化热,舌红苔黄者,加知母、黄连。

五、护理与调摄

1) 调摄精神,节喜怒,畅情志。
2) 注意体力劳动与脑力劳动相结合,劳逸结合,有弛有张。
3) 消除紧张和忧虑情绪,保持精神愉快和安宁。
4) 睡前不饮茶、酒、咖啡等兴奋性饮料。
5) 睡前不看刺激性、使人精神紧张的影视节目和书刊。
6) 睡前用热水泡脚,并可按摩涌泉、太阳、百会等穴位以助入眠。

六、病 案 举 例

林某,男性,1997 年 7 月 16 日就诊。

自诉失眠已 1 年半。反复发作,近 3 月来彻夜难眠,每晚非服安眠药物不能入睡,伴心烦懊恼,口苦痰多,纳食乏味,腹胀满不适,口干不欲饮水,舌质偏红,苔黄腻,脉滑数。曾服酸枣仁汤 1 周未效而就诊。辨证属于痰热内扰心神,致夜寐不宁。治宜清胆豁痰,养心安神。方用:半夏、竹茹、石斛、合欢皮、远志、焦山楂各 10g,陈皮、枳实各 5g,茯苓、黄连各 2g,炒栀子 6g,每晚睡前服。4 剂后,不服安眠药即可入睡 3~4 小时,烦躁,腹仍胀满不舒,舌脉如故。又以上方加厚朴 10g,再进 2 剂。三诊:夜寐正常,腹胀已除,唯舌苔白厚,以上方去黄连、栀子、山楂,再剂而入睡。随访半年,未见复发。 〔张开银. 加味温胆汤治疗痰热内扰不寐 32 例. 福建中医药,1999;30(1):24〕

第四节 心 悸

一、概 述

心悸,是指患者自觉心中跳动,心慌不安。包括惊悸和怔忡。因惊而悸者,谓之惊悸,时作时止,病情较轻;无所触动而悸者,谓之怔忡,发作无时,病情较重。

西医学之多种器质性或功能性病变如冠心病、风心病、肺心病及各种心律失常等,凡以心悸为主症者,均可参阅本篇辨证论治。

二、病 因 病 机

心悸的发生,常常有以下几种原因:六淫外邪,内侵于心;或劳伤心脾,生化乏源;或伤津亡血,心虚胆怯;或热病伤阴,五志化火,消灼阴液,致肝肾亏虚,下虚上实;饮食不慎,嗜食肥甘,痰湿内停,湿热蕴结;失治误治,过汗过下,伤津耗液,气血匮乏。久而心阴、心阳亦受损伤等,均可引起。与湿邪有关的病因病机主要有内湿、外湿之别。

1)冒雨雾露,居处卑湿,或水中作业,或感受暑热之邪,卫气被遏,汗湿溻衣,成为贼邪,乘虚而入,内舍于心,扰动心神,发为心悸。

2)素体虚弱,或大病久病之后,脾肾阳虚,不能蒸化水液,聚而为饮,饮邪上犯,心阳被遏,以至血运不畅;或劳役之后,恣饮冷水,因热伤冷,中阳暴遏,运化失健,寒水为饮,上逆凌心,亦可引起心悸。正如《伤寒明理论·悸》所说:"其停饮者,由水停心下,心主火而恶水,水既内停,心自不安,则为悸也。"

三、诊 断 要 点

心悸的主要证候表现为患者自觉心跳剧烈,心中悸动不安,而不能自主,常伴有胸胁不适,短气无力,神疲懒言,惊恐胆怯等症。心悸发时,常伴有脉象的异常,随病因病机之不同,可见结脉、促脉、疾脉、数脉、迟脉、涩脉、弱脉等不同脉象,故脉诊在心悸的诊断中有十分重要的位置。部分较重的心悸患者按诊虚里时,有应手之感。

四、辨 证 论 治

临床辨证首先要掌握的要点:一是要看病人是否有"心跳"、"心慌"而不能自主的自觉症状。其次要根据症情区别心悸的性质,是实证还是虚证,是心阳虚还是心阴虚,是挟痰还是挟瘀、挟湿。第三,要掌握惊悸与怔忡的区别。惊悸之证,临床常因惊而悸,初起虽有外因而成,以实证为多,但也有内虚的因素存在;怔忡之证,以虚证为多,并无外因,经常心悸,胸闷不舒,发则惊跃不能自控,甚则心痛阵发。惊悸日久不愈,亦可发展成为怔忡。此外,亦有虚中挟实的。一般湿邪引发之心悸,多有以下特征:①湿为阴邪,易伤阳气;②湿为标,心脾气虚为本;③湿邪浸淫心脉,阻滞气机,故患者除常见胸闷、心悸外,还兼见脘痞,腹胀,纳呆,嗳气,口干,口黏不欲饮,大便溏薄不爽,脉濡;化热则见苔黄腻,脉濡数等证候;④湿性黏腻,故病性缠绵不愈。

1. 外湿侵袭,壅滞心脉

临床表现 心悸胸闷,口黏纳呆,口干不欲饮,恶心呕吐,头重如裹,肢体疼痛而沉重,苔白腻,脉濡缓。

辨证分析 六淫湿邪,从皮毛而入,首先犯肺,心肺同居上焦,内舍于心,心神不安则见心悸;湿性重浊,上扰清窍则头重如裹,外束肌肤则肢体疼痛而沉重;湿邪内阻,气机不畅,则见胸闷纳呆;胃失和降则见恶心呕吐;内有湿邪则口干不欲饮;苔白腻,脉濡缓为湿邪侵袭之象。

治法 醒脾化湿。

方药 藿朴夏苓汤(《感证辑要》)、三仁汤(《温病条辨》)、茯苓杏仁甘草汤(《金匮要略》)加减。

杏仁 苡仁 白蔻仁 藿荷梗 川朴 菖蒲 半夏 枳壳 黄连 六一散

若口干口苦,苔黄腻,脉濡数,湿热明显者,加茵陈、黄芩;寒湿明显,腹冷便溏,苔白腻,脉濡缓者,去黄连、六一散,加干姜、苍术;兼有瘀血,舌有瘀点者,加红花、丹参、檀香。

2. 脾肾阳虚,水饮凌心

临床表现 心悸眩晕,少气懒言,腰痛阴冷,形寒肢凉,下利清谷,或黎明作泄,面浮肢肿,小便不利,腹胀纳呆,舌淡,苔白腻或水滑,脉沉弱或迟或结代。

辨证分析 肾为先天之本,脾为后天之本,脾肾互相资助。肾阳虚,开合无度;脾阳虚,水失转输,水饮内停,上凌于心,则心悸不安;肾主督脉,贯脊络腰总督一身之阳,肾督虚损,失于温煦,则腰痛阴冷,形寒肢凉;饮阻于中,清阳不升,则见眩晕;气化不利,水液内停,则渴不欲饮,小便不利,或面浮肢肿;气虚为阳虚之渐,故阳虚,气亦虚,则少气懒言;脾肾阳虚,阴寒内盛,故腹胀纳呆,下利清谷,或黎明作泄。舌脉为脾肾阳虚生寒之象。

治法 温补脾肾,利水宁心。

方药 理中汤(《伤寒论》)合真武汤加减(《伤寒论》)。

人参 干姜 炙甘草 白术 茯苓 白芍 生姜 炮附子

若水停中焦,胃失和降,而兼恶心呕吐者,加半夏、陈皮理气降逆;如水饮凌心射肺,而见喘满烦躁不得卧,咳吐痰涎等,可于上方加葶苈子利水泻肺蠲饮。

五、护理与调摄

1) 食宜清淡,易于消化而富有营养,有水肿者,应限水、限盐;忌烟酒、辛辣、浓茶、咖啡等刺激性食品。

2) 调适情绪,避免情绪过激。

3) 因药物引发心悸者,应停用该药物。

4) 进行适当的体育锻炼,增强体质,避免感冒。

六、病案举例

余某,男,45 岁,1983 年 8 月 4 日初诊。

患者素喜膏粱厚味,酷嗜烟酒,近 2 年来偶发心前区闷痛,服异山梨酯(消心痛)即可缓解。2 个月前,突发心前区剧痛,胸膺憋闷,心悸气短,急往某医院,检查诊断为冠心病,频发室性早搏,住院治疗月余,症状有所缓解,但心慌气短,胸部憋闷疼痛,仍不时发作。患者体胖,面浮红,烦躁不安,太息不已,咳声重浊,痰黄质稠,自觉胸憋气闷,心痛阵作,心悸气短,动即尤甚,脘闷纳呆,口干苦不思饮,头重如裹,肢体酸楚,神疲乏力,夜梦纷纭,腹胀,大便溏而不爽,小便短赤,舌胖齿痕,质红而绛,苔厚腻浮黄,脉来弦数。证属烟酒膏粱厚味,熏肺滞胃,肺失清肃,胃失和降,湿热壅盛,阻滞中焦,蒙蔽胸阳,血脉失畅。治宜宣肺化浊,清热除湿。方取甘露消毒丹变通:藿荷梗各 9g,佩兰 9g,法半夏 10g,黄芩 10g,茵陈 15g,杷叶 9g,苡仁 15g,芦根 15g,郁金 10g,杏仁 15g,六一散 15g。水煎服,每日 1 剂,嘱戒烟酒厚味。

方中藿荷梗、黄芩、半夏、佩兰、苡仁清热除湿和胃;藿、佩合用,芳香化浊醒脾;芩、夏合用,苦降辛开;杷叶、芦根、杏仁宣降肺气;六一散清利湿热,从小便而解,使邪有出路;郁金、茵陈条达肝木,使其不得犯肺乘脾,兼清湿痰。上源得清,下流自畅,脾胃调和,中州健运,湿热秽浊之气无滞留之所,胸阳舒展,心君无受蒙之患,血脉自然调畅。

二诊:3 月 12 日。患者头脑清爽,心痛消失,余症均有好转。气机初畅,湿热渐清,即以石菖蒲之芳香开窍,畅通心脉,换去佩兰,再加谷麦芽、厚朴和胃宽中。如此进退 50 余剂,患者诸症若失,心电图复查正常,遂予生脉饮口服,以资巩固。 (《路志正医林集腋》)

第五节 胸痹心痛

一、概 述

胸痹是指胸部闷痛,甚则胸痛彻背,短气、喘息不得卧为主症的一种疾病,轻者仅感胸闷如窒,呼吸欠畅,重者则有胸痛,严重者心痛彻背,背痛彻心。心痛者,古人有称为真心痛,乃由心之阴阳气血亏损,寒凝气滞,痰阻血瘀等形成,症以心胸疼痛为主。因两症常相兼出现,故概称为胸痹心痛。

西医学的冠状动脉粥样硬化性心脏病、心肌病、心包炎、心脏神经官能症等,可参考本篇辨治。

二、病因病机

本病的发生多与寒湿侵袭,情志失调,饮食不当,年老体虚等因素有关,其病机有虚实两方面:虚为心脾肝肾及气血阴阳亏虚,机能失调,实为寒凝、气滞、血瘀、痰阻、湿遏。近年来,随着人们生活水平的提高以及冰箱等现代化电器的使用,湿邪在冠心病的发病中起着越来越多的作用。

1)寒湿袭表:素体阳虚,胸阳不振,寒湿之邪乘虚侵袭,痹阻心阳,血行不畅,发为胸痹。

2)饮食不节:饥饱无常,过嗜茶酒,肥甘无度,损伤脾胃,使运化失司,水湿停蕴,湿浊内生,上蒙胸阳,胸阳不振,发为胸痹。

3）情志失调:情志抑郁,多愁善感,则肝气疏泄不利,而致木不疏土,脾胃功能紊乱,升降失司,水谷停滞,湿浊内生,或气滞,水湿运行不利,均可痹阻心脉,发为胸痹。

4）年迈体虚:禀赋不足,或房事不节,或久病伤肾,肾气受损,气化不利,湿邪内生;或肾阳虚衰,不能制水,饮邪泛溢,水气凌心,发为胸痹。

三、诊断要点

本病的主要特征是胸部憋闷疼痛。轻者可无明显心痛,仅有胸闷如窒,心悸,怔忡,重者则见胸闷心痛,痛势剧烈,胸痛彻背,背痛彻心,持续不解,伴汗出,肢冷,面白,唇紫,手足青至节,甚则旦发夕死。

四、辨证论治

1. 湿阻心气

临床表现　胸中气塞,呼吸不畅,短气,口不作渴,嗜睡懒言,精神不振,苔白滑,脉濡。

辨证分析　湿邪内停,胸阳痹阻,气机不利,则见胸中气塞,呼吸不畅,短气;湿为阴邪,其性重浊,则见嗜睡懒言,精神不振;口不作渴,苔白滑,脉濡为湿邪内停之象。

治法　行气化湿。

方药　橘枳生姜汤(《金匮要略》)化裁。

橘皮　枳实　生姜

胸闷如窒者,加郁金、菖蒲、厚朴;短气明显者,加茯苓。

2. 寒湿痹阻

临床表现　胸痛彻背,或胸中痞闷,气短,心悸,遇寒更甚,形寒肢冷,大便溏薄,小便清白,舌苔白滑或白腻,脉沉迟。

辨证分析　寒湿阻滞,胸阳不展,阳气不能通达,络脉拘急,故胸痛彻背,胸中痞闷气短,遇寒更甚,形寒肢冷;湿邪凌心,则心悸不宁;寒湿困脾,清浊不分,则大便溏,小便清;舌苔白滑或白腻,脉沉迟为内有寒湿之象。

治法　温化寒湿。

方药　薏苡附子散(《金匮要略》)化裁。

薏苡仁　附子

阴寒甚者,加附子、蜀椒以温阳祛寒;痛剧者加细辛;兼气短乏力,遇劳加重者,加党参、黄芪以益气。

3. 湿热内蕴

临床表现　胸部闷痛,口苦而黏,或口干不欲饮,大便黏腻不爽,臭秽难闻,小便黄,舌苔黄腻,脉濡数。

辨证分析　湿热中阻,气机不畅,则胸部闷痛;湿热熏蒸,热郁于内,则口苦而黏,或口干不欲饮;湿热下注,传导失常,则大便黏腻不爽,臭秽难闻,小便黄;舌苔黄腻,脉濡数,为内有湿热之象。

治法　清热利湿,宣畅气机。

方药　三仁汤(《温病条辨》)化裁。

杏仁　白蔻仁　薏苡仁　厚朴　半夏　通草　滑石　竹叶

湿热明显者,加黄芩、黄连、茵陈以清热祛湿;若兼胸满喘咳,痰黏不爽者,为有痰热,可予黄连温胆汤化裁。

4. 湿瘀互结

临床表现　胸闷如堵,心胸钝痛,甚或刺痛,心悸怔忡,头昏头重,精神不振,舌紫暗或有瘀斑,苔白腻,脉濡滑或弦滑。

辨证分析　湿阻气机,则胸闷如堵,心胸钝痛;湿邪内阻,血行不畅,"不通则痛",故胸部刺痛;水气凌心,则心悸怔忡;湿蒙清窍,则头昏头重,精神不振;舌紫暗或有瘀斑,苔白腻,脉濡滑或弦滑,为内有痰湿、瘀血之象。

治法　通阳化湿,活血通络。

方药　三仁汤(《温病条辨》)合血府逐瘀汤(《医林改错》)加减。

杏仁　白蔻仁　薏苡仁　厚朴　半夏　通草　滑石　竹叶　桃仁　红花　当归　川芎　赤芍　牛膝　生地　枳壳　柴胡　桔梗　甘草

若中阳不足,热象不显者,可去通草,加砂仁、干姜以振奋心阳;湿邪化热,见口干口苦者,加黄芩、黄连以清热利湿。

5. 阳虚水泛

临床表现　胸憋闷或心痛时作,心脉拘急,心悸气短,或气促,面色苍白,唇甲色淡,全身浮肿,舌淡苔白,脉沉细。

辨证分析　肾阳虚衰,不能制水,饮邪泛溢,水气凌心,则心悸气短,或气促;水湿不化,溢于肌肤,则全身浮肿;水阻气机,血行不畅,则胸憋闷或心痛时作,心脉拘急;阳虚气弱,气血不畅,不能四达,则面色苍白,唇甲色淡;舌淡苔白,脉沉细为阳虚之象。

治法　温阳利水。

方药　真武汤(《伤寒论》)加减。

附子　干姜　茯苓　白术　白芍

浮肿明显者,加防己、猪苓、车前子以利水;肾阳虚较著,见夜尿多,遗精等症,加锁阳、巴戟天等加强温肾之功;心痛明显者,加桂枝、细辛以温通心阳。

五、护理与调摄

本病的发生发展,与社会、体质、心理因素、饮食习惯、地理环境等诸多因素有关,因此,本病的护理与调摄应从多方面入手。

1) 合理膳食:本病多由过食肥甘所致,因此病人应改变不良的饮食习惯,多吃蔬菜、水果、豆制品,粗细搭配,不甜不咸,不过饱,保持大便通畅。

2) 保持心情愉快:精神因素在本病的发生发展上起重要作用,因此,护理冠心病病人,首先要通过心理咨询,针对病人具体情况做细致工作,使患者既不要有过大的精神压力,也不能满不在乎,保持愉快心情,避免精神刺激,树立战胜疾病的信心。

3)戒烟限酒:吸烟、过量饮酒均可造成动脉硬化,是冠心病的独立危险因素,病人应戒烟限酒,尤其是烈性酒。

4)体育锻炼:要根据病人年龄、体质、病情轻重等情况,进行适当的体育锻炼,但要避免过度劳累及剧烈运动,以免引起心痛发作。

六、病案举例

李某,男性,56岁,干部。1991年6月20日初诊。

患者胸中憋闷疼痛5年,加重1个月。曾在阜外医院诊为"冠心病、心绞痛",曾服异山梨酯(消心痛)、硝苯地平(心痛定)等药物治疗,效果尚佳,但近月来,疼痛加重,服上药不能控制。现胸中憋闷窒痛,阴雨天及天气闷热时尤甚,每日发作3~4次,休息后不能立即缓解,服硝酸甘油方能缓解。伴脘痞满胀,口中黏腻不渴,头昏蒙沉重,肢体沉困倦怠,舌暗淡体胖,有齿痕,苔白厚腻,脉濡细。心电图示:ST-T改变。诊为冠心病,不稳定性心绞痛;中医诊断:胸痹心痛,证属湿浊痹阻,胸阳不展。治以醒脾化湿法。药用:桃杏仁各10g,炒苡仁30g,白蔻仁(后下)6g,藿荷梗各10g,厚朴10g,石菖蒲12g,半夏10g,茯苓15g,枳壳10g,六一散(包)15g,苍术10g。水煎服,7剂。

二诊:脘痞满胀、口中黏腻、头昏蒙沉重减轻,它症同前,舌淡暗体胖,有齿痕,苔白厚腻略减,脉濡细。既见效机,守方不变,再服10剂。

三诊:自觉周身舒适,胸部憋闷疼痛减轻。脘痞满胀、头昏沉重、肢体沉困倦怠又减。舌淡暗、胸部憋闷疼痛明显减轻,1~2天偶有发作,脘痞满胀、头昏沉重除,但出现口干略苦,舌淡红,隐见瘀斑,苔薄腻略黄,脉细略数。此乃阴霾已开,阳热有过之象。上方去干姜、草果,减苍术为6g,加丹参15g,檀香(后下)3g。

四诊:上方服14剂,胸痛消失,近10日未作,脘畅口爽,肢体轻捷,舌淡红,苔薄白,脉沉细,复查心电图尚无明显变化。上方去六一散、厚朴,改苍术为白术9g,加党参、陈皮各10g,又服20余剂,诸症皆无。 (《路志正医林集腋》)

第十一章 脾胃湿病

第一节 胃　痛

一、概　述

　　胃痛又称胃脘痛，是指胃脘部近心口窝处发生疼痛为主的病证。

　　胃痛其名出自《内经》。《素问·六元正纪大论》："木郁之发……民病胃脘当心而痛，上支两胁，膈咽不通，食饮不下。"又《素问·举痛论》云："寒气客于胃肠之间，膜原之下，血不得散，小络急引，故痛"；"寒气客于肠胃，厥逆上出，故痛而呕也。"阐述了寒邪伤胃，引发气血壅滞不通而痛的理论。另外，《素问·痹论》云："饮食自倍，肠胃乃伤"，指明饮食失节可伤肠胃导致疼痛。胃痛的病因病机较为复杂，《景岳全书》指出："惟食滞、寒滞、气滞者最多，其有因虫、因火、因痰、因血者，皆能作痛，大多暴痛者多有前三证，渐痛者多由后四证"。统而言之，胃痛多由忧思劳倦，饮食偏嗜及寒热宿疾，损伤脾胃而致，与湿邪留恋亦密切相关。

　　胃脘部疼痛初发多急迫，久病多为隐痛，常伴有脘胀不适，恶心呕吐，食纳不佳，吞酸嗳气，大便不调等症。

　　胃痛为临床常见的中医病证之一，现代医学中的急、慢性胃炎，胃及十二指肠溃疡，胃神经官能症等病，表现上腹部疼痛者均属本病范畴。

二、病　因　病　机

　　脾胃为后天之本，气血生化之源，脾主升清，胃主降浊，每日行饮食受纳、腐熟、吸收、转输之功。且阳明中土，为万物所归，若体虚或邪盛，每多为首侵之所，脾胃受伤，则百病由生，气血凝滞于胃腑，不通则痛，发为胃痛。其病因首推饮食失节。若暴饮暴食，嗜辛辣生冷，则脾失健运，胃失和降而作痛。过食或嗜肥甘厚味，则助湿、生痰、化热；过食生冷和饮料、浓茶，易伤脾胃之阳气而致寒湿内生。其次为外感寒邪，客于肠胃，血脉涩而不畅则痛。再者，郁怒伤肝，木旺乘土，灼伤胃阴，气机壅滞，发为胃痛。脾胃中焦为枢纽，脾胃受伤，中土不运，湿浊内生，留而为害，故脾胃病多与湿邪密不可分。脾与胃以膜相连，共居中焦，经脉互相络属，一脏一腑，一阴一阳，一里一表，胃腑性刚，喜润恶燥，脾脏阴柔，喜燥恶湿，刚柔相济，燥润相和，升降相因，则神自内守。若因饮食劳倦，情志不畅，外感寒邪等伤及脾胃，则阳道实，阴道虚，脾病多生虚候，胃病多呈实证，阳土受病多从热化、燥化，阴土受病多由寒化、湿化，并随体质而变生寒湿、湿热之候。此外，素体禀赋不足，可致胃痛久病不愈，更伤正气，致脾阳、胃阴愈加不足，胃降失和则胃痛难除。

三、诊断要点

1）胃脘疼痛为主要症状,可表现为胀痛、刺痛、隐痛、剧痛之不同。
2）伴见脘腹胀满,嗳腐吞酸,恶心呕吐,不思饮食,大便或结或溏等脾胃症状。
3）病久可见神疲乏力,面黄,消瘦,浮肿等全身症状。

四、辨证论治

胃痛一证,以寒热虚实为纲,当辨其寒热虚实、在气在血、新病久病。一般而言,胃为阳腑,实证居多。在病之初起,体质素壮,临床表现疼痛急迫拒按者,多为实证;若病久不愈,正气渐耗,或清利过度,正气损伤,或素体虚弱,正气不足,临床表现疼痛隐隐而喜按者,多为虚证。胃脘灼热疼痛,嗳腐吞酸,渴喜冷饮者多为热证;胃脘冷痛,得温痛减,喜热饮食者,多为寒证。胃脘胀痛,或牵及两胁,痛处不定者,多为气滞;胃脘刺痛,固定不移者,多为血瘀。

1. 湿热内蕴

临床表现　胃脘灼痛,嗳腐吞酸,嘈杂,口干舌燥,口黏苦,胸膈满闷,肢体困重,纳呆,大便不爽,舌苔白腻,脉滑数。

辨证分析　恣食膏粱厚味,或辛辣醇酒,损伤脾胃,脾不运化,湿热内生,胃气不降,胃为阳土,两阳相搏,则化燥伤阴,脾属阴土,湿邪易聚,湿蕴热蒸,搏结难散,久则胃膜溃烂而灼热疼痛;胃失和降,胃不能腐熟,食滞不化则嗳腐吞酸、嘈杂;湿热留连,津液不能上承,而见口干舌燥,口黏而苦;湿热中阻,故胸膈满闷,纳呆;湿热下注,则见大便不爽;脾为湿困,不能丰肌肉、主四肢而见肢体困重;湿热上蒸,热腐为苔而见舌苔黄腻,湿热泛于脉而见滑数。

治法　清热祛湿。

方药　藿香正气散合黄芩滑石汤(《温病条辨》)加减。

藿香　陈皮　厚朴　苍术　黄芩　滑石　茯苓皮　白蔻仁　通草

泛酸明显者,可酌加瓦楞子、白及、生乌贼骨等以制酸生肌;疼痛较著者酌加汉三七、制乳没、醋元胡等以活血止痛。

2. 痰湿中阻

临床表现　胃脘闷痛,食后尤甚,呕吐痰涎,胸脘痞闷,纳呆恶心,腹中辘辘有声,而舌苔白腻,脉多弦滑。

辨证分析　外感寒邪,内伤脾胃,湿浊内生,凝而为痰,痰湿中阻,脾胃升降失常,又痰饮为阴邪,痰饮内停,阳气被遏,而成胃脘痛。胃失和降,水湿内停而见呕吐痰涎,纳呆恶心,不欲饮水;痰湿结聚中焦,久而不散,中焦气机失司,故见胸脘痞闷,气短;痰湿蒙蔽清窍,扰乱心神,故见头昏目眩,心悸;水湿流于肠间,故腹中辘辘有声;而舌苔白腻,脉弦滑亦为痰湿中阻之征。

治法　涤痰除湿,健运脾胃。

方药 藿朴夏苓汤(《医原》)加减。

藿香 半夏 茯苓 杏仁 生薏米 白蔻仁 猪苓 厚朴 淡豆豉 泽泻

若食入即吐或朝食暮吐,酌加吴茱萸、川椒、神曲、麦芽以温中消食;若痰浊为重者,酌加枳实、南星、陈皮等以涤痰理气,健脾除湿。

3. 阴虚挟湿

临床表现 胃病迁延,胃脘灼痛隐隐,嘈杂痞闷,纳呆,神疲乏力,大便溏薄,舌红苔黄腻,脉濡细数。

辨证分析 久病正虚,脾胃虚弱,运化失常,胃腑受损,胃阴亏耗,脉络拘急,胃络失养,阴虚津少,胃失和降,而见胃脘灼痛隐隐,嘈杂痞闷;肝旺脾虚,不能运化水湿,湿邪积聚,影响中焦转运故见纳呆;脾为湿阻,不能运化水谷精微,以营养四肢百骸,故见神疲乏力;湿浊下注于肠间而见大便溏薄;舌红苔黄腻,脉濡细数,为阴虚挟湿之征。

治法 清化湿热,柔肝养阴。

方药 藿朴夏苓汤合益胃汤。

藿香 厚朴 姜半夏 茯苓 杏仁 生薏米 白蔻仁 猪苓 泽泻 沙参 甘草 玉竹 桑叶 麦冬 扁豆

若两胁攻胀,急躁易怒者,酌加佛手、预知子、绿萼梅以疏肝理气而不耗阴;纳差可加陈皮、神曲、麦芽以助胃消食;吞酸加煅瓦楞子;疼痛较重者,合芍药甘草汤以缓急止痛。

4. 中虚湿滞

临床表现 胃脘隐痛,喜按喜温,得食痛减,时吐清水,恶心脘痞,纳少神疲,面色萎黄,形体消瘦,大便溏薄,舌质淡苔白腻或水滑,脉细弱。

辨证分析 先天禀赋不足,加之胃痛日久不愈,脾阳亏虚,胃失和煦,阴寒内生,凝滞经脉,故胃脘隐痛,喜温喜按;脾阳受损,阴寒内盛,寒湿相合,胃气不降,而见呕吐清水,恶心脘痞;脾不升清,胃不降浊,而见纳少;久病体虚,气血生化乏源,不能荣养肌体,而见面色萎黄,形体消瘦;而舌质淡苔白腻或水滑,脉细弱,均为中虚湿滞之象。

治法 健脾益胃,温中除湿。

方药 黄芪建中汤(《金匮要略》)加减。

黄芪 白芍 桂枝 炙甘草 生姜 大枣 饴糖

若脘腹胀闷纳少者,酌加砂仁、枳壳以理气宽中;呕吐清涎者,加半夏、吴茱萸温中降逆。

五、护理与调摄

1)忌食生冷油腻、煎炸炙炒及辛辣动火等刺激性食物,宜清淡松软食物,少食多餐,尤忌过度思虑及忧郁,注意调养情志。

2)胃痛较剧或伴出血者,应卧床休息,甚或禁食水,以输液治疗。

3)保持规律的作息制度,戒除烟酒。

六、病案举例

患者王某,男,年过半百。几年来胃脘部一直胀闷,伴有隐痛不适,中下腹发凉,便溏,得暖不解。服用西药健胃之品,并经中医诊治,先后服用香砂六君子汤、理中汤、旋覆代赭汤、黄连汤等方剂,非但不效,症状反而加重,遂来我院就诊。

除以上诸症外,且胃脘部时有灼热感,嗳气,矢气频作,便溏量多,中下腹部发冷,舌红少苔,脉沉弦小滑,实系阴虚挟湿之候。治宜理气和胃,佐养胃法。药用:太子参9g,玉竹9g,山药9g,厚朴花9g,藿梗(后下)9g,炒枳壳9g,半夏6g,腹皮子各6g,茯苓12g,草蔻仁(后下)6g,甘草3g,3剂。

药后腹胀消失,大便正常,腹部发凉亦瘥,但胃脘隐痛,嗳气如故,舌质仍光红而无苔,口干,口渴,脉弦细小数,湿邪虽除,而胃阴不足之象毕露。遂以滋养胃阴,兼理气止痛法。药用:太子参9g,沙参9g,炒枳壳9g,佛手9g,紫丹参9g,檀香6g,草蔻仁(后下)4.5g,白芍9g,瓦楞粉(包煎)15g,玉竹12g,石斛9g。

先后以本方加减8剂,药后胃脘疼痛已瘥,灼热感亦减,口干、口渴已微。唯仍觉脘部痞闷,舌苔薄白,脉象弦细,为胃阴得复,气阴未调之征。遂以上方加大药量,制成丸药,缓缓图治,以资巩固。太子参30g,山药30g,炒白术30g,茯苓20g,北沙参20g,丹参60g,白芍30g,娑罗子12g,炒扁豆15g,檀香12g,麦冬15g,焦三仙各12g,瓦楞子15g,桂枝18g,枳壳(炒)15g,草蔻仁15g,九香虫15g,甘松18g,佛手18g,川楝子18g,醋元胡18g。共为细末,炼蜜为丸,每丸重6g,每服1丸,日2服,白开水送下。

追访4年,胃痛未再复发,饮食正常,体质健壮。 (《路志正医林集腋》)

第二节 腹　　痛

一、概　　述

腹痛是指胃脘以下,耻骨毛际以上部位发生疼痛的病证,病变部位多在脐周。

腹痛之名出自《内经》。如《素问·举痛论》云:“腹痛引阴股”、“腹痛而后泄”等。每由于感受六淫之邪,或为虫积、食滞所伤,气滞血瘀,或气血亏虚,经脉失养,不通则痛,导致腹痛。

腹痛或轻或重,轻者隐隐,重者拒按,可伴有腹胀,两胁窜痛,纳呆,恶心,大便或秘或溏等症状,湿盛者尚可见头重如裹,头昏目眩,胸脘痞闷,身重体倦等症状。

腹痛一证,包括现代医学的各种肠炎、阑尾炎、胆结石、肾结石、尿路感染、腹膜炎、肠寄生虫病、腹腔内肿瘤、肠粘连、慢性盆腔炎、胰腺炎等疾病。

二、病因病机

腹痛的主要病因无外乎外感与内伤。外感六淫邪气,侵袭经脉,留滞不去,气血运行不畅而发腹痛。《诸病源候论》云:“腹痛者,由腑脏虚,寒冷之气,客于胃肠募原之间,结聚不散,正气与邪气交争相击故痛。”若内伤七情,或饮食不节,或虫积,或脏腑素虚,致功能失调,气机逆乱亦可致腹痛。《诸病源候论》云:"凡腹急痛,此里之有病。"大凡腹中脾、胃、肾、肠、膀胱等脏腑,若先天不足或后天失养,则易致脏腑受损,水湿内生,或挟寒挟热作祟致痛。湿邪困脾所致腹痛,在临床上较为常见,《素问·气交变大论》云:"岁土太过,雨湿流行,肾水受邪,民病腹痛……病腹满溏泄肠鸣。"《内经》曰:"血气者,人之神,不可不谨养,养之则邪弗能伤矣,失之则荣气散解,而诸邪皆得从其脏腑所虚之舍而入客焉,入客则气停液聚,为积为痰,血凝不行,或瘀或蓄,脉络皆满,邪正相搏,真气迫促,故作痛也。"亦论述了外邪或内伤引生湿浊,阻碍气血运行,引发腹痛的机制。

1) 暑湿寒热外袭:暑令季节,触冒暑湿,或不正之寒热邪气,扰乱心腹,湿邪重浊黏滞,导致气机失和,攻窜作痛。

2) 饮食不节:正气亏虚,食寒饮冷,内伤冷物,或素体脾胃不健,中气不足,脾气虚馁,寒湿停滞,久病更致气血不足,脏腑失其温养,经脉不通,发为肚腹隐痛或阵痛。

三、诊断要点

1) 腹中疼痛,或轻或重,病变部位在胃脘下、脐周或脐下者居多。

2) 伴见恶心纳呆,神疲乏力,眩晕昏冒,胸膈满闷,大便黏滞不爽或溏泄。

本病当与胃痛相鉴别,主要为病位的区别。胃痛多发于上腹部,近心口窝处。腹痛多发于胃脘以下,并按九分法可分为少腹、脐腹与小腹之别。少腹近于两胁,络属肝经;脐腹居中,多责之于肾及任脉,小腹在脐下,亦属肝脉。

四、辨证论治

腹痛因食滞、气滞者最多,亦有因虫、火、痰、血、湿而作痛的。其中气滞、食滞、虫积腹痛多表现为暴痛,而燥火、痰积、血瘀及湿腹痛多为渐痛。"虫痛痰痛多在中焦,火痛则三焦俱有之,血痛则多在下焦"。腹痛有表里、寒热、虚实之分。虚实以有无滞逆为辨,"多滞多逆者,方是实证,如无实证则不得以实证论也。辨之法,但当察其可按者为虚,拒按者为实;久痛者多虚,暴痛者多实;得食稍缓者为虚,胀满畏食者为实;痛徐而缓,莫得其处者多虚,痛剧而坚,一定不移者为实;痛在肠脏中有物有滞者多实,痛在胸胁经络,不干中脏而牵连腰背,无胀无滞者多虚。脉与证参,虚实自辨"。另外,"凡诸病湿而全无热脉热证者,便多寒湿之属",临床多以此区分湿腹痛之寒热,且以有无表证作为区分表里的关键。

1. 暑湿腹痛

临床表现 暑令季节,骤作腹痛,肠鸣作响,痛泻交作,小便短赤,或伴恶心呕吐,或见发热汗出,苔白腻或黄腻,脉虚弦数。

辨证分析 《丹溪心法》曰:"注夏属阴虚,元气不足,夏初春末,头疼脚软",又曰:"暑乃夏月炎暑也,盛热之气者火也",若感受暑湿邪气,克犯肠胃,致胃肠之气逆乱,湿阻气道,道不得通,故见腹痛;胃与大肠受之则肠鸣或痛泻并作;暑热之邪不得发越,肆虐机体内外,而见发热汗出,小便短赤,苔白腻或黄腻,脉虚弦数;湿阻中焦,胃失和降而见恶心呕吐。

治法 清暑利湿。

方药 黄连香薷饮(《类证活人书》)加减。

香薷　厚朴　扁豆　黄连

若兼有宿食不化,呕吐不止者,酌加藿香正气散;若痛泻并作,可用平胃散;伤于暑湿,恶心眩冒,四肢酸懒者,酌加生姜、木瓜。

2. 湿热腹痛

临床表现　发热不扬,腹痛腹胀拒按,胸闷纳呆,口渴而不欲饮,或腹泻,里急后重,或眼目皮肤发黄,小溲黄赤,舌苔黄腻,脉滑数或濡数。

辨证分析　外感寒湿,入里化热,湿热蕴结于肠胃,或因平素过食膏粱厚味,炙煿酒醴,热邪熏蒸,浊液不行,涌溢经脉,气机壅滞不通而作痛,故见腹痛,腹胀拒按;湿热胶结,如油入面,而见胸闷纳呆,口渴而不欲饮;湿热下注,故腹泻,里急后重,小溲黄赤;湿热泛溢肌肤而眼目皮肤发黄;舌苔黄腻,脉滑数或濡数,均为辨证之佐。

治法　清热利湿。

方药　白头翁汤(《伤寒论》)加减。

白头翁　黄连　黄柏　秦皮

腹痛腹胀明显者,加元胡、木香、香附等;热炽于内,烦渴溲赤,腹痛拘急者,加芍药、炙甘草、黄芩、大枣等;热毒严重,壮热口渴,腹部剧痛者,加银花、蒲公英、大黄等。

3. 寒湿腹痛

临床表现　腹痛暴急,口不渴,或恶心呕吐,小便清利,身重倦怠,大便溏薄,舌苔白腻,脉象沉紧。

辨证分析　坐卧湿地,雾露阴雨,感受寒湿邪气,或过食生冷黏腻,寒气怫郁,湿不能越,阳气不通,故腹部猝然而痛;寒气客于小肠,小肠不得成聚,故小便清利,大便溏薄;寒客肠胃而见恶心呕吐;而舌苔白腻,脉象沉紧,为寒湿内盛之象。

治法　散寒燥湿,芳香化浊。

方药　藿香正气散(《太平惠民和剂局方》)加减。

紫苏　白芷　桔梗　白术　厚朴　半夏曲　大腹皮　茯苓　橘皮　甘草

内寒较盛者,酌用理中汤;感湿而痛,小便不利,大便溏泄者,可用胃苓汤;腹胀满,可加焦槟榔、木香以行气导滞。

4. 气虚湿阻

临床表现　腹痛绵绵,痛无定处,劳则腹痛加剧,恶心纳呆,时吐痰涎清水,乏力,周身酸懒,头重如裹,面色萎黄,气短声微,大便溏薄,舌淡苔薄白或腻,脉细濡,沉取无力。

辨证分析　久病或劳倦过度,元气虚乏,适感外湿,内外交困,气道虚损,湿浊内蕴肠胃而作腹痛;湿邪黏腻,伤脾耗气,无以化生精气、荣养四肢而见乏力,气短声微,周身酸懒,面色萎黄;胃失和降故恶心纳呆;脾虚湿盛则时吐痰涎清水;湿注于下则大便溏薄;气道亏虚则脉细无力。

治法　益气渗湿。

方药　小建中汤(《伤寒论》)加减。

桂枝　芍药　炙甘草　生姜　大枣　饴糖

气虚饮食不能消化者,加木香、砂仁;形体肥胖而气虚者,加党参、苍术、白术及半夏。

五、护理和调摄

1）适寒温,慎饮食,怡情志。
2）腹痛较剧,恶心呕吐明显者,应卧床休息,监测生命体征,密切观察病情变化。

六、病 案 举 例

张某,男,35 岁,病历号 006511。初诊日期 1960 年 11 月 12 日。

患者于 1959 年 8 月 2 日因腹部绞痛,恶心,呕吐,腹胀无肛门排气,腹部 X 线提示肠腔内有液平面,诊断为"绞窄性肠梗阻",经手术治愈出院。同年 12 月及次年 9 月、10 月皆因腹痛、呕吐诊为"术后粘连肠梗阻"而又曾三度手术。末次术后月余,再次出现腹胀,腹痛,无排气,限于体质因素无法再行手术,请路志正主任医师诊治。现症:腹胀难忍,下午尤甚,两胁满痛,大便秘结,腹中雷鸣,神疲乏力。舌淡红,脉弱微弦。综合分析,证属中阳衰微,阴寒内盛,气机乖戾,升降失常。治以温补中阳,行气通腑。处方:党参 9g,白术 9g,茯苓 12g,橘红 6g,麦芽 12g,建曲 9g,川附片(先煎)6g,草蔻仁(后下)4.5g,广木香(后下)4.5g,2 剂。

药后腹胀胁痛大减,已下干结大便数枚。仍脘闷纳呆,口淡无味,舌脉同前。上方加黄芪继服 3 剂,药后胃纳渐增,二便已调,脉沉无力,舌质偏暗,苔薄白,偶有腹胀感。病虽向愈,仍有中焦虚寒,脾阳未复之象。处方:党参 9g,炙黄芪 9g,干姜 5g,半夏 9g,白术 9g,建曲 9g,木香(后下)4.5g,白芍 9g,川附片(先煎)6g,3 剂。药后诸症消失,痊愈出院。

第三节 便 秘

一、概 述

凡大便不通,或粪便坚硬,有便意而排出困难,或排便间隔时间延长,在2~3 天以上者,皆称为便秘。

便秘一证,有虚、实、寒、热、湿之别。于虚实寒热之间,常互相兼挟,又有演变。

现代医学的一些肠道内外器质性疾病如部分性肠梗阻、巨结肠、溃疡病、肿瘤以及一些伴有便秘的非肠道疾病如慢性铅中毒、甲状腺功能减退等均属本病范畴。

二、病 因 病 机

便秘的发生,多由五脏不调,阴阳偏胜,三焦不和,冷热壅滞肠胃而结聚不宣所致。正如《医学正传》所述:"皆房劳过度,饮食失节,或恣饮酒浆,过食辛热。饮食之火起于肠胃,淫欲之火起于命门,致火盛水亏,津液不生,故传导失常,渐成结燥之证。"究其病因,多由饮食不节、外感六淫、纵欲过度、情志失和以及病后体虚所致大肠传导功能失常而引起。湿秘的产生,多由以下原因造成。

1）外受湿邪。可因炎热多雨季节,天暑下迫,地湿上蒸,侵袭人体,内犯脾胃;可因暑月饮冷贪凉,冒雨涉水,致湿邪入里,阻滞气机。

2)饮食不节,过食肥甘或寒凉之品,致食积不化,湿邪内生。

3)劳倦过度,久病失治,损伤脾胃,致脾胃虚弱,失于健运,中焦湿滞。

湿为阴邪,其性黏滞,病情常迁延不愈,湿邪郁于下焦气分,致闭塞不通,从而出现便秘。

湿秘,其病位虽在大肠,其发病又与肺、脾、肾三脏相关,其中更与肺脏关系密切。"肺与大肠相表里",湿邪郁于三焦,致肺之宣发肃降失常,肺气不降,则便难传送,从而引起或加重便秘。

三、诊 断 要 点

1)秘结,排出不爽,甚或2~3日不解,大便可成形或不成形,甚或为稀水样便。

2)伴有腹痛、腹胀等消化道症状及口渴而不欲饮等全身症状。

3)辅助检查,可通过大便常规及纤维结肠镜等检查以明确病因及部位。

四、辨 证 论 治

临床表现 大便秘结不通,伴有腹胀,甚或腹痛,口干渴而不欲饮,纳差,胸痞满闷,头重如裹,舌质淡,苔白或白腻,脉濡滑。

辨证分析 本证乃湿邪内聚,阻滞气机,闭塞不通所致。糟粕结滞,气机不畅,肠道失养,故见大便秘结不通;湿邪内阻,升降失常,故见腹胀,腹痛,胸痞满闷;气机阻滞,津不上承,故见口干而渴;湿邪上攻头面,故见头重如裹;舌淡,苔白腻,脉濡滑皆为湿邪内聚之象。

治法 宣肺化湿,理气通便。

方药 宣清导浊汤(《温病条辨》)加减。

猪苓 寒水石 晚蚕砂 皂荚子 茯苓

如嗜食肥甘,内有积滞者,可酌加寒凉之品。

五、护 理 与 调 摄

1)注意饮食调摄,多食蔬菜水果,少食油腻、辛辣之品。

2)保持心情愉快,避免过度的思想忧虑。

3)及时治疗,以防化燥伤阴。

4)养成按时排便的习惯。

六、病 案 举 例

王某,女,20岁。患者便秘5年之久,长期服用双醋酚酊,后于某医院住院治疗,经消化道造影检查,确诊为功能性巨结肠症,多方治疗无效,遂来求治。症见:脘闷腹胀,稍饮水浆即全身肿胀难忍,因而不敢饮水,致小便量少,大便秘结,食欲不佳,肢倦神疲,体重下降,面色晦而不泽,脉象濡弱,苔薄白而干。初时以益气培中、养血润肠法治之,未效,后忆其母介绍病情时曾言,于医院灌肠后先解出水样便,很少干结粪块,且腹部常肠鸣辘辘有水声,此乃湿邪久郁,阻于大肠之明证。故证属湿滞大肠,气机滞塞。治宜宣肺化浊,理气通便。方药:宣清导浊汤加减。茯苓 30g,川朴 12g,杏仁 10g,藿荷梗各 10g,佩兰 10g,砂仁 3g,陈皮 10g,晚蚕砂(包)15g,炒莱菔子 12g,炙酥皂荚子(为末分冲)4g,水煎服。

二诊:小便明显增多,大便可自行顺利解出,胃纳大开,饭量增加,诸症痊愈。 (《路志正医林集腋》)

第四节 呕 吐

一、概 念

呕吐以呕吐食物或痰涎、水液为主症,又名曰吐逆。有声有物为呕,有物无声为吐。呕与吐往往同时发生,故常并称呕吐。

本病可由外邪、饮食、情志、脾胃虚弱等引起,而以饮食所伤、湿浊中阻为多。病变主要在胃,但与肝、脾有关。总病机为胃失和降,胃气上逆所致,性质有虚、实两类。

呕吐是现代医学临床常见的症状,多见于急性胃炎、胃痉挛、胰腺炎、肝炎、胆囊炎等疾病中。

二、病 因 病 机

胃为六腑之一,属仓廪之官,主受纳和腐熟水谷,其气通降,以下行为顺。若邪气犯胃,或胃气失和,湿浊中阻,胃气不降而上逆,则发生呕吐。《圣济总录·呕吐》说:"呕吐者,胃气上而不下也。"引起呕吐的病因病机有以下几方面:

1)外邪侵袭 风寒暑湿之邪,或秽浊之气,侵犯胃腑,致胃失和降,水谷随气逆而上,即发呕吐。正如《古今医统·呕吐哕门》所说:"卒然而呕吐,定是邪客胃腑,在长夏暑邪所干,在秋冬风寒所犯。"外邪所致的呕吐,以寒湿之邪致病为多,寒湿之邪最易损耗中阳,致邪气凝聚胸脘,困扰胃腑。

2)食滞湿停 饮食不节,凉温失调,或暴饮暴食,恣食生冷、酸辣甘肥及不洁之品,致食滞湿阻,伤及胃腑,胃气上逆,而发为呕吐;或运化失司,饮食不化,酿生痰饮,积于中脘,痰饮上逆而发生呕吐。

3)情志失调 因恼怒伤肝,肝气失于条达,木克脾土,横逆犯胃,胃气不降;或忧思伤脾,脾失健运,饮食难化,胃失和降,均可发生呕吐。

4)脾胃虚寒 因劳倦太过,耗伤中气,脾虚不运,水谷不化精微,聚而成饮成痰,积于胃中,饮邪上逆,或中阳不振,寒湿中阻而引发呕吐。

5)湿热阻滞 因过食肥甘厚味、辛辣之品,或酗酒嗜茶,酿成湿热,蕴阻中焦,脾胃受困,胃失和降,发为呕吐。

呕吐其病在胃,主要病因实证有外邪犯胃,食滞湿停,聚湿成饮,肝气犯胃,致胃气痞塞,升降失调,气逆作呕;虚证为脾胃虚弱,纳运失常,湿浊内生,胃失和降。一般初病多实,若呕吐日久,饮食水谷不能化生精微,脏腑失养,易转虚证。《景岳全书·呕吐》说:"所谓虚者,或其本无内伤,又无外感而常为呕吐者,此既无邪,必胃虚也。"

三、诊断要点

1）本病以呕吐为主症。
2）呕吐物或为宿食，或为痰涎，或为水液等物。
3）呕吐苦水、酸水，甚或干呕无物等。

四、辨证论治

本病辨证首先要辨实呕与虚呕。实证呕吐，多因外邪、饮食、七情犯胃所致，发病急骤，病程较短；虚证呕吐，常为脾胃虚寒，胃阴不足，胃失和降，其发病缓慢，病程较长。实证去其邪为愈；虚证无邪，全由胃气之虚所作，治当温中健脾，扶正降逆为主，待胃气恢复，升降得宜，呕吐自愈。

其次辨主症和兼症。呕吐是以呕吐食物或痰涎、水液诸物为主症。其病因不同，兼症也不相同。寒滞者，多兼腹痛；食滞者，多兼腹部胀满；气逆者，兼见胀痛连于肋下；外感者，兼头痛恶寒；虚寒者，呕吐必兼虚寒之征象。

再次辨可下与禁下。《金匮要略·呕吐哕下利病脉证并治》说："病人欲吐者，不可下之。"《医宗金鉴·呕吐哕总括》也说："初吐切不可下，恐逆病势也。"指出了呕吐不宜用下法，因呕吐病在胃，呕吐能使胃中停滞之宿食或不洁之物从口排出。若呕吐之属于虚者，下之更犯虚虚之戒。若呕吐之属于外邪者，当逐邪外达，其呕自止。亦不宜攻里，恐引邪深入。但下法又并非所有呕吐都绝对禁忌，如呕吐因于胃肠实热，又兼大便秘结，腑气不通的，必要时可用下法。腑气不通，势必上逆而呕，通其大便，可折其上逆之势。《金匮要略·呕吐哕下利病脉证并治》有"食已即吐者，大黄甘草汤主之"的记载。《医宗金鉴·呕吐哕总括》亦指出："大小二便闭而不行，宜攻下也。"可见呕吐禁用下法，既有原则性，又有灵活性。临床辨证而施。

第四要辨可吐与止吐。一般呕吐均可选用降逆止呕之剂，冀其胃气调和，呕吐自止。但也不是所有呕吐一概不问病因均用止呕之剂。有些呕吐是机体驱邪外出抗病机能的表现，应因势利导，使邪去正安，无须止呕。胃有痈脓、痰饮、食滞、误吞毒物等所引起的呕吐，尽可吐出，则邪去病除。故何者可吐，何者不可吐，亦应严格辨证。

呕吐必须根据其虚实病性进行治疗。实证呕吐，有外邪犯胃、食滞湿停、痰饮内停、肝气犯胃的不同；虚证呕吐，有脾胃虚寒、寒湿内生、胃阴不足和胃中积热的区别。治疗呕吐要注意药物的配伍宜忌，一般陈皮、生姜、半夏、代赭石等，为治呕要药，可辨证选用。由于呕吐病机主要是胃失和降，气逆于上而致，故治疗上对于邪实所致呕吐者，大抵重在祛邪，冀其邪去正安。如外邪犯胃者，宜疏邪解表和胃；食滞湿停者，宜消食异滞；痰饮内停者，宜温化痰饮；肝气犯胃者，宜舒肝解郁，兼以和胃降逆。虚者宜扶正，对脾胃虚寒者，宜温运脾胃等。

1. 外邪侵袭

临床表现　突然呕吐，或吐黄水，多兼有恶寒，发热，头痛，胸脘满闷，舌苔白浊，脉浮紧。如感受暑湿，多是时当暑令，呕吐兼见发热汗出，心烦口渴，舌质红，舌苔黄腻，脉濡数。

辨证分析　外邪侵袭,干忤胃气,胃失和降,故突然呕吐,或吐黄水,胸脘满闷;外邪侵袭,卫表被束,而见恶寒、发热、头痛;舌苔白浊,脉浮紧,为寒湿外邪侵袭之征。

治法　疏邪解表,芳香化浊。

方药　寒湿犯胃者,用藿香正气散(《太平惠民和剂局方》)。

藿香　半夏　厚朴　苏叶　白芷　陈皮　茯苓　白术　大腹皮　桔梗　甘草

如表邪偏重,寒热无汗,加防风、荆芥以祛风解表;如兼有宿食停滞,胸闷腹胀者,去白术、甘草、大枣,加神曲、鸡内金以消食导滞。

夏令感受暑湿呕吐,而并见心烦口渴者,以新加香薷饮(《温病条辨》方:香薷、银花、鲜扁豆花、厚朴、连翘),解表祛暑,化湿和中。

2. 食滞湿停

临床表现　呕吐酸腐,脘腹胀满,疼痛拒按,嗳气厌食,吐后反觉舒畅,大便溏或秘结不畅,舌苔厚腻,脉滑。

辨证分析　饮食不当,食滞停积,中焦气机受阻,故脘腹胀满,疼痛拒按,嗳气厌食,吐后反舒;食滞湿阻,浊气上逆,故呕吐酸腐,大便亦不调;苔厚腻,脉滑等,均属食滞内停之候。

治法　消食化滞,和胃降逆。

方药　保和丸(《丹溪心法》)加减。

神曲　山楂　莱菔子　连翘　陈皮　半夏　茯苓

若胃热甚者,可加芦根、黄连;胃寒甚者,去连翘,加干姜、砂仁;积滞较多,腹满便秘者,可加大黄、枳实导滞通腑,使浊气下行,邪有出路。若有误食腐败食物,兼见胃脘疼痛,烦躁、恶心欲吐者,是邪正相争,正气抗邪外越之势,可因势利导,先用盐汤探吐,使腐败食物从胃中吐出。

3. 痰饮内阻

临床表现　呕吐痰涎清水,脘闷不食,头眩,心悸,苔白腻,脉滑。

辨证分析　脾失健运,痰饮内停,胃气不降,则脘闷不食,呕吐痰涎清水;水饮上犯,清阳之气升,故头眩;水气凌心,则心悸;苔白腻,脉滑,为痰湿内停之征。

治法　温化痰饮,和胃降逆。

方药　小半夏汤(《金匮要略》)合苓桂术甘汤(《金匮要略》)加减。

半夏　生姜　茯苓　白术　桂枝　甘草

如脘部痞满较重者,可加黄连、干姜、党参,取其辛开苦降,补益脾气,以增降逆止呕之功。如吐清水痰涎多者,可加牵牛子、白芥子各2g,研末,装入胶囊,每日分3次吞服,可增强化痰蠲饮之力。

痰郁化热,壅滞胃脘,胃失和降,而现眩晕,心烦,少寐,恶心呕吐者,可用温胆汤(《备急千金要方》方:竹茹、枳实、半夏、陈皮、甘草、生姜)以清胆和胃,除痰止呕。

4. 脾虚湿困

临床表现　饮食稍有不慎,即易呕吐,时作时止,面色苍白,倦怠乏力,口干而不欲饮,四肢不温,大便溏薄不爽,舌质淡,苔白厚,脉濡细。

辨证分析　脾胃虚弱,中阳不振,水谷不化,故饮食稍多即呕吐,时作时止;阳虚不能温布,则面色苍白,倦怠乏力,四肢不温;中焦虚寒,气不化津,湿浊内停,故口干而不欲饮;脾虚湿困,运化失常,故大便溏薄不爽;舌质淡,苔白厚,脉濡细,为脾阳不足,湿浊不化之象。

治法　温中健脾,化湿和胃。

方药　理中汤(《伤寒论》)或六君子汤(《太平惠民和剂局方》)合平胃散(《太平惠民和剂局方》)加减。

党参　茯苓　白术　半夏　陈皮　甘草　苍术　厚朴

如呕吐清水不止者,可加吴萸、桂枝,温中降逆;若泛吐清水,又兼脘冷肢凉者,还可加附子、肉桂等,以温阳散寒。

5. 湿热中阻

临床表现　呕吐而吞酸,嗳腐,并见口苦口臭,脘闷,大便黏滞不畅,舌质红,苔黄腻,脉滑数。

辨证分析　恣食肥甘厚味,辛辣炙煿,酗酒嗜茶,致湿热内生,蕴于中焦,脾胃受湿热困阻,纳化失常,胃气上逆,则呕吐,吞酸,嗳腐;胃热上蒸,则口苦口臭;中焦气滞,则脘闷;湿热阻滞肠道,故大便黏滞不畅;舌质红,苔黄腻,脉滑数,为湿热中阻之征。

治法　清热化湿,降逆止呕。

方药　黄连温胆汤(《六因条辨》)加减。

黄连　竹茹　枳实　半夏　陈皮　茯苓　甘草

如兼发热微恶寒者,加苏叶、藿香;心烦急躁者,加炒栀子、丹皮,大便黏滞不畅,腹痛者,加葛根、黄芩、白芍。

五、护理与调摄

1) 病者发生呕吐时,体质下降,容易感冒,要注意增减衣服,适宜寒温。

2) 注意适当休息,食物宜清淡、易于消化,少食多餐。

3) 服用止呕中药,宜小量渐进,服药过多或过快,常可致药物吐出;如每次少量服药仍呕吐时,可在药液中加入姜汁少许。

4) 若呕吐剧烈,食入即吐之危重病者,系胃气衰散,可用人参煮粥食之,以救胃气。

5) 要注意"虚邪贼风,避之有时",注意饮食卫生,不食生冷不洁食物,不过食肥甘厚味之品,不饥饱无度,以免损伤脾胃。

6) 调节情志,保持心情舒畅,避免肝气犯胃呕吐。不可思虑过度,保护脾胃正气,脾胃功能正常,即能达到"四季脾旺不受邪"。

六、病案举例

王某某,男,47岁,干部。

恶心呕吐,嗳气反酸,头晕不适已2个月余。尚有气短,纳谷不香,口淡无味,厌油腻食物,睡眠尚可,二便通畅。曾求治某医院,经钡餐透视肠胃、脑部拍片检查等,均未发现异常。西医诊断:神经性呕吐。经西药治疗而无效。患者形体尚可,脉象小弦滑,舌苔腻,血压115/74mmHg。系湿滞中宫,胃气上逆而致恶心呕吐。拟芳香化浊和肝降逆法。

处方:苍术二钱,厚朴二钱,陈皮二钱,藿香三钱,佩兰三钱,茯苓三钱,半夏三钱,枳壳一钱,竹茹三钱,生姜二钱,甘草一钱。

二诊:服上方2剂,呕吐止,口已不苦,恶心亦有好转,气短减轻,大便每日一行,但不实,小溲黄,舌根苔黄。拟原方加黄芩一钱,砂仁八分,续服3剂,诸症遂愈。

按语 呕吐反酸固为肝气犯胃,但口淡,厌油腻,则系蕴湿不化,所以在治疗上排除苦寒之品,以温胆汤和肝降逆,加苍术、藿香、佩兰等芳香化浊,使脾湿化而胃气降,则呕恶可止。[沈仲圭. 医案四则. 中医杂志 1965;(3):34]

第五节 泄 泻

一、概 述

泄泻是指大便次数增多,便下稀溏,甚至如水样,乃脾虚湿盛,不能制水而成。本病《内经》称为"泄",汉唐时多称为"下利",宋以后统称"泄泻"。

《内经》云:"湿胜则濡泻。"湿邪内盛,脾运失健,胃肠失调,不能渗化,致清浊不分,水谷并入大肠而成泄泻。临床以泻下如水,或大便溏薄,便次增多,兼有脘腹胀满,肢体酸重,肠鸣,腹痛较微或无疼痛,苔薄白,脉濡缓为主要表现。本病一年四季均可发生,但以夏秋季为多见。

现代医学的急慢性肠炎、肠结核、胃肠功能紊乱、结肠炎等见有上述病情者,可参照本病辨治。

二、病 因 病 机

泄泻的原因很多,但主要在于脾胃功能的失调,故前人有"泄泻之本,无不由于脾胃"的论点。湿邪致病,往往兼挟,有寒湿相合,亦有湿热相搏。脾胃纳化失常的原因,既有外邪侵袭,又有脾胃虚弱,寒湿内生,脾肾阳虚,命门火衰等。本节所述,仅限于湿泻、湿热泻等内容。

(1)感受外邪

外邪致泻以暑、湿、寒、热较为多见,其中尤以湿邪为多。因脾恶湿喜燥,故湿邪最易伤脾,脾失健运,水谷混杂而下,以致发生泄泻。故有"湿多成五泄"和"无湿不成泻"之说。若因雨湿过多,或坐卧湿地,汗出入水,则寒湿内生,困遏脾阳,清浊不分而致泻;如兼挟风寒者,则可见有外感表证。若夏秋之间,暑湿当令,湿热伤中,脾胃受病,邪热下迫大肠,亦可导致泄泻。《杂病源流犀烛·泄泻源流》说:"湿盛则飧泄,仍独由于湿耳。不知风寒热虚,虽皆能为病,苟脾强无湿,四者均不得而干之,何自成泄?是泄虽有风寒热虚之不同,要未有不原于湿者也。"

(2)饮食所伤

饮食过量,宿食内停,或过食肥甘,嗜酒过度,腻脾碍胃,湿热内蕴,或多食生冷,误食不洁之物,损伤脾胃,致运化失职,水谷精华不能吸收,反停为湿滞,而致泄泻。诚如《景岳全书·泄泻》所说:"饮食不节,起居不时,以致脾胃受伤,则水反为湿,谷反为滞,精华之气不能输化,乃致合污下降而泻利作矣。"

（3）脾胃虚弱

劳倦内伤,或久病缠绵,或长期饮食失调,均可导滞脾胃虚弱。脾主运化,胃主受纳,脾胃虚弱,则不能受纳水谷和运化精微,以致水聚成湿,谷反成滞,湿滞内停,清浊不分,混杂而下,遂成泄泻。

（4）命门火衰

脾的阳气与肾中真阳密切相关,命门之火能助脾胃腐熟水谷,助肠胃的消化吸收。若久病之后,损伤肾阳,或年老体衰,肾阳虚衰,命火不足,则不能温煦脾土,运化失常,均可导致泄泻。《景岳全书·泄泻》指出:"肾为脾关,开窍于二阴。所以二便之开闭,皆肾脏所主,今肾中阳气不足,则命门火衰……阴气极盛之时,即令人洞泄不止也。"

本病的主要病变在脾,病因主要为湿,因脾胃运化不调,小肠受盛和大肠传导失常所致。故脾虚湿胜是导致本病发生的重要因素。外因与湿邪关系最大,湿邪侵入,损伤脾胃,运化失常,《素问·阴阳应象大论》谓:"湿胜则濡泻。"内因则与脾虚关系最为密切,脾虚不运,水谷不化精微,湿浊内生,混杂而下,发生泄泻。泻又分为急性暴泻与慢性久泻两大类。急性暴泻多因湿盛伤脾,或食滞生湿,壅滞中焦,脾不能运,肠胃不和,水谷清浊不分所致,病属实证。慢性久泻多因脾虚生湿,健运无权,或肾阳不能助脾腐熟水谷所致,病属虚证或虚实挟杂证。由此可知,暴泻以湿盛为主,久泻以脾虚为主,而湿盛与脾虚往往互为因果,湿盛可以困遏脾运,脾虚又易生湿。故暴泻迁延日久,每可从实转虚,久泻复加湿食所伤,亦可引起急性发病,表现虚中挟实的证候。

三、诊 断 要 点

1）大便频数,粪质稀溏,或如水注,或完谷不化,腹痛肠鸣为主症作为主要依据。属寒湿者,则苔白腻,脉濡缓;属湿热者,则舌苔黄腻,脉濡数或滑数;属伤食者,则苔垢浊或厚腻,脉滑;属脾虚者,则舌质淡,苔白润,脉细弱;属肾虚者,则舌质淡,苔薄白,脉沉细。

2）有暴饮暴食或误食不洁之物的病史。

3）本病多发于夏秋季节,但一年四季均可发生。

四、辨 证 论 治

1. 寒湿困脾

临床表现 大便清稀,甚如水样,腹痛肠鸣,脘闷食少,舌苔白腻,脉濡缓。若兼外感风寒,则恶寒发热,头痛鼻塞,肢体疼痛,舌苔薄白,脉浮。

辨证分析 寒湿之邪,侵犯脾胃,脾胃损伤,升降失司,清浊不分,水谷并走大肠,故大便清稀,甚如水样;寒湿内盛,肠胃气机受阻,则腹痛肠鸣;寒湿中阻,则脘闷食少;舌苔白腻,脉濡缓为寒湿内阻之征。而发热恶寒,头痛鼻塞,肢体疼痛,舌苔薄白,脉浮为感风寒的表现。

治法 芳香化湿,解表散寒。

方药 轻证用平胃散（《太平惠民和剂局方》方:苍术、厚朴、陈皮、甘草）;重证用胃苓汤（《丹溪心法》方:苍术、厚朴、陈皮、甘草、桂枝、白术、茯苓、猪苓、泽泻）;兼风寒表证用藿香正气散(《太平惠民和剂局方》方:藿香、白术、茯苓、半夏、陈皮、厚朴、大腹皮、紫苏、白芷)加减。

若表邪较重者,可加荆芥、防风,以增疏风散寒的能力。

2. 湿热泄泻

临床表现 腹痛,泄泻,泻下急迫,或泻而不爽,便色黄褐,气味臭秽,肛门灼热,烦热口渴,小便短黄,舌苔黄腻,脉濡数或滑数。

辨证分析 暴注下迫,皆属于热,肠中有热,故泻下急迫;湿热互结,则泻而不爽;湿热下注,故肛门灼热;粪便黄褐而臭,小便短黄,烦热口渴,舌苔黄腻,脉濡数或滑数,均为湿热内盛之征。

治法 清热利湿。

方药 葛根芩连汤(《伤寒论》)加味。

葛根 黄芩 黄连 甘草

若湿邪偏重者,加薏苡仁、厚朴;兼食滞者,加神曲、山楂、麦芽;如有发热,头痛,脉浮等风热表证者,加银花、连翘、薄荷;如在夏暑之间,证见发热头重,烦渴自汗,小便短赤,脉濡数等,为暑湿入侵,表里同病,可用新加香薷饮合六一散以解暑清热,利湿止泻。

3. 伤食泄泻

临床表现 腹痛肠鸣,泻后痛减,大便臭如败卵,伴有不消化之物,脘腹胀满,嗳腐酸臭,不思饮食,舌苔垢浊或厚腻,脉滑。

辨证分析 饮食不节,宿食内停,阻滞肠胃,故腹痛肠鸣,脘腹胀满;宿食不化,浊气上逆,则嗳腐酸臭;食积不化则腐,故泻下臭如败卵;泻后腐浊外泄,故腹痛减轻;胃肠为饮食所伤,则不思饮食;舌苔垢浊或厚腻,脉滑,均为宿食内停之象。

治法 消食导滞。

方药 保和丸(《丹溪心法》)加减。

神曲 山楂 莱菔子 半夏 茯苓 连翘

若食滞较重,脘腹胀满,泻而不爽者,可因势利导,采用"通因通用"之法,以枳实导滞丸(《内外伤辨惑论》方:大黄、枳实、神曲、茯苓、黄芩、黄连、白术、泽泻)消导积滞,清利湿热。

4. 脾虚泄泻

临床表现 大便时溏时泻,迁延反复,完谷不化,饮食减少,食后脘闷不舒,稍进油腻食物,则大便次数明显增加,面色萎黄,神疲肢倦,舌淡苔白,脉细弱。

辨证分析 脾胃虚弱,清阳不升,运化失常,则大便时溏时泻,完谷不化;脾虚运化无权,故饮食减少,或食后脘闷不舒,久泻不已,脾胃愈弱,化源不足,故面色萎黄,神疲肢倦;舌淡苔白,脉细弱,均属脾胃虚弱,气血不足之征。

治法 益气化湿,健脾和胃。

方药 参苓白术散(《太平惠民和剂局方》)加减。

人参 茯苓 白术 白扁豆 山药 莲子肉 砂仁 薏苡仁 陈皮 桔梗 大枣 甘草

若脾阳虚衰,寒湿内盛,手足不温,宜用附子理中汤(《太平惠民和剂局方》方:附子、人参、白术、干姜、甘草)加吴萸、肉桂,以温中散寒。若久泻不愈,中气下陷,而致脱肛者,可用补中益气汤(《脾胃论》方:黄芪、人参、白术、当归身、柴胡、升麻、桔梗、陈皮、甘草),并加用黄芪、党参,以益气升清,健脾止泻。

5. 肾虚泄泻

临床表现 黎明之前,脐周作痛,肠鸣即泻,泻后痛减,腰腹畏寒,形寒肢冷,舌淡苔白,脉沉细。

辨证分析 肾阳虚衰,脾失温煦,不能腐熟水谷,黎明之前,阳气未振,阴寒较盛,故脐腹作痛,肠鸣即泻,泻后痛减;腰痛畏寒,形寒肢冷,舌淡苔白,脉沉细,均为脾肾阳气不足之象。

治法 温补脾肾,固涩止泻。

方药 理中丸(《伤寒论》)合四神丸(《证治准绳》)加减。

党参 白术 干姜 炙草 补骨脂 肉豆蔻 吴茱萸 五味子

若年老体衰,久泻不止,中气下陷,宜加入益气升阳及止涩之品,如黄芪、诃子肉、赤石脂,亦可合用桃花汤(《伤寒论》方:赤石脂、干姜、粳米);固涩后泄泻次数减少,若因此见腹胀或腹痛,纳减不适,而兼有瘀血者,可用桂枝汤(《伤寒论》方:桂枝、白芍、生姜、大枣、甘草),加炒当归、川芎、赤芍等,以养血和血。

泄泻是一个常见病证,除部分暴泻急剧,致气阴两衰,或久泻脾肾衰败,造成亡阴亡阳之变外,一般如治疗得当,多能获愈,预后良好。《医宗金鉴》在论述泄泻危候时指出:"泄泻形衰脉实大,五虚哕逆手足寒,大孔直出无禁止,下泻上嗽命多难。"五虚是指脉细、皮寒、气少、饮食不入、大便小便不禁。若见上述病候,预后多不良。

五、护理与调摄

1)患者应安静卧床休息,不宜过劳及多虑多思,或暴怒抑郁。

2)避免风寒暑湿,尤不可受凉,注意保暖,必要时热敷腹部腰部。

3)给予流质或半流质饮食,宜吃富有营养之清稀软食,谷类可吃薏仁粥、大蒜粥、白山药粥,蔬菜宜吃生姜、大蒜等。肉类如黄雄鸡肉、猪肾、猪肝等。虚寒患者,果类可食大枣、栗子、乌梅、石莲等。忌食辛辣肥甘厚味。

4)若虚寒者可予以姜汤饮,温以振脾阳,调和胃气。

5)要加强体质锻炼,增强体质,使脾脏不易受邪。

6)开展爱国卫生和水资源管理,不吃腐烂变质的食物,不喝生水,生吃瓜果要清洗,养成饭前便后洗手的良好习惯。

六、病案举例

张某,52岁,1963年6月18日初诊。

半个月来,大便稀,每日4~5次,无腹痛,饮食不佳,睡眠一般,阴雨无关节痛。脉缓有力,舌淡苔白腻。属饮食不适,兼过度疲劳,以致脾湿不化。治宜调和脾胃,通阳利湿。

处方：炒苍术 4.5g，厚朴 3g，陈皮 4.5g，干姜 1.5g，藿香梗 6g，大腹皮 4.5g，白豆蔻 4.5g，茵陈 6g，扁豆皮 6g，炒麦芽 6g，神曲 6g。

每剂 2 煎，共取 200ml，晚早分服。

7 月 8 日复诊：服药后大便已正常，但久坐则少腹胀较著，矢气后减轻。脉沉细微弦，舌正无苔。由中虚湿滞，治宜益气和中，疏利清热。

处方：生白术 4.5g，茯苓 10g，泽泻 10g，厚朴 4.5g，大腹皮 4.5g，木香 2g，陈皮 4.5g，白通草 3g，藿香梗 4.5g，茵陈 6g。4 剂，隔日 1 剂，水煎服，药后症状消失。

第六节　痢　　疾

一、概　　述

痢疾，又称肠澼，是以大便次数增多，腹部疼痛，里急后重，下利赤白脓血为特征，多发于夏秋季节。

外受湿热、疫毒之气，内伤饮食生冷，损伤脾脏与肠腑，湿热、疫毒、寒湿之邪壅塞肠中，气血与之相搏结，使肠道传导失司，肠络受伤，气血凝滞，腐败化为脓血而痢下赤白。气机阻滞，腑气不通，而表现为里急后重、腹痛等。

根据本病的症状特点，可见于现代医学的急慢性细菌性痢疾。

二、病 因 病 机

1. 病因

1）感受外邪：痢疾多由感受湿热、疫毒之邪而起，亦可因寒冷之邪内侵而发。《沈氏尊生书》："大抵痢之病根，皆由湿蒸热壅，以致气血凝滞，渐至肠胃之病。"《症因脉治》曰："寒湿痢之因……寒湿时行，内气不足，乘虚感人，郁遏营卫……内传肠胃则水湿不化，气血与糟粕相互蒸酿，而痢下赤白之症作矣。"

2）饮食所伤：饮食所伤，素食肥甘厚味，炙煿煎炒，肠胃湿热壅盛，或进食不洁之物，伤害肠胃，是痢疾发病重要原因。《丹溪心法·痢疾》说："皆由肠胃日受饮食之积余不尽行，留滞于内，湿蒸热瘀，郁结日深，忧而不作，时逢炎暑……又调摄失宜，夏感酷热之毒，至秋阳气始收，火气下降，蒸发蓄积，而滞下之证作矣。"

3）内伤七情：七情内伤与肠澼发病也有一定关系。《症因脉治·痢疾论》中说："七情内伤痢之因，忧愁思虑则伤脾，脾阴既伤，则转输失职，日饮水谷，不能运化……则脾家壅滞，而贼邪传肾之症作矣"。临床上，此原因多见于休息痢的诱发因素。

4）脾肾虚弱：脾肾虚弱与久痢有密切的联系。《景岳全书》说："脾肾虚弱之辈，但犯生冷，极易作痢。"

此外，还有因邪留胃中，热毒疫气上攻，或痢疾正虚，胃气上逆的噤口痢，也有因肠澼补涩太早，闭门留寇而成，或痢症失于调治，而成虚实夹杂的休息痢。

2. 病机

1）邪滞于肠，壅阻气血：上述致病因素（湿热、疫毒、寒湿、饮食、七情等）与肠中气血相搏结,大肠传导功能失司,通降不利,气血凝滞,其肠腑脂膜和血络受损,故痢下赤白脓血;气机阻滞不通,故腹痛,里急后重。但病机关键在于肠中有滞。然滞者,并非单为饮食积滞,或为气滞,或病邪阻滞,或气血郁滞等皆为滞。故《温热经纬·叶香岩三时伏气外感篇》说:"痢疾一证,盖里有滞浊而后下也。但滞在气,滞在血,冷伤、热伤而滞非一。"

痢疾的基本病变在肠道,因肠与胃相连,故常说在肠胃。如《医碥·痢》所说:"不论何脏腑之湿热,皆得入肠胃,以胃为中土,主容受而传之肠也。"然痢疾日久,不但损伤脾胃,进而损及肾阳,故明清医家常将痢疾与脾肾联系在一起进行论述。

2) 痢分虚实寒热,病理演变多端:痢疾证候虽然错综复杂,但其病机属性仍不出虚实寒热四类。其中以感受外邪或饮食所伤的多属实证、热证,亦有寒湿证;若病程迁延,日久不愈者,多属虚证或虚中挟实证。痢疾若因失治,延误病情,或过早使用止涩剂,或治不中的,日久则正虚邪留,虚实并见,寒热错杂,痢下赤白,时发时止,病根难除,此为休息痢。若湿热疫毒上攻于胃,或久痢伤正,胃虚气逆,则可见痢而不能食,遂成噤口痢。寒湿伤阳,或痢证日久,脾胃受伐,进而损及于肾,则下利稀溏,四肢不温,甚至滑脱不禁,可成虚寒痢。若湿热致痢而热重于湿者,邪热伤阴,久则阴液耗损,可成阴虚痢。总之,痢疾若由实转虚,由暴痢转为久痢,其病机也随之而变,病情趋向复杂缠绵之势。

三、诊 断 要 点

1) 下痢赤白:下痢色泽往往随着病的性质变化而变化,痢下白色,或为黏冻,或涕液状者,一般属寒、属气,所谓"纯白无热症"。白而滑脱者为虚证,白而为脓者属热证。痢下赤色,纯血鲜红者,一般属热、属火、属血,病较深,所谓"血为热迫";痢赤白相兼者,一般属热者多,为气血俱受邪,深浅皆及。赤白相兼如鱼脑状(即脓血状)者,属热,其中又有赤多少白之分,前者属热,后者可属寒。痢下紫黑色者,一般属于瘀血。若紫暗而稀淡,则为阳虚;痢下色焦黑,浓厚大臭者,属火;痢下黄色,深而秽臭者,为热。或食不化者,为积。浅淡而不甚臭者,为寒。痢下五色相杂,为"湿毒甚盛故也"。脓血黏稠难下者,或属热,或属燥,或属阴虚。总之,在辨痢色时,我们不仅要注意颜色的变化,同时也要注意结合辨排出物的性状一起分析,这样才能作出比较正确的判断。

2) 里急后重:凡外邪所致的里急后重,每圊后得减。而寒邪为病,其腹痛而拘急。火热之邪为病,其腹窘迫,肛门灼热。积之为病,其腹痛必多胀满坚硬,痛而拒按。凡虚痢的里急后重,或圊后不减。证属虚寒者,腹微痛而不实不坚,或喜揉按,或喜暖熨,或虽痛而并无努责。

痢下脓血与里急后重,是痢疾的两大主症,故在辨证时必须互相参合,如若寒热虚实处于疑似之间,则更当从其兼症及脉舌上作进一步的分析,以确定证候类型,对证遣药。

四、辨 证 论 治

1. 湿热积滞

临床表现 腹部疼痛,下痢赤白黏冻或脓血,初起或为水泻,后一二日再便下赤白,里急后重,肛门灼热,胸脘痞闷,小便短少,舌苔黄腻,脉滑数。兼有表证者,则发热恶寒,脉浮数;里热盛者,则脉沉数;热重于湿者,痢下赤多白少,或纯下赤冻,口渴引饮;湿重于热者,痢下白多赤少,胸闷脘痞;挟食积者,其腹痛胀满而拒按。

辨证分析 湿热积滞,蕴结肠中,传导失司,为湿热痢的主要病机。盖火热之性急迫,故为腹痛里急。气滞湿阻,痢下不畅,而见后重。湿热熏蒸,气血瘀滞,化为脓血赤白。湿热下注,则肛门灼热,小便短少。苔黄腻,脉滑数,为湿热熏蒸之象。热重者,易伤血伤津,故多赤痢口渴。湿重者,易伤气,故多白痢胸痞。食积,有形之物阻塞肠胃,故胀痛而拒按。

治法 清热导滞,调气行血。

方药 芍药汤(《保命集》)加减。

黄芩 芍药 黄连 大黄 槟榔 当归 木香 肉桂 甘草

初起时,一般去肉桂,加银花;若表证未解,里热已盛,则宜解肌清热,用葛根芩连汤(《伤寒论》方:葛根、黄芩、黄连、甘草);若热重于湿,宜用白头翁汤(《伤寒论》方:白头翁、黄连、黄柏、秦皮);若湿重于热者,宜用胃苓汤与本方合用;若兼食积者,可加神曲、山楂,或用枳实导滞丸;若转为厥逆者,轻者合四逆散,重者用大承气汤。

2. 寒湿阻滞

临床表现 腹痛拘急,痢下赤白黏冻,白多赤少,或为纯白冻,里急后重,口淡乏味,中脘痞闷,不渴,头重身困,小便清长,舌质或淡,苔白腻,脉濡缓,亦可兼恶寒发热,身痛,无汗,脉浮等表证。

辨证分析 寒湿客于肠胃,气血滞涩,肠中津液凝滞,运化失常,传导失司,是寒湿痢的主要病机。寒主收引,气滞血涩,故为腹痛里急。气滞湿阻,痢下不畅,则为后重。寒凝津液,湿伤气分,故见痢下白冻,或白多赤少。寒湿阻于脾胃,阳气被遏,运化失常,故口淡乏味,中脘痞闷,头重身困。小便清长,苔白腻,脉濡缓,均是寒湿内盛之征。若素体阳虚,患寒湿痢后治疗不当,缠绵日久,导致脾肾亏虚,则可转化为休息痢。

治法 温化寒湿,行气和血。

方药 胃苓汤(《丹溪心法》)加减。

陈皮 厚朴 苍术 白术 猪苓 茯苓 桂枝 泽泻 甘草 生姜 大枣

若兼表证者,可合荆防败毒散;暑天感寒湿而病痢者,可用纯阳正气丸合藿香正气散,以祛暑散寒,化湿止痢。

3. 疫毒内盛

临床表现 发病急骤,壮热口渴,头痛烦躁,胸满不食,呕吐恶心,腹痛剧烈,后重特甚,痢下脓血,多为紫红色,或呈血水状,便次频频,舌红绛,苔黄燥,脉滑数或疾,甚至昏迷痉厥,此为痢疾的危重之候。临床也常见下痢不重,而全身症状严重的疫毒痢,证见神昏谵语,咽干喉塞,甚或见腹胀,溲急如鼓,气呛喘逆,苔干舌红,脉弦数或沉疾。

辨证分析 疫毒之邪,其性猛烈,故发病急骤;热盛阳明,灼伤津液,则壮热口渴;热扰于上,而见头痛;热乱心神,而为烦躁;热攻脾胃,故有胸满不食,恶心呕吐;热毒鸱张,气血瘀滞,故腹痛窘迫,后重特甚;热毒熏灼,耗伤气血,相互搏结,化为紫红脓血,或热伤络脉,暴注下迫,而呈血水之状;舌红绛,苔黄燥,脉疾为热毒炽盛之征。若热毒蒙蔽神明,可见神昏,热极动风,可见惊厥。若热毒鸱张,阳邪内闭,不能泄出于外,内结肠道,上攻心肺,则可见下痢不重,而全身症状严重。

治法 清热解毒,凉血除积。

方药　白头翁汤(《伤寒论》)。

白头翁　黄连　黄柏　秦皮

上方可合芍药汤更增其行气和血导滞之功,可更加赤芍、丹皮等以加强凉血解毒止痢之功。若热毒侵入营血,高热神昏者,宜合犀角地黄汤;若热极动风,痉厥抽搐者,加羚羊粉(1g)、钩藤、石决明以熄风镇痉;暴痢致脱者,应急服参附汤或参附龙牡汤回阳救逆;若热毒内闭,下痢不重而病势沉重者,当用大承气汤荡涤内闭的阳热之毒。

4. 湿热蕴结

临床表现　下痢不能进食,或呕吐不能进食,兼有呕逆胸闷,纳呆口秽,舌苔黄腻,脉滑数。

辨证分析　由湿热疫毒蕴结肠中,上攻于胃,胃失和降所致。热毒与气血相搏结,则为下痢赤白;热毒挟浊气上攻,胃失和降,上逆而为呕吐口秽;湿热为患,故舌苔黄腻,脉滑数。

治法　泄热和胃,苦辛通降。

方药　开噤散(《医学心悟》)加减。

人参　黄连　石菖蒲　丹参　石莲子　茯苓　陈皮　冬瓜子　陈米　荷叶蒂

若下痢无度,四肢不温,应急用独参汤,或四逆加人参汤,浓煎频服。

5. 脾虚湿滞

临床表现　下痢时作时止,缠绵难愈,经年不已,每因饮食不当,或起居不慎,感受外邪,劳累过度,忧思郁怒而诱发,发作时大便挟有赤白黏冻,里急后重,苔腻,舌淡红,脉可见细涩,或虚大,或濡软。

辨证分析　凡休息痢,总为虚实挟杂之证,正气虚弱,脾胃困重,故倦怠嗜卧,腹胀纳差;湿热积滞稽留,因故诱发,逼迫下注,则见痢下赤白黏冻,里急后重;脉濡软,苔腻,是湿滞未清之故;脉细涩,虚大,舌淡红,则系气血亏虚之象。

治法　健脾益气,消积化滞。

本证为虚实挟杂,治疗时必须注意扶正与祛邪的关系,注意做到扶正而不滋腻,祛邪导滞而不伤正,邪去滞除则肠道传化功能恢复。

方药　资生丸(《先醒斋医学广笔记》)加减。

人参　茯苓　白术　扁豆　陈皮　淮山药　莲子　甘草　砂仁　薏仁　藿香　橘红　黄连　泽泻　芡实　山楂　麦芽　白豆蔻　桔梗

若由劳心思虑诱发,可合归脾汤;若由七情郁怒而起,可合痛泻要方。痢下见酱色,时作时休,可用鸦胆子仁治疗,成人每日 3 次,每次 15 粒,胶囊分装,饭后服下,连用 7~10 天。

6. 阴虚湿热

临床表现　下痢赤白,日久不愈,脓血黏稠,或下血鲜红,脐下急痛,虚坐努责,恶食,发热烦渴,至夜转剧,舌红绛少津,苔腻或花剥,脉细数。

辨证分析　阴虚之体而病痢,或痢久不愈,湿热伤阴,发为本证。脓血乃气血津液所化,阴血亏虚,湿热熏蒸,故脓血黏稠;若阴亏血热,络脉受损,则可下鲜血;阴亏于下,湿热交阻,故脐下急痛;胃阴不足,受纳无权,故见恶食;阴虚阳盛,津液亏乏,而见发热烦渴;阴病甚于阴时,故至夜转剧;舌红,脉细数,乃一派阴虚火旺之象。

治法　坚阴泄热,扶正止痢。

方药　驻车丸(《备急千金要方》)加减。

黄连　干姜　当归　阿胶

阴虚较甚,口渴尿少,舌干者,宜加石斛、沙参、麦冬、干地黄以滋阴生津;痢下血多,宜加丹皮、赤芍凉血止血;烦热、口苦、肛门灼热,为湿热未清,宜加黄柏以清利湿热;泻痢日久,滑脱难禁者,可用石榴皮、诃子以收敛止痢。

7. 脾肾虚寒

临床表现　久痢不愈,痢下稀薄,带有白冻,腹部绵绵作痛,喜于按揉暖熨,便下或有不爽,口淡不渴,食少神疲,畏寒,舌淡苔薄,脉虚细。若病情进展,可脱肛下坠,腰酸怕冷,甚或四肢逆冷,脱滑不禁。

辨证分析　久痢正虚,湿浊寒凝留滞肠中,故见下痢稀薄,夹有黏胨,腹部隐痛,口淡食少,神疲畏寒等症;脾虚下陷,中气不足,故为脱肛下坠;舌淡,脉细弱,皆为脾胃虚寒之证;久病传肾,命门火衰,而见腰酸怕冷,四肢逆冷;肾司二便,肾关不固,故而滑脱不禁。

治法　温补脾肾,收敛固脱。

方药　附子理中丸(《太平惠民和剂局方》方:人参、干姜、白术、附子、炙甘草)或用真人养脏汤(《太平惠民和剂局方》方:白芍、当归、人参、白术、肉豆蔻、肉桂、甘草、木香、诃子皮、罂粟壳)加减。

8. 脾胃气虚

临床表现　赤白痢下,日久不愈,形体虚羸,纳食乏味,形寒少气,神疲乏力,腰酸膝软,皮毛枯萎,肌无膏泽,两目无神,舌淡红或淡白,脉细弱无力或虚大。

辨证分析　久痢不愈,脾胃虚弱,久而及肾,或劳役过度,或禀赋不足,脾肾素弱者患下痢,迁延不愈,以致精血被夺,百脉空虚,而成所谓"精气内夺,则积虚成损,积损成劳",虽然病已成劳,而总有留积未清,痢下不止,故名为劳痢。

治法　建中益胃,敛精渗湿。

方药　四君子汤(《太平惠民和剂局方》)加淮山药、莲子肉。

人参　白术　茯苓　甘草

若腰酸膝软,畏寒者,加补骨脂、诃子肉。

五、护理与调摄

《千金要方》指出:"凡痢病患忌生冷酢滑,猪鸡鱼油,乳酪酐脯,酱粉咸等,所食诸食,皆须大熟烂为佳,亦不得伤饱,此将息之大径也。若将息失所,圣人不救也。"

1)注意饮食卫生,不过食生冷不洁及变质食物。

2)饮食有节,不宜过饮酒醋,不过食肥甘,不饥饱无度,饮食总以清淡易消化之品为宜,且应少食多餐。

3)顺应季节气候变化,调摄身体。

4)豁达开朗,避免抑郁、恼怒过度。

5)在夏秋季节常食一些生大蒜,对本病可有一定的预防作用。

六、病案举例

患者：崔汝槐,年42岁,广东人,薰湖某店水客。

病名：湿热痢。《内经》名为肠澼,后贤又名滞下。

原因：体质气虚,入夏多食瓜果,湿久化熟,正不运邪,蕴结肠胃。

症状：痢下两旬,始则红白稠黏,继而转为黄积,腹痛下坠,饮食欠纳,形色索然,委顿殊甚。间有几时? 曾服药否? 答已两旬,出方一帙,简阅一过,纯趋温补一派。收效如何? 答之:红白已减,黄积复来,腹痛尤甚,且食减人疲。

诊断：切脉细滑,按之有力,脉症合参,气质虽疲,脉未协摇,仍主通之,勿以久痢之言所惑。况通之一字,原非专指攻下而言,际此黄积滞下,腹痛尤甚,仍系湿热酝酿于中,中气不足,调剂无方,虽有补剂,其于疾何! 上焦疾既不行,下脘热亦不泄,邪仅逗留,正愈不立,当先剿而后抚,毋投鼠以忌器。

疗法：通则不痛,因君干姜、黄连,一开一降,臣以茯苓、半夏,化湿祛疾,佐以甘草、扁豆衣、谷芽、六曲,调和脾胃,导浊升清,使以滑石,通利水道,俾三焦之湿热,咸得长驱而直决也。

处方：炮淡干姜五分,小雅连五分(吴萸水炒),云苓三钱,法半夏三钱,水炙黑草五分,白扁豆衣三钱(生),生谷芽三钱,六和曲三钱,滑石三钱(包煎)。河水煎服两剂。

次诊：前方两服,黄积减半,苔转淡黄且薄,腹痛亦微,小溲赤而且痛,是邪已化而下寻出路之征,奈中气或微,邪难速走,改以连理汤加味,培中泄邪。

次方：西潞参二钱(米炒),生于术一钱,水炙草四分,小川连五分(盐炒),云茯苓三钱,醋夏二钱,方通草一钱。河水煎,仍投两剂。

三诊：勘得黄积已止,左少腹仍形痛胀,溲短苔化,是湿流就下,热蓄膀胱,气机未化,改开太阳。

三方：瑶桂心四分,云茯苓四钱,猪苓二钱,生茅术一钱,建泽泻二钱,小川连五分(吴萸炒)。开水一杯为引。河水煎滚,再下桂心,十余沸服。

四诊：少腹痛蠲,溲长苔净,惟余薄白,膈上欠舒,自觉停疾,得谷嗳气,仍邪退而中枢升降仍未调也。改以治中,兼调升降。

四方：西潞参三钱(米炒),焦白术一钱,茯苓三钱,水炙草五分,广橘皮钱半,佩兰叶一钱,春砂仁四分,炒薏仁三钱,老生姜四分。河水一大盏,煎服。

效果：四服纳谷渐强,胸次豁然矣。

廉按 湿热成痢,前哲谓伤气分则白痢,又称脾痢,伤血分则为赤痢,又称肝痢。用药之法,白耐刚而赤耐柔。此案红白痢后转黄积,凡湿热痢如此者多,方则用刚远柔,以其多伤气分,故末诊用钱氏异功散加味,纯属扶中健脾矣。 (《重印全国名医验案类编》)

第七节 便 血

一、概 述

凡血自大便而下,或血便混杂而下,或于大便前后下血,或纯为血便,皆称为便血。本病始载于《内经》，称"结阴"、"便血"，后世医家依其部位、性状、色泽之不同，又有"近血"、"远血"、"脏毒"、"肠风"之分。究其病因，多由食管络损、胃肠湿热、气虚不摄、脾胃虚寒等病因而致胃肠络脉受损，络破血溢。正如《济生方》所言："皆由饮食过度，房室劳损，坐卧当风，或啖炙煿，或饮酒过度，或营卫气虚，风邪冷气，进袭脏腑。"凡因湿热蕴结而致大便下血者，即为湿热便血。

现代医学之消化性溃疡、炎症、肿瘤、息肉、憩室炎及一些肠道寄生虫、急性传染病、某些血液病凡出现便血症状者，皆属于本病范畴。

二、病 因 病 机

或因炎热多雨季节，天暑下迫，地湿上蒸，湿热交蒸，侵袭人体，内犯肠胃；或因暑月饮冷贪凉，冒雨涉水，致湿邪入里，蕴结化热；或因外感疫毒，生湿化热；或因过食肥甘，饮食不节（饮食不洁），食积生湿化热；或因脾胃湿滞，湿郁化热等，皆可致湿热或壅滞于胃，或于肠，或于脾，甚或皆受其邪。

湿性黏滞，滞于脾胃，则阻滞气机，湿滞难化，郁久化热，甚而化热生毒，形成湿热或热毒，可腐伤胃肠，灼伤血络，耗损正气，出现便血。

可见，本病病在肠胃，主要病机为湿热之邪破血妄行，血液溢于肠中。正如《古今医统·下血》所示："下血者，大便出血也，乃脏腑积湿热之毒而成或因气郁酒色过度，及多食炙煿之品……使气血逆乱，营卫失度，皆令人下血。"

三、诊 断 要 点

1）大便下血，不论便前、便后，或血便挟杂，或单纯下血。

2）可伴有腹痛、腹胀等胃肠道症状及发热、口渴等全身症状。

3）常有便血病史。

4）化验检查：大便潜血阳性。

本病要与痢疾及痔疮相鉴别。

1）痢疾起病急，病程短，粪便呈脓血样，或血便伴有黏液、脓液，大便次数多而量少，或伴里急后重，初期常有恶寒、发热、头身痛等外感症状。

2）痔疮其大便下血，血色鲜红，血在大便后滴下，不与大便相混，出血多呈"肛门射血如线，或点滴不止"，多伴有肛门疼痛或异物感。

四、辨 证 论 治

临床表现　大便下血，血色不鲜，或紫黑如赤豆汁，伴有腹部胀满，饮食减少，胸脘痞闷，恶心呕吐，便下不爽，气味秽臭，小便短赤，或兼见面目发黄，口干而苦，舌苔黄腻，脉象滑数。

辨证分析　本证乃湿热搏结，腐伤肠胃，灼伤血络所致。湿热之邪破血妄行，渗于肠中，故见大便下血；湿为阴寒之邪，缠绵难退，故见便血血色不鲜，或紫黑如赤豆汁；湿热困阻，气机不畅，升降失常，故见腹部胀满，胸脘痞闷，纳食减少，恶心呕吐；湿热阻滞下焦，气失通畅，故见小便短赤,大便不爽,气味秽臭;湿热郁蒸肝胆,胆汁外溢,故见面目发黄;舌苔黄腻,脉象滑数,皆为湿热内阻之象。

治法 清化湿热,和营解毒,凉血止血。

方药 赤小豆当归散(《金匮要略》)合地榆散(《仁斋直指方》)。

赤小豆 当归 地榆 茜草根 黄芩 黄连 山栀 茯苓 薏米 蒲公英

兼见大便秘结者,加大黄;气滞腹胀者,加木香、枳实;胸满呕恶者,加苍术、砂仁;便血量多者,加槐实、槐花;挟黏液者,加败酱草、金银花;面目发黄,口干而苦者,加茵陈、苦参。

便血日久,湿热未尽而营阴已亏,可用驻车丸(《备急千金要方》方:黄连、阿胶、当归、干姜)。

恢复期可根据舌脉症情况,随证加减。

另可用敷脐法:黄芩、黄连、大黄各等分,研为末,备用。另用赤小豆30g,煎汤收取浓汁,调上药末,敷于脐中,外裹纱布,胶布固定,日敷1次,血止即除。注意使用本法时,每次敷药前,应用温水清洁脐周。若药后觉皮肤红肿、瘙痒,即当停用。

五、护理与调摄

1)卧床休息,避免七情刺激,防止过度疲劳。

2)出血期,饮食以无渣流食为主,忌食辛辣之品,忌烟酒。出血量多且伴有呕血者,应暂时禁食。

3)注意卫生,常用温水清洗,保证肛门及周围皮肤清洁。

4)平素宜食软烂、易于消化食物,少食多餐,并保持大便通畅。

5)及时治疗,防止形成痼疾。

六、病案举例

俞某,男性,24岁,未婚。初诊日期1982年5月29日。

患者于2天前进食猪肉、黄瓜后,感脐周隐痛不适,呈持续性,并阵发加剧,于当地医院诊断为"出血坏死性肠炎",经抗感染治疗未效,故邀中医来诊。症见腹痛,腹泻,伴解柏油样便,不欲进食,舌质红,苔黄厚腻,脉濡数。

证属湿热蕴结,破血妄行。治以清热利湿、凉血解毒。

处方:白头翁30g,马齿苋30g,地锦草15g,地榆15g,槐花15g,川黄连10g,生军6g,3剂,水煎服。

二诊:腹痛、腹泻减轻,血便减少,体温37.2℃,舌红,苔转薄黄,脉濡数。上方去马齿苋、槐花、生军,重用赤芍30g,茯苓15g,枳壳12g,以加强凉血活血、散瘀止痛之功。5剂,水煎服。

三诊:腹痛,泻明显减轻,血便消失,唯食欲不振,再予健脾和胃疏导法善后。

白头翁15g,赤白芍各15g,淮山药15g,炙甘草6g,茯苓12g,木香6g,米仁15g,陈皮6g,7剂,水煎服。药后诸症消失,纳食正常。

第八节 狐惑病

一、概 述

狐惑病是由湿邪及湿热郁阻蕴蒸,导致口腔、咽喉、鼻腔、眼及二阴局部多发性溃疡为主症的疾病。病因复杂,变化多端,反复发作,缠绵难愈。与现代医学中的白塞氏病类似,是当前难治性疾病之一。

本病的病名,首见于《金匮要略·百合狐惑阴阳毒病脉证治》:"狐惑之为病,状如伤寒,默默欲眠,目不得闭,卧起不安。蚀于喉为惑,蚀于阴为狐。不欲饮食,恶闻食臭,其面目乍赤、乍黑、乍白。""病者……初得之三四日,目赤如鸠眼,七八日,目四眦黑。若能食者,脓已成也"。对本病的临床见症,做了较详细的描述。并根据其发病特点治疗,脓未成者,甘草泻心汤治之;脓已成者,治用赤小豆当归散。同时阴部溃疡,用苦参汤洗浴;肛门溃疡,则用雄黄熏患处。从而开创了内外同施,综合治法的先河。《诸病源候论》及《千金方》中则从病因方面进行论述,认为本病是"湿毒气所为"。

狐惑病成因十分复杂,与脏腑、经络相关。舌为心之苗,心经经脉挟咽喉,连目系,而手阳明大肠经之支脉入齿龈,绕上唇,布鼻孔两侧,且肺与大肠互为表里,肺主气,司呼吸,开窍于鼻。足阳明胃经起自鼻两侧,经眼内角、眼眶入上齿,绕口唇。脾经之脉挟咽,连舌本,散舌下,并脾开窍于口,主肌肉,四肢,其华在唇。肝之经脉绕阴器,循少腹,络胆,布胁,上通咽喉,口唇,开窍于目。胆经起目外眦,下缘阴毛边缘。肾司二阴,上行沿喉咙挟舌本。肛门为阳明经之下口,口腔、咽喉、鼻、眼及二阴皆在诸经脉之首尾。然其所在之部位,气血运行缓慢,易致水湿浸淫,湿热稽留,溃久蕴毒,使局部组织溃烂,甚则化脓。在上则口腔、舌体、咽喉、眼目溃疡,在下则蚀于二阴。因此,本病是累及多脏腑、多经脉、多系统,涉及外科、妇科、耳鼻喉、皮科等多学科的疾病,并与心、脾、肝、肾关系最为密切。临床除见溃疡之外,尚可伴有头晕,气短,脘痞腹胀,纳少,恶心,周身困重,四肢逆冷,畏寒喜暖,浮肿尿少,便溏无力,或小便短赤,四肢结节性红斑等。

病邪的性质及特异的临床表现,使治疗亦各有别。对湿困脾土之证,在健脾燥湿或利湿之时,佐以辛香理气之品,因湿性黏腻,易阻气机,遏制阳气;湿寒内盛之治,在健脾利水,温阳补肾之时,要兼顾活血通脉。因湿阻寒凝,易与痰浊瘀血相结,滞塞脉络,湿热之发,热缘湿邪所化,湿去则热除,因之不可过用苦寒,以防伤及阳气。

二、病 因 病 机

外感湿、寒湿、湿热之邪,内因饮食不节,饥饱无度,贪凉饮冷,恣进补益而伤脾损胃,致使水湿内停,蕴久化热成毒,上逆眼面,蚀于舌咽;或思虑过度,元神受损,房劳过极而伤肝肾,致疏泄、气化失常,水湿内积,郁热成毒,浸淫下溢,使二阴糜烂破溃,甚者化脓发为本病。

三、诊 断 要 点

1)初期其口腔、舌体、咽喉、眼、前后二阴溃疡,溃疡大小不等,多有疼痛。若慢性则经常反复发作,视力模糊。

2)四肢,尤以下肢常见结节性红斑皮肤损害,大小不一,四周有红晕。

3)有全身症状,头晕,心悸气短,低热或间断发作,胸闷脘痞,呕恶纳少,周身困重,倦怠乏力,畏寒肢冷,关节、肌肉酸痛,浮肿尿少,便干或便溏,小便短赤,或五更泄泻。

4)舌质淡体胖,苔白腻,或舌尖红,舌质红,苔厚腻或黄腻。

5)脉濡缓、沉缓或濡滑数。

四、辨 证 论 治

1. 湿浊困脾

临床表现 口腔、舌体或阴部溃疡、疼痛,或有脓液,头目沉重,胸闷脘痞,纳少腹胀,周身困重,倦怠乏力,呕恶多痰,便溏尿少,舌质淡,苔白腻,脉濡缓。

辨证分析 湿浊内盛,随经流溢,充斥阻塞浮络、孙络,使局部脉络不通。浸淫日久,黏膜腐败,甚者化脓,故见口腔、舌体、阴部溃疡、疼痛。湿浊上扰清空则头目沉重。湿邪中阻,而有胸闷脘痞,纳少腹胀,呕恶多痰。湿邪困脾,脾阳不展,四肢失主,则周身困重,倦怠乏力,尿少便溏。舌质淡,苔白腻,脉濡缓者,属湿浊困脾之征。

治法 化浊健脾,和胃降逆。

方药 藿香正气散(《太平惠民和剂局方》)加减。

藿香 紫苏 白芷 大腹皮 茯苓 白术 半夏 厚朴 桔梗 甘草 姜 枣

脘痞甚者,酌加枳实、陈皮、菖蒲;腹胀甚者,加莱菔子、乌药;尿少浮肿者,加生姜皮、车前子;溃疡而疼痛者,加元胡、当归、川芎;四肢有结节性红斑,硬而疼痛者,加浙贝、皂刺、红花。

2. 脾肾两虚

临床表现 舌体或阴部溃疡,久不收口,反复长期发作,或下肢伴有结节性红斑,面色苍白或晦暗,纳少腹胀,肢体关节痹痛,畏寒喜暖,四肢逆冷,浮肿尿少,无力嗜卧,便溏或五更泻,舌质淡体胖,苔白腻,舌质有瘀点或紫暗。

辨证分析 湿久寒化而伤脾肾之阳,使运化、气化失常,湿寒停积,随经流溢,注于经脉之端,湿阻寒凝,经脉不通。湿寒之邪浸渍日久,局部组织腐败破溃,故见口腔或二阴溃疡,并反复发作。湿寒之邪重着、黏腻,瘀阻凝滞,因之可见下肢有结节性红斑。脾虚精微不布而面色苍白;水来侮土则面色晦暗;湿寒中阻,胃气不降,即纳少腹胀。脾肾阳虚,失其温煦之职,故畏寒喜暖,肢体关节痹痛,四肢逆冷,浮肿尿少,倦怠嗜卧,便溏或五更泻。舌质淡体胖,苔白腻,脉沉缓,为湿寒内盛;舌边有瘀斑,是湿寒与痰浊、瘀血相结,经脉瘀阻不通之象。

治法 健脾化湿,温经散寒,活血通脉。

方药 附子汤(《伤寒论》)与通窍活血汤(《医林改错》)合方加减。

附子 茯苓 人参 白术 芍药 赤芍 川芎 桃仁 红花 葱 鲜姜 红枣 麝香

胸闷气短者,加生黄芪;胃脘痞满甚者,加桂枝、枳实、厚朴;大腹胀满尿少者,加腹皮子、生姜皮;便溏甚者,加补骨脂、炮姜炭;口腔或阴部溃疡痛甚者,加白芷、皂刺、醋元胡;麝烂不解者,加煅龙骨、煅牡蛎。

3. 湿热内蕴

临床表现　口腔、舌体、咽喉、眼目或二阴红肿疼痛,甚则溃烂有脓性分泌物,发热,关节痠痛,四肢、尤以下肢有结节性斑块,口苦咽干,心烦急躁,夜寐不安,胸胁胀满,脘痞纳少,恶心欲呕,身倦乏力,大便黏腻或便结,小便黄赤量少,带下色黄,舌尖边红,苔白腻或黄腻,脉濡数或滑数。

辨证分析　湿热内蕴,湿阻热郁而不得外泄,循经上下充斥,走窜于肝脾经之口腔、咽喉、眼目、二阴、四肢,使络脉瘀阻不通,故见发热,口腔或眼、二阴红肿热痛,关节痠痛,四肢、尤以下肢有结节性斑块;湿热郁久,灼伤血络,肉腐破溃糜烂,并有脓性分泌物;湿热内盛,使心肝火炽,故心烦急躁,夜寐不安,口苦咽干;湿热阻滞肝脉,而见胸胁胀满,脘痞纳少,恶心欲呕;湿热困脾则身倦乏力;湿热阻滞大肠,则大便黏腻或干燥,小便黄赤量少,带下色黄;舌尖边红或舌质红,苔白腻或黄腻,皆湿热内盛之兆。

治法　湿重于热者,治以化湿健脾,佐以清热。

方药　藿朴夏苓汤(《医原》)加减。

藿香　半夏　赤苓　杏仁　生苡米　白蔻仁　猪苓　淡豆豉　泽泻　厚朴

热重于湿者,则清热解毒,化浊利湿,可用大黄黄连泻心汤(《伤寒论》方:大黄、黄连)或龙胆泻肝汤(《医宗金鉴》方:龙胆草、黄芩、栀子、泽泻、木通、车前子、当归、柴胡、甘草、生地)。若湿热并重者,可用半夏泻心汤(《伤寒论》方:半夏、黄芩、干姜、人参、甘草、黄连、大枣)或甘草泻心汤(《伤寒论》方:甘草、黄连、干姜、半夏、黄连、大枣)加减。

本病可配合外治法治疗。

口腔或阴部溃疡者,可先用淡盐水清洗后,外用冰硼散(《外科正宗》方:硼砂、冰片、元胡粉、朱砂)合锡类散(《金匮翼》方:象牙屑、青黛、壁钱炭、人指甲、珍珠、冰片、牛黄)撒患部。若患部溃疡面较大,脓液较多者,可先清理脓液后再上药。阴部溃疡亦可用参矾汤(路志正经验方:白矾、苦参、黄柏、马鞭草、桃仁、甘草)煎汤熏洗或坐浴。

五、护理与调摄

1) 忌贪凉饮冷。
2) 勿冒雨、雾、涉水远行。
3) 加强防护措施。随季节变化,阴晴冷暖随时增减衣服。
4) 患病期间,忌辛辣肥甘油腻及海鲜,如鱼、虾发物之类。
5) 患处每天要清洗,阴部可用药物熏洗、坐浴。所用器具,要常消毒,以防感染。
6) 做好个人卫生,常洗澡,常更衣。
7) 遵照医嘱服药,起居有定时,与医家密切配合,争取早愈。

六、病案举例

焦某,女,22岁,病历号237826。初诊1974年4月15日。

患者自1966年患"口腔溃疡",初发肿痛起泡,继则脱皮溃烂形成溃疡,疼痛异常,只得靠"封闭"缓解痛势,并反复发作,久经多方治疗未愈。1967年出现面部红肿,消退后遗留块块白斑。1968年前阴、眼睑、鼻黏膜等处亦发生溃疡。经医院检查,诊断为"白塞综合征"。几年来从未间断治疗,但无明显疗效,反日渐加重,故来我院求治。

症见口腔、阴部溃疡,溃烂疼痛,头晕,视物不清,畏寒发热,体温37~38℃。咽干而痛,夜寐不实,多梦易醒,心悸心烦,不思饮食,右胁隐痛,下肢浮肿,倦怠无力,大便溏,小便黄赤。

查口唇、舌、上颚、鼻黏膜有小片溃烂多处,呈浅在性溃疡状,表面附有灰白色渗出物。妇科检查:在大阴唇、阴道口有豌豆大小的溃疡面存在,边缘不整且较深,无明显红晕,表面有坏死白膜覆盖。舌尖红苔薄而腻,脉弦细,左兼滑。

诊断为狐惑病,证属湿热内蕴,阻遏络脉,气滞血瘀而致上下相蚀。治以清热泻火,燥湿解毒,和胃降逆。方用甘草泻心汤化裁。

甘草10g,干姜6g,黄连6g,黄芩8g,半夏10g,败酱草12g,土茯苓24g,草决明10g。

二诊至五诊:守方不更,随证增损,加苦参、川楝子、黄柏、地肤子、炒槐角,服药共20剂。

外用矾参汤(路志正经验方:苦参、黄柏、白矾、桃仁、马鞭草、甘草)水煎熏洗坐浴。

六诊:服药后上部溃疡见轻,分泌物减少,大阴唇溃疡缩小,仍有畏寒,低热,不思饮食,心悸,右胁隐痛,膝关节疼痛,舌质红,苔黄腻,脉细数。病有转机,仍以原法进退。

生甘草10g,黄连6g,黄芩6g,半夏10g,干姜6g,紫草6g,败酱草10g,川楝子10g,炒枳壳10g,焦三仙15g。

外用苦参30g,当归12g,桃仁12g,马鞭草30g,甘草12g,水煎,熏洗阴部,然后撒冰蛤散,口腔撒冰硼散。

七诊:诸症减轻,原方照服。

八诊:药后自觉症状消失,溃疡愈合。嘱停外用药,内服药再进6剂,以巩固疗效。

1975年9月24日追访,谓病愈已8个月余,未再复发,已结婚。1978年1月26日患者前来相告,自病愈后身体健康,宿疾未发。去年10月产1男婴。 (《实用中医风湿病学》)

第十二章 肝胆湿病

第一节 黄 疸

一、概 述

黄疸是以目黄、身黄、小便黄为特征的疾病,其中尤以目黄为诊断的重要依据。临证所见,色黄如橘子色且鲜明,多属热证、实证;色黄如烟熏且晦暗,多属寒证、虚证。若黄疸迅速加深,身黄如金,高热神昏,或呕吐频繁,出血,多属急黄。

现代医学中病毒性肝炎、中毒性肝病、肝硬化、胆结石、胆囊炎、先天性溶血性黄疸(Gilbert综合征)、钩端螺旋体病等,具有黄疸特征者,可按本病辨治。其他如败血症、胰腺疾病及妊娠引起的黄疸,也可参考本病治疗。

二、病 因 病 机

黄疸的发病原因有时气疫毒、湿热或寒湿侵袭之外因,有劳卷虚损、酒食不节、七情郁结、先天不足之内因。其继发原因有砂石、虫体或积聚、痰瘀阻滞胆道。其诱发因素有感受时邪、饮食失节、突受惊恐、色欲劳伤等。诸多因素互相影响,终致"胆液为湿所阻,渍之于脾,浸淫肌肉,溢于皮肤"(《章太炎先生论医集》)。其发病机制分述如下:

1) 感受时行湿热,郁而不达,或水谷之湿蕴郁,内外相招,引起脾胃运化失常,湿热交蒸于肝胆,邪不能从汗液、二便泄越,胆汁泛溢肌肤,发为黄疸。

2) 酒食无度,酿成湿热,蕴结于脾胃,熏蒸肝胆,使肝失敷和之性,胆液疏泄失常,淫溢肤表发黄。

3) 劳倦过度,或脾胃素虚,均能造成中阳不振,健运失司,寒湿郁滞于中焦,胆液被阻,外溢身形而发黄。

三、诊 断 要 点

1) 目黄、身黄、小便黄是诊断本病的主要依据,其中目黄是最早出现、最晚消失的症状,因此最具诊断价值。应区别疫毒感染而致的外感黄疸,与内伤七情劳伤、酒食失节而发的内伤黄胆。

2) 肝脏可肿大或缩小,可有触叩痛,脾脏可肿大,甚至出现腹水,有时右上腹压痛明显,或扪及包块。

3) 实验室检查血清胆红素可增高。其他肝功能如转氨酶、血清蛋白与病毒标志物,以及同工酶、凝血因子与特殊免疫学检测,均有助于衡量肝脏损害程度,并借以做出病原诊断。

四、辨 证 论 治

黄疸一般先见小便深黄,继而两目发黄,最后黄遍全身。轻者色淡黄,重者黄如橘子色或如烟熏,甚则黄如金子,或汗泪涕唾皆黄。其病位主要在脾胃、肝胆,也可累及心营;其病因以湿邪为主,其病性有湿热、寒湿,也有热毒;其病候可分为阳黄、阴黄、急黄等。阳黄多为脾胃湿热和肝胆湿热证,阴黄多为寒湿困脾,急黄多为热毒。

外邪致黄,可先有伤湿表证,黄疸出现较快;内伤黄疸出现有较长时间的疲乏、纳呆、腹胀等里证表现,黄疸出现较慢。阳黄发展成急黄必见黄疸迅速加深,呕吐剧烈,伴精神、神经异常。阳黄转化为阴黄,常因寒凉戕伤脾胃,湿从寒化,黄色渐变晦暗,迁延难愈;或湿瘀互结,肝胆血瘀,出现胁下痞块。阴黄转化为阳黄,必经湿从热化阶段,黄色转为鲜明,病情虚中挟实,比较复杂。

1. 脾胃湿热

临床表现　目黄、身黄较鲜明,脘腹痞满,纳呆呕恶,四肢困重,尿黄赤。热重于湿者,兼见发热,口渴口苦,大便溏滞,或身热不扬,苔白腻或黄白相兼,脉濡缓或细滑。

辨证分析　外感湿热,或酒食失节,酿成湿热,蕴结于脾胃,熏蒸肝胆,胆汁外溢肌肤,故发黄而色鲜明;湿阻中焦,脾胃升降失常,故发热口渴,湿热挟滞,阻于肠道,清浊不分,则便溏不爽,湿热下注膀胱,则尿黄赤;苔黄腻,脉濡缓或细滑,皆脾胃湿热之征象。

治法　清热利湿退黄。

热重于湿者,方用茵陈蒿汤(《伤寒论》);湿重于热者,方用茵陈五苓散(《金匮要略》)加减治疗。若湿热兼表,可酌用麻黄连翘赤小豆汤(《伤寒论》)化裁。

茵陈　栀子　大黄

茵陈　桂枝　白术　茯苓　猪苓　泽泻

麻黄　连翘　赤小豆　杏仁　生姜　大枣　生梓白皮　甘草

热盛烦渴者,酌加石膏、知母;脘胀呕逆者,加藿香、厚朴、淡竹茹;黄疸重者,加赤芍药、大蓟、泽兰、积雪草、车前草。

2. 肝胆湿热

临床表现　目黄、身黄鲜明,胁肋胀痛,口苦,呕恶,尿黄赤,或腹痛,嗜卧,身热,烦渴,头痛,舌红,苔黄腻而干,脉弦数。

辨证分析　湿热外袭,或酗酒酝酿湿热,熏蒸肝胆,使疏泄失职,胆液外溢,故见身形黄疸鲜明;邪阻肝胆之分野,故胁肋胀痛;邪郁逆泛三焦,故口苦,呕恶,尿黄赤;湿热内扰厥阴少阳,故腹痛嗜卧,身热烦渴,头痛;舌红,苔黄腻而干,脉弦数,皆肝胆湿热之象。

治法　清肝利胆,泻火解毒利湿。

方药　龙胆泻肝汤(《兰室秘藏》)加减。

龙胆草　泽泻　木通　车前子　当归　生地黄　柴胡

如湿热重,酌加蛇舌草、虎杖、白毛藤;湿热伤阴,加石斛、天冬、白芍药;有出血倾向,加紫草、牡丹皮、水牛角;周身酸楚,加秦艽、炒桑枝、防己;大便秘结,加生大黄(后下)、玄参、寒水石。

3. 寒湿困脾

临床表现 目黄、身黄色晦暗,脘闷腹胀,纳少,肢倦,大便溏,畏寒喜暖,或胁胀隐痛,舌淡或晦暗,苔白腻,脉濡缓或沉细。

辨证分析 寒湿侵袭,损伤脾胃,或中阳不振,寒湿内生,皆致土壅木郁,寒湿困遏脾土,中运无权,故脘闷腹胀,纳呆,便溏;阴霾弥漫,脾阳失其温煦,故畏寒,喜暖,肢倦;寒湿阻滞,气血不畅,故胁胀隐痛;舌淡暗晦,苔白腻滑,脉濡缓或沉细,均为寒湿困脾之征。

治法 温阳散寒,健脾化湿。

方药 茵陈术附汤(《医学心悟》)加减。

茵陈　白术　附子　干姜　炙甘草　肉桂

少气懒言者,酌加生黄芪、当归;胁下痞块者加丹参、莪术、青皮、川芎,或地鳖虫、醋莪术、炮山甲;腹水尿短者,加大腹皮、猪茯苓、泽泻;呕恶频繁者,加吴茱萸、草豆蔻、半夏;腹痛便溏者,加木香、肉豆蔻、生牡蛎。

五、护理与调摄

1)患者在黄疸期间应卧床休息。饮食以低脂、易消化、富于营养为宜。阳黄忌食辛辣、煎炸油腻之品;寒湿困脾证忌食生冷瓜果;急黄宜流食或半流食,多饮果汁。严禁烟酒。

2)急黄患者应予护理,注意体温、脉搏、血压及神志变化,记24小时出入量。

3)本病要注意饮食卫生,营养合理,加强劳动保护,节制饮酒,避免滥用化学药品,定期体格检查。

六、病案举例

韩某,男,33岁。1964年9月24日初诊。

主诉:乏力、纳少、身目反复发黄1年余。

患者自诉1963年8月渐见饮食不振,厌油腻,疲乏无力,同时发现尿黄,眼目发黄。查黄疸指数13U,其他常规肝功能正常。曾诊为毛细胆管性肝炎。近1年来每隔2~3周出现目黄,尿黄,反复不愈。现纳呆厌油,乏力,右胁时痛,腹胀,便溏,小便黄,舌苔薄白,脉弦细滑。

西医诊断:毛细胆管性病毒性肝炎。

中医辨证:湿热未清,脾胃失和。

治法:清热利湿,温脾理中。

茵陈15g,猪苓9g,白术9g,泽泻9g,干姜3g,桂枝5g,熟附片(先煎)6g,泽兰12g,车前子(布包)12g。

服上方4剂后,口苦咽干,小便深黄,舌质红,复查黄疸指数14U。进一步详细辨证,认为湿热未清,瘀阻中焦,脾失健运,久病而气滞血瘀。遂改拟清热祛湿,芳化活血,佐以益气养血。

茵陈60g,生黄芪15g,焦白术10g,砂仁(后下)6g,杏仁10g,橘红10g,藿香15g,酒黄芩10g,蒲公英15g,香附10g,泽兰15g,杭白芍30g,当归14g,通草3g,车前子(布包)12g。

上方服数十剂后体力好转,食欲增加,腹胀消失,小便已清,大便调,复查黄疸指数为5U,以后重用黄芪,进一步调理而愈,经随访未再复发。　　(《关幼波临床经验选》)

第二节　胁　痛

一、概　述

湿热胁痛是指湿热蕴郁肝胆,引起一侧或两侧胁肋疼痛的病证。

凡感受湿热时疫,或嗜酒偏食肥甘,酿生湿热,郁阻肝胆二经,以致脉络不通,均可导致湿热胁痛。又有湿热化火酿成内痈,乃至湿热瘀积而成癌瘤,或湿热生虫厥逆胆道,或湿阻悬饮支结胁下,以及湿热蕴伏诱发缠腰火丹等,证似相类,病却有别。《素问》谓:"邪在肝,则两胁中痛";"邪客于足少阳络,令人胁痛不得息"。

现代医学中,急慢性肝炎、肝硬化、胆囊炎、胆石症、肋间神经痛等,有湿热胁痛特征者,可按本篇治疗。其他如肝肿瘤、胸膜炎及胸膜肥厚粘连、带状疱疹等,也可按本证辨治。

二、病因病机

外感湿热及疫疠之气侵袭肝胆经脉,以致肝络闭阻,胆道不畅;或素体脾虚肝郁,劳欲情志过极,滋生湿热,导致湿热熏蒸肝胆,经脉阻滞;或过食肥甘辛辣煎炸,嗜饮酒浆,酿成湿热,郁结肝胆,脉络不通;甚至肝胆湿热蕴久化火,或日久结成砂石,或蛔虫残体滞留胆道,肝胆通泄失常,均可致成本病。《景岳全书》指出:"胁痛之病本属肝胆二经,以二经之脉皆循胁肋故也。然而心、肺、脾、胃、肾与膀胱也皆有胁痛之病,此非诸经皆有此证,但以邪在诸经气逆不解,必以次相传,延及少阳厥阴乃致胁肋疼痛。"可见胁痛所发,有本经之病,有传自他经。《医学入门》则强调"湿热甚则两胁痛",堪称独到之见。

三、诊断要点

凡以一侧或两侧胁肋疼痛,舌红,苔黄腻,脉弦滑数为主要表现者,均可诊断为本病。

四、辨证诊治

本病辨证首要区分其在脏还是在腑,在经络还是在形体。在脏多见肝经湿热证候,在腑则见湿热瘀胆证候;按之肋间隙痛多为经络病,按之肋软骨痛则为形体痛。脏病所致胁痛可伴见经络(包括经筋)肋骨疼痛。

1. 肝经湿热

临床表现　胁肋胀痛、灼痛,胁下癥块拒按,脘痞腹胀,纳差厌油,恶心懊侬,口苦目赤,或面目身黄,小便黄赤,舌苔黄腻,脉弦数。

辨证分析　湿热蕴结肝经,疏泄失司,脉络郁阻失和,故胁肋胀痛、灼热,胁下癥块拒按;木郁克土,影响脾胃纳运,故脘痞腹胀,纳呆厌油,恶心懊侬;湿热上扰清窍,故口苦目赤,熏蒸肝胆,胆汗外溢,故面目身黄,尿黄赤;苔黄腻,脉弦数,均为肝胆湿热之征。

治法　清热利湿。

方药　茵陈大黄汤(《类证活人书》)。

茵陈　栀子　柴胡　黄柏　黄芩　升麻　大黄　龙胆草

如心烦腹胀,酌加牡丹皮、厚朴、川楝子。

2. 湿热瘀胆

临床表现　起病急骤,可因暴饮暴食、过食肥甘而诱发或加重。胁肋绞痛或切痛,按之痛甚,并连及肩背,恶寒发热,恶心呕吐,口苦纳呆,面目俱黄,尿黄便秘,舌红苔黄,脉弦数滑实。

辨证分析　湿热久郁化火,或日久结成砂石,或蛔虫残体阻滞胆道,胆腑通泄失常,故胁肋绞痛或切痛,按之痛甚,痛连肩背;邪阻少阳枢机,故恶寒发热;邪在胆,逆在胃,故恶心呕吐,口苦纳呆;胆道闭阻,胆液不循常道,故面目俱黄;湿热下注,传化失常,故尿黄便秘。舌红苔黄,脉弦滑实,也是湿热瘀胆之候。

治法　清泄胆腑湿热。

方药　大柴胡汤(《伤寒论》)合二金汤(《温病条辨》)。

柴胡　黄芩　芍药　半夏　枳实　大黄　生姜　大枣　鸡内金　海金沙　厚朴　大腹皮　猪苓　白通草

但热不寒,汗出不畅,去生姜、大枣,加青蒿、野菊花、黄芩;腹胀便秘,加川楝子、九香虫、芒硝。

五、护理与调摄

1)发病期间应卧床休息。保持情绪稳定,消除疑虑,豁达乐观。饮食宜清淡、易消化、富于营养之品。

2)注意观察有无发热及热型,胁痛性质及有无叩压痛,有无黄疸及消长情况,腹部有无肿物及触痛,并注意二便颜色等。

3)平时避免不良的精神刺激;起居有节,防止劳累过度,慎避外邪;忌食肥甘、辛辣、煎炸之品,戒烟酒。

六、病案举例

于某,男,42岁,干部,1971年1月2日诊。

患者于1968年7月出现食欲减退,肝区疼痛,黄疸,肝功能异常。曾3次住院治疗,反复未已。1970年12月出院前ALT 157U,TTT 10.6U。右胁作痛,胸痞欲呕,目黄溲赤,面色灰黄,苔黄腻,脉濡滑。证属肝火挟脾湿互蕴不化,气机阻滞,胃失和降之候。治以清肝和胃法。细茵陈30g,蒲公英30g,川金钱草30g,春砂壳4.5g,炒枳壳4.5g,半支莲30g,广木香4.5g,金银花30g,川楝子9g,玄胡索9g,广郁金9g,陈皮6g,白花蛇舌草30g。5剂。

二诊:1971年1月11日。药后又加焦楂炭、神曲各9g,炒谷麦芽各12g。再服5剂。

黄疸渐消,腹胀便黏,纳欠香,苔黄,脉滑。湿热中阻,肝脾两经不易清彻。再拟原法出入。西茵陈 30g,连皮苓 30g,蒲公英 30g,半支莲 30g,川金钱草 30g,金银花 30g,川楝子 9g,玄胡索 9g,橘皮叶各 9g,焦楂炭 9g,春砂壳 4.5g,白花蛇舌草 30g,广木香 4.5g,焦神曲 9g,谷麦芽各 12g,广郁金 9g。5 剂。

三诊:1971 年 1 月 18 日。目黄渐退,右胁疼痛未除,大便溏薄,腹无痛楚,纳谷略香,苔腻,脉濡缓。肝脾湿热互阻,尚未清彻,再以原法续进。西茵陈 30g,土茯苓 30g,玄胡索 9g,橘皮叶各 9g,广郁金 9g,焦楂炭 9g,白花蛇舌草 30g,苏佩梗各 9g,六神曲 9g,焦谷麦芽各 9g,砂壳 4.5g。7 剂。

四诊:1971 年 2 月 1 日。近有新感,右胁疼痛,腹胀便溏,苔腻,脉濡滑。为肝脾失调之候,再拟前法出入。平地木 30g,山海螺 30g,西茵陈 30g,土茯苓 30g,半支莲 30g,川金钱草 30g,川楝子 9g,玄胡索 9g,蒲公英 30g,金银花 15g,焦楂肉 9g,苏佩梗各 9g,广木香 4.5g,橘皮叶各 9g,炒谷麦芽各 12g,丝瓜络 9g。

五诊:1971 年 4 月 12 日。上方或去蒲公英、焦楂肉、苏佩梗、广木香、炒谷麦芽,加党参 15g,菩草 30g,平地木增至 45g。经连续进退施治,大便已调,胸胁已舒,惟面部浮肿,苔腻较化,脉濡滑。肝脾两虚,气滞湿阻之候。治以疏养肝脾而化水湿。平地木 30g,山海螺 30g,田基黄 30g,制首乌 15g,橘皮叶各 9g,蒲公英 30g,浮萍草 12g,土茯苓 30g,车前草 30g,白花蛇舌草 30g,小蓟草 30g,焦楂肉 9g,佛耳草 15g,金银花 15g,玉米须 15g,纯阳正气丸(分吞) 9g。10 剂。

药后诸症渐消,惟神疲乏力,遂以健脾益气、清热利湿之剂间服,前后服药 50 余剂,肝功能及蛋白电泳均恢复正常。至 1975 年 2 月随访,病情稳定,未见反复。 (《内科临证录》)

第三节 胆 胀

一、概 述

胆胀系指胁下痛胀,口中苦,善太息为主要临床表现的一种病证。本病多因湿热壅滞、外邪侵袭、宿蛔侵扰等病因导致。

胆胀是一种病证,可见于西医慢性胆囊炎、胆道蛔虫症、胆囊结石等疾病中。

二、病 因 病 机

1）湿热壅滞:脾胃虚弱,聚湿化热,湿热壅滞肝胆,以致肝气失于条达,胆汁失于疏泄而病胆胀。

2）外邪侵袭:外邪入侵,特别是湿热之邪最易侵袭肝胆,使肝胆失于疏泄而致胆胀。

3）宿蛔侵扰:脏腑气弱,脾胃不调,以致宿蛔骚扰肠胃,上窜胆腑,使胆腑疏泄不能而病胆胀。

三、诊 断 要 点

胁下痛胀,口中苦,善太息,或恶寒发热,舌红苔黄,脉弦。B 超检查可有慢性胆囊炎、胆囊结石、胆通蛔虫症、胆管扩张等病理改变。

四、辨 证 论 治

1. 肝胆湿热

临床表现　胁下痛胀,口苦,发热恶寒,胸闷纳呆,恶心欲呕,目黄身黄,小便黄赤,舌质红,苔黄腻,脉弦数。

辨证分析　湿热蕴结肝胆,肝失条达,胆失疏泄,则胁下痛胀,口苦;湿热中阻,则胸闷,纳呆,恶心欲呕;湿热内蕴,胆汁失于疏泄而外溢肌肤,则见目黄身黄;湿热下注膀胱则尿黄赤;外邪入侵则恶寒发热;肝胆湿热内蕴,则见舌红苔黄腻,脉弦数。

治法　清热祛湿,疏肝利胆。

方药　龙胆泻肝汤(《兰室秘藏》)加减。

龙胆草　泽泻　木通　车前子　当归　柴胡　甘草　生地黄

发热黄疸者,加茵陈、黄柏,以清热利湿退黄;疼痛剧烈,呕吐蛔虫者,先予乌梅丸安蛔,继则驱蛔;若湿热煎熬,结成砂石,阻滞胆道,症见胁痛连及肩背者,可加金钱草、海金沙、郁金以利胆排石;若兼见胃肠燥热,大便秘结,腹胀痛者,加大黄、芒硝以泄热通便。

2. 宿蛔侵扰

临床表现　猝然胁痛剧烈,痛引肩背,恶心呕吐,甚则吐蛔,汗出肢冷,舌红,苔薄白,脉沉弦。

辨证分析　体内宿蛔因脏腑气弱,脾胃失调,骚扰脏腑,上蹿胆腑,导致肝胆郁滞,气机被阻,而发胁痛剧烈猝然,痛引肩背;痛剧气机逆乱,故见汗出肢冷,脉沉弦。

治法　缓急止痛安蛔。

方药　乌梅丸(《伤寒论》)合四逆汤(《伤寒论》)或金铃子散(《太平圣惠方》)。

乌梅　细辛　干姜　当归　附子　川椒　桂枝　黄连　黄柏　人参　金铃子　延胡索

若腹痛拒按,伴有往来寒热,身目微黄,便秘溲赤,苔黄腻,脉弦数者,为肝胆热盛,治以清热通腑,利胆安蛔,以大柴胡汤(《金匮要略》方:柴胡、大黄、枳实、黄芩、半夏、芍药、生姜、大枣)加乌梅、川楝子、延胡索、金钱草治疗。

五、护理与调摄

1) 饮食宜清淡,多食蔬菜、水果、瘦肉、豆制品等,忌食肥甘辛辣滋腻之品,忌烟酒。
2) 保持心情舒畅,避免情绪激动。避风寒,慎起居,适当参加体育锻炼。

六、病 案 举 例

陈某,女性,48 岁,已婚,工人。1998 年 3 月 22 日就诊。

患者平素喜嗜食辛辣食物,发病前一天因起居不慎受凉,形寒发热,体温38.2℃,右胁胀痛,痛引右肩背,口苦干,心烦胸闷,纳呆,恶心欲呕,尿黄赤,舌红苔黄腻,脉弦数。血常规检查:白细胞 8.9×10⁹/L,中性 0.78,淋巴 0.22;B 超检查提示:慢性胆囊炎。

诊断：胆胀。证为肝胆湿热。治以清热利湿，疏肝利胆。

处方：龙胆草 8g，木通 8g，泽泻 12g，车前子 15g，柴胡 10g，甘草 6g，法半夏 10g，栀子 10g，苏梗 10g，枳壳 10g，3 剂，水煎分服，日服 1 剂。

3 月 25 日复诊：寒热见瘥，右胁胀痛明显缓解，口微苦干，食欲好转，恶心消失，二便通调，舌红，苔薄黄，脉弦近数。守法同前，原方续进 2 剂以善后。

第四节 鼓 胀

一、概 述

鼓胀病以腹部胀大如鼓，皮色苍黄，脉络暴露为特征。

鼓胀病因多为湿热毒邪久羁，酒食不节，劳欲过度，情态内伤，血吸虫感染，以及黄疸、肝着、积聚等病失治而成，致肝、脾、肾三脏功能失调，导致湿阻、气滞、血瘀、水停壅积腹内而成。《丹溪心法》指出："七情内伤，六淫外侵，饮食不节，房劳致虚，脾土之阴受伤，转运之官失职，胃虽受谷，不能运化，故阳自升，阴自降，而成天地不交之否，清浊相混，隧道壅塞，郁而为热，热留为湿，湿热相生，遂成胀满，经曰鼓胀是也。"

临证所见，气滞湿阻者，腹大不坚，胁胀气窜，苔白腻；寒湿困脾者，腹大如囊裹水，肢肿，便溏，苔白腻；湿热蕴结者，腹大坚满，烦热口苦，苔黄腻；挟瘀则腹大而脉络怒张，舌紫有瘀斑；阳虚则腹大而形寒，神疲，舌淡，脉沉细；阴虚则腹膨形瘦，口燥舌绛，脉弦细数。

二、病 因 病 机

本病常因湿热毒邪蕴伏肝经，加之饮食失节，饮酒无度，损伤脾胃，久而湿热壅盛，中焦痞塞，气滞血瘀水停，致成鼓胀；或情志郁怒而伤肝，劳倦过极而伤脾，纵欲无度而伤肾，肝郁脾虚肾衰，致气滞湿壅水聚，而成鼓胀。又有感染水毒，内伤肝脾，导致水气蓄留，而为鼓胀；或腹中积聚瘀阻肝络，致隧道不利，水气留滞，而成鼓胀。《医碥》曾经指出："气血水三者，病常相因。有先病气滞而后血结者，有先病血结而后气滞者，有先病水肿而血随败者，有先病水肿而水随蓄者。"

三、诊 断 要 点

1）腹部膨隆如鼓，皮肤绷急，腹壁脉络怒张，叩之如鼓，有移动性浊音。

2）可有胁下癥积或肝病、血吸虫病等病史。

3）实验室检查：B 超显示腹腔内有液性暗区。肝功能检查可有明显异常，如血浆白球蛋白倒置，蛋白电泳球蛋白明显增高等。

四、辨 证 论 治

本病多表现为本虚标实，早期以邪实为主，晚期以本虚为主。实胀包括气滞湿阻证、寒湿困脾证、湿热蕴结证、肝脾血瘀证等，各证候可单独出现，又可互相转化，更多相兼互见，如湿热蕴结和肝脾血瘀。实胀进一步发展、演变，则为虚胀，且多虚中挟实，有脾肾阳虚与肝肾阴虚之分,最后可出现阴竭阳衰之危候。

1. 气滞湿阻

临床表现 腹大按之不坚,胁下胀满或疼痛,纳食减少,食后作胀,嗳气,尿短少,舌苔白腻,脉弦。

辨证分析 肝脾不和,气滞湿阻,升降失司,浊气充塞,故腹大不坚;肝络失其疏泄条达,故胁胀或痛;气滞中满,脾运失司,故纳少,食后作胀,嗳气;水湿壅阻,决渎失司,故尿短少;苔白腻,脉弦,均是气滞湿阻之征。

治法 疏肝理气,除湿消满。

方药 柴胡疏肝散(《景岳全书》)合胃苓汤(《丹溪心法》)加味。

柴胡 香附 川芎 枳壳 芍药 陈皮 苍术 厚朴 猪苓 茯苓 泽泻 官桂 白术 甘草 大腹皮

如口干尿黄,可去官桂、香附、陈皮,酌加防己、白马骨、赤小豆。

2. 寒湿困脾

临床表现 腹大如囊裹水,脘痞得热稍舒,形寒神疲,肢怠,尿短足肿,大便溏薄,苔白腻滑,脉濡缓。

辨证分析 寒湿停聚,脾阳困遏,水蓄不行,故腹大如囊;寒湿相搏,中阳不运,故脘痞得热稍舒;阴邪内盛,清阳不展,故形寒神疲,肢倦;脾阳既困,殃及肾阳,寒湿不能温化,故尿少肢肿,便溏;苔白腻滑,脉濡缓,均为寒湿困脾之候。

治法 温中化湿,健脾利水。

方药 实脾饮(《济生方》)加减。

炮附子 白术 茯苓 炮干姜 厚朴 木瓜 木香 草果仁 大腹子 炙甘草 生姜 大枣

如头目昏重,少气懒言,酌加苍术、生黄芪;小便不利,加猪苓、桂心。

3. 湿热蕴结

临床表现 腹大坚满,胀急疼痛,烦热口苦,尿短赤,大便秘结或溏垢,或面目皮肤发黄,舌边尖红,苔黄腻,脉弦数。

辨证分析 湿热互结,水浊渗聚,故腹大坚满,腹急疼痛;湿热内扰,故烦热口苦;邪阻腑气,故便结或溏垢;湿热下注,故尿短赤;湿热熏蒸肌表,故面目皮肤发黄;舌边尖红,苔黄腻,脉弦数,均为湿热蕴结之象。

治法 清热利湿,攻下逐水。

方药 中满分消丸(《兰室秘藏》)加减。

白术 人参 炙甘草 猪苓 姜黄 茯苓 干姜 砂仁 泽泻 橘皮 炒黄芩 厚朴 炒黄连 半夏 炒枳壳 炒知母

如邪热壅盛,宜减人参、白术、干姜、姜黄、陈皮、砂仁温燥之品,加牵牛子、益母草、大腹皮;小便涩少,再加滑石、瞿麦、蟋蟀粉(另吞);便闭体实者,加甘遂末(另冲),也可合己椒苈黄丸(《金匮要略》方:防己、椒目、葶苈子、大黄)化裁。

4. 肝脾血瘀

临床表现 腹大坚满,脉络怒张,胁腹攻痛,面色晦暗,或面颈胸臂蛛痣赤缕,手掌赤痕,唇色紫褐,口渴不欲饮,可伴见黑便,吐衄,舌紫暗,有瘀斑,脉细涩或芤。

辨证分析 瘀积肝脾,脉络壅闭,血化为水,故见腹大坚满,青筋暴露,胁腹攻痛;血脉逆阻,损及孙络,故手掌赤痕,蛛痣赤缕;血瘀水停,津不上承,故口渴不欲饮;面色晦暗,唇色紫褐,舌瘀斑,脉细涩,均为肝脾血瘀之征。若伴见黑便、吐衄,系络伤血溢,尤属凶险。

治法 活血化瘀,行气利水。

方药 调营饮(《证治准绳》)或化瘀汤(《验方新编》)。

莪术 川芎 当归 延胡 赤芍药 瞿麦 大黄 槟榔 陈皮 大腹皮 葶苈 赤茯苓 桑白皮 细辛 官桂 甘草

当归 赤芍药 丹皮 桃仁 红花 丹参 山甲 白术 泽泻 青皮 牡蛎

如尿短黄,酌加防己、海藻、益母草、赤小豆、通草;有出血倾向,宜减当归、川芎、红花、官桂、细辛、炮甲等耗血动血之品,加藕节、茜草、炙鳖甲;若见黑便、吐衄,则按血证紧急处理。

5. 脾肾阳虚

临床表现 腹满膨隆,朝宽暮急,脘闷纳呆,神倦怯寒,肢冷浮肿,面色萎黄,或小便短少不利,舌体胖,质淡紫,脉沉细无力。

辨证分析 鼓胀日久,脾肾阳虚,寒水滞留,气化不行,故腹满膨隆,朝宽暮急,尿短不利;脾阳虚,不能运化水谷,故脘闷纳呆;阳气不能敷布内外,故神倦怯寒,肢冷;阳虚水湿下注,故下肢浮肿;面色萎黄、舌淡紫胖,脉沉弦无力,皆为脾肾阳虚之候。

治法 健脾温肾,化气行水。

方药 真武汤(《伤寒论》)或济生肾气丸(《济生方》)。

炮附子 白术 茯苓 白芍 生姜

桂枝 炮附子 熟地 山茱萸 山药 泽泻 茯苓 牡丹皮 牛膝 车前子

如腹胀较甚,酌加沉香、大腹皮;四肢乏力,加生黄芪、红参;大便稀溏,加补骨脂、胡芦巴、砂仁。

6. 肝肾阴虚

临床表现 腹大如瓮,胁腹胀急,青筋暴露,形体消瘦,面色晦滞,唇紫口燥,心烦掌心热,或齿鼻衄血,尿短黄,舌红绛少津,脉弦细数。

辨证分析 湿热蕴结,病久不愈,肝肾阴亏,水湿停蓄中下焦,故腹大,尿短赤;气机不畅,脉络瘀阻,故胁腹胀急,青筋暴露,面晦唇紫;阴血耗伤,不能荣养肌肤,故形体消瘦;阴虚生内热,甚则络伤血溢,故口燥心烦,掌心热,齿鼻衄血;舌红绛干,脉弦细数,均为肝肾阴虚之象。

治法 滋养肝肾,凉血化瘀利水。

方药 六味地黄丸(《小儿药证直诀》)、桃红四物汤(《医宗金鉴》)合猪苓汤(《伤寒论》)。

干地黄 山茱萸 山药 泽泻 牡丹皮 茯苓 当归 赤芍药 川芎 红花 桃仁 猪苓 滑石 阿胶

腹胀甚,酌加泽兰、小蓟、大腹皮;午后潮热,加叶下珠、炙鳖甲、地骨皮;尿短赤,加地龙、赤小豆、玉米须。

五、护理与调摄

1) 病人以卧床休息为主,如腹水较多,应取半卧位。

2) 饮食宜低盐、少渣、易消化、富于营养,少量多餐。禁食辛辣、煎炸、坚硬之物,戒烟酒。湿热证可食黄瓜、西瓜、黄花菜,瘀血证可食鲜藕汁;阴虚证可食鲤鱼、淡菜;寒湿、阳虚证忌生冷。

3) 每日记入量,并观察排泄物,每周测体重、腹围。

4) 避免精神刺激,忌房事。

六、病 案 举 例

杜某,男,44 岁。1973 年 11 月 13 日初诊。

患者高度腹水,腹部膨隆,腹壁紧张绷紧,静脉怒张,躯干及上肢有 5 个蜘蛛痣,面色苍白,肌肉消瘦枯萎,巩膜黄染,皮肤粗糙,全身极度衰弱,卧床不能转动,小溲不利,色黄,大便干,舌红无苔,脉象弦滑无力。

此为肝气横逆,脾虚生湿,水湿停聚。治以疏肝健脾,理气利水。

茯苓 30g,木瓜 20g,槟榔 20g,泽泻 20g,寸冬 20g,猪苓 20g,紫苏 15g,陈皮 15g,葶苈子 15g,海藻 30g。

二诊:1973 年 11 月 20 日。服上方 6 剂,小便稍增,一昼夜由 100ml 增至 500ml,腹胀稍松,余皆如故。前方去紫苏,加党参 20g,白芍 20g,柴苏 10g,陈皮 15g,葶苈子 15g,茵陈(后下)20g,海藻 30g,银花 25g,寸冬 20g,党参 25g。

三诊:1973 年 12 月 19 日。服上方 9 剂,小便增多,腹水全消,腹胀已除,精神好转,全身有力,食欲增加,大便正常,黄疸已退,惟下午有低热,脉弦,舌苔白。为肝胆尚蕴湿热之候。治以清肝利胆化湿。茵陈(后下)20g,柴胡 15g,龙胆草 15g,银花 30g,黄芩 15g,青蒿 20g,半夏 15g,陈皮 15g,茯苓 20g,常山 15g。

四诊:1973 年 12 月 26 日。服上方 3 剂,低热已退,周身乏力,消瘦,食欲增加。治以益气疏肝理脾之剂善后。党参 30g,生芪 30g,白芍 40g,柴胡 15g,白术 20g,茯苓 20g,当归 20g,丹皮 15g,甘草 10g。

药后起居基本复常,能下床在室内外活动,后复查肝功能接近正常。 (《肝炎肝硬化专辑》)

第五节 乙 型 肝 炎

一、概 述

乙型肝炎(下简称乙肝)是感染乙肝病毒,并产生宿主免疫反应,引起以肝细胞炎性病变为主的全身性疾病。

在中医学中,本病属黄疸、肝着、胁痛、郁证、呕吐、积聚、鼓胀、虚劳、疫疠等病证范围。

二、病 因 病 机

现代医学指出,乙肝病毒感染人体后,引起的肝脏和其他脏器病变以及疾病的发生、发展,并非病毒本身所致,而是与人体的免疫状态有一定的关系。

《素问》认为,风气通于肝,"八风发邪,以为经风,触五脏,邪气发病","风客淫气,精乃亡,邪伤肝也","风生高远,炎热从之……风火同德"。可见风淫疫气侵袭人体,舍伏厥阴,若肝虚木郁,疏泄失司,则风邪淫逸,精气失荣;渐则郁而化火,风从火化,耗伤肝阴,甚至逆传心包。同时,脾虚湿滞,与风火相合,阴阳混淆,内酿湿热,热蕴湿中,湿遏热伏,难分难解,蒸腾弥漫,熏蒸肝胆,困扰脾胃。若饮食、情志、劳欲失节,正气不能抗邪外出,风淫火郁,湿热缠绵,或两感于疫毒,犹有热伤营血,邪陷心包之虞,或者邪深羁久,内劫肝肾阴血,肝、脾、肾三脏功能失调和衰退,最终出现气血阴阳俱损,络闭瘀积水停等证候。

三、诊 断 要 点

乙肝的确诊,主要靠抗原、抗体测定。同时依据流行病学资料、症状、体征和实验室检查等加以综合分析,做出全面判断。必要时可做肝穿刺病理检查。

本病应与其他各型病毒性肝炎、中毒性肝炎、胆囊炎、脂肪肝、阿米巴肝病等引起的血清转氨酶或血清胆红素增高者相鉴别。淤胆型肝炎应与肝外梗阻性黄疸(如胰头癌、胆石症)等相鉴别。

四、辨 证 论 治

本病常见症状有乏力、纳呆或恶心、痞胀、右胁痛、黄疸等。潜袭生病者,常见风淫肝郁、湿阻脾虚证候;急性发病,或前证迁延,则风化为火,湿蒸而热,而见肝经湿热、疫毒蕴结证候;也有先见湿热蕴结,候邪势抑杀大半之后,转为肝郁脾虚,余邪留恋,日久证见肝肾阴伤、痰瘀阻络等。

1. 风淫肝郁,湿阻脾虚

临床表现 头昏目眩,四肢欠温,容易疲倦,周身疲乏,或腹胀胁痛,痞满纳呆,嗳气恶心,大便溏薄,月经不调,舌淡红微暗,苔薄白或腻,脉弦细或滑缓。

辨证分析 风客淫气,肝木郁结,疏泄失职,精气失荣,故头昏肢凉,周身疲乏,胁肋隐痛,月经不调;脾虚湿阻,健运失司,故腹胀纳呆,呕嗳便溏;舌淡微暗苔腻,脉弦细滑缓,均为肝郁脾虚,风淫湿阻之征。

治法 搜风化湿,疏肝健脾。

方药 逍遥散(《太平惠民和剂局方》)合何人饮(《景岳全书》)。

柴胡 白术 白芍 当归 茯苓 甘草 煨姜 薄荷

何首乌 人参 陈皮

临证时,可去煨姜、当归、陈皮,酌加秦艽、野菊花、金银藤、生黄芪;胁痛便结,再去白术、当归,加全瓜蒌、郁金、丹参;小便不利,加赤小豆、连翘、滑石;挟阴虚火郁者,加炙鳖甲、牡丹皮。

2. 肝经湿热,疫毒蕴结

临床表现 目、身、小便俱黄,右胁胀痛,触痛明显,胸痞脘胀,纳呆恶心,大便秘结或黏滞不爽,可兼有发热,或身热不扬,口干苦臭,心烦肢怠,舌边红,苔黄厚腻,脉弦滑数。甚则身黄如金,高热,吐衄,神昏谵语。

辨证分析 湿热内扰肝胆,疏泄条达失常,胆液外泄肤表,故身目俱黄,右胁胀痛;肝病及脾,湿热中阻,气机不畅,故胸痞脘胀,纳呆恶心,大便不爽;湿遏热伏,流连气阻,枢机失和,故身热不扬;湿热上蒸下注,故口苦尿黄;舌红苔黄腻,脉弦滑数,均为湿热蕴结肝经之候。甚者湿热化火,或两感疫毒,深入营血,内扰神明,而见黄疸急剧加深,高热,吐衄,昏谵。

治法 清热利湿,凉血解毒。

方药 退黄散(《古今医鉴》)加减。

柴胡 升麻 龙胆草 茵陈 山栀 黄连 黄芩 黄柏 木通 滑石

如血分郁热,酌加赤芍药、紫草、大黄;热毒较盛,加蛇舌草、山豆根、土茯苓;黄疸深重,加虎杖、金钱草、白毛藤。如热入营血,邪陷心包,则按急黄处理。

3. 肝肾阴虚,瘀结湿恋

临床表现 右胁隐痛,或胁下痞块,腰膝痠软,五心烦热,头晕,目涩耳鸣,口干咽燥,齿鼻衄血,脘痞纳少,尿短黄,大便干或溏少不爽,月经量少,面色晦暗,蛛痣赤缕,朱砂掌,舌红紫或有瘀斑,苔少薄黄微腻而剥,脉弦细数。

辨证分析 病久肝肾阴血亏耗,经络失其濡养,故右胁隐痛,头晕目涩,腰膝痠软;水亏于下,火扰于上,故口干咽燥,耳鸣,齿鼻衄血;阴虚阳浮,故寐差梦扰,五心烦热;湿热未尽,余邪留恋,气机不和,故脘痞纳少,尿短黄;肝脉瘀阻,故胁下痞块,面色晦滞,朱砂掌;苔少或薄黄微腻而剥,脉弦细数,均为肝肾阴亏,瘀结湿恋之象。

治法 滋补肝肾,化瘀利湿。

方药 秦艽鳖甲散(《卫生宝鉴》)合益母胜金丹(《医学心悟》)。

秦艽 鳖甲 地骨皮 柴胡 青蒿 知母 当归 乌梅

益母草 茺蔚子 地黄 白芍药 川芎 丹参 白术 香附

如肝阴不足为主,症见目涩,经少,黄褐斑,加首乌、阿胶、紫河车、女贞子;肾阴不足为主,症见耳鸣,梦遗,足跟痛,加龟板胶、天冬、山萸肉、冬虫夏草;络瘀湿恋,胁下痞块,尿短黄,重用鳖甲、白芍药、丹参、益母草、知母,酌加牛膝、车前子、藕节、炮山甲、赤小豆;若有黄疸,加地锦草、兖州卷柏、马蹄金。

五、护理与调摄

1)饮食宜易消化、富于营养,忌过于肥甘及辛辣煎炸之品,戒烟酒。

2)发病期间适当卧床休息,避免疲劳,节制房事,保持安定、乐观情绪。

3)防止通过血液和体液传播本病。各种医疗预防注射实施一人一针一管,对带血清的污染物应严格消毒处理。新生儿及未感染乙肝病毒者应接种乙肝疫苗。

六、病 案 举 例

黄某,男,27 岁,已婚,职工,1996 年 2 月 19 日初诊。

患者素健。1995 年 2 月初出现目、身、小便俱黄,脘痞纳呆,查 HBVM"大三阳",肝功能轻度异常,B 超示"肝内回声偏粗,脾切面 10.2cm×3.8cm"。诊断:乙型肝炎。在院外肌注干扰素 100 万 U/d,3 个月,并服保肝药。至 9 月底查 HBeAg 阴转,但肝功能异常如旧,于是前来就诊。给清热利湿、活血解毒之剂,1 个月后症减,肝功能显著好转,原方加减间服至 1996 年 1 月,诸症消失,肝功能正常,即停药。

1996 年 10 月因工作劳累,觉上腹部稍胀,尿黄。查 HBVM"大三阳",TBIL 20.1,ALT 210.0(正常值 64.0),AST 107.0(正常值 50.0),GGT 66.0;B 超示"肝内回声低,光点稍粗,脾切面 11.2cm×4.1cm"。又在院外口服葡醛内酯(肝泰乐)、齐墩果酸、联苯双酯、复方树舌片等 70 天,复查 ALB 44.2,GLB 19.2,TBI 41.5,IBI 23.4,ALT 128.0,AST 386.0,GGT 219.0,于是再来求诊。

症见头晕、腹胀、纳少,偶有盗汗,尿黄,舌淡红,苔薄,脉濡。此原为风淫伤肝,郁而不达则化火,且肝邪犯脾,复酿湿热,留连不已;脾虚肝郁,风火疫气与湿热纠结,暗耗营阴;阴阳正邪混淆,如油入面,难分难解。治以益元搜邪,清热利湿,兼护阴液。珠儿参 12g,生黄芪 12g,秦艽 12g,槲寄生 20g,郁金 12g,蛇舌草 30g,虎杖 30g,白毛藤 30g,半支莲 30g,茯苓 15g,丹参 20g,石斛 12g。清水煎,分 2 次服,每日 1 剂。

二诊:1996 年 12 月 27 日。上方连服 7 剂,腹胀减轻,食纳稍增,尚见盗汗,舌脉如上。为虚火未靖之候,仍以前法出入。原方去石斛,改珠儿参 15g,生黄芪 15g,加牡丹皮 12g。

三诊:1997 年 1 月 7 日。上方服 10 剂,已无自觉不适,饮食、睡眠、二便如常。舌淡嫩边红,苔薄白,脉细。邪气深伏,纠结日久,虽见势挫,必有余蕴,前法再进。秦艽 12g,蛇舌草 50g,虎杖 30g,白毛藤 30g,半支莲 30g,茵陈 15g,郁金 10g,牡丹皮 10g,丹参 20g,绞股蓝 12g,石斛 10g,玉米须 30g。

四诊:1997 年 1 月 23 日。上方服 12 剂,诸症已失,复查 ALB 48.0,GLB 23.5,TBI 16.1,ALT 14.0,AST 28.0,GGT 72.0,IgG8.53,IgA 1.40,IgM 0.81,C_3 1.18,HBsAg(EIA)阴性,抗 HBc 阳性。今已无证可辨,唯审余邪留恋之机,再拟培元祛邪。生黄芪 20g,太子参 15g,绞股蓝 12g,何首乌 15g,女贞子 15,柴胡 6g,秦艽 12g,蛇舌草 30g,虎杖 20g,白毛藤 30g,丹参 20g,生内金 10g,茯苓 15g,甘草 6g。

五诊:1997 年 3 月 18 日。上方间服 30 剂,均无自觉不适,再查肝功能未见异常,HBsAg(EIA)阳性,RPHA 1∶16,抗 HBc 阳性,HBV-DNA-PCR 阴性。以前法化裁善后调理。秦艽 12g,生黄芪 20g,何首乌 15g,太子参 15g,柴胡 6g,野菊花 20g,蛇舌草 30g,虎杖 20g,白毛藤 20g,柴草 12g,当归 6g,赤小豆 30g。

第六节　结　石

一、概　述

结石是指人体脏腑内体液不能正常生化而凝结成砂石,阻滞该脏腑而引起一系列病理变化的一种病证。本病多因饮食不节、湿热内蕴等病因所致。

结石症现代医学常见于胆囊结石、肾盂结石、输尿管结石、膀胱结石等病中。

二、病 因 病 机

1）饮食不节　恣食辛辣油腻，肥甘厚味，以致湿热内生，煎熬津液，结成砂石。

2）膀胱湿热　外感湿热，或内生湿热，流浊膀胱，湿热久蕴，煎熬水液，尿液凝结为砂石而致石淋病。

3）肝胆湿热　肝胆湿热交蒸，煎熬胆液，结成砂石，阻滞胆道而病胆石症。

三、诊 断 要 点

1）疼痛，因结石阻塞的部位不同而异。石淋，腰痛如绞，或痛引少腹，伴小便滞涩疼痛，尿中带血；胆石症，胁痛连及肩背，口苦胸闷，恶心呕吐。

2）B超、X线等检查可以有肾、输尿管、膀胱、胆囊结石表现。

四、辨 证 论 治

1. 泌尿系结石

临床表现　小便滞涩不畅，尿中时夹砂石，或小便猝不能出，窘迫难忍，痛引少腹，或尿时中断，或腰痛如绞，痛引少腹，连及少阴，尿中带血，舌红，苔薄黄，脉弦数。

辨证分析　湿热流注下焦，煎熬尿液，聚砂成石。积滞膀胱则气化失司，故见小便猝不能出，窘迫难忍，痛引少腹；砂石积滞于肾，气滞血涩，故见腰痛如绞，痛引少腹，连及少阴；砂石伤络则见尿血。

治法　清热通淋，利尿排石。

方药　石韦散（《证论汇补》）加减。

石韦　冬葵子　瞿麦　滑石　车前子

加金钱草、海金沙、刘寄奴、内金。

若小便频急，滞涩不畅，尿时作痛，方以八正散（《太平惠民和剂局方》方：木通、车前子、萹蓄、瞿麦、滑石、甘草、大黄、栀子、灯心）去灯心，加金钱草、刘寄奴治疗。若腰痛明显，伴有血尿，则以消石通淋，行瘀利尿治疗，方药取海金沙、金钱草、石韦、木通、车前子、瞿麦、乌药、川楝子、牛膝、刘寄奴、枳壳。

2. 胆石

临床表现　右胁胀痛连及肩背，恶心呕吐，口苦胸闷，或恶寒发热，身目发黄，尿黄赤，舌红，苔黄腻，脉弦数。

辨证分析　肝胆湿热蕴结，煎熬津液，结成砂石，阻滞胆道，故见右胁作痛，连及肩背；湿热中阻则口苦胸闷，恶心呕吐；邪郁肝胆，则恶寒发热；肝胆湿热交蒸，结石阻滞胆道，胆汁不循常道而外溢，故见身目发黄；湿热蕴结肝胆，则尿黄赤，舌红苔黄腻，脉弦数。

治法　清热利湿，利胆排石。

方药　龙胆泻肝汤(《兰室秘藏》)。

龙胆草　泽泻　木通　车前子　当归　柴胡　甘草　生地黄。

发热加金钱草、海金沙、郁金、内金;黄疸,可加黄柏、茵陈,以清热,利湿退黄。

五、护理与调摄

1)饮食宜清淡,忌食辛辣肥甘滋腻之品,戒烟酒,多饮水。

2)注意休息,适当参加文体活动。

六、病案举例

张某,男性,56岁,已婚,干部,1997年8月26日就诊。

患者素好烟酒,1周来反复少腹阵发性绞痛,腰酸痛,小便滞涩疼痛,尿频短赤,口苦干,心烦,食欲不振,舌红,苔黄腻,脉弦数。尿常检查:红细胞(+++),白细胞+,蛋白微量,B超检查提示:膀胱结石。诊断:石淋,证为膀胱湿热,治以清热通淋,排石利尿。处方:石韦12g冬葵子15g,瞿麦10g,滑石(布包)30g,车前子15g,金钱草20g,海金沙15g,内金10g,刘寄奴30g,乌药10g,丹皮10g。5剂,水煎分服,日服1剂半,以药代茶频饮。

复诊:8月29日。患者少腹疼痛消失,尿滞涩疼痛,腰酸痛,见瘥,尿清长,食欲尚好,口苦减轻。尿常规检查:红细胞(-),白细胞(-),蛋白(-)。舌红苔薄黄,脉弦。原方5剂,水煎分服,日服1剂。

三诊:9月6日。患者诸症若失,饮食、二便正常,尿常规检查(-),B超检查,膀胱未发现结石影像。病已向愈,拟健脾补肾以善后。处方:生地15g,茯苓30g,牛膝15g,淮山药30g,白术10g,泽泻15g,

生黄芪30g,党参15g,丹皮10g,枸杞15g,陈皮6g。3剂,水煎分服,日服1剂。

(杨春波　高鼎榕)

第十三章　肾膀胱湿病证

第一节　水　　肿

一、概　　述

水肿是指体内水液潴留,泛滥肌肤,引起以头面、眼睑、四肢、腹背甚至全身浮肿为主要特征的病证。

本病在《内经》中称为"水",并根据不同症状分为风水、石水、涌水,《金匮要略》称为"水气",按病因、脉症分为风水、皮水、正水、石水、黄汗五种。又根据五脏证候分为心水、肺水、肝水、脾水、肾水。《诸病源候论》论述水肿证候较为复杂,但指出水肿的发生主要责之于肾。直至元代朱丹溪才将水肿分为阴水和阳水两大类。

至于治法,《素问·汤液醪醴论》早已指出"平治于权衡,去菀陈莝……开鬼门,洁净府"等原则。《金匮要略·水气病脉症病治第十四》更明确指出:"诸有水者,腰以下肿,当利小便,腰以上肿,当发汗乃愈。"近年来,根据《血证论》"瘀血化水,亦发水肿,是血病而兼水也"的理论,应用活血化瘀法治疗水肿取得了一定的疗效。

临床上急慢性肾小球肾炎、肾病综合征、充血性心力衰竭(以慢性心力衰竭为主,或全身衰竭)、内分泌失调(如特发性水肿、月经前浮肿、营养障碍性水肿等病)均可参照本病论治。

二、病因病机

《素问·经脉别论》曰:"饮入于胃,游溢精气,上输于脾,脾气散精,上归于肺,通调水道,下输膀胱,水精四布,五经并行。"说明人体水液的运行,有赖于脏腑气化,诸如肺气的通调,脾气的转输,肾气的蒸腾等,这是正常的生理水液代谢。反之,一旦由于外邪的侵袭,或脏腑功能失调,或脏气的亏虚,使三焦决渎失职,膀胱气化不利,则发生水肿。

1) 风邪外袭:肺为水之上源,主一身之表,外合皮毛,最易感受外邪侵袭,一旦风邪所伤,内则肺气失宣,不能通调水道,下输膀胱,以至风邪遏阻水道,风水相搏,流溢于肌肤,发生水肿。即《金匮要略》所谓的"风水"。

2) 风湿相搏:风湿伤人,可以导致痹证,若痹证不已,反复感受外邪,与脏器相搏,脏气受损,不能化气行水,可发生水肿,如《素问·痹论》说:"脉痹不已,复感于邪,内舍于心";《诸病源候论·脚气病诸候》说:"风湿毒气,从脚上入于内,与脏气相搏,结聚不散,故心腹胀急也。"即《金匮要略》所指的"心水"。

3) 疮毒内犯:诸痛痒疮皆属于心,疮毒内攻,导致津液气血失常,也可形成水肿。如《济生方·水肿》曰:"又有年少,血热生疮,变为肿满。"明·李梴在《医学入门》中指出:"阳水多兼食积,或饮毒水,或疮毒所致也。"

4）房劳过度:肾精亏耗,肾气内伐,不能化气行水,遂使膀胱气化失常,开阖不利,水液内停,形成水肿。

水肿的病机,历代医家从肺、脾、肾三脏加以阐述和分析,这一立论源于《内经》,如《素问·阴阳别论》曰:"三阴结谓之水"。又如《素问·水热穴论》曰:水肿之因"其本在肾,其末在肺。"后世论著中,当以《景岳全书·肿胀》篇的阐述最为扼要:"凡水肿等证,乃肺、脾、肾相干之病。盖水为至阴,故其本在肾;水化于气,故其标在肺;水惟畏土,故其制在脾。今肺虚气不化精而化水,脾虚土不治水而反克,肾虚水无所主而妄行"。

总之,肺、脾、肾三脏与水肿发病的关系是以肾为本,以肺为标,以脾为制,这是水肿病机的关键所在。其次,水肿病的发展也与心、肝两脏有一定的关系。正如《奇效良方》中说:"水之始起也未尝不自心肾而作"。肝藏血,主疏泄,肝气郁结可导致血瘀内停,发展为水肿。

三、诊 断 要 点

1）水肿是以头面、眼睑、四肢、腹背甚至全身浮肿为主要特征的病证。

2）水肿先从眼睑或下肢开始,继而四肢和全身水肿。轻者仅是眼睑或足胫浮肿,重者全身皆肿,甚则腹大胀满,气喘不能平卧,更严重者可见尿闭,恶心呕吐,口中秽味,鼻衄牙宣等。

3）多有乳蛾、心悸、疮毒、紫癜以及久病体虚病史。

四、辨 证 论 治

（一）阳水

1. 风水泛滥

临床表现　尿少,先见眼睑及颜面浮肿,然后延及全身,并见恶风,发热,或伴咳喘,或咽喉红肿疼痛,舌苔薄白,脉浮。

辨证分析　风邪犯肺,肺失宣降,失其治节,不能通调水道、下输膀胱,则尿少;风水相搏,风为阳邪,其性轻扬,故先肿头目,然后遍及全身;风寒袭表,营卫不和,故兼恶寒发热;风水犯肺,则见咳喘;兼感风热或风水化热可见咽红肿痛。

治法　疏风解表,宣肺行水。

方药　越婢加术汤(《金匮要略》)加减。

麻黄　石膏　白术　甘草　生姜　大枣

若咽部红肿疼痛不减,可加入草河车、牛蒡子、锦灯笼、连翘、射干;如无表证,应以养阴解毒为主,用生地、元参、知母等;若小溲短赤,可加茅根、赤小豆、车前子;若咳喘重者,可加桑白皮、杏仁、葶苈子;若风寒束表,恶寒重者,加苏叶、防风、芥穗、桂枝;如颜面浮肿明显,或喘满者,加大麻黄用量;若汗出不止,恶风明显者,应固表利水,用防己黄芪汤。

2. 水湿浸渍

临床表现 全身水肿,按之不起,小便少,身重困倦,胸闷纳呆,舌苔白腻,脉沉滑。

辨证分析 水湿壅滞三焦,肺失宣降,脾失健运,枢机不利,气化失司,三焦决渎失职,水湿泛滥,浸渍肌肤,故全身浮肿;水湿为主,属于阳水,故按之易起;膀胱不能气化,小便不能出焉,故尿少;身重为水性下沉,如负重物,是水湿浸渍全身的表现;湿困于脾,则四肢困倦,胸闷纳呆,甚则泛恶;苔薄腻为水湿困阻之象,脉沉滑,仍为阳脉,滑为痰湿之候。

治法 化湿利水。

方药 五皮饮(《中藏经》)合胃苓汤(《丹溪心法》)加减。

桑白皮　陈皮　大腹皮　生姜皮　茯苓皮

猪苓　泽泻　白术　茯苓　桂枝　陈皮　厚朴　炒苍术　炙甘草　生姜　大枣

3. 湿热壅盛

临床表现 遍身水肿,绷急光亮,烦热口渴,脘腹满闷,便秘尿赤,苔黄腻,脉滑数。

辨证分析 湿热壅盛,阻滞三焦,气化不利,则小便短赤而少;决渎失司,水道不通,则水液不能正常从小便而出,必然泛溢于肌肤之间;湿为阴邪,热为阳邪,湿邪偏盛则见脘腹满闷,热邪偏重则见烦热口渴,便干;脉滑数,苔黄腻,皆为湿热壅盛之候。

治法 清热利湿,通利三焦。

方药 疏凿饮子(《济生方》)加减。

羌活　秦艽　槟榔　大腹皮　苓皮　川椒目　木通　泽泻　商陆　赤小豆　生姜皮

若湿热之势不减,上迫于肺,而见喘满,气粗,咳吐痰涎者,证系"正水"、"支饮",当以葶苈大枣泻肺汤合用,以泻胸肺之水。若腹满不减,二便不通者,当加入己椒苈黄丸以助攻泄。

(二) 阴水

1. 脾阳虚衰,寒湿内盛

临床表现 腰以下肿甚,按之凹陷,或见腹水,纳减便溏,神疲肢冷,面色㿠白,舌淡有齿痕,苔薄白,脉沉缓。

辨证分析 脾主运化,主四肢,主生化气血。水液代谢,其制在脾,脾为水之枢纽。因脾阳虚衰所致三焦气化失职,水肿尿少,水性下沉,则腰以下肿甚;脾气不升,不能温分肉,充腠理,故水肿按之凹陷,陷而不起;纳减便溏,神疲肢冷,皆为脾阳不足所致;面色㿠白,为后天气血生化无源,加之浮肿而致;脉缓为中阳不足之象。

治法 温补脾阳,行气利水。

方药 实脾饮(《济生方》)加减。

厚朴　白术　木瓜　木香　草果　大腹皮　附子　茯苓　干姜　炙甘草　生姜
大枣

若证见气短,自汗,水肿如泥,气虚水肿者,可用防己黄芪汤,尤当重用黄芪。如面色㿠白,心悸,气短,自汗盗汗,属气血两虚者,应加入十全大补汤。

2. 肾阳衰微,水气凌心

临床表现　腰以下肿,尤以两腿肿甚,或阴囊肿大,尿少,腰膝或少腹冷痛,或心悸,面色灰滞,脉沉细,舌胖淡。

辨证分析　肾阳衰微即肾中命门火衰。肾司开阖,从阳则开,小便多,阳衰则阖,小便少,故腰以下水肿,脉沉细,舌质淡。命门火衰则三焦气化不利,故尿少,水肿,腰膝冷痛。心悸、气促为水气上逆凌心之象。

治法　温肾扶脾,化气行水。

方药　真武汤(《伤寒论》)合济生肾气丸(《济生方》)加减。

茯苓　白术　白芍　附子　生姜

牛膝　车前子　附子　桂枝　地黄　山萸肉　山药　茯苓　泽泻　丹皮

五、护理与调摄

本病多病程缠绵,迁延不愈,正气已虚,纵有实邪,亦为虚中挟实之证。除积极药物治疗外,应注意生活调理,避免六淫侵袭和过度劳倦。重证者应安心静养,饮食宜选用蛋白质含量低的食物,少进豆类食物,以米面等补充一定热量。怡情志,慎房劳,慎重选择药物。

六、病案举例

石某,女,26岁。1984年11月1日入院。

主诉:双下肢浮肿7年,头晕恶心11个月。

症见:面色晦暗,虚浮无华,烦躁不宁,夜寐不安,下肢浮肿,小便短少,舌淡,苔黄腻,脉弦滑。化验结果:血红蛋白40g/L。尿常规:蛋白(++++),红细胞2~5个/高倍视野。尿糖(+++),尿素氮68mg/dl,非蛋白氮75mg/dl,二氧化碳结合力24.3vol/dl,血沉120mm/h。酚红排泄试验:15分钟10%,30分钟1%,1小时、2小时无标本。肾图:双肾各阶段不清,呈水平状延长,肾功能重度受损。中医诊断:水肿(气虚湿聚),眩晕(浊犯清窍)。西医诊断:慢性肾炎尿毒症。11月30日,患者病情加重,猝喘,短气不续,呼吸急促,不能平卧,彻夜难眠,除输氧外,先后应用氨茶碱、呋塞米、冠心苏合丸、硝酸异山梨酯、地西泮等药物未能控制。至12月2日重复应用上药仍未效,症状加重,面色灰暗,唇紫绀,呼吸每分钟30次,吸气若不能容,呼气若不得还,必不时拊其胸背,有随时将脱之势,患者已三昼两夜未得稍瘥。晚8时,烦躁不宁,反复颠倒,舌淡胖有齿痕,苔秽滑腻,脉沉细数。脉证合参,属秽浊中阻,充斥三焦,气机阻滞,心阳欲绝。急当扶阳抑阴,仿用仲景桂枝甘草汤:桂枝、甘草各10g,煎水100ml,顿服。服药不到10分钟,其喘若失,酣然入睡。次日晚餐后,患者自搬木椅观看电视,神态自若,判然两人。　(《路志正医林集腋》)

第二节　淋　证

一、概　述

淋证是以小便频急,淋沥不尽,尿道涩痛,少腹拘急,痛引脐中为主症的疾病。本病多因肾虚、膀胱湿热、气化不利所致。临床分热淋、血淋、石淋、膏淋、劳淋等,其中以热淋、石淋、膏淋与湿关系最为密切。

现代医学中某些泌尿系统的疾病如肾盂肾炎、膀胱炎、结石、乳糜尿等,以尿频、尿急、尿痛和尿意不尽为临床主要表现者,可按本病辨治。

二、病 因 病 机

淋证的病因病机是由于湿热下注,肾虚膀胱热而成。《诸病源候论·淋病诸候》指出:"膀胱与肾为表里,俱主水,水入肠于胞,行于阴为溲便也。肾气通于阴,阴津液下流之道也。若饮食不节,喜怒不休,虚实不调,脏腑不和,致肾虚膀胱热也。肾虚则小便数,膀胱热则水下涩,数而且涩,则淋沥不宣。"其发病机制分述如下。

1) 膀胱湿热 湿热的产生有外感有内生。感于外者可因外阴不洁,秽浊之邪上犯膀胱,或由其他脏腑传入膀胱,如小肠邪热、心火炽盛移于膀胱,或下肢感受丹毒壅遏脉络,波及膀胱;生于内者,多因饮食不节,肥甘酒热之品,中焦积湿生热,湿热流入膀胱,膀胱湿热,气化失司,水道不利,遂发淋证。

2) 肾虚湿侵 膀胱与肾互为表里,膀胱气化功能赖肾的气化作用。若禀赋不足,先天畸形,肾气虚弱,或因房劳、多产、导尿、砂石积聚等损伤肾气,或因年高、妊娠、产后肾之气阴亏乏,皆可使外邪易于侵袭膀胱,罹患淋证。

三、诊 断 要 点

1) 小便频急,淋沥不尽,尿道涩痛,少腹拘急,痛引脐中,是诊断本病的主要依据。

2) 伴发热,小便赤热灼痛,为热淋;小便窘急不能猝出,尿道刺痛,痛引少腹,尿出砂石而痛止,为石淋;小便涩痛,尿如脂膏或米泔水,为膏淋。

3) 实验室检查 尿液检查有白细胞、红细胞、蛋白;血象检查白细胞计数升高,中性白细胞上升;尿细菌培养为阳性;或有乳糜尿。

其他如膀胱镜检查、X 线检查、B 超检查等可见结石,可诊为石淋。

四、辨 证 论 治

淋证是由于感受湿热邪气所致,而且湿热在疾病的全过程均可存在,临床上表现或轻或重,因此,清利湿热是治疗本病的主要法则。后期可兼以益肾健脾。

1. 膀胱湿热

临床表现 小便频数,点滴而下,尿色黄赤,急迫不爽,尿道灼痛,痛引脐中,或伴有腹痛拒按,腰部叩痛,发热,口苦,恶心呕吐,大便秘结,舌苔黄腻,脉濡数或滑数。

辨证分析 湿热毒邪客于膀胱,气化失司,水道不利,火性急迫,故小便频数,点滴而下,尿黄;舌苔黄腻,脉濡,为湿热之征。

治法 清热利湿通淋。

方药 八正散(《太平惠民和剂局方》)加减。

木通　车前子　萹蓄　大黄　滑石　瞿麦　栀子　甘草梢

若寒热往来,心烦欲呕,不思饮食者,加柴胡、黄芩、龙胆草等;尿中时夹砂石,小便涩滞不畅,加金钱草、海金沙、石韦;尿色红赤或夹紫暗血块,加大小蓟、白茅根、益母草;大便秘结者,加大黄、枳实;小便混浊不清,选用程氏萆薢分清饮。

2. 肾阴不足,湿热留恋

临床表现　尿频而短,小便涩痛,欲出不尽,或伴低热,头昏耳鸣,腰膝瘦软,咽干唇燥,舌红少苔,脉弦细数。

辨证分析　湿热郁久,热伤阴液,肾阴不足,湿热留恋膀胱,故尿频而短,小便涩痛,欲出不尽;肾阴不足,阴虚内热,清窍失养,故低热,头昏耳鸣,腰膝瘦软,咽干唇燥,舌红少苔,脉弦细数。

治法　滋阴益肾,清热祛湿。

方药　六味地黄汤(《小儿药证直诀》)加减。

熟地　山萸肉　山药　丹皮　云苓　泽泻

若腰痛较甚,加续断、狗脊、桑寄生;小便短赤涩痛,大便如羊屎,加玄参、首乌、柏子仁、车前子;偏肾气虚,形瘦乏力,小便淋出如脂,加芡实、菟丝子、枸杞子。

五、护理与调摄

1) 饮水宜多次少量频饮,饮食宜清淡,忌肥腻香燥、辛辣之品。
2) 适当休息,禁房事。
3) 讲究卫生,保持下阴清洁,用消毒水坐浴。

六、病案举例

病例一

韩某,男,53岁。因左侧腰腹绞痛,伴尿频、尿急、尿痛而赴当地省医院诊治,经尿检:红细胞10~20,白细胞2~3,草酸钙结晶(+),肾输尿管造影诊为左输尿管上段结石。用中西药调治月余无效,遂来京求治。自述腰腹绞痛,发作欲死,痛止一如常人,现腰酸微胀,小便色黄浑浊,稍感乏力,余无明显不适,舌体胖,苔灰黄腻,脉沉弦细。病人素嗜烟酒。纵观脉症,此系烟酒过用,脾肺俱病,肺损则津液失布,高源失洁,脾伤则水湿潴留,湿久郁热,结于下焦,煎熬日久而成结石。治宜宣畅利化之法。处方:藿梗10g,杏仁(后下)10g,半夏10g,萹蓄10g,厚朴9g,黄柏9g,草薢12g,益智仁6g,海金沙15g,金钱草30g,鸡内金粉(冲)4g,六一散15g。水煎服,嘱其忌烟厚味。进上方50剂,消石散90包。4个月后摄片复查,左侧输尿管结石消失。　　(路志正医案)

病例二

焦某,女,37岁。

因患尿频、尿急、尿痛4~5日,尿检蛋白(+),红细胞(+++),脓球满视野,经用西药治疗,症状未见明显减轻,而收住院。更中西药为治,前症虽少轻减,但又增溺后鲜血淋沥不断之症,经尿培养、肾盂造影、同位素肾及妇科检查,除外肾结核、泌尿系肿瘤、阴道出血等疾患。予以对症处理亦乏效果,遂出院延余诊治。

患者体质消瘦,面少华泽,神疲肢倦,心悸气短,烦躁易急,口干盗汗,溺后血淋鲜红不畅,疼痛不甚,稍劳则剧,舌质紫暗,苔薄黄白相兼,脉弦细而数。参合脉症,为气阴两虚,虚火扰动阴血,挟有瘀滞之候。故仿莲子清心饮意,加入活血化瘀之品为治。地骨皮、小蓟各15g,太子参、莲子肉、赤茯苓、车前草各12g,麦冬、柴胡、制首乌各9g,益母草10g,生蒲黄6g,水煎空心服。进方7剂血淋明显见少,而虚象更露,疲乏之感转增,苔变薄白,脉虚弦细。诸症已清,虚火渐平,方随证转,上方去柴胡、赤苓、小蓟、坤草、车前草,加生黄芪9g,茯苓、黄芩各10g,旱莲草12g,生甘草6g,以加强益气养阴之功。服药7剂,诸症悉除,精神转佳,善后调理而愈。

（路志正医案）

第三节　癃　闭

一、概　述

癃闭是指小便不利,点滴难出,甚则闭塞不通为主症的疾患。其中又以小便不利,滴沥不爽,病情较缓者称为"癃",以小便闭塞,点滴不通,病势较急者称为"闭"。癃和闭虽然有区别,但只是程度上的不同,因此多合称为癃闭。

癃闭之名,首见于《内经》,而《伤寒论》和《金匮要略》则称为淋病和小便不利。《诸病源候论》指出其发病主要是肾和膀胱有热,长久以来古人淋、癃不分。宋代《三因极一病证方论》说："淋,古谓之癃,名称不同也。"元代《丹溪心法》也只有小便不利和淋的记载,而没有癃闭的名称,明代以后,始将淋、癃分开,而各为独立疾病,分别论治。

凡各种原因所引起的尿潴留及无尿症,都可参考"癃闭"辨证论治,如神经性尿闭、膀胱括约肌痉挛、尿路结石、尿路肿瘤、尿路损伤、尿路狭窄、老年前列腺增生、脊髓炎和尿毒症等出现的尿潴留和无尿症。

二、病因病机

人在正常生理情况下,水液通过胃的受纳,脾的转输,肺的肃降,而下达于肾,再通过三焦和肾的气化功能,使清者上归于肺而布散周身,浊者下输膀胱,而排出体外,从而维持人体水液代谢的平衡。

癃闭的发生,虽病位在膀胱,但与三焦、肺、脾、肾的关系最为密切。上焦之气不化,当责之于肺,肺失肃降,则不能通调水道下输膀胱;中焦之气不化,当责之于脾,脾失健运,则不能升清降浊;下焦之气不化,当责之于肾,肾阴亏虚,气不化水,肾阴不足,阴不化阳,亦可引起膀胱气化失常,而形成癃闭。一般来说,湿热蕴结,肺热气壅,肝郁气滞,尿路阻塞,多属实证,脾气不升,肾元亏虚,多属虚证。

三、诊断要点

1）小便不利,点滴不畅,或小便闭塞不通,尿道无涩痛,小腹胀满。

2）多见于老年男性，或产后妇女及手术后患者。

四、辨 证 论 治

实证多发病急骤，小腹胀或疼痛，小便短赤灼热，多因湿热蕴结，肝郁气滞，肝热气壅所致。虚证多病势缓慢，面色少华或㿠白，小便排出无力，多因脾气不升，肾阳不足所致。

癃闭的治疗应根据"腑以通为用"的原则，无论虚证实证，清湿热，补脾肾的同时，注意以通小便为目的。

膀胱湿热

临床表现　小便点滴不通，量极少，赤热，或大便不畅，苔根黄腻，舌质红，脉数。

辨证分析　湿热郁结于膀胱，故小便不利而赤热，甚则闭而不通；湿热郁结在里，而大便不畅，舌质红，苔黄腻，脉滑数。

治法　清利膀胱湿热。

方药　八正散（《太平惠民和剂局方》）加减。

萹蓄　瞿麦　车前子　滑石　生山栀　熟大黄　木通　甘草梢　灯心草

若心烦，口舌生疮，可加导赤散，以清心火，利小便；若苔黄厚腻，可合二妙散；若久病伤及肾阴，舌尖红等，当以滋肾通关丸为主；如尿中带血，为热伤血络，迫血妄行，加小蓟、蒲黄、生地；如排尿突然中断，尿道刺痛窘迫，或尿中有砂石者，为湿热蕴结，煎熬尿液，结为砂石，阻闭尿道，加海金沙、金钱草、鸡内金、琥珀粉等。经治症减者，不可专事清利，以免伤阴耗液，当用清心莲子饮加减，以扶正清余邪。

五、护理与调摄

癃闭是内外科多种疾病后期的临床综合表现，因此早期积极治疗原发疾病，是预防癃闭发生的最重要的手段。一旦出现癃闭，视每日小便量的多少，注意控制水入量。

六、病 案 举 例

病例一

陈某，男，58岁。

小溲闭而不通，已半月余，虽经某医院治疗并作保留导尿，仍未见效。舌苔黄腻，脉来濡软。湿热蕴阻下焦，膀胱气化失司，治拟清热散结，通利水湿为法。升麻1.5g，川萆薢15g，老苏梗9g，桔梗5g，猪苓9g，土茯苓15g，萹蓄15g，瞿麦12g，细木通3g，泽泻15g，车前子15g，蟋蟀干7只。又血珀末1.8g，早晚各服0.9g。

另外用方：食盐60g，青葱管60g，用五磅水，煎汤，热敷小腹。

用上药两天后，小便通畅，致导尿管滑下，从此小便正常。

按语　癃闭的治疗，应根据"腑以通为补"的原则，着重于通。故方以萆薢、土茯苓、猪苓、瞿麦、萹蓄分利湿热；木通、车前子、蟋蟀干、血珀等利水道；并以桔梗开泄肺气，升麻升清降浊,一升一降,气化得行,小便自通。再配合外用方,见效更速。通过临床实践,此对老年性癃闭症,包括现代所称之前列腺肥大、前列腺炎,屡治获效。　　(《黄一峰医案医话集》)

病例二

刘某,男,56 岁。1976 年 9 月 8 日初诊。

近日疲劳过度,昨起小便癃闭复发,尿道刺痛,少腹胀满作痛,腰疲楚,夜不得寐,口干,脉象弦滑,苔薄白少津。湿热下注,水热互结,膀胱气化不利,急拟清热化湿,通瘀利尿。炒知母 9g,炒黄柏 9g,官桂(后入)1.2g,鹿含草 30g,虎杖 30g,红藤 30g,败酱草 30g,桃仁 9g,萹蓄 24g,车前子(包煎)30g,生升麻 9g,琥珀末 1.8g,3 剂。

二诊:1976 年 9 月 12 日。药后小便得通,腹胀已平,腰疲减,寐亦安,尿时略有刺痛,脉小弦,苔薄黄。前列腺肿胀已减,湿热得从小便下泄,癃闭因之得通,再守前法出入。原方去升麻、桃仁、车前子,加贯众 15g,石韦 24g,益母草 30g,14 剂。　　(《张伯臾医案》)

第四节　关　　格

一、概　　述

关格是指小便不通与呕吐并见的病证。小便不通名曰关;呕吐不止名曰格;小便不通与呕吐并见名曰关格。《灵枢·脉度》云:"阴气太盛,则阳气不能营也,故曰关;阳气太盛则阴气不能营也,故曰格;阴阳俱盛,不得相营,故曰关格。"

关格多出现于水肿、癃闭、淋证等疾病的晚期,或由关而至格,或关、格同见,总属危重病证。现代医学中急慢性肾功能不全尿毒症期、肠梗阻疾病等,具有关格特征者,可按本病辨治。

二、病　因　病　机

关格的发病,《内经》认为"阴阳俱盛,不得相营"所致。《伤寒论》认为系"邪气格拒三焦"。后世医家认为"有痰"、"中气不运"、"寒气在上,热气在下"等。综合历代医家观点,究其发病机制分述如下。

1) 外邪侵袭:素体中阳不足,风寒冷气乘虚侵入肠胃,寒食搏结中焦,使胃失和降,胃气上逆而为呕;阻抑小肠,分清泌浊功能失调,而致小便不通;或素体痰浊内盛,邪热入里,痰与热搏结,壅塞三焦,气化功能不得升降,而致水道闭阻不通,下闭上格,发为关格。

2) 气滞痰郁:忧思恚怒郁久,三焦气机不畅,或积饮生痰而致关格,或气郁不行,气滞则血瘀,痰浊瘀血搏结,致上下升降痞绝,形成关格。

3) 浊邪壅盛:癃闭失治,浊邪壅盛,阴阳升降乖戾,下焦关闭不出,上焦格拒不纳,上下不通,发为关格。

4) 脾肾阳虚:水肿、淋证日久,脾肾阳衰,三焦气化无权,阴邪上泛,闭阻不通格拒不纳,上下不通,发为关格。

三、诊 断 要 点

1）多见于水肿、癃闭、淋证等疾病的后期,病情危重阶段。

2）临床表现为阴阳格绝,关格不通之上吐下闭,如小便不通或呕吐或二者并见。实验室检查示进行性氮质血症,血浆肌酐和尿素氮升高,血钾升高,血钙降低等。

四、辨 证 论 治

关格多见于水肿、癃闭、淋证等疾病的后期,病情危重阶段。临床表现为阴阳格绝,关格不通之上吐下闭,如小便不通或呕吐或二者并见。本病除主症外,兼症极为复杂,临床辨证治疗重在分清其标本虚实,分别施治。

1. 浊邪壅闭

临床表现　小便不通,渐至恶心呕吐,纳呆厌食,头痛烦躁,甚则谵语发狂,抽搐昏迷,四肢厥冷,口气秽浊,舌质肥胖紫暗,苔垢腻水滑,脉沉弦有力。

辨证分析　多由浊邪内阻,气机壅滞,由下上泛,三焦闭绝,发为关格。

治法　温阳健脾,行气化浊。

方药　实脾饮(《济生方》)加减。

附子　炮姜　白术　厚朴　木香　木瓜　草果仁　大腹子　茯苓　甘草　生姜　大枣

若见呕吐并作,大便秘结,苔黄腻,脉弦数,系浊邪犯胃,郁而化热所致,可用黄连温胆汤加减;若兼见神昏谵语,为邪陷心包,宜配合至宝丹、紫雪丹;若兼见抽搐动风者,宜合用镇肝熄风汤。

2. 气滞瘀郁

临床表现　起病急暴,小便不通,呕吐频繁,腰腹绞痛拒按,少腹胀满膨隆,亦可兼见大便不通,心中烦乱,面红目赤,口干唇燥,四肢渐冷,舌质暗红,苔黄燥起刺,脉沉状。

辨证分析　瘀积中焦,瘀阻膀胱,水道闭塞,上下不通所致。

治法　行气通瘀,攻下开窍。

方药　少腹逐瘀汤(《医林改错》)合调胃承气汤(《伤寒论》)加减。

小茴香　干姜　官桂　元胡　没药　当归　川芎　赤芍　蒲黄　五灵脂　大黄　甘草　芒硝

若寒实内结,脘腹冷痛,关格不通,脉沉迟有力者,用三物备急丸、温胆汤。

3. 脾肾阳衰

临床表现　小便不通,渐至呕吐不止,面色㿠白,头晕目眩,神情呆滞,烦躁不安,手足厥冷,呼吸低微,汗出不止,甚则抽搐昏迷,舌淡胖,有齿痕,苔白滑,脉沉迟,或脉沉细欲绝。

辨证分析　脾阳衰微,命火不足,三焦气化无权,出入乖戾所致。

治法　温肾回阳,开窍通闭。

方药　真武汤(《伤寒论》)合五苓散(《伤寒论》)。

附子　茯苓　白术　白芍　生姜

桂枝　茯苓　白术　泽泻　猪苓

若有中气虚不运者,先以四君子换参芦探吐,后用人参散(《张氏医通》方:人参、麝香、冰脑)、柏子仁汤(《张氏医通》方:人参、白术、茯苓、陈皮、甘草、柏子仁、麝香、生姜)调理;脉沉细,手足厥冷者,既济丸(《张氏医通》方:熟附子、人参、麝香);劳役后气虚不运者,补中益气汤加白术、槟榔;肾虚者选用金匮肾气丸合参附汤加减。

五、护理与调摄

1) 积极治疗原发病,及时施治,以防邪气内陷。

2) 注意冷热,预防感冒,避免劳累,节制房事。

3) 注意卧床休息,保持皮肤清洁。

4) 食易消化、高热量、高脂肪、低蛋白、富有维生素的食品。

六、病案举例

陈某,男,62 岁。1980 年 1 月 31 日初诊。

主诉:发现尿多 4 年,1 个月来头晕,恶心,浮肿。

病史:患者 4 年前发现尿次、尿量较多,未予重视,3 年前发现高血压。1978 年底因头晕加重、腰酸、心悸、面色苍白而检查,发现肾功能不全,在外院治疗。今年初症状再次加重,头晕,下肢轻度浮肿,恶心呕吐,腰痠痛,心悸,气短乏力而入院。入院后病情继续发展,肾功能继续恶化,出现昏沉、嗜睡而请会诊。

舌脉:舌苔薄黄少润,质偏淡,脉虚弦。

检查:血压:200/96mmHg,血色素 45g/L,血肌酐 11.2mg/dl,血尿素氮 140mg/dl。

辨证:脾肾两亏,气血暗耗,湿浊内停,胃失和降。

诊断:西医:慢性肾炎,慢性肾衰竭,肾性贫血,肾性高血压;中医:肾衰,关格。

治法:益气养营,祛湿化浊,清热开窍。

处方:炒白术 9g,丹参 9g,黑大豆 30g,赤白芍各 9g,川连 3g,制半夏 5g,炒陈皮 5g,炒竹茹 5g,炒枳壳 5g,米仁根 30g,晚蚕砂(包)9g,六月雪 30g,徐长卿 15g,香谷芽 12g,罗布麻叶(后下)15g。7 剂。

二诊:2 月 7 日。泛恶已减,口苦,口气秽浊,嗜睡,脉虚弦,苔薄黄,质偏淡。脾肾气虚,营血不足,湿浊中阻,清阳少展,仍守前法。

处方:上方减赤白芍,加干菖蒲 9g,水炙远志 5g。7 剂。

三诊:2 月 14 日。面浮,口气秽浊,昏沉嗜睡,口干,略有泛恶,脉虚弦数,舌苔黄腻,质色转红,少润泽。证属脾肾气阴亏损,营血不足,痰热中阻,胃浊上泛。拟益气阴,清湿热,化痰浊,和胃气。

处方:皮尾参(另煎)9g,丹参 9g,生白术 9g,黑大豆 30g,川连 3g,干菖蒲 9g,炙远志 5g,制半夏 5g,炒陈皮 5g,炒竹茹 5g,炒枳壳 5g,六月雪 30g,徐长卿 15g,扦扦活 15g,广郁金 9g,香谷芽 12g。14 剂。

四诊:2月28日。精神较振,泛恶及口气秽浊均减,胃纳尚可,溲时尿道隐痛,脉虚弦数,苔厚黄腻,质淡红。证属脾肾两虚,气血亏损,三焦气化失调,湿浊中阻。仍拟益气血,化湿浊。

处方:上方去郁金,加苍术5g,甘草梢3g,泽泻12g。

随访:患者因不愿透析治疗,而以服用中药为主,辅以中药灌肠(生牡蛎30g,生大黄9g,六月雪30g,皂荚子9g,徐长卿15g)治疗月余,症状逐步减轻,神志好转而出院,门诊继续治疗。病情稳定,血红蛋白上升,肌酐、尿素氮有所下降。直至1981年底,因饮食不慎而复发,且合并肺炎而死亡。

按语 本案病程迁移已久而成关格重症。此时脏腑亏损已极,气营不足,痰湿瘀浊互结,阴阳乖乱,痰浊上蒙心神,已成险症。故急以化痰开窍,祛湿泄浊以达邪,兼以益气和营顾本,并配合中药灌肠使病情获得改善。实践体会,本病采用中药治疗为主的综合疗法,对延缓肾功能不全的恶化有一定疗效。 (《砭石集·第三集》)

第五节 遗 精

一、概 述

遗精是指精液遗泄,以次数频繁,并伴有腰痠腿软,头晕耳鸣,消瘦乏力等症为特征。若青壮年男子,结婚前偶有遗精,并无不适感觉及其他症状,并非病态,属于生理现象。

本病记载,首见《内经》,《灵枢·本神》说:"心怵惕思虑则伤神,神伤则恐惧,流淫而不止……恐惧而不解则伤精,精伤骨软痿厥,精时自下。"《金匮要略》中有"梦失精"的记载。巢元方则称此为"失精",指出:"肾气虚损,不能藏精,故精漏失"(《诸病源候论》)。历代各家在病因上有所发展,但在病证上不外梦遗与滑精二种表现,如《景岳全书·遗精》:"梦遗滑精,总皆失精之病。"《古今医鉴》亦有"痰火湿热之人多有之"的阐述。

二、病因病机

精者,水谷之精华,由脾胃之运转,经肾脏生化而成,正如《素问·六节藏象论》所说:"肾者主蛰,封藏之本,精之处也。"精液的蓄藏,主要依靠肾脏封藏的作用,若因邪气干扰精室,或肾虚失于封藏则即发生遗精。

(1)相火妄动

本证多发生于青年,肾气始充,多有妄想,所欲不遂,心神不宁,阴血暗耗,心火独亢,或青年早婚,恣情纵欲,肾精亏耗,以致相火妄动,扰于精室,致使精液自遗。正如尤在泾《金匮翼·梦遗遗精》所说:"动于心者,神摇于上,则精遗于下也。"

(2)湿热下注

素嗜醇酒辛热,或肥甘厚味,湿热滋生,积久浸淫注于下焦,扰动精室,亦可发生遗精,正如《古今医鉴·遗精》中所说:"夫梦遗滑精者,世人多作肾虚治……殊不知此证多属脾胃,饮食厚味,痰火湿热之人多有之。"

(3)肾气不固

禀赋薄弱,肾气不固,或为邪热扰动,精液久遗,肾阴亏损,下元虚惫,以致滑泄不禁,正如赵献可《医贯·梦遗并滑精》说:"肾之阴虚则精不藏,肝之阳强则火不秘,以不秘之火加临于不藏之精,有不梦,梦即泄矣。"

总之,肾者主蛰,封藏之本,故遗精一证总与肾虚精关不固有关,初起者,尤以青年人阳气初盛之时,多见心火、湿热等实证,或虚实相兼,久遗必耗精伤肾,肾虚不固则精自滑脱。

三、诊断要点

成年男子,每周遗精 1 次以上或连日数遗,无论有梦或无梦,伴有头晕乏力,腰膝痠软等,有以上情况出现,即可诊为遗精病。一般而言,有梦而遗者病轻,无梦而遗或清醒时精液自出者病重,初期相火旺而遗者病轻,属实证,久病肾虚而遗者病重,属虚证。只伴头晕,腰膝痠软者病轻,兼见头晕目眩,耳鸣蝉声,形瘦体乏,心神恍惚者病重。

四、辨证论治

遗精有梦遗与滑精之分,因眠中梦欲而遗精的为梦遗,多属热扰精室所致,一般证情较轻;若醒中无梦自遗,或见色而精自遗出的为滑精,多属肾虚不固所致,病情较前者为重。古人有"有梦为心病,无梦为肾病"的说法,虽有一定道理,但辨证时不能单以有梦无梦为依据,必须结合四诊,才能做出正确的诊断。

湿热下注所致遗精,可兼见肝胆湿热或中焦湿热症状,湿热不除则精关难固。青壮年遗泄频繁者,多属心、肝火之旺盛,或为湿热下注,扰动精室所致,最不宜多用固涩。

湿热下注

临床表现　遗精频作,肢体怠倦,口干或渴,心烦少寐,口舌生疮,大便黏滞不爽,小便赤热,舌红,苔黄腻,脉象滑数。

辨证分析　湿热下注,扰动精室,故遗精频作;湿热注于膀胱,气化不利,不能分清泌浊,故见小便赤热;热扰心神,心火偏亢,故见少寐心烦,口舌生疮;湿热注于肠间,故大便黏滞不爽。

治法　清利湿热。

方药　二妙丸(《丹溪心法》)合草薢分清饮(《丹溪心法》)加减。

苍术　黄柏

川草薢　益智仁　乌药　石菖蒲　甘草

若胸闷纳差,加藿荷梗、炒枳壳理气化浊;小便赤热,加栀子、木通清热通淋;阴部胀痛者,加赤芍、丹参、乌药化瘀通经;兼见头晕口苦,小腹坠胀,属肝经湿热者,以龙胆泻肝汤加减,邪去精自复。

五、护理与调摄

1)行房有度,节制手淫,注意调养心神,尤其因性冲动过频发生遗精者更应注意精神方面的调节与休息,解除遐想,适当参加文娱体育活动。

2)饮食起居要有规律,晚饭不易过饱,少食辛辣及醇酒刺激之物,睡眠时被褥不宜过厚过暖,衣裤不易过紧。

3) 因包皮过长、包茎、尿道炎、前列腺炎等引起的遗精,要积极治疗原发病。

六、病案举例

赵某,男,30岁。1977年1月13日初诊。

主诉:结婚6年不育,女方检查未见异常。患者经常遗精,头晕,腰痛,小腹坠胀疼痛,时有尿痛,余沥不尽,腰骶部有下坠及发凉感。曾诊为前列腺炎、遗精、不育症。多次精液检查:精子总数为 $40×10^9/L$ 左右,活动率35%~45%,脓球(++),红细胞(++)。几经住院及请中西医治疗未效。综合上症分析,证属肝经湿热。盖肝脉绕阴器,抵少腹,肝经蕴阻,则少腹胀痛;尿痛或余沥不尽为湿热内蕴之征;湿热交蒸,扰动精室则遗精;精泄则虚,肾及髓海亏虚,故见头晕,腰痛;腰底部下坠发凉,乃湿热闭阻,阳气郁闭之象。湿热不除则精关不固,肾亏难复。治宜清泄肝胆湿热,邪去精自复。处方:龙胆草10g,黄芩10g,柴胡10g,生地15g,木通6g,车前子(包)12g,黄柏10g,肉桂(后下)3g。

本方以龙胆泻肝汤清热祛湿,加黄柏以清精室邪热,合肉桂引火归原。共服27剂,诸症消失,精液检查,精液量4ml,精子总数 $64×10^9/L$,活动率70%,余未见异常。半年后来信,告知妻子已怀孕3月,后生1女婴,母女平安。 (《中国名老中医经验集萃》)

第六节 阳 痿

一、概 述

阳痿是指阴茎临房不举,或举而不坚。目前国内外西医文献多用勃起功能障碍(ED)作为阳痿的替换名,但严格来说,两者并不完全等同,勃起障碍除了勃起不能还包括了阴茎的痛性勃起和异常勃起等疾病。

本病在《内经》中称为“阴痿”,如《灵枢·脏腑病形》中说:“肾脉大甚为阴痿”。实际上阴痿既是阳痿,如明代张景岳说:“阴痿者,阳不举也。”后世医家为明确其专指男性病,因而称为阳痿。

二、病因病机

本病的发生原因极其复杂,禀赋不足,先天精损,后天失调,斫丧太过等,皆能导致阳痿。《内经》:“前阴者,宗筋之所聚”,认为主要为宗筋痿弱不能挺举所致。脏腑与宗筋联系紧密者,当为肾、肝及阳明,肾司二便而主生殖,肝主筋,其经脉“过阴器”,正如《灵枢·经筋》所云:“足厥阴之筋,其病……阴器不用,伤于内则不起,伤于寒则阴缩入,伤于热则纵挺不收。”阳明化水谷,生气血,主润宗筋,“阳明者,主润宗筋,束骨而利机关也。”可见人体四肢百骸的活动都需要水谷精微的濡润滋养,若阴精亏虚,命火衰微,或气血不足,宗筋失养则可发生阳痿。

1) 湿热下注:过食辛辣厚味,湿热滋生,损伤脾胃,运化失健,湿热蕴久而下注,阻闭下元,水谷精微不能下润,宗筋弛纵,发生阳痿。

2）阴虚火旺：心有妄想，所欲不遂，或因遗精，临房恐惧，心阴暗耗，肾精亏损，阴不敛阳，相火妄动，精血亏虚，宗筋失荣，以致早泄而阳弱不举。

3）恐惧伤肾：猝惊大恐，精神极度紧张，或临房畏惧，或房中受惊，内伤及肾，精血散乱，宗筋失于濡养，致发阳痿。

4）肾阳衰微：青年早婚，房室不节，或少年无知，误犯手淫，或久病遗精，误服寒凉，以及肾精耗损，命火日衰，精血亏虚致成阳痿。

总之，阳痿的发生是以宗筋失养为主，应以肾阳衰微及阴虚火旺者多见，但以目前临床发病情况看，湿热下注引发阳痿者，正呈上升趋势，尤应引起重视。

三、诊 断 要 点

凡成年男子，阴茎不举，或举而不坚，或举坚时短，不能交合者，即可诊为阳痿。

四、辨 证 论 治

阳痿一证，有虚实之异，因于热者，性欲冲动触而即泄，精泄而痿；因于虚者，性欲减退，痿而不举；因于惊恐者，猝然而痿。在治疗上，虚者补益，或壮阳或滋阴；惊恐所致者，当补心肾而宁神志；湿热者，自当清化，切不可一见阳痿之证，即用补火壮阳之药。

湿热下注

临床表现　阳痿不举，或性欲冲动，早泄而痿，小便浑浊，睾丸胀坠，少腹不舒，下肢痿软，舌苔黄腻，脉滑数。

辨证分析　湿热下注，浸淫宗筋，筋缓弛纵，而致阳痿。热扰精室，迫精外出，故早泄而痿；湿阻气机，膀胱失司，而小便浑浊，睾丸及少腹胀坠；下焦湿热，阻滞气机，则下肢痿软。

辨证　湿热下注。

治法　清利湿热，兼益肾气。

方药　二妙丸（《丹溪心法》）加味。

苍术　黄柏

若阴部胀坠者，可加乌药、橘核以行气散结；溲热囊湿者，可加滑石、白茅根、金钱草清热利湿；若短气易汗出者，加黄芪益气实表；久病肾虚者，可加仙茅、仙灵脾等。

五、护 理 与 调 摄

1）调摄精神，思想上放松，合理安排工作和生活，做到既不紧张，又丰富多彩。

2）饮食宜清淡，少食肥甘厚味、煎炒油炸之品及生冷之物，戒烟忌酒。

六、病 案 举 例

史某，男，30 岁。1974 年 11 月 23 日初诊。

患者 1972 年春结婚，婚后性生活正常。半年后因工作过度劳累引起滑精一次，嗣后即开始阳痿不举,近两个月来梦遗约每周 2~3 次。曾以丙酸睾酮、苯丙酸诺龙、绒毛激素等药治疗,但收效欠佳,服中药月余无进展。患者形体肥胖,嗜烟酒,近来感到头晕而重,胸闷气促,纳呆腹胀,口干少饮,便溏溲赤,腰脊痠痛,阴茎痿软,梦遗频作,阴囊常发湿疹瘙痒,无性欲。舌红苔中腻,脉滑数。此乃饮食不节,脾胃不和,湿浊内生化热,下扰精室之故。先拟分清湿热为治。处方:萆薢 12g,赤芍 9g,赤苓 9g,石菖蒲 12g,飞滑石(包)20g,车前子 12g,泽泻 9g,芡实 15g,苦参 9g,石莲子 10g,二妙丸(包)2g。

二诊:12 月 10 日。服 10 剂药后病情好转,梦遗明显减少,阴囊湿疹瘙痒减轻。近来阴茎隐隐痛痒,口干而苦,小便黄赤仍在,阳痿依旧。舌红苔腻,脉滑数。再与清热化湿。处方:黄柏 9g,知母 12g,山栀 9g,赤芍 9g,赤苓 9g,萆薢 9g,车前子 12g,石菖蒲 9g,白术 12g,生苡米 15g,芡实 15g,紫丹参 10g。

三诊:1975 年 1 月 4 日。服 15 剂,阴茎已能勃起,并能进行房事,梦遗、阴囊湿疹已愈,余症若失。舌质淡红,脉细软。脾胃运化渐复,转方拟参苓白术散加味,服 2 个月以资巩固。半年后,收到患者来信,称阳痿、梦遗未发,性生活正常。 (《当代名医临证精华·男科专辑》)

第十四章　气血津液湿病

第一节　汗　证

一、概　述

汗证是指人体阴阳失调,营卫不和,腠理开阖不利而引起汗液外泄的病证。根据汗出的表现,一般可分为自汗、盗汗、绝汗、战汗、黄汗、湿热汗等。

西医所称自主神经功能紊乱、甲状腺机能亢进、结核病、风湿热、低血糖、虚脱、休克及某些传染病的发热期或恢复期出现多汗时,可参照本节辨证论治。

二、病 因 病 机

本病的发生主要有以下原因:

1) 肺气不足:肺与皮毛相表里,肺气不足之人,卫表不固,腠理开泄而致自汗。

2) 营卫不和:由于体内阴阳的偏盛偏衰,或表虚之人微受风邪,以致营卫不和,卫外失司,而致汗出。

3) 阴虚火旺:烦劳过度,亡血失精,或邪热耗阴,以致阴精亏虚,虚火内生,阴津被扰,不能自藏而外泄作汗。

4) 邪热郁蒸:由于情志不舒,肝气郁结,肝火偏旺,或嗜食辛辣厚味,或素体湿热偏盛等,以致肝火或湿热内盛,邪热郁蒸,津液外泄而致汗出增多。

5) 饮食不节:内以损伤脾胃,或外感湿邪,湿浊中阻,蕴久化热,湿热熏蒸肌表,则可为自汗;上蒸于头,则头汗出;旁达四末则为手足汗出;湿热蕴于肝胆,胆汁随汗液外渍肌肤,则见汗出色黄,而为黄汗;湿热久蕴,阴血已伤,则可为盗汗。

三、诊 断 要 点

汗证的诊断,根据患者汗出异常的情况,一般不难作出诊断。自汗、盗汗在临床上较为常见,男女老幼,任何年龄,均可罹患此病。战汗在临床上较为少见,主要发生在发热患者,具有全身战栗而汗出的特征。脱汗主要见于急重病人,全身大汗淋漓,并伴有亡阴、亡阳等危重见症。黄汗则主要见于黄疸患者,汗如黄柏,染衣着色,一望便知。湿热汗则具有脾胃、肝胆湿热见症者。

四、辨 证 论 治

湿热郁蒸

临床表现　蒸蒸汗出,汗液质黏,或衣服黄染,面赤烘热,烦躁,口苦或口黏不欲饮,或身体浮肿,状如风水,小便色黄,苔黄腻,脉沉滑。

辨证分析　肝胆郁热或湿热内蕴,故见面热,烦躁,口苦,尿黄;湿热素盛,再感外湿之邪,交阻于肌表,故身体浮肿;湿热熏蒸肝胆,胆汁随汗液外渍皮肤,故汗出而色黄,染衣着色;湿热中阻,故口渴不欲饮。脉沉滑,苔黄腻,为湿热之征。

治法　清热利湿。

方药　茵陈五苓散(《金匮要略》)加减。

茵陈蒿　桂枝　茯苓　白术　泽泻　猪苓

若肝胆火盛,酌加龙胆草、黄芩、栀子、柴胡、车前子以清肝胆湿热;湿热内蕴,而热势不盛者,亦可改用四妙丸。

五、护理与调摄

1) 锻炼身体,增强体质,使表卫腠理固密,是预防汗证的重要方面。其他尚需注意劳逸适度,饮食有节,生活有常。

2) 汗出之时,腠理空虚,易感外邪,故当避风寒,以防感冒。汗出之后应及时揩拭。出汗较多者,应经常更换内衣,以保持清洁。

六、病案举例

余曾治张某半身汗出之症,病人男性,年40岁,于1977年5月3日初诊。自述左侧半身汗出已有两年之久,逐渐加重,每于天暖及心情烦躁时汗出如浴,淋漓而下,而右半身无汗,以鼻尖为界,左右迥异。右半身肢体皮肤干燥,自觉发热,而右睾丸发凉。伴有咳嗽,痰多不易咯出,右侧鼻孔堵塞,流涕颇多,进食时尤甚,时滴落饭碗之中。患者心烦易怒,失眠健忘,晨起口苦,午后头痛,夜间尿频,尿道时有白色黏液溢出,少腹发胀,时下肢转筋。曾经一些医院诊治,诊为"自主神经功能紊乱",迭进中西药治疗未见轻减。诊见舌淡尖红,边有齿痕,苔薄白微腻水滑,切诊脉数,左濡弱,右沉弦。证属肺有郁热,失于清肃,脾虚湿聚,痰浊内生所致。遂处以清肺化痰利湿,佐以调营和卫之剂。处方:霜桑叶9g,炙杷叶12g,杏仁(后下)9g,稆豆衣9g,薏苡仁24g,冬花9g,陈皮9g,桂枝6g,白芍9g,芦根(后下)24g。

患者服药5剂后再诊,汗出较前减少,咳嗽咯痰,流涕均已见轻,鼻塞已除,转筋未作,睾丸转温,舌苔薄而微黄,左脉弦数,右脉虚大。此系肺中痰热渐清,气化已行,脾湿稍除之征,即以益气固表以治其本。方用太子参12g,生黄芪15g,炒白术9g,川桂枝9g,白芍药12g,全当归9g,胆星4.5g,炙杷叶12g,海蛤粉12g,稆豆衣12g,炙甘草6g。3剂。

三诊:病人仅有微量汗出,夜尿减至1次,寐安,咳痰亦少,头痛消失,晨仍口苦,舌正苔薄,右脉微弦,左脉稍见虚大之象。继以前法,原方去海蛤粉,加枸杞子9g,生牡蛎(先下)30g,嘱服10剂,以资巩固。张某经治三诊,服药仅18剂,迁延两年之顽症基本告愈。
(《路志正医林集腋》)

第二节 消 渴 病

一、概 述

消渴病是指因饮食不节和情志失调等引起的以多饮、多食、多尿、形体消瘦，或尿有甜味为特征的病证。

消渴病与西医学的糖尿病基本一致，而西医学的尿崩症，亦具有本病的一些特点，可参照本病进行辨证论治。

二、病 因 病 机

饮食不节，情志失调，房劳伤肾，先天禀赋不足，或过服温燥药物等，是消渴病发生的重要因素。消渴的病理，主要在于阴津亏损，燥热偏胜，而以阴虚为本，燥热为标，两者互为因果，阴愈虚燥热愈盛，燥热愈盛阴愈虚。消渴病变的部位虽与五脏均有关，但主要在肺、脾（胃）、肾三脏，尤以肾为重。随着饮食谱的改变，生活水平的提高，与湿邪相关的病因病机亦日见增多，如湿热阻于中焦，蕴结于脾胃，致胃火炽盛邪热消谷。湿热互结虽不是消渴发病的主要因素，但正如前人所倡导"疾病有见证，有变证，有转证，必灼见其始终转变，胸有成竹，而施之以方"。以此分析消渴病情，方符合实际。

三、诊 断 要 点

凡以多饮、多食善饥、多尿、消瘦或尿有甜味为临床特征者，即为消渴病。本病多发于中年以后，以及嗜食膏粱厚味、醇酒炙煿之人，损伤脾胃湿热内生。由于患者的体质、病程长短的不同，故其临床表现又有差异。消渴病日久不愈，常可并发多种兼症。临床上多先见本病，随病情的发展而后出现并发症。但亦有与此相反者。

四、辨 证 论 治

湿热中阻

临床表现 症见渴而多饮，多食善饥，或仅有饥饿感，脘腹痞闷，舌苔黄腻，脉濡缓。

辨证分析 消渴日久，脾虚生湿化热，或新感湿热之邪，湿热蕴结脾胃，故见湿热中阻之证。本证虽不属消渴的常见或必见证，但在病情的转化中和有兼挟因素时，这种证候并不鲜见。

治法 清热化湿。

方药 黄芩滑石汤（《温病条辨》）加减。

黄芩 滑石 茯苓皮 猪苓 大腹皮 蔻仁 通草

湿热郁阻中焦作渴者，除用本方之外，张锡纯认为还可酌用二妙散、丹溪越鞠丸。

若阴虚挟湿者，可用甘露饮（生熟地、天麦冬、石斛、茵陈、黄芩、杷叶、苍术、元参、内金、生黄芪、茯苓、炒枳实)加减。消渴病,烦躁口渴,多属阴津不足,若挟湿热蕴蒸,则津不上朝敷布,故以二冬、二地、甘草、石斛之甘,治肾胃之湿热,泻而兼补之也;茵陈、黄芩之苦寒,折热而祛湿,以枳实、杷叶降其上行火热之势,热祛湿自孤矣。

五、护理与调摄

本病除药物治疗外,要避免精神紧张,节制情欲。饮食方面,以清淡为宜,不可过饱,一般以适量米类,配以蔬菜、豆类、瘦肉、鸡蛋为宜,禁食辛辣刺激之品。《儒门事亲·三消之说当从火断》说:"不减滋味,不戒嗜欲,不节喜怒,病已而复作。能从此三者,消渴亦不足忧矣。"《备急千金要方·消渴》说:"治之愈否,属在病者,若能如方节慎,旬月而廖,不自爱惜,死不旋踵…… 其所慎者有三,一饮酒,二房室,三咸食及面。"这些见解,确有实际指导意义,足资参考。

六、病 案 举 例

曾遇一老翁,虽耄耋之年,仍体健神爽,素有糖尿病,经治疗后控制。半年前渐感行动欠灵,在某医院做脑血管造影检查,印象为"脑血栓形成",一直注射曲克芦丁(维脑路通)。素无烟酒嗜好,喜饮浓茶,大便一向干燥。近一月来性格怪僻,易急躁,好激动。目前因家中添一外孙,合家喜悦,宰鸡设宴以示庆贺。老汉格外激动,吃了不少鸡肉,谈笑风生,好不快活,当晚十时许,忽感头晕,双脚无力,站立不稳,口歪流涎,神志尚清,不能言语,右半身不能活动,急送某医院就诊,查血压为 200/100mmHg,给予牛黄清心丸、复方降压片,余未作处理,自发病后一直未解大便,遗溺频繁量多。次日上午延余出诊,望之神志尚清,素有消渴宿疾,肝肾不足,由于阴虚于下,火旺于上,而两额发红;阳气内动,变为内风,挟痰窜阻经络,故口眼㖞斜,右半身活动不利;脾湿内蕴生痰,痰热内盛,上蒸于舌,热炽津灼,故舌红苔焦黄厚,干燥起刺;心主言,痰蒙心窍,则语言謇涩;积热内攻,腑浊不通,胃热上熏则口臭;喉间痰声辘辘,脉滑数有力,右寸独大,均为痰热壅肺之征。

四诊合参,详察体质,询诱因,患者形体矮胖,年逾八旬,素有消渴病,肝肾阴亏,痰湿内蕴之体质,水不涵木,虚阳上扰,加之情志过极,复食鸡肉,以鸡属巽,巽主风,为动风动火之物,使火热渐盛,痰热胶着,上蒙清窍,横犯经隧,治宗吴氏" 邪正合治法"。太子参益气扶正,寸冬、沙参养阴增液,黄连、大黄、枳实泻下清热,清心除烦,荡涤实邪,竹茹、半夏、陈皮辛开化痰,竹沥清化经隧之痰,诸药合用,共奏益气养阴、化痰清热、通腑导浊之功。

三诊:上方连进 10 剂,诸症日见好转,右手足能自行活动,握拳、抬手、抬脚自如,口眼㖞斜明显好转,但仍不能自行起身行走,说话基本清楚,喉中痰少而黏,气短,排便无力,大便艰涩,至今已 4 日无大便,小溲及饮食尚可,舌深红无苔,中有裂纹,干燥少津,右脉细软,左脉沉滑小数。治宗前法,西洋参、黄芪、寸冬、黄精补脾肺,益气阴;生首乌、柏子仁养阴润肠;杏仁、枇杷叶宣降肺气,开通大肠;谷麦芽、旋覆花、枳实调脾胃、畅气机,六剂。

四诊:药后大便得畅,喉道清爽,呼吸自如,颜色如常,已能站起,可依杖而行,唯步履蹒跚,遂以健脾益气、理气化痰、润肠之品善后,2月后家人来告,已完全恢复正常。 (《路志正医林集腋》)

第三节 厥 证

一、概 述

厥证是以突然昏倒,不省人事,四肢厥冷为主要表现的一种病证。轻者昏厥时间较短,自会逐渐苏醒,清醒后无偏瘫、失语、口眼㖞斜等后遗症。严重的,则会一厥不醒而导致死亡。

厥证是一个证候,可见于多种疾病之中。西医的休克、中暑、低血糖昏迷以及精神性疾病等出现厥证表现者,均可参照本病的内容进行辨证论治。

二、病 因 病 机

厥证的发生,原因很多,大凡外感六淫、秽恶,内伤七情,气血痰食阻隔,劳倦过度,亡血失精,剧烈疼痛等使气机突然逆乱,升降失常,阴阳之气不相顺接,皆可导致本证。故《素问·方盛衰论》说:“逆皆为厥”。同时,气机升失常又有虚实之不同。实者为气盛有余,气逆上冲,血随气逆,或挟痰,挟食壅滞于上,以致清窍闭阻,发生卒厥;虚者则为气血不能上承,清阳不得上升,以致神明失主,突然昏厥。与湿邪有关的病因病机主要是痰饮内伏。此多见于形盛之人,嗜食酒酪肥甘,脾胃受伤,运化失常,以致聚湿生痰,痰阻中焦,气机不利,日积月累,痰愈多则气愈阻,气愈滞则痰更甚,如痰浊一时上壅,清阳被阻则可发为昏厥。《儒门事亲·指风痹痿厥近世差玄说》说:“有涎如拽锯声在咽喉中为痰厥。”《丹溪心法·厥》指出 :“痰厥者,乃寒痰迷闷。”陈士铎《辨证录·厥证门》也指出:“ 肝气之逆,得痰而厥。”均指此类证候而言。

三、诊 断 要 点

凡猝然昏倒,不省人事,醒后无口眼㖞斜,无肢体偏废等后遗症者,或以四肢逆冷为主症者,均可诊断为厥证。同时,厥证的发生,常有明显的诱因。所以辨证过程中对病史的了解极为重要。例如气厥虚证,多属平素体质虚弱,厥前有过度疲劳、睡眠不足、饥饿受寒等诱因。血虚厥证,则与失血有关,常发生于大出血、月经过多或分娩之后。痰厥,好发于嗜食肥甘、体丰湿盛之人。食厥多发于暴饮暴食之后。

四、辨 证 论 治

痰厥

临床表现 突然昏厥,喉有痰声,或呕吐涎沫,呼吸气粗,苔白腻,脉沉滑。

辨证分析 由于平素多湿多痰,复因恼怒气逆,痰随气升,上闭清窍,故突然眩仆;因痰阻气道,痰气相击,故喉中痰鸣,或呕吐涎沫;痰浊阻滞,气机不利,则胸闷气粗;苔白腻,脉沉滑,为痰浊内阻之征。

治法　行气豁痰。

方药　导痰汤(《济生方》)加减。

半夏　陈皮　枳实　茯苓　甘草　制南星

若痰气壅盛者,可加苏子、白芥子以化痰降气。若痰湿化热,症见口干便秘,苔黄腻,脉滑数者,可加黄芩、栀子、竹茹、瓜蒌仁等以清热降火。

五、护理与调摄

1) 一旦厥证发生,家属及周围群众,不要惊惶失措,频频呼叫。

2) 如发生在烈日之下或高温环境,应及时把患者移至阴凉通风之处。如发生在严寒的野外,应及时把患者移至暖室之内,注意保温。

3) 若有喉间痰鸣者,要及时吸痰,保持呼吸道通畅,防止痰阻窒息。

六、病 案 举 例

陈某,男,51 岁,住院号 122043。

患者于 1973 年 6 月 20 日以阵发性痉咳,突然晕倒,不省人事,一日数发不止入院。自诉原有慢性咳嗽,但于冬春出现,入夏则愈,且无晕倒之事。1973 年 5 月上旬感冒咳嗽,迁延不愈,至 6 月初旬病情突变,转为阵发性剧烈咳嗽。每发则连续数十声不能自止,继之上气喘急,面红耳赤,咳至极点则头晕眼黑,随地昏倒,不省人事,四肢拘急,但无惊叫及口吐白沫等象。约 3~5 分钟后,深深吸气数口,自行苏醒。醒后头晕汗出,神疲肢软。如是一日数发不止。起病以来,由于随地昏倒,头面四肢跌伤之处比比皆是,单位及家人整天轮流看护,深恐出现意外。曾先后在当地医院作过止咳、镇静、消炎等有关治疗,未能见效。在武汉某医院作过检查和治疗,亦无明确诊断和治疗结果,因来我院求治。查其发育正常,营养中等,气管居中,胸廓对称。心率 78 次/分,律齐,无杂音。两肺呼吸音低,右肺可闻少许干湿性啰音。胸透所见:降主动脉影增宽,心肺余无异常。心电图:窦性心律,心电轴正常,完全右束支传导阻滞。据其脉象弦滑,舌质红而苔薄白,每发必见昏厥,每厥必由咳致,可知此乃痰阻肺窍,气逆冲上,痰气厥逆之候,必以化痰止咳,始克有济。方用:制南星 10g,姜半夏 15g,苏子 15g,白芥子 15g,葶苈子 10g,皂荚 10g,陈皮 10g,竹茹 10g,海蛤粉 15g,瓜蒌子 10g,藿香 10g,薤白 15g。

服上方 3 天后,发作有所减少,1 周后发作稀少,且在昏厥以前自己有所察觉,不致随地昏倒。但每周之内仍有 1~2 次剧咳出现。至 7 月下旬,阵发性咳嗽消失,昏厥亦未再出现。于 8 月 12 日出院,嘱带原方出院。出院后曾先后 2 次来信,昏厥从未出现,参加工作,一如常人。

本证临床少见,前人虽有痰厥一证之记载,但与此不全吻合。治时紧紧抓住每次昏倒必由剧咳引起,断为痰阻清窍而然,采用止咳化痰为法,投服之后,竟收奇效,殆亦偶合中。病虽罕见,治法却很平常。　(《当代名医临证精华·奇症专辑》)

第四节　输液引起的湿病

一、概　　述

输液引起的湿病是指患者病后,由于静脉输注维持人体生命的能量物质及治疗疾病的药物,超过人体代谢的平衡,潴留体内某一脏腑,引起的头晕头重、胸闷憋气、脘痞纳呆、肢体沉重、痠楚无力、口干不欲饮、小便不畅、大便溏薄、面跗浮肿等一类病证。

二、病 因 病 机

患者输液期间,因病情关系,常卧床休息,不得活动,当液体输入机体后,赖三焦及脏腑的气化功能以推动,所谓"气行则水行,气滞则湿停"。若输液太过,使水湿内盛,影响人体水液代谢之通调;加之愈病心切,口服各种药物,又大量滋补,恣食肥甘,生冷瓜果,致脾胃损伤,纳化失健,水湿潴留,日久郁而生热,湿热蕴结,阻滞脏腑气机,诸病由生。

三、诊 断 要 点

1)在门诊或住院期间,无外感湿邪或湿浊中阻等内因,而有多次输液或大量输液史。

2)出现头晕重,胸闷,脘胀,纳呆,肢体沉重,痠楚无力,面跗浮肿,口黏,口干不欲饮,苔腻,脉濡或濡数等症状。

四、辨 证 论 治

由于患者体质不同,脏腑功能强弱的差异,以及输液量的多少,其水液潴留有在脑、在肺、在脾、在肾之异。临床以脾、肾为多见。其病性有湿、湿热、寒湿,甚至有的发展为水肿者,须明辨之后而论治。

1. 湿邪困脾

临床表现　头重如裹,胃脘痞闷,纳谷呆滞,口渴不欲饮,大便溏薄,苔厚腻,脉濡。

辨证分析　由于大量输液,致脾胃运化功能失职,水湿停聚,阻滞气机,清阳不升,则头重如裹;浊气不降,则胃脘痞闷,纳谷呆滞;津不上承,则口渴不欲饮;湿邪困脾,传导失司,则大便溏薄。苔厚腻,脉濡为内有水湿困脾之征。

治法　燥湿健脾利水。

方药　平胃散(《太平惠民和剂局方》)合四苓散(《奇效良方》)加减。

苍术　厚朴　陈皮　甘草

茯苓　猪苓　泽泻　白术

若大便溏薄,舌质淡胖,加生苡米、车前子以健脾利湿;纳谷呆滞,可加白蔻仁、砂仁开胃醒脾。

2. 湿热中阻

临床表现　心悸胸闷,口苦黏腻,或有低热,小便黄赤,苔黄腻,脉濡数。

辨证分析　大量输液,水湿入里,水气凌心,则心悸胸闷;湿热上蒸,则口苦黏腻;湿郁化热,则低热,小便黄赤。苔黄腻,脉濡数为内有湿热之征。

治法　清化湿热。

方药　三仁汤(《温病条辨》)加减。

杏仁　蔻仁　苡仁　厚朴　半夏　通草　滑石　泽泻　栀子　黄芩

若气机壅滞,腑气不通,可加大黄、厚朴行气导滞;口苦黏腻,可加藿香、佩兰芳香化湿。

3. 湿热下注

临床表现　腰部酸痛,疲乏无力,下肢沉重浮肿,小便赤涩,苔黄厚腻,脉濡数。

辨证分析　湿性重浊,则疲乏无力;湿热壅阻腰部,经气不通,则腰部热痛;湿热下注,膀胱气化不利,则小便赤涩,下肢沉重浮肿。苔黄厚腻,脉濡数,为湿热俱盛之征。

治法　清热燥湿。

方药　三妙散(《医学正传》)加减。

黄柏　苍术　川牛膝　茯苓　蔻仁　泽泻

若下肢浮肿明显,可加车前子、赤小豆利水;腰痛明显,加络石藤、海桐皮、木瓜以舒筋通络止痛。

五、护理与调摄

1)发病期间禁食生冷、辛辣油腻之品,以防更伤脾胃。

2)病后少食静养,注意休息。

3)避免感冒,以防外感引起余邪而复发。

4)输液期间,若不受身体限制,可适当活动,锻炼身体,并保持良好的心境。

六、病 案 举 例

病例一

王某,男,66岁,退休工人。1997年12月因右侧肢体活动不利入院。经头颅CT检查,诊断为"急性脑梗塞"。住院期间,静注金纳多、川芎嗪、曲克芦丁(维脑路通)等药,并静脉输注人体必需的生命能量物质。住院期间,出现口干口苦,胸闷脘痞,不思饮食,身体沉重无力,小便色黄不畅,大便溏滞不爽,舌淡红,边有齿痕,苔白腻,脉濡缓。患者形体肥胖,且因病住院期间无法下床活动,输液治疗日久,湿邪停滞三焦,气机受阻,郁久化热,故成湿热并重之证。治以畅中化湿清热。半夏10g,厚朴10g,陈皮10g,石菖蒲10g,淡豆豉10g,芦根10g,黄连6g,炒山栀6g。服上方6剂后,诸症均减,仍胃口不佳,舌红,苔薄白略腻,脉缓。半夏10g,陈皮10g,淡豆豉10g,佩兰10g,藿香10g,竹茹6g,山栀6g,茯苓20g,生麦芽30g。服药5剂后,诸症减,又以调理脾胃,半月后出院。　　　　(路志正医案)

病例二

张某,女,48岁,教师。1992年11月24日,住某医院外科,因胆结石拟行胆囊摘除术。术前作各种生化检查,均为正常。12月9日顺利手术。术后第2天出现发热,伴汗出,腹胀痛,不思饮食,尿少等症,即给予大量抗感染药并补液,日输入水量3500～4000ml,体温非但不减,反见上升,并出现恶心、呕吐痰涎,胸腹胀满,便溏,尿少短赤。随加大药量和输液量,体温竟上升到39.8℃。予冰袋、酒精擦浴等,未见好转,且出现胸闷,呼吸困难,气短心悸,不能平卧,下肢浮肿,腹泻日十余次。大便常规:潜血(+);尿常规:蛋白(+),细菌多量,白细胞:1~3/高倍镜视野,上皮细胞:3~5/高倍镜视野。胸片示:双侧胸腔积液,右侧为重。腹部平片示:大小肠均积气。B超示:胆囊床积液。腹部CT示:腹腔内有较多积液。腹穿:右下腹抽出黄色稠液,涂片报告:杆菌。血红蛋白80g/L,白细胞1.8×10⁹/L,TTT:1216U,胆红素:3.12mg/dl。因之,加强支持疗法,并隔日输血一次,每次200ml,同时输入白蛋白,抗菌药物加大用量,以抗感染。后因药物引发全身性猩红热状皮疹,血沉112mm/小时,方将输液量由日进3500ml减少2000ml。但患者病势日见沉重,进食困难。于12月28日以造血功能障碍、胸水、腹水、腹腔感染向家属发出病危通知,并争取第二次手术,或有转机的可能。家属不同意再行手术,转而请路老会诊。会诊时见患者持续高热已20日,体温:39.8℃,面色萎黄而憔悴,双目无神,呈悲凄愁苦之容,气短胸闷,心烦太息,喘气促,心下悸动不安,憋闷不得平卧,烦乱不寐,腹胀大如鼓,青筋暴露,胃脘痞闷不饥,恶心,呕吐清水及痰涎,肢疲神倦,无力懒言,周身水肿,下肢尤著,按之有凹陷,大便溏,日三四行,溲少而黄。自入院以来,经水不潮。脉来沉细而数,舌质淡,苔白厚腻。

四诊合参,为患者平素肝郁脾虚,肾气不足,今逢输入大量水液与消炎药物,脾肾阳气再伤,失其温化之职,不能分清泌浊,致水湿四处淫溢,引起胸、腹、肢体全身水肿。水性阴寒,重浊下趋,因此下肢为甚。《素问·至真要大论》及《素问·水热穴论》指出:"诸湿肿满,皆属于脾","肾者,至阴也。至阴者,盛水也。肺者,太阴也;少阴者,冬脉也。故其本在肾,其末在肺,皆积水也。……故水病下为跗肿、大腹,上为喘呼不得卧。标本俱病"。明确地指出了本病的病理机制与肺、脾、肾、三焦的密切关系。故治以清热利湿,化浊消肿法。药用:藿苏梗(后下)各6g,炒苍术10g,生苡米15g,炒枳实12g,桃杏仁各10g,山甲珠6g,败酱草10g,车前子(包)15g,绵茵陈15g,青竹茹12g,全当归10g,黄柏6g。6剂,水煎服。

二诊:上药3剂,尿量大增,6剂后体温降至37.4℃,呃逆已解,胃纳少开,每餐可进1两余。睡眠好转。B超示:胸、腹腔积液较前减少。唯在转病房时感冒,出现恶寒发热,肢体酸楚,鼻塞流涕,咳嗽有痰。脉浮数,舌尖边红,苔白滑。为外感风寒,内兼湿热之象。治宗前法,佐入疏风解表之品。上方去藿苏梗、山甲珠、炒苍术、黄柏、茵陈,加防风己各10g,青蒿15g,黄芩10g,清夏10,腹皮子各10g。水煎服,5剂。

三诊:体温已降至36.6℃,大便正常,日一行。胃纳见增,精神见振,能少量饮水,并下地走动。唯思虑过度,睡眠欠佳,时感腹胀。B超示:胸水已退,腹水少量。白细胞1.31×10⁹/L,尿常规(-),大便潜血阴性。脉来弦滑,两寸长有余,两尺不足。舌尖红,苔白厚腻。为土壅木郁,湿热未净之证。治以疏肝和胃,佐以清利湿热。方用逍遥散加减:柴胡10g,当归12g,赤白芍各10g,炒苍术10g,茯苓12g,川朴10g,炒枳实12g,败酱草12g,黄柏6g,茵陈15g,炒柏子仁15g,桃杏仁各10g。水煎服,6剂。

四诊:全身肿胀已消,纳谷每餐可进2两左右,腹胀得解,睡眠转安。白细胞:0.78×10⁹/L。血红蛋白112g/L;肝功(-),血沉(-),B超示:胆囊无积液,胸、腹腔无积液。唯大病瘥后,气血未复,仍气短,心悸乏力,大便偏干,有痔疮史。脉来沉细尺弱,舌质淡,苔白滑。为心脾两虚之候。方用归脾汤化裁:生黄芪15g,炒白术12g,全当归10g,炒枳实10g,赤白芍各10g,云茯苓15g,炒柏子仁12g,火麻仁12g,远志6g,菖蒲10g,炙甘草5g,谷麦芽各15g。水煎服,7剂。另服金匮肾气丸6g,每日2次,与汤药交替服用。

患者于1993年1月21日持方出院,继续服药,以期巩固。4月中旬追访,已健康如初。

[路志正临证辨析.光明中医1993:(6)]

第十五章　经络肢体湿病

第一节　头　痛

一、概　述

湿头痛,是由湿邪侵犯元神,蒙蔽清窍,阻滞经络而发的头痛,称"湿头痛"。

《素问·脉要精微论》中云:"头者,精明之府",为诸阳之会,五脏六腑、十二经脉的精气皆上注于头,故使头目聪明,思维灵活,达变敏捷。

若外感风湿、寒湿、湿热之邪,蒙蔽清窍,干忤经络,或素体寒湿、湿热内盛,循经上逆巅顶,阻滞经脉,或痰饮、痰热之邪上扰,蒙蔽清窍,脉络闭塞均可发病。临床表现以头痛,沉重如裹,头目眩晕,周身疲楚,神倦,脘痞纳少,呕恶多痰为主症。其证有风湿、寒湿、湿热、痰饮、痰热之分。

二、病 因 病 机

久住潮湿、低洼、多雨之域,冒雨涉水,雾露霜雪,高温作业,汗出浸淫肌肤;感受风湿、湿寒、湿热之邪,束于肌表,上蒙清窍;平时贪凉饮冷过极,五味过偏,嗜食肥甘、煎炸、炙煿、酷食酒水、浓茶及辛辣之味而损伤脾胃,聚湿生痰,循经上蔽;情志过极,戕伐脾胃,生化失职,湿痰内生;思虑过度,脾肾两伤,生化、运化、气化失常,水湿停积,饮盛为痰,上犯巅顶;或体内湿寒素盛,复感外邪,内外相合均可发病。

三、诊 断 要 点

1) 头痛,头目沉重,头痛眩晕,昏冒迷蒙。
2) 脘痞腹胀,周身困重,纳谷呆滞,呕恶痰涎,便结或便溏,小便少或黄赤。
3) 舌质淡,苔白厚腻,或舌质红,苔黄厚腻。
4) 脉濡滑,濡缓,或滑数,沉弦小滑。

四、辨 证 论 治

1. 风湿头痛

临床表现　头痛如裹,面目疲胀,周身困重,胃脘痞满,恶心纳呆,神疲乏力,口干不欲饮,或饮水不多,舌质淡,苔白腻,脉濡或濡缓。

辨证分析 外感风寒之邪，或湿邪内盛，复感风湿，束于肌表，蒙蔽清窍，故头痛，头重如裹，两目痠胀。风湿外束，玄府闭塞，表里、内外、上下失调，气机不畅，则见脘腹痞满，周身困重，恶心纳呆，神疲乏力；湿阻气机，津液不得上承而口干，然阴津未伤，虽口干而不欲饮或饮水不多。舌质淡，苔白腻，脉濡或濡缓，为风湿束表之征。

治法 疏风化湿。

方药 羌活胜湿汤(《内外伤辨惑论》)加减。

羌活 独活 藁本 防风 炙甘草 川芎 蔓荆子

若关节疼痛者，加木瓜、松节；汗出恶风者，加桂枝；周身痠楚困重者，加炒桑枝、防己；胸闷气短者，加苏梗、炒杏仁；中脘痞闷不思饮食者，加炒白术、炒枳实；恶心呕吐者，加苏叶、黄连。

2. 寒湿头痛

临床表现 胸脘憋闷，周身困重，脘痞纳少，腹满䐜胀，饭后尤甚，肢体痠楚，逢阴雨天寒诸症加重，便干或便溏，尿细长量少，或浮肿，舌质淡，苔白腻，脉沉缓。

辨证分析 素体寒湿内盛，或复感湿寒之邪，外束肌表，清窍被蒙，湿阻寒凝，络脉收引拘急，故头痛头重；湿寒阻中，胃气不降，而胸脘憋闷，脘痞纳呆，腹满䐜胀，饭后尤甚；湿寒困脾，阳郁不伸，四肢不主，阳气失布，则周身困重，肢体痠楚，便溏，尿细长量少，浮肿；寒盛则凝，因而可见冷秘；逢阴雨或天寒诸症加重者，为体内湿寒素盛，与外湿寒相感所致。舌质淡，脉沉缓，为内寒壅盛之故，苔白腻为湿邪内盛的外在表现。

治法 温经散寒，祛湿通络。

方药 五苓散(《伤寒论》)合附子理中丸(《阎氏小儿方论》)或实脾饮(《济生方》)加减。

猪苓 泽泻 白术 茯苓 桂枝

附子 人参 干姜 白术 甘草

厚朴 白术 木瓜 草果 大腹皮 附子 白茯苓 干姜 甘草

肌肉关节疼痛者，加天仙藤、伸筋草；头痛甚者，加川芎、白芷、藁本；腹满䐜胀甚者，加炒枳实、乌药；尿少浮肿甚者，加桑白皮、生姜皮；恶心呕吐甚者，加藿香、姜半夏。

3. 寒水头痛

临床表现 头痛头重，头目昏蒙，面部浮肿，胃脘痞满，周身困重，倦怠乏力，嗜卧，胸闷纳少，呕吐清水或痰涎，恶寒喜暖，四肢不温，足跗浮肿，按之有凹陷，尿少便溏，舌质淡胖，苔白滑，脉沉迟。

辨证分析 湿寒之邪久蕴，致脾肾两伤，脾阳虚水湿失运，肾阳虚寒水不化。寒水内聚，浸淫四溢，循经脉上犯巅顶而乘清阳之位，故头痛头重，头目昏蒙，面部浮肿；脾阳被寒水所困，四肢、肌肉失主，肾阳式微，失其温煦，气化失职，则有恶寒喜暖，四肢不温，足跗浮肿，倦怠无力，嗜卧，脘痞胸闷纳少，呕吐清水或痰涎。舌淡体胖，脉沉迟，一派阴寒凝固之征。

治法 健脾温肾，利水散寒。

方药 真武汤(《伤寒论》)、吴茱萸汤(《伤寒论》)、麻黄附子细辛汤(《伤寒论》)随症加减治之。

附子 茯苓 芍药 白术 生姜

人参　吴茱萸　大枣　生姜

麻黄　附子　细辛

头痛头重者,加川芎、白芷;脘腹胀闷,夜不得卧者,加葶苈子;便溏甚者,加炮姜炭、肉蔻;呕吐甚者,加干姜、陈皮;周身浮肿甚者,加生姜皮、川椒目。

4. 湿热头痛

临床表现　心烦急躁,周身困重,神疲倦怠无力,口干口苦,脘痞腹胀,呕恶纳呆,小便黄赤,大便干或溏,舌尖边红或舌质红,苔白厚腻或苔黄厚腻,脉濡滑而数。

辨证分析　湿或寒湿之邪,蕴久化热,湿热熏蒸,上扰清窍,则头痛头重;热扰心神而心烦急躁;湿热内炽,郁滞肝胆,故口干口苦;湿热中阻,升降失常而有脘痞腹胀,呕恶纳呆;湿阻热郁,经脉不畅,则周身困重,神疲倦怠无力;湿热下注,则大便溏薄,小便黄赤;若热盛伤阴,可见大便燥结;舌尖红或舌质红,苔黄腻脉数,属湿蕴化热之候。

治法　湿重于热者,则化湿清热。

方药　三仁汤(《温病条辨》)。

生苡米　半夏　白蔻　厚朴　杏仁　滑石　通草　竹叶

热重于湿,则用白虎汤(《伤寒论》)合二妙散(《丹溪心法》)加减治之。

石膏　知母　甘草　粳米

苍术　黄柏

头痛甚者,酌加炒蒺藜、川芎;失眠或夜寐不安者,加炒栀子、淡豆豉;急躁易怒甚者,加川楝子、代赭石;头痛,小便黄赤者,加赤小豆、金钱草、白茅根;便溏者,加败酱草、炒苡米、秦皮。

5. 痰湿头痛

临床表现　头痛头重,头目眩晕,脘胃痞满,纳少腹胀,呕吐痰涎,小便细长,舌质淡,苔白腻,脉沉滑。

辨证分析　痰湿内盛,上扰清窍,阻滞经络,则头重头痛,头目眩晕;脾虚失运,痰湿中阻,而脘胃痞满,纳少腹胀,呕吐痰涎;痰湿上犯,水道不利,故小便细长量少。舌质淡,苔白腻,脉沉,为痰湿内盛之兆。

治法　燥湿化痰,降逆和胃。

方药　半夏白术天麻汤(《医学心悟》)合三子养亲汤(《韩氏医通》)加减治之。

半夏　白术　天麻　茯苓　橘红　甘草

紫苏子　白芥子　莱菔子

痰浊甚者,加炒枳实、炒杏仁;腹胀甚者,加大腹皮、厚朴;尿少下肢浮肿者,加车前子(布包)、乌药;头痛头重甚者,加白芷、蔓荆子、川芎。

6. 痰热头痛

临床表现　头痛,头晕目眩,心烦急躁,胸脘痞闷,口干口渴,呕吐痰涎,痰黄而黏,便干溲黄,舌尖边红,苔黄厚腻,脉滑数。

辨证分析　湿或寒湿之邪积久成痰,郁而化热,痰热上扰则头痛,头晕目眩,热扰心神而心烦急躁;痰浊中阻,胃气不降,因之胸脘痞闷,口干思饮,呕吐痰浊,痰黏而黄,尿少便干。脉滑数,苔黄腻,为痰热之征。

　　治法　清热化痰,降逆和中。

　　方药　清气化痰丸(《医方考》)加减。

　　陈皮　杏仁　枳实　黄芩　瓜蒌　茯苓　胆南星　半夏

　　热盛者,加生石膏、天竺黄;咳甚夜不得卧者,加葶苈子(包煎);痰多者,加桑白皮、冬瓜子;头痛甚者,加僵蚕、菊花;小便黄量少者,加赤小豆、木通;便秘者,加元明粉(冲服)。

五、护理与调摄

　　1) 平时及生病期间,禁贪凉饮冷。

　　2) 勿长期在低洼、潮湿、多雨之域居住,室内要空气流通、新鲜,冷暖适宜,冬季勿过热,夏季勿过冷。

　　3) 勿在电扇、空调直吹下工作或休息,夜晚睡觉时,勿头冲门或窗子,更不可洞开门窗,以防受风而感冒。

　　4) 勿在风雨中涉水远行,冬季及风雨天出门要戴帽,以防风、寒、湿侵袭。

　　5) 发病期间,饮食以清淡为宜。尽量少食肥甘油腻、辛辣、浓茶,以防聚湿生痰,加重病情。

　　6) 劳逸结合,加强锻炼,提高机体免疫机能。

六、病　案　举　例

病例一　风湿头痛

　　刘某,男,36 岁,汉族,已婚,河北省沧州泊头市人。1993 年 8 月 18 日初诊。

　　患头痛已历 4 个月。始于今年 4 月份患感冒,经治向愈,惟头痛不减,且日渐加重,头痛头重如裹,甚时头部昏沉不清,时时恶心,反复治疗不解,故来京就诊。

　　现头痛头重,恶心欲吐,周身倦怠,头脑发胀,疲劳无力,神倦嗜卧,纳谷一般,但感腹胀,睡眠尚可,二便亦调,有腰痛、腿痛史,并嗜酒,有长期喝冷水的习惯。

　　1993 年 8 月 16 日,在北京市神经外科研究所检查,头颅 CT 扫描,未见异常改变。

　　面色黧黑,形体消瘦,舌质淡,苔白厚腻,脉濡滑而数。

　　四诊合参,为平素湿邪壅盛,外感风寒与湿相搏,束于肌表,上蒙清窍所致。治以散风祛湿,健脾利水。处方:秦艽 10g,防风己各 10g,蔓荆子 10g,炒蒺藜 12g,葛根 12g,海风藤 15g,当归 10g,炒枳实 10g,腹皮子各 10g,炒苍术 10g。6 剂,水煎服。

　　二诊:1993 年 8 月 25 日。服前方 6 剂,头痛、恶心渐解,周身困倦无力,嗜卧亦微,精神渐振。惟感胃脘痞满,舌质淡,苔白滑,脉沉滑,并以前法进退。上方去蔓荆子、秦艽之散风祛湿之品,加川朴 12g,炒谷麦各 15g,以健脾和胃。取药 7 剂,回家进行调理。

病例二　湿寒头痛

　　陈某,女,34 岁,已婚,汉族,工人,1992 年 5 月 18 日初诊。

　　患头痛已三四载,时轻时重,逢冬季与气候变化时尤重,近几日病情加重。发则头痛,头重如裹,恶心呕吐,周身倦怠无力,睡眠不实,多梦易醒,脘痞胁胀,不思饮食,腹胀便溏,小便短少,经水延后,量多色暗,行四五日净,经前腹痛,周身酸楚疼痛。平时带下色白质稀。自发病以来,未间断治疗,然效果不明显。平时贪凉饮冷。面色晦暗,神疲肢倦。舌质淡,苔白滑,脉沉滑尺弱。此脾肾两虚之候。治健脾燥湿,温阳补肾。处方:生芪12g,炒苍术12g,茯苓15g,桂枝6g,厚朴10g,腹皮子各10g,沙苑子10g,菟丝子10g,炒杜仲10g,炒枳实12g,合欢皮15g。

前方服12剂后,于8月初来复查,云治疗后未再发作,数年之疾,经调理而愈。

病例三 寒水头痛

陈某,女,48岁,汉族,已婚,干部。1993年3月5日初诊。

患头痛两三年。4年前怀孕期间出现头痛,患有高血压(血压180/120mmHg),病周身浮肿,下肢为甚,按之有凹陷。产后经常发作,近两三年加重。恶心欲呕,血压不稳(血压160/110mmHg),同时高脂血症。多年来治疗未断,只是效果不明显。有贪凉饮冷的习惯。

现头痛头重,头目眩晕,视物不清,眼睑浮肿,四肢无力,胃脘痞闷,腹胀纳少,畏寒肢冷,腰痛身肿,下肢尤著,便溏,日一行,小便细长,舌质淡,苔白滑,脉沉细缓。

此为长期贪凉饮冷,脾肾两伤,脾阳式微,精微不布,肾虚水湿不化,寒水内积,循经上扰所致。治以健脾益气,温肾散寒,佐以和血行水。处方:生黄芪15g,炒苍术12g,炒枳实12g,茯苓20g,葛根12g,当归12g,川芎6g,川断15g,寄生15g,沙苑子12g,肉桂6g,10剂,水煎服,日1剂,分2次,饭后温服,忌生冷。

二诊:1993年4月8日。前方连服10剂,头痛大减,眼睑浮肿、乏力、腰痛均有不同程度好转,然感下肢沉重。舌质淡,苔白滑,脉沉缓。上方去葛根,加破故纸12g,6剂。

三诊:1993年6月22日。睑肿、身肿已杳,头痛未发,有时仍感无力,手时颤抖,并肢体麻木,腰部疲痛,舌质淡,苔白润,脉沉细。仍宗前法进退。生芪15g,炒白术12g,茯苓15g,炒枳实15g,蜈蚣2条,僵蚕10g,丹参15g,菟丝子12g,肉苁蓉12g,破故纸10g,肉桂1.5g。

四诊:1993年5月13日。经治疗,头痛未发,睑肿、身肿、畏寒肢冷、脘腹痞胀皆消,腰痛亦微,血压130/90mmHg,且体重减少8斤(原体重149斤),手颤、肢体麻木亦减,舌脉同前。前方去蜈蚣,加坤草15g,6~12剂后,转服金匮肾气丸、香砂六君子丸,日2次,每服6g,饭后温开水送服。先后治疗3个月向愈。　　　　　(路志正医案)

第二节 痹 病

一、概 述

　　风湿病是严重危害人类健康,影响生存质量的临床多发病、常见病,是以机体营卫失调,感受风、寒、湿三气所致,以肌肉、筋骨、关节发生疼痛、麻木、重着,关节肿大变形、屈伸不利,甚至因功能障碍致残为主要临床表现的病证。风湿病涵盖中医前贤所称痹证与痹病等相关疾病。同为风湿病,由于感邪性质不同及轻重有异,而有不同证候名称。如《素问·痹论》:"风寒湿三气杂至,合而为痹",明确指出痹病名称与病因的关系。张仲景《金匮要略·中风历节病脉证治》阐述了一类由于肝肾不足,复感风寒之邪所致的痹病重证,在疼痛遍历关节,游走不定,痛如虎啮,关节屈伸不利,肿大变形阶段称为"历节"(后世称"历节风")；更严重的后期阶段可出现筋缩肉卷,肢体屈伸不能,出现"脊以代头,尻以代踵"则称为"尪",后世称为"尪痹"。

本篇论述风湿病中与湿邪致病有关之证候,如风湿痹阻、寒湿痹阻、湿热痹阻等证,以及由于痹证迁延不愈,正气虚极,病邪深入之重证——尪痹。

以感受湿邪为主的痹证,临床以关节酸痛麻木不仁为特征。它既可以作为风湿病中的某个独立证候存在,也可与寒热之邪合邪致病,或出现在诸痹的多种不同阶段。在病因病机、预后转归等方面往往与它痹有着千丝万缕的联系,不可截然分开。

现代医学中的风湿热及类风湿性关节炎早期的关节炎性阶段,多见发热、关节热痛,及不同阶段反复出现的关节肢体症状,分属于中医风湿痹、湿热痹、寒湿痹等证,类风湿性关节炎后期出现的骨质受损,肢体关节功能障碍阶段属中医尪痹,均含括于本篇之中。

二、病因病机

本病为机体正气不足,复感外邪的本虚标实证。自《内经》始,历代医家对其成因论述颇多,大量资料表明,自然界的气候条件、生活的地域环境、个体素质等与发病有密切关系。20世纪90年代初一项对类风湿性关节炎发病率的统计数字显示,不同人种、国家和地区的发病率不同;同是白色人种,但处于不同地理环境下的美国、英国和前苏联,其发病率分别是5.9%、4.2%、1.9%~3.5%。同属亚洲的中国和日本亦不同,中国的发病率约为0.3%~0.5%,与中国相比,气候环境较为潮湿的日本发病率在0.5%~1%。

本病的发生、发展、预后、转归与正气盈亏、感邪部位深浅、机体抗病能力强弱以及是否复感外邪等有直接关系。

（1）营卫不和

营卫之气调和与否与机体防御功能密切相关,《素问·痹论》谓:"荣者,水谷之精气也,和调于五脏,洒陈于六腑,乃能入于脉也,故循脉上下,贯五脏,络六腑也。卫者,水谷之悍气也,其气慓疾滑利,不能入于脉也,故循皮肤之中,分肉之间,熏于肓膜,散于胸腹,逆其气则病,从其气则愈,不与风寒湿气合,故不为痹"。若人体营阴不足,则难以和调五脏,洒陈六腑,卫气不足则腠理疏松,藩篱不固,易招致外邪乘虚而入。《素问·逆调论》:"荣气虚则不仁,卫气虚则不用,荣卫俱虚则不仁且不用"。《金匮要略·中风历节病脉证并治》:"荣气不通,卫不独行,荣卫俱微,三焦无所御,四属断绝,身体羸瘦,独足肿大,黄汗出,胫冷,假令发热,便为历节。"均是指营卫失和是本病发病基础。清·林佩琴《类证治裁·痹证》则进一步指出其发病机制:"诸痹……良由营卫先虚,腠理不密,风寒湿乘虚内袭,正气为邪气所阻,不能宣行,因而留滞,气血凝涩,久而成痹"。

（2）气血不足

人体气血不足是本病的重要生理基础。明·李梴《医学入门·痹风》:"痹属风寒湿三气侵入而成,然外邪非气血虚则不入"。曾有学者观察到,本病发病与性别有关。与男性相比,女性更易发生本病,男女之比为1:5。女子以血为本,有经、孕、产、乳的特点,易耗气伤血,故女子常气血不足,卫气不固,腠理不密。若调摄不当,风寒湿之邪乘虚而入,留于肌肤经脉,流注关节闭阻成痹。

（3）肝肾亏虚

肾为先天之本,藏精主骨,肝为罢极之本,藏血主筋,脾为后天之本,主肌肉四肢,若肝脾肾不足,则易招致外邪乘虚而入。痹病形成之后,邪气侵入肌肉筋骨,必累及所主,进一步导致精气血亏,肌肉筋骨失养,以致关节僵硬肿大,强直变形,肌肉萎缩,肢体不用。而肝脾肾虚,精气血不足,更易复感风寒湿之邪。如此互为因果,病情缠绵难愈,而成残疾。

(4) 外感风寒湿之邪

《内经》的"风寒湿三气杂至合而为痹",由说明痹病的病因无论是行痹、寒痹、热痹抑或湿痹,其病因都不是孤立的,而是诸种邪气相互复合侵入人体,但因邪气性质的侧重,感受先后不同,感邪程度轻重不一,而有"风气胜"、"寒气胜"、"湿气胜"之分,其临床表现及病机特点都不尽相同。后世医家亦有对"三气杂至"学说提出异议者,认为"二气"复合致病者颇多。如《伤寒论·辨太阳病脉证并治》:"风湿相搏,骨节痛烦,掣痛不得屈伸,近之则痛剧"。又如《诸病源候论·风湿痹身体手足不随候》:"风寒湿三气合而为痹,其三气时来,亦有偏多偏少,而风湿之气偏多者,名曰风湿痹",也是风湿二气合邪之痹证。一般认为,风气不能独伤人,风为载体,借以送载寒湿,与寒相结即为风寒之邪,与湿相结即为风湿之邪。而寒湿之邪同属阴,同气相感,最易合邪,故常三气杂至。

(5) 湿热之邪

与《内经》的三气致痹论相比,暑邪致痹的论点由华佗《中藏经·论痹》首先提出:"痹者,风寒暑湿之气中于人脏腑之为也"。这是对痹病成因的进一步认识。清代大医家叶天士《临证指南医案·痹》与吴鞠通《温病条辨·湿温》也有相关论述。暑邪致病的观点可以较好解释某些痹证的临床表现,说明其病机。如常见的湿热痹及历节风早期多有发热,关节红肿热痛,局部恶热的表现,责之湿热之邪内侵而辨治之,常收良效。

热邪不仅源于外感,也可来源于正邪相争,寒热转化等疾病的传变转归过程中。如湿从热化,郁久生热等即如此。随着现代临床疾病谱的变化,对热邪致痹的认识也在不断深化,并越来越显示出对临床辨治的指导意义。

总之,痹病的成因是脏腑、营卫、阴阳、气血不足,加之风、寒、暑、湿诸邪杂至。机体受邪,造成经络、肌肉、关节、筋骨气血痹阻、失养、僵硬变形、不用,是痹证自然的病理机制与转归。

三、诊 断 要 点

初期以关节疼痛,或酸痛重着,关节漫肿,麻木为主,重者关节变形肿大,肢体屈伸不利,甚者功能障碍,痿废失用。

四、辨 证 论 治

湿痹以肢体关节疼痛、运动不便为特征。临床应首先区分痹病的性质,如疼痛游走不定者,为行痹;肢体关节重着不利为主者,称着痹;以疼痛为主,称痛痹;热痹是以关节红肿热痛,病势急骤为特点。着痹久不愈,关节僵硬畸形者,为顽痹,或称尪痹。

湿痹的治疗以除湿宣痹,祛风散寒为法,其中行痹应侧重祛风,着痹则以祛湿为重点,痛痹以散寒温阳为主;热痹者,治以清热为主,兼祛风湿;若日久不愈则应补益气血,滋养肝肾,扶正祛邪兼顾,尤当注意邪热的转变。

1. 湿痹

临床表现 肢体关节疼痛重着,屈伸不利,肌肤麻木,手足沉重,多兼脘痞,腹胀,纳呆,大便黏滞不爽,苔腻,脉濡缓。

辨证分析 湿为阴邪,重浊黏腻,易阻气机,且弥漫无形,外自肌肤,内至脏腑,无所不至。既有内湿、外湿之分,又可内外合邪为患。外湿入侵,困阻脾胃而生内湿,湿邪内蕴,脾胃虚弱,又易感受外湿。湿痹与风痹、寒痹均不同,正如《医碥》所云:湿痹"不如风胜者之流走,但着而不移;亦不如寒胜之痛甚,但略痛,或麻木不仁;盖湿如水而寒如冰,腠理松滑与紧涩有异"。

治疗 当有内、外之分。外湿胜者,治应祛风胜湿,散寒通络。脾湿素盛,又感外邪者,治以健脾化湿,祛风散寒。

方药 外湿胜者,用羌活胜湿汤(《内外伤辨惑论》方),或除湿羌活汤(《杂病源流犀烛》)加减。脾湿素盛,又感外邪者,用薏苡仁汤。

羌活　独活　炙甘草　藁本　川芎　防风　蔓荆子

风湿在表者,加白芷、桑枝;寒邪偏重者,加桂枝、细辛;有化热趋势者,去独活,加草薢、二妙散。

祛湿须分三焦。上焦湿郁者,加藿苏梗叶、杏仁;中焦湿阻者,加苍术、厚朴、半夏;下焦湿蕴者,加泽泻、猪苓、车前子;脾胃虚弱者,加太子参、白术、莲肉、山药、白扁豆、茯苓等。

治湿痹之要诀在于行气,行气则必先宣肺,肺主一身之气,气化则湿亦化。药如杏仁、桔梗、牛蒡子、藿苏梗、荷梗等,次如佛手、木香、厚朴等流动之品,亦是行气除湿常用之药。治疗湿痹,不能操之过急,贵在守方,以湿邪重浊黏腻,难以速去故也。还应在守方的基础上灵活化裁,随证加减,以"湿为土气,兼挟最多"故也。

2. 痛痹

临床表现 关节冷痛如掣,痛有定处,局部或全身有冷感,得热则缓,遇寒加重,舌暗红,苔薄白,脉弦紧。

辨证分析 寒主收引,其性凝滞,易伤阳气,使筋脉拘急,气血滞涩,经络阻闭,不通则痛。

治法 以温通经脉,散寒止痛为法。

方药 甘草附子汤(《金匮要略》)、附子汤(《伤寒论》)及小续命汤(《备急千金要方》)加减。

甘草　附子　白术　桂枝

附子　茯苓　人参　白术　芍药

麻黄　防己　人参　黄芩　桂心　甘草　白芍药　川芎　杏仁　附子　防风　生姜

兼瘀者,加当归、川芎、桃仁、红花、鸡血藤;兼痰凝者,加白芥子、胆南星、半夏。

治痹不宜过用川乌、草乌等大热剧毒之品,量大久服易于中毒。即使暂用,也当从小剂量开始,以知为度,中病即止。如出现舌麻、头晕、心悸、脉迟或歇止等中毒反应,则应立即停服,并采取解毒措施。

3. 风湿痹

临床表现 肢体关节酸痛,游走不定,关节屈伸不利,初起可见恶风发热,舌苔薄白,脉浮。

辨证分析　外感风寒湿邪,流注关节,气血阻痹,故见关节疼痛,屈伸不利;风邪偏胜,风性善行而数变,或疼痛之处游走不定;外邪束表故见恶风发热,舌苔薄白而脉浮。

治法　祛风通络,散寒除湿。

方药　防风汤(《宣明论方》)加减。

防风　当归　赤茯苓　杏仁　黄芩　秦艽　葛根　麻黄　肉桂　生姜　甘草　大枣

若关节疼痛以肩为主者,加羌活、桂枝、川芎;以膝踝足等下肢关节为主者,加杜仲、仙灵脾、川断温肾助阳

4. 寒湿痹

临床表现　肢体关节冷痛,重着,痛有定处,屈伸不利,日轻夜重,遇寒痛增,得热则减,或痛处肿胀,舌质淡胖,苔白腻,脉弦紧、弦缓或沉紧。

辨证分析　寒湿为阴邪,其性凝滞,主收引疼痛,寒湿内侵为患,营卫气血受阻,经脉不通,故关节冷痛,屈伸不利;温则寒凝渐散,故得热痛缓;湿性重浊,阻碍气机,故肢体重着,痛处不移;寒湿内盛,则关节肿胀;舌淡红,舌体胖嫩,苔白腻,脉弦紧或弦缓等,皆为寒湿之象。

治法　温经散寒,祛湿通络。

方药　乌头汤(《金匮要略》)加减。

川乌头　桂枝　白芍　黄芪　桑枝　独活　牛膝　秦艽　防己　防风　茯苓

若疼痛重,加附子以温经散寒;腰脊冷痛者,加仙灵脾、川断以温肾助阳;湿盛者,加苍术燥湿宣痹。

5. 湿热痹

临床表现　关节或肌肉局部红肿,灼热疼痛,不得屈伸,局部喜凉恶热,甚至剧痛不可近手,多兼见全身发热,头痛身痛,口渴口干,尿赤,舌红,苔黄燥,脉滑数。

辨证分析　湿与热邪相合,壅郁经络,关节气血痹阻不通,故见关节红肿热痛,不得屈伸;热盛伤津,病邪在表,故发热口渴,或头身痛;苔黄燥,舌红,脉滑数,均为热盛之象。

治法　清热通络,疏风宣痹。

方药　宣痹汤(《温病条辨》)加减。

防己　蚕砂　苡仁　赤小豆　连翘　山栀子　滑石　黄柏　苍术　忍冬藤

若上肢痛重,加桑枝;下肢痛重,加独活、木瓜等;若高热烦渴者,加石膏;兼有寒热者加双花;便干者,加大黄、芦荟以除热通腑。

6. 尪痹

尪痹是风湿病的后期阶段,系由诸痹经久不愈,肝肾不足,气血虚衰,邪毒稽留所致。临床以正虚邪恋,疼痛甚,关节僵硬变形,功能障碍失用为主要特点。由于体质差异及感邪性质等不同,临床可见到虚寒或虚热不同证候。

临床表现　关节肌肉疼痛,昼轻夜重,关节肿大畸形,筋缩肉卷,关节屈伸不能,晨起尤甚,腰膝酸软,精神倦怠,或形寒肢冷,面色苍白,手足不温,或骨蒸潮热,自汗盗汗,舌红或淡,苔白或滑或腻,脉沉细或细数,尺脉弱。

辨证分析　肝肾不足,抗邪无力,湿邪(或合邪)迭致,深侵筋骨,内舍于肾,寒湿相合,

或湿热交结,肾虚邪盛,骨质失养,经脉失于温煦与滋养,瘀血凝滞,不能濡润关节筋骨,而致关节疼痛屈伸不能,活动障碍,强直弯曲,筋肉卷缩,甚至"脊以代头,尻以代踵"。

治法 补肝益肾,强筋壮骨。

方药 肝肾阴虚者,用虎潜丸(《丹溪心法》)加减。

知母 黄柏 熟地 龟板 川断 当归 白芍 牛膝 锁阳 威灵仙 红花 忍冬藤

肾气虚寒者,用独活寄生汤(《千金要方》)加减。

独活 桑寄生 杜仲 牛膝 秦艽 防风 细辛 威灵仙 人参 当归 附子 茯苓 甘草

五、护理与调摄

1)要注意防潮防湿,避免感受风寒,注意保暖,加强锻炼,增强体质。

2)饮食以温热食物为主,可加适量姜、辣椒、茴香、桂皮类调料,以开胃口,帮助祛除风寒湿邪,禁生冷,忌食油腻肥甘食品。

3)适当温泉浴、热水浴,采用主动功能锻炼,随时变换姿势,防止畸形发生。

六、病案举例

病例一

张某,女,45岁。两年来关节酸痛沉重遍及全身,以两肩关节为著,经某医院检查血沉43mm/小时,白细胞 11.0×10⁹/L,诊为类风湿性关节炎。服吲哚美辛(消炎痛),水杨酸制剂未见明显好转,于1978年6月7日求诊。

近日来,天气阴霾多雨,病人双肩关节酸痛加剧,周身困重,恶风寒而无汗,自觉气短,纳呆不饥,舌淡红,苔白腻,脉濡而小数,关节痛处不移,沉重酸痛,显系湿痹。病人脾虚湿困,然恶风寒而无汗,知其表邪尚在,先以祛风寒,健脾除湿之法,拟麻黄加术汤合麻杏苡甘汤加味。药用:麻黄3g,桂枝9g,炒杏仁9g,羌活9g,白术9g,苡仁12g,陈皮9g,半夏9g,甘草3g。

以祛风宣痹,健脾化湿法,服药4剂,微汗出,恶寒除,而疼痛稍减。但罹病两载,脾虚湿困,气血已衰,非补益则脾虚不复,非温燥则寒湿莫除。

二诊:以益气补脾为主,兼以祛风散寒。方选六君子汤化裁。党参12g,茯苓12g,炒白术9g,陈皮6g,半夏12g,淮山药12g,独活9g,川草乌(先煎)各6g,秦艽9g,苡仁15g,甘草3g。4剂。

三诊:药后关节疼痛大减,气力大增,而大便干结,小便短赤,舌尖边略红,苔微黄腻,脉弦细而数。湿寒欲解而有化热之势,遂更方以健脾除湿,清热通络。药用:石膏(先煎)30g,炒白术9g,苡仁15g,秦艽9g,豨莶草15g,甘草3g,生姜3片,大枣7枚。4剂。

四诊:热势已除,苔白腻,脉濡缓。仍以健脾益气为主,略减散寒除湿之力,以二诊方去川草乌、独活,加苍术9g,防风9g投之。

守方23剂,至8月10日关节疼痛消失,查血沉19mm/h,白细胞计数9.0×10⁹/L,而告愈。

病例二

沈某,女,36岁,初诊日期1997年9月22日。

双膝关节痹痛十余年,时轻时重,阴雨尤甚。近日因关节酸痛加剧,复查血沉90mm/小时,住院数日,经中西药治疗,症状无明显好转,血沉未降,而来专家门诊求治。来诊时双膝关节酸痛,稍肿,乏力,舌质红,苔薄白,脉濡数。证属风湿痹阻经络,有化热之势,治以祛风除湿,清热通络止痛。药用:独活10g,寄生15g,川断12g,萆薢12g,晚蚕砂(包煎)15g,木防己12g,生石膏(先煎)20g,桂枝10g,炒白术12g,坤草12g,忍冬藤20g,川牛膝12g。14剂,水煎服。

服药2周后,关节症状减轻,复查血沉40mm/小时,继以前法出入,加入蔓荆子10g,羌活10g,葛根12g,川芎10g,连翘10g,青风藤15g,14剂,水煎服。复查血沉30mm/小时。除阴雨仍感关节不适已无疼痛感,改以丸剂缓调之。

第三节　湿　痉

一、概　　述

痉病是以项背强急,四肢抽搐,甚至口噤,角弓反张为临床特征的一类疾病。本节系指因受风寒湿和湿热之邪所致的痉证。

现代医学中的流行性脑脊髓膜炎、流行性乙型脑炎、各种不同原因导致的脑膜炎等,见有下列痉证表现者,可参考辨治。

二、病因病机

外受风寒湿热之邪侵袭人体,束于肌表,阻滞经脉,气血运行不畅,经脉失于濡养温煦;或湿热蕴久化热,灼津耗液,化燥生风,筋脉受病,拘急而成。正如《素问·至真要大论》所说:"诸痉项强,皆属于湿"。《千金要方》:"太阳受风,重感寒湿则变痉。"薛生白《湿热病篇》:"湿热痉,三四日即口噤,四肢牵引拘急,甚至角弓反张,此湿热侵入经络脉隧中"。

三、诊断要点

1)有外受风湿之邪侵袭史。
2)具有颈项强急,四肢抽搐,恶寒发热,或手足蠕动等筋脉拘挛等临床表现。
3)伴有壮热,口渴,舌黄,甚至口噤,角弓反张,神昏等症。
4)查体或可发现颈部有抵抗,克氏征及布氏征阳性。

四、辨证论治

1. 湿邪挟风,阻滞经脉

临床表现　头痛头重,颈项强急,恶寒发热,无汗或汗出,甚至口噤,四肢拘挛,舌苔薄白或白腻,脉濡缓或浮缓。

辨证分析 湿邪挟风,客于太阳阳明二经,经脉不利,故头重头痛,项背强急;玄府闭塞,营卫不和,则恶寒发热;湿邪为盛,初起则恶寒而不发热,无汗;风邪偏盛,则发热不恶寒而汗出;风动则木张,乘入阳明之经则口噤,走窜太阴之经,则肢体拘挛。舌苔薄白或白腻,脉濡缓,皆湿邪挟风,阻滞经脉之征。

治法 祛风胜湿,散寒和营。

方药 羌活胜湿汤(见伤湿感冒)合瓜蒌桂枝汤《金匮要略》加减。

瓜蒌根 桂枝 白芍药 甘草 生姜 大枣

根据湿邪、风邪之偏盛,而分别透之。《绛雪园古方选注》云:"风则用桂枝汤成法。湿则君以瓜蒌根,酸苦入阴,解天行时热以降湿,合之桂枝和营卫而治痉,是表法变为和法也"。

2. 湿热痉

临床表现 壮热,汗出,口渴,四肢抽搐,甚至神昏谵语,妄笑,舌红,苔黄腻,脉洪数。

辨证分析 湿热炽盛,热极生风,故壮热,汗出,口渴,筋脉拘急,四肢抽搐,角弓反张;邪入心包,则神昏谵语,妄笑;舌红,苔黄腻,脉洪数,乃湿热炽盛之征。

治法 宣湿清热,开窍息风。

方药 方用羚羊钩藤汤(《通俗伤寒论》)加减。

羚羊角(水牛角粉代) 钩藤 菊花 霜桑叶 鲜生地 生白芍 川贝母 竹茹 茯苓 甘草

热盛合黄连解毒汤;神昏谵语,加安宫牛黄丸或紫雪丹;抽搐甚者,加止痉散(蜈蚣、全蝎,研为细粉,每服 1~1.5g,每日 2~4 次)。

五、护理与调摄

1)发作时使患者侧卧,保持呼吸道通畅。
2)高热者,及时控制体温。
3)本证属急性病,应到医院及时救治。

六、病案举例

王某,女,30 岁。

检查:患者高热 40℃,口噤龂齿,神志不清,右手足强直,指屈不伸,两目旋转,大小便自遗,呼之不应,常常哈欠,喉中痰声,口腔烂,苔白腐,脉弦而滑。

辨证:此属湿温,痉证。为湿郁化热,热极生风。

治法:宣湿清热,开窍息风。以羚角钩藤汤加减。

处方:菊花 10g,钩藤 10g,羚羊角粉(冲)10g,桑叶 10g,尖贝母 10g,菖蒲 10g,佩兰 10g,板蓝根 20g,生地 10g,白芍 10g,甘草 10g。

安宫牛黄丸 1 粒,化冲。

二诊:11 月 22 日。右手已和软而不强直,手指屈伸自如,仍哈欠不语,舌脉同前。转为资寿解语汤去桂、附。

处方:羌活 5g,钩藤 10g,水牛角粉(冲)10g,枣仁 10g,天麻 10g,菖蒲 10g,佩兰 10g,竹茹 30g。

三诊:11 月 24 日。患者神志半清楚,有时能正确对答,苔粗白,舌尖红,脉滑。此风虽息而窍未开,治宗开窍醒脑,芳香化浊。

处方:麝香(冲)3g,菖蒲 5g,佩兰 10g,白蔻 10g,郁金 10g,连翘 15g,竹茹 15g。

四诊:11 月 26 日。患者神志清楚,已能用汤匙舀饭,反应自然,二便已不自遗。守方 4 剂。

五诊:12 月 2 日。神清开朗,食欲甚佳,惟口渴多饮,大便几天未解。苔白,舌边尖红,脉缓。此热燥阴伤,无水行舟也。转用滋阴润燥,清心化湿。治以增液汤加减。

按语 现代中医名家王士相教授在 20 世纪 50 年代,讲授《内经》病机 19 条时,创临床讲授的方法,使理论得到进一步深化。如"诸痉项强,皆属于湿"为例,结合临床治疗乙型脑炎所见,认为夏季"乙脑"患者,若舌苔雪白黏腻,即为因湿致痉,其病机为湿邪阻滞,蒙蔽阳气,使阳气不能对筋脉濡养温煦,对此类患者,虽见高热、惊厥、昏迷之症,亦不宜骤投寒凉之品,更不可用《局方》至宝丹、安宫牛黄丸等凉开药物。

先以芳香化浊,淡渗利湿之法,化湿为燥,使雪白黏腻之苔,由中心变黄腻而后变干黄,即说明湿已化燥,为好转之机,然后再从热治之。并举清·薛雪《湿热病篇》第四条所述因湿致痉加以佐证。 (《中医药治学经验录·王士相治学经验琐谈》)

第四节 痛 风

一、概 述

痛风是由人体禀赋不足,阴阳失调,气血违和,血中有热,污浊凝涩,复受风寒湿热之邪外侵,湿热蕴结,内外合邪,痹阻肢体经络关节而成。其临床症状,主要以拇趾及跖趾关节,突于夜间红肿热痛,痛如虎啮样疼痛,或伴有恶寒发热等症状为主。日久不愈,可不定期反复发作,出现痰核结节,伴有关节肿大、僵硬、畸形,甚至可见小便混浊、砂淋、血尿,尿少浮肿,恶心呕吐,癃闭,关格等危重证候。

现代医学之痛风性关节炎、风湿性关节炎、类风湿性关节炎等见有上述症状者,可参考本节辨治。

二、病 因 病 机

痛风之名首见于我国,金元时期,朱丹溪所著《格致余论》中,即有痛风专题论述。他在序中说:"六气之中,湿热为病,十居八九",认识到本病在发病学上不仅与湿热有关,且与地域、气候、饮食习惯关系密切。朱氏指出:"痛风者,四肢百节走痛,方书谓之白虎历节风证是也"。为此,研究本病,须与白虎历节病结合起来求索,始较全面。

(1)血中有热,污浊凝涩

丹溪在其《格致余论·痛风论》中说:"彼痛风者,大率因血受热,已自沸腾……或坐卧当风,寒凉外搏,热血得寒,污浊凝涩,不得运行,所以作痛,痛则夜甚,发于阴也"。明确指出先有血热污浊的内因,再受风寒湿之邪侵袭,外因是在内因血热污浊病变的前提下,而成为诱发因素,与一般风湿病强调外因,"风寒湿三气杂至合而成痹"的病因病机不同。

（2）饮食不节,损伤脾肾

饮食劳倦,过嗜肥甘,恣啖生冷,以酒为浆,以乐为常,戕脾损胃,纳化失健,聚湿蕴热,痰浊内生;多饮则伤神耗血,损胃灼津,动火生痰,痰瘀互结,或醉以入房,以欲竭其精,戕害肾精,气化不利,不能分清泌浊,湿热蕴结,流注下焦,致浊毒稽留,蕴结膀胱,引起腰痛,肢体关节痹痛,甚至出现石淋、血尿等证。

（3）正气不足,毒邪易侵

"邪之所凑,其气必虚",风寒湿热之毒,易乘虚入侵。唐·王焘在《外台秘要》中认为:"白虎病者,大都是风寒暑湿之毒,因虚所致。将摄失理,受此风邪,经络结滞,气血不行,蓄于骨节之间,肉色不变,其疾昼静夜发,发则彻髓,痛如虎之啮,故名白虎也"。其中所说之暑,多兼湿热毒邪,或寒湿郁久成为湿热,湿热蕴久而酿成湿毒。因此,痛风在急性发作期,多见红、肿、热、痛,痛如虎啮等症状。

（4）情志不畅,安逸过度

喜、怒、忧、思、悲、恐、惊,谓之七情,而七情的变化,是人体对外界事物的正常反应,一般属于生理活动范畴。若情志过极,思虑过度,或过于安逸,出则坐车,入室则乘电梯,缺乏适当锻炼,日久均可导致机体脏腑功能失调,形体肥胖,而诱发本病。

三、诊 断 要 点

1）起病急骤,每于夜间突然发作,多以单个趾指关节红肿热痛,痛如虎啮,昼轻夜重,甚至可伴有发热、头痛等全身症状,多为湿热毒邪。

2）多见于中老年男性,常因劳累、暴饮暴食、吃高嘌呤食物、饮酒及外受风寒湿热之毒而诱发。近年有年龄提前,发病率上升趋势。

3）中期患者,关节周围、耳郭、耳轮、指趾骨间易出现痰核,常侵蚀关节而致畸形,一般皮肤无色质改变,疼痛轻或无疼痛,但按之有硬结,为痰瘀互结所致。

4）后期患者尿中可见砂石,小者无任何症状,大者常伴有腰痛、尿频、尿急、尿痛等症状,为湿热蕴结膀胱,但以血尿酸增高为特征。

5）实验室检查,高尿酸血症。

四、辨 证 论 治

本病宜辨寒热,寒指寒湿,热指湿热。初起以湿热并重为主,而见关节局部红肿热痛,扪之灼手,喜凉恶热;寒湿则肢体沉重,拘急不适,关节痹痛,喜热畏寒,得熨则缓。

若误治、失治,病情迁延,不时发作,致肢体关节僵硬,变形,活动受限,屈伸不利,指趾蜷挛,其痛如掣,昼轻夜重,身起痰核结节,甚至溃破流出脂浊,已进入中晚期。

临床分本虚标实两端。本虚为正气不足,气血两虚,脾肾阳虚为主。标实为血中郁热,污浊凝涩,湿郁生痰,痰瘀互结。早期多实,治以凉血疏风,祛湿清热,方如麻杏苡甘汤合五神汤、萆薢渗湿汤加减;中、晚期多为本虚标实,寒热错杂,虚实兼挟,治以扶正祛邪,标本同治。扶正当益气养血,气充则肺能输津布液,运血有力,水道通调;血足则四肢百骸得滋,关节得荣,而屈伸自利;安奠两天,脾运复则湿自不生,痰何生之有? 肾气充则清浊分,污浊除。祛邪则根据不同阶段,凉血疏风,祛湿清热,涤痰通络,泄浊化瘀等法,灵活而施,甚至虫蚁搜剔,拔毒膏等外治法均可随证加入。

1. 下焦湿热

临床表现　下肢膝关节局部及其周围组织突发性红肿热痛,痛如虎啮,昼轻夜重为特点。初起可单关节发病,以第一跖趾关节为多见,站立、行走困难,烦躁易怒,口渴喜饮冷或喜热饮,但饮水不多,脘闷纳呆,肢体困重无力,便溏或大便黏滞不爽,小便短黄,或伴有头痛,发热,恶寒等全身症状。舌质红或边尖红绛,苔薄黄或黄厚腻,脉濡数。

辨证分析　湿为阴邪,其性下趋,故沿足太阴脾经之脉,下注到第一跖趾公孙穴等部位,公孙穴是气血、骨髓、筋脉聚会之所,蕴久化热,热盛则痛,湿盛则肿,而见红肿热痛,痛不可触;脾为至阴,故多于夜间发作;湿热为有形之邪,痹阻经脉关节,气血滞涩,故疼痛剧烈,活动受限。

治法　清热祛湿,凉血疏风。

方药　热重于湿者方用麻黄连翘赤小豆汤合白虎汤(《伤寒论》)、三妙丸(《医学正传》)加减。

麻黄　连翘　赤小豆　杏仁　梓白皮　甘草
知母　生石膏　粳米　甘草
苍术　黄柏　川牛膝

湿重于热者,方用萆薢渗湿汤(《疡科心得集》)合五神汤(《洞天奥旨》)以渗湿清热,凉血解毒。

萆薢　滑石　泽泻　通草　苡仁　茯苓　丹皮　黄柏
金银花　地丁　茯苓　车前子

湿热俱盛者,方用宣痹汤(《温病条辨》)合三妙丸。

防己　炒杏仁　滑石　苡仁　连翘　栀子　半夏　晚蚕砂　赤小豆

2. 寒湿阻络

临床表现　肢体关节冷痛困重,痛有定处,屈伸不利,昼轻夜重,遇寒湿痛剧,得热则缓,或痛处肿胀,皮色暗红,若挟有风邪,则显游走性疼痛,舌体胖,质暗滞,苔白腻,脉弦紧或沉缓。

辨证分析　先有正气不足,复受寒湿外邪,寒主收引,其性凝滞,湿性重浊,易阻气机,气血痹阻不通,致肢体关节冷痛、困重,故遇寒湿痛剧,得热则寒湿得散,气血运行得畅而痛减;风为阳邪易走窜,故疼痛游走不定;舌胖质暗,苔白腻,脉弦紧或沉缓等,皆为寒湿痹阻之征。

治法　散寒祛湿,活血通络。

方药　方用麻杏苡甘汤(《金匮要略》)合桂枝附子汤(《伤寒论》)加减。

麻黄　杏仁　苡仁　炙甘草
桂枝　淡附片　生姜　大枣

3. 痰瘀痹阻

临床表现　肢体肌肉疼痛,关节常为刺痛,日轻夜重,筋脉拘挛,屈伸不利,甚至关节僵硬、变形、肿胀,肌肤色紫暗,按之稍硬,有痰核结节,肢体顽麻,面色晦暗,眼睑浮肿,痰核溃破形成瘘管,流出脂浊;或胸闷痰多,舌质紫黯或有瘀斑,苔薄白或黄腻,脉象沉涩或沉滑。

　　辨证分析　湿热久羁,灼津耗液,炼液成痰,血浊成瘀,痰瘀胶结,气血运行痹阻,肢体关节筋脉失荣,病邪深入骨骱,故痛如针刺,僵硬、变形、拘挛、麻木,屈伸不利,皮下起有痰核结节;瘀血阻滞,津液不得上承,故口干不欲饮;肌肤失常,故干燥麻木,肤色紫暗甲错,面色不泽;舌质紫暗或有瘀斑,苔薄白或黄腻,脉沉涩或沉滑,皆为痰瘀痹阻之征。

　　治法　活血行瘀,化痰通络。

　　方药　阳和汤(《外科证治全生集》)合双合散(《杂病源流犀烛》)加减。

　　本方对痰瘀痹阻证,具有养血温阳,祛痰化瘀,通经活络之功能。方用熟地大补阴血,鹿角胶为有形之精血以助之,并配合肉桂、炮姜温阳散寒而通血脉;麻黄、白芥子助姜桂以散寒化痰解凝。双合散以桃红四物汤活血化瘀,二陈汤加白芥子、竹沥、姜汁涤痰通络,故名曰双合,乃祛瘀化痰熔于一炉,为痰瘀互结常用之良方。

　　若兼有风寒湿邪者,酌加威灵仙、鹿含草、豨莶草、木瓜以加强祛风湿之力。肉桂亦可改用桂枝,其温通血脉之力更优于肉桂。对痰瘀互结邪恋病所者,可加破血散结,虫蚁搜剔之品,如山甲珠、全虫、蜈蚣、乌梢蛇、露蜂房等,酌选1~2味以提高疗效。但应该注意脾胃之强弱,随时顾护胃气,以防壅滞损脾碍胃。

4. 脾肾阳虚

　　临床表现　气短乏力,呕恶纳呆,腹胀便溏,腰膝痠软,畏寒肢冷,面部、下肢浮肿,肢体肌肉、关节疼痛、麻木,喜温得抚则舒,筋脉蜷挛,皮下结节溃破,形成瘘管,流出脂浊,久不愈合,面色㿠白或萎黄,舌体胖,苔薄白,脉沉细尺弱。

　　辨证分析　本病初期以湿热为多见。若失治、误治,或过投清热解毒,苦寒清热,辛温发散,祛风胜湿之剂,致损伤脾肾,两天受戕。脾运失健,则中气匮乏,气短乏力,纳呆呕恶,脘闷腹胀;肾阳虚衰,则不能温煦脾阳,化气行水,而腰膝痠软,畏寒肢冷,面部、下肢浮肿;脾为后天之本,气血生化之源,脾肾阳虚,则气血双亏,不能濡养肢体肌肉关节,故关节疼痛麻木,得温抚则舒,结节溃破久不愈合。面色㿠白或萎黄,舌胖苔白,脉沉细,皆脾肾阳虚所致。

　　治法　健脾益气,温肾助阳。

　　方药　附子汤合当归四逆汤(《伤寒论》)加减。

　　附子汤中人参大补元气,附子辛热,温煦少阴之阳,以复肾脏气化之常;配白术健脾运湿,生姜温胃散寒,使脾运复而制水有权,寒湿自蠲;茯苓淡渗利湿,通调水道;芍药破阴凝,通血脉。当归四逆汤中之当归、芍药养血和营,柔肝荣筋;桂枝、细辛温通血脉,鼓动诸阳;川木通通利血脉,制约辛燥;甘草、大枣甘温益气,健脾和胃。两方合用,共奏温肾助阳,健脾益气,养血通脉,宣痹止痛之效。若痰核溃破久不愈合者,宜加生黄芪以益气托毒排脓,皂角刺化毒熟脓,脱腐生新收口。

五、护理与调摄

　　1)急性发作时应卧床休息,抬高患肢,外用如意金黄散开水冲化后熏洗患处(足趾脚部)或湿敷,以清热解毒、消肿止痛。并可配合针灸、理疗等外治法。

2）饮食宜清淡,半流质为宜,以细粮为主,多吃蔬菜水果,适量饮水,保持二便通畅;少吸烟,忌食肥甘厚味、动物内脏、海鲜虾蟹、鱼卵、沙丁鱼、豆类、发酵食物;严格戒酒。

3）心情要保持愉快,避免精神紧张,工作劳逸适度,避免过劳、过于安逸,防止肥胖,保持体重适中。

4）居处预防潮湿,劳动汗出后要即时更换内衣,夏季不可贪凉饮冷,冬季注意保暖,预防感冒。

六、病 案 举 例

陈某,男,29 岁。某公司程序员,2003 年 5 月 31 日初诊。

主诉:周身关节疼痛,反复发作 3 年,加重 3 天。

病史:患者自 3 年前左足踝关节突发肿痛,夜痛甚,需服芬必得、百服宁止痛。后足踝、肘、膝关节游走性疼痛反复发作,时感周身重滞不舒。与气候变化无明显关系。常于劳累、饮食不甚时发作。

现症:3 天前左膝关节肿痛,色红,皮温高,不能行走。观面部及前胸有散在性暗红色结节。纳食尚佳,但时有腹胀,大便溏薄,睡眠因关节肿痛而不安。舌质暗,苔薄黄而腻,脉沉涩。

检查:2003 年 6 月 11 日,三酰甘油 3.52mmol/L,尿酸 9.1mg/dl,GOT 58U/L。GPT 81U/L,转肽酶 66U/L,CRE 1.40g,尿常规微量蛋白。

中医诊断:痛风。

中医辨证:脾虚湿盛,郁久化热,湿热阻滞,肾气不足之候。

西医诊断:痛风性关节炎。

治法:健脾祛湿,清热助阳化气。

处方:苏叶(后下)10g,藿荷梗(后下)各 10g,炒苍术 15g,炒苡仁 30g,炒杏仁 10g,厚朴花 12g,土茯苓 18g,泽泻 12g,山慈姑 10g,益母草 10g,防风己(后下)各 12g,萆薢 15g,豨莶草 15g,益智仁(后下)9g,砂仁(后下)6g。7 剂。

二诊:2003 年 6 月 7 日。服药后关节疼痛明显缓解,红肿已消,胸背疼痛症状减轻,现仍感关节乏力,僵涩,纳谷尚馨,脘闷腹胀,睡眠尚安,大便溏薄,小便短黄。舌质暗红,苔薄黄,根腻,脉沉细而涩。治宗上法,处方:

1）苏荷梗(后下)各 10g,姜半夏 10g,厚朴 10g,桃杏仁各 10g,炒苡仁 15g,炒苍术 15g,泽泻 12g,防风己各 10g,大腹皮 12g,土茯苓 20g,砂仁(后下)6g,炒枳实 15g,山慈姑 10g,车前子(布包)15g,萆薢 15g,14 剂。

2）外洗药:防风己各 15g,当归 12g,炙乳没各 6g,山甲珠 10g,络石藤 10g,地肤子 20g,忍冬藤 15g,14 剂。

三诊:2003 年 6 月 21 日。药后膝关节红肿疼痛已除,唯站立久则痠软,纳可,大便时溏。舌体胖,舌尖红,苔薄白,脉沉滑。治以健脾祛湿,疏风通络。处方:

太子参 15g,炒苍术 12g,炒苡仁 20g,炒杏仁 10g,厚朴花 12g,姜半夏 10g,土茯苓 20g,砂仁(后下)6g,萆薢 15g,防风己各 12g,山慈姑 10g,青风藤 15g,首乌藤 15g,益母草 15g,虎杖 15g,丹皮 10g,12 剂。

四诊:2003 年 7 月 13 日。近日因加夜班工作紧张,痛风复发 2 日,初感左腿乏力,关节活动不利,夜间开始疼痛,左膝关节微红肿,发热,汗出。饮食尚可,入睡困难,夜寐多梦。大便溏薄,1~2次/日,腹胀,小便黄。舌苔薄黄,尖边红,有齿痕,脉沉滑小数。治宜清热利湿,通络止痛。处方:

1)苏叶(后下)10g,炒苡仁30g,炒杏仁10g,土茯苓20g,藿荷梗(后下)各10g,炒苍术15g,黄柏10g,泽泻15g,防风己各10g,山慈姑10g,青风藤15g,益母草12g,益智仁(后下)9g,厚朴花12g,丹皮10g,虎杖15g,7剂。

2)茶饮方:太子参10g,炒苡仁30g,赤小豆30g,厚朴花12g,玫瑰花20g,玉米须40g。上药水煎,作茶饮。10剂。

3)外洗剂:防风己各15g,当归12g,炙乳没各6g,络石藤20g,忍冬藤15g,山甲珠10g,6剂。

五诊:2003年7月22日。药后左膝关节痛风发作已明显缓解,红肿见消,唯右腿沉重,腘窝处尚肿痛,纳食谷尚可,时有腹胀,晨起即便,不成形,每日1~2次。舌胖,质暗红,苔薄黄,脉沉弦小滑。为湿热稍见分解,而湿邪尚盛,继予健脾祛湿,清热疏风,活血通络。处方:

1)生黄芪15g,炒白术12g,茯苓18g,泽泻10g,络石藤12g,豨莶草12g,草薢15g,防己15g,桃杏仁各10g,炒苡仁20g,松节15g,青风藤15g,草蔻仁(后下)8g,忍冬藤20g,地龙12g,车前草15g,5剂。

2)茶饮方:太子参10g,炒苡仁30g,赤小豆30g,厚朴花12g,玫瑰花20g,玉米须40g,10剂。

3)外洗药:络石藤20g,青风藤30g,豨莶草20g,马鞭草20g,15剂。煎后先熏后洗,勿烫伤。

六诊:2003年8月5日。关节肿痛已消,唯站立久,无力而紧缩感,胃脘不适已除,纳可,大便日晨起一行。舌胖暗,有齿痕,苔薄黄且腻。湿热见清而寒湿之象显露,治宜益气健脾,疏风通络。处方:

1)生黄芪20g,云茯苓18g,炒苡仁20g,泽泻10g,炒苍白术各10g,青风藤15g,络石藤15g,草薢15g,桃杏仁炒各10g,鹿含草12g,松节15g,防己12g,忍冬藤15g,车前草15g,砂仁(后下)6g,全虫4g,20剂。

2)外洗药:络石藤20g,忍冬藤20g,豨莶草20g,防己15g,桑枝30g,马鞭草20g,20剂。煎后先熏后洗。

七诊:2003年9月6日。3天前右肘关节肿痛,皮色暗红,微热,夜间加重,疲劳,纳尚可,寐多梦,大便不成形,黏滞不爽,日1~2次,口微渴,小便黄。舌体胖,苔薄黄,脉细滑。原有痛风,内有湿热,又外受风湿,内外相引,痹阻肌肤而成。治宜疏风通络,健脾利湿。处方:

1)羌活10g,桑枝20g,秦艽12g,威灵仙10g,片姜黄10g,海桐皮12g,土茯苓20g,炒苍术12g,赤白芍各12g,炒苡仁20g,黄柏10g,丹皮10g,益母草12g,山甲珠9g,青风藤15g,防己12g,12剂。

2)代茶饮:生苡仁30g,金钱草20g,忍冬藤20g,六一散(包)20g,砂仁4g,芦根20g,玉米须15g,白茅根20g,络石藤30g,2天1剂,6剂。

八诊:2003年9月20日。药后诸症消失,唯右臂屈伸尚不利,寐纳尚可,大便不成形,日1~2次,小便调。舌质淡,苔白腻,脉细沉小弦。痛风见缓,再以益气疏风活血通络。处方:

1）生黄芪 15g,桑枝 20g,秦艽 10g,威灵仙 10g,片姜黄 10g,防风己各 12g,络石藤 15g,土茯苓 20g,萆薢 15g,晚蚕砂（包）15g,炒苍术 12g,黄柏 10g,豨莶草 12g,益母草 12g,红花 9g,醋香附 9g,12 剂。

2）代茶饮：9 月 6 日方,砂仁改为 6g,10 剂。

九诊：2003 年 10 月 7 日。药后痛风未发作,大便不成形,日 1～2 次,近日鼻尖红痒,爪甲色暗。舌胖淡,边有齿痕,苔薄白而腻,脉细数。治以健脾燥湿,益气活血,疏风通络,佐以清热。处方：

党参 10g,生黄芪 20g,炒苍术 12g,泽泻 12g,炒苡仁 20g,川萆薢 15g,晚蚕砂（包）15g,土茯苓 20g,山慈姑 10g,虎杖 12g,首乌藤 18g,防风己各 10g,益母草 15g,鸡血藤 12g,青风藤 15g,络石藤 15g,12 剂。

药后病情平稳,大便日 1～2 次,偶不成形。舌质淡,尖红,苔薄白根微腻,脉沉滑。即见效机,治宗前法。守方再进 14 剂。望注意饮食宜忌,调理巩固之。经追访,至今未再复诊。

（路志正医案）

第五节　痿　证

一、概　述

痿证是指肢体筋脉弛缓,软弱无力,甚至肉消髓枯的病证。痿证的记载,在《内经》中已有专篇论述,如《素问·痿论》在发病原因上提出："肺热叶焦,而皮毛虚弱急薄,著则生痿躄也。"由于不同病理可引起痿躄、脉痿、筋痿、肉痿、骨痿五种,并提出："治痿独取阳明"的治疗原则。同时在《素问·生气通天论》提出："因于湿,首如裹,湿热不攘,大筋软短,小筋弛长,软短为拘,弛长为痿。"说明湿热也是痿证发病原因之一,后世医家在此基础上有所发展。其至汉唐时期对痿证的论述较少,一般多与风痹、厥、虚劳等病证混为一谈。至金元时诸家争鸣,始将本证与风痹厥证作了鉴别,尤其在病因病机方面发展较大,如《三因极一病证方论·五痿叙论》中说："随情妄用,喜怒不节,劳佚兼并,至内脏精血虚耗,荣卫失度……使皮毛、筋骨、肌肉痿弱无力以运动,故至痿躄。"并直接点明"痿躄证属内脏气不足之所为也"的病机特点。《儒门事亲》对《素问》中"肺热叶焦"之痿的病机提出新的看法,认为"痿之为状,由肾水不能胜心火,心火上灼肺金"所致,并强调"痿病无寒"。朱丹溪在此基础上,补充了湿热、气虚、瘀血等病候,使后世辨证论治更加充实。明代张景岳又指出痿证非尽为火旺,阳气败伤则精虚不能灌溉,而以阴虚火旺论治。《临证指南医案·痿》邹滋九按语中认为肝、肾、肺、胃四脏气血津液不足是致痿的主要因素。

二、病因病机

导致痿证的病因较为复杂,均与肺胃津液枯槁有关,痿证的病因可分为虚与热两端。外邪侵袭以温热、湿热为主,脏腑虚损则以气血、阴精为要,肝肾亏损是本证后期的必然结局。

（1）温热伤肺

外感温毒疫气,肺中津液枯竭,水谷之精微枯绝于上,不能经肺转输全身,致四肢筋脉失于濡养,手足痿弱不用,发为痿证。此即《痿论》所谓"肺热叶焦,发为痿躄"之意。

（2）湿热蕴蒸

感受湿邪,积而蕴热,湿热之邪浸淫筋脉,以致筋脉弛缓不用而成痿证。即《素问·生气通天论》所谓"湿热不攘,大筋软短,小筋弛长,软短为拘,弛长为痿"。又如李东垣所言:"痿者,湿热乘于肝肾也,当急去之,不然则下焦元气竭尽而成软瘫。"

（3）脾胃亏虚

素体脾胃虚弱,或久病致虚,中气受损,健运失职,水谷精微不布,气血津液生化无源,不能濡养脏腑、筋骨,以致肢体痿弱不用成为痿证。即《医宗必读·痿》所谓"阳明虚则气少,不能濡养宗筋,故弛纵,宗筋纵则带脉不能收引,故足痿不用"。

（4）肝肾亏虚

肝藏血,主筋,为罢极之本,肾藏精,主骨,为作强之官,精血充盛,则筋骨坚强,若因诸邪损耗精血,精血亏虚不能润泽筋骨,筋脉失去濡养致成痿证。

三、诊断要点

凡痿证以下肢痿躄为多见,表现为肢体筋脉弛缓,软弱无力,严重者手不能握物,足不能任身,肘、腕、膝、踝等如觉脱失,渐致肌肉萎缩,不能随意运动。

四、辨证论治

痿证以下肢筋脉弛缓软弱无力为主症,亦有手足并见软弱无力者,严重的可致足不能任地,手不能提物,久则肌肉痿削,甚则瘫痪。由于热邪灼肺者,多见于温热病中或病后,突然肢体痿弱不用。湿热致发者,两足痿软或见微肿。瘀血者每多见于外伤,多下肢痿躄不用。由于肝肾阴虚者,病起缓慢,渐见下肢痿弱不用。

湿热蕴蒸

临床表现　四肢痿软,身体困重,或麻木不仁,或肌肉萎缩,以下肢为多见。初期或有发热,胸脘痞闷,小便黄少或有热痛,舌红,苔黄腻,脉滑细数。

辨证分析　湿热之邪浸淫肌肤,气血运行不畅,经络失荣,故见肢体痿弱麻木不仁;湿性黏腻阻滞气机,故胸脘痞闷,肢体困重;湿热下注膀胱气化不利,则小便黄少。苔黄腻,脉滑数,为湿热内蕴之象。

治则　清热利湿,通利筋脉。

方药　四妙丸 (《成方便读》) 加减。

苍术　黄柏　牛膝　苡仁

若肢体肿身重者,加茯苓、泽泻淡渗利湿;形肉消瘦,两足热而心烦者,加沙参、麦冬、山药清热护阴;肾阴大伤者,加龟板、寄生滋阴荣络;若热重而见心悸不寐者,加生地、麦冬滋阴壮水以制火;若气虚乏力者,加黄芪、黄精补气益精;内有瘀血者,可加桃仁、红花、水蛭活血逐瘀。

五、护理与调摄

1）痿证病人居住环境要清洁安静,空气新鲜,光线充足,应注意保暖,避免冷风外邪的侵袭。

2）护理和医疗时动作要轻慢,并帮助适当翻身改变体位,以防并发肺炎及压疮,进行功能锻炼时,需加以保护,以防出现跌倒等意外。

3）饮食宜清淡,营养丰富,多食豆芽、菠菜、萝卜等蔬菜,水果宜多食山楂、枣。忌服伤精耗液及损伤脾胃之品,如辣椒、生姜等。

六、病案举例

王某,女,47岁,初诊日期1994年12月8日。

两手鱼际肌肉萎缩已两年,两臂肌肉时有跳动,下肢行走无力。两年前因劳累惊吓,汗出淋雨后发病,全身乏力,病势逐渐发展,经检查诊为"脊髓侧索硬化症",经治疗未效而来诊。患者肌肉萎缩兼有腰痛,自汗,畏风,四肢冷,失眠,神疲纳呆,舌质淡红,苔薄黄,脉细弱。证属肝脾肾三脏俱虚,寒湿之邪从皮肤肌肉乘虚入侵,久则寒去湿留,因体质阴亏而寒从热化,耗伤阴血,以致肌肉萎缩,筋脉失养,骨髓空虚,形成痿证。治以补气养血,健脾益肾,佐以舒筋活络。药用炙首乌12g,炙狗脊10g,山萸肉12g,川断10g,党参10g,当归10g,赤芍10g,木瓜10g,牛膝10g,桑寄生15g,红花10g,防己10g。

本方连续服用2个月余,信函病情好转,下肢沉重减轻,行步稍稳,小腿抽筋已愈,精神转佳,饮食如常,但上肢肌肉仍有跳动感,咽部干燥,夜寐易醒。仍守原法,加入滋阴之品,前方减木瓜,加黄芪12g,元参10g,麦冬10g。续服两月后,再于方中加入远志10g,酸枣仁15g,知母10g,黄柏10g,配成丸药,缓调之。

间断服药1年,病情基本稳定,配合营养及适当锻炼,体力增强,久病之体渐渐得到康复。　（路志正医案）

第十六章　妇科经带湿病

第一节　月　经　先　期

一、概　　述

凡因脾胃等功能失调,水湿失运,或外湿侵渍,蕴结于冲任经脉,扰动血室,使经行较正常周期提前 7 天以上,甚或一月二至者即属本病。

二、病　因　病　机

脾主中气,主统血,运化水湿;肾主藏精,主元气,为水脏。脾肾不足,气化不及,水湿代谢失常,湿由内生,或情志不遂,胸怀抑郁,导致肝气横逆犯脾,脾虚运迟,均可使血液统摄无力,故月经先期而至。妇科湿病的产生,在于脏腑功能失调,脾虚肝旺,湿邪蕴结化热,湿轻热重,酿成湿热毒邪,下注胞宫,均可使经水先期而至。若恣食肥甘厚味、酒酪五辛之品,或暑热之季贪凉饮冷,损伤脾胃,湿邪停滞,或外感湿邪,阻碍气机升降,使水谷精微失于转输,聚湿生热,湿热相合,循经下迫胞宫,使经水先期而至,湿热蒸腾,迫血妄行,故见量多黏稠有块等症。

三、诊　断　要　点

1）主要临床表现:月经先期而至,量或多或少,颜面及足跗肿胀,肢体困乏,纳呆便溏。

2）四季皆可发生,而以夏季为多,因湿性黏滞,血下不畅,可影响正常工作与生活。

3）将息失宜,饮食不节,偏嗜肥甘辛辣及生冷,损伤脾胃,湿蕴化热,扰动血海,血失所统。

四、辨　证　论　治

1. 脾虚湿阻

临床表现　月经先期,量或多或少,色暗淡质稀,颜面或足跗肿胀,经前肿胀加重,午后双下肢肿甚,纳呆便溏,舌淡苔薄滑,脉小滑或濡细。

辨证分析　脾气虚弱,血失统摄,或脾虚湿聚,下注胞宫,使经气不利,经血先期而至;经前湿阻,气机血行不畅,故肿胀加重,经色暗淡质稀,足跗肿胀,纳呆便溏等,均是脾虚湿盛,水谷精微失于转输之征。

治法　健脾化湿,行水调经。

方药　健脾化湿调经汤(路志正自拟方)加减。

藿苏梗　炒杏仁　茯苓　泽泻　白术　当归　益母草　车前子　陈皮

若以困倦乏力,肝郁脾虚,月经提前,量少色淡,质清稀,口苦胁痛,脘闷纳呆,腹胀便溏为主者,治宜疏肝健脾调经,方如柴胡芎归汤(《增补万病回春》)加减。

柴胡　桔梗　当归　川芎　白芍　人参　厚朴　炒白术　葛根　茯苓　陈皮　红花　甘草　生姜

若以颜面足跗肿胀、腰腿痠软等脾肾两虚,湿邪停聚,遏阻气机为主者,重用泽泻、白术、桑寄生、益智仁、炒杜仲。

2. 湿热蕴结

临床表现　月经先期,量多质黏,色暗,面红,烦热,口干不欲饮,便黏溲黄,纳呆肢倦,舌质暗红,苔薄黄腻,脉滑数或濡数。

辨证分析　湿热之邪蕴结胞宫,扰动血室,迫血妄行,故见经水先期而至,量多质黏稠色暗;湿热蕴结,阻滞中焦正常升降功能,故见面红烦热,纳呆肢倦,口干不欲饮等症。

治法　祛湿清热调经。

方药　先期汤(《证治准绳》)加减。

黄芩　黄连　黄柏　当归　川芎　生地　白芍　知母　阿胶　艾叶　香附　炙甘草

若脘闷肢倦,苔腻者,去知母、阿胶、生地、炙甘草,加苍术、生苡米、滑石;口干不欲饮者,去生地、阿胶、黄芩,加炒杏仁、炒苡仁、通草。

五、护理与调摄

1) 如病久体弱而出现血虚者,应注意休息,保持心情舒畅,饮食宜清素淡软,忌生冷浓茶,慎食辛辣等刺激性食物。

2) 避免精神紧张,思虑过度,损伤心脾;注意节制饮食,忌食生冷油腻或暴饮暴食以防损伤脾胃。

3) 勿过劳使气血耗伤,可做静气功等保健运动,宜循序渐进,不断增强体质,避免外湿侵袭。

六、病案举例

病例一

廖某,35 岁,已婚,初诊,1960 年 6 月 12 日。

1 年前人流两次,之后经期提前,量少色淡,淋漓不畅,甚至一月再行,终无净日,疲倦乏力,面黄少华,心悸少寐,大便素溏。脉濡,苔薄,边有齿印。乃脾虚气弱,冲任失调,而统运乏权,水湿内停。姑拟健脾化湿,益冲调经。潞党参 12g,焦白术 9g,炙绵芪 9g,制香附 9g,柴胡 4.5g,升麻炭 4.5g,白芍 9g,炒当归 9g,黑芥穗 9g,煅龙齿(先下)12g,煨益智 4.5g,白茯苓 12g。

二诊:6 月 15 日。投剂后淋漓即净,便溏亦减,精神已振,效不更方,继服 5 剂,下次转经,期候已准,经量正常,4 天净,再宗原方服 3 剂告愈。

按语 柏春先生治宗叶天士"脾宜升则健,胃宜降则和;太阴湿土得阳始运,阳明燥土得阴始安"之论而获效。 （《蔡氏女科经验选集》）

病例二

李某,女,30 岁,本院护士,已婚,1983 年 1 月 9 日初诊。

婚后 4 年未孕,求子欲念甚笃。两年来月经不调,多有先期而至,到处投医无效。现月经方净 3 日复至,色暗红有块,质黏稠。素有黄带稠浊气秽,腰脊痠楚,身热困乏,口干不欲饮,纳呆,酷食辣椒,嗜饮浓茶,以此刺激方能进食,否则全无半点食欲。大便黏滞不爽,舌暗红,苔黄腻少津,脉滑数。诊为湿热蕴结胞宫,迫血妄行,使经行先期;失去氤氲之候,而致不孕。治以清热利湿,化瘀调经。投先期汤加减:黄芩 9g,黄连 6g,黄柏 6g,连翘 10g,炒薏米 15g,椿根皮 10g,滑石(包煎)30g,当归 10g,川芎 6g,益母草 15g,三七粉(冲服)3g。3 剂,水煎服。

二诊:1 月 17 日。药后月经已净 5 日,纳增,大便转畅,自以为病愈,现黄带见少,腰痠楚,脉滑数,舌暗红,苔黄腻。药中病机,湿热见去,但未尽除,拟以易黄汤加椿根皮,水煎服,5 剂。

三诊:1 月 25 日。黄带消失,胃饥思食,唯腰膝痠楚,困倦乏力,纳谷欠馨,为湿热未尽之征。以易黄汤加薏米 15g,炒苍术 10g,石菖蒲 10g。送进 13 剂告愈。 （路志正医案）

第二节 月 经 后 期

一、概 述

凡因脏腑功能减退,代谢无力,使痰湿停滞,或久居卑湿,淋雨涉水,寒湿外侵,阻滞经脉,使气血运行不畅,冲任失调,血海不能按时满溢,经行推迟 7 天以上,甚至每隔 40~50 天一行者,即为月经后期,又名经迟。

二、病 因 病 机

脾胃乃仓廪之官,水谷精微生化之源,主运化水湿。如脾胃虚弱,水湿失于正常代谢,内生外浸,聚湿成饮生痰,痰湿蕴结,阻滞胞脉,经行延后。本病可见于"内分泌失调"、"卵巢及子宫发育不良"等病。

三、诊 断 要 点

月经后期,经量渐少,色暗,质稀或黏稠,脘腹胀满,纳呆,便溏,小腹坠胀发凉,舌质淡胖,苔白腻,脉弦缓或濡滑。

四、辨 证 论 治

1. 脾虚湿盛

临床表现　形体丰腴,肢体困重,脘闷腹胀,纳呆神疲,月经过期而量少,色淡质稀,舌质淡,苔薄白腻,脉沉细。

辨证分析　由于脾虚失健,水谷精微不能化生气血,谷反为滞,聚湿生痰,阻滞胞宫,故见上述证候。

治法　健脾祛湿,行水调经。

方药　健脾调经汤(路志正自拟方)加减。

太子参　炒白术　厚朴　茯苓　姜半夏　炒薏仁　当归　泽兰　益母草　川牛膝

若湿邪偏盛者,加苍术、车前子;湿阻中焦,气机不畅较甚者,加陈皮、清半夏、草蔻;若月经后期量少,兼见失眠,心脾两虚者,改用归脾汤加减治之。

2. 痰湿阻滞

临床表现　经行后期,量或多或少,色暗淡而黏,带下较多,质黏气秽,胸闷气短,纳呆腹满,苔白腻,脉缓或滑。

辨证分析　本证多由思虑伤脾,饮食不节,嗜食膏粱厚味,贪凉饮冷,中州失运,痰湿蕴结,下注冲任,壅滞胞脉,使经行迟后,伴见带下多而气秽,纳呆腹满等症。

治法　健脾化湿,涤痰调经。

方药　苍莎导痰丸(《万氏女科》)加减。

苍术　香附　陈皮　白茯苓　枳壳　半夏　胆南星　炙甘草　生姜汁

若血少色暗淡者,加丹参、川芎;不孕者,加炒白芥子、细辛,或用芎归二陈汤(《丹溪心法》方:川芎、当归、陈皮、茯苓、姜半夏、炙甘草、生姜)加减。

五、护理与调摄

1) 社会与家庭要理解、同情患者。
2) 精神上保持心情舒畅,清心寡欲。
3) 节制饮食,适当增加营养。
4) 劳逸适度,适当加强体育锻炼,提高机体防御能力。

六、病 案 举 例

经事愆期,虚寒为多。然虚则肢体必形软弱,或微微身热,寒则腹中痛,脉必沉细。今经来日迟,诸如平人。唯四肢作瘘,脉象濡滑。此痰湿占于血海,营卫之气不得宣通,宜理气化痰祛湿,不治血而治其所以病血者。

粉全归　秦艽　制半夏　独活　川断肉　白蒺藜　泽泻　制香附　茯苓　川芎

(《清代名医医案精华·张聿青医案》)

第三节　月经先后不定期

一、概　　述

经期不准,或先或后,潮无定时,称"月经先后不定期",或名"经乱"、"月经愆期"。病由冲任失调,胞宫蓄溢失常所致,一般认为本病与肝郁、肾虚最为密切。而脾虚湿盛,思虑伤脾,湿热、寒湿之邪阻滞经脉之证,亦不少见。

二、病　因　病　机

脾虚湿盛,运化失健,统摄无权,若湿从热化,化火伤阴,血虚有热,可使经期提前,湿从寒化,湿邪郁滞,寒阻经脉,致经期延后,加之肝失条达,冲任功能失常而致经行先后无定期。

三、诊　断　要　点

1) 经期先后无定时,面色萎黄,胸胁胀满,神疲肢倦,纳少便溏。

2) 痰湿阻胞,则经水延后或闭止不行,小腹坠胀或隐痛,经量或多或少,质稠色淡,带下量多,质黏味腥秽。

3) 脾湿化燥或有郁火,则月经提前,色深红或暗紫,有块,质黏稠而行不畅,小腹胀痛,腰痠,便秘,溲黄。

四、辨　证　论　治

1. 脾虚挟湿阻胞

临床表现　经期紊乱,或先或后,经量或多或少,色淡质稀,神疲气短,经行乳胀,烦躁易怒,足跗肿胀,纳呆便溏,舌淡红,苔白腻,脉濡缓或沉弦小滑。

辨证分析　素体脾虚,情志抑郁,肝气犯脾,统摄无力,疏泄失常,冲任失调,则潮无定时;由于湿邪阻滞,脾胃升降不利,故见足跗肿胀、纳呆便溏等。

治法　健脾化湿,疏肝调经。

方药　参苓白术散(《太平惠民和剂局方》)加减。

人参　白术　扁豆　茯苓　甘草　山药　莲子肉　桔梗　薏米　砂仁　丹参　白芍　乌贼骨

气血偏虚者,加黄芪、当归;肝郁犯脾者,去薏米、桔梗,加柴胡、香附。

2. 痰湿阻胞

临床表现　月经错后或闭止不行,经量减少,质黏色淡,小腹坠痛或隐痛,带下量多,色白质黏稠,气腥秽,伴口淡纳呆,倦怠嗜卧,便溏溺浊,面色㿠白,舌质淡,苔白腻,脉濡细或滑。

辨证分析　《万氏女科·调经》说:"痰涎壅滞,血海不流,故有过期始行"素体丰腴,痰湿壅盛,多恣食生冷肥甘,脾失健运,湿聚生痰,下注冲任,阻于胞宫,故血经错后,血量减少,带下量多,气味腥秽;痰湿阻滞,气机不调,故小腹坠痛或隐痛;脾运失司,脾气虚,故口淡纳呆,神倦思卧,便溏溺浊;面色㿠白,舌质淡,脉濡细或滑,皆脾虚痰湿内盛之征。

治法　健脾燥湿,化痰调经。

方药　苍附导痰丸(《叶天士女科》)合芎归汤(《叶氏女科证治》)加减。

苍术　香附　陈皮　半夏　茯苓　枳壳　天南星　甘草　生姜　当归　川芎　滑石　大枣

若脾气虚者,加党参、炒白术;脾肾阳虚者,加干姜、淡附片;带下腥秽量多者,加芡实、车前子、生龙牡;脾经血燥而经来先期者,加味逍遥散;脾经湿郁化火者,宜归脾汤加发散火郁之品。

五、护理与调摄

1）适当休息,保持心情舒畅,避免精神刺激,忧虑伤脾。

2）调节饮食,防止湿邪内生或外袭。

六、病案举例

丁某,女,27 岁,干部,已婚,1975 年 3 月 3 日初诊。

月经先后不定期年余。婚后 2 年两地生活,常有忧虑,情怀隐曲,经多方调治不愈,延余诊治。症见此次经行前期 10 天,已经来 5 天未净,量多,色淡红,质稀薄,困倦乏神,肢末肿胀,纳呆,便软,舌质淡红,苔薄腻,脉濡缓。

证属思虑伤脾,恚怒伤肝,水湿失于运化,阻滞冲任,使经血蓄溢失常。治以健脾化湿,疏肝调经。

处方:人参(先煎)6g,白术 9g,阿胶珠(烊化)9g,茯苓 15g,甘草 6g,炒山药 9g,莲肉 9g,桔梗 9g,炒薏米 15g,砂仁(后下)6g,柴胡 6g,醋香附 9g。水煎服,7 剂。

二诊:1975 年 3 月 15 日。月经已净,纳谷增加,精神振作,肢肿消失,大便成形,舌质淡红,苔薄白,脉沉细。既见效机,守方不更,前方续进 10 剂,为巩固疗效,再以补心脾,益气血,投人参归脾丸善后。　(路志正医案)

第四节　经期延长

一、概　　述

月经周期如常,唯经期延长 7 天以上,甚或半月之久,则为"经期延长",亦称"月水不断"。气虚、血瘀、血热等因均可发病,唯湿热证易被忽略,今论之以印临床。

二、病 因 病 机

由于脾虚失运,或饮食劳倦损伤中气,使痰湿内生,蕴久化热,下及胞宫,湿热内蕴,冲任受灼,使经血延久不断。

三、诊 断 要 点

1) 主要临床表现:月经周期正常,行经时间超过 7 天以上,甚至淋漓半月方净者。
2) 经来淋漓不畅,量少色暗,质黏稠,素有带下色黄臭秽者。
3) 素禀湿热体质。

四、辨 证 论 治

湿热下注胞宫

临床表现 经水不断,淋漓日久,经色紫黑或兼挟黄带,量多黏稠,气臭,腹痛,平素可有带多色黄,舌红,苔黄腻,脉滑数。

辨证分析 湿热下注,阻滞胞宫,热迫血海,蒸腐胞宫,故见经行延长,淋漓不止,量多黏稠或兼黄带等症。

治法 祛湿解毒,调经止血。

方药 解毒四物汤(《沈氏尊生书》)加减。

当归 川芎 芍药 生地黄 黄芩 黄连 黄柏 山栀

若湿热较重者,去生地黄、山栀,加炒薏仁、土茯苓、炒苍术。若出血日久,可用四物坎离丸(《沈氏尊生书》生熟地 当归 白芍 黄柏 槐花炭 侧柏炭 连翘 生龙牡)加减。

五、护 理 与 调 摄

1) 调情志,慎起居,适当休息,调剂饮食,增加营养。每天可食适量山药、桂圆肉类食品,以健脾养血。
2) 勿因过劳耗伤正气,而损伤冲任。
3) 勿贪凉饮冷,少进油腻饮食及浓茶,避免损伤脾胃,聚湿蕴热。

六、病 案 举 例

高某,女,35 岁,农民,已婚,1984 年 5 月 6 日初诊。

月经淋漓不断已 15 天。色黑质黏稠,带下色白,有腥臭味,腹痛腰痠,经服金鸡冲剂等药症状不减,前来门诊就诊。3 个月前行人流刮宫术,术后出血不止,经服西药后血净,随后黄带量多,味臭秽,经肌肉注射抗生素后略有好转。此次经行淋漓不净,多次用西药止血不止。面红,烦躁,寐差,纳呆,少腹胀痛,腰骶部痠楚,舌红,苔黄腻,脉滑数。诊为湿热蕴结胞宫,挟有瘀滞。治法:祛湿解毒,调经止血。处方:黄柏 9g,黄连 6g,黄芩 6g,仙鹤草 15g,

炒薏仁 15g,当归 10g,赤芍 6g,生地 12g,蒲黄炭(布包)9g,土茯苓 18g,地榆炭 10g,生龙牡各(先煎)15g。7 剂,水煎服。

二诊:1984 年 5 月 17 日。药后血止,面红、烦躁、寐差、腰痛、腹痛等症均有减轻,带下减少,由黄转白,舌质红,苔薄腻微黄,脉沉滑小数。为湿热见退,余邪未清之候。治以健脾祛湿,疏肝调经。处方:太子参 10g,炒苍术 12g,炒黄柏 10g,粉萆薢 12g,土茯苓 18g,炒杏仁 18g,炒薏仁 15g,生炒蒲黄(布包)各 6g,当归 10g,炒白芍 12g,复进 2 剂收功。　（路志正医案）

第五节　月经过多

一、概　　述

月经周期基本不变,经来明显超过常量,称"月经过多",或"经血过多"、"经水过多"。由于痰湿阻滞冲任,侵扰血海,使血不归经,造成经血过多即属本证。

二、病因病机

经量过多,一般认为属血热妄行、气虚失摄之证,然痰湿内聚,或湿热蕴结,阻滞冲任,窃踞血海,使血不循经而致月经过多者,临床也不容忽视。

三、诊断要点

主要临床表现为经期超过 7 天以上,经量明显增多,在正常行经时间而不能停止者。

四、辨证论治

临床表现　月经量多,色淡质黏,经期延长,头重目眩,胸闷欲呕,纳少痰多,腰膝酸楚,小腹坠胀不适,平素白带偏多,舌淡苔腻,脉弦滑。

辨证分析　由于脾虚失运,痰湿壅聚,窃踞血海,使血不循经,症见经行量多;白带混入经血使色淡质黏稠;痰湿之性重浊黏腻,易阻滞气机,故见经期延长、胸脘满闷欲呕等气机升降转输失常等症状。

治法　祛痰利湿,运脾调经。

方药　香砂六君子丸(《医学正传》)合丹溪痰湿方(《丹溪心法》)加减。

人参　甘草　茯苓　白术　半夏　砂仁　陈皮　木香　生姜　大枣　苍术　白术香附　白芍

若出血较多者,前方加炒荆芥、艾叶炭;若痰湿较重者于后方可加二陈汤。

五、护理与调摄

1）调节情志,勿过度思虑,保持胸怀宽广,心情愉快。

2）少食生冷辛辣炙煿,饮食宜清淡。

六、病 案 举 例

李某,女,27岁,已婚,本院大夫,1985年5月18日初诊。

形体丰腴,婚后3年不孕。每月经行6~7日,量多,色淡,质薄,月经将净时,即见带下量多与血挟杂,质黏,头重眩晕,脘闷呃逆,大便溏薄,本次月经10日未净,舌淡,苔薄腻,脉弦滑。为痰湿壅聚,血不归经。治以祛痰利湿,补脾调经。处方:太子参12g,茯苓15g,白术10g,半夏9g,砂仁(后下)6g,陈皮6g,木香(后下)6g,荆芥炭9g,艾叶炭6g,甘草6g,水煎服,7剂。

1985年5月27日二诊:进药后经净带减,呃逆去,食欲有增,余症亦见轻,但仍感头晕神疲,肢倦乏力,大便不实,舌苔薄腻,脉沉弦小滑。既显效机,守法不更,前方去荆芥炭、艾叶炭,加炒薏仁15g,车前子12g。水煎服,10剂。脾胃功能得以恢复,生化有源,经调血和,得以康复。 (路志正医案)

第六节 月 经 过 少

一、概 述

月经周期基本正常,而经血较其常量明显减少,甚至点滴即净者,称为"月经过少"。历代贤者多从虚论,实者多从瘀论,而脾虚痰瘀之证,临床亦不少见。

二、病 因 病 机

禀赋不足,或后天损伤脾胃,使痰壅湿聚,阻滞胞脉,冲任不充,胞宫失养,血行不畅。

三、诊 断 要 点

1）月经周期如常,或行经期缩短,经量减少,或1~2日即净,或点滴而止,色淡质黏,肢体困倦。

2）凡青春期、生育期阶段均可发病。

四、辨 证 论 治

临床表现 经来量少,色暗淡而质黏,脘闷纳呆,时欲呕恶,平素白带稍多,舌淡苔薄腻,脉弦滑。

辨证分析 由于脾虚失健,痰湿壅滞,冲任失养,故见经少不畅;湿阻中焦则可见脘闷、纳呆等症。

治法 健脾燥湿,化痰调经。

方药 启宫汤(路志正自拟方)加减。

炒苍术　半夏　醋香附　炒神曲　茯苓　陈皮　丹参　川芎

若肾虚湿盛者,于前方中加怀牛膝、车前子;若湿阻中焦,气机不利者,芎归二陈汤(方见月经后期)方中加砂仁、炒杏薏仁。

五、护理与调摄

1)调畅情志,勿思虑过度,适当增加营养。
2)调节饮食,少食肥甘、辛辣、生冷等食品。
3)养成良好卫生习惯,遇有月经不调,及时到医院检查防治。
4)若在夏秋季,可用冬瓜、西瓜翠衣(将外硬皮和内红肉去净)各适量,煲汤吃,宜清淡。
5)若在冬春季,可用赤豆薏米粥(赤小豆、生薏米适量,煮粥喝,每早晚各1次)。

六、病案举例

病例一

李某,女,22岁,未婚,门诊病例,1974年10月7日初诊。

主诉:月经稀发,逐渐发胖已4年。

现病史:近4年来,月经稀发,一般约3个月至半年行经一次,有时需经人工周期始能来潮。经量少,色黑,质稠,带经1~2天即净。平素自觉身热喜冷,身体逐渐发胖(体重187市斤),食少痰多,四肢疲乏,有时头晕,小腹有时胀痛,二便自调。舌质暗红,脉沉细滑数。

西医诊断:①月经稀发;②内分泌失调。

中医辨证:脾湿痰阻,气滞血瘀。

治法:除湿化痰,活血调经。

方药:茯苓12g,苍白术各6g,半夏6g,陈皮3g,柴胡4.5g,防风3g,羌活4.5g,川芎3g,藁本3g。

治疗经过:10月26日,本方共服18剂,药后痰多,气短、乏力、头晕等症均减轻,但仍未来月经,遂改用活血利湿之剂,方药如下:益母草15g,泽兰6g,红花3g,桃仁6g,车前子12g,瞿麦、牛膝、萹蓄各6g,滑石块15g,大黄3g。

10月30日三诊:药后月经来潮,量也增多,经服上方,隔日1剂,连服3个月,月经均能按时来潮,量增,色红。

按语　本例属脾湿痰阻,气滞血瘀。湿痰壅阻气机,闭塞胞宫,故月经稀发。痰湿阻滞,则食少痰多,脾不运化,痰湿留于四肢,故见四肢疲乏无力。治疗时,先用二陈汤加活络调经之品,燥湿化痰,活络通经。方中加白术、苍术健脾燥湿化痰,柴胡、防风、羌活、藁本活血通经,升阳散湿。药后诸症虽减,但是月经仍未来潮,继而又用泽兰、坤草、红花活血通经,桃仁、大黄破血通经,牛膝引血下行,车前子、瞿麦、萹蓄既能去湿又能引血下行,滑石块利五脏之滞结又能除湿,共奏活血利湿通经之效而治愈。　(《刘奉五妇科经验》)

病例二

陈某,女,26岁,教师,已婚,1986年3月2日初诊。

婚后3年不孕。每经行后期,量少色暗淡而黏稠,形体略丰,纳少,时觉头沉欲呕,舌淡,苔薄腻,脉沉弦滑。西医诊为卵巢功能不足,子宫发育不良。曾服西药做人工周期3个月不效,复经多方医治延久不愈,故延路师就治。综合分析诊为痰湿阻滞冲任,血不养胞。治以祛痰化湿,调经养胞。方拟启宫汤加减:半夏6g,苍术6g,香附9g,神曲6g,茯苓15g,陈皮6g,川芎6g,炒白芥子6g,水煎服。7剂。

二诊:1986年3月8日。药后头沉欲呕见失,食欲有增,已见初效,原方续进5剂,适逢经至,经量增加,前后以上方增减30剂,辅以针灸得愈。逾4月后怀孕,后来登门致谢,知孕生一男一女。　　(路志正医案)

第七节　痛　　经

一、概　　述

正值经期或经行前后,发生以小腹疼痛为主,或痛引腰骶,甚至昏厥,影响正常工作与生活,且随月经周期发作,即为痛经,是妇女的多发病、常见病之一。

二、病 因 病 机

女子二七天癸至,任脉通,太冲脉盛,月事以时下。“通”和“盛”缺一不可,无论何种原因影响了任脉的通畅和血海的充盈,均可发生腰腹痛,使行经不顺,临床见有气滞血瘀、寒邪凝滞、气血虚弱或肝肾亏损等证。然湿、寒湿、湿热、湿毒等亦是引起痛经常见的致病因素。

1)湿阻胞脉　女子情怀隐曲,思虑过度,容易使脾胃虚弱,影响升降功能,水湿不得正常运化,湿从内生。若在经期、产后、房劳后,胞脉正虚,调摄不当,或平时贪凉饮冷,久处卑湿之地,调摄不当,致湿或寒湿、湿热之邪直中胞脉,湿邪阻遏冲任,经气不利,气血不畅,不通则痛。

2)湿寒凝滞　经行或产后正值胞脉空虚之际,贪凉饮冷,或久处湿寒之地,湿与寒相合,湿郁寒凝,损伤胞脉,气血流行不畅,致经行之际发生腰腹痛,其痛绵绵。

3)湿热蕴结　经期或产褥期,胞脉正虚,调摄不当,感受湿热之邪,或脾虚湿盛,或肝郁脾虚,水湿内生,湿邪蕴久化热,湿热羁留冲任,与血相结而成瘀,湿瘀阻滞,不通则痛。

原发性痛经,多见于初潮后不久的青春少女,继发性痛经,多见于生殖器官的器质性病变,如子宫内膜异位症、盆腔炎、宫腔粘连等引起的疼痛。

三、诊 断 要 点

1)经期或经行前后下腹坠胀疼痛,或下腹及腰骶隐痛,会阴痛楚绵绵不舒,经色暗淡,量少,为湿阻胞脉;湿寒者坠胀痛且腰疫冷凉,喜温喜按。

2)经量少,色暗有块。

3)湿热者经前小腹疼痛拒按,且小腹及外阴憋胀灼热,月经质稠有块,素有带下色黄,若伴有低热起伏,带下黄浊臭秽者,为湿毒。

四、辨 证 论 治

1. 湿阻胞脉

临床表现 每经行之际,小腹坠胀,疼痛隐隐,连及腰骶,瘘楚沉重不舒,伴见肢体困重,纳呆泛恶,经色暗滞量少,带经较长,平素白带较多质稀。舌质淡,苔薄腻,脉沉细滑。

辨证分析 由于脾虚水湿不得运化,湿邪阻遏冲任胞脉,经气不利,故见经行腹痛及其他脾虚湿盛等症。

治法 健脾祛湿,调经止痛。

方药 四物汤(《太平惠民和剂局方》)合四苓散(《奇效良方》)加减。

熟地 白芍药 当归 川芎

炒白术 茯苓 泽泻 猪苓 醋香附

若脾虚湿盛,颜面足跗微肿者,加苍术、防己;脘腹胀满者,去熟地,加厚朴、陈皮;血行滞涩隐痛者,加炮姜、醋元胡。

2. 湿寒凝滞

临床表现 经期小腹冷痛或绞痛,喜热畏寒湿,经血下如黑豆汁,兼见平素带下色白,便溏肢冷,舌暗淡,苔白润,脉沉细迟。

辨证分析 多因濒临经行或正值经期,肆啖生冷,冒雨受寒,涉水游泳,寒湿客于胞宫,血海湿寒,阻滞任脉,经脉挛急作痛,或因素体脾肾阳虚,湿寒内生,遏阻胞络作痛。

治法 祛湿散寒,通经止痛。

方药 少府逐瘀汤(《医林改错》)加味。

小茴香 干姜 元胡 制没药 当归 川芎 肉桂 赤芍 蒲黄 五灵脂 加苍术 茯苓

若湿偏盛者,加车前子;寒偏盛者,加补骨脂;带下色白质稀者,加生龙牡。

3. 湿热蕴结

临床表现 经前或经期小腹胀痛灼热,按之痛增,或伴腰骶部胀痛,或平时可有小腹胀痛,经行加剧,经色暗红,质稠有块,或平时低热困乏,带下量多黄稠,经血黄带气味腥秽。舌红,苔黄或黄腻,脉弦滑数。

辨证分析 湿热之邪蕴结冲任,阻遏气血,故平时可有小腹胀痛,每于经前经期,血海充盈,湿热与血搏结、瘀阻,使经气不利,则见小腹疼痛加剧,灼热,胀满拒按,痛连腰骶;湿热蕴结,经血运行不畅,故色暗红,质稠有块,味秽;湿热蕴蒸,则见低热起伏不扬,伤耗气机而困乏;湿热下注,伤及任带胞宫,任脉不固,带脉失约而带下量多黄稠。舌红苔黄腻,脉弦滑数,均属湿热蕴结之征。

治法 化湿清热,祛瘀调经。

方药 清热调经汤(《古今医鉴》)加减。

丹皮 生地 黄柏 川芎 赤芍 桃仁 红花 莪术 制香附 元胡 败酱草 红藤 生苡仁

若腰痛甚者,加川断、怀牛膝。经血及黄带腥秽较著者,加鱼腥草、土茯苓。

或用五妙调经汤（自拟方：苍术、黄柏、苡米、木瓜、连翘、当归、川芎、生地、赤芍、元胡），加减同前方。

五、护理与调摄

1）调情志，避免思虑过度，损伤脾气，使湿邪内生。

2）慎起居，预防外感湿邪、湿寒或湿热。

3）节饮食，切勿贪凉饮冷，谨防脾气损伤，湿寒困脾。

4）注意经期、产后摄生保健，经前经期勿过食生冷，勿游泳，保持外阴清洁。

5）严防上环、取环、刮宫等手术不洁，增强卫生观念，把握外感湿热毒邪关。

六、病 案 举 例

病例一

金某，女，21岁，未婚，病历号199979，初诊，1973年1月23日。

痛经6年，月经周期尚准，量多少不等，经前即下腹疼痛，脘部亦痛，腹冷喜按，得热则减，痛甚时不能工作，末次月经于1月3日来潮，舌苔薄白，脉象细滑。曾因伤于寒湿，寒凝湿滞，肝胃不和，治以温经散寒，调和肝胃。

处方：当归9g，川芎4.5g，赤白芍各9g，肉桂3g，吴萸3g，狗脊12g，桑寄生15g，乌药6g，青橘皮各6g，制半夏6g，木瓜9g，木香6g，12剂。

二诊：2月28日。月经2月21日至，5天净，量中等，色红有血块，脘腹痛均有所减轻，舌苔薄白，边有齿痕，脉沉细滑，再以温经调气化瘀为治。

按语 患者痛经发于经前和行经期间，属于实证，其生活于寒冷环境之中，起居不慎，寒湿客于下焦，血为寒凝湿郁，气失运行之常，因此作痛，采用温经散寒，行气流湿之法，使寒湿散，气血通，痛亦渐愈。 （赵秀勤病例）

病例二

李某，女，30岁，已婚，初诊时间1988年1月28日。

病史：痛经3年，月经周期尚准，量较稳定，每经至即小腹坠胀，疼痛隐隐，连及腰骶沉重不舒，经色淡红，便溏泻，日2次，肢体困倦，舌质淡红，有齿痕，苔薄略腻，脉细小滑。因思虑过度，加之读函授劳累，致脾虚湿滞，阻滞冲任，使气血不畅，故经至则痛，余症均属本证之候。治以健脾化湿，调经止痛。

处方：熟地15g，白芍10g，当归6g，川芎6g，苍术15g，茯苓15g，山药（包煎）15g，清夏6g，陈皮6g，砂仁6g。

二诊：2月3日。月经4天已净，服1剂药后疼痛已失，5剂药服完，脾虚湿滞之症亦见除，以人参归脾丸1盒，嘱其下月经行前3日，继续服药，如此3个月经周期的治疗，随访10年未作。 （赵秀勤病例）

第八节 崩 漏

一、概 述

妇女不在行经期间,阴道突然大量出血,或淋漓下血不断者,称为崩漏。一般以来势急,出血量多者为崩,即称之为"崩中",出血量少,或淋漓不净者为漏,称之"漏下"。若经期延长达2周以上者,应属崩漏范畴。

崩与漏虽临床表现不同,但其发病机制则是一致的,在疾病的发生发展过程中,常可见相互转化,如血崩日久,正气耗伤可转为漏血,久漏不止,病势日进,亦可成崩。

崩漏是多种妇科病常见的共有症状,如子宫功能性出血、女性生殖器炎症、肿瘤等所出现的阴道出血,临床最常见的是功能性子宫出血。本病在青春期、育龄期和更年期均可发生。此外在其他器质性和全身性疾病也可出现。

二、病 因 病 机

主要病因是内伤七情,饮食劳倦,房事过度,使肝肾功能失调,中气不足,气血亏损和冲任失固。在七情内伤中多以劳心、思虑过度及饮食劳倦为主,劳心过度致火热内蕴,气机壅滞不行,则中焦上输之精微,不能敷布周身而生湿;思虑过度,脾气亏损,湿以内生;饮食不节,杂啖生冷,或膏粱厚味损伤脾胃,运化无力,湿食停滞;劳倦,劳则气耗,逸者气滞不行,久卧伤气,此四者均为脾气不足,统摄无力,冲任失固而成。湿郁挟瘀偏重或湿热合邪,迫血离经所致之崩漏,临床也屡见不鲜。

三、诊 断 要 点

主要临床表现为阴道非经期而出血,其来势急量多,或势缓而淋漓不断,可交替出现,缠绵不愈。湿郁挟瘀者多见血黏滞淋漓不畅,色暗褐,亦可兼挟带下;湿热合邪者多见血稠量多,有块味秽,心中烦热。

四、辨 证 论 治

1. 脾虚湿阻

临床表现 暴崩下血或淋漓不净,色淡质稀,面色苍白,肢体困倦,乏力神疲,气短懒言,伴见纳呆脘胀,便溏软等症。舌质淡,边有齿印,苔薄润,脉缓或沉细。若出血过多或日久,可见血不养心之症。

辨证分析 多缘思虑过度,或饮食不节,劳倦伤气,导致脾虚生湿,脾统血无力;湿邪困阻脾气,脾气愈虚,中气不足,冲任失固,故见崩中漏下;脾虚不复,生化乏源,气血两虚,故见血色淡红质稀,面色苍白,困倦乏神,纳呆,脘胀,便溏等症。

治法 健脾祛湿,固摄止血。

方药 暴崩证:补中益气汤(《脾胃论》)加减。

炒枳壳　黄芪　人参　白术　当归　陈皮　升麻　柴胡　炙草　伏龙肝　棕榈炭

漏下证:归脾汤(《济生方》)加减。

人参　黄芪　白术　茯神　酸枣仁　桂圆肉　广木香　当归　远志　炙草　阿胶珠
菟丝子　杜仲炭　三七粉

2. 湿热合邪

临床表现 阴道大量出血,或淋漓不止,血色暗红,黏稠气秽,腹部隐痛,腰骶疲胀,舌红,苔薄黄腻,脉象滑数或细数。

辨证分析 素体湿盛,感受热邪,或恣食辛辣之品,湿热蕴结冲任,迫血离经,故可见阴道大量出血;气随血损,或至淋漓不止;湿热煎迫日久,使血色暗红,黏稠气秽;舌脉皆为湿热阻滞冲任之征。

治法 凉血止血,佐以和中化湿。

方药 四生丸加减(《孙浩铭妇科临床经验》)。

侧柏叶　干藕节　生艾叶　生地　黑地榆　十灰散　赤小豆　宣木瓜　漂白术　川朴花

五、护理与调摄

1)出血量多时,绝对卧床休息,密切注意观察血量、神色、脉象、肢端冷热。如下血量多而不止,面色苍白,冷汗淋漓,四肢厥冷,脉微欲绝者,急以独参汤或四逆汤加生脉散救逆固脱为主。

2)避免不良的情志刺激,要体贴和关心患者,注意保持室内整洁安静。

3)饮食宜清淡而富于营养之品,如瘦肉、猪肝、鸡蛋之类,切忌肥腻煎炸之品,出血期间忌辛辣或生冷食物。

4)月经用纸质地要柔软,勤换纸垫,保持外阴清洁,以防邪毒内侵。

5)调情志,勿劳倦,节饮食,使脾气健运,勿使湿从内生。

6)慎起居,防湿热侵袭;注意妇科卫生,避免手术感染使毒热之邪侵入。

7)注意经期、产褥期摄生保健,保持外阴清洁,预防感染。

六、病 案 举 例

病例一

廖某,女,28岁,1978年6月12日初诊。

月经异常2载。经事超前或一月二至,量多有块,质稠黏气臭。经后赤白带下绵绵,腹部隐痛,腰疲,食后作胀,面足微浮,舌质红苔黄,脉象细数。此系湿热久恋,灼伤胞脉,失血过多,耗损气阴。治拟清利湿热,益气护阴。

黄芩10g,地骨皮15g,侧柏炭15g,碧玉散(布包)25g,白术10g,枳壳6g,白花蛇舌草25g,粉草薢12g,元参10g,天冬10g,太子参10g,赤白芍各10g,土茯苓25g。上方共服50余剂而愈。

从此案可见湿性黏滞,欲速则不达,治宜缓进分利,澄本清源。　　（《当代名医临证精华·崩漏专辑》）

病例二

何姓患者,19 岁,1986 年 10 月 29 日初诊。

阴道不规则出血已 6 年余,不用止血药从不间断,近两月来服止血药亦不奏效,经血淋漓不止,多方医治不愈而来求诊。现症:据述月经已来两月,淋漓不断,量中等,色鲜红。症见头晕目涩,视物模糊,心悸易惊,心烦易躁,失眠多梦,胸闷气短,善太息,纳呆食少,恶心欲吐,口干苦不欲饮,时觉周身肌肉抽搐。舌淡红,舌尖红,苔厚腻略黄,脉沉细数,重取无力。病起于学习紧张之后,两月前又因劳心过度而加重。观前所服方药,均为调肝益肾,补脾固摄,凉血止血之品。证属上焦火郁,湿热内蕴。治应清心散火,宣肺除湿。处方:杏仁9g,炒荆芥 10g,防风 10g,藿荷梗各 10g,黄连 4g,竹茹 12g,姜夏 12g,枳实 10g,云苓 15g,厚朴 9g,六一散(包煎)20g。

1986 年 11 月 3 日二诊。服上方 3 剂,经量减少,服至 5 剂,月经已净。纳食亦增,胸闷气短、心烦易怒、口干苦、失眠等症均减。现轻微头晕,晨起口干苦,小腹时作隐痛,腰疫痛,脊背疫沉,遇劳尤甚,舌淡红尖红,苔薄腻略黄,脉细滑数,重取无力。湿热见清,血已归经,而余邪未净,上方去黄连、六一散,加炒白芍 15g,炙草 6g,4 剂。

1986 年 11 月 7 日三诊。药后胸闷气短、心烦口苦、失眠、小腹隐痛等症均除,现觉四肢乏力,偶感轻微头晕,劳作后明显,腰疫背沉,寐、食、二便如常,舌淡红,苔薄白,脉沉细,重取无力,为邪热已除,经脉调畅,而正气尚未全复,宜进一步补气血,调五脏,扶正气,随处二方,嘱其交替服之,以杜其复发。

方一:太子参 12g,生黄芪 15g,炒白术 10g,龙眼肉 9g,熟地炭 12g,白芍 12g,侧柏叶12g,阿胶珠 6g,生炒蒲黄(布包)各 6g,旱莲草 12g,醋香附 9g,炒枣仁 12g,童便 15ml 为引。

方二:丹参 15g,炒白芍 12g,莲心 6g,地骨皮 10g,炮姜炭 6g,旱莲草 12g,制首乌 10g,山药 20g,仙鹤草 30g,枸杞子 12g,怀牛膝 10g。每日 1 剂,交替服之。

按语　本例患者,因劳心过度,致火热内蕴,郁火刑金,肺失宣降,气机壅滞不行,则中焦上输之精微不能敷布周身而积留生湿,湿热合邪,扰乱心神则心烦心悸,失眠多梦,易惊,壅遏气道则胸闷气短,时欲太息。心主一身之血脉,神乱则血无所主;肺主一身之气,气伤则血无所从。故除导致上述心肺失调的症状外,又出现了血行逆乱,血不归经的崩中漏下。舌尖红苔厚腻而黄,是上焦火郁,湿热内停之见症。崩漏日久,阴血亏耗,血不上荣则头晕,视物模糊;湿热内蕴下扰中焦,故恶心欲吐,纳呆食少。诸般病变均由火热内郁,湿热内蕴,肺失宣降,心神被扰所致,故治疗以宣肺气,散郁火,清心热,祛湿浊为治本之道。只有郁火得清,湿热得除,肺气通畅,心神安谧,离经逆乱之血才能归经,崩中漏下之症才能解除。若徒用补肝益肾,凉血止血之品,恐难奏效。　　（《当代名医临证精华·崩漏专辑》）

病例三

林某,女,20 岁,未婚,1973 年 5 月 19 日初诊。

月经从初潮以来均先期而且量多,色红伴有血块。近数月来月经更是紊乱,一月二次,每次行经持续 1 周或十余天才能干净。上次月经 1973 年 4 月 22 日,此次 5 月 10 日又见流血,迄今已 10 天未净,无腹痛。平时常感面浮肢楚,纳谷不馨,睡眠欠佳,二便自调。脉滑微数,舌质淡红,苔黄滑。脉症合参,系属湿热互郁,热伤冲任,迫血妄行。治先凉血止血,佐以和中化湿。方拟四生丸加减。

处方:侧柏叶 12g,干藕节 30g,生艾叶 9g,生地黄 24g,黑地榆 9g,十灰散(布包)9g,赤小豆 15g,宣木瓜 9g,漂白术 9g,川朴花 9g。服 2 剂。

5 月 22 日二诊:药后血止,面浮腰痠仍在,头晕欲呕,食欲不佳,白带多。舌苔微浊,脉象滑。此为热清而湿仍困,故血止而带现,湿属阴邪,法转化湿理脾,以舒带脉。拟香砂六君丸继续观察。

按语 经期紊乱,量多色红,且伴血块,多为血热。本例症见面浮肢楚,脉滑微数,舌质淡红,苔黄滑,是为湿热互郁,热伤冲任,迫血妄行所致。治法采用凉血止血以四生丸加减。取黑地榆、赤小豆凉血兼能去湿,木瓜、白术、朴花和胃化湿。服 2 剂后流血已止,初收凉血之效。而面浮腰痠,眩晕泛恶,纳减带多,脉滑,苔微浊,可知热清血止之后,而湿尚存,致脾为湿困,带脉失约,故用理脾化湿为主,以香砂六君丸续治。

前后病机重点不同,治亦随之而异,但病源由于湿热不化而致崩漏。随后湿困脾阳症状显露,故继而理脾化湿为治。 (《孙浩铭妇科临床经验》)

第九节 闭 经

一、概 述

女子若超过 18 岁初潮未至,或行经后又中断 6 个月以上者,即为"经闭"。由于湿属阴邪,其性趋下,流注下焦,阻滞血海,若从寒化,则易形成寒湿经闭。本病临证较为棘手,常缠绵不愈。多由情志不畅或内分泌失调等因素而致。

二、病 因 病 机

经期或产程过长,体力过耗,或产后余血未尽,气血未复,置保健于不顾,淋雨涉水,居处寒湿,贪凉饮冷,损伤脾胃,失其运化,湿性趋下,寒湿之邪循经流注下焦,凝滞血海,或因素体阳虚,寒湿失其温化,留阻胞脉而致经闭,也有因情志内伤,肝胆湿热化火伤阴,经行后期或月经过少逐渐发展而来。

三、诊 断 要 点

1)月经闭止 6 个月以上仍不来潮,并排除生理性停经,即为闭经。
2)经闭形体肥胖,纳呆肢倦,时吐痰涎,为痰湿阻滞。
3)经闭伴少腹冷痛,四末不温者,为寒湿凝滞。

四、辨 证 论 治

1. 痰湿阻滞

临床表现 月经闭止超过 6 个月以上,神怯肢冷,纳呆呕恶,或吐痰涎清水,大便溏薄,舌淡,苔白腻,脉滑。

辨证分析　由于脾胃阳虚,寒湿凝滞胞脉,气机不得宣降,故见经水数月不行,甚或终年不至;纳呆呕恶等症均是寒湿阻滞中焦所致。

治法　温阳化湿,养血调经。

方药　痰湿挟瘀较著者可选芎归二陈汤(方见月经后期);形体丰腴者用苍附导痰汤(方见月经后期)。

寒湿较重者于芎归二陈汤中加巴戟天、肉桂。

2. 脾虚湿阻

临床表现　月经周期延迟,量少,色淡红,质薄,渐至7~8月经闭不行,伴胸闷脘痞,腹胀纳呆,便溏,溲短色清,下肢浮肿,面色萎黄,肢倦神疲,头晕目眩,舌淡口黏,苔白腻,脉濡缓或细弱。

辨证分析　饮食不谨,偏嗜生冷茶酒,致中阳式微,饮湿停聚,中焦痞塞,故见脘闷纳呆,腹胀痞满,大便溏薄,小便短清,而下肢浮肿;脾胃损伤,化源不足,则气血两虚,上不能滋神明,中不能营四肢,下不能灌冲任,充胞脉,故面色萎黄,神疲肢倦,头晕目眩,月经闭止不来;舌淡,苔腻,口黏,脉濡缓,皆脾虚湿阻之征。

治法　健脾化湿调经法。

方药　参苓白术散(《太平惠民和剂局方》)加桃仁、红花、乌贼骨、茜草。

人参　茯苓　白术　山药　白扁豆　莲子肉　薏苡仁　桔梗　砂仁　甘草　大枣

若血虚者,加熟地、白芍、当归;气滞者,加香附、乌药;脾阳不足者,加干姜;血瘀者,加制乳没。

五、护理与调摄

1)调情志,慎起居,合理安排生活,适当增加营养。
2)适当锻炼,劳逸结合,避免寒湿之邪外袭、生冷饮食中伤,时刻顾护脾胃阳气。

六、病案举例

王某,女,年26岁,农民,已婚,1986年7月2日初诊。

婚后4年未孕。月经半年未至,倦卧畏寒,肢末不温,满腹凉气走窜,纳少呕恶,时吐清涎,大便稀薄,舌淡,苔白薄腻而滑,脉弦滑。基础体温单相,西医诊断为无排卵性经闭。诊为寒湿凝滞,经脉不通。治以温阳化湿,养血调经。处方:当归10g,川芎6g,清半夏9g,橘红8g,茯苓15g,炙甘草6g,巴戟天6g,肉桂(后下)3g,吴萸3g。5剂,每日1剂,水煎服。

1986年7月8日二诊。药后精神振作,肢冷腹凉好转,呕恶上泛清水消失,纳谷见增,余症均见轻减。前方加炒苍术6g,细辛3g,炒白芥子6g,5剂,水煎服。

1986年7月15日三诊。服上药后诸症消失,唯月经未至,上方加紫石英6g,丹参30g,水煎服。连进15剂,经至色暗红量少,经用人参归脾丸方意加减,调治4个月后,月经正常而怀孕,生1女婴,活泼健壮。　(路志正医案)

第十节 经行头痛

一、概 述

每于经行前后或正值经期出现以头痛为主症者即为"经行头痛"。因痰湿或痰热阻滞，清阳不升，浊邪上蒙清窍而致经行头痛者属痰湿、痰热经行头痛。素体湿盛，经行之际，脾气更虚，故脾虚痰湿之邪内泛，致经行前后或正值经期头痛。

二、病 因 病 机

若中焦脾胃不足，水谷精微失于转输，聚湿生痰，于经行之际，脾气愈虚，升降失司，浊邪上蒙清窍而致本病。

三、诊 断 要 点

1）经行之际，头痛如裹，胸闷泛恶，每在经行后期发作或加重，为痰湿行经头痛。
2）胸闷不寐，心烦口苦，为痰热行经头痛。

四、辨 证 论 治

1. 痰湿上蒙清窍

临床表现　经行之际，头重如裹，胸闷泛恶，困倦乏力，纳少便溏，舌淡，苔白腻，脉弦滑。

辨证分析　妇女经水由脾胃所化，若脾胃中州失运，不能散精布液，聚湿酿痰，则脾气日虚，当行经之时，湿浊中阻，浊邪上逆，清窍被蒙，故见经行头痛，沉重如裹，胸闷泛恶等症。

治法　祛湿化痰，调经止痛。

方药　半夏白术天麻汤（《医学心悟》）加减。

半夏　白术　天麻　陈皮　茯苓　甘草　生姜　大枣　当归　川芎　川牛膝

有瘀瘀者，于上方加川芎、桃仁、赤芍、羌活、苍术，以活血祛湿止痛。

2. 痰热上扰

临床表现　胸闷口苦，心烦失眠，目眩耳鸣，经行前或经行期间即头痛泛恶，时吐痰涎，舌质红，舌苔薄黄，脉弦滑或沉弦小缓。

辨证分析　胆与肝相表里，为相火所寄之处，痰热甚则胸闷口苦，心烦失眠；其经脉绕耳循行，相火上逆，则目眩耳鸣；胸闷泛恶，时吐痰涎，舌质红，苔薄黄，脉弦滑，皆痰热郁胆之征。

治法　平肝温胆，清热化痰。

方药 桑钩温胆汤(赵金铎经验方)加减。

桑叶 钩藤 法夏 橘红 茯苓 炙甘草 竹茹 枳实

五、调护与预防

1)解除思想负担,避免精神刺激和过度思虑,合理安排工作和生活。
2)节制饮食,少吃生冷油腻饮食,夏秋季节经行之际避免内伤生冷,外感寒湿。

六、病 案 举 例

吕某,女,34 岁,干部,已婚,1984 年 4 月 6 日初诊。

患者形体丰腴,每经行头痛,反复发作,时轻时重,逾 10 年不愈。本次月经将行,头痛如故,沉重如裹,呃逆纳呆,困倦便溏,脉弦滑,舌淡红,苔白腻。西医诊为血管神经性头痛,多方求治未愈,已失信心,经介绍请路师诊治。诊为痰湿经行头痛。治以祛湿化痰,和胃通络。拟半夏白术天麻汤加味:羌活 6g,姜半夏 9g,天麻 6g,炒白术 12g,陈皮 9g,茯苓 15g,川芎 9g,甘草 4g,生姜 3 片,大枣 3 枚,蔓荆子 9g,丝瓜络 12g,7 剂,水煎服。

1984 年 4 月 14 二诊。服上药头重头痛,呃逆减轻,纳呆见馨,唯仍神困疲倦,便溏,舌淡,苔薄白,脉沉弦小滑,为脾阳不振之候,治宗上法。上方去丝瓜络、蔓荆子,加党参 10g,干姜 6g,泽泻 12g,水煎服,7 剂。

1984 年 4 月 20 日三诊。药后头重头痛已杳,精神见充,大便成形,舌淡,苔白,脉沉滑。乃脾阳得复,湿浊已化之征,以香砂养胃丸,20 袋,每日 2 次,白水送服,以巩固疗效。　　(路志正医案)

第十一节　经 行 泄 泻

一、概　　述

每当经行前后或经期时大便溏薄,甚则清稀如水,日下数次,而经净渐止,为"经行泄泻"。主要是脾气素虚,水湿停聚,"湿盛则濡泻"。因经行与肝肾关系密切,故经行泄泻也受肝肾不足影响,本病在中医妇科临床中屡见不鲜。

二、病 因 病 机

经行之际,气血下注血海,脏腑均处于偏虚状态。经行时可直接影响脾之运化及统摄功能,使水湿下陷而泄泻。若肾阳虚,脾土失于温煦,肝失疏泄条达,横逆犯脾,均可致泄泻,应予鉴别。

三、诊 断 要 点

1)脾虚泄泻随月经周期发作,伴脘闷腹胀,肢倦神疲等症。

2）大便鸭溏清澈,时而腹痛者,属脾阳虚寒。

3）经行前后大便溏薄或五更泄泻,伴腰痛肢冷者,为肾阳虚。

4）平素情志抑郁,每于经行前先腹痛后作泻,经来泻止者,为肝旺脾虚。

四、辨 证 论 治

1. 脾虚

临床表现　月经将潮或正值经期,大便泄泻,经净即止,经色淡,质清稀,胸闷纳呆,面色萎黄,肢倦神疲,舌淡苔白,脉濡弱。

辨证分析　素体脾虚,运化失司,经水下注胞宫,脾虚愈甚,湿浊不化,使脾胃升降失常,清浊不分而致泄泻;余如面色萎黄,肢倦神疲,月经量少色淡等,皆是脾虚血少之征。

治法　健脾利湿,调经止泻。

方药　参苓白术散(见月经先后不定期)。

若脾阳不足较著,则寒湿不化,症见便下鸭溏清冷,腹冷痛,喜暖喜按,经色淡,量少,肢冷神疲,舌淡,苔白滑或腻,脉沉细。治以温中散寒,选胃风汤(《太平惠民和剂局方》)加减。

白术　川芎　人参　芍药　当归　肉桂　茯苓　米壳

若脾虚兼热者,可见面红身热,微渴,苔薄黄,脉虚数。治宜健脾清热,方用七物白术散(《小儿药证直诀》)加减。

人参　白术　木香　白茯苓　藿香　甘草　干葛

2. 肾虚

临床表现　经水将潮或经行时大便溏薄,或五更泄泻,经量少,色淡质薄,腰痠肢冷,形寒倦卧,或胸胁隐痛,乳房发胀,舌淡,有齿痕,苔白滑,脉沉尺弱。

辨证分析　若先天不足,命门火衰,经行则肾气更虚,阳虚蒸化不足,无以制水,故见便溏,经少色淡质稀;夜为阴盛之时,故发五更泄泻;腰为肾之府,元阳不足不得温养肢体,故见腰痠肢冷,形寒倦卧等症。

治法　温肾暖脾,渗湿固肠。

方药　胃关煎(《景岳全书》)合四神丸(《校注妇人良方》)加减。

熟地　山药　白扁豆　炙甘草　干姜　大枣　白术　肉豆蔻　五味子　破故纸　吴茱萸

若肾阳不足,脾虚湿寒偏盛者,可用附子理中汤(《阎氏小儿方论》)合四神丸加减。

人参　甘草　干姜　白术　附子

若脾虚肝旺,治宜补脾抑肝,方用四君子汤合痛泻要方(《景岳全书》)加减。

五、护理与调摄

1）保持心情舒畅,切忌五志过极。

2）调节饮食,经行期间避免生冷油腻和外感寒湿之邪,宜进熟食软食。饮食要容易消化且具有调补作用。

六、病案举例

病例一

石顽治一薛姓妇,每遇经行,必先作泻二三日。其脉左手关尺弦细如丝,右手关上小而滑。服姜、桂、萸、附则大渴腹痛,泄泻转剧,服苓、泽、车前之属,则目暗如盲。此肝血虚寒,而脾胃有伏火也。俟经将行作泄时,朝用理中加黄连作汤,服五六剂,暮与加减八味加紫石英,作丸常服。不终剂而数年之疾顿除。 (《张氏医通》)

病例二

李某,女,33 岁,已婚,干部,1989 年 2 月 10 日初诊。

患者形体略丰,婚后 8 年未孕,每经行便溏,日 2~3 次,胃脘胀满隐痛不舒,连及两胁,纳少,情志抑郁,急躁,乏力少神,月经量多有块,初行色暗,渐见淡红,每经间期出血 2~3 天,量少,色如咖啡,白带较多,质稀薄。西医诊为慢性肠炎、排卵期出血,经口服多种消炎药及雌激素和中药,效果不著,遂来广安门医院诊治。路师诊为经行泄泻,缘脾肾气虚,肝气不舒,湿邪停滞。治以调补脾肾,祛湿止泻,辅以疏肝。处方:太子参(先煎)6g,茯苓 15g,白术 9g,炒薏米 15g,炒白扁豆 15g,砂仁 6g,柴胡 6g,巴戟天 6g,车前子(包煎)9g,陈皮 9g,防风 6g。水煎服,7 剂。

2 月 16 日二诊:药后泻止,余症均见减轻。既见效机,守法不更,原方续进。经过 15 剂,诸症消失。为巩固疗效予人参归脾丸日 2 次,每次 1 丸(9g),服 1 个月,嘱慎饮食,忌恚怒,注意调摄。逾 2 个月随访未再发,经行间期出血亦愈。 (路志正医案)

第十二节 绝经前后诸症

一、概 述

妇女一般在 49 岁左右月经紊乱或停闭,称为"绝断",亦称为"经断"。在绝经前后可出现月经失调,经行不规则,头晕耳鸣,烦躁易怒,心悸,失眠,烘热汗出,五心烦热,情志易于激动,颜面、足跗水肿,脘腹膜胀,腰膝痛楚,倦怠乏力等,因上述诸症,大多相兼出现,故称为"绝经前后诸症"。

二、病因病机

妇女进入绝经期阶段,肾气渐衰,天癸将竭,冲任脉虚,月经不规则并逐渐绝经,生殖能力降低直到消失。此时期是妇女的正常生理过程。在肾气不足之前,阳明胃气先衰。《素问·上古天真论》云:女子"五七阳明脉衰,面始焦",又云:"发始坠,七七任脉虚,太冲脉衰少,天癸竭,地道不通,故形坏而无子也。"这是妇女生长衰老的自然规律,大多数妇女可以顺利度过,只有部分人由于禀赋、体质、产育、疾病、营养、劳逸、社会环境、文化修养、精神因素等方面的差异,不能适应及不善调摄这一生理变化,使阴阳失去平衡,气血失去和调,从而产生本病。

若平素思虑劳心过度,损伤心脾,值经断之际,五脏失养,冲任更虚,致心悸失眠,健忘神疲,经来量多或淋漓不止等心脾两虚,胞脉不固之候;若素体阴液亏虚,情志郁结,嗜食肥甘,饮酒纵欲,湿热内生,而成阴虚湿热证;而肾与脾,为先后两天,须相辅相成,互相资养,脾阳赖肾阳以温煦,肾阳虚寒,火不暖土,则导致脾肾阳虚,而易出现水湿、痰浊、血瘀等兼挟证。

三、诊断要点

1) 精神抑郁,情感淡漠,夜间不寐,白天倦卧,腰膝痛楚,晨起颜面、眼睑肿胀较甚,午后足跗水肿较显。胸脘满闷,泛之欲吐,少食多寐,形体肥胖,晨起或午后乍寒乍热,汗出,烦躁眩晕,时轻时重,久治难愈。月经不规则或已绝经。舌质红或暗红,苔白或黄白相兼且腻,脉沉弦或弦滑。

2) 无故悲伤,不能自控,或哭笑无常,头晕耳鸣,口苦纳呆,夜卧多梦,心胸烦闷,急躁易怒,颧赤面红者,为冲气上逆,痰火上扰。

3) 烘热,盗汗,午后潮热,身体困重,口干口渴,饮水不多,手足心热,心烦,小便淋漓灼痛,舌质红,苔黄腻,脉细数等,为阴虚挟有湿热。

四、辨证论治

1. 冲任失调,水湿停聚

临床表现　颜面眼睑、足跗水肿或痠楚肿胀,身重困倦,晨起颜面肿甚,午后肢末肿笃,脘腹胀满,胸咽堵闷,似有痰涎壅塞,饥不欲食,月经赶前错后,忽多忽少,或已绝经,便干稀不调,舌淡红或暗淡,有齿印,苔薄白或黄白,脉沉弦细或沉弦滑。

辨证分析　天癸将竭,五脏衰弱,功能减退,冲任气血衰少,《内经》云:"年四十而阴气自半",又云:"阴精所奉其人寿"。40岁以后,脏腑功能及精血俱减,首先是脾肾功能减退,精血亏,水湿代谢不利,故停留为患,因属虚肿,故肿胀随体位变化;脘腹属脾,脾虚则胀满,饥不欲食;舌脉均属精血亏虚,脏腑不足,水湿停滞之征。

治法　补气养血,济阴行水。

方药　济阴行水汤(经验方)加减。

黄芪　当归　女贞子　旱莲草　枸杞　菟丝子　白术　怀牛膝　茯苓　泽泻　益母草　陈皮

气虚甚者,加红参;血虚甚者,加山萸肉、石斛、龟鹿二仙胶;痰湿重者,加炒杏薏仁、郁金、清夏、石菖蒲;脘腹胀满,饥不欲食者,加炒山药、枳壳。

2. 肝郁脾虚,冲脉气逆

临床表现　乍寒乍热,精神恍惚,情怀抑郁,闷闷不乐,悲观多疑,胸闷叹息,咽喉有如物梗状,白天倦卧,夜寐不实,口苦,欲食不纳,欲行不能行,或有潮热汗出,汗后畏冷,月经不规则,舌暗红,苔腻,脉弦滑。

辨证分析　天癸将竭,肝脾肾俱虚,若情志不畅,横犯脾胃,聚湿酿痰,阻滞气机,故口苦口黏,欲食不纳,欲行不能行,脾主四肢故也。经云:"冲脉为病,逆气里急"。脉气上逆,从少腹上冲咽喉,则咽喉有物为梗状,咽喉不利,胸闷叹息,悲观多疑,日间倦卧,夜来失眠;上干于心,则心悸,面赤,心烦;冲于肝则胸胁支满,甚则眩厥筋挛。若郁久化热,胆失宁谧,则痰火上扰,而见口苦,心烦不寐,精神恍惚,悲伤欲哭,潮热汗出,月经不规则等症。

治法 疏肝理脾,温胆化痰。

方药 逍遥散(《太平惠民和剂局方》)合温胆汤(《备急千金要方》)加减。

柴胡 白术 当归 白芍 茯苓 煨姜 薄荷 甘草 半夏 橘皮 竹茹 炒枳实

冲脉隶于阳明和肝肾,舒肝理脾,温胆化痰,即可降冲调经。逍遥散适用于肝郁,血虚劳倦,肢体疼痛,头目昏重,心忡颧赤,口燥咽干,发热盗汗,减食嗜卧,脐腹胀痛,寒热如疟,月经不调等症。热甚者,加丹皮、栀子;骨蒸者,加知母、地骨皮;咳嗽者,加紫菀、五味子;吐痰者,加半夏、川贝母、瓜蒌仁;饮食不消者,加山楂、神曲;发渴者,加麦冬、花粉;腹中作热者,加黄连、栀子。而温胆汤,乃足少阳,阳明之药,少阳与厥阴相表里,具有和解少阳,分消走泄,降逆调冲,清胆化痰,和胃安神等功能,适于痰热上扰,胆胃不和,虚烦不眠,眩晕心悸,痰多呕吐,苔腻等症。故与逍遥散化裁以治绝经期前后诸症。

若以百合汤证为主者,以百合知母汤(《金匮要略》)合二陈汤(《太平惠民和剂局方》);若痰湿素盛偏于肾阳虚者,用二仙汤(《方剂学》);若心脾两虚,胞脉不固者,用归脾汤(《济生方》)加减;若肝肾阴虚,挟有湿热者,方如左归饮(《景岳全书》)合猪苓汤(《伤寒论》)加减,以滋肾生津,育阴利湿。

总之,绝经期诸症变化多端,此起彼伏,若见长期不愈者,须考虑"怪病多痰"、"久病体虚"、"久病多瘀",及寒热错杂,虚实兼挟等病情变化,辨证而施。总以调气血,理阴阳,舒肝健脾,温肾滋阴,以平为期。

3. 湿邪蒙闭,清阳不升

临床表现 眩晕头重,胸膈痞闷,食少嗜卧,困倦乏力,肢体痠重,口渴不欲饮,可见潮热汗出,虚烦不眠,月经不规则或已绝经,舌暗淡,苔白腻,脉沉细或弦滑。

辨证分析 湿邪由脾虚不能运化而生,聚湿生痰,上扰清窍,阻滞冲任气血,清阳不升,故致眩晕头重;湿邪阻滞气机,故见胸膈痞闷,食少嗜卧,困倦身重,口渴不欲饮等症;余症则是天癸将竭,冲任不足的表现。

治法 祛湿化痰,调理冲任。

方药 导痰汤(《济生方》)加减。

半夏 橘皮 茯苓 胆星 枳壳 当归 菟丝子 怀牛膝

五、护理与调摄

1) 做好科普及思想工作,学习和掌握绝经期的生理病理特点,正确对待人生的衰老过程,科学地对待绝经期的诸症,积极地掌握更年期保健知识。

2) 保持心态平衡,性格开朗,思想豁达,善与友交,尽量克制精神上的淡漠、焦虑、忧郁、多疑、悲观等不正常状态,运用转移法、遗忘法等保健方法,消除这些异常心理状态。

3) 注意生活规律,起居有常,生活有节,劳逸结合,防止过度疲倦和紧张。

4) 积极参加适当的体育锻炼,增强体质,预防疾病,防止早衰。

5) 饮食有节,忌生冷辛辣,合理膳食,加强营养,适当增添水果蔬菜。

6) 保持适度的性生活,有利于心理生理的健康。

六、病 案 举 例

病例一

祝某,女,46 岁,初诊日期 1974 年 3 月 13 日。

主诉:全身肿痛 1 年。

现病史:月经失调 1 年来,月经前后全身浮肿,乏力,身痛,月经先期,量多,色淡,失眠多梦,胸闷,气短,心慌心跳,纳食不香,大便干。

舌象:舌质淡,苔白腻。

脉象:滑略数,沉取无力。

西医诊断:更年期综合征。

中医辨证:脾肾不足,血虚湿阻。

治法:补气养血,健脾除湿。

方药:黄芪 15g,当归 9g,白术 12g,茯苓 12g,桂圆 12g,远志 9g,羌活 3g,防风 4.5g,炒枣仁 9g。

治疗经过:3 月 26 日,服药 3 剂后,浮肿减轻,心慌气短等其他症状也见轻。仍有大便干,上方佐以温肾润燥之剂,方药如下:黄芪 15g,当归 9g,白术 12g,茯苓 12g,桂圆肉 15g,远志 9g,肉苁蓉 15g,火麻仁 6g,鸡血藤 30g。共服 13 剂,药后诸症好转。4 月 14 日,经来色正,量较上次减少,浮肿乏力已消失,症状改善。

按语 本例属于脾肾不足,脾不运化水湿,患者经期前后全身浮肿无力,身痛,是由于脾阳虚不能温化水湿,湿气阻于经络所致。……脾不统血,冲任不固则月经先期,色淡量多……治疗以归脾汤为主方,肉苁蓉、火麻仁温阳润燥。全方补气养血,温经除湿,以治其本。 (《中医当代妇科·刘奉五》)

病例二

张某,女,48 岁,某单位干部,1976 年 5 月 13 日就诊。

症见:绝经 1 年,精神恍惚,表情淡漠,情感抑郁,闷闷不乐,悲观多疑,胸闷叹息,欲食而不能纳,欲行而不能动,咽喉不利,有痰结物梗之感,白天倦怠,痿软如泥,夜间不寐,口苦,潮热汗出,汗后肢体冷凉,畏寒之感苦不堪言。闭经 1 年。经治 3 年,终未见效。舌质暗淡,苔薄黄,脉弦滑。

西医诊断:更年期抑郁症;慢性咽炎;自主神经功能失调。

中医诊断:绝经期前后诸症;百合病。

辨证:痰湿阻滞,冲任不足,阴阳失调,寒热错杂。

治法:祛湿化痰,调补冲任,和解阴阳。

方药:清半夏 6g,竹茹 10g,枳实 6g,橘皮 6g,瓜蒌 15g,郁金 10g,连翘 10g,栀子 6g,炒枣仁 15g,百合 10g,煅牡蛎(先煎)15g,仙灵脾 5g。7 剂,每日 1 剂,水煎服,忌生冷油腻。

5 月 16 日再诊:精神转佳,生活稍有兴趣,悲观多疑及胸闷太息均有轻减,咽喉转利,口苦等症状得去。痰湿见除,诸症均有好转,效不更方,迭进 7 剂告愈。 (路志正医案)

第十三节　带　下　病

一、概　　述

　　带下病,始见于《内径》。《素问·骨空论》:"任脉为病……女子带下瘕聚。"其中包括两个含义:广义指妇女带脉以下的疾病,如经、带、胎、产等疾病,故古人称妇科医生为"带下医";狭义是指妇女阴道流出少量白色或黄色的黏液,绵绵不断,称之"带下"。本节所言"带下"即指后者。在正常女子发育成熟后,脾气健运,肾气充盛,任脉通畅,带脉约束正常,则精液布于胞中,润泽阴道,有少许带下属于生理现象。若症见带下缠绵不断,量少质稀或量多腥臭,色白或白如米泔水样,并伴有全身症状者,即为本病。带下是妇女常见多发病证,故有"十女九带"之说。本病与脾肾虚弱,肝郁不舒,带脉失约,任脉不固,湿邪停聚密切相关,故又有无虚无湿不成"带"之论。无论何种带下,皆与湿邪有关,但有湿从热化、寒化,或湿热成毒生虫之异。

　　西医学中的女性生殖系统炎症多与带下病证有关。

二、病因病机

　　带下病病因,主要分为外感和内伤两端。外感寒湿毒邪,寒与湿均为阴邪,寒邪易伤阳气,使阳气式微,湿邪重浊黏腻,易于下趋伤及带脉,寒湿浊气下流。内伤多由思虑过度损伤脾气,或因饮食不节,伤于生冷、肥甘厚味而致。主要是脾运失健,湿浊内积,下注带脉而成;其他可由肾阳虚,不能温煦脾土,使湿浊不化而成;或由肝气犯脾而发。不论内外湿邪,侵犯机体,蕴久化热,湿热蕴蒸成毒,损及带脉,均可发为带下。亦可由经期、产后胞脉空虚,寒湿或湿毒之邪乘虚侵入而成。湿寒相合多见白带,湿热毒邪相合多见黄带或赤白带等,在脏不离肝脾肾功能失调,其邪不离乎湿、湿热或湿毒。

三、诊断要点

　　带下绵绵量少或多,色白或质黏稠,为脾虚湿盛,带脉不固;带下清冷,量多质稀,淋漓不断者,为寒湿;带下色黄,质黏腻,有臭秽之气者,为湿热;带下量多,赤白相兼,质黏如脓样,有秽浊之气,伴小腹作痛者,为湿毒;带下色白,质黏稠,伴形体肥胖,脘闷腹胀者,为痰湿。

四、辨证论治

(一) 白带

1. 脾虚湿停

　　临床表现　带下量多,色白质稀,无臭味,或伴纳呆,便溏,颜面浮肿,神困乏力,口淡无味,舌淡,苔白腻,脉濡缓。

辨证分析　缘于脾虚,水谷精微不能正常转输,浊湿流注下焦,带脉不固所致。

治法　健脾益气,祛湿止带。

方药　完带汤(《傅青主女科》)。

白术　山药　人参　白芍　车前子　制苍术　甘草　陈皮　荆芥穗　柴胡

若带下日久,症见面色㿠白,少腹坠胀,四肢欠温,肢末肿胀,舌淡,苔白滑,脉沉细。治以健脾益气,升阳止带,方用补中益气汤(《脾胃论》)加减。

2. 寒湿阻滞

临床表现　带下白滑如涕,阴中发凉,少腹绵绵作痛,得温则舒,苔白腻,脉沉弦。

辨证分析　寒湿之邪侵袭胞宫,带脉失约,湿邪下注;阳气式微则见阴中发凉,少腹绵绵作痛。

治法　温化寒湿,理脾止带。

方药　健固汤(《傅青主女科》)加减。

人参　白芍　茯苓　薏仁　巴戟天

若寒甚者,可酌加黑附子、干姜。

3. 湿热下注

临床表现　带下色白或黄,质稠气秽或如米泔水,阴中作痒,头晕倦怠,胸闷胁胀,苔白厚,脉弦滑数。

辨证分析　脾虚湿盛,蕴久生热,循肝脉下注,带脉失约而致。

治法　清热利湿。

方药　萆薢渗湿汤(《疡科心得集》)加减。

萆薢　薏米　黄柏　赤芍　丹皮　泽泻　滑石　通草

湿热蕴久,湿毒壅盛而致外阴痒者,加连翘、土茯苓、地肤子。外阴湿痒肿痛,伴有烦躁易怒,乳胁胀痛,带下臭秽者,可用龙胆泻肝汤(《医宗金鉴》)加减,并用外洗方(自拟方:苦参、黄柏、大黄、连翘、生薏米、地肤子、蛇床子、川椒、枯矾、马鞭草)水煎熏洗,每日2次,连洗6天,注意勿烫伤,属风毒外袭者忌用。

4. 痰湿带下

临床表现　带下量多,质黏稠如涕,气味臭秽,纳谷不馨,嗜卧倦怠,舌淡苔腻,脉濡滑。

治法　化痰除湿,健脾止带。

方药　胃苓汤(《丹溪心法》)加减。

苍术　厚朴　陈皮　甘草　茯苓　泽泻　猪苓　官桂　白术

有化热趋势者,加黄柏、生薏米、椿根皮、鸡冠花等清热祛湿之品。

(二) 黄带病

1. 湿热带下

临床表现　带下黄黏或如脓汁,质腻,臭秽,胸闷纳少,腹胀,便黏不爽,或见外阴肿痛,舌红,苔黄厚或腻,脉弦滑或濡数。

辨证分析　多由脾虚失运,湿邪内生,或外感湿邪,蕴久化热,湿浊遏阻胞宫,带脉不固,湿热下注所致。

治法　祛湿清热,止带化浊。

方药　易黄汤(《傅青主女科》)加减。

山药　芡实　黄柏　车前子　白果

湿热偏重,带下量多味臭者,加生薏米、连翘、椿根皮、土茯苓。

2. 湿毒带下

临床表现　带下量多,犹如黄脓汁或如米泔水,或五色杂见,其气味腐臭,外阴瘙痒,甚或痒痛难忍,坐卧不安,口苦咽干,尿短赤,舌质红,苔黄腻,脉滑数。

辨证分析　多在经行产后,胞脉空虚,湿热邪毒内侵,使带脉失约而致,因湿毒较甚致外阴中瘙痒,带下黄绿如脓汁或米泔水。

治法　清热解毒,化湿止带。

方药　二黄三白丸(《妇科玉尺》)加减。

酒扁柏　川连　黄柏　香附　白石脂　白术　白芍　椿白皮

湿热邪毒甚者,加薏米、连翘、土茯苓、苦参、生甘草;久带不止,脾虚肾弱者,加生黄芪、车前子、升麻、川断。

同时,辅以外洗方(自拟方:苦参、黄柏、土茯苓、蛇床子),先以清水 1200ml 浸泡 30 分钟,在药锅内文火煎 30 分钟,滤出药汁,煎第二次,去渣取汁,分 4 次温洗坐浴,每日 2 次。注意勿烫伤。

(三) 赤带

临床表现　在非行经期间,阴中流出红色黏液,绵绵不断,似血非血,气味腥秽,兼见情志抑郁,烦躁易怒,胸脘满闷,舌红苔黄,脉弦数或濡数。

辨证分析　久思气结,脾虚湿停,郁怒伤肝,肝郁火炽,心烦易怒,劳伤血气,故带下见赤色;余如烦躁易怒,胸胁胀闷等症,是肝郁脾虚所致。

治法　利湿清热,调经止带。

方药　清肝止淋汤(《傅青主女科》)加减。

当归　白芍　地黄　黑豆　丹皮　香附　黄柏

(四) 赤白带

临床表现　带下红白挟杂,量多黏稠,气味臭秽,少腹坠胀,外阴瘙痒,乳房肿痛,性急易怒,舌红苔黄,脉濡数或滑数。

辨证分析　多因肝气郁结,横逆犯脾,使肝旺脾虚,脾湿与肝热相合,湿热下注胞宫所致。

治法　化湿清热止带。

方药　丹栀逍遥散(《内科摘要》)加减。

丹皮　栀子　甘草　白术　当归　白芍　白茯苓　柴胡　炮姜　薄荷

若热重于湿,带下红多白少,其气臭秽难闻,外阴肿痛溃烂,舌红苔黄,脉滑数者,治宜清热祛湿为主,选二黄三白丸(方见湿毒带下)加减。

五、护理与调摄

1) 调情志,慎饮食,避免湿从内生。
2) 慎起居,预防湿邪外袭。

六、病案举例

病例一

一妇人吞酸饱满,食少便泄,月经不调,服清气化痰丸,两膝渐肿,寒热往来,带下黄白,面萎体倦,此脾胃俱虚,湿痰下注,用补中益气丸,倍参术,加茯苓、半夏、炮姜而愈。 (《校注妇人良方》)

病例二

韩某,女,35 岁,1956 年 3 月 17 日初诊。

患者黄白带多,小腹及腰痛,月经来潮前更甚,月经周期先后无定,胃纳欠佳,大便时干时溏,小便黄,舌苔黄白,有时灰黑,脉上盛下虚,两关濡弱。

辨证:湿困脾胃,下注胞宫。

治法:调理脾胃,清利湿热。

方药:连皮茯苓 7g,泽泻 7g,薏苡仁 15g,茵陈蒿 10g,豆卷 15g,黄芩(炒)6g,萆薢 12g,苍术(炒)6g,金毛狗脊(炮)10g,乌贼骨 15g,白通草 3g,晚蚕砂 10g,5 剂。每剂水煎 2 次,共取 250ml,分早晚 2 次温服。

3 月 31 日复诊:药后带色转白,量亦减少,饮食增加,精神好转。舌苔转薄,脉迟有力。仍以前法。处方:萆薢 12g,黄柏(酒炒)3g,泽泻 6g,连皮茯苓 15g,苍术(炒)6g,薏苡仁 15g,大豆黄卷 15g,茵陈蒿 10g,川楝子 6g,金毛狗脊(炮)12g,晚蚕砂 12g,白通草 3g,乌贼骨 15g,5 剂,煎服法同前。

4 月 4 日三诊:月经 25 天来潮,少腹及腰痛显著减轻,但经色不正常,内夹黑色血块,精神、食欲、睡眠继续好转,脉弦迟,苔白。治宜温经利湿。

处方:茯苓 15g,桂枝 10g,泽泻 6g,薏苡仁 15g,苍术(炒)6g,当归 6g,川芎 5g,桃仁 5g,萆薢 12g,川楝子(打)6g,白通草 3g。

按语 脉证互参,湿热为病因,药后湿热渐去,脾得健运,饮食增加,黄白带下及月经失调亦好转。 (《蒲辅周医疗经验》)

病例三

邓女,黄带多属湿热下注,其质虽黏,却无腥臭。

粉萆薢 9g,泽泻 9g,云苓 12g,冬葵子 9g,瞿麦 9g,白薇 9g,三妙丸 12g,小生地 12g,剪芡实 9g,萹蓄草 9g。

另:海金沙 9g,飞滑石 12g,二味同泡代茶。

按语 古人论带下,以色黄腥臭属湿热,以色淡清稀为体虚。本案黄带无腥臭,系湿热下注,损伤阴液,故治以清利下焦湿热为主,辅助以生地、芡实养阴固带。 (《章次公医术

经验集》)

病例四

张某,女,40岁,1974年5月13日初诊。

行经腹痛已近10年。患者于1964年人工流产后,开始自觉腹痛,下腹部两侧胀痛,腰痛,经期加剧,白带量多,时黄时白,质黏稠,外阴及阴道发痒,尿频,尿黄,尿道灼痛,全身乏力,末次月经4月30日,量中等,色暗红,有血块,剧烈腹痛。舌苔黄腻,脉弦滑。

辨证:湿热下注。

治法:清热利湿。

方药:草薢12g,瞿麦12g,萹蓄12g,车前子9g,木通6g,龟甲15g,黄柏6g,川楝子9g,龙胆草6g,白鲜皮9g,地肤子9g,丹参15g。每日1剂,连服2周。

二诊(6月7日):上方服14剂后,腹痛逐渐减轻,5月27日月经来潮,较上月提前3天,经期腹痛未作,外阴瘙痒亦减轻。现在白带仍多,色黄,尿频,尿道灼痛感仍在。上方去龟甲、黄柏、川楝子,加滑石15g,栀子9g,以巩固疗效。

本例属于湿热证范围,因其平时即有腹痛,腰痛,白带量多,阴痒等,说明素有湿热,湿热伤于血分,热壅络阻而致痛经。所以方用八正散加减,其中加龟甲滋阴补督脉,黄柏清热燥湿。养阴与清热的药物配伍使用,再加上其他通利的药物,使之养阴而不敛邪,清利而不伤阴。这样的配伍是朱丹溪惯用的治法,经临床应用,效果满意。 (《刘奉五妇科经验》)

病例五

鲁某,女,38岁,已婚,1977年初诊。

去岁曾患"尿路感染",发作尿频、尿浊、尿痛,愈后每见带下量多,经后尤甚,色黄黏浊,臭秽难闻,羞延数月,治无著效。伴见日晡烦热,脘腹痞闷,食不知味,腰膝痠楚,少腹胀痛,口苦咽干,小溲赤热,尿道灼痛。妇科检查诊为"阴道炎"。刻诊脉来滑数,舌苔黄腻,周边薄白,舌质暗红。

辨证:此系湿毒蕴热,注于下焦,郁滞气机。

治法:清化湿热。

方药:盐黄柏6g,金银花12g,瞿麦穗9g,海金沙9g,车前子,滑石块各12g(三药同布包),白萹蓄、川草薢、冬葵子各9g,粉甘草6g,白檀香3g,淮木通4.5g,干虎杖12g,3剂,水煎服。

另用蒲公英12g,吴茱萸3g,黄柏、蛇床子各9g,布包,泡水,坐浴熏洗,每日3次,3剂。

二诊(5月16日):前方服后,带下显减,潮热未作,腰痠脘痞,少腹掣痛,诸症均不若前甚。5月10日经潮,量少,色殷红,经行5天而止。现带下尚多,色黄兼赤,少腹隐痛,小便赤短,尿道涩痛。此湿热蕴于血分,水府不畅,再依前法化裁。

处方:云茯苓12g,淡竹叶、白檀香各4.5g,血余炭、车前子(同布包)、滑石块各12g,瞿麦穗、白萹蓄各9g,金银花、败酱草各12g,荜澄茄、甘草梢各6g,5剂,水煎服。外用药同前。

三诊(5月22日):带下止,尿赤诸症已除,腰痠、潮热,迄未再发。嘱以二妙丸半付,合服,每日1次,空腹时白水送下,连服7天。

按语 本例素有湿热内蕴,郁滞下焦,故初病尿频,尿痛,继而带下黄赤,气秽难当。《女科证治约旨》谓:"因思虑伤脾,脾土不旺,湿热停蓄,郁积而化黄,其气臭秽,致成黄带。"

故湿热为带,咎在土虚木郁。本例胸脘痞闷,纳谷不馨,少腹胀痛,诸症机制当亦不外于此。湿热内蕴,津液为伤,故又见口苦咽干,小便短赤,尿道灼痛等症。治以清化湿热,因势利导,方中瞿麦、萹蓄、萆薢、冬葵子、海金沙、滑石、车前子利水除湿;黄柏、败酱草、金银花、竹叶、木通等苦寒清热,凉血解毒;白檀香入脾肺,理气止痛而利胸膈;荜澄茄入脾肾膀胱,止痛消食兼治淋疾,二药均属辛温,而一在上,一在下,佐用之意在于散热开结,畅利气机,非徒止痛,亦助通调水道,每在苦寒药队中佐用,而获捷效。 (《哈荔田妇科医案医话选》)

第十七章　妇科胎产及其他湿病

第一节　妊娠恶阻

一、概　述

《广嗣纪要》说:"恶阻者,谓有娠而恶心阻其饮食也。"本病首先见于《诸病源候论》,是指妊娠早期,出现恶心呕吐,头晕嗜卧,甚或恶闻食气,食入即吐者,称为"恶阻",也称"妊娠阻病"、"子病"等。一般早孕在晨起欲呕,伴有嗜睡,不作恶阻病态处理。呕吐频作,甚则不能进食,食入即吐,或不食也吐者,当积极治疗,否则影响孕妇健康和胎儿的发育。

二、病　因　病　机

孕后胎元初结,冲血不泻,聚以养胎。冲脉起于胞宫,隶属阳明而附于肝,冲脉之气较盛,循经上逆,多犯脾胃,升降失和,使饮食挟痰水上逆呕吐,甚则阻隔,食水难下,而发为恶阻。

三、诊　断　要　点

必须确诊怀孕后,出现恶心呕吐,恶闻食气,择食,懈怠,嗜卧者为恶阻,重者呕吐频作,或不食亦呕,个别的可持续到妊娠后期。

严重反应者需做肝功、尿酮等有关检查,发现异常需住院治疗。

四、辨　证　论　治

痰湿恶阻

临床表现　妊娠2~3个月,呕吐痰涎黏沫,头晕目眩,恶心,胸膈满闷,不思饮食,心悸气短,口淡无味,舌质淡,苔白腻,脉弦滑。

辨证分析　素有痰饮停滞,气机升降受阻,孕后冲脉之气挟痰饮上逆以致呕吐,其吐出物以痰涎黏沫居多,常伴饮邪上凌心肺之心悸、气短症状;湿阻中焦可见胸脘满闷,口中淡腻,不思饮食等痰饮内停症状。

治法　化痰除湿,降逆止呕。

方药　二陈汤(《太平惠民和剂局方》)加减。

清夏　陈皮　茯苓　炙甘草　乌梅　生姜

若呕吐酸水,口苦口干,恶闻油腻,两胁胀痛,舌红苔微黄者,为肝气犯胃,上方去乌梅,加竹茹、枇杷叶,或以苏叶黄连汤频服。

五、护理与调摄

1）安神定志,分房静养,勿扰胎气。
2）饮食清淡,少进厚味,增加营养,调和气血,使胎元旺盛。
3）坚持进食,少量多餐。

六、病案举例

病例一

关某,女,32岁,已婚,病历号:142987(首都医院)。

初诊:1959年11月30日。妊娠6周,头晕泛恶、呕吐经常发作……口干不思饮……证属肝旺气逆,胃浊不降。治以平肝理气,降浊和胃。方用戊己丸合二陈汤加减。

处方:黄连1.8g,生白芍9g,橘皮3g,姜半夏6g,茯苓12g,旋覆花(包煎)6g,北秫米9g,3剂。

前后4诊共10剂药得以平复。

按语 钱老治恶阻多采用平肝降逆、调气和胃、清热化痰等法,疗效尚好。 (《钱伯煊妇科医案》)

病例二

李某,女,24岁,工人。1964年8月20日初诊。

停经2月,感胃脘疼痛,恶心呕吐逐渐加剧,呕吐物为食物或清水,食纳减,偏食,大便溏,日2次。某地区医院诊为"早孕",服西药无效。因不能进食,疲乏消瘦,故来求治。诊得脉细微滑,苔白微腻。

证属脾胃虚弱,冲气上逆。以燥湿运脾,理气和胃为治。处方:茯苓12g,法夏9g,陈皮12g,白术12g,白芍9g,当归9g,陈艾9g,薄荷9g,荆芥9g,姜9g,2剂。

8月28日二诊:服药后,胃脘疼痛缓解,呕吐减轻,纳食增加,但仍头昏便溏,倦怠无力。处以原方减荆芥、薄荷,加藿香9g,扁豆18g,4剂。

9月7日三诊:胃脘痛消失,偶尔吐清水,偏食异常,大便成形,日一次。脉细滑,苔薄白。

根据舌、脉、症,停止服药。

按语 妊娠恶阻,石氏认为主要是胃气失降、冲气上逆所致,以胃虚和肝热两种类型为多见。由于怀孕之后阴血聚以养胎,冲脉之气较盛,而冲脉隶于阳明,冲脉之气上冲犯胃,胃虚失降,故上逆呕吐。肝热系孕后肝血虚亏,阴虚阳盛,木火上炎,肝气逆乱而致。治疗上,胃虚者以燥湿运脾,理气和胃为法,用二陈汤加补血柔肝的当归、白芍,温胃安胎的艾叶,疏风止呕的荆芥、薄荷、生姜。石氏认为,荆芥、薄荷系祛风解表辛散之品,不宜多用,病退而减,久用恐伤阴血动胎。他常说:大凡妊娠有病,用药宜慎重,药中即减,不可久服,如为肝热犯胃者,则以温胆汤加减治之。 (《医林拔萃·石玉生医疗经验》)

第二节 子 淋

一、概 述

妊娠期间出现小便频数,淋沥疼痛,称为"子淋",亦称"妊娠尿痛"。本病虽有虚实寒热之分,而湿热蕴结当属主要病因。多包括西医"妊娠期泌尿系感染"等病。

二、病因病机

多因调摄不慎,湿热内侵,蕴结膀胱所致。妊娠后气虚无力举胎行水,或房事不节,损伤肾气而致湿热结聚,热灼膀胱,使小便不利涩疼余沥所致。

三、诊断要点

妊娠后小便尿少色黄,小便频数,淋沥涩痛,渴不多饮,多为湿热蕴结。

四、辨证论治

湿热子淋

临床表现 小便频数,短赤灼痛,口苦,兼见面色黄垢,肢体困倦,胸闷纳呆,大便不爽,渴不多饮,舌红,苔黄腻,脉滑数。

辨证分析 调摄不慎,湿热内侵,或多食厚腻之味,聚湿生热,蕴结膀胱,气化失司,故见小便频数,淋沥涩痛;因湿热遏阻气机,则见体倦,脘闷纳呆,大便滞下不爽等症。

治法 清热利湿通淋。

方药 加味五淋散(《医宗金鉴》)加减。

黑山栀 赤茯苓 当归 白芍 黄芩 甘草 生地 泽泻 车前子 滑石 木通

胎动不安者,去泽泻、滑石、木通,加白术、杜仲。

五、护理与调摄

1)清静养神,勿过度劳心劳力。

2)避免有刺激性的娱乐活动。

3)饮食宜清淡,避免辛辣厚味浊腻之品。

4)适当多喝水,应侧卧位或左右轮换以减少子宫对输尿管的压迫,保持尿液通畅。

六、病案举例

陈某,女,23岁,工人,1978年10月5日初诊。

妊娠已 6 个月,小便淋沥不利,时尿道涩痛,尿色淡黄,四肢浮肿,身重疲倦,起则头眩,胸闷腹胀,纳呆。诊之舌苔白腻,脉濡滑。此为下焦湿热所致。治法:祛湿清热,用加味四苓汤。服 3 剂后诸症好转,复服 3 剂而愈。　　(《中医妇科临床经验选》)

第三节　子　　肿

一、概　　述

妊娠期间,肢体颜面发生肿胀者,称为"子肿"。前人根据水肿程度不同,又有"子气"、"皱脚"、"脆脚"之称。自腹至两足肿,小水长者,属湿为病,叫做"子气";只有两脚浮肿而皮肤厚者,属湿,叫做"皱脚";皮薄者,属水,叫"脆脚"。如果只有脚踝部轻度浮肿,无其他不适,不必治疗,产后自然消退。

二、病 因 病 机

脾虚不能运化水湿,水液停留于肌肤之间,形成水肿;肾虚命火不足,不能温煦脾阳,使脾失于运化造成水肿;肾虚水液失司,一方面不能蒸化水液,另一方面不能温煦膀胱,水道涩滞,外泛肌肤,致成水肿。

三、诊 断 要 点

妊娠三四月始至六七月间,发生足面浮肿,渐至下肢,甚则遍身俱肿。唯大龄孕妇及妊娠中晚期多见。体质怯弱者易发。

妇人先病水肿,而后妊娠者,不属本病。

四、辨 证 论 治

1. 脾虚子肿

临床表现　妊娠期间,面目虚浮,四肢水肿,渐及遍身,肤色淡黄,肿处皮薄光亮,按之凹陷,良久不起,气短乏力,四肢不温,口淡乏味,食欲不振,或大便溏薄,舌质淡,苔薄白而润,脉缓滑无力。

辨证分析　素体脾虚,饮食不节,恣食生冷厚味,使脾气更虚,运化失常,水湿不化,溢于肌肤,渐至颜面、周身肿胀;余症均属脾虚失运之故。

治法　健脾消肿。

方药　全生白术散(《全生指迷方》)加减。

白术　橘皮　大腹皮　茯苓　生姜

若肿甚中气虚者,用补中益气汤加茯苓;若因饮食不节,呕吐泄泻所致者,宜六君子汤加味。

2. 肾虚子肿

临床表现 面浮肢肿,按之凹陷,良久不起,头晕耳鸣,腰痠肢软,面色晦暗,小便不利,舌淡嫩水滑,苔薄白,脉沉迟尺弱。

辨证分析 先天禀赋不足,命火式微,孕后阴血聚养胞胎,阻碍阳气敷布,膀胱气化不利,不能化气行水,使水湿泛溢肌肤,故见面肢浮肿等症。

治法 温肾化气行水。

方药 真武汤(《伤寒论》)加减。

茯苓 白芍 生姜 白术 淡附子

五、护理与调摄

1）解除忧虑,正确对待,谨慎投医,勿乱服药。

2）调节饮食,少食生冷油腻之物,低盐饮食。

3）适当休息,避免劳累,杜绝房事。

六、病案举例

孟某,女,成人,已婚,病历号1391349。

初诊:1959年4月20日。孕3产2,预产期1959年5月10日。近两周来下肢浮肿(++),小便黄少,体重67.2kg,尿蛋白(-),血压130/106mmHg,西医诊断:妊娠肾病Ⅰ度。刻诊腿足浮肿,大便溏薄,日2~3次,眠食尚可,舌苔白腻,脉左沉滑,右滑细弱。证属脾肾两虚,水湿停积。治以健脾益肾,利水化湿。处方:黄芪9g,白术9g,茯苓皮12g,炙甘草3g,山药9g,猪苓9g,木防己6g,五加皮9g,生杜仲12g,川断12g,木香6g,菟丝子9g,2剂。

二诊:4月22日。服药后浮肿稍退。前后加减15剂痊愈。

小结:此例病因,由于脾肾两虚,水湿停积,故采用补脾肾,化水湿之法,继后用健脾化湿,理气行水为治,治疗1个月,浮肿完全消退。 (《钱伯煊妇科医案》)

第四节 产 后 痹

广义地说,"凡属产褥期或产后百日内发生的风湿病均称产后风湿病"。狭义指"妇人在产褥期或产后,出现肢体疼痛、痠楚、麻木、重着以及关节活动不利等症,为产后痹、产后痛风或产后关节痛"。临床以风寒湿三气杂至,合而为痹者多,本篇主要讨论与湿相关或湿邪偏重之痹痛。

缘妊娠期间气血聚于冲任以濡养胞胎,四肢百骸即呈空虚或不足状态,分娩后,气血耗伤,经脉空虚,若起居不慎,过食温补,汗出过多,卫气不固,则风湿、寒湿、湿热等邪即可乘虚而入,客于肌肤、肢体、关节,阻滞经络,气血循行不畅,而出现"不通则痛"、"不荣则痛"及"营不和则不仁"等病机变化,与一般痹病不同,其治亦异。

产后遍身疼痛

一、概 述

产褥期间出现遍身疼痛,肌肉、关节痠楚、麻木等症,称产后遍身疼痛。《沈氏女科辑要笺正》云:"此证多血虚,宜滋养,或有风寒湿之气杂至之痹,则以养血为主,稍参宣络,不可峻投风药。"本病与一般痹痛不同,观之临床,产后血虚湿痹、血瘀湿痹及风寒湿杂至为痹者多见。当然,随着我国人民生活水平的提高,妇女体质、素质也有大的改变,产后痹属实和虚实夹杂者亦不少见到,不能认为全是虚证,总以辨证论治为要。

二、病 因 病 机

产后气血亏损,血脉运行无力,四肢百骸空虚,经脉关节失养,湿邪浸渍;或产后百节开张,恶露不净,瘀血留于经脉肢节之间,水湿失于运化,与瘀血合邪流注经隧;或因产后气血耗伤,腠理不固,稍有不慎,湿邪杂以风寒之邪乘虚侵入机体。三者均可使气血运行不畅,造成"不荣"、"不通"或"营卫失和"的病机变化,从而出现关节、肌肉不利,痛楚、麻木等症。

三、诊 断 要 点

1) 产后遍身关节沉重、痠楚、麻木、重着隐痛,伴自汗心悸者,属血虚湿郁。
2) 产后周身骨节疼痛,呈游走性,恶风怕冷,喜暖,属风寒。
3) 产后遍身关节疼,膝、踝等关节发热漫肿,属湿热。若关节疼痛屈伸不利,伴恶露量少,小腹疼痛拒按,或局部关节青紫者,为夹有瘀血。

四、辨 证 论 治

1. 产后血虚湿痹

临床表现　产后遍身疼痛,肢体沉重痠楚、麻木,筋脉拘急,皮肤毛发不泽,爪甲无华,头晕,心悸,气短懒言,舌淡红,少苔,脉细微无力或沉涩。

辨证分析　素体气血不足,妊娠期复需大量气血濡养胞胎,产后气血再度耗伤,四肢百骸失荣,湿邪浸渍,故见肌肉、关节沉重疼痛;气血运行不畅则肢体痠楚、麻木;肝藏血,主筋,血虚生风使筋脉拘急;肝之华在爪,发为血之余,故血虚爪甲无华,毛发不泽;血虚不能上荣清窍,内奉心脉,故见头晕,心悸,舌淡少苔,脉细微等症;气随血伤则气短懒言。

治法　补气生血,祛湿通络。

方药　黄芪桂枝五物汤(《金匮要略》)加减。

黄芪　炒芍药　桂枝　生姜　大枣

肺气虚者,可加人参、当归;若脾虚湿盛,肿痛较著者,加炒白术、茯苓、炒薏苡仁、海桐皮、防己。

也可用养血荣筋汤(路志正自拟方)。

紫丹参　炒白芍　生黄芪　旱莲草　炒桑枝　炒白术　怀牛膝　夜交藤　防己　防风　地龙

2. 产后血瘀湿痹

临床表现　产后遍身疼痛沉重,关节肿胀,屈伸不利,按之痛甚,恶露淋漓不断或下而不畅,色紫暗,或小腹疼痛拒按,舌质暗淡或舌边略紫,脉沉涩。

辨证分析　产后百节开张,血脉流散,加之气随产耗,经脉、分肉之间多有瘀血留滞,累日不散,湿邪阻滞经脉之间,则见遍身沉痛、筋脉拘急等症。

治法　活血化瘀,祛湿通络。

方药　生化祛湿汤(路志正自拟方)。

当归　川芎　炙甘草　炮姜　桃仁　坤草　炒苡仁　醋元胡　防风　防己　苍术　川牛膝

3. 产后风寒湿痹

临床表现　产后遍身关节疼痛,屈伸不利,或痛无定处,历节窜痛,或痛处剧烈,宛如针刺,或伴肢体肿胀、麻木、重着等,使肢体活动不便。初期多伴有恶寒发热、头痛等表证,舌淡,苔薄白,脉细缓。

辨证分析　产后气血大伤,腠理空疏,卫外不固,或因过早活动,起居不慎,或居处寒湿,感受风寒湿等邪,合而阻滞经脉,使营卫气血失和,故见外感表证及周身游走性疼痛;若素体阳盛,内有蕴热,感受外邪,邪从热化,可致关节红肿热痛,口渴,心烦等症。

治法　养血益气,扶正达邪。

方药　趁痛散(《妇人大全良方》)加减。

当归　黄芪　白术　炙甘草　桂心　独活　牛膝　生姜　薤白　桑寄生

若化热者,法宜清热除湿,宣痹止痛。方用桂枝芍药知母汤(《金匮要略》)加减。

桂枝　知母　芍药　防风　白术　生姜　麻黄　炮附子　炙甘草

五、护理与调摄

1) 产后新病应高度重视,当及时到医院检查,进行治疗,切勿失治。视病情轻重,可停止哺乳,专事调理。

2) 卧床休息,勿过劳,慎起居,避风寒,保持心情舒畅,避免精神刺激,不要有思想压力。

3) 饮食忌生冷油腻,宜清淡素软富有营养的食物,以防伤脾助湿。

六、病 案 举 例

病例一

路某,女,28岁,已婚,1978年4月25日初诊。

产后逾月,肢体窜痛,按抚不减,转侧不利,自感骨节间冷风翕翕,无汗恶风,大便秘结,纳谷呆滞,舌淡苔薄,脉象细弦。此产后风湿瘀血,痹阻脉络,虽血虚不宜骤补,拟先蠲除风湿,行气活血,舒筋活络法,所谓"祛邪即所以扶正"。

处方:海桐皮、寻骨风、汉防己、威灵仙、络石藤各9g,川羌活6g,北细辛3g,片姜黄、怀牛膝、桑寄生、香附米各9g,焦三仙27g,番泻叶(另包后下)6g,3剂。得泻后停用此药。

二诊(4月29日):服药后得微汗,身痛见轻,腑行较畅,纳谷有增,唯觉胸胁闷滞,口干欲饮,乳水不畅。再步前法出入。

处方:海桐皮、威灵仙、汉防己、络石藤各9g,鸡血藤、桑寄生各12g,天花粉9g,干佛手4.5g。5剂,水煎服。

三诊(5月8日):上方连服8剂,身痛已止,胸次得宽,食便均可,乳汁增多,唯感倦怠乏力,夜寐不实,舌淡苔白,脉沉细弱。此邪去正虚,拟补气养血,两顾心脾法。

处方:野党参15g,炒白术、云茯苓、秦当归、鸡血藤、川续断、炙黄芪、远志肉、炒枣仁各9g,炒神曲12g,广木香4.5g。5剂,水煎服。

按语 本例肢体窜痛,按抚不减,转侧困难,无汗恶风,乃因风寒湿邪和瘀血,痹阻脉络,不通则痛,其与身痛绵绵,抚之可减,正虚邪微者迥然不同,此邪气方张之际,骤予滋补,必致闭门留寇,缠绵不解,故先以海桐皮、寻骨风、威灵仙、汉防己、北细辛等疏风胜湿,散寒止痛;络石藤、片姜黄、怀牛膝、香附米等舒筋通络,行气活血;后又加寄生滋补肝肾,濡养筋脉。俟邪气得戢,疼痛渐止,始予归脾汤加川断等两补气血,调养筋骨,滑利关节。 (《哈荔田妇科医案医话选》)

病例二

李某,女,28岁,干部,1972年11月20日初诊。

产后3日,恶露几无,色质如酱,延至8日始见遍身沉痛,手足关节痛甚,肿胀,屈伸不利,触之痛剧,小腹胀痛拒按,舌质暗滞,脉沉涩。在某院检验血常规、血沉及其他项目均属正常范围,经服用吲哚美辛(消炎痛)等药,诸症不减反增胃痛、汗出、便秘、乏力等症。

辨析:产后恶露当下不下,加之湿邪停聚,湿瘀互结,流注经络关节等处,阻滞经脉气血,而现遍身沉痛;血行不畅,经筋关节失荣,故见肢体关节屈伸不利、触之疼痛等症。

治法:活血化瘀,祛湿通络止痛,佐以和胃。

处方:生化汤加减。当归10g,川芎9g,炮姜6g,桃仁9g,醋元胡9g,防风己各10g,苍白术各6g,川牛膝10g,肉苁蓉6g,焦楂10g,大枣3枚。水煎服,6剂。

1972年11月27日二诊:进上药,恶露得下,先暗紫后红,小腹胀痛,肢体关节肿痛见轻,胃痛亦杳,纳谷见增,大便得畅,舌质转红活,苔白,脉沉涩。既见初效,守方续进,前方去白术、炮姜、大枣、焦山楂,加草红花9g,伸筋草15g,水煎服,7剂。后迭经五诊,收功。(路志正医案)

病例三

葛某,女,31岁,工人,1972年11月21日初诊。

3年前生一子,半月后因受风寒致遍身关节疼痛,小关节肿胀,肢体活动不利,着湿遇寒加重,伴汗出、心悸、胸闷、烦躁,胃纳一般,二便尚调,月经周期延长,现已经闭5个月,舌质暗,边尖齿痕,苔薄腻,脉细弱无力。证属气血亏虚,血行不畅,筋脉失荣,湿邪挟风寒乘虚而入。治以补气血,化瘀血,祛风湿,通络止痛。养血荣筋汤加减,迭进27剂,诸症悉缓,复以人参养荣丸善后。 (路志正医案)

病例四

李某,28 岁,某局干部,1970 年夏初诊。

症见产后 7 日,周身肌肉疼痛痠楚,历节疼痛,游走不定,痛处活动不利,手足肿胀、麻木重着,伴见头痛、恶风、纳少,体温 37.8℃,二便如常,舌淡,苔薄白,脉细弱。

辨析:产褥七日,百节开张,气血大伤,腠理空疏,卫外不固,又值夏月,开窗启门取风凉为快,风寒湿邪乘虚袭入,使遍身痛楚;因风寒湿三邪杂至,故见痛处游走、麻木重着等症。病证总为气血两亏,外受风寒湿邪所致。治宜养血益气,扶正祛邪。

方药:趁痛散去桂心、薤白,加人参 10g(先煎),葛根 10g,薏米 15g,川芎 9g,红花 6g 以活血散风祛湿。

药进 2 剂,舌脉有转,身热、头痛消失,身痛有减,前方去川芎、红花、葛根,加桂枝 6g,再进 12 剂,诸症缓解,续投八珍丸善后。 (路志正医案)

产后腰腿痛

一、概　　述

产后发生以腰腿痛为主症的风湿病,为"产后腰腿痛"。亦有产后单发腰痛者,为"产后腰痛"。二者常并见,同属"产后痹"范围。然腰痛以肾虚为主,腰连腿痛则多兼湿寒浸淫经隧所致。

二、病 因 病 机

素体肾虚,加之产时伤气耗血,筋脉失养,冲任空虚,带脉失固,肾府失充,湿寒浸淫而致腰腿痛;复因起居不慎,风寒湿三气杂至,乘虚侵入经络,使肾脉不利,发生腰腿痛;或过早下床活动、劳作,扭伤闪挫,使血脉受阻;或缘恶露不下,余血未尽,挟湿流注腰部,恶血与湿邪阻滞经脉而致。

三、诊 断 要 点

产后腰腿痛、沉重、痠楚、麻木、痠痛,为湿盛;若兼四肢不温,遇寒疼痛加重,为湿寒;伴游走性窜痛,恶风畏寒者,为风寒;若伴有恶露不净,小腹疼痛拒按,或关节局部青紫疼痛者,为瘀血,或扭伤闪挫。

四、辨 证 论 治

1. 产后湿寒腰腿痛

临床表现　腰痛连及下肢外侧窜痛,转侧不利,得热则缓,遇寒着湿加重,舌淡,苔薄腻,脉沉紧。

辨证分析　肾主腰脚,又主胞胎,产时劳伤肾气,损伤胞络,气血耗伤,湿寒乘虚客于肾经经脉,使经气不利而发。

治法　温经养血,祛湿止痛。

方药　肾着汤(《金匮要略》)加减。

干姜　茯苓　白术　甘草

腰痛甚者,一般可加桑寄生、川断、防风、防己、巴戟天等品,以补肝肾、强筋骨、祛风除湿。

2. 产后血瘀挟湿腰腿痛

临床表现　产后腰腿痛,痛如锥刺,痛有定处,乍痛乍止,轻则沉重疫痛,舌质暗,脉弦或细涩。

辨证分析　产后瘀血、湿邪痹阻督带肾脉,故腰腿疼痛如刺;经脉不利,则乍痛乍止;沉重疫痛,舌暗脉涩,为湿瘀互结阻滞经脉之征。

治法　活血化瘀,祛湿通脉。

方药　身痛逐瘀汤(《医林改错》)加减。

牛膝　地龙　秦艽　红花　桃仁　没药　五灵脂　甘草

五、护理与调摄

1）产后避免过早活动及过劳,切勿强力举重或勉力劳动,以防扭伤,损及腰肾。

2）谨防湿侵寒袭。

3）局部保温,可做理疗。

六、病 案 举 例

赵某,35岁,某医院大夫,1974年8月20日初诊。

症见:产后即见腰痛怕冷,连及双下肢疼痛,经治月余不愈,痛如锥刺,夜间尤甚,左轻右重,睡眠不安,舌质暗淡,脉沉涩。

辨析:患者分娩时较难,达5个小时,后经手术及用药终于生下一男婴,唯留有腰腿痛较剧,经中西医诊治,效果不著,仔细辨析,系产程过长,强力分娩,肾气有伤,风湿之邪乘虚袭入。加之术后瘀血与风湿之邪搏结,痹阻经络,血行不畅所致。湿属阴,故夜间痛甚,因痛而寐不安。舌质暗,脉沉涩,皆湿瘀痹阻之征。治以疏风祛湿,活血逐瘀,方用身痛逐瘀汤(《医林改错》)加减。

炒苍白术各10g,茯苓15g,赤白芍各10g,陈皮10g,木瓜10g,厚朴9g,独活10g,大腹皮10g,防风、防己各10g,桃仁10g,川牛膝10g,水煎服,7剂。

1974年8月29日第二次诊。进上药身得微汗,已无怕冷感,腰部已不如锥刺样疼痛,腿痛亦缓,唯夜间钝痛、胀痛,食欲见增,夜寐少安,舌脉同前,守原方进退。上方去木瓜、独活、大腹皮,加生黄芪15g,桂枝9g,醋元胡10g,水煎服,12剂。

1974年9月10日第三次诊。药后腰腿痛已杳,夜寐得安,纳谷见馨,精神充沛,面色红润,舌质红活,苔薄白,脉沉弦细。治以独活寄生汤加减10剂,并配以人参养荣丸20丸,以

巩固善后。 （路志正医案）

产后足跟痛

一、概　　述

本节所论产后足跟痛是发生在产褥期,亦属风湿病范畴。

二、病 因 病 机

盖肾经经脉循行经过足跟部位,与督脉相连,乃督脉之源头。素体肾虚,精血亏损,或由多产房劳,伤耗精血,阴损及阳,寒湿互结,阻滞经络,使任督二脉、经筋脉络失于濡养和温煦,故使足跟痛。

三、诊 断 要 点

产后或产褥期发生足跟部痠楚疼痛,或局部漫肿,下地痛重;产后卧床较久者易发;以肾虚湿阻证为主。

四、辨 证 论 治

临床表现　产后足跟痛楚,局部漫肿,甚则不可着地,腰膝痠软,神疲纳减,大便溏薄,头晕目眩,舌淡,苔薄滑,脉细缓。

辨证分析　平素禀赋不足,产时伤气耗血,命门火衰,不能温煦脾阳,寒湿不化,精血亏损,筋脉失于温养,致发足跟痛。

治法　温脾肾,化寒湿,益精血,荣经脉。

方药　还少丹(《仁斋直指方》)加减。

熟地　山药　枸杞　山萸肉　巴戟天　肉苁蓉　五味子　杜仲　牛膝　茯苓　菖蒲
楮实子　小茴香　远志

五、护理与调摄

产后适当活动,不宜久卧,但产褥期亦不宜过劳,注意保温,防止寒湿侵袭。

六、病 案 举 例

余在20世纪70年代巡回医疗时,曾治一刘姓村妇,症见产后足跟痛2月余,每遇寒冷加重,甚则不敢踏地,遇热稍缓,腰膝痠软,头晕,大便溏薄,舌淡,苔薄滑,脉细缓。

辨析:平素身体虚弱,产后肾气大伤,湿寒内停,筋脉失于温养而致足跟痛,并伴有脾胃薄弱,脾肾两虚之症。

治法:治宜补脾肾,益精血,温养筋脉。

方药:还少丹去牛膝、肉苁蓉、楮实子、小茴香,加补骨脂6g,骨碎补6g。连续用药30余剂而愈。后以乌鸡白凤丸、金匮肾气丸,善后调理,以巩固之。 （王九一医案）

本节所论多风寒湿邪致痹,主要有以下几个特点:

1）发病以寒冬、暑湿季节分娩者多见,冬季寒冷,逢产时气血大伤,玄府开泄,脏气亏损;长夏暑湿当令,产后贪凉图快,易受暑湿,湿寒之邪乘虚袭入,若不能及时治愈,可成湿热痹,尤其在北方寒湿区域,发病率较高。

2）该病产褥期内多见,应在邪浅病轻时及早治疗,若失治误治,可迁延时日,久而不愈,甚则影响劳动力。

3）用药宜性味平和之品,不宜过用大热大寒之味,调补气血,益肾填精为先,佐以祛湿和络之法。

4）重视脾胃及肾气,脾胃强健则五脏六腑俱旺,使肾气充则骨健,不论内湿、外湿均易运化和宣发,筋脉关节得到濡养,易于康复。

5）本病多属本虚标实,易与其他病因兼挟,治当随证变化。

6）产褥期和超过产后1个月以上为两个阶段。产褥期多以正虚为主,或虚中挟湿瘀;产后超过1个月以上或更长时间不愈者,以脉络不通为主,治宜侧重化瘀通络,选益气养血活血,佐以温经散寒,和络止痛之品。并应到骨科检查,有无骨质增生和损伤等病变。

第五节 阴 挺

一、概 述

妇女阴门有物脱出,甚则挺出阴户之外者,称为"阴挺"。隋代《诸病源候论》中列有"阴挺出下脱候",认为其病因病机与生产、胞络损伤有关。其后,历代医籍有很多记载,而且根据其不同形状和溃烂程度,名称不一,如"阴脱",俗名"落茄病"等,这就包括了现代妇产科学中的"子宫脱垂"和"阴道壁前后膨出"。

二、病 因 病 机

本病多由中气不足,分娩时用力过度,损伤胞络所致。

三、诊 断 要 点

子宫脱出,白带多而缠绵,甚则色黄气臭。

四、辨 证 论 治

1. 气虚阴挺

临床表现 子宫脱出,卧时收回,劳则加重,小腹下坠,面色萎黄,心悸气短,神疲乏力,白带多而缠绵,小便频数或失禁,舌质淡,苔薄,脉虚细。

辨证分析 中气不足,气虚下陷,无力系胞,故见小腹下坠,心悸气短,小便频数,白带多等症。

治法 益气升陷,化湿止带。

方药 补中益气汤(《脾胃论》)加减。

黄芪 党参 白术 陈皮 升麻 柴胡 当归 炙甘草

白带多加车前子、茯苓、山药、泽泻、生龙牡等以渗湿止带;黄带加椿根皮、黄柏、土茯苓以清热渗湿止带。

2. 湿热阴挺

临床表现 子宫脱出日久不收,复受不洁衣裤摩擦感染溃烂,黄水淋漓不净,或带下有如黄脓,腰腹俱痛,甚或低热,舌红苔黄,脉滑数或濡缓。

辨证分析 素体脾肾两虚,子宫收缩无力而久脱不收;蕴湿生热,湿热蕴结,表面溃烂,小腹坠胀,带下淋漓色黄,日久不愈;若肾气不足,任带不固,气化失职,聚湿化热,而见腰腹俱痛等症。

治法 先清热利湿,解毒除带以治标,后升提固摄以治本。

方药 龙胆泻肝汤(《太平惠民和剂局方》)加减。

龙胆草 泽泻 川木通 车前子 生地 柴胡 当归 山栀 黄芩 甘草

如有身热,带下黄脓者,加黄柏、连翘、薏苡仁、鸡冠花以清热燥湿,解毒除带。

外洗方,将药用纱布包好,先用清水浸半小时,水煎2次,取药汁去滓,俟温分4次冲洗,注意卫生,防止感染。

若湿热见清,标证已除,可转为治本之图:以中气不足为主者,用补中益气汤加减;以肾虚为主者,可用大补元煎(《景岳全书》方:党参、熟地、山药、杜仲、当归、山萸肉、枸杞、甘草)加减,以益气补肾,升提固摄。

五、病 案 举 例

病例一

崔某,女,25岁,常熟人。

中气素虚,产后过劳,气虚下陷,收摄无力,下腹重坠,阴中有物外挺,腰痠无力,带下如注,小便频急,脉象虚缓,舌淡苔白。治拟补中益气汤加味。

清炙黄芪五钱,炒潞党参三钱,炒晒白术三钱,炙当归三钱,清炙甘草一钱,柴胡钱半,炙升麻钱半,陈皮钱半,炒杜仲四钱,米炒怀山药四钱,盐水炒桑螵蛸三钱。

二诊:前用升提补摄之剂,阴中之物外挺略见内收,带减,腰痠亦差。仍以原法进之。

清炙黄芪五钱,炒党参三钱,炒白术三钱,炙当归三钱,清炙甘草一钱,柴胡钱半,炙升麻钱半,枳壳钱半,山萸肉三钱,米炒怀山药四钱,炒杜仲四钱。

三诊:迭进补中益气,阴中之物已不外挺,下腹重坠消失,带下尿频均除,续服补中益气丸,每日四钱,二次分吞。

按语 中虚之体,复因产后劳累,易成阴挺,方用补中益气汤,以合"虚者补之"、"陷者举之"之意。 (叶熙春医案)

病例二

刘某,女,28 岁,已婚,1971 年 10 月 27 日初诊。

两年前二胎产后,因不善调养,满月甫过即强力持重,过事操劳,遂渐觉有物下坠于阴道之中,稍卧辄自行缩入,时好时犯,也未及时就医。近半年来日渐加重,痛苦不堪,并伴见气短乏力,腰痠腹坠,小便频急,带下如注,间有阴道出血。经妇科检查,谓子宫Ⅱ度脱垂,并宫颈中糜,因畏惧手术,改就中医治疗。刻见面白不华,舌淡苔白,脉来虚缓。诊为脾气下陷,无力系胞,冲任不固,带脉失于约束所致,宗《内经》"虚者补之"、"陷者举之"之旨,治拟升阳举陷,益肾固脱之剂。

处方:野党参、炙黄芪各 18g,金狗脊(去毛)、桑寄生、淮山药、炒薏米各 15g,川续断、海螵蛸各 12g,绿升麻、北柴胡各 6g,炒枳壳、祁艾炭、贯众炭各 9g。6 剂,水煎服。

另用蛇床子、黄柏、石榴皮各 9g,蒲公英 24g,金樱子、炒枳壳各 12g,小茴香、乌梅、五倍子各 6g。布包,煎水,坐浴熏洗,每日 2~3 次,6 剂。并嘱卧床休息,资助治疗。

二诊(11 月 3 日):前用升提补摄之剂,体力精神均有恢复,阴挺亦略见内收,白带减少,下血已止。舌脉如前,再拟原法更进。

处方:野党参 18g,炙黄芪 12g,金狗脊(去毛)、桑寄生各 15g,金樱子、女贞子、补骨脂、海螵蛸各 12g,益智仁、炒枳壳各 9g,绿升麻、北柴胡、五味子各 6g。6 剂,水煎服。外用药同前。

三诊(11 月 6 日):上方出入,治疗半月,病情已有起色,宫体仅在下午有轻度脱下,小腹重坠消失,带下尿频仅有。讵料昨日月经来潮,诸症又复举发,唯程度已较既往为轻。正值经期,拟益气养血,补肾固冲。

处方:炙黄芪、野党参各 15g,全当归、炒杜仲、广寄生、金樱子、女贞子、鹿角胶(烊化冲服)各 12g,五倍子、炒枳壳、刘寄奴各 9g,绿升麻 6g,西红花、广木香各 3g。4 剂,水煎服。外用药暂停。

四诊(11 月 23 日):现月经已净,阴挺已内收,面色转润,脉来沉缓,惟腰痠乏力,带下尿频,诸症尚在。仍守升阳益气,脾肾两固之法为治。

处方:野党参、炙黄芪各 15g,炒白术 9g,绿升麻、北柴胡各 6g,炒枳壳 15g,川续断、桑寄生、炒杜仲、女贞子、桑螵蛸各 12g。5 剂,水煎服。

外用蛇床子、石榴皮、枳壳各 12g,苏木 9g,小茴香、吴茱萸各 6g,金樱子、五倍子各 9g。布包,煎水,坐浴熏洗。5 剂。

五诊(1972 年 2 月 2 日):迭进益气升阳,养血固肾之剂,子宫已收归原位,现已恢复工作半月余,未再脱出,月事亦基本正常。精神食欲均感良好,嘱服归脾丸半月,每日早晚各 1 次,白水送下,以资巩固。熏洗之药依四诊方继续使用 1 个月。

按语 "阴挺",《千金方》称"阴脱"、"阴蕈"。《妇人良方》云:"产后阴脱,玉门不闭,因坐产努力举动,房劳所致。"《医宗金鉴》亦曰:"妇人阴挺,或因胞络伤损,或因分娩用力太过,或因气虚下陷,湿热下注,阴中突出一物如蛇,或如蕈、如鸡冠者,即古人㿗疝类也。"说明本病的发生与分娩用力、气虚下陷、房事不节、湿热下注等因素有关。临床所见本病的发生以脾虚气弱,肾气不充为主要病因,如劳力过度,便秘强下,产中用力,湿热下注等,皆属诱因。因此倘无脾肾气虚之素质,则虽有上述种种因素,也不致引起发病。故张山雷说:"此症虚弱者时有之,正是下元无力者所致。"因此余对本病的治疗,每予脾肾兼顾之法。因脾主升提,又主肌肉,脾气虚则升举无权,统摄失司,肌肉失养,无力系胞;肾为冲任之本,肾虚则冲任不盛,带脉失约,下元无力,不能维系胞宫,遇有其他因素,即可导致子宫脱垂。此与现代医学认为盆底肌肉松弛,子宫韧带支持作用减弱,易致子宫脱垂之理,或相符合。临床脾虚为主者,治宜益气升陷,兼予固肾,多用补中益气汤加味;肾虚为主者,则宜温阳补肾,兼益气血,多用大补元煎化裁;倘由湿热下注所致者,也每于健脾益肾中,兼予清利湿热。总之,此病须着眼于虚,着手于补,以增强体质,加强盆底组织的支持作用为原则。如本例,子宫Ⅱ度脱垂,腹坠腰痠,带多尿频,乃脾虚气陷,带脉失约。初用补中益气汤加狗脊、桑寄生、川断、淮山药等,健中益气,固肾涩脱;又加薏米、海螵蛸利湿止带;艾叶炭、贯众炭兼予止血。三诊又加鹿角胶温润助阳,佐升麻升提下陷之气,深符"虚者补之"、"陷者举之"之旨,因得速效。四诊正值经期,故兼予养血调经,经止则仍本初意,迭进补虚升陷之剂,遂获痊愈。其间病情虽有反复,但治法始终不移,锲而不舍,关键即在于掌握病机。

至于《妇人良方》所谓"玉门不闭"一症,系指子宫下垂,堵塞产门,甚或下垂于产门之外,其与子宫脱垂病证相同,系气虚下陷,不能固摄收敛所致。张山雷《女科辑要笺正》指出:"此症虚弱之人时有之,初胎者尤宜留意。"故新产后当嘱其善自珍摄,以防此患。至于治疗大法,当以补气升提为要,尤以外用熏洗之剂更宜坚持。　　　(《哈荔田医案医话选》)

第六节　阴　痒

一、概　　述

阴痒是指外阴或阴道瘙痒,亦称"阴门瘙痒"、"阴䘌"等病。病重者痛痒难忍俱作,坐卧不宁,影响工作和休息,常伴有带下增多。原因虽多,而以湿热下注证为多见。现代妇科学中的滴虫性、霉菌性、细菌性、老年性阴道炎和慢性外阴营养不良等病,可参考本节辨治。

二、病 因 病 机

多由脾虚肝郁,蕴湿化热生虫,郁结下焦,侵蚀阴部而致。

三、诊 断 要 点

本病以前阴瘙痒为主,甚或波及后阴、大腿内侧。若阴痒兼白带量多,为脾虚湿盛;阴痒难忍,带下色黄如脓,或呈泡沫米泔样,其气臭秽者,多为肝胆湿热;若阴部夜间瘙痒为主,伴有五心烦热,头胀耳鸣,口干不欲饮等症,为阴虚挟有湿热。临证要注意外阴白色病损,如皮色变白者,应进一步检查,明确诊断。此外,还应排除癣病、湿疹、痒疹等病证。

四、辨 证 论 治

1. 湿热下注

临床表现　阴部瘙痒,甚则奇痒难忍,黄带量多如脓,气味腥臭,心烦不寐,坐卧不宁,口苦而黏,胸胁苦闷,或兼尿频,舌红,苔黄腻,脉弦滑数。

辨证分析 素体脾虚湿盛,或肝郁化热,湿热蕴结,下注肝经,或因洗浴不洁,感染生虫,虫蚀阴中而致阴痒等症。

治法 热重于湿者,清热利湿,杀虫止痒。

方药 龙胆泻肝汤(方药见湿热阴挺证)加减。

湿盛于热者,用萆薢渗湿汤加减(方见带下中的湿热带下)。

若带多腥臭者,加苍术、黄柏、椿根皮;热重心烦不宁者,加连翘、栀子;便秘者,加芦荟、桃杏仁;若小便黄赤,溲时刺痒者,加川木通、竹叶、萹蓄、灯心、滑石(包煎);若检查有滴虫者,加白鲜皮、鹤虱、苦参、蛇床子。

2. 阴虚挟湿热

临床表现 阴部灼热,夜间痒甚,兼见五心烦热,头晕耳鸣,口干不欲饮,带下量少色黄,舌红,少苔,脉濡数或滑细数。

辨证分析 久病或年老体衰,或房劳多产,阴虚挟有湿热而致。

治法 滋阴降火为主,佐以清利湿热。

方药 知柏地黄汤即滋阴八味丸改汤剂(《症因脉治》)加味。

知母 黄柏 生地 丹皮 山药 山萸肉 云茯苓 泽泻 薏米 旱莲草 女贞子

上方滋阴清热与利湿同施,滋阴不碍湿,利湿不伤阴,相得益彰。

五、病 案 举 例

病例一

吴某,女,32岁,初诊:1965年6月28日。

阴痒已五六年。带多色白或色黄,腥臭,体温38℃。妇科检查:阴道有多量泡沫状白带,宫颈轻糜,宫体后位,略小,活动正常,两侧附件增厚,左侧为甚,阴道分泌物中找到滴虫。口淡无味,纳谷不香,腰尻酸楚。舌苔薄白,脉细弦。证属脾虚湿盛,虫蚀阴中,拟健脾利湿兼以杀虫。

1)内服方:淮山药八钱,川萆薢四钱,于术二钱,黄柏三钱,白果五个(打),车前子三钱,芡实八钱,四剂。

2)外洗方:蛇床子五钱,生矾五钱,花椒五钱,百部五钱,煎汤熏洗。

7月16日复诊时,自诉在第4剂洗剂洗完后,阴痒即除,白带减少,检查滴虫阴性。以后每次经净后,随访复查了3次,均未找到滴虫。

按语 滴虫性阴道炎,中医学概括在阴痒内,认为是妇人阴中生虫生疮,其症状为阴道或外阴部瘙痒,甚则痛痒难忍,这与现代医学认为本病是由阴道毛滴虫所引起的症状基本一致。本病例口淡无味,纳谷不香,带多色白,证属脾虚湿盛,水湿之气下陷为带。内服方是傅青主治疗黄带的易黄汤加萆薢、于术。方中山药、于术健脾化湿,芡实、白果益肾固精,收涩止带,车前、萆薢利水化浊,黄柏清肾中之火,组成健脾利湿、清火、止带之剂。用于治疗滴虫性阴道炎时,必须配合外洗方,方中的蛇床子、白矾、花椒,燥湿止痒杀虫,屡有显效。

(路志正医案)

病例二

杨某,女,29岁。

阴痒12天。外阴部初因月经垫纸擦破疼痛,后感奇痒难忍。曾作阴道分泌物涂片,霉菌阳性。先后用高锰酸钾、甲紫(龙胆紫)及苏打水冲洗五次无效。妇科检查:外阴皮肤粗糙,阴道分泌物多,宫颈光,宫体前位。右侧附件增厚,无压痛,左侧阴性。

诊断:霉菌性阴道炎。

初诊(1965年9月27日):外阴部奇痒,带多,2天来不能入睡,口干,心烦。舌苔薄腻,质稍红,脉细弦。此乃湿热下注为患,治宜利湿清热以止痒。

内服:龙胆泻肝丸二两(每日2次,每次一钱半)。

外用:蛇床子五钱,生矾五钱,花椒五钱,土槿皮五钱,煎汤熏洗外阴部,3剂。

经内服及外洗,3天后随访,阴痒显减,白带量少。霉菌性阴道炎,系指霉菌中的一种念珠菌所引起的阴道炎。孕妇及糖尿病患者比较多见。本病以阴痒为主要症状,其口干、心烦、不能入睡、带多等现象,中医认为是肝火湿热下注,故用泻肝火、利湿热的龙胆泻肝丸。又土槿皮能治疗疥癣虫蚀诸疮,有杀虫止痒作用,与蛇床子散合用,治本病外洗有效。 (路志正医案)

病例三

梁某,女,31岁,初诊(1963年7月30日)。

带多色黄腥臭,阴道内掣痛。妇科检查:阴道壁充血,有脓性分泌物,宫颈轻糜充血,左穹隆有触痛。舌苔薄黄而腻,脉细弦。此为湿热下注,法当利湿清热止带。

龙胆草八分 川黄柏三钱 建泽泻三钱 焦车前三钱 焦山栀三钱 细木通一钱 椿根皮三钱 鸡冠花三钱 生白果七粒(打) 三剂。

二诊(8月2日):药后阴道掣痛消失,带下亦少,唯纳食腹胀。妇科检查:阴道壁仍充血,脓样分泌物减少,质转稀薄。舌苔薄腻,脉象细弦。仍拟清利湿热,兼顾肝脾。

粉丹皮一钱半 焦山栀三钱 川黄柏三钱 建泽泻三钱 连翘壳三钱 生熟米仁四钱(各) 广郁金一钱半 大腹皮一钱半 六一散四钱(包) 生白果七粒(打) 四剂。

三诊(8月13日):带少,腥臭气已除,阴户亦不痛。因经期超前四天,量多色鲜而来就诊。另予调经方。

按语 阴道内分泌脓状腥臭的黄色黏液,古代文献称为黄带,大多由肝经湿热所引起。在治疗上,一般采用清热利湿的龙胆泻肝汤加减。方中龙胆草、黄柏清下焦湿热;山栀、郁金解肝经郁热;车前子、泽泻、木通利水渗湿;鸡冠花、椿根皮、白果燥湿清热,敛涩止带。对于一般湿热型黄带而无霉菌或滴虫者,有较好效果。 (《医案选编》)

第七节 阴 疮

一、概 述

阴疮亦称阴肿,是指妇女阴部一侧或两侧漫肿生疮而言,具备红肿热痛的病理变化,积结成块,边缘清楚,触之疼痛,甚至化脓溃烂,脓水淋漓者。

二、病因病机

经行产后,忽视卫生或阴户破损,感染邪毒,或七情郁结,郁而化火,肝热犯脾,脾虚湿停,湿热凝滞,蕴久成毒,下注阴户,子户肿坠疼痛,腐蚀成疮。

三、诊断要点

1)肝经湿热阴肿,阴户肿痛,甚则燉红灼热。

2)肝经湿热阴疮,阴户溃烂流水,灼热疼痛,甚或脓水淋漓,若日久不愈,疮面坚硬疼痛,边缘不整齐,臭水淋漓者多属恶证。

四、辨证论治

1. 肝经湿热

临床表现 阴户肿痛,甚则燉红灼热,小便短涩,大便干结,或少腹急痛,或两胁胀痛,或时有寒热,舌苔微黄而腻,脉濡数或弦数。

辨证分析 肝脉绕阴器而行,若肝气郁结,脾虚水湿停聚,湿蕴化热,湿热循肝经下注,湿盛则肿,热盛则痛,故见阴户肿痛等症。

治法 清肝利湿。

方药 用龙胆泻肝汤(方见湿热阴挺)加减。

2. 肝经湿毒

临床表现 阴户肿痛,甚则潮红灼热,心烦急躁,口苦咽干,或日晡发热,小便短涩,大便秘结,赤白带下,舌红,苔黄腻,脉弦滑数。

辨证分析 七情郁结,气血凝聚,郁而化火,肝胆火盛,脾虚湿蕴,湿热互结,下注成毒,久则腐蚀成疮。

治法 清热利湿,活血解毒。

方药 五味消毒饮(《医宗金鉴》)加减。

野菊花　金银花　蒲公英　紫花地丁　紫背天葵

若湿重于热者,选萆薢渗湿汤(见前带下中的湿热带下)加苦参、白蔹以清热化湿。

以上二证均可用外洗方熏洗或坐浴(参照湿毒带下外洗方),并应到医院检查诊治。

五、护理与调摄

1)调节情志,避免五志过极,蕴湿化火。

2)饮食宜清淡,忌食辛辣肥甘。

3)注意局部卫生,及时到医院诊治,防止再次感染。

六、病 案 举 例

　　路某,女,29岁。去年12月曾患盆腔炎,经中西医结合治疗而愈,前4天月事方尽,而耻骨部又起黄豆大肿块,作痒。翌日阴部肿痛,全身发烧,曾在某医院用链霉素、合霉素治疗,未能控制。检查:左侧大阴唇肿胀,皮色微红,并可扪及4cm×2cm之肿块,质较硬,有压痛;右侧阴唇部有一黄豆大颗粒,表皮破损。纳谷不馨,二便尚可,舌质红,苔薄白,脉弦略数。

　　谅由经潮之后,将息失宜,感染湿毒,聚于肝络而成阴茧,兹拟清化,配以外治。

　　1)金黄散,浓茶调敷左侧大阴唇,1日3次。

　　2)黄连膏,外搽右侧阴唇破损处,1日3次。

　　3)龙胆草3g,黄芩5g,黑山栀10g,木通3g,泽泻10g,车前子10g,银花12g,赤芍10g,柴胡2g,生地10g,生甘草2g。

　　经过治疗:5天后在阴唇患处有一黄豆大溃破,流脓不多,疼痛仍甚,左腹股沟淋巴结肿痛,全身伴有恶寒发热,口干食少,舌质红,苔薄黄,脉弦数,小便黄热,平素白带甚多,还系湿热充斥于下,改服清火解毒利湿之剂。

　　1)紫地丁30g,连翘10g,赤芍10g,黑山栀10g,丹皮6g,川柏6g,泽泻10g,知母6g,木通3g,六一散(包)12g,车前子(包煎)10g。

　　2)疮口掺五五丹,外盖黄连油膏纱布。

　　治疗6天,疮口治疗6天,疮口脓水减少,改用九一丹。再2天,脓水已净,外掺黄连粉,2天后疮口收敛而愈。　　(《许履和外科医案医话集》)

第十八章 儿科湿病

第一节 胎 黄

一、概 述

胎黄亦称胎疸,是指初生婴儿生后周身皮肤、双目、小便都出现橘黄色为特征的一种病证,与胎儿禀赋因素有关。

本病包括现代医学中的新生儿溶血性黄疸、阻塞性黄疸、肝细胞性黄疸等疾患。

二、病 因 病 机

(1) 湿热郁蒸

由于妊母感受湿热,传入胎儿而致。小儿脏腑娇嫩,形气未充,脾运不健,感受湿热之邪,郁结于里,不能输泄,湿热郁蒸肝胆,以致胆液外泄,毒发于外,故见皮肤黏膜、面目发黄。因其黄色鲜明,常伴热象,故属阳黄。

(2) 寒湿阻滞

婴儿先天禀赋不足,脾阳本虚,若胎内受湿,或生后为湿邪所侵,蕴蓄脾胃,脾阳受困,寒湿阻滞,气机不畅,以致肝失疏泄,胆液外溢,引起发黄。因其色黄晦暗,精神疲乏,故属阴黄之候。

(3) 瘀积发黄

由于湿热内阻,气机不畅,肝胆疏泄失常,以致气血郁滞,脉络瘀积而发黄。因诸黄多湿热,湿热久蕴,灼伤阴津,形成瘀血阻滞,郁结胁下,横犯脾胃,致肚腹膨满,腹壁青筋暴露,胁下积聚痞块肿硬。

综上所述,胎黄之疾,与胎孕因素有关,或湿从热化,或湿从寒化,或因瘀热郁积,肝胆气机受阻,胆液外泄,溢于肌肤而致。

三、诊 断 要 点

1) 生理性黄疸多在生后 2~3 天出现,1 周内消失,一般状况良好。

2) 新生儿感染引起的黄疸,往往在生理性黄疸基础上黄疸又加重,常合并较严重的感染如败血症、尿路感染等。

3) 新生儿肝炎,黄疸明显,肝脾肿大,伴有食欲不振、恶心呕吐、消化不良等。

4) 新生儿溶血引起的黄疸,生后数小时或 1~2 天出现,伴有严重贫血,肝脾肿大,心力衰竭,甚至嗜睡、惊厥,乃至出现核黄疸。

5）先天性胆道闭锁症，发病缓慢，黄疸逐日加重，小便深黄，大便灰白色，晚期肝肿大。

6）实验室检查　血清总胆红素>34.2μmol/L 为黄疸；新生儿总胆红素>239.4μmol/L，或早产儿总胆红素>171μmol/L 为重症黄疸。

四、辨 证 论 治

胎黄以婴儿出生后全身皮肤、黏膜、巩膜出现黄色为特征。首先需辨生理性与病理性，婴儿出生后 2~3 天出现黄疸，10~14 天自行消退，一般情况良好，饮食、二便如常，无其他症状者为生理性的；若于生后 24 小时内即出现黄疸，2~3 周后仍不消退，甚至继续加深，或黄疸退而复现，或于生后 1 周甚至数周后始出现黄疸，临床症状较重，精神萎靡，食欲不振者，为病理性的。其次需辨阳黄与阴黄，湿从热化，热重于湿，则发阳黄，其色鲜黄如橘子色，兼见热象；湿从寒化，湿重于热，则发阴黄，其色晦暗如烟熏，兼见寒象。

1. 湿热熏蒸

临床表现　面目皮肤发黄，颜色鲜明，精神疲倦，不欲吮乳，或大便秘结，小便短赤，舌红苔黄腻。较重者，可见烦躁不安，口渴，呕吐，腹胀，甚至神昏，抽搐等症。

辨证分析　孕妇内蕴湿热，传于胎儿，以致婴儿受湿热的熏蒸，肝胆疏泄失常，胆液外泄，浸淫面目、肌肤而发黄；湿热熏蒸，属阳属热，故发黄色鲜；湿热中阻，则神疲肢倦；气机壅滞，而不欲吮乳，甚至呕吐，腹胀；湿热壅结大肠，故便秘；湿热下注膀胱，故尿短赤；热扰心神，故见烦躁；热重于湿，热灼津液，故口渴；邪热内陷心包，故见神昏；热盛动风，故见抽搐；舌红，苔黄腻，为湿热内盛之征。

治法　清热利湿，利胆退黄。

方药　茵陈蒿汤（《伤寒论》）加减。

茵陈　山栀子　大黄

若兼呕吐，加半夏、竹茹以清热，降逆止呕；腹胀，加厚朴、枳实以行气消胀；若发热烦躁，可合用犀角散以清热解毒，凉血退黄；若舌绛，出现斑疹，神昏抽搐者，合清营汤、安宫牛黄丸或紫雪丹以清热凉血，开窍熄风。

2. 寒湿阻滞

临床表现　面目皮肤发黄，颜色淡而晦暗，或黄疸日久不退，神疲身倦，四肢欠温，纳少易吐，大便溏薄，色灰白，小便短少，甚或腹胀气短，舌淡苔腻。

辨证分析　脾为湿土之脏，胃为水谷之海，患儿禀赋不足，脾气虚弱，湿从寒化，寒湿阻滞，则湿盛阳微，或中阳不振，湿邪浸淫面目肌肤而发黄；寒湿属寒属阴，故色黄而晦暗；因阳气不足，湿郁难化，故黄疸日久；寒湿内蕴，中阳虚微，故神疲肢冷，纳少易吐；寒湿在里，脾阳不运，故便溏；若寒湿郁滞，胆液不能下泄，故大便灰白；中气不足，寒湿阻滞，故腹胀气短；舌淡苔腻为寒湿盛之象。

治法　温中化湿，益气健脾。

方药　茵陈理中汤（《张氏医通》）。

茵陈　党参　白术　干姜　甘草

若湿盛者，加茯苓以健脾渗湿；若寒甚者，加附子以温肾健脾，祛寒化湿。

3. 瘀积发黄

临床表现 面目皮肤发黄,颜色较深而晦暗无华,日益加重,右胁痞块质硬,腹部胀满,神疲纳呆,食后易吐,小便短黄,大便灰白,或见瘀斑、衄血,唇色暗红,舌见瘀点,苔黄。

辨证分析 湿热内蕴,气机郁滞,血行不畅,则渐见瘀积,湿瘀交阻,肝胆之疏泄失常,胆汁不循常道而横溢肌肤,故面目发黄;湿热蕴积,气滞血瘀,故黄疸色深而暗;肝为藏血之脏,血瘀不行,故肝脏肿大,久则瘀血积聚而见右胁痞块质硬;气机郁滞,脾失健运,胃失和降,故见腹胀神疲,纳呆易吐;肝胆瘀滞,胆液不得下泄,故大便灰白;瘀血内阻,血不循经而妄行,故见衄血,瘀斑;瘀血在里,气滞血瘀,故见舌暗及瘀点;小便短黄,苔黄为湿热内蕴之象。

治法 化瘀消积,疏肝退黄。

方药 茵陈蒿汤(《伤寒论》)合逍遥散(《太平惠民和剂局方》)去生姜、薄荷。

茵陈　栀子　大黄

柴胡　白芍　当归　白术　茯苓　薄荷　生姜　大枣　甘草

若瘀血明显,见胁下痞块,唇色暗红,或舌有瘀点,加桃仁、红花、泽兰、郁金以活血化瘀。

五、护理与调摄

1) 婴儿出生后,应密切观察皮肤黄疸的情况,注意黄疸的过早出现或过迟消退,或黄疸逐渐加重,或黄疸退后复现等情况,以利病理性黄疸的及早诊断和治疗。

2) 注意观察胎黄婴儿的全身症状,有无精神萎靡,嗜睡呕吐,吸吮困难,惊惕不安,双目斜视,四肢强直或抽搐等症,以便对重症患儿及早发现并及时治疗。

3) 注意观察患儿大小便的变化。患阻塞性黄疸时大便呈灰白色,不易转黄,而新生儿巨细胞肝炎,大便也呈灰白色,但经治疗后大便可逐渐转黄,尿色也由深黄转为浅黄。

六、病案举例

余某,男,2.5个月,患儿系第1孕第1胎,出生后数日开始发黄,日渐加重,至今2个月未愈。经某医院检查,诊为新生儿黄疸(病理性),谓非手术治疗不可,患儿家属不同意,而未手术,前来求诊。诊时患儿面目遍体黄如橘色,神倦,思睡,不欲吮乳,偶有呕吐,尿量少,色黄赤,大便干结不畅,色淡,唇舌紫红而暗。

辨证:脾运不健,湿热之邪内蕴,不得宣泄而致胎黄。

治法:清热解毒,行气利湿。

方药:绵茵陈9g,炒栀子6g,枳壳3g,泽泻9g,白花蛇舌草9g,小叶凤尾草12g,2剂。

二诊:药后大便较稀溏,按上方去枳壳,加厚朴3g,鸡内金4.5g,云苓9g,3剂。

三诊:药后精神好转,胃纳渐增,舌色稍红,苔薄白,遵前法,稍佐益气之品。处方:绵茵陈9g,枳壳3g,云苓9g,白花蛇舌草9g,小叶凤尾草9g,孩儿参6g,3剂。

四诊:皮肤面目黄染渐退,神情较前活泼,尿量增加,色较前淡,大便稀溏,每天1~2次,湿热已解大半,继以清热利湿解毒兼益气健脾。处方:孩儿参6g,参须4.5g,绵茵陈9g,小叶凤尾草 9g,白花蛇舌草 9g,枳壳 3g,泽泻 9g,生苡仁 12g 岗梅根 9g,3 剂。

五诊:前症显著好转,面目皮肤黄色渐退,尿量增多,大便正常。按前次四诊方继服 3 剂,以后依此加减再服十余剂,诸症悉除。随访 6 年,小儿健康成长。 (《现代名中医类案选》)

第二节 惊 风

一、概 述

惊风是小儿时期常见的一种病证,系由多种原因及各种疾病所引起,临床上以颈项强直,四肢抽搐,甚至角弓反张,或意识不清为特征。

本病在任何季节都可发生,年龄以 1~5 岁为多见。

历代儿科医家对惊风一证颇为重视,为儿科四大证之一,论述较多。钱乙的《小儿药证直诀》在前人的基础上,进一步概括了急惊与慢惊的病因证治,指出:"小儿急惊者,本因热生于心,身热面赤引饮,口中气热,大小便黄赤,剧则发搐也。盖热甚则风生,风属肝,此阳盛阴虚也。""慢惊因病后或吐泻,脾胃虚损,遍身冷,口鼻气出亦冷,手足时瘛疭昏睡,睡露睛,此阳虚也。"从而将惊风分为急、慢两大类证。

二、病 因 病 机

1. 急惊风

急惊风的病因,有外感时邪、暴受惊恐、内蕴痰热三种因素,其中,外感暑邪及痰热积滞均与湿邪有关。

夏秋之际,暑气熏迫,小儿元气薄弱,真阴不足,易受暑邪侵犯,暑为阳邪,化火最速,传变急骤,内陷心包,引动肝风。暑多挟湿,湿为阴邪,若被热蒸化为痰浊,则蒙蔽心窍,痰动则风生。

小儿脾常不足,如饮食不节,或暴饮暴食,或偏嗜生冷酸甜,或食进不洁之品,皆可损伤脾胃,致使运化失调,痰湿内生,壅积不消,阻滞气机,郁而生热,久而化火,痰湿火热交壅,上蒙心包,引动肝风,则见惊风诸证。

2. 慢惊风

慢惊风常出现于大病或久病之后,或因急惊经治不愈,转成慢惊风。

其病机是由于先天禀赋不足,肾阳素亏,火不暖土,脾阳亦虚,或后天脾胃失调,喂养不当,产生泄泻,泻甚则伤脾,继则损及肾阳,导致脾肾二阳俱伤,土败木贼,虚极生风,致使虚风内动,形成慢惊。

三、辨 证 论 治

1. 急惊风

急惊风虽由许多原因所引起,病情较为复杂,但其病变主要在心肝二脏,皆属实证。在惊厥发作之前,常有发热,呕吐,烦躁,摇头弄舌,时发惊啼,或昏迷嗜睡等先兆症状,但为时短暂,或不易察觉。

发病时主症特点为:身体壮热,痰涎壅盛,四肢拘急,筋脉牵掣,项背强直,目睛上视,牙关紧闭,唇口焦干,抽搐昏迷,且常见痰、热、惊、风四证并出。

辨证分为感受风邪、感受暑邪、湿热疫毒三证,其中湿热疫毒与湿有关。

临床表现 多见于夏秋季节,起病急骤,突然壮热,神志昏迷,反复抽搐,或烦躁谵妄,呕吐,腹痛,继而大便稀臭或夹有脓血,舌苔黄,舌红,脉滑数。

辨证分析 湿热疫毒来势急速,充斥表里,起病急,突然壮热,疫毒迫入营血,直犯心肝,神明无主,肝风骤起,故见昏迷,抽搐;湿热疫毒蕴结胃肠,导致胃失和降,升降悖逆,而见呕吐,腹痛;毒热蒸腐大肠,则见大便腥臭或夹脓血;舌红苔黄,脉象滑数,为湿热疫毒炽盛之象。

治法 清热化湿,解毒熄风。

方药 黄连解毒汤(《外台秘要》)加减。

黄连 黄柏 黄芩 栀子

若抽搐频繁者,加钩藤、全蝎,增强清热化湿,解毒熄风之功;呕吐者,加服玉枢丹,以辟秽解毒止呕;下痢明显者,加白头翁、秦皮、木香、赤芍、晚蚕砂,以解毒化湿,调和气血;内闭外脱者,急投参附汤。

2. 慢惊风

慢惊风一般属于虚证,多起病缓慢,时抽时止,有时仅表现摇头,或面部肌肉抽动,或某一肢体抽搐,患儿面色苍白或萎黄,精神疲倦,嗜睡或昏迷,体温不高,甚至四肢发冷。由于形成的原因不同,因而症状上亦有所差异,既有虚寒、虚热之分,也有虚中挟实之别。

辨证可分为脾胃虚弱、脾肾阳虚、肝肾阴亏三证,其中脾肾阳虚证与阴寒内湿有关。

临床表现 面色㿠白,精神淡漠,额汗不温,四肢厥冷,昏睡露睛,手足蠕动震颤,溲清便溏,或痰涎上潮,舌质淡,苔薄白,脉沉细或微弱。

辨证分析 脾阳与肾阳相互为用,脾主运化,需肾阳之温煦才能发挥其健运功能,而肾阳需赖脾阳运化之水谷精微以不断补充和化生,脾肾阳虚,则元气虚弱,寒水上泛,故见面色㿠白,痰涎上潮;元阳虚衰,气不摄液,气液外脱,则见额汗不温,四肢厥冷;阳气衰败,虚风内动,则见手足蠕动震颤,昏睡露睛;脾肾阳虚,寒湿下趋,故溲清便溏;精神淡漠为元阳虚衰之象。舌质淡,苔薄白,脉沉细或微弱,均为脾肾阳衰,精气欲脱之征。

治法 温补脾肾,回阳救逆。

方药 固真汤(《证治准绳》)加味。

若汗多者,加五味子、白芍以敛汗;手足蠕动震颤者,加龙骨、牡蛎,既能潜阳,又能固脱,收摄耗散元阳。

四、护理与调摄

1)当患儿抽搐之时,切勿强制牵拉,扭伤筋骨,导致瘫痪或强直等后遗症。

2)昏迷抽搐痰多的患儿,应使其向侧偏卧,并用纱布包裹压舌板,放在上下牙齿之间,促使呼吸通畅,痰涎流出,以免咬伤舌头,或发生窒息。

3）壮热抽搐不止时，在夏季可放在绿荫丛中，铺芭蕉叶或荷叶，有暂时降低温度作用。

4）经常改换卧位，每天用柔软毛巾温水擦澡，使气血流通，以免发生压疮。

5）注意患儿臀部清洁，在大小便后可用松花粉或滑石粉搓擦，勿使潮湿，否则，易成湿疹而使皮肤溃烂。

6）抽搐停止后，往往非常疲乏，嗜睡懒言，应给予足够休息，避免一切噪音，不宜呼叫，使正气得到恢复。

五、病案举例

速某，男，3个月，1989年3月27日住院。

因发热1周，腹泻3天，于1989年3月27日住某院，入院后经液体疗法，抗感染等治疗8天，病情无明显改善，遂请中医会诊，证见：发热泄泻十余日，体温尤高，蛋花样便，日7~8次，呕吐，不思乳食，咳逆，口唇干燥，精神疲惫，面色青滞。

辨证：患儿身体稚弱，伤寒久泻，脾阳衰微，化源欲绝而有慢脾风之象。

治法：助阳解表，温化寒湿。

方药：附片15g，炮姜6g，白术10g，桂枝6g，公丁香10粒，砂仁3g，茯苓10g，法半夏6g，全蝎1只，扁豆10g。

复诊：发热较减，泄泻呕逆，呵欠无神，睡卧露睛，掐之不啼，面色无华，舌质淡红。阳虚阴盛，寒湿不化，治以回阳救逆。处方：附片15g，炮姜6g，公丁香10粒，白术10g，桂枝5g，茯苓10g，法半夏6g，全蝎1只，葱白2寸。

三诊：泄泻仍著，色绿褐，腹痛，烦躁不安，啼哭无涕泪。脾肾阳虚，阴寒极甚，宜大剂回阳救逆，通阳逐寒。方药：川附片24g，上肉桂1.5g，炮姜6g，茯苓12g，法半夏6g，细辛1.5g，葱白2寸，麦芽10g。

药后泄泻较减，仍微发热，继以附子理中汤加桂枝、砂仁、半夏等回阳温中，健脾止泻，数剂后发热泄泻全止，康复出院。 （《现代名中医类案选》）

第三节 解 颅

一、概 述

解颅是指小儿囟门不能应期闭合，头缝开解，头颅日见增大的一种病证。

本病常见于6个月到7岁的小儿，其发生与肾虚、脾虚、水湿、痰热、瘀血等有关。

本病相当于现代医学的"脑积水"。

二、病 因 病 机

解颅的病因归纳起来不外乎先天因素和后天因素两方面。先天因素：由于胎元禀赋不足，肾气亏损，脑髓不足。后天因素：①由于脾胃虚弱，运化失常；或②外感时邪，热毒壅滞，上攻于脑。其病机分述如下：

1）肾气亏损：肾主骨生髓，脑为髓海，小儿先天胎气怯弱，肾气亏损，则不能生髓养骨，以致颅囟逾期不合,颅骨缝裂开,头颅增大。

2)肾虚肝亢:肾生骨髓,髓生肝,肝赖水滋以荣。若肾气不足,则髓亏不能上营于脑,则颅解而分裂,或因肾虚水不涵木,肝阳偏亢则风生,肾虚则水泛,故头颅解开。

3)脾虚水泛:脾阳虚不能运化水湿,水湿久积生痰,水湿痰浊乘虚上泛于脑,脑络阻塞而成。

4)热毒壅滞:外感时邪,热毒壅滞,炼液为痰,上攻于脑,以致脑络阻塞不通,气血运行不利,故头颅扩大,开解不合。

三、诊 断 要 点

1)发病年龄常见于 6 个月到 7 岁的小儿。

2)先天性:出生时即显头颅均匀性的增大,前囟明显扩大,颅缝分离,头皮青筋暴露,两眼下视,呈落日状,头颅叩诊有破壶音。

3)后天性:多见于较大的幼儿,大多有原发病史。病程进展较快,头颅迅速增大,视力明显减退,可有烦躁或嗜睡,甚至惊厥。

4)颅骨缝已闭合的小儿,因头颅增大不明显,可做头颅 X 线平片、头颅透照试验、脑室造影、CT 检查等以明确诊断。

四、辨 证 论 治

本病辨证可分为肾气亏损、脾虚水泛、邪热壅结三证。本节仅讨论与内湿有关的"脾虚水泛证"的证治。

临床表现 面色㿠白或萎黄,白睛多而目无神采,精神倦怠,囟门宽大,颅缝开解,头皮光亮,叩之呈破壶音,肢体消瘦,青筋浮露,食欲不振,腹部胀满,呃逆烦躁,大便溏薄,舌淡苔腻,脉缓而弱,指纹淡红。

辨证分析 由于小儿后天失调或病后体虚,以致脾胃虚弱,中阳不振,运化失常,清阳不升,浊阴不降,水液内蓄,为饮为痰,上泛颅脑,而致囟门增宽,颅缝开解,头皮光亮;水湿阻于经络,血脉运行不畅,则气滞血瘀而见青筋浮露;由于痰饮内阻,胃失和降,常有呕逆、躁扰;脾不健运,故见食欲不振,腹部胀满,大便溏薄;脾虚不主肌肉,故见肢体消瘦;气血生化不足,故见面色㿠白或萎黄,精神倦怠;舌质淡,苔腻,脉弱,为脾气虚弱、痰湿内盛之征。

治法 健脾祛湿,通阳利水。

方药 五苓散(《伤寒论》)加味。

桂枝 白术 茯苓 泽泻 猪苓

若气血两亏者,加黄芪、当归以益气和血;腹胀便溏者,加木香、砂仁以宽中理气。

五、护理与调摄

1)积极开展计划生育宣传教育工作,提倡优生优育。

2)营养不良和感染是本病死亡的主要原因,患病后应加强营养,增进体质,避免着凉,防止感受外邪。

3）注意保护头部,抱起病儿时,必须托着头颈部位,因头部很重,颈部不能支持。

六、病 案 举 例

张某,男,出生后 34 天,1975 年 2 月 11 日初诊。

患儿于生后 2 天即开始头颅增大,到满月前后更为明显,前囟宽大,饱满隆起,颅缝分离。头皮静脉怒张,精神差,嗜睡,厌食,吐乳,大便调,两目垂视,心肺正常,舌质淡红,指纹淡滞,脉细无力。

辨证:肾气不足,脑髓不充,病属解颅。

治法:补肾益髓治本,行水化湿治标。

方药:济生肾气丸加减。熟地 6g,当归、山药、山萸肉、牛膝、芫蔚子、丹皮各 3g,鹿角胶（烊化）、茯苓、猪苓、车前子各 9g,水煎服,每日 1 剂。

自服上药起,每日尿量较多,精神、吃奶均好,不吐。上药连服两周后,头围开始逐渐缩小,两目已不垂视。服至第 3 周后,头围基本正常,前囟已平,颅缝缩小。 （《现代名中医类案选》）

第四节　水　　痘

一、概　　述

水痘,亦称“水花”、“水疮”、“水疱”,是由外感时行邪毒引起的急性传染病。临床以发热,皮肤分批出现丘疹、疱疹、结痂为其特征。

本病一年四季都有发生,但冬春季节发病明显为多,儿童期任何年龄皆可发病,以 1~4 岁为多见。

现代医学认为,本病是由水痘病毒引起的传染性很强的小儿急性传染病。

二、病 因 病 机

本病病因为时行邪毒,其发病机制如下:

1）邪毒郁肺:肺主皮毛,肺受邪,则卫气失和,故本病初起多见有类似外感的症状,如发热、流涕、轻咳等。

2）邪毒入里郁脾:脾主肌肉,司运化,脾受邪则水气失于通调,因而湿盛,临证可见纳少、运迟、便溏等症。

3）邪毒与内湿搏结,郁而化热,毒热水湿透发肌表,发为水痘。

4）湿热邪毒顺利透达,正气渐复,故毒去痂成,热解而干。

三、诊 断 要 点

1）病史　流行季节和接触感染史可供参考。

2）症状　皮疹为主,初为红疹,渐成水疱,后变干痂,三者同存一部位,并布于头面及躯干。

3）电镜检查可见疱疹液中有病毒颗粒。

四、辨 证 论 治

水痘痘形小而稀疏,痘色红润,疱内浆液清亮,或伴微热,为透邪达表之征;痘形大而稠密,痘色紫暗,疱浆较浑,伴有壮热,为邪传于里之征象,多见于体弱小儿复感邪毒者。疱疹作痒为风邪偏盛,水疱晶亮而大者为湿邪偏盛。

水痘的分证,目前尚无统一的分类方法,一般可分为卫气轻证与气营重证两大类,其中卫气轻证多由风湿之邪郁于肌表所致,本节仅讨论此证。

卫气轻证

临床表现　发热,咳嗽,鼻塞流涕,疹色红润,疱浆清亮,此起彼伏,以躯干为多,舌苔薄白,脉浮数。

辨证分析　风热犯肺,卫表失和,故见发热,鼻塞流涕,咳嗽等症,邪毒外达肌表,故见出疹;疹色红润,疱浆清亮,舌苔薄白,脉浮数,此由热邪与湿邪相搏结所致。

治法　疏风清热、渗湿。

方药　银翘散(《温病条辨》)加僵蚕、苍术。

银花　连翘　竹叶　荆芥　牛蒡子　淡豆豉　薄荷　桔梗　芦根　甘草

若湿甚,加滑石、川木通,去薄荷、牛蒡子;痒甚,加蝉衣、地肤子、白蒺藜等;疹色红甚,加赤芍、丹皮。

五、护理与调摄

1）水痘的传染性很强,发现水痘患儿,应立即隔离至水痘全部结痂、干燥、痊愈为止。

2）在集体儿童机构发现水痘患儿,应利用曝晒、煮沸等方式消毒被褥用品,保持居室通风。

3）脱落的痂屑须浸于石灰水中或用火烧毁,以免飞扬传染。

4）保护痘疹,勿使抓破,痘疹未愈,不宜洗浴,或接触冷水,以免继发感染。

5）饮食宜清淡,忌食辛辣刺激之品,可常饮绿豆赤小豆汤,以清热解毒。

六、病 案 举 例

杨某,女,8岁,1998年5月24日初诊。

患儿身上及脸上散布红皮疹及水疱2天。瘙痒,伴发热,体温38.5℃,舌红苔黄腻。

辨证:属风热湿邪郁于肌表。

诊断:水痘。

治法:疏风清热利湿止痒。

方药:银花9g,连翘9g,射干9g,牛蒡子9g,桔梗6g,竹叶4g,六一散(包)6g,僵蚕6g,蝉衣 4g,青黛(包)3g,紫草 9g,白蒺藜 9g,芦根 15g,浮萍 9g,地肤子 12g,生石膏(先煎)20g,3剂,水煎服。

二诊:1998 年 5 月 27 日。药后烧退,皮疹瘙痒减轻,部分结痂,舌苔薄黄,继以上方去石膏,进 4 剂。

三诊:1998 年 5 月 31 日。皮疹基本消退,结痂,继以清热解毒口服液 2 盒巩固。 (王彩凤医案)

第五节 厌 食

一、概 述

厌食是指小儿较长时期见食不香,食欲不振,甚至拒食的一种病证。

本病的病因一般有乳食不节,痰湿滋生,感染诸虫及脾胃虚弱等。各年龄皆可发病,尤多见于 1~6 岁儿童。

本病相当于现代医学的"神经性厌食"。

二、病因病机

小儿脏腑娇嫩,脾常不足,若乳食不节,痰湿滞留,感染诸虫,或病后脾虚,均可影响脾胃的受纳运化功能,以致食欲减少,甚至不思饮食。本节主要讨论痰湿滞留所致的厌食。其病机为乳母过食寒凉,或小儿偏嗜瓜果、生冷,脾阳受伤,痰湿内生,壅阻中州,气机不畅,影响纳化功能,以致不思饮食,呕吐痰涎。

三、诊断要点

1)患儿食欲不振,甚至拒食,食量较同年龄正常儿童明显减少。

2)病程较长,一般连续 2 个月以上。

3)排除其他外感及某些内伤慢性疾病,如泄泻、肺痨、肝炎等。

四、辨证论治

厌食一般症状不多,辨证时首先要与其他疾病所出现的食欲不振症状相区别。在辨证时,除重视全身表现外,舌象是辨别病机的重要依据。脾运失健者舌苔多偏腻;胃阴不足者舌质偏红而干,苔少或光剥;脾胃气虚者舌质淡、胖嫩,舌苔薄。

本病辨证可分为乳食壅滞、痰湿、虫积伤脾、脾胃虚弱四种证候。本节仅讨论痰湿厌食的证治。

痰湿厌食

临床表现 形体虚胖或瘦弱,面色萎黄,肢倦神疲,经常呕吐痰涎,见食则恶,甚至拒食,便溏,舌苔白腻,脉濡滑,指纹淡红。

辨证分析　由于脾虚,痰湿内生,阻滞中焦,影响受纳功能,气血生化不足,故形体虚胖或瘦弱,面色萎黄,肢倦神疲;胃气上逆则呕吐痰涎、恶食、拒食;脾虚不能健运,故便溏;苔白腻,脉濡滑,指纹淡红,为脾虚痰湿中阻之征。

治法　健脾燥湿化痰。

方药　二陈汤(《太平惠民和剂局方》)。

半夏　陈皮　茯苓　甘草

脾虚明显者,加党参、白术、砂仁以益气健脾;虚烦不寐者,加竹茹、枳实。

五、护理与调摄

1)家长重视患儿的饮食调节,起居、饮食要有规律,不吃零食,纠正偏食,少进肥甘黏腻食物,更勿乱服滋补之品,食勿过精,粗细搭配合理,多吃蔬菜,切忌强迫进食,而应顺其所喜,诱其食欲,胃纳增进后再增加食物品种和数量。

2)婴儿期须重视逐渐添加辅食,以使脾胃适应,为顺利断奶打好基础。

3)患儿发现食欲不振,应及时查明原因,给予药物调理。

六、病案举例

邢某,女,4岁半,1994年8月31日初诊。

患儿纳差4年,加重2周,伴睡眠不安,咬牙,大便干燥,面色萎黄,形体消瘦,舌质红,苔厚略黄腻,脉细。

辨证:脾虚痰湿内生,且有化热之象。

治法:益气健脾,和胃化湿,佐以清热。

方药:太子参15g,茯苓12g,白术9g,芦根15g,神曲9g,焦楂9g,乌梅9g,竹叶6g,连翘9g,枳实9g,厚朴花6g,内金9g,生谷麦芽各9g,焦槟榔9g,砂仁(打)2g,4剂,水煎,每剂分4次温服。

二诊:1994年9月3日。药后纳食增加,大便不干,眠仍欠实,舌尖红,苔根部白腻,脉细。既见效机,原方化裁续进。

处方:太子参15g,茯苓12g,白术9g,生苡仁9g,砂仁(打)2g,神曲9g,内金6g,连翘9g,枳实9g,厚朴花6g,生谷麦芽各9g,珍珠母15g(先下),焦槟榔9g,竹茹6g,黄芩9g,5剂,水煎服。

三诊:1994年9月8日。进上药,患儿已有饥饿感,纳食明显增加,眠实,舌淡红,苔薄白,继以启脾丸2盒,每服1丸,日服3次,缓缓图治,以资巩固,善后调理。　　(王彩凤医案)

第六节　鹅口疮

一、概　述

鹅口疮是以口腔、舌上白屑,或白膜满布,状如鹅口为特征的一种疾病。

本病多发于哺乳期周岁以内之小儿,尤以早产儿及久病、久泻,体质羸弱的乳儿更为常见。本病多因先天胎毒、心脾积热熏蒸于上所致。

二、病 因 病 机

本病病因主要为先天胎毒,蕴积心脾,或口腔不洁,局部感染所致。口为脾之窍,舌为心之苗,由于心脾热盛,循经上炎,熏蒸于口舌所致;或外感秽毒之邪,由口腔黏膜侵入;或因先天不足,或后天失调,致脾肾不足,水不制火,虚火上炎,亦可形成本病。

三、诊 断 要 点

1) 口腔、舌上满布白屑,状如鹅口。

2) 取少许白膜,在显微镜下可见霉菌的菌丝和孢子。

3) 鉴别残留乳块,白喉假膜:婴儿口内、舌上残留奶块,轻浮于表面,轻拭即可除去。白喉假膜多起于喉咽,渐次蔓延口腔,其色灰白,不易拭去,强剥易出血。

四、辨 证 论 治

本病初起,先在口腔舌上或两颊内侧出现白屑,渐次蔓延于牙龈、口唇、软硬腭等处。白屑周围绕有微赤色的红晕,互相粘连,状如凝固的乳块,随拭随生,不易清除。其临床表现轻重不一,轻者,除口腔舌上出现白屑外,无其他症状;重者,白屑可蔓延至鼻道、咽喉、食道,甚至层层叠叠,壅塞气道,呼吸困难,影响吮乳进食。

本病辨证分为心脾积热、循经上炎及脾虚湿困、虚火上浮两证。本节讨论脾虚湿困证。

脾虚湿困,虚火上浮证

临床表现　形体瘦弱或虚胖,面色淡红,或颧红手心热,精神困倦,口干不渴,口腔舌上白屑散在,周围淡红不著,食欲不振,时发时止,迁延日久,大便溏薄,小便清白,舌质淡胖,苔白腻,脉细无力,指纹淡红。

辨证分析　由于先天禀赋不足,后天调护失宜,致使心脾两虚,水不制火,虚火上浮,故面色颧红,口干不渴,舌质淡而不红,口腔舌上白屑散在不红;真元不足,虚火无根,故精神困倦,大便溏薄,小便清白。

治法　滋补脾肾,引火归原。

方药　六味地黄丸(《小儿药证直诀》)加肉桂。

地黄　山茱萸　山药　牡丹皮　茯苓　泽泻

若伴虚烦不寐,可加龙骨、牡蛎、珍珠母以潜阳安神。

五、护 理 与 调 摄

1) 注意饮食及卫生,乳母不宜进食辛辣煎炸之品,婴儿宜适当进食新鲜水果、蔬菜汁等流质食品。

2) 久病患儿注意口腔护理,防止损伤口腔黏膜,而导致邪毒内侵。

六、病 案 举 例

黄某,男,5岁。

半月前患儿低热,拒食,吞咽困难,舌痛,在某医院住院治疗,诊为小儿口腔炎。以青、链、金霉素,维生素 B_2 及清热泻火中药治疗十余日,病情不见好转,仍低热,面黄,昏睡,口流涎,舌红,苔白,舌面有白色乳凝状小块,呈散在分布,直达咽峡,擦去后,可见黏膜充血,脉象沉细,诊为小儿鹅口疮,证属寒湿内郁,虚火上炎。治以分利湿热,清热降火。用五苓散加味:猪苓 10g,泽泻 10g,白术 8g,云苓 15g,企边桂 5g(去皮),细辛 5g,连翘 10g,生地 12g,车前子 10g,水煎服。外用制附片 15g,吴茱萸 10g,共研细末,白酒调稀敷脚心(男左女右),每日 1 次。

患儿服药后,神志转清,舌痛大减,能进清稀饮食,口疮范围缩小,舌质红,苔薄白,脉细数,前方加石斛 10g,续进 1 剂,药尽患儿能正常饮食,疼痛消失,舌面正常,口疮渐愈。但患儿面微黄,舌质红,苔薄白,脉沉弦。证属脾胃湿热,心火未平,拟清心火,泻脾胃余热。处方:沙参 15g,玉竹 12g,黄连 5g,花粉 6g,白芷 1.5g,焦楂 15g,焦槟榔 15g,白术 10g,茵陈 10g,滑石 10g,茯苓 10g,佩兰 10g,1 剂,水煎服。7 日后随访,患儿已康复。 (《中医儿科临证备要》)

第七节　小儿麻痹症

一、概　　述

小儿麻痹症是儿童时期较为常见的一种传染病。临床以发热,伴有咳嗽、咽痛、全身肌肉疼痛,或有呕吐、泄泻、腹痛等,继而出现肢体痿软,肌肉弛缓和萎缩为其主要特征。属于中医学中的软脚瘟。

本病好发于 6 个月~5 岁的小儿,尤以 6 个月~2 岁为最多,常流行于夏秋季节。前人观察的发病季节和证候表现与现代医学大致相似。如《脾胃论·湿热成痿肺金受邪论》中说:"六、七月间,湿令大行……燥金受湿热之邪,绝寒水生化之源,源绝则肾亏,痿厥之病大作,腰以下痿软瘫痪不能动,行动不正,两足欹侧。"明确指出本病以夏季为多和一侧肢体痿软的症状。

其病因根据临床表现,前期症状为外感暑湿时邪所致,属中医暑温病范畴;后期热退而四肢瘫痪,可从痿证论治。本病现代医学又称脊髓灰质炎,并认为本病是由脊髓灰质炎病毒引起的一种急性传染病。

二、病 因 病 机

本病病因主要是感受风热暑湿疫毒之邪,经口鼻入侵,内伏经脉导致肺热叶焦而发为本病。其病机分述如下:

1) 风湿热、疫毒时邪由口鼻侵入肺胃二经。小儿形体未充,易于受邪,风为百病之长,夏季暑令主热,长夏主湿,疫毒时行之邪,借助夏秋时令之湿浊疫毒之气为患,袭于儿体之后,初起邪在肺胃,故首先出现发热、咳嗽、咽红等外感证候;胃失和降则出现呕吐、腹泻等症,此为前驱期。此时若正气盛,治疗及时,则病邪退,可在此期获痊愈。

2)疫毒之邪居于阳明中道,留恋于里,由里出表,故再次出现发热;疫毒乘虚入里,伏于经络,致使相应部位的经络阻滞,气血失调,出现肢体疼痛,这是瘫痪前期,若辨治得当,病情可在此期终止。

3)湿热之邪内伏,流注经络四肢百骸,使经脉弛长或软短,则出现肢体痿弱或拘急的症状,或因疫毒之邪致肺热叶焦,津液不能输布于经脉,失于滋养濡润,而成痿躄。

4)久病脏虚,肝肾亏损,精乏血枯,以致肌肉萎缩,骨骼变形,肢体痿废。

三、诊断要点

1)本病多发于夏秋季节,初起症状类似感冒,患儿未曾服用减毒活疫苗(糖丸)。

2)临床以双峰热,全身或四肢肌肉疼痛、多汗,继而出现肢体弛缓性,不对称性瘫痪为特征。

3)实验室检查:瘫痪前期脑脊液检查有助于诊断;口、咽分泌物、粪便、血液或脑脊液中可分离出脊髓灰质炎病毒。

四、辨证论治

本病的发热特点是发热1~4天则热退,1~2天后发热再起,即所谓"双峰热";其肢体瘫痪的特点为热退后肢体呈弛缓性瘫痪,也有一开始发热,即出现瘫痪的。瘫痪多见于下肢,以单侧下肢多见,其他部位的瘫痪较少见,个别颈、腰、背、四肢均呈瘫痪;其肌肉萎缩的特点为瘫痪形成后,不能恢复,患肢肌肉明显萎缩,甚至骨骼变形。

1. 邪犯肺胃

临床表现 发热有汗,咳嗽流涕,咽红咽痛,全身不适,或有头痛、腹泻、便秘、呕吐、恶心、伴有精神不振、纳呆食少、嗜睡等,舌红苔黄,脉濡数。

辨证分析 疫毒之邪自口鼻而入,首先犯肺,正邪交争,肺失宣肃,肺窍不利,故见发热、咳嗽、咽红咽痛、全身不适、头痛等症;疫毒挟湿热,湿处热中,热居湿外,故见发热有汗;湿困中州,运化失常,气机升降不利,则见呕吐、恶心、腹痛、腹泻或便秘,纳呆食少;精神不振,嗜睡,均为湿困脾土之象;脉濡主湿;舌红苔黄为疫邪挟热之象。

治法 疏风清热,利湿通络。

方药 葛根芩连汤(《伤寒论》)加减。

葛根 黄芩 黄连 甘草

若湿偏重,可加藿香、生苡仁、半夏、焦楂曲等,以和胃化湿;嗜睡苔腻,加胆南星、茯苓、菖蒲以清化痰浊;若热邪偏盛,可加银花、连翘以清热解毒;大便秘结,加全瓜蒌、决明子以清热润肠。

2. 邪窜经络

临床表现 一般在肺胃症状消失后1~4天发热又起,患儿肢体疼,转侧不利,哭闹不安,不愿抚抱,汗多,舌质红,苔腻,脉濡细。继则出现瘫痪,小便癃闭或失禁。

  辨证分析 由于湿热内蕴阳明,窜犯经络,故发热又起;湿热疫毒挟风流注经络肢体,故见肢体疼痛,转侧不利,不愿抚抱;湿热熏蒸于里,故见汗多,舌红苔腻,脉濡细;疫毒内扰经络,气血运行不畅,经脉失荣,则见筋萎肉缩,渐致成瘫;病及膀胱,气化失司,水道不利,则癃闭;失于约束则不禁。

  治法 清热化湿,舒筋通络。

  方药 三妙丸《医学正传》加味。

  苍术 黄柏 牛膝

  若舌苔厚腻,加厚朴、陈皮、茯苓;瘫痪肢体不仁,加桃仁、红花、首乌藤、忍冬藤;局部有冷感,去黄柏,加桂枝、白芍等。

3. 气虚血瘀

  临床表现 热退后肢体麻痹,瘫痪无力或口眼㖞斜,面色萎黄,汗多,苔腻渐化,脉濡缓。

  辨证分析 由于肺胃邪却,正气受伤,气虚不能运血,血虚不能养气,或血凝瘀血内生,筋脉失养,故见热退后肢体麻痹,瘫痪无力,口眼㖞斜等;久病正气虚弱,气血受损,卫气不固,故见面色萎黄,汗出较多;苔腻渐化,脉濡缓为湿热未清之象。

  治法 益气养血,活血通络。

  方药 补阳还五汤(《医林改错》)加减。

  生黄芪 当归尾 赤芍 地龙 川芎 桃仁 红花

  若湿热未清,可加三妙丸以清热利湿;上肢瘫痪加桂枝、桑枝、片姜黄、秦艽、赤芍;下肢加桑寄生、萆薢、地龙、川牛膝以疏风祛湿通络。

4. 肝肾亏损

  临床表现 患肢肌肉明显萎缩,肢体变细,皮肤不温,关节纵缓不收,骨骼畸形。

  辨证分析 患部经脉痹阻日久,气血失于濡养,故肌肉逐渐萎缩;肝主筋,肾主骨,肝肾两伤,筋骨无所养,故见肢体变细,皮肤不温,关节纵缓不收,骨骼变形。

  治法 补益肝肾,强筋壮骨。

  方药 虎潜丸(《丹溪心法》)加减。

  黄柏 炙龟板 陈皮 知母 熟地 白芍 锁阳 虎骨(以狗骨代替) 干姜

  若肢冷脉细者,可加用黄芪、桂枝、当归、细辛等益气温经,和营通痹。

五、护理与调摄

  1)及时按期接受预防本病的减毒活疫苗糖丸。

  2)出现早期瘫痪的患儿,应绝对卧床休息,疼痛消失后应做按摩等被动性训练。

六、病 案 举 例

陈某,男,1岁2个月,1959年3月29日入院。

主诉:右下肢行动不便 13 天。于 1959 年 3 月 29 日入院。入院时检查:右下肢膝反射消失,痛觉好,肌肉不萎缩,右下肢弛缓性瘫痪。西医诊断:小儿麻痹症(恢复期)。入院后即以针灸治疗为主,选穴如足三里、环跳、风市、阳陵泉、悬钟、足临泣等,隔日一次,并邀余会诊。

辨证:诊为风湿滞络,气血失于温煦。

治法:治予补益气血,活络通痹。

处方:黄芪 15g,当归 6g,桂枝 6g,杭芍 6g,淮牛膝 6g,防己 6g,白术 10g,五加皮 10g,寄生 10g,生姜 2 片,炙甘草 3g,小枣 5 枚,2 剂。

二诊:大便溏泻,每日 5~6 次,系寒温失调,脾湿不化,治以温中健脾,燥湿止泻。处方:肉桂 5g,茯苓 15g,白术 10g,泽泻 10g,猪苓 10g,苍术 10g,厚朴 10g,陈皮 5g,半夏 6g,砂仁 3g,甘草 3g,2 剂。

三诊:泄泻已止,右下肢仍痿软不用,缓则治本,以温阳祛寒,活络通痹。处方:附片(先煎 1 小时)15g,桂枝 6g,杭芍 6g,独活 6g,川芎 6g,陈皮 6g,寄生 10g,茯苓 10g,五加皮 10g,淮牛膝 10g,生姜 2 片,大枣 2 枚,甘草 3g,2 剂。

四诊:饮食不慎,泄泻又作。脾虚湿盛,以胃苓汤加味,服 4 剂后泄泻已止。右下肢瘫痪较前改善,能站立。再方健脾燥湿,活络通痹,缓缓图治。处方:潞党参 12g,白术 12g,茯苓 12g,苍术 12,陈皮 6g,淮牛膝 10g,千年健 10g,吴萸 1.5g,木瓜 6g,苡仁 12g,生姜 2 片,大枣 2 枚,甘草 3g。针药治疗 35 天,右下肢功能逐渐恢复。 (《中国现代名中医医案精华·廖浚泉医案》)

第十九章 外科湿病

第一节 疖

一、概　述

　　疖是发生在人体皮肤浅表的一种急性化脓性疾病,亦称"疖子",俗称"白头老"。现代医学也称之为"疖"。

　　疖是疮科疾病之一,其根广为3cm。发于炎夏暑热季节称"暑令疡毒小疖",简称"暑疖"。生于其他季节者统称"疖"。但也有根据发病部位及形态的不同,称为"软疖"、"石疖"、"疖毒"者。从发病特点可分为有头疖、无头疖两种。有头疖初发,多局部皮肤潮红肿痛,范围约1寸左右。先有脓头,酿脓时痛甚,破溃后出脓则愈。无头疖无头,红肿、高突、疼痛,破溃后流出黄稠脓液。亦有脓水稀薄、挟血水之症,约7~10天可愈。正如《外科理例》中所言:"疖者,初生突起,浮赤无根脚,肿见于皮肤,止一二寸,有少疼痛。数日后微软,薄皮剥起,始出有水,后自破脓出"。本病发无定处,随处可生,多在夏秋季节。小儿、产妇皆易患之。轻者无全身症状。

二、病因病机

　　夏季炎热,多挟湿邪。湿热蕴蒸,酿而成毒,郁结皮肤,发为本病。或天气闷热,汗出不畅,蕴于皮下而发,或由痱子复经瘙痒、破伤感染而成。或产妇气血俱伤,腠理开泄,暑、湿、热毒外侵,溃结皮肤;或本为湿寒内盛之体;或平时恣食生冷,久伤脾胃,湿自内生;或用脑、房劳过度伤肾而气化失职,水湿内聚,郁久化热而发本病。

三、诊断要点

　　1)局部潮红胀痛,疖肿突起,呈圆形或椭圆形,约2~3天成脓。

　　2)先有黄白脓头,酿脓时疼痛剧烈。

　　3)根脚浅,范围在3cm左右。

　　4)全身皆可发病,又以头面为最多。少则几个,多则几十个不等。若因痱子瘙痒引起的多密集成群,簇集在一起。

　　5)破溃后出黄白色脓液。

四、辨 证 论 治

临床表现 局部皮肤潮红、高突、疼痛,根脚浅,范围在3cm左右,化脓时疼痛加剧,甚者泛发周身。可伴头痛,恶寒发热,心烦胸闷,口苦咽干,不思饮食,便干尿黄,舌质红或舌边尖红,苔黄腻,脉濡数或弦滑数。

辨证分析 湿热壅盛,热郁湿阻,故局部红肿热痛,肉腐化脓时痛重;口苦,咽干,便干尿黄,脉濡数者,为邪热内盛之征;热扰心神不安而心烦,正邪相争则恶寒发热;湿阻中州而有胸闷,不思饮食之苦;邪热上扰清窍而头痛。脉濡或弦滑,苔黄厚腻,为湿热熏蒸之征。

治法 清暑化湿,解毒消肿。

方药 清化解毒汤(路志正经验方)。

公英 草河车 地丁 炒枳壳 赤芍 生薏米 桃杏仁 滑石 连翘 车前子(布包)

泽泻 防己

热毒盛者,加双花、野菊花;小便短赤,加赤小豆、金钱草;大便燥结者,方中去炒枳壳、泽泻,加炒枳实、酒大黄(后下);湿邪盛者,去地丁、连翘,加炒苍术、佩兰(后下);有表证者,少佐香薷,使暑湿热毒从表而出。

也可用外治法:

1)鲜地黄叶或马齿苋捣碎,外敷患处。日3~4次(路志正经验方)。

2)初期亦可用千捶膏贴患处(经验方:蓖麻子肉、松香、轻粉、东丹、银朱、茶油)。

3)溃脓后用九一丹(《医宗金鉴》方:熟石膏、升丹)掺加味太乙膏盖贴(《外科正宗》方:元参、白芷、当归、肉桂、赤芍、大黄、生地、土木鳖、阿魏、轻粉、柳枝、槐枝、血余、东丹、乳香、没药、麻油),日贴2~3次。

4)周围浸淫糜烂者,用青黛散(经验方:青黛、石膏、滑石、黄柏、香油)调敷。

同时可服中成药六应丸或六神丸,日3次,每服10粒,温开水饭后送服。小儿酌减,其剂量应在医生指导下服用。

五、护理与调摄

1)患病期间,饮食以清淡适宜,忌食辛辣、肥甘及鱼、虾等发物。

2)注意患处勿挤压、碰撞,以防病情加重或引起并发症。

3)生活环境,以清洁凉爽为宜,勿在强阳光下曝晒。

4)外敷药时,勿箍围过紧。所用药物应保持湿润。

5)及时治疗,以防急性疖肿转成慢性而反复发作。

6)对发于头面的疖肿,在洗脸时勿用有刺激性的肥皂及劣质化妆品,以防疖肿感染或转成皮下形成较大空腔之"蝼蛄疖"或"疔疮"。

7)勤洗澡,常换衣。衣服以宽松为宜。

六、病 案 举 例

孙某,女,46岁,已婚,干部,汉族。1991年4月9日初诊。

患头面肿毒已历 8 载,反复发作,以头前额、两侧及脸面、发际内为重,常常是旧者未愈,新者又发。经北京市某医院皮科检查,确诊为"多发性慢性疖病"。多年来从未间断治疗,然未有向愈迹象。初发时局部先红,继则出现硬块,中央突起,肿硬疼痛,根盘约 2～3cm,4～5日后化脓,先有黄白色脓头。

患者病程已久,面色萎黄,头重头痛,双目疲胀无神,头发干如秋草,握之枯硬,80% 以上已白,余者灰黄。对染发水及一切洗发液全部过敏,每用则病情加重。纳谷不馨,口苦而黏,失眠心悸,周身乏力,腰痛,下肢沉重,关节疼痛,便干尿黄。月经前期,量少色暗,行 2～3 日即净。有长期贪凉饮冷史。自认为火热过盛,常服牛黄解毒丸、牛黄清心丸之类。舌质淡,苔白厚腻,脉沉滑数。此属素体湿寒内盛,郁久化热,湿热上逆于头面所致。治以清热利湿,解毒消肿。药用:生苡仁 15g,桃杏仁各 10g,草河车 10g,炒苍术 12g,黄柏 6g,当归 12g,川芎 6g,白芷 10g,腹皮子各 10g,地丁 10g,公英 10g。水煎服,6 剂。

二诊:1991 年 4 月 24 日。上方进 12 剂,头面疖肿皆消,个别大的疖肿尚留有残根,未见再发。肢体沉重、心悸、便干减轻,腰痛、睡眠亦有进步。舌质淡,苔白腻,脉沉滑。为脾虚失运,湿邪内停之征。治以健脾渗湿,活血通脉,佐以清理湿热。太子参 12g,生苡仁 15g,炒苍术 12g,川朴 12g,当归 10g,川芎 6g,白芷 10g,炒枳实 12g,山甲珠 6g,砂仁(后下)6g,黄柏 6g,败酱草 12g。水煎服,7 剂。

三诊:1991 年 5 月 9 日。头重头痛,双目疲胀,疖肿皆杳,头发干枯好转,唯腰痛,关节疼痛犹存。舌质淡,苔白滑,脉沉细。湿热已清,而肾气不足十分突出,上方去黄柏、生苡仁、败酱草、砂仁,加川断 12g,桑寄生 15g,锁阳 10g,络石藤 15g,以补肾通络止痛。水煎服,7 剂。

四诊:1991 年 5 月 23 日。经治疗,疖肿未再发作,睡眠明显好转,胃纳增多,精神见振,下肢沉重、关节疼痛、腰痛诸症均减轻,头发转润泽,已能用洗发水洗头。月经周期准,经量较前增多。舌质淡,苔白,脉沉细。治以健脾益肾,和血通络。生黄芪 15g,炒白术 10g,茯苓 15g,香橼皮 10g,当归 12g,川芎 6g,松节 15g,川断 12g,桑寄生 15g,锁阳 10g,鹿含草 10g,鸡血藤 15g。水煎服,10 剂。

另金匮肾气丸 3 瓶,早晚各 6g。尪痹冲剂 2 盒,早晚各 1 袋,与汤药交替服用,缓缓收功。

按语 患者长期贪凉饮冷,久则伤脾及肾。脾虚则失健运,肾虚则气化不力,腰痛身重;水湿停积,浊邪上蒙清窍,故有头重头痛之苦;湿邪阻于经络,气血不得上营而目涩疲胀,发白干枯而粗硬;湿郁化热,湿热蕴蒸而发疖肿;湿热中阻,胃纳不馨,口苦而黏;心者,君主之官,湿热内炽,君火亦旺,阴不涵阳,即见不寐,便干溲黄;湿邪流注关节,则重着不利,故有疼痛;湿蕴化热,迫血妄行则见经水前期。

经先以清热利湿、活血通络、解毒消肿治之,湿清热退而见脾肾两虚之证,继以健脾补肾得以收功。 (路喜素医案)

第二节 足 底 疗

一、概 述

疔疮以其根脚较深,形状似钉而得名。疔疮是一种急性化脓性疾患。本病坚硬而根深,发病急,变化速,易合并走黄。若邪毒陷入血分,随血液运行入脑或内攻脏腑,则出现危急证候。因此,疔疮也是危险性较大的外科疾病。历代医家认为,疔疮之发与情志变化有关,情志为五脏所主,因此,以白、赤、黄、黑、青五色来命名。孙真人在《千金方》中将疔疮分为13种,病发的部位不同,名称各异。故有"眉心疔"、"眼泡疔"、"蛇眼疔"等。

疔疮形小根深,随处可生。然多发于颜面和手、足等处。

疔疮中有一疔之外又生疔者,或在四周布满小疔,称为"满天星",此为急症。如《证治准绳》中云:"疮证急者有应,如一疔之外,别处由上再生一小疮,即是有应。……疮四周有赤肿,生多疮者谓之满天星。"

本病发病甚急,若失诊、误诊、误治,或处理失宜,发于颜面的疔毒,易扩散引起"走黄",致病情加重,危及生命。发于手足者,易损伤筋骨,影响四肢功能。故陈实功在其《外科正宗》中云:"疔疮有朝发夕死,随发随死,诚外科证中迅速之病。凡治此证,贵在乎早"。发于足底者称"足底疔"。因其在脚心凹陷涌泉穴位处,又称"涌泉疔"。足底疔病久易穿烂,形成窦道,故又称"病穿板"。因之王肯堂在《证治准绳》中指出:"足心发毒肿痛,亦名涌泉疽,俗名病穿板"。

足底疔虽发病急,但破溃后流出黄稠脓液,肿消疼痛则止,全身症状随之消失而愈。若迁延日久,易损筋伤骨。所以《鬼遗方》中有"两脚心发彻骨者不治"的论断。

二、病因病机

足底疔致发之因,正如《医宗金鉴·外科心法要诀》中所言:"涌泉疽乃足少阴肾经虚损,兼湿热下注而成"。本病由于先天不足,肾阳虚衰,水湿内积,郁而化热;或脾虚失运,久而及肾,致脾肾两虚,气化失常,水湿内盛;或外感湿寒、湿热之邪,直中少阴;或过食辛辣油腻,湿热内生,注于下焦,循经入于足底;或情志抑郁,乘制脾土,下伐肾气,致脾肾两伤,运化失司,气化失常,水湿内渍,郁而化热,湿阻热郁而发;或缘外伤、虫咬之后,局部感染所致。

三、诊断要点

1）初起,足底部疼痛,行走困难,不能着地,按之坚硬疼痛。3~5天后化脓时伴有搏动性疼痛。

2）去掉患处老皮后,可看到疔疮发出的白头。

3）疔疮的范围在3~6cm之间,重者肿势蔓延到足背,疼连小腿,难以活动。

4）有明显的全身症状。

四、辨证论治

临床表现 病之初起,足底疼痛,按之坚硬。3~5天后化脓时局部跳动而痛,去老皮可见到白头,严重时肿及足背,痛及小腿,并可伴有头痛、恶寒发热、胃脘痞满、不思饮食、烦躁等全身症状。苔厚腻或黄腻,脉滑数。

辨证分析 湿邪循经流注足底,郁而化热,湿热蕴结,故局部坚硬肿痛;湿阻热郁,血败肉腐而化脓;头痛,烦躁,苔白腻,脉滑数者,皆湿热内盛之兆;湿浊中阻,则胃脘痞满,不思饮食;湿热蕴蒸,肿势可延及足背。

　　治法　清热利湿,解毒消肿。

　　方药　五神汤(《外科真诠》)合萆薢渗湿汤(《疡科心得集》)

　　茯苓　金银花　牛膝　车前子　地丁

　　萆薢　苡仁　黄柏　茯苓　丹皮　泽泻　滑石　通草

　　也可配合外治法:

　　1)初期:用金黄膏(《医宗金鉴》方:大黄、黄柏、姜黄、白芷各5g,南星、陈皮、苍术、厚朴、甘草各2g,天花粉10g,共为极细末备用。以20%的药粉,加入80%的凡士林,调匀成膏)外敷,以燥湿清热,散瘀化结,消肿止痛。

　　2)中期(脓成期):切开引流排脓。

　　3)后期:溃后用红油膏(经验方:熟石膏、升丹、东丹)外敷。脓尽后,改用红油膏掺生肌散(经验方:制炉甘石、滴乳石、滑石、血珀、朱砂、冰片)外敷,促进生肌收敛,使之早愈。

五、护理与调摄

　　1)患病期间,必要安神定志,切忌急躁暴怒,以免使病情加重。

　　2)忌食辛辣、油腻厚味之品,以防化热生燥,使湿热之邪更张。

　　3)发病期间,勿用有刺激性物品(如肥皂、洗涤液之类)洗涤患处。

　　4)保持患处清洁,以防感染。

　　5)及时治疗,勿延误病机,以防止病情转化,或延绵日久,损筋伤骨。

　　6)凡用过之物,及时清理与消毒。

　　7)平时不可过于贪凉饮冷,少食辛辣油腻,保持良好的生活习惯,做到饮食有节。

六、病案举例

　　立斋治一男子,足患疗作痒,呕心吐,时发昏乱,脉浮数。明灸二十余壮始痛。以夺命丹一服,肿起。更以荆防败毒散而愈。　(《续名医类案》)

第三节　烂　疔

一、概　述

　　烂疔是发生在皮肉间易腐烂,病势急,来势猛,易并发走黄的急性化脓性疾病。因其易腐烂,故称"烂疔",亦因有稀薄脓液,又称为"水疔"等。现代医学中的气性坏疽,可参考本节辨治。

　　本病起病急骤,开始有2~3天潜伏期,继则局部红热肿胀疼痛,疮面略有凹陷。皮肤初为暗红,后则颜色加重,呈微黑色,疮面有白色斑点,并迅速腐烂,流出清稀如水的脓液。疮面较大,腐肉大片脱落后,渐渐收口向愈。烂疔多因工作时与泥土或不洁之物如农药、化肥之类接触较多而感发;或皮肤外伤、虫咬伤、破损后而感潮湿泥土毒气,蕴结皮肉之间而发。

发于手、足、臂、臑等部位者有时亦偶见。若湿热邪毒炽盛,则发病急骤,湿毒浸淫,四溢蔓延,肿势加剧,血败肉腐,疼痛难耐。邪毒弥漫,甚时可出现走黄的危重证候。

二、病 因 病 机

疔疮多以火毒炽盛为主,但并非火之一端。本病大多由于皮肤破损,接触潮湿泥土,感染毒气,聚于肌肤,积湿蕴热;或湿热火毒炽盛,毒滞血凝,血败肉腐化脓而成。

三、诊 断 要 点

1)烂疔初起,患肢感觉沉重、麻木,有捆绑感。局部肿胀,灼热疼痛,疮口周围高度水肿,皮肤紧张光亮,按之陷下不能立即复起,蔓延成片,呈暗红色,状如丹毒。伴有高烧等全身症状。

2)中期成脓时,疼痛加剧。皮肤上出现内含暗红色分泌物,大小不等的水疱,四周皮肤黑紫,近疮面处皮肤寒凉。疮面呈凹陷形,有浅黄色死肌,轻按有捻发音,重按有脓液外溢,混有气泡,并有臭味。

3)脓液流出,腐肉与正常皮肤分界明显。

四、辨 证 论 治

临床表现 烂疔,局部灼热肿胀疼痛,色暗红并稍黑,有白斑,疮形呈凹陷状,腐烂破溃出脓液。高烧,体温高者达 40~41℃,烦躁起急,头痛,神昏谵语,恶心或呕吐,烦渴喜饮,不思饮食,便结尿黄。舌质红,苔厚腻或黄厚腻,脉滑数或洪数。

辨证分析 湿热毒邪壅滞,致经脉闭塞不通,故高烧,局部灼热肿胀疼痛;湿毒、火毒炽盛,灼伤脉络,血败肉腐化脓时则疼痛增剧;湿热阻滞,津液不布而便结尿黄;湿热火毒中阻,胃失和降则恶心呕吐;不思饮食;毒邪上扰清窍,因之头痛,烦躁不安,急躁易怒,甚者失眠;邪毒内陷心包,则窍闭神昏谵语。舌质红,苔厚腻或黄腻者,脉洪数,皆为湿热毒邪炽盛之征。

治法 清热利湿,凉血解毒。

方药 三妙丸(《医学正传》)合犀角地黄汤(《千金方》)或黄连解毒汤(《外台秘要》)。

苍术 黄柏 牛膝

犀牛角屑 生地黄 芍药 丹皮

黄连 黄芩 黄柏 栀子

若神昏谵语者,重用犀角(用水牛角代),或加牛黄清心丸(《痘疹世医心法》方:牛黄、朱砂、黄连、黄芩、栀子、郁金)或安宫牛黄丸(《温病条辨》方:牛黄、郁金、犀角、黄芩、黄连、栀子、雄黄、朱砂、梅片、麝香、珍珠、金箔)、紫雪丹(《太平惠民和剂局方》方:黄金、寒水石、磁石、滑石、石膏、犀角、羚羊角、木香、沉香、元参、升麻、甘草、丁香、朴硝、硝石、麝香、朱砂)以清热解毒。开窍安神。

也可配用外治法:

初起:用拔疔丹(《疡医大全》方:巴豆霜、乳香、没药、蟾酥、雄黄、樟脑、冰片、露蜂房、朱砂、轻粉、当门子)磨粉外敷。若色黑者,用蟾酥合剂(经验方:酒化蟾酥、腰黄、铜绿、炒绿矾、轻粉、乳香、没药、枯矾、干蜗牛、麝香、血竭、朱砂、煅炉甘石、煅寒水石、硼砂、灯草灰)粉末,用烧酒调敷患处。外贴加味太乙膏(方见疖节)。

中期:腐肉与正常皮肉分界明显。

用 5%～10% 蟾酥合剂或拔疔丹外敷。

若见肿势局限、色黑,状如匙形,按之有轻度波动感和捻发音时,为脓已成,可切开引流,并可从深多切几处,清除一切腐烂、坏死或变色的肌肉和组织,直到颜色正常为止。清理好疮面,外敷拔疔丹或蟾酥合剂,如前法。

后期:腐烂脱落。用红油膏(方见足底疗)掺生肌散(方见足底疗)盖贴。

五、护理与调摄

1)烂疗发病急,病情险,因此在脓成后及时切开引流,清理好伤口及异物,以防它变或感染。包扎不可太紧,避免影响血液循行。

2)发现病员要及时隔离。

3)凡用过之物,全部焚毁。所用工具及时消毒。

4)日常劳动中尽量穿鞋劳作,勿赤足。遇有毒害之物戴手套,勿用手直接抓取有毒之物。

六、病案举例

裴某,男,36 岁,已婚,石家庄地区农民,1991 年 7 月 11 日初诊。

6 月间在田间给农作物施肥时,用手搅拌化肥和农药。2 天后左臂沉重不举,手内侧胀痛而肿,手指粗胀,掌内色暗红,继之肿胀疼痛加剧,患处疮面出现多个水疱,有稀薄脓液外渗,并高烧、恶心呕吐、不思饮食、心绪烦乱。急到县医院治疗,住院后,经静脉滴注抗生素,服用解热镇痛药物,邪热逐渐化解。因患者不同意手术,唯恐日后影响劳动,故采用保守疗法。虽每天换药时均洗涤疮面,清理脓液,然局部腐烂、脓液外溢不见转机,故来京治疗。经北京市某医院外科检查,确诊为"烂疗",当即行切开引流术。

现患者左手,肿势蔓延至腕部,手指粗厚,暗黄中透青,掌内仍肿,已切开 6 处引流排脓。疮面四畔颜色紫暗发青,左臂沉重,周身疲劳无力,倦怠嗜卧,纳呆腹满,大便干,二三日一行,小便量少而黄。舌质淡,苔水滑,脉弦滑数,按之虚软无力。

患者有长期喝凉水和饮酒史。

四诊合参,为患者原本湿热内盛,又常用手与化肥、农药接触,内外相引而发。今病程已久,正气暗耗,呈阳虚水湿失运之候,虽湿热尚存,然已轻微,当扶正为主。治以健脾化湿,托里透脓,佐以清热利湿。药用:生黄芪 15g、炒苍术 10g、桂枝 3g、当归 10g、川芎 6g、威灵仙 10g、片姜黄 10g、煅牡蛎(先煎)30g、草河车 10g、山慈菇 10g、滑石块 15g、山甲珠 10g,6 剂。

建议除服用上药外,定期到当地医院局部换药,以内外结合。

1991 年 7 月 20 日二诊:服前方 8 剂,原左臂沉重,患处肿势见消,疼痛大减,顿感轻快,胃纳见开,倦怠无力,嗜卧好转。局部肌肉暗紫而青之色亦转变呈红活之状,并有微痒之感,且分泌物明显减少。此为好转之征。舌质淡,苔白滑,脉来弦滑,按之无力。治仍宗前法。上方去山慈菇、滑石块,加云茯苓 15g,赤白芍各 10g。

1991 年 7 月 29 日三诊:疮面明显减小,分泌物已杳。今日上午至该地医院换药时,医生告知患者,新组织生长良好。纳谷增多,精神大振,倦怠无力,左臂沉重,手肿等症均已消失,二便正常,舌质淡,苔白,脉弦滑,治以健脾益气,活血生肌。生黄芪 15g,炒苍术 10g,桂枝 6g,当归 10g,川芎 6g,鹿角胶(烊化)9g,鸡内金 10g,炒枳壳 12g,鸡血藤 15g,茯苓 15g,泽泻 12g。

8 月 5 日,患者前来相告,服前方 10 剂,手已向愈,准备回家。嘱其勿再饮冷水,尽量少饮酒,病者欢快而去。 (路志正医案)

第四节　痈

一、概　　述

痈是发生在皮肤、肌肉之间的一种急性化脓性疾病。本病相当于现代医学所称的"急性蜂窝织炎"。痈又有内痈、外痈之别。内痈生于脏腑,如"肺痈"、"肝痈"、"肠痈"等。外痈发于肌表,其病名繁多,但多以发病部位予以命名。如:发于肘者,称"肘痈";发于脐者,称为"脐痈"等。个别患者初起皮色不变,继则肿块突起,酿脓时红肿灼热疼痛,范围多在 6 ~9cm。本病发病急速,易肿,易脓,易溃,易敛,脓尽收口向愈。轻者无全身症状,重者恶寒发热,头痛等症状。痈一般不会伤筋动骨,亦不易转为陷证。因之,《灵枢·痈疽》有"痈者,其皮上藻以泽,热盛则肉腐,肉腐则为脓,然不能陷骨髓,不为焦枯,五脏不为伤,故命曰痈"。说明本病虽发生急速,但却无大害。由湿热之邪所致的痈肿,多在身半以下。

二、病因病机

《灵枢·营卫生会》篇云:"人受气于谷,谷入于胃,以传与肺,五脏六腑皆以受气。其清者为营,浊者为卫。营行脉中,卫行脉外,营周不休。""阴阳相贯,如环无端。"明确地揭示了人体内气血的生成,血脉运行不休,生命不息的功能,并指出"营气不从,逆于肉理,乃生痈肿"(《素问·生气通天论》)的病理机制。

若外感六淫之邪,过食辛辣膏粱厚味,生湿化热;或脾虚失运,湿邪停聚,阻滞隧络,郁久化热;湿热蕴蒸,气血凝滞而生痈肿。或受外界伤害,感受毒气,郁阻于皮肉之间,壅塞郁久,亦发本病。

三、诊断要点

1) 初起局部肿胀,光软无头,但很快结块,红肿热痛,并逐渐增大,高肿坚硬。
2) 约 7 ~10 天左右,局部肿势高突,疼痛加剧,痛如鸡啄,按之中软应指,此为脓已成。
3) 轻者无明显症状,重者有发热恶寒、头痛、呕吐等症。

四、辨 证 论 治

临床表现 患处肿胀,光软无头,后结块红肿热痛,化脓时疼势加剧,如鸡啄米样疼痛,并发热恶寒,或发热持续不退,头痛呕恶,纳少,心烦,便干,溲黄,舌尖边红或舌质红,苔黄腻,脉滑数。

辨证分析 湿热郁阻交蒸,故局部结块红肿热痛;热蒸血败,肉腐成脓而疼痛加剧,高热持续不退;正邪相争,发热恶寒;湿热中阻,清阳不升,浊阴不降而头痛,呕恶,纳少,心烦;热盛伤阴而见便干尿黄;湿热壅盛,鼓动有力,则脉滑数或弦数;舌苔厚腻,是湿热熏蒸所致。

治法

（1）内治

1）初期:宜清热利湿,解毒消肿,软坚化瘀。方用五神汤（方见足底疗）或萆薢化毒汤（《疡科心得集》方:萆薢、当归尾、丹皮、木瓜、薏苡仁、秦皮）加生牡蛎、浙贝等。

若湿热内盛,正不胜邪,痈肿微肿色淡,漫肿无头,似溃非溃者,属半阴半阳之证。治则健脾化湿,软坚消肿,活血解毒。方用冲和汤（《外科准绳》方:人参、黄芪、白术、陈皮、当归、白芷、茯苓、川芎、皂刺、乳香、没药、金银花、甘草、酒）加减。

如痈肿发于人体胁肋部,属于肝经湿热者,治则清泄肝经湿热。方用龙胆泻肝汤（《医宗金鉴》方:龙胆草、栀子、黄芩、柴胡、生地、车前子、泽泻、木通、甘草、当归）加减治之。

2）成脓期:成脓迟缓,欲溃不溃者,则托里透脓。方用透脓散（《外科正宗》方:生黄芪、当归、川芎、山甲珠、皂刺）加减。

3）溃后:

A. 溃后疼痛甚者,当审湿热的盛衰而选方遣药,同时托里定痛。方用托里定痛散（《外科正宗》方:当归、生地、熟地、乳香、没药、川芎、白芍、肉桂、罂粟壳）与化湿清热之品,加减审治。

B. 溃后脓水过多而见血虚证者,则补血养血,加入化湿清热之味。方用四物汤（《太平惠民和剂局方》方:熟地、当归、白芍、川芎）加入化湿或清利湿热药物。

C. 溃后偏于气虚者,又当以健脾益气,燥湿和胃为治。方用四君子汤（《太平惠民和剂局方》方:人参、茯苓、白术、甘草）加味。

D. 若溃后出现气血两虚者,又当以益气补血为治。方用八珍汤（《正体类要》方:人参、白术、茯苓、甘草、当归、地黄、白芍、川芎）酌情加减治之。

E. 如溃后脓液清稀,出现偏于阳虚证候者,可用十全大补汤（《医学发明》方:即八珍汤中加生芪、肉桂）加减辨证治疗。

F. 溃后脓液淋漓不尽,疮口开张而不收敛者,为患者气血暗耗,湿寒内盛,机体生化机能减退所致。此时应以益气除湿,补血活血。方用还原保真汤（《外科正宗》方:当归、川芎、白芍、熟地、白术、茯苓、人参、黄芪、丹皮、枸杞子）加减进行调理。

（2）外治

1）初期:宜清热消肿。用千捶膏（经验方:蓖麻子肉、松香、轻粉、东丹、银朱、茶油）或加味太乙膏（《外科正宗》方:元参、白芷、当归、肉桂、赤芍、大黄、生地、木鳖子、阿魏、轻粉、柳枝、槐枝、血余、东丹、乳香、麻油）贴患处。

2）脓成后,若排脓不畅而口小者,可切开引流排脓。清理好疮口后,外撒生肌散(方见足底疗)后,用红油膏盖贴(方见足底疗)。

3）溃后宜提脓祛腐,用八二丹(经验方:熟石膏、升丹),并用药线(《外科正宗》方:芫花、壁钱、丝线)引流。待脓尽后,用生肌散,外贴红油膏(方见足底疗)。

五、护理与调摄

1）外敷药物,要注意保持干湿度适宜。所撒药粉,要布撒均匀,且药品要紧贴患部。

2）疮口四周保持清洁,以免并发湿疮。

3）患病期间,忌辛辣油腻及海鲜等发物。

4）情志安定,勿郁怒暴躁。

5）注意调养,减少剧烈活动。

六、病 案 举 例

李某,男,34 岁,病历号 21267,初诊日期:1957 年 12 月 12 日。

主诉:背部右上方生疮 10 天。

现病史:患者于 10 天前发现背部右上方生一米粒大疙瘩,周围灼热发红,轻度疼痒,故未介意。3 天后肿块逐渐扩大,渐感痛彻右肩背,右手伸举亦感困难,伴有畏寒发烧。曾注射青霉素多针,病情未能控制,要求中医治疗。

检查:右上背部有一鲜红色坚硬肿块,约 15cm×12cm,中间有疮头已溃,但有脓栓阻塞,脓泄不畅,平塌不高,压痛拒按。体温 38℃,脉象滑数,舌红,苔薄黄腻。白细胞总数 16.8×10^9/L,中性 0.8。

中医诊断:搭手。

西医诊断:痈。

证属:湿热蕴毒上壅,营卫不从。

治则:理湿清热,和营化毒。

药用:川朴 9g、赤茯苓 12g、炒山栀 9g、草河车 9g、大贝母 9g、当归尾 9g、赤芍 9g、炙山甲 9g、皂角刺 9g、丝瓜络 9g。1 剂,水煎服。

二诊(12 月 13 日):今晚入院,午后形寒发热,体温 39.2℃,头痛,汗出后热势略挫,疮顶已见焮红高突,脓毒犹未外泄。脉浮滑数,舌苔黄腻。先拟透达外托。

药用:荆芥 9g、防风 6g、归尾 9g、赤茯苓 9g、大贝母 9g、草河车 6g、炒山栀 9g、连翘 9g、钩藤 9g、炙山甲 9g。3 剂,水煎服。

外用重升丹(红升丹、生石膏),外敷玉露膏。

三诊(12 月 16 日):昨宵疮疡脓泄甚畅,肿痛得缓,表证疏解,热势已挫,但湿热蕴滞不化,纳食不馨。脉弦带数,舌苔白腻。治拟和营化湿。

川朴 9g、赤茯苓 9g、陈皮 6g、炒薏仁 9g、防风 4.5g、归尾 9g、赤芍 6g、草河车 6g。2 剂,水煎服。

四诊(12 月 18 日):脓泄肿退,疼痛已轻,苔腻未化。继服前方加丝瓜络 9g,3 剂,水煎服。

五诊(12月21日):患者出院时留6cm×5cm疮面,周围皮肤不粘连。外掺五五丹(红升丹、生石膏),并用厚纱布棉垫压迫,使空腔闭合。两月后愈合。 (《朱仁康临床经验集》)

第五节 暑湿流注

一、概　述

流注是生于肌肉深部的多发性脓肿。本病可发生在肌体任何肌肉丰满处,唯头面、二阴、腕、踝等处较为少见。本病发无定处,有一处未愈,彼处又起,可形成多发性脓肿。其发病之因有三,多由先天不足,饮食劳倦,七情内伤,用脑及房劳过度伤肾,使正气虚于内,后复感风寒湿热之邪蕴结而成。因发病季节、病因、病位的不同,名称各异。如:由气滞血瘀或跌打损伤导致的气血凝滞而发者,称为"瘀血流注";生于髂窝部位的流注,名"髂窝流注";长夏之时所患者,名曰"暑湿流注"。《疡科心得集》中明确指出:"因于风寒客热,或暑湿交蒸,内不得入于脏腑,外不得越于皮毛,行于营卫之间,阻于肌肉之内,或发于周身数处而为流注"。病发初期,患处肌肉疼痛、漫肿,微热,有硬块,约2周后脓成,有明显的全身症状。破溃后流出黄稠或白黏脓水,随之诸症渐渐消失。经2周左右,脓尽疮口愈合。

现代医学之寒性脓疡,可参考本病辨治。

二、病因病机

本病多由暑湿之邪侵袭而成。若长期在烈日和高温条件下工作,汗多伤津,正气不足,腠理之邪乘虚而入,阻滞经脉肌肉之间,气滞血凝,郁而化热成脓;或饮食不节,贪凉饮冷,过食辛辣、浓茶、水酒,湿浊内生。湿性黏滞,气血壅结,湿郁热蒸而成;或疮疖肿毒、伤口感染,湿热毒邪内陷经脉肌肉之间,污浊凝涩,均可发为本病。正如《医宗金鉴·外科心法要诀》中所言:"盖人之气血,每日周身流行,自无停息。或因湿痰,或因瘀血,或因风湿,或因伤寒汗后余毒……致令气血不行,故名流注"。

三、诊断要点

1)患处肌肉疼痛、漫肿,皮色不变,微热,2~3日后,肿胀焮热疼痛加重,触之有肿块。

2)有明显的全身症状。

3)肿块增大,疼痛加剧,约2周后,肿块中央微红而软,按之有波动感。伴有高热,汗出,为脓已成。

4)往往迁延而成慢性。

5)易沿筋肉之间窜染他处。

四、辨证论治

临床表现　患处肌肉疼痛,漫肿,皮色不变,微热,2~3日后肿胀疼痛明显,有肿块,成脓时疼痛加重,发热,胸闷,渴不多饮,或喜热饮,脘痞不饥,便溏尿黄,舌尖边红或舌质红,苔白腻或黄腻,脉滑数。

　　辨证分析　本证乃暑热与湿邪相结,阻于经络,暑湿之毒流注患处,暑热蕴蒸,湿邪郁阻,故肿胀,灼热,疼痛;暑热湿毒郁内,肉腐血败化脓,即疼痛加重;湿邪中阻,胃失和降,故见胸闷,脘痞不饥;湿邪阻滞,气机不畅,津液不得上承而口渴,然因阴液未伤,故饮水不多,且湿为阴寒之邪,因之口渴而喜热饮;湿热下注则小便黄;暑热熏蒸则脉数。舌尖边红或舌质红,为湿邪内蕴化热之象。

　　治法

　　(1) 内治

　　1) 初起:宜清暑泄热利湿消肿。方用五神汤(方见足底疗)合六一散(《伤寒标本》方:滑石、甘草)、桂苓甘露散(《宣明论》方:茯苓、甘草、白术、泽泻、官桂、石膏、寒水石、滑石、猪苓)加减治之。如有表证,酌加藿香、佩兰、大豆卷。

　　2) 中期(成脓期):上方加当归、皂角刺、山甲珠。若气虚,脓成迟缓者,宜托里透脓,用托里透脓方(方见痈节)。

　　3) 溃后:一般不需内服药物。若溃后出现气血虚或脾肾虚者,参看痈节,结合四诊,随证治之。如有续发,仿前法辨证而治。

　　病之初起,可服醒消丸(《外科全生集》方:乳香、没药、麝香、雄精、黄米饭)或犀黄丸(《外科全生集》方:牛黄、麝香、乳香、没药、黄米饭),清热解毒,以通经消肿。

　　(2) 外治

　　1) 初起:初起肿而无块者,用金黄膏(方见足底疗)外敷;肿而有块者,加掺红灵丹(经验方:雄黄、乳香、煅月石、青礞石、没药、冰片、火硝、朱砂、麝香)贴之。

　　2) 成脓:切开引流。

　　3) 溃后:用八二丹药线(方见痈节)引流。脓尽后改用生肌散(方见足底疗),以红油盖贴(方见足底疗)。

五、护理与调摄

　　1) 发病期间,忌食辛辣、肥厚之品,勿贪凉饮冷,以免病情加重。

　　2) 及时治疗,以防邪气内陷脏腑。

　　3) 保持疮面清洁,凡所用之物,均要进行严格消毒,防止感染。

　　4) 病未愈前,尽量减少患肢活动。

六、病案举例

　　王洪绪治陈姓妇,年七十余。膝下患阴疽流注,溃经数月,患下及旁又起破肿二三块,与前患相连。一医误以为前患旁肿,与托毒药二剂,致新发者被托发疽,始延王治。王令服阳和丸三剂,新发之二毒皆消。接服小金丹十丸,后服滋阴剂,以杏仁散敷,半月脓厚,再服保元汤加玉桂,十余剂愈。　　(《续名医类案·流注》)

第二十章 皮科湿病

第一节 丹 毒

一、概 述

丹毒是发生于皮肤肌表的一种急性感染性疾病。患部突然发赤,色如涂丹脂,故名丹毒。正如《诸病源候论》中所言:"丹毒,人身忽然红赤,如丹涂之状,故谓之丹"。现代医学亦称"丹毒"。

由于发病部位不同,名称各异。发于头面者,称"抱头火丹";在躯干者,称"丹毒";病在腿,则称"游风"或"流火"。

本病一般分急、慢性两种,急性多为热毒炽盛,慢性则多由湿热兼挟而发。其特点是发病急,恶寒发热,甚者高烧,体温40℃以上。局部皮肤突然变赤,如丹涂脂染,焮热肿胀并迅速扩展。病发无定处,数日后痊愈,体弱者出现缠绵难解,病程较长。以夏季发病率较高。

二、病 因 病 机

1)外感风湿或湿热之邪,束于肌表郁于肌肤,或久居潮湿之地,水中作业,水湿浸渍肌肤,逢天时高温化热而致。

2)素体丰腴,痰湿内盛,或木形之质,情志内伤,肝郁气滞,郁久化火,湿热交蒸,致脉络瘀阻而发。

3)饮食不节,嗜食辛辣,肥甘厚味,损伤脾胃,聚湿化热,蕴久化毒,郁于肌表而发病。有湿热所致的丹毒,以腰、胁及下肢为多见。

三、诊 断 要 点

1)本病初起,有形寒发热,身痛,纳少等全身症状,继则出现散在或小片水肿性红斑迅速蔓延成片。

2)其肿稍高出皮肤表面,边界清楚,按之则红色减退,放手则复,慢性者皮色暗红,或肿或不肿,甚者有渗出液。

3)初发色鲜红,后则暗,甚者在红肿处有瘀点、紫斑,或大小不等的水疱,皮损有时边发边消。

4)患处肿胀灼热,紧张明亮有触痛;慢性则不肿不热,但感沉重木胀。

四、辨 证 论 治

湿热证

临床表现 初起先有憎寒发热,头痛头重,脘痞呕呃,倦怠无力等全身症状。局部呈大片水肿性鲜红色斑片,表皮光滑明亮,界限清楚,并向四周扩大,触之灼热、疼痛,或有水疱、硬结或便溏,尿黄或短赤,舌尖边红或舌质红,苔白腻或黄腻,脉濡数或滑数。

辨证分析 素体湿热内盛之质,后感外来之湿热,内外相引,郁于肌表,玄府被遏,故见憎寒发热,头痛头重;湿热中阻,升降悖逆而脘痞呕呃,便结或便溏;湿热蕴结,郁于血分,外溢肌肤而呈红斑或水疱,并触之灼热、疼痛;尿黄或短赤,舌尖边红或舌质红,苔白腻或黄腻,脉濡数或滑数,皆为湿热之征。

治法

(1)内治

1)湿盛于热证:治宜利湿清热,健脾和胃。

方用萆薢渗湿汤(《疡科心得集》方:萆薢、苡仁、黄柏、茯苓、丹皮、泽泻、滑石、木通)合四妙丸(《丹溪心法》方:苍术、黄柏、牛膝、薏苡仁)。

局部水肿明显,加车前草、玉米须;湿阻便秘,加晚蚕砂、皂角子(炙酥)治宜清热解毒利湿。

2)热重于湿证:治宜清热解毒利湿。方用五味消毒饮(《医宗金鉴》方:金银花、野菊花、蒲公英、紫花地丁、紫背天葵)合萆薢解毒汤(朱仁康经验方:萆薢、薏苡仁、黄柏、丹皮、茯苓、泽泻、六一散、苍术)加减。

发于胁肋部属肝胆湿热者,加柴胡、黄芩、龙胆草,或以龙胆泻肝汤化裁。下肢丹毒,反复发作,或形成大脚风(象皮腿)者,可用苍术、防己、泽泻各60g,升麻30g,共为极细末,泛水为丸,日2服,每服6~9g,温开水送服(《中医外科学》)。最好在医生指导下再服。

(2)外治

外治用金黄散(《医宗金鉴》方:大黄、黄柏、姜黄、白芷、南星、陈皮、苍术、厚朴、甘草、天花粉)或玉露散(经验方:芙蓉叶)调敷患处。

五、护理与调摄

1)重视治疗,遵照医嘱及时服药,注意卧床休息,彻底治愈,以防转为慢性,反复发作,形成象皮腿。

2)病在下肢,卧床休息时,须将患侧抬高30°左右,使血液回流,减轻肿势。

3)忌生冷、肥甘油腻及辛辣食品,以防生湿生热,使病情加重。

4)慢性丹毒患者,定要及时治愈。延久局部皮肤易出现干裂、瘙痒疼痛,甚或出血及津液渗出。

5)对病发于小腿或外用药时,要注意局部清洁卫生,以防病势向大腿及腹股沟蔓延导致淋巴结或阴囊肿大。

6)所用器械及物品应及时严格消毒与处理,防止交叉感染。

7)平时加强锻炼,增强体质,提高免疫机能。

8）发于下肢者须积极治疗足癣,防止外伤,以免转为慢性。

六、病 案 举 例

病例一

王某,男,54 岁,住院号 38398,1964 年 7 月 17 日入院。

病史:患者于 1964 年 7 月 13 日晨,突然形寒发热,头痛泛恶,周身骨节痠楚,左小腿燉红肿胀疼痛,不能步履。以往亦有同样发作史,于 1961 年、1962 年各发作 2 次,今年 4 月亦曾发过 1 次。

检查:体温 39.5℃,脉搏 100 次/分,呼吸 22 次/分,血压 130/76mmHg。呈急性病容,烦躁不安,神志清楚,舌苔黄腻,舌质红,脉数。肺部听诊呼吸音粗糙,心前区有 Ⅱ 级柔和吹风样收缩期杂音,心律规则,腹部柔软,肝脾未触及,四肢关节无畸形,病理反射阴性。局部:左小腿部明显肿胀,并有大片红斑,边界清楚,范围约 15cm×20cm 大小,压之褪色,在红斑上并有粟米样大小出血点,部分密集成片,按之不褪色。左腹股沟淋巴结肿大,约 2cm×2cm 大小,压痛明显。两足趾间皮色发白,有轻度脱屑。

实验室检查:白细胞总数 13.5×10⁹/L,中性 0.78,淋巴 0.22,凝血时间 3 分 10 秒,出血时间 2 分 30 秒,血小板计数 110×10⁹/L。

诊断:①下肢丹毒。②紫癜。③足癣。

治疗:入院后,当日即给以凉血清热、解毒利湿之剂。

鲜生地一两,粉丹皮三钱,京赤芍三钱,金银花六钱,净连翘六钱,黄柏三钱,生米仁四钱,紫草五钱,粉萆薢四钱,生大黄(后下)三钱,川牛膝三钱。

外敷:玉露膏。

服药后次日体温退至 37.5℃,小腿部红肿退去 1/3,出血点由紫红转淡。再以原方连服 2 剂后,第 3 日体温退至正常,潮红及出血点颜色更淡,压痛减轻,已能下床活动。但下肢仍有肿胀,再以原方去鲜生地、金银花,连翘改为四钱,连服 3 剂,痊愈出院。

按语 丹毒的病因病机,中医认为是由于火邪侵犯,血分有热,郁于肌肤而发。发于下肢者兼挟湿热。伴发紫癜是由于热毒炽盛,热甚则迫血妄行,血郁于皮肤则发为瘀点或瘀斑。治以凉血清热、解毒利湿之剂,但可加重凉血之品,如鲜生地用一两至二两,并加入丹皮、紫草等凉血清热药物,能有助于很快痊愈。外治可用凉血清热退肿之外敷药物,如玉露膏之类。顾医生认为凡是丹毒伴发紫癜者,砭镰之法必须禁用,因其有破伤感染的危险。

(《外科经验选》)

病例二

索某,女,32 岁,蒙族干部,1989 年 12 月 25 日初诊。

高热已 22 日,体温持续在 41.5℃不减,面色萎黄消瘦,头身沉重,恶心呕吐,不思饮食,胃脘痞闷,腹胀便溏,无汗尿少。右腿膝关节以下红肿,灼热,疼痛,色赤如丹,以手触之有灼热感。经用液体疗法及各种抗生素,体温不退,神疲无力。左腿浮肿,按之有凹陷,舌质淡,苔白滑,脉来浮滑而数。

患者为脾虚湿盛之体,今外感风湿,且病程延久,湿从热化,湿热下注而发。治以芳香化浊,清热利湿。

药用:苏叶(后下)10g,佩兰后下10g,白芷10g,炒苍术10g,腹皮子各10g,当归10g,滑石块15g,炒枳壳12g,败酱草12g,茵陈10g,车前子(布包)15g,通草5g。4剂,水煎服。

金黄散2袋,以适量凡士林,拌成软膏外敷。

1989年12月30日二诊:服前方4剂,小便通利,高烧已杳,体温36.4℃,胃纳见开,能进流食,下肢红肿见消,颜色转淡。舌质淡,苔白滑,脉浮滑而数。既见小效,仍以前法进退。苏叶(后下)10g,炒白术10g,当归10g,川芎6g,腹皮子各10g,山甲珠6g,郁金10g,地龙15g,桂枝6g,茯苓15g,络石藤15g,6剂。

1990年1月8日三诊:右腿红肿已退,肤色正常如初,胃纳增多,精神见长,唯感腰痛无力,下肢浮肿尿少,饭后腹胀,四肢逆冷。舌质淡,苔白润,脉沉细。为脾肾两虚,湿寒内盛之候。治从健脾利湿,温阳补肾。生黄芪15g,炒苍术10g,草蔻仁(后下)9g,腹皮子各10g,郁金10g,乌药10g,川断15g,寄生20g,茯苓皮15g,锁阳12g,炒杜仲12g。

上方连进10剂,诸症皆杳。追访10年,未再发作。 (路喜素医案)

第二节 蛇串疮(带状疱疹)

一、概 述

蛇串疮是一种在皮肤上出现簇集性水疱,痛如汤泼火燎的急性疱疹性皮肤病。其状如蛇行,故名"蛇串疮"。因皮肤上有红斑水疱,累累如珠,多经腰而发,亦名"缠腰火丹"。

本病可发生在人体的各个部位,又以面胸腰部为多见,因之,又有蛇丹蛛疮之称。正如申斗垣所云:"此疮生于皮肤之间,与水窝相似,淡红且痛五七个成簇,亦能荫开。"老年与体弱者患之,疼痛剧烈,有时扩大到皮损范围之外,即使皮疹消失后,疼痛也可能持续数月方解。并以春秋发病率较高,患病后一般可获得终身免疫。

蛇串疮一簇簇水疱接连,形成带状排列,因此现代医学又称之为"带状疱疹"。

二、病 因 病 机

外感风湿、湿热之邪,或素体脾虚失运,水湿内停,蕴久化热,湿热内蒸,溢于肌表;或为木形之躯,肝胆火旺;情志抑郁化火与体内湿热相结,蕴积肌肤而发。由于湿热之邪阻滞经络,使气血运行不畅,故本病疼痛剧烈,日久方能消失。亦有发病时局部疼痛,持续2~3年方解者。

三、诊 断 要 点

1)发病之初,患部皮肤刺痛。
2)水疱簇集成群,累累如珠,大小不等,四畔有红晕,排列成带状,疱壁紧张明亮,内充透明浆液,5~6天后转为浑浊。
3)水疱初起于红色斑疹之上,很快发展成米粒或绿豆甚至如黄豆大小的水疱。
4)疱疹可发生在人体各个部位,也有沿经络走向而发者。
5)疱疹疼痛异常,如火烧火燎,严重者附近可见有核肿大。

四、辨 证 论 治

临床表现　皮疹未发者在患处有带状皮肤刺痛,或在皮疹出时痛,痛甚者影响睡眠,严重者疱疹破损,局部糜烂。伴有轻度发热,胃脘痞闷,不思饮食,周身倦怠乏力,烦躁起急,大便干或溏,小便黄。舌质淡,苔黄厚腻,脉濡数或弦滑数。

辨证分析　湿热中阻则胃脘痞闷,不思饮食,湿热内蕴,脾阳被困,故周身倦怠乏力;正邪相争则发热;湿热下注而见便溏,尿黄;热盛伤阴则便干;湿热阻于脉络,气血运行不痛;湿热透发肌表即发皮疹,湿热交阻熏蒸,疱疹破溃糜烂;舌淡,苔白厚,或舌尖边红,苔黄腻者,是湿热之邪俱盛之兆。

治法

1)热重于湿:宜清热泻火,利湿解毒。方用龙胆泻肝汤(方见痛篇)酌加紫草、野菊花、地丁等。疼痛甚者,加醋元胡、川楝子;疱疹破溃糜烂者,加煅牡蛎。

2)湿重于热,或有明显的胃肠症状,宜清热燥湿,理气和中。方用除湿胃苓汤加减(《医宗金鉴》方:苍术、厚朴、陈皮、猪苓、泽泻、赤茯苓、白术、滑石、防风、炒栀子、木通、肉桂、甘草、灯心)。

3)老年患者,后期呈气血虚证候,宜益气养血,活血通络。方用八珍汤(《正体类要》方:人参、白术、茯苓、熟地黄、当归、白芍、川芎、甘草)化裁治之。疼痛较重者,酌加乳香、没药、生牡蛎等。

也可配用外治法:

1)外用金黄散(方见丹毒篇)以麻油调敷。

2)破溃后改用青黛膏(经验方:青黛、石膏、滑石、黄柏、凡士林)或四黄膏(经验方:黄连、黄柏、黄芩、大黄、乳香、没药、凡士林)外敷。有坏死者,加掺九一丹(《医宗金鉴》方:熟石膏、升丹)。

3)水疱不破,胀痛难耐者,可用消毒三棱针刺破,放去疮中浆液,然后外敷金黄散。

4)蛇串疮初起,先用酒精在皮损两端消毒,并用三棱针点刺带状皮损之两端,以清泄湿热邪毒,截断其发展之势。

五、护理与调摄

1)发病期间,饮食以清淡为宜,尤忌肥甘厚味,以免助热加重病情。
2)保持情绪稳定,有助于治疗和疾病早愈。
3)疱疹不要挤压、搔抓,以防破溃、感染。
4)换药时先将患部清洗干净再敷药物。
5)所用器械,切记认真消毒,防止交叉感染。

六、病 案 举 例

病例一

朱某,男,18岁,住院号33625,入院日期1974年9月16日。

初诊:患者 1 周前有瘙痒刺痛感,以后渐加重,伴有发热,全身不适,再起水疱,自己抓破,红肿疼痛,部分化脓。

检查:体温 37.6℃。左胁及腰部散在成群的水疱,绿豆到黄豆大小,疱周基底发红,疱液混浊,水疱群间皮肤正常,皮损呈腰带形排列,左腋下及腹股沟淋巴结肿痛。苔薄黄腻,舌尖红,脉细数。肝胆湿热蕴蒸皮肤。拟龙胆泻肝汤加减。

龙胆草三钱,黄芩三钱,紫草三钱,板蓝根一两,银花四钱,柴胡三钱,泽泻三钱,珍珠母(先煎)一两,生甘草一钱,三帖。

外用青黛膏。

二诊:9 月 20 日。发热已退,带状疱疹大部分结痂,稍有鼻塞咽痛。苔薄,脉濡。再拟前法。

银花五钱,连翘四钱,黄芩五钱,板蓝根一两,龙胆草钱半,生地五钱,赤芍三钱,车前子五钱,生甘草钱半。

服七帖,痊愈出院。

按语 带状疱疹中医叫"蛇丹"、"缠腰火丹",俗称"蜘蛛疮",多春秋季节发病。中医学认为由肝火湿热蕴结而发病,用泻肝胆实火的龙胆泻肝汤治疗,多能治愈。方中重用龙胆草配山栀、黄芩既泻肝胆实火,又清下焦湿热;柴胡、生地疏肝、凉血、养阴,与前药配合,泻中有补,疏中有养,使泻火之药不致苦燥伤阴;再以车前子、泽泻等清利,使湿热能从小便排出。在临床实践中,加上板蓝根,效果更佳。皮疹消退,遗有疼痛者,可加重镇解痛之品如珍珠母、牡蛎、延胡索等。 (《外科经验选》)

病例二

孟某,女,19 岁,学生,1992 年 8 月 24 日初诊。

暑假期间参加专科学习班,3 天前午后,冒高温酷热,在阳光暴晒下骑车去上课,唯恐迟到,在心情急迫下奋力登车赶至学校,后即感觉胸中憋闷刺痛,晚上疼痛加重,如火烧火燎。查看发现疹带宽约 6~7cm,从前胸膻中部位起,向右过乳下直延腋下,而后复出腋下,沿手少阴心经直至小指节二节处。深夜,红疹转成密密麻麻的水疱,紧簇拥挤,如石榴一般,累累晶盈,浆液充满,疱壁光泽皮薄,大小不等,自胸中向右如长蛇状依次排列,以胸中、右乳下、腋窝为重,大的水疱似花生米,小水疱如同米粒。经北京某医院外科检查,确诊为"带状疱疹"。家长未同意住院治疗而来求诊。

因天气炎热,病者性情急躁,疼痛难耐,哭叫不止。胸、乳下、腋窝间大的水疱破溃,水液浸淫、糜烂,未破的水疱晶莹饱满。伴有发热,口苦,口干,渴喜冷饮,不思饮食,心烦失眠,胸中满闷,便干尿黄,神疲乏力,面色萎黄。平时贪凉饮冷,向有喝凉水的习惯。月经延后,经行腹痛,量中等而色暗,带下色白清稀,近日带下色黄。舌尖边红,苔白厚腻,脉弦滑数。

患者本为湿寒内盛之体,逢外感暑湿之邪,情急中赶路,使邪气聚于上,积结胸中郁而化火,令心、肝之火内盛,邪热鸱张,与暑湿热邪相结,内陷手少阴心经,湿郁热蒸,透于肌肤而发。治以清热解毒,健脾祛湿,通络止痛。药用:龙胆草 9g,连翘 5g,生苡米 20g,败酱草 10g,炒枳实 12g,公英 10g,丹参 15g,威灵仙 10g,片姜黄 10g,炒苍术 10g,赤小豆(打)20g,车前子(布包)15g,5 剂。

针灸:先沿病发四周消毒,再用消毒三棱针,点刺出血,少冲点刺出血,使邪热外泄,截止外延。

1992年9月2日二诊：服前方,发热已解,神疲乏力大减,右臂肘关节至小指间疱疹消失,胸中、乳下及腋窝破溃、浸淫、糜烂已干爽结痂,其余未破者及腋下至肘关节的水疱,大半吸收,纳谷有增,精神大振。然患处仍感痒痛,但痛势较前明显减轻,因之睡眠亦有进步。舌边红,苔白滑,脉弦滑左数。此为热势见衰,湿邪尚盛之征。上方去龙胆草、连翘,加白芷10g,泽泻15g,以加强疏风祛湿,消肿止痛之力。5剂。

1992年9月9日三诊：服前方后,结痂脱落,在病发部位脱一层皮,肤色恢复正常。唯纳谷仍差,时感脘痞腹胀,二便正常。舌质淡,苔白滑,脉弦滑。为肝脾不和,湿邪内蕴之证。

香砂养胃丸20袋,早晚各1袋。

舒肝止痛丸20袋,早晚各1袋。

以健脾疏肝和胃,巩固疗效,并嘱其勿再贪凉饮冷。追踪迄今,未再复发。 （路喜素医案）

第三节 浸淫疮（湿疹）

一、概 述

浸淫疮是一种皮损多型化,具有瘙痒、糜烂、易见渗出液等症状的皮肤病。并有急、慢性之别。因其发病浸淫遍身,渗出液极多而得名。亦称"湿疮"、"湿疹"。申斗垣称为"香瓣疮"。正如他在《外科启玄》中所云："香瓣疮又名浸淫疮。初生甚小,先痒后痛,汁出浸淫,湿烂肌肉,延及遍身,多生面上耳边。"浸淫疮分布对称,有多型性损害、瘙痒、病程长,反复发作。若不及时治愈,则演变成慢性,患处皮肤增厚,呈褐色或紫暗色,皮表粗糙或有苔藓样变,触之有发硬感,或有鳞屑和色素沉着,甚者糜烂滋液,瘙痒夜甚,易出现皲裂。本病虽无明显发病季节,但夏季多易复发,且无男女老幼之别。

本病发部位不同,名称亦异,如：发于乳头部位称"乳头风"；在阴囊者称"阴囊风"；在下肢弯曲部位,称"四弯风"等；浸淫遍身,流水极多者方称"浸淫疮"。

本病可发生在人体各个部位,然常以颜面、耳、肘窝、四肢末端、二阴四周发病率较高。严重者皮损广泛,瘙痒难耐,入暮加剧。后期愈前有脱屑现象,一般2~3周痂盖脱落,露出光润红色皮肤向愈。皮损严重者,病程约4~6周,或更长的时间。

浸淫疮发病急。若反复发作,日久正气耗伤,顽湿聚结,缠绵难愈。

二、病因病机

本病多因饮食失调,或过食海鲜鱼虾,嗜食辛辣酒酿,损伤脾胃,脏腑功能薄弱,聚湿蕴热,外受风湿热邪,内外相引,郁于腠理,客于肌肤而成。但急性多以湿热为主,慢性是由急性湿疹反复发作,病久耗血所致。

三、诊断要点

1）急性发病急,皮损多种,形态各异。

2）发病部位不定,常弥漫对称,边界不清,皮疹多型性,可为红色丘疹、水疱,灼热瘙痒。

3）溃后渗水、糜烂,甚至浸淫全身,干燥后结成黄色痂皮。

4）慢性湿疹,皮损呈现局限性,境界明显,患部皮肤增厚粗糙,常伴有少量抓痕、血痂及色素沉着;若发于关节处者,常呈皲裂状,痛痒并作。

四、辨 证 论 治

1. 热重于湿

临床表现　发病急,初起皮肤潮红,旋即出现丘疹、水疱、脓疱,或疱疹集而成片,灼热瘙痒,夜间为甚。伴有烦躁易怒,口干口苦,大便干,小便短赤。舌质红,苔薄黄腻,或黄厚腻,脉弦滑数,或濡数。

辨证分析　内外湿热交蒸,蕴而成毒,外溢肌肤,故见丘疹、水疱、脓疱,并集而成片;湿热郁于腠理,络脉痹阻,故灼热瘙痒,夜间为甚;口干口苦,烦躁易怒,便干,尿短赤,脉弦滑数,或濡数,苔黄等,皆为热重于湿之候。

治法　宜清热利湿。

方药　清热渗湿汤(经验方)合二妙散(《丹溪心法》)加减治之。

黄芩　苦参　生地　白鲜皮　茯苓皮　滑石　板蓝根　竹叶

苍术　黄柏

病发于上部挟有风湿者,加荆芥、蝉衣;发于中部者,加龙胆草、柴胡;发于下部者,加萆薢、车前子、泽泻等利湿之品;痒甚者,加地肤子、白鲜皮,以疏风止痒。

2. 湿重于热

发病缓,病程长。患处皮肤暗淡,起有水疱,抓破渗水,不红不肿,瘙痒,浸淫糜烂。伴有脘闷纳呆,肢倦乏力,大便溏薄,小便微黄或清长。舌质淡,苔白厚腻,脉沉缓。

辨证分析　湿为阴邪,湿重于热则起病缓,下肢多见,疹色暗淡为特点。湿邪蕴久化热,透发肌表而见水疱、丘疹;水液渗出多者,为湿邪壅盛之兆;湿浊中阻,则胃脘痞闷,纳谷呆滞,肢倦乏力;脾虚失运,升降悖逆,则便溏,小便清长;脉沉缓,苔白厚腻,为湿重于热之征。

治法　治以健脾除湿,佐以清热。

方药　健脾除湿汤(《赵炳南临床经验集》)加减。

薏苡仁　扁豆　山药　芡实　枳壳　萆薢　黄柏　白术　茯苓　大豆黄卷

也可配用外治法:

1）滋水多者可用公英、地丁、草河车、黄柏煎汤,冷却后湿敷患处。

2）瘙痒甚者,可在上方中加入苦参、地肤子,或用鲜生地叶、鲜马齿苋,捣烂敷患处。

3）渗出液减少后,用青黛散(方见疖节)麻油调敷。

五、护理与调摄

1）发病期间,忌食辛辣、肥甘油腻之品,以免化热使病邪更张。

2）保持情绪稳定,勿急躁气恼。

3）禁用热水烫洗及用肥皂等有刺激物品洗涤患处。

4）在湿疹发作期间,如采用液体疗法,注意出入量平衡,以防输液过多,助湿为虐,加重病情。

六、病 案 举 例

病例一

徐某,男,30 岁,初诊日期 1971 年 4 月 12 日。

患者半月前腹部出现红色疙瘩,瘙痒,晚间尤甚,搔后皮疹增大,流黄水,局部皮肤大片发红,逐渐延及腰部、躯干等处。诊断为急性湿疹。曾服"苯海拉明",静脉注射"溴化钙",局部用醋洗,均未见效。大便干,小便黄,口渴思饮。

检查:胸背部皮肤轻度潮红,有散在红色小丘疹,自米粒大至高粱米粒大,下腹部及腰部呈大片集簇性排列,并掺杂有小水疱,部分丘疹顶部抓破有少量渗出液及结痂,臀部也有类似皮疹。脉沉细稍数,舌苔薄白。

辨证:湿热蕴久化热,发为急性湿疹,热重于湿。

治法:清热凉血利湿。

方药:龙胆草 9g,黄芩 9g,栀子 9g,生地 30g,赤芍 15g,茵陈 15g,紫草根 12g,地肤子 15g,茅根 15g,生甘草 6g。

上方服 21 剂后,皮疹逐渐消退,疹色变淡,腹部、股内侧偶尔出现红色小丘疹,兼见有风团样损害。按前法佐以养血凉肝之剂。龙胆草 9g,黄芩 9g,生地 30g,赤芍 15g,当归 12g,茵陈 15g,女贞子 30g,旱莲草 12g,刺蒺藜 15g,生甘草 6g。

上方继服 15 剂,皮损消失,临床治愈。 （《赵炳南临床经验集》）

病例二

柴某,男,28 岁,简易病历,初诊日期 1970 年 9 月 2 日。

主诉:全身泛发皮疹,反复不愈已 3 年。

现病史:3 年前冬季开始在两小腿起两小片集簇之丘疱疹,发痒,搔破后渗水,久治不愈,范围越见扩大。1969 年冬,渐播散至两前臂,一般入冬即见加重。今年交秋,皮损已渐播散在胸、腹、背部。平时胃脘部疼痛,纳食不思,食后腹胀,大便日 2~3 次,完谷不化,便溏,不敢食生冷水果。

检查:胸、腹及后背、四肢,可见成片红斑、丘疹及集簇之丘疱疹,渗水糜烂,搔痕结痂,部分呈暗褐色,瘙痒无度。脉缓滑,舌质淡,苔薄白腻。

中医诊断:浸淫疮。

西医诊断:泛发性湿疹。

证属:脾阳不振,水湿内生,走串肌肤浸淫成疮。

治则:温阳健脾,芳香化湿。

方用:苍术 9g,陈皮 9g,藿香 9g,仙灵脾 9g,猪苓 9g,桂枝 9g,茯苓 9g,泽泻 9g,六一散包 9g,蛇床子 9g,水煎服,10 剂。

外用:①生地榆 30g,水煎后湿敷渗处。②皮湿一膏(地榆末、煅石膏、枯矾、凡士林)。

二诊:9 月 15 日。药后皮损减轻,渗水减少,瘙痒不甚,便溏,胃纳仍差,脉苔同前。宗前法,方用:苍术 9g,炒白术 9g,藿香 9g,陈皮 9g,猪茯苓各 9g,炒苡米 12g,山药 9g,仙灵脾 9g,蛇床子 9g,肉桂(研末冲服)1.5g,水煎服。

三诊:9月26日。服前方10剂后,躯干皮损明显减轻,四肢皮损亦趋于好转,大便成形,胃纳见馨,舌苔白腻渐化。继从前法。上方去肉桂,加泽泻 9g,水煎服,10剂。

外用:皮湿二膏(密陀僧末、地榆末、凡士林)。

四诊:9月13日。躯干、四肢皮损均已消退,原发小腿皮损尚未痊愈。仍宗健脾理湿,以期巩固。药用:苍术 9g,炒白术 9g,陈皮 9g,藿香 9g,茯苓 9g,泽泻 9g,车前子(包)9g,扁豆衣 9g,炒苡仁 9g,10剂。

服10剂后,皮疹消退而愈。1975年初随访,称几年来未复发。 (《朱仁康临床经验集》)

第四节 粉刺(痤疮)

一、概 述

粉刺是发于颜面、胸、背等处的丘疹,其形状如刺,可挤出白色碎米样粉汁,因之名曰"肺风粉刺"。正如《诸病源候论》中所云:"面疮者……头如米大,亦如谷大,白色者是"。相当于现代医学的"痤疮"。

粉刺多发于青春期的男女青年,也有成年后发此病者,男性多于女性。

二、病 因 病 机

饮食不节,饥饱无度,或过嗜烟酒、浓茶、冷饮而损伤肺胃,致宣化失常,水湿内停,郁而化热;或过食辛辣、油腻,滋补太过,湿热内生,循经上逆,凝滞颜面,胸背肌肤而发。或汗出骤用冷水,玄府闭塞,水湿积于皮下,化热外透所成。正如《外科启玄》所说:本病"盖受湿热而成"。

三、诊 断 要 点

1) 皮损是毛束皮脂腺性丘疹或脓疱,四畔发红。
2) 以手挤压,有小米粒样白色粉汁排出,有的顶端氧化而成黑色。
3) 损害多形性,可形成脂瘤或疖肿。严重者可遗有小疤痕等多种形态的损害。
4) 白色丘疹转成红色,有脓头,多不破溃。
5) 本病发于颜面、胸背、肩胛、颈部等。

四、辨 证 论 治

1. 热重于湿

临床表现 皮疹红肿疼痛,有脓头,脘痞纳呆,腹部胀满,便干尿黄,舌质红,苔黄腻,脉滑数。

辨证分析　脾胃湿热循经上行,停于颜面,颈或胸背部位,郁蒸于皮表而红肿疼痛,有脓头;热盛伤阴则便干,尿黄量少;舌质红,苔黄腻,脉数者,皆为肺胃湿热俱盛所致;脘痞纳呆,腹部胀满,脉滑者,为湿热中阻之兆。

治法　宣肺化湿,清胃泄热。

方药　宣肺清胃饮(路志正经验方)。

牛子　菊花　浙贝　蝉衣　僵蚕　黄连　白芷　枇杷叶　赤芍　炒枳实　草河车　生甘草

瘙痒甚,加地肤子、苦参;痤疮红肿甚者,加双花、连翘;有脓头肿硬痛者,加地丁、夏枯草。

2. 湿重于热

临床表现　皮疹色红而暗,皮脂分泌多,为白头粉刺,发展变化缓慢,反复发作,或结成囊肿,纳呆腹胀,肢倦乏力,便溏尿少,舌质淡,苔白,脉濡而滑。

辨证分析　湿盛热微,故皮疹色暗不鲜,皮疹发展变化缓慢,正不胜邪则反复发作;湿邪郁阻即结成囊肿;纳呆腹胀,肢倦乏力,便溏尿少,舌质淡,苔白,脉濡滑,均为湿邪困脾之故。

治法　健脾胃渗湿,和胃清热。

方药　清热渗湿汤(《证治准绳》)加减治之。

苍术　白术　茯苓　泽泻　黄柏　黄连　甘草

口干者,加麦冬、玉竹;结节囊肿难消者,加生牡蛎、莪术、海藻;经水不调者,酌加当归、川芎、赤白芍、益母草。

五、护理与调摄

1) 发病期间,勿用有刺激性物(如肥皂、有刺激性药物及化妆品等)洗脸。
2) 勿随意搔抓,挤压皮疹。
3) 忌辛辣油腻,海鲜食品。
4) 平时尽量少贪凉饮冷。
5) 出汗时勿用冷水洗脸。
6) 在日常生活中用温水洗脸,使毛孔通畅,清洁卫生。

六、病案举例

病例一

湿疹一身皆是,痒不可耐,口糜。凡皮肤病,用药清其肠胃一也,局部保持清洁二也。

苦参3g,地肤子3.9g,苍术3g,黄柏3g,牛膝5g,苡仁18g,草薢6g,银花6g,冬瓜子皮各6g,山栀皮9g。

按语　先生认为,风疹、湿疹一类皮肤病,在稚子多因胃肠不洁引起。此案用四妙散,加苦参、地肤子、银花、栀皮等清热利湿。　(《章次公医术经验集》)

病例二

南某,女,32岁,已婚干部,朝鲜族,1991年8月13日初诊。

患颜面粉刺已历10年,反复发作,以两颊与环口为重,似小米与大米大小,相杂混集,个别还有稍大者,色红,有脓头,以手按之可挤出碎米样白色分泌物,痒而隐痛,破溃向愈,患处残留色素沉着痕迹。经行前后病情加重。感冒频发,呕逆脘痞,纳呆腹胀,便溏溲黄,月经周期尚准,量少色暗,三日则净。平时带下黏稠,色黄白相兼。平时喜贪凉饮冷,尤嗜辛辣厚味。面色暗晦,舌尖边红,苔白滑,脉弦滑数。此属湿热内蕴,逆于头面而发。

治以清热利湿,和胃降逆。药用:生苡米15g,炒杏仁10g,炒苍术12g,黄柏6g,公英12g,车前子(布包)15g,赤芍10g,椿根皮15g,醋香附10g,当归10g,炒枳壳12g,炒谷麦芽各15g。6剂。忌食辛辣与贪凉饮冷。

自述服前方后小便明显增多,大便已成形,但日二行,且便前腹痛隐隐,腹胀如故。现脓头消失,瘙痒减轻。舌质淡,苔白滑,脉弦滑,右寸浮大。前方去杏仁、公英、车前子,加防风10g,白芷10g,腹皮子各10g。

1991年9月15日三诊:颜面粉刺消失,皮肤洁净光润,腹胀带下俱平,大便正常。昨日月经来潮,腰痛腹痛。舌质淡,苔白,脉弦滑。属脾虚气滞之候。治以健脾益气,和胃燥湿,理气止痛。处方:党参12g,炒苍白术各10g,茯苓15g,陈皮10g,炒枳实12g,醋元胡10g,赤白芍各10g,川芎6g,生姜2片,大枣5枚。又服8剂而愈,追访迄今,病未复发。　　(路志正医案)

第五节　脚湿气(足癣)

一、概　述

脚湿气是脚丫糜烂、流水,并有特殊气味的疾患,称"脚湿气"。历代医籍中称之为"臭田螺"。相当于现代医学中的"足癣"之中趾间糜烂型或角化皲裂型、汗疱型。

其病多发在脚趾缝隙间或足底弯曲之处。初起在皮下有白色小水疱,先痒后痛,水疱吸收后迭起白皮,甚者白疱转为脓疱,灼热瘙痒疼痛,或趾缝间水疱破后渗液、潮湿、糜烂。老年患者往往因气血虚局部失养,在足底或足旁发者,多干裂脱屑,角质层增厚,严重者干裂出血疼痛。《医宗金鉴·外科心法要诀》云:"臭田螺由胃经湿热下注而生,脚丫破烂,其患甚小,其痒搓之不能住痒,必搓至皮烂流腥臭水觉痛时,其痒方止。次日依然作痒,经年不愈,极其缠绵。"

本病儿童发者少见,成年人为多。夏秋之季为重,春冬之时较轻。

二、病 因 病 机

脚湿气是由脾胃湿热下注所成。或久居湿地,水中作业,涉水淋雨,水液浸渍,湿毒内侵,或在公共场所,共同使用拖鞋、足盆,相互传染,脚部汗多或长期受潮湿浸渍,腠理疏泄失常而致。正如陈实功在《外科正宗》中所言:"妇人脚部作痒,乃从三阳风湿下流,凝结不散,故先作痒而后生湿烂,又或足底弯曲之处痒湿亦然"。揭示了本病之病因病机。

三、诊 断 要 点

1）在足趾缝间或足底、足侧皮下起白色小水疱，破溃后流臭水，瘙痒剧烈，甚者皮烂出血。

2）或足趾间内膜浸渍发白，表层破溃，或足底、足旁皮肤干糙，有鳞屑不断脱落。患部角质层增厚，甚者干裂出血、瘙痒疼痛。

3）病程长，缠绵难愈。

四、辨 证 论 治

根据脚湿气临床表现的不同症状与其临床表现，可分为两个证候，但二者又往往同时存在。

临床表现

1）水疱证：初起皮下有水疱，瘙痒，数日后水疱内浆液吸收隐没，白皮迭起，或向愈，或皮下水疱复发，或水疱发展成圆形或环形褐色斑片，边界清楚，患处皮肤变厚，皱纹深阔，冬季易皲裂。若在水疱透发时感染，则水疱成四畔有红晕的脓疱，灼热疼痛。

2）糜烂证：足趾缝间潮湿、糜烂，有水疱渗出，上覆盖白皮，去表皮则见基底呈鲜红色，瘙痒剧烈难忍，搓至皮烂、疼痛、有水渗出，方得缓解，并有特殊臭味。

二者皆无全身症状，但可继发丹毒、红丝疔，或足肿化脓时，则出现头痛身楚、形寒、发热等全身症状。

辨证分析　湿热下注，湿阻热蒸，热郁则肿痛，瘙痒；湿邪浸渍而糜烂，津液外渗，有特殊臭味，为湿热蕴积所致；湿热蕴久，灼伤阴津，气血运行受限，肌肤失养而干裂，此皆湿热伤阴所发。

治法

1）水疱证：治宜温经除湿，佐以活血舒筋。方用木瓜牛膝丸（《三因方》方：木瓜、川乌、牛膝、萆薢、茴香、羌活、青皮、青盐、狗脊、巴戟、海桐皮）加减治之。

若局部干裂疼痛者，则加入补血活血和养阴之品，如当归、川芎、阿胶等。

2）糜烂证：宜健脾利湿，宣通清热。方用当归拈痛汤（《兰室秘藏》方：人参、白术、苦参、升麻、葛根、苍术、防风、知母、泽泻、黄芩、猪苓、当归、炙草、茵陈、羌活）加减治之。

也可配用外治法：

1）用雄黄膏（经验方：雄黄、氧化锌、凡士林）外涂。有脓疱者，外搽青黛散（方见疖节）。

2）皲裂型者，外用硬膏敷贴。

3）水疱多或糜烂者，用苍耳子、蛇床子、百部、枯矾、地肤子煎液洗涤。

五、护 理 与 调 摄

1）忌贪凉饮冷、浓茶及肥甘油腻。

2）勤洗脚或药浴以保持患部清洁卫生。

3）及时治疗、换药,争取早愈。

4）洗脚用品分开使用。

5）鞋袜常洗晒。

6）尽量不穿或少穿胶鞋、塑料鞋与旅游鞋。若喜欢穿此类鞋,则常洗与通风,保持鞋内清洁干爽。

六、病案举例

病例一

李男。韩文忠所称之软脚病,江南卑湿,往往有之。生苍术9g,炒苡仁15g,薤白头9g,川黄柏6g,宣木瓜9g,怀牛膝9g,赤苓12g,泽泻9g,炒扁豆12g。

按语 现代医学认为,脚气病由食物中缺乏维生素B_1所引起。中医学认为本病与感受风毒水湿、水土不服、饮食失调有关。临床以足肿者为湿脚气;足不肿者为干脚气。脚气如见心悸、呕吐不食、神志恍惚、发绀等症状,则为脚气攻心,多危。新中国成立前,劳动人民易罹此疾,而现已少见,偶继发于急性热病、胃肠炎、甲亢、慢性腹泻等,而致消化营养障碍患者。此案为湿脚气,用健脾、利湿、燥湿之法。古人谓脚气系"壅疾",故用薤白宣通之品,以使气不得成壅。 （《章次公医案》）

病例二

潘某,女,42岁,已婚工人,1991年6月7日初诊。

患者脚湿气已五六载,双脚二、三与三、四趾间皆发。初起白色小水疱,四周微红,奇痒难耐,表皮破溃后有渗出液,时感疼痛,水液消失后暴起白皮,下缘水疱又起,反复发作。逢夏季及穿皮鞋、旅游鞋时加重,入冬则缓。平时喜贪凉饮冷,冬夏喝凉开水。饭后胃脘不适,脘痞腹胀,肠鸣便溏,周身困重,小便量少。经水延后,量少色暗,行三四日净。带下色白清稀,经行前腰背痠楚。舌质淡,苔白厚腻,脉沉滑。

四诊合参,属脾虚失运,湿邪内盛之候。治以健脾和胃,燥湿利水。

药用:炒苍术12g,姜半夏10g,佛手10g,炒枳实12g,腹皮子各10g,茯苓15g,蛇床子15g,当归10g,生姜皮10g,桂枝6g,苦参6g,水煎服,7剂。

二诊:1991年6月16日。服前方后小便明显增多,脚趾缝间渗出液已杳,瘙痒、疼痛大减,周身困重减轻,大便虽已成形,但仍软,腹胀脘痞好转,有时感到饥饿。舌质淡,苔白润,脉沉滑。仍宗上法。上方去苦参,加益智仁10g,芡实10g,7剂。

三诊:1991年6月25日。脚趾间瘙痒、疼痛消失,患处白皮暴脱,下面已可见新生正常皮肤。胃脘痞满,腹胀减轻。舌质淡,苔白,脉沉滑。治以健脾燥湿,利水消胀。党参15g,苍白术各10g,姜半夏10g,炒枳实12g,腹皮子各10g,茯苓12g,醋香附10g,当归10g,椿根皮10g,7剂。

另参苓白术丸20袋,早晚各6g,与汤剂交替服用。

脚湿气轻者可不用服汤剂,每晚洗脚后,上撒痱子粉,久之亦能向愈。 （路志正医案）

第二十一章 眼科湿病

第一节 胞生痰核

一、概　　述

胞生痰核是指胞睑内皮下生核状硬结,不红不痛,皮色如常,推之能动的眼病。多由脾虚失运,痰湿内聚,或湿热相搏,痰热互结,上阻胞络所致。临床以胞睑内出现核状硬结,不红不痛,皮色如常为特点,相当于西医学之霰粒肿。

二、病　因　病　机

脾胃虚弱,失于运化,痰湿内聚,上阻胞睑,发为本病。

平素恣食炙煿辛辣、醇浆厚味,脾胃蕴湿积热,灼津为痰,痰热相搏,阻滞胞睑,脉络气血,结于睑内而发病。

三、诊　断　要　点

(1)诊断要点

1)核小者无不适,核大者上睑有重坠感,复感外邪时,可有红、肿、疼痛;若有睑结膜面破溃,可有眼部不适及异物感。

2)检查胞睑皮下可触及如米粒、绿豆或更大之核状硬结,无压痛,推之能动,核大者皮肤面稍隆起,睑结膜面呈局限性紫红色或灰蓝色。

3)若破溃,可自溃破处排出胶样内容物,睑内形成肉芽增生。

4)可单发或多发。

(2)鉴别诊断

临床上本病需与针眼相鉴别。针眼生于近睑缘部,局部红肿焮痛,疖肿中心硬,与皮肤粘连,化脓后脓头较小,破溃后自愈,起病急,近眦部者,可致白睛水肿。胞生痰核,多位于睑部,距睑缘较远。睑部皮肤正常,可扪到核状硬结,与皮肤无粘连,起病缓慢,病程绵长,若无感染不化脓,睑结膜面多呈局限性灰蓝色或紫红色。对白睛无影响。

四、辨　证　论　治

本病肿核小者,一般无须治疗,可任其自消,大者或已破溃者,可采用西医手术刮除。肿核中等大小,或不宜手术者,可采用中药内服治疗。

本病多由痰、湿所致,故辨证当围绕痰湿进行,区分痰湿与湿热痰结之别,分别化湿,祛痰及清热、散结之法。

1. 痰湿互结

临床表现　胞睑内生肿物,皮色如常,按之不痛,与睑皮肤无粘连,肿物大者,可有胞睑重坠之感,舌质淡,苔白腻,脉濡。

辨证分析　痰湿内聚,上阻胞睑,气血不行,与痰湿互结,阻于睑内,故而胞睑肿物内生;痰湿内阻,脾运不健,升举无力,而致胞睑重坠乏力;舌质淡,苔白腻,脉濡,乃痰湿内积之象。

治法　化湿祛痰散结。

方药　化坚二陈丸(《医宗金鉴》)加减。

半夏　茯苓　陈皮　甘草　白僵蚕　黄连　荷叶

若湿重胸闷,便溏可去黄连,加苍术、苡仁;痰重伴咳嗽、吐痰,加白芥子、杏仁。

2. 湿热互结

临床表现　胞睑硬核处,皮色微红,推之能移,睑内结膜相应部位呈紫红色,可伴小便黄赤,舌质红,苔黄薄或黄腻,脉滑数。

辨证分析　湿热内蕴,下注膀胱,故小便黄赤;湿热与痰相结,上阻胞络,壅滞气血,故胞睑硬核皮肤微红,睑内面紫红;舌质红,苔薄黄或黄腻,脉滑数,均为湿热痰结之象。

治法　化湿祛痰,清热散结。

方药　清胃汤(《审视瑶函》)加减。

黄柏　黄连　半夏　栀子　连翘　枳壳　苏子　陈皮　归尾　荆芥

若热盛便秘腹胀,去荆芥,加大黄,生石膏。

五、其 他 治 法

1) 可作湿热敷,促其消散,或用紫金锭水调外敷患处皮肤。

2) 对痰核较大者,可以用手术刮除。《原机启微》载,翻转胞睑,用小眉刀略破患处,更以双手大指甲捻之令出。现代医学可用霰粒肿切开刮除术。

六、护理与调摄

1) 本病多见饮食不节,恣食辛辣、肥甘厚腻之人,以儿童及脾胃虚弱,运化不健之人尤为多见。故当注意饮食调节,顾护脾胃的调摄;儿童应营养合理,使气血充沛,痰湿无内生之源,则可有效地防止此病的发生与复发。

2) 对妇女月经不调,及有屈光不正又易患本病者,积极防治原发病,对本病的发生可起到一定的预防作用。

3) 对反复发作的儿童须进一步检查,除外其有无结核病。

七、病 案 举 例

黄某,男,26 岁,工人。1992 年 11 月 20 日来诊。

患者因双胞睑霰粒肿反复发作,先后 2 次手术刮除,近 6 天来右上睑又生一肿核,如黄豆大小。查:患眼上胞肤色正常,皮下肿核按之移动不痛,胞睑内面紫红,舌质淡,苔白腻,脉滑数。西医诊断:右上睑霰粒肿。中医诊断:右上睑胞生痰核,为湿痰内聚,上阻胞络所致。予化湿祛痰散结之法,以化坚二陈丸加减。处方:姜半夏 12g,云茯苓 10g,广陈皮 10g,天花粉 10g,黄连 5g,白僵蚕 8g。连服 7 剂,肿核消去大半,原方加浙贝母 10g,皂刺 6g,再服 10 剂,肿核尽消,继服六君子汤善后。随访 1 年未复发。(冯俊医案)

第二节　睑 弦 赤 烂

一、概　　述

睑弦赤烂是指胞睑边缘红赤、溃烂、刺痒灼痛为主的眼病。《银海精微》称风弦赤烂,《证治准绳》称风弦烂眼。本病多由风、湿、热邪外袭,浸渍睑弦所致。主要表现为睑弦赤烂,红肿刺痒,相当于现代医学之睑缘炎。

二、病 因 病 机

1) 脾胃蕴热,阴血亏损,复受风邪,风热合邪,结于睑弦,伤津化燥。
2) 脾胃蕴湿结热,外受风邪,风、湿、热邪相搏,结于睑弦。
3) 心火内盛,感受风邪,风火上炎,灼于睑弦。

三、诊 断 要 点

(1) 诊断要点
1) 自觉患眼灼热刺痒,睑弦疼痛,或伴干涩,羞明,流泪,眵泪黏稠。
2) 检查可见睑弦肿胀,红赤,溃烂。
(2) 鉴别诊断
睑弦潮红,刺痒,睫毛根部有糠皮样白屑,无明显溃疡,脓液,睫毛无明显减少,为风弦赤烂,相当于现代医学之鳞屑性睑缘炎;如若睑弦溃烂,生脓结痂,清除之可出血,溢脓,睫毛乱坐,伴痒痛并作,羞明流泪者,称为风弦烂眼,相当于西医之溃疡性睑缘炎;若红赤糜烂仅限于两眦部,且灼热,奇痒干燥,伴异物感,或眦帷赤烂,相当于西医之眦部睑缘炎。

四、辨 证 论 治

本病原因不外风、湿、热,随邪气偏盛不同,发病部位之别,予以不同的治疗。湿邪导致本病,多与热邪相兼,故治疗当以除湿为主,兼以清热之法。

湿热偏胜

临床表现　胞睑痒痛复作，睁眼困难，经久不愈，睑弦红肿，溃烂，垢腻胶黏，生脓结痂，或有出血，睫毛乱坐，脱落或者倒睫，小便短赤，无苔黄腻，脉濡数。

辨证分析　湿热之邪，上攻睑弦，内热盛则红赤疼痛，湿热盛则溃烂，眵泪垢腻胶黏；湿热化腐则生脓结痂，伤于脉则出血，伤血耗津则睫毛脱落乱生，倒睫；湿热内盛，下注膀胱，则小便短赤；舌苔黄腻，脉来濡数，均为湿热之象。

治法　清热除湿。

方药　除湿汤(《眼科纂要》)加减。

连翘　黄连　车前子　滑石　枳壳　木通　陈皮　茯苓　荆芥　甘草　苍术　黄柏　萆薢　茵陈

若热盛，红肿剧痛，可去荆芥、苍术，加栀子、蒲公英、土茯苓；若湿盛，睑缘溃疡，肿甚，眼带黏丝，上方去连翘，加百部、苦参。

也可用外治法：湿偏盛，可用疏风散湿汤(《审视瑶函》)加减。赤芍、黄连、防风、铜绿、川椒、归尾、轻粉、羌活、五倍子、荆芥、胆矾、明矾，水煎去渣，用药液蘸洗患处，1日3次。

或用敷烂眼弦方(《审视瑶函》)：炉甘石、朱砂、枯矾、铜绿，研末，撒布患处，1日3次。

或用鸡蛋黄油膏(经验方)：鸡蛋黄、制甘石、冰片，外搽，1日3次。

或1%~2%氯化氨基汞(白降汞)或黄降汞软膏，外涂睑缘，每日3次。

眦帷赤烂者，用0.5%硫酸锌眼药水有特效，每日3次点眼，另于临睡前涂1%白降汞。

五、护理与调摄

1) 本病患者当节制辛辣炙煿、醇浆厚味，多吃水果、蔬菜，合理营养，以杜湿热之源。

2) 适当锻炼，增强体质，使气血充沛，忌七情不遂抑郁愤怒。

3) 避免风、尘、烟、热刺激，矫正屈光不正，并可戴防护眼镜。若有贫血、结核等全身疾病，当积极治疗，以达到预防本病的目的。对本病之患者，痊愈之后，适当延长疗程，可巩固疗效，预防复发。

六、病案举例

郭某，女，43岁，农民。1980年5月来诊。

主诉：双胞睑痒痛，畏光流泪，睑弦赤烂，睫毛脱落已1年余，病情反复发作，经多方医治未愈。检查见双眼上、下睑弦溃损，潮红，睫毛成束呈毛笔状，根部有痂块附着，睫毛已部分脱落且不再生，舌质稍红，苔厚微黄，脉平。诊为双眼溃疡性睑缘炎，证属脾胃蕴积湿热，外挟风邪，治宜祛风除湿清热。以除湿方加减，药用：滑石20g，茯苓20g，白鲜皮15g，车前子12g，苦参12g，连翘12g，黄芩10g，赤芍10g，荆芥穗10g，防风10g，枳壳10g，甘草5g。每日1剂，药渣再煎取药液分2次熏洗双眼，然后涂黄降汞眼药膏。8剂后，症状好转，但觉口淡，舌质淡红，苔薄白。于上方去苦参、滑石，加苍术、白术各12g，连服1月余，诸症消失。再用六君子汤加当归、川芎、荆芥穗、白鲜皮善后。　　(《眼病妙方精选》)

第三节 风赤疮痍

一、概　述

风赤疮痍是指胞睑皮肤红赤如涂朱,起丘疹、水疱,甚则出现脓疱溃烂,发病迅速之眼病。多因脾胃湿热,复感风邪,上攻胞睑所致。以胞睑皮肤红赤、起疱、溃烂为特征。与西医学之眼睑皮肤炎症、湿疹、热疱疹、脓疱疮、带状疱疹相似。

二、病 因 病 机

1) 饮食不节,恣食辛辣炙煿,脾经蕴热,复感风邪,引动内热,上攻胞睑肌肤而发。
2) 脾胃素有湿热,复感风邪,风湿然邪相合,循经上犯,蕴于胞睑肌肤。
3) 素体内热,复食腥发之物,或外用药物,或接触毒素,或他疾眵泪浸渍胞睑,内外合邪,发于胞睑。

其病因来源虽有不同,病机多为湿热交蒸,风邪上犯,浸淫肌肤所致,尤以湿热为主要致病因素。

三、诊 断 要 点

(1) 诊断要点
1) 胞睑患部刺痒或灼痛,畏光流泪,或有头痛发热,食纳不香,严重病例可伴高热、头痛、恶心、呕吐。
2) 胞睑皮肤局限性红肿,其上出现丘疹、水疱,继则形成脓疱,破溃、结痂。
(2) 鉴别诊断

本病病因明确,症状、体征特殊,无需与其他中医疾病鉴别。但西医方面,当仔细观察分析,作进一步鉴别诊断。

眼睑部湿疹、皮炎,自觉患部瘙痒,灼热感无疼痛,多无发热畏寒,全身症状,眼睑皮肤红肿,大量丘疹和水疱,可有黄色黏液渗出及结痂。常因局部对青霉素、阿托品、汞剂、磺胺等过敏,或由颜面、全身湿疹而来,或由泪囊炎、慢性结膜炎等分泌物刺激眼睑皮肤引起。

眼睑部带状疱疹,为三叉神经的半月神经节或某一分支被水痘-带状疱疹病毒感染所致。患者自觉患部剧烈疼痛,年龄越大,疼痛愈甚,数日后出现簇集性疱疹。疱疹大小不同,初含透明液体,继之浑浊化脓,绝大多数病例为单侧性,于前额的中线形成明显的分界而不波及对侧颜面,一般数周内结痂脱落,常并发角膜炎、虹膜睫状体炎而影响视力。还有发热、恶寒、全身不适及局部淋巴结肿大、压痛。发病后多可获终身免疫,极少复发,愈后局部遗留永久性瘢痕。

眼睑热病性疱疹,常并发于热性传染病,特别是呼吸道感染,如流行性感冒、肺炎等,也可出现于发热疗法之后,眼睑、鼻翼皮肤及嘴唇微红肿,簇生透明小水疱,数日后变干结痂,多无化脓,不留痕迹而愈。发病时局部刺痒、灼热,无疼痛。发病后无免疫力,会复发。

四、辨 证 论 治

本病辨证论治,应详察病因,常因风、湿、热邪上乘肉轮,肉轮属脾,治疗多从清脾除湿、祛风泄热入手。此外,尚需分辨虚实,久病不愈,邪热伤阴耗气可致气阴两亏,又当从补气养阴之法治之方可获得满意疗效。与湿邪有关之证治详述如下。

湿热壅盛

临床表现　胞睑红肿、疱疹、脓疱、溃烂、渗液,肿甚于痒,痂壳湿秽堆积,胸闷纳呆,大便秽臭,舌苔白腻或黄腻,脉滑数。

辨证分析　湿热浸淫胞睑,则胞睑红肿瘙痒;湿热交蒸化腐,故胞睑出现疱疹、脓疱、溃烂、渗液;湿热壅阻胸膈则胸闷、纳呆;下注大肠则大便秽臭;舌苔白腻或黄腻,脉滑数,均为湿热内蕴之象。

治法　除湿清热,祛风解毒。

方药　除湿汤(《眼科纂要》)加减。

滑石　车前子　连翘　黄芩　黄连　木通　白茯苓　防风　陈皮　荆芥　甘草。

若热重于湿,红肿明显,湿烂不重,去木通、车前子,加银花、蒲公英、地丁、土茯苓;若湿重于热,水疱、溃烂较重,红轻肿甚,去黄芩、连翘,加土茯苓、苦参、白鲜皮、地肤子。

其他治法以外治法为主。

1) 湿甚者,可以外敷滑石粉或精制炉甘石粉。

2) 用敷烂眩眼方(《审视瑶函》):炉甘石、飞丹、枯矾、明朱砂、铜绿,研末,外敷溃烂之处。

3) 以苦参、黄柏、艾叶、陈茶叶水煎,外洗、湿敷患处。仍不愈者以青黛、枯矾、黄柏研末,麻油调搽,勿入眼内。

4) 维生素 B_1 穴位注射(第4颈椎旁开2分)。

五、护 理 与 调 摄

1) 饮食宜忌辛辣厚味以杜生湿蕴热之源,多食清淡之品、水果及蔬菜。

2) 劳逸适度,增强体质,使邪不可干。

3) 远寒暑,避风、湿、热邪侵袭。

4) 避免接触过敏之药物,忌食用海腥发物以防复发。

5) 本病为湿热之痰,不宜艾灸,若强行灸疗,可令湿热交蒸,病情加重。

六、病 案 举 例

李某,女,23岁,农民。1981年4月7日初诊。主诉:双眼胞睑及附近颜面皮肤发痒,红赤肿痛,湿烂流黄水10多天,曾于当地医院诊治无效。否认有致过敏物接触史。检查双眼睑皮肤潮红,粗糙微肿,多处溃损流水,舌质红,苔黄厚,脉弦滑。诊为双眼睑湿疹。证属外受风热之邪,内兼脾胃湿热,风热与湿相搏上犯于胞睑。治宜祛风清热,除湿解毒。用除湿汤加减：滑石25g，车前子12g，薏苡仁30g，干地黄30g，茯苓15g，白鲜皮15g，苦参12g，连翘12g，银花12g，荆芥10g，防风10g，甘草6g。每日1剂。药渣再煎取药液湿敷患处，每日2~3次，湿敷后用眼药渣调茶水外涂。治疗13天，双眼症状基本消失，随改用参苓白术散善后。

（《眼病妙方精选》）

第四节　胞虚如球

一、概　述

　　胞睑肿胀，虚软如球，皮色如常，不红不痛，按之软而不痛之眼病称胞虚如球。本病多由脾虚不能化气行水所致，肺虚不能通调水道，肾虚不能温阳化气，均可使水湿内停加重。临床以胞睑水肿，皮色如常，不红不痛为主要特征。

　　本病相当于西医学之眼睑非炎性水肿，可见于肾炎、心力衰竭、贫血、营养不良、月经不调等病，或由局部血液循环淤滞所致。

二、病因病机

　　1）肺脾两虚，肺虚不能通调水道，脾居中焦，脾虚不能化湿，湿邪上泛，留于胞睑。
　　2）心脾不足，化湿无力，水湿上泛胞睑。
　　3）脾肾阳虚，阳气不足，气化无权，湿邪内聚，上泛于胞睑。

三、诊断要点

　　（1）诊断要点
　　1）本病眼部自觉症状多不显著，可有患眼眼睑重坠，睁眼乏力之感，全身可伴心、肾疾病之症状，多起病缓慢，双眼发病。
　　2）胞睑肿，皮色如常，触之柔软，不红不痛，无肿块硬结，严重病例可伴白睛浅层水肿。
　　3）心电图、肾功能等检查有助了解原发病情况。
　　（2）鉴别诊断
　　本病应与胞肿如桃相鉴别。两病病位均在胞睑部，均有眼睑肿胀，是为相同点。不同之处在于：胞肿如桃，自觉症状剧烈，胞睑疼痛，畏光流泪，伴发热、恶寒，甚则恶心呕吐，神昏抽搐。局部皮肤红赤或暗红，高肿，睑闭不开，压痛明显，常并见突起睛高，转动不灵。而胞虚如球，无症状或仅感睁眼乏力，无红无痛，全无热症，无上述全身症状。

四、辨证论治

　　本病由心脏、肾脏等全身性疾病引起者当以治内科的原发病为主，不可只治其眼，不治其本，本末倒置。随着原发病之改善，胞虚如球，多可减轻、好转、痊愈。对由局部病变所致者，还需局部结合全身情况进行辨治。

　　本病多由水湿为患，病位在胞睑，胞睑属肉轮，内应于脾，故多与脾虚不运、水湿上泛、风湿之邪外袭有关。此外,肺虚气机不畅,难于通调水道,肾阳虚弱,温化无权,心阳不振,脾阳受损,均可使水湿加重,加重胞睑水肿。有关湿证之治疗,详述如下:

1. 肺脾气虚,水湿上泛

临床表现　胞睑肿胀,虚软如球,皮色如常,喜得温按,时作时止,周身乏力,咳嗽气短,纳少便溏,舌淡苔白,脉沉弱。

辨证分析　肺主气,通调水道,脾主运化,敷布水湿;肺脾气虚,水湿内停,上泛胞睑,故致胞睑水肿,气虚无热,故无红痛,皮色如常;喜得温按,乃由温按可使气暂得通,水得行,肺脾气损则肿甚,得充则肿消,故时作时止;肺虚不能主气,清肃不行,则咳嗽气短;脾虚运化无权,湿聚于脾,则便溏;舌淡,脉沉弱,为气虚之象。

治法　补肺健脾化湿。

方药　参苓白术散(《太平惠民和剂局方》)加减。

人参　白术　茯苓　扁豆　山药　莲子肉　桔梗　苡仁　砂仁　甘草

气虚较甚,可去砂仁、莲子肉,加大枣、黄芪;湿盛者,可去莲子肉,加猪苓、泽泻、桂枝。

2. 脾肾阳虚,水湿内停

临床表现　胞虚如球,皮色㿠白,或兼身面浮肿,腰痠膝软,形寒肢冷,大便溏薄,小便清长,舌质淡胖,苔白滑,脉沉弱。

辨证分析　脾阳不振,运化失司,肾阳不足,温化无权,水液内停,聚而成湿,上溃头面胞睑,则胞虚如球,泛溢周身则身面浮肿;肾阳不足,肾府肢节失于温养,则腰痠膝软,形寒肢冷;脾阳虚弱,则大便溏薄;肾阳不足,膀胱气化无权,则小便清长;舌淡胖,苔白滑,脉沉弱,乃阳气不足之象。

治法　温肾健脾,化湿行水。

方药　真武汤(《伤寒论》)加减。

制附片　茯苓　白术　芍药　生姜

脾虚为主,纳呆腹胀,大便溏泄者,去白芍,加党参、苍术;脾阳虚衰,四肢厥冷,喜温畏寒者,去生姜,加肉桂、巴戟天。

3. 心脾两虚,水湿停聚

临床表现　眼睑肿起,虚软如球,神倦失眠,健忘怔忡,食纳不香,舌淡苔白,脉细弱。

辨证分析　脾居中州,主运化水谷,脾气虚弱,失于健运,水湿内停,循经上泛胞睑,则胞睑肿起而软;脾虚化源不足,心失所养,心脾两虚,故神倦怔忡,失眠健忘,食纳不香;舌淡,脉细弱,乃心脾两虚,气血失充之象。

治法　健脾养心化湿。

方药　归脾汤(《济生方》)加减。

白术　茯神　黄芪　龙眼肉　党参　酸枣仁　木香　炙甘草　当归　远志

水湿内盛,伴足肿者,可去酸枣仁,加猪苓、车前子。

其他疗法:可配合针灸治疗,取命门、关元、肾俞、脾俞等穴。

五、护理与调摄

1）饮食宜清淡,忌生冷,少吃盐,适当服食苡仁粥,有助本病的恢复。
2）宜避风寒及居处湿地,锻炼身体,增强体质。
3）积极治疗原发病,如心力衰竭、肾炎、贫血、营养不良等,以防本病的发生与复发,促进本病康复。

六、病 案 举 例

陈某,女,36 岁。得病近两月,睑肿重坠,伴头重,形寒,大便不实,苔白腻等症。检查:双眼眼睑水肿,皮色菲薄,不红不痛。诊断:双眼血管神经性水肿。由于脾虚、水湿停滞所致,治宜健脾渗湿,化气利水。五苓散治之,药用:猪苓 9g,茯苓 9g,白术 9g,泽泻 9g,桂枝 3g。5 剂后,睑肿消退,头重形寒亦除,苔腻化,乃予参苓白术散善后,药用:党参 9g,白术 9g,茯苓 9g,炙甘草 3g,山药 12g,扁豆 9g,苡仁 12g,砂仁 1.5g,陈皮 3g,桔梗 5g,莲子 7 粒。
(《眼病妙方精选》)

第五节　粟　　疮

一、概　　述

胞睑内面颗粒丛生,色黄而软,状如粟粒之病,称粟疮。本病多由脾胃湿热与风毒之邪相搏,壅阻于胞睑而发。以患者自觉痒涩疼痛,睑内颗粒累累,色黄白而软,形如粟粒为特征。

多见于西医学之结膜滤泡症、滤泡型结膜炎、沙眼滤泡。

二、病 因 病 机

饮食不节,恣食辛辣,脾胃湿热内蕴,风毒之邪外客,风湿热邪相搏,壅阻胞睑,至发本病。

三、诊 断 要 点

(1) 诊断要点
1）自觉患眼痒涩不适,或疼痛,羞明流泪。若无红赤者,其自觉症状多不明显。多双眼发病。
2）下睑内面(亦有兼见上睑内面者)颗粒丛生,大小均匀,色黄白,半透明,境界清而软。急性发作者,胞睑水肿,白睛红赤多眵。
(2) 鉴别诊断
本病与椒疮两病证候相似,且常并生,当予鉴别,鉴别见表2。

表2 粟疮与椒疮的鉴别表

病名	自觉症状	眼 部 检 查		黑睛病变
		眵泪	睑内病变	
椒疮	眼痒沙涩羞明	流泪多眵	多见于上睑及上穹隆部,睑内血红模糊,细小红赤颗粒累累,粟粒样小泡参布其间,小泡内容浑浊,大小不等,排列不齐,或彼此融合,愈后睑内结成白色瘢痕	有赤膜下垂,或生星翳
粟疮	眼无不适或痒涩疼痛	可有流泪生眵	多见于下睑及下穹隆部,亦可见于上睑部,睑内血丝正常,粟粒样小泡较小,内容透明或半透明,大小均匀,排列整齐,境界清楚,或见睑内红赤,愈后睑内面不结瘢	无

四、辨 证 论 治

本病多属风湿热邪为患,内治以除湿、清热、祛风为主。有关湿证,辨治如下。

湿热壅盛

临床表现 胞睑内面红赤微肿,颗粒丛生,色黄而软,自觉眼涩不舒,羞明流泪,或伴大便秽臭,舌质红,苔黄腻,脉滑数。

辨证分析 湿郁化热,湿热壅盛,阻于胞睑脉络,气血郁滞,结聚于睑内,故而睑内面红赤微肿,颗粒丛生,眼涩不舒,羞明流泪;湿热下迫大肠,故大便秽臭;舌质红,苔黄腻,脉来滑数,均为湿热内蕴之象。

治法 清热除湿。

方药 甘露消毒丹(《温热经纬》)加减。

茵陈 白蔻仁 藿香 飞滑石 淡黄芩 石菖蒲 木通 川贝母 射干 连翘 薄荷

若湿邪为甚,热象不显,无明显自觉症状,下睑红赤不着,颗粒累累,色黄略透明,病程延绵者,去连翘、射干、薄荷,加五皮散(见《惠民和剂局方》卷3方),健脾除湿。若热盛湿轻,胞睑肿痛,眵泪胶黏,痒甚难开,大便干结者,去滑石、白蔻仁、射干,加大黄、苦参、黄连。

其他治法

1)外治用黄连西瓜霜眼药水,或犀黄散点眼,涂拔云眼膏。

2)对粟疮累累,丛生满布者,可用劆洗法治之。将胞睑翻转,用锋针逐个刺破粟疮,再点上述眼药。

五、护理与调摄

1)改善卫生条件,提高个人卫生水平,毛巾专人专用,提倡流水洗脸。患者毛巾与健康人分开放置、使用。公共场所、旅社、浴室等处的洗脸用具,应严格消毒,以免相互传染。

2)饮食宜清淡,节制辛辣炙煿之品,以免助湿生热。

3)加强体育锻炼,增强体质,有助康复。

六、病案举例

丁某,男,14 岁,1991 年 9 月 12 日初诊。

患者主诉,双眼发痒伴羞明流泪 20 余天,疼痛不显,眼眵不多,大便稀软臭秽,小便短赤。查:双眼下睑内面可见滤泡增生,大小均匀,境界清楚,半透明,未见明显乳头增生,结膜充血,上睑内面无明显乳头、滤泡增生,舌质红,苔黄腻,脉滑。诊断:双眼滤泡性结膜炎。中医诊为粟疮,证属湿热内蕴,上犯胞睑,治从清热除湿,方选甘露消毒丹加减。药用:白蔻仁 10g,茵陈 15g,飞滑石 10g,连翘 15g,黄芩 10g,藿香 10g,石菖蒲 10g,木通 10g,薄荷 10g,黄连 5g,法半夏 10g,苡仁 15g。7 剂。

二诊:双眼痒及羞明流泪明显减轻,大便臭气减轻,继服 14 剂。

双眼痒及羞明流泪已消失,二便正常。双下睑内面滤泡已消大半,原方去黄连、法半夏,加白术 10g,陈皮 10g。再服 14 剂,双下睑内面滤泡已消殆尽,原方进退又服 10 剂而愈,随诊 2 年未复发。(冯俊医案)

第六节 漏　睛

一、概　述

漏睛是大眦部有涎水或脓液从泪窍外漏的眼疾。本病较顽固,多由风邪外袭,心脾湿热循经上攻内眦所致。以大眦头部不时泪下,眦头常有涎水或脓液,与西医学之慢性泪囊炎相似。

二、病因病机

1)风热外袭,客于泪窍,郁遏日久,溃而酿腐成脓。

2)心经伏火,脾湿内蕴,湿热内盛,上攻内眦,浸渍泪窍,积聚成脓。

三、诊断要点

(1)诊断要点

1)患者自觉眼涩不舒,不时泪下,无疼痛。

2)大眦头部,皮色正常,或微赤,或见睛明穴下方微隆起,眦头常湿,拭之又生,若按之可见黏液脓汁从泪窍沁沁而出。

3)单眼或双眼发病,冲洗泪道,多阻塞不通畅。

(2)鉴别诊断

漏睛当与流泪症相鉴别。流泪症与漏睛均有不时泪下,但流泪症大眦头部无涎水或脓汁外溢,或迎风流泪,或无时流泪,泪液清稀,但泪道冲洗可通畅或狭窄,或泪窍不密。而漏睛,则大眦头部有涎水或脓汁外溢,泪道冲洗多不通畅。漏睛疮为大眦附近,睛明穴下方突发红肿疼痛隆起,继之破溃出脓之症。

四、辨 证 论 治

本病为较顽固之眼疾之一,邪毒深伏,应内外治疗并重,内治以祛风清热利湿为主,外治当点眼药,冲洗泪道,久治不愈者,可用手术治疗,有关湿证辨治如下。

心脾湿热

临床表现　大眦头部微红潮湿,脓液浸渍,拭之又生,按压睛明穴见有脓汁黏液自泪窍沁沁而出,小便短赤,舌质红,苔黄腻,脉数微滑。

辨证分析　胞睑为肉轮,属脾,大眦为火轮,属心,心经伏火,脾经湿热,循经上攻睑眦,故而大眦头部红赤,潮湿,有脓汁黏液浸渍泪窍,按之始出;湿热下注,移热小肠,故小便短赤;舌质红,苔黄腻,脉滑数,为湿热内蕴之证。

治法　清热利湿。

方药　竹叶泻经汤(《原机启微》)加减。

黄连　黄芩　大黄　淡竹叶　泽泻　车前子　茯苓　赤芍　羌活　升麻　炙甘草柴胡　栀子　草决明

心火炽盛、心烦懊恼,舌尖红,大眦红赤,脓液浓稠者,去羌活、升麻、柴胡,加天花粉、漏芦、乳香、没药以清热排脓,祛瘀消滞;脾虚湿盛,大眦头部红赤不著,脓汁清稀,舌苔白腻者,去大黄、黄连,加藿香、佩兰、苍术、苡仁以芳化湿浊。

其他治法　以八宝眼药点眼,每日 3 次;用黄连眼水,泪道冲洗;经久不愈者可用手术治疗。

五、护 理 与 调 摄

本病多由湿热伏火交蒸而至,故平素护理及预防当从杜绝助湿生热之源着手。

1）饮食宜清淡,忌辛辣炙煿厚味之品。

2）起居有常,忌顶日远行、淋雨涉水,避风、热、暑、湿之邪,以防漏睛症发生。

3）改善个人卫生状况,加强营养,增强体质,以预防本病的发生、复发及加重。

4）椒疮重症、流泪症及行眼部手术者,应检查泪道,以便早期发现,及时治疗本病。

5）既患本病,当内外并治,外点眼药前应先将泪道脓汁挤出,再予点药,可提高疗效。

六、病 案 举 例

陈某,女,40 岁,农民,1991 年 10 月 21 日初诊。右眼大眦红赤潮湿,脓汁外溢,反复发作 1 年余,再次加重 5 天,伴流泪,小便黄赤,口苦。查:右眼大眦部潮红、湿润,按之溢液脓稠,舌质红,苔黄腻,脉滑数。西医诊断:右眼慢性泪囊炎。中医诊断:右眼漏睛。属心脾湿热,上犯大眦所致。治以清心利湿之法,予竹叶泻经汤加味,药用:竹叶 10g,山栀 15g,黄连 6g,升麻 10g,泽泻 10g,车前子 10g,茯苓 10g,羌活 10g,柴胡 10g,大黄 5g,炙甘草 3g,7 剂。二诊时,患者自诉右眼大眦红赤潮湿明显好转,脓汁减少,较前清稀,原方去大黄,加白术 10g,继服 10 剂。三诊右眼红赤已消,大眦渐湿减轻,按压大眦已无脓液,随以香砂六君子丸

善后,随访 2 年未复发。(冯俊医案)

第七节 聚 星 障

一、概 述

黑睛上生细小星翳的眼疾,称聚星障。多由风热毒邪外袭,肝胆火炽,或湿热蕴积,复由风热邪毒上攻,黑睛受损所致。以黑睛上生细小星翳,或多或少,或连缀或团聚,或散漫分布,患眼涩痛,畏光流泪为主要临床表现。常见于西医学之单纯疱疹病毒性角膜炎及浅层点状角膜炎等病。

二、病 因 病 机

1)外感风热,或风寒外袭,上犯于目。
2)肝经伏火,复感风邪,风火相搏,上攻黑睛。
3)过食肥甘辛辣之品,脾胃蕴湿积热,上熏黑睛。
4)肝肾阴亏,热病之后阴津亏耗,虚火上炎。

三、诊 断 要 点

(1)诊断要点
1)自觉患眼畏光,流泪,沙涩,刺痛,视物模糊。
2)黑睛上星点障翳,或聚或散,或连缀成片,状如树枝,或如地图,抱轮红赤。
3)角膜荧光素染色阳性,病变区角膜知觉减退。
(2)鉴别诊断
本病治不及时,进一步发展,可变生花翳白陷、凝脂翳等症。后两者虽与聚星障均为黑睛之病,但形状不同,病情轻重不一,临证当注意鉴别。此三病,患者自觉症状相似,均有患眼疼痛,畏光流泪及视物模糊症状。聚星障为黑睛骤起翳障,如针尖或秤星大小,少则数颗,多则数十颗,可渐次而生,可散漫排列如云雾状,或连缀呈树枝状。一般不化脓,病程较长。花翳白陷,黑睛四沿生翳,混浊灰暗,以致四周高起,中央溃陷,形如花瓣,善变速长为特征。凝脂翳,是黑睛星翳团聚密集,融成一块溃入黑睛深层,状如凝脂,发病迅速,常伴黄液上冲之眼疾。

四、辨 证 论 治

本病辨治需辨其病因,审其脏腑。外邪引发者,当疏散外邪;因肝火者,当清肝泻火;因湿热上犯者,当清热化湿。对病情缠绵,久治不愈,虚实挟杂之证,当分辨虚实轻重,采用扶正祛邪之法,耐心调治,方能获救,外治可用眼药点眼。

湿热蕴蒸证

临床表现　黑睛星翳,反复发作,缠绵不愈,头重胸闷,便溏溲黄,口黏乏味,舌质红,苔黄腻,脉濡数。

辨证分析　患者喜食肥甘厚味,炙煿醇浆,损伤脾胃,酿湿生热,湿热交蒸,黏滞不去,故而病情反复发作,缠绵不愈;湿性重浊,阻遏清阳,气机不升,故头重胸闷;脾为湿困,湿热下注,故便溏溲赤,口黏;舌红苔黄腻,脉濡数是湿热之象。

治法　清热化湿。

方药　三仁汤(《温病条辨》)加减

杏仁　滑石　白蔻仁　厚朴　白通草　淡竹叶　薏苡仁　炙半夏

湿盛脾虚者,去滑石、白通草,加苍术、白术、藿香、佩兰;热重于湿者,去厚朴、半夏,加栀子、茵陈、黄柏。

其他治法

1) 中药可用银花注射液稀释 1 倍后点眼,或用点眼秦皮煎滴眼。

2) 西药可用 0.1% 阿昔洛韦眼药水,2 小时点眼 1 次。

五、护理与调摄

1) 饮食应忌辛辣之品及其他助湿生热之物。

2) 宜避外感风热、寒湿之邪。

3) 本病预防,当加强卫生宣教。预防工农业生产中眼外伤,若有异物入目,应于无菌操作下取出,病愈之后,要着重调养。

六、病案举例

刘某,男,39 岁,中药调剂员。1986 年 12 月 6 日门诊。双眼红痛生翳,反复不愈 1 年 3 个月。病始于感冒,当双眼出现沙涩疼痛,角膜生翳时,在县人民医院诊断为病毒性角膜炎,经西药治疗 1 月后症状消失。2 个月后复发,虽经碘苷(疱疹净)、自家血、丙种球蛋白治疗,效果不显,特来长沙治疗。查:右眼视力眼前指数,左眼 0.1。双眼睑痉挛,中度混合充血,双角膜瞳孔对应区有云雾状、片状混浊,近瞳孔缘深层混浊,荧光素呈点状、条状着色,瞳孔隐约可见。面色黄滞,舌质偏红,舌苔黄,根稍腻,脉稍数。诊断为病毒性角膜炎(双)、角膜斑翳(双)。证属湿热蕴蒸,治以清热化湿。藿香 10g,薏苡仁 10g,杏仁 10g,蔻仁 3g,茵陈 10g,黄柏 10g,茯苓 10g,滑石 10g,木通 10g,厚朴 6g,甘草 3g。外用鱼腥草眼药水与碘苷(疱疹净)眼药水交替滴眼,并结合湿热敷。

服上方 10 剂后,自觉症状同前,但荧光素着色点减少,舌苔减薄,仍用上方去蔻仁,加菊花 10g。视力右 0.1,左 0.2,混合充血减轻,荧光素着色阴性。病情日久,湿热渐清,阴液已伤,继用养阴益精退翳之法,外点八宝眼药,收功。随访 9 个月未复发。　(《角膜炎证治经验》)

第八节 混睛障

一、概　述

　　混睛障是指黑睛深层漫布一片灰白翳障,混浊不清,影响视力的一种眼病。多由肝经风热,湿热蕴蒸,虚火上炎,浸淫黑睛所致。患者多有眼痛,畏光流泪,视力模糊;黑睛深层混浊,混浊自中央或四周开始,逐渐蔓及整个黑睛,多伴白睛抱轮红赤,与西医学之角膜基质炎相似。

二、病因病机

　　1)肝经风热,或湿热上攻,浸淫于目,热灼津液,淤滞于目。
　　2)肝肾阴虚,邪毒久留,耗损阴液,虚火上炎而致。

三、诊断要点

　　(1)诊断要点
　　1)眼痛,畏光流泪,可随病情变化,有轻重之别,视物模糊。
　　2)黑睛深层灰白混浊,呈圆盘状,逐渐扩大直至蔓及整个黑睛,可见赤脉自黑睛边际蔓入混浊之处,病情重者可见赤白混杂,障翳晦暗,终而黑睛留下宿翳。
　　3)常伴抱轮红赤,瞳神紧小或瞳神干缺之症。
　　4)做梅毒血清反应和胸透、OT试验有助诊断。
　　(2)鉴别诊断
　　本病需与血翳包睛相鉴别。血翳包睛常由赤膜下垂发展而来,赤膜增厚变大,自鼻侧、颞侧、上方、下方向黑睛发展,满布黑睛,沙涩疼痛,畏光流泪,视物不清,不辨人物,黑睛病变以红赤障膜为主。混睛障,病变在黑睛深层,障翳呈灰白色,重者仅见赤白相间,混杂不清,不似血翳包睛纵横交错。症状虽有所相似,应当仔细辨别。

四、辨证论治

　　本病辨证,当首先辨别病因、病机性质,属肝经风热者,治当疏风清热;湿热上攻者,当清热除湿;阴虚火炎者,当养阴清火。有关湿热上攻之证辨治如下。

湿热上攻

　　临床表现　黑睛满珠混浊,赤脉贯入,白睛红赤,眼痛视蒙,畏光流泪,头重身困,胸闷便溏,病程绵长,舌苔白腻,脉滑数。
　　辨证分析　湿热内蕴,上攻于目,浸淫黑睛,故黑睛浸珠混浊,赤脉贯入,白睛红赤,视物昏蒙不清;湿热内阻,淤滞于目,故眼痛,畏光流泪;头重身困,胸闷便溏,舌苔黄腻,脉滑数乃湿热内困所致。

治法　化湿清热。

方药　湿重于热者,三仁汤(《温病条辨》)加味。

杏仁　蔻仁　苡仁　厚朴　制半夏　通草　滑石　淡竹叶　草薢

若热重湿轻,口干苦,大便干结,小便黄赤者,可去厚朴、制半夏、蔻仁,加土茯苓、连翘、银花、山栀,以增强清火之力。

其他治法

1) 本病除内治之外,还须适当配以消障退翳的外用眼药,常用犀黄散(《中医眼科学讲义》方:西月石粉、冰片、麝香、犀黄)。

2) 对病情较重病例,还须用扩瞳剂点眼,以防瞳神干缺等并发症产生。

3) 对病因明确者,可针对病因进行抗结核、抗风湿及驱梅毒、抗病毒等治疗。局部使用0.5%可的松或泼尼龙眼药水滴眼,可提高疗效。

五、护理与调摄

1) 本病护理,宜据不同病因,采取相应的方法。对因结核所引起者,若有开放性结核活动,宜适当隔离,以防传染,并加强营养,锻炼身体增强体质。

2) 梅毒引起者,应暂时夫妻分床,互相关怀体贴。

3) 病毒引起者,应避风寒湿热之邪侵袭,以避免加重病情。

4) 饮食宜清淡,忌辛辣肥腻,以防助湿生热。

六、病 案 举 例

王某,男,20岁,1992年1月17日初诊。

主诉:右眼红赤疼痛,视力显著下降1月余。在当地医院诊为右眼角膜基质炎,曾用阿昔洛韦(无环鸟苷)、碘苷等治疗未效,查:视力右眼指数 /2 尺,右眼结膜混合充血,黑睛漫珠混浊,部分赤脉贯入黑睛。患者伴头身困重,大便稀溏,舌苔黄腻,脉滑。证属湿热蕴结,上犯黑睛之疾。西医诊断:右眼角膜基质炎。中医诊断:右眼混睛障。治以清热除湿,祛翳消障之法,方选三仁汤加减,药用:杏仁10g,蔻仁10g,苡仁15g,厚朴10g,淡竹叶10g,草薢10g,茵陈15g,通草10g,土茯苓10g,山栀12g,银花15g,14剂。

二诊:右眼红赤疼痛减轻,视力改善,查:视力,右眼0.04,黑睛四周充血稍减轻,黑睛混浊,面积缩小,原方去山栀,加生芪15g,白术10g。

再服20剂,病情明显好转,右眼已无疼痛,视力进一步改善,查:视力,右眼0.1,仅见轻度睫状充血,黑睛混浊较初诊缩小1/2,水肿减轻,上方进退,继服药20日,查视力右眼0.4,黑睛遗留薄云翳。随访1年右眼视力稳定,未见复发。(冯俊医案)

第九节　疳 积 上 目

一、概 　 述

由小儿疳积引起,初起夜盲,眼球干涩,日久失治,黑睛混浊起蒙,甚至溃疡穿孔失明的眼病。多由饮食不节,喂养不当,脾胃受损,气血亏虚,酿成疳积;脾病及肝,肝血虚少,目窍失养,或中焦虚寒,脾虚湿困而引发。临床以夜盲,眼球干涩,黑睛混浊,甚至溃疡,面色萎黄,毛发枯焦,或腹大如鼓,青筋暴露为主要临床表现。相当于西医学之维生素 A 缺乏引起的角膜软化症。

二、病 因 病 机

小儿脏腑娇嫩,成而未全,脾常不足,饮食不节,食有偏嗜,或忌口不当,损伤脾胃,脾失健运,水谷不化,气血不足,变生混浊,脾病失治,久病及肝,肝血不足,目窍失养而致本病。

三、诊 断 要 点

(1)诊断要点

1)双眼发病,初起至暗处或入暮视物不清,病久则为夜盲。

2)眼球干涩,频频眨目;病情稍重,白睛表面干燥萎黄,其表层围绕黑睛呈环状皱起,黑睛失泽,知觉减退,羞明加重,双目紧闭。

3)重症羞明显著,黑睛知觉丧失,白睛粗糙不泽,犹如皮肤,睑裂区白睛出现银白色三角形干燥斑,黑睛混浊,如毛玻璃状。可并发凝脂翳,黄液上冲。

4)多有喂养不当,营养不良,身体羸弱,毛发焦枯,或腹大如鼓,青筋显露,或纳呆泄泻,哭声嘶哑,手足水肿等症。

(2)鉴别诊断

本病早期有夜盲,称肝虚雀目,当外眼见症不著之时,当与高风雀目相鉴别。

肝虚雀目,多为疳积上目之初期证候,夜盲逐渐加重,虽有暮无所见,但全病程中,白昼视力多正常,视野不窄,主要为肝血不足所致,除夜盲外,多伴喂养不当,营养不良,慢性泄泻病史。可有眼干涩疼痛,刺痒羞明及小儿疳积早期症状。

高风雀目,外观端好,入夜则盲无所见,且无痒涩赤痛诸症,视野逐渐缩窄,视力可逐渐下降,严重者可并青盲等症,且全身无疳积症候。

四、辨 证 论 治

本病乃疳积病及眼部所致,多由肝脾不足,气血不充,目失所养,湿热内生,扰于目所致。治疗当以健脾补肝,益气养血,除湿泄热消疳为主。与湿有关证治如下。

脾虚湿困

临床表现 夜盲,黑睛生翳,或糜烂溃破,白睛粗厚,面色萎黄,神倦体疲,食少腹胀,便溏或泄泻,舌质淡,脉濡缓。

辨证分析 脾胃不足,运化乏力,则食少腹胀,水谷不化;气虚不足,形体失养,则神倦肢疲;目失所养则白睛粗厚,黑睛生翳,或糜烂溃破,夜盲;水湿不化,内困于脾,则便溏或泄泻;舌质淡,苔白,脉濡缓,均为脾虚湿困之象。

治法 健脾益气除湿。

方药　参苓白术散(《太平惠民和剂局方》)加减。

党参　茯苓　白术　扁豆　陈皮　山药　炙甘草　薏苡仁　砂仁　莲子肉　桔梗　苍术

脘腹胀满,去莲子肉,加厚朴;湿热较盛,下秽臭者,用当芍七味汤加减,药用当归、白芍、枳壳、槟榔、车前子、莱菔子、甘草、黄连。

其他治法

1) 鱼肝油滴眼,黑睛混浊溃烂或黄液上冲者,予散瞳药滴眼。

2) 鲜猪肝 60g 剖开,夹苍术末 10g,以线扎定,入米汤内熟煮,然后将药肝连汤分次服用,每日 1 剂,年幼者酌情减量。

3) 口服或肌注维生素 A、维生素 D 制剂。

五、护理与调摄

1) 多进富含营养的鱼、蛋、乳、肝类食品及新鲜蔬菜。

2) 加强锻炼,婴幼儿多晒日光浴。

3) 黑睛表面若已软化坏死,应约束患儿双手,防止其用手揉擦眼部,医护人员应小心且勿重力开睑,以免促成眼珠穿孔。

4) 早期发现患者,凡有入夜视物模糊,婴幼儿消瘦萎黄,毛发枯焦等,宜早行检查治疗。

5) 合理安排饮食,对婴幼儿、儿童、孕妇尤其重要,有病不宜无原则忌口,纠正小儿偏食习惯。

6) 及时治疗腹泻、虫积等病,以防本病发生。

六、病案举例

张某,男,4 岁,初诊于 1942 年 9 月 12 日。湿热积滞,下痢赤白,里急后重,将近 1 月。近复婴儿两眼,白睛昏浊干燥,神气不足,多眨,夜视不明,舌红苔腻,脉数。治以清利湿热,消积导滞,行血调气为主,当芍七味汤,2 剂。药用:油当归、生白芍、炒枳壳、槟榔、车前子、炒莱菔子、甘草。以后又服 3 剂。

二诊:痢止,目病大见好转,多眨,夜盲几乎消失,白睛干燥隐约尚见。久病伤阴,津液不足,目失所荣,治当补血益阴。熟地、当归、炒白芍、陈皮、炙甘草,7 剂。　(《眼科证治经验》)

第十节　瞳神紧小

一、概　述

瞳神紧小症是指瞳神缩小,展缩失灵,伴白睛抱轮红赤,神水混浊,视力下降的眼病。多由肝虚风火,风湿挟热,或阴虚火炎,灼伤黄仁所致。临床以目珠疼痛,畏光流泪,视力下降,瞳神缩小,展缩失灵,抱轮红赤,神水混浊为主要临床表现。常见于现代医学之虹膜睫状体炎。

二、病 因 病 机

1）肝经风热，或肝胆火热上犯，灼伤黄仁。
2）外感风湿，久郁化热，或素体热盛，复感风湿，风湿热邪相搏，上攻清窍，黄仁受损。
3）肝肾阴亏，虚火上炎，上扰清空，灼伤黄仁。
4）本病还可因火疳、花翳白陷、凝脂翳、混睛障蟹睛、真睛破损，郁毒内侵，而引起。

三、诊 断 要 点

（1）诊断要点
1）眼球疼痛，畏光流泪，视力下降。
2）瞳神缩小，不能展缩如常，白睛抱轮红赤，黑睛内壁可见白色细小或脂状物附着，神水混浊，黄仁纹理不清，重者可兼见黄液上冲、血灌瞳神；黄仁与睛珠粘连，则形成瞳神干缺，重者还可见白膜闭封全瞳。
3）可有黑睛病史，或目睛受伤史。全身可有炎症病灶感染，如结核、风湿、梅毒、寄生虫病史。
（2）鉴别诊断
本病需与绿风内障相鉴别。两病均有眼球疼痛，白睛红赤，视力下降症状，但有不同，详见表3。

表3　瞳神紧小与绿风内障鉴别表

鉴别要点	瞳神紧小	绿风内障
视觉	视力减退	视力骤降，有虹视
疼痛	患眼坠痛，痛连眉棱太阳	患侧头痛如劈，眼球胀痛欲脱
眵泪	流泪	一般较少
白睛	抱轮红赤	抱轮红赤或白睛混赤
黑睛	一般透明，内壁下分有白色细点状物附着	云雾状混浊
瞳神	紧小，开大失灵，干缺不圆，甚至闭锁，或为白膜封闭	散大，呈卵圆形，收缩失灵，瞳内呈淡绿色
眼珠硬度	正常或稍低	增高
呕恶	无	伴恶心、呕吐

四、辨 证 论 治

本病多因外感风、湿、热邪，或肝胆郁热，或肝肾阴亏，虚火上亢旺，或久病伤阴，郁热未尽，转化而来。究其病因，以实证及虚实挟杂之证多见。临床宜全身局部辨证相结合，分别予以祛风、除湿、清火、凉血、解毒及滋阴降火等法治之，对病至后期，邪气既退，肝肾不足者，宜滋补肝肾，明目开窍。本病必须重视早期及时散瞳治疗，以防瞳神干缺等并发症的发生，与湿邪有关证治如下：

风湿挟热

临床表现 瞳神紧小,展缩不灵,或偏缺不圆,神水混浊,黄仁纹理不清,白睛抱轮红赤,目睛疼痛,眉棱骨痛,视物不清,伴有头重胸闷,肢节疼痛,舌苔黄腻,脉滑数或濡数。

辨证分析 风湿热邪相搏,阻遏中州,故胸脘满闷,湿浊上泛,蒙阻清窍,故目赤疼痛,头重眉棱骨痛,视物昏蒙不清;湿热上蒸神水,则神水混浊,熏灼黄仁则黄仁肿胀,纹理不清,展缩失灵;黄仁与晶珠相粘,则瞳神偏缺不圆;风湿热邪客于肢节,则肢节疼痛;舌苔黄腻,脉来滑数或濡数,均为湿热之象。

治法 除湿祛风清热。

方药 抑阳酒连散(《原机启微》)加减。

独活 羌活 防己 白芷 防风 蔓荆子 黄连 黄芩 栀子 黄柏 寒水石 生地 知母 生甘草

若热邪较重关节红肿疼痛,去白芷,加忍冬藤、桑枝;湿邪较盛,去寒水石、黄连,加薏苡仁、苍术。

其他治法

外治法可用内服药渣煎水熏眼。及时充分散瞳,用 1% 的阿托品眼药水或眼膏,每日 3 次,滴眼药后压迫泪囊部约 5 分钟,以免吸收过多引起中毒,直至红赤完全消退后继用 1 周。对阿托品过敏者,可改用 0.5% 东莨菪碱或 2% 后马托品。若瞳仁不能扩大,可用混合散瞳剂(1% 阿托品、4% 可卡因、0.1% 肾上腺素等量混合)0.3ml 作结膜下注射。

五、护理与调摄

1)本病属眼科急症范畴,故治疗用药应及时、正确。散瞳剂使用尤需遵医嘱执行。
2)调情志,慎郁怒,避免七情化火,引起病情加重或复发。
3)饮食宜清淡,忌辛辣油腻,以防生湿化热,引起复发。
4)慎起居,避风、热、湿邪侵袭,减少复发。

六、病案举例

赵某,男,35 岁,工人,1993 年 9 月 7 日初诊。主诉:左眼红赤坠痛,视物模糊两天,伴头痛,流泪,四肢疼痛。查:视力,右眼 1.2,左眼 0.25,左眼白睛抱轮红赤,黑睛后壁下方沉着物+++,神水混浊+++,黄仁纹理欠清,瞳神紧小,展缩不灵,舌质红,苔黄腻,脉滑数。西医诊断:左眼急性虹膜睫状体炎。中医诊断:左眼瞳神紧小症,系由风湿热邪相搏,上攻清窍所致,治从除湿祛风清热之法,方用抑阳酒连散。选用:羌活 10g,独活 10g,白芷 10g,防己 10g,防风 10g,黄连 10g,黄柏 10g,寒水石 15g,生地 15g,知母 10g,蔓荆子 10g,栀子 10g,5 剂。同时用 1% 阿托品眼膏点眼,每天 2 次。

二诊:左眼红赤疼痛已消,查视力:左眼 1.0,白睛红赤已消,神水已清,瞳神已为药物散大。继以知柏地黄汤善后。3 个月后随访,左眼视力 1.2,瞳神恢复展缩功能。(冯俊医案)

第十一节 云雾移睛

一、概　述

云雾移睛是指眼外观端好,自觉眼前有蚊蝇或云雾样黑影飞舞飘移,甚至视物昏蒙的眼病,多由湿热、痰湿内蕴,浊气上泛,阴亏火旺,气血郁滞引起,临床以自觉眼前黑影飘移,形态不一,或浓或淡,眼底镜下可见玻璃体时有黑色或半透明之点、条、块状等形状混浊为特点。

二、病因病机

肝胆湿热郁蒸,或痰湿内蕴,浊气上泛;或阴虚火旺,灼伤目络,血溢络外;或肝气郁结,气滞血瘀;或肝肾不足,精血亏损,目失所养;或产后失血过多,气血虚弱,目失所养。

三、诊断要点

(1) 诊断要点

1) 眼前黑影飘移,形态不一,状如蚊蝇或云雾,或浓或淡,眼球转动时呈不规则运动。病情轻者不影响视力,重者影响视力。

2) 眼底镜检查,令被检查眼上下左右转动时,可见有黑色或半透明之混浊飘动,混浊可为点状、条状、片状、块状、絮状等形态。

3) 作眼超声检查,有助于了解玻璃体混浊性质及程度。

(2) 鉴别诊断

云雾移睛病状特殊,诊断较易。但该病病因复杂,需进一步鉴别,治疗方能更加有的放矢,常用裂隙灯显微镜加前置镜检查、观察以资鉴别。

出血性混浊:混浊呈弥漫性棕色点状,间有暗红色凝块、条索,可观察到视网膜出血性病变。

炎性混浊:呈淡黄色点状,白色絮状,白色丝网状,或雪球样混浊,并伴见葡萄膜炎症。

变性混浊:常为白色雪花样点状混浊,或闪辉样结晶体的沉积,玻璃体活动度增加,其间有黑色的光学空间,混浊呈半透明膜状,或星状或丝状。

四、辨证论治

云雾移睛多因痰湿上泛,瘀血阻滞,肝肾不足,精血亏虚所致,治疗以祛痰除湿,活血祛瘀,填精补血,补益肝肾为主。对原发疾病病因当予重点控制祛除,才能从根本上控制本病。临床混浊上泛所致云雾移睛,有湿郁化热者,也有因脾虚生湿者,治疗详述如下。

1. 湿热蕴脾

临床表现　自觉眼前黑影浮动,如蚊蝇飞舞,视物昏蒙,检查:玻璃体有尘状、点状、絮状、团状混浊,伴头重胸闷,纳呆口苦,心烦,苔黄腻,脉滑数。

　　辨证分析　湿热蕴脾,浊气上泛,神膏不清,则见眼前黑影活动,如蚊蝇飞舞,检查玻璃体中有各种形态的混浊;湿热中阻,清阳不升,则头重胸闷,纳呆;湿邪化热,则口苦心烦,舌苔黄腻,脉来滑数。

　　治法　清热利湿。

　　方药　猪苓散(《审视瑶函》)加减。

　　猪苓　萹蓄　苍术　黑狗脊　大黄　滑石　车前子

　　肝火炽热,去黑狗脊,加龙胆草;血分蕴热,去苍术、黑狗脊,加生地、丹皮。

2. 脾虚湿困

　　临床表现　自觉眼前黑影飘动,检查玻璃体可见点状、片状混浊,病程较久,伴面白或萎黄,食少痰多,神疲乏力,舌质淡,苔白滑,脉濡缓。

　　辨证分析　湿浊内生,上泛于目,神膏变混,则见眼前黑影飘动;脾虚不运,气血生化乏源,头身失于荣养,则面白,萎黄,神疲乏力;脾气不运,聚湿生痰,故食少痰多,舌淡苔白滑,脉来濡缓。

　　治法　健脾化湿祛痰。

　　方药　苓桂术甘汤(《伤寒论》)加减。

　　党参　桂枝　白术　茯苓　甘草　陈皮　制半夏

　　若脾虚较甚,便溏者加山药、苡仁、白扁豆,以增强补脾益气之力;痰火较甚,口苦,痰色黄稠,去党参,加黄连、竹茹。

　　其他治法

　　1)用三七、丹参、红花注射液作电离子导入,每日1次,10次为一疗程。

　　2)对玻璃体混浊出血,经6个月治疗无效,光感、光定位很好,无新生血管者可做玻璃体切割术。

五、护理与调摄

　　1)改善卫生条件,适当锻炼身体,增强体质,注意休息,劳逸结合,避风寒暑湿之邪。

　　2)积极治疗葡萄膜、视网膜疾病及高血压、糖尿病等原发病,以防本病发生与加重。

六、病 案 举 例

　　丁某,女,36岁,干部。1992年9月18日初诊。主诉:右眼前黑影飘动2个月。曾诊为右眼周边色素膜炎,以泼尼松治疗,现黑影减少,视物不清,胸闷口苦,心烦,已停用泼尼松。查:形体稍胖,视力:右眼0.5,左眼1.2,右眼外观正常,虹膜纹理清楚,无粘连,瞳孔4mm,对光反射(+),玻璃体有尘状及条状混浊,量中等,眼底欠清晰,三面镜检查,发现周边部视网膜有数个渗出病灶。舌质红,苔黄腻,脉滑微数。诊断:右眼周边色素膜炎,玻璃体混浊。证属湿热内蕴,浊气上泛,治从清热利湿化浊之法。方选猪苓散加减,药用:猪苓10g,茯苓10g,萹蓄10g,车前子15g,山栀10g,黄连5g,大黄5g,夏枯草10g。服药15剂,二诊自诉右眼视物较前明显好转,黑影减少,查玻璃体混浊减少。原方去大黄,加白术10g,厚朴10g。

再服 15 剂,视物已清晰,偶有黑影飘动,查视力右眼 1.0,左眼 1.2,右眼玻璃体可偶见混浊。舌苔薄白,脉缓有力。以杞菊地黄汤善后。随访 1 年,未复发加重。周边网膜渗出物已吸收。(冯俊医案)

第十二节　视 直 如 曲

一、概　　述

外眼无异常,自觉视正直之物如弯曲之状,或视物体小者似大,大者似小,失却本来面目的病证,称视直如曲。视瞻有色是目外观如常,仅自视眼前有带色之淡影遮挡的病证。两病病因病机相似,多由湿热痰浊上犯,阻滞脉络,或肝肾不足,气血亏耗,目失所养而致。临床以外眼无翳障气色可辨,自觉视直如曲,或视小似大,或视大似小者,为视直如曲,以目外观如常,唯自视眼前有带色之暗影遮挡为特征者为视瞻有色。临床包括多种眼病,常见于西医学之中心性浆液性脉络膜视网膜病变、黄斑囊样水肿等黄斑部病变。

二、病 因 病 机

1) 饮食不节,湿热痰浊内生,上犯清窍,阻滞脉络。
2) 肝肾不足,气血亏损,目失所养。
3) 阴虚火旺,虚火上炎,灼伤脉络。

三、诊 断 要 点

(1) 诊断要点
1) 外眼无翳障气色,视物模糊不清,视物变形,或变大,或变小,或觉眼前有暗影遮挡。
2) 检查可见视网膜黄斑区水肿模糊,色暗,外围有圆形或椭圆形反光晕,中心凹光反射减弱或消失,黄斑区及其周围还可见黄白或灰黄色圆形渗出或色素沉着。眼底荧光血管造影检查有助诊断。

(2) 鉴别诊断
视直如曲及视瞻有色与视瞻昏渺,均可见视物昏蒙,且常可兼见,需加鉴别。视瞻昏渺,以视力下降,昏蒙不清为主,一般无视物变大、变小及视直如曲,也无眼前暗影遮挡。视直如曲,虽有视物不清,但以视物体小者似大,大者似小,正直之物如弯曲之状为特征。视瞻有色,也有视物模糊,却以眼前有带色之暗影遮挡为主。此三病,眼外观均无异常征象。

四、辨 证 论 治

本病辨证论治,应全身辨证与眼部辨证相结合,分清湿热、痰浊、气滞、肝肾亏损、气血不足、阴虚火炎,分别治之。治疗强调扶正培本,结合眼底病变分清虚实多寡,予以治疗。湿浊上犯之证辨治如下。

湿浊上犯

临床表现　自觉视物昏蒙,或变大,或变小,或视直如曲,或眼前有暗影遮挡,眼底黄斑区有渗出,周围有反射光晕,中心凹反光不清;病情绵延,久治不愈,伴头重胸闷,腹满纳少,舌苔厚腻,脉濡;或见胸腹满闷,痰多色黄,失眠口苦,舌黄腻,脉濡数。

辨证分析　湿浊内蕴,上蒙清窍,或痰湿化热,上犯目窍,故而视物昏蒙,邪阻黄斑,故而视瞻有色,视物或变大,或变小,或视直如曲;湿浊中阻,气机不畅,清阳不升,浊阴不降,则头重胸闷,腹满纳少;湿痰久郁化热,则痰多色黄;痰热内扰;则失眠口苦,舌质红苔黄腻,脉滑数。

治法　利湿化浊,清热化痰。

方药　湿浊上犯者,三仁汤(《温病条辨》)加减。

白蔻仁　生苡仁　杏仁　滑石　白通草　竹叶　厚朴　半夏

口淡者,去通草,加桂枝、苍术;湿热偏盛,眼底水肿明显,加藿香、佩兰、黄芩、栀子、车前子。

痰热偏盛,宜清热化痰降浊,方选温胆汤(《千金要方》)。

制半夏　陈皮　茯苓　枳实　竹茹　生姜　大枣　甘草

眼底渗出明显者,可加黄连、胆星、车前子、茺蔚子以增强清热除湿之力。

其他治法　针刺球后、太阳、睛明、风池、光明、肝俞、脾俞、足三里。每次 3~4 穴,平补平泻,2 日 1 次,14 天为一疗程。

五、护理与调摄

1)忌劳倦太过,耗伤精血。
2)避免七情不遂,抑郁暴怒,以防加重病情,或复发。
3)避淋雨涉水,冒暑远行,外感风寒暑湿之邪。
4)适当锻炼,对反复发作病例加强营养,以增强体质,有益本病康复和预防复发。

六、病案举例

赵某,男,38 岁,干部。1991 年 12 月 5 日初诊。主诉:左眼视物模糊变形 1 周。发病之前过度疲劳,睡眠欠佳,现口淡乏味,胸闷不适,身倦乏力,查:视力右眼 1.0,左眼 0.4,右眼底正常,左眼阿姆氏表检查(+),眼底,左黄斑区发暗污秽,周围反光晕,水肿,明显,少量针尖样黄色渗出。舌质淡,苔白腻,脉濡缓。诊断:左眼中心性浆液性脉络膜视网膜病变。证属劳倦太过,脾失健运,湿阻中焦,上犯清窍。治从化浊利湿,行气开窍,方用三仁汤加减。杏仁 10g,蔻仁 10g,苡仁 15g,淡竹叶 10g,法半夏 10g,厚朴 10g,白术 10g,茯苓 10g,桂枝 6g,山楂 10g。服上药 10 剂,二诊时视力左眼 0.7,眼底黄斑区水肿明显好转,原方去淡竹叶,加党参 15g、陈皮 10g,再进 10 剂。三诊视力左眼 1.0,眼底水肿消退,仍有硬性渗出,续以六君子汤善后。(冯俊医案)

下篇
名家论湿精粹

第二十二章　著名中医专家诊治湿病的经验

第一节　干祖望耳鼻喉口腔疾病的湿证和治验

家父干祖望曾根据《素问·太阴阳明论》的"伤于风者,上先受之;伤于湿者,下先受之"立论而总结外科病因。谓:"一般疮疡的发病原因,有一定规律。大抵上部多风,中部多热,下部多湿"(《简明中医外科学·外症的病因》,江苏人民出版社,1958年版)。他一言轻轻道破,在临床上实际的确如此,而且更符合于中医传统理论。风性好动而飘浮,湿性阴沉而下注。五官科病都在最上部的头面,似乎不应该有湿证的侵犯,但在我们日常临床中,也较多地遇到,而且在历代外科名著中,也明明白白、毫不含糊地记有不少湿邪所致耳鼻喉口腔疾病。如:

《疡医准绳》谓:耳发(急性中耳炎)"大抵风、湿、热毒"。

《医宗金鉴·外科心法要诀》谓:旋耳疮(耳部皮炎湿疹)由"胆脾湿热所致"。

《外科证治全书》谓:耳痔(外听道乳头状瘤)"皆肝胆湿热"所致。

《外科正宗》谓:鼻痔(鼻息肉)由于"肺气不清,风湿郁滞"。

《医宗金鉴·外科心法要诀》谓:口糜(鹅口疮)由于"膀胱湿水,泛滥脾经"。

《外科证治全书》谓:齿䘌(牙周炎)由于"肠胃湿热"。

《喉科指掌·咽喉大纲论》谓:喉痹(急性咽峡炎)"有风、有寒、有火、有湿、有毒、有虚,或风火相传,或寒邪相聚。……风火寒湿毒虚,皆类而推之可也"。

《重楼玉钥》谓:"骨槽风,由胃经瘀、湿、风、火凝聚而成"。

干祖望《干氏耳鼻咽喉口腔科学》(1999年,江苏科学技术出版社)共有病种98个(耳30个,鼻20个,咽喉28个,口腔15个,肿瘤5个),而与湿证有关者有27个,约为三分之一强,可谓不少。其中最多者为耳病,次为口腔病。从理论上讲,也合逻辑。肾开窍于耳经为阴脏,湿为至阴之邪。口腔本属于脾,脾的本色就是湿土。

耳鼻咽喉口腔的湿证,有异于其他疾病的湿证。考湿证的产生,刘河间解释为"湿本土气,火热能生土湿","因火热怫郁,水液不能宣行,即停滞而生水湿"(《刘完素六书》)。当然还有外面入侵的湿,朱丹溪谓:"湿有自外入者,有自内出者"。并言外来之湿是"东南地下,多阴雨、地湿,凡受必从外入"。言内出之湿是"西北地高,人多食生冷、湿面、潼酪,或饮酒后寒气怫郁"(《丹溪心法·中湿》)。

不过不论外入的或内出的湿,都一样是湿,以其阴邪本质而重滞下注。但一经困郁时久,势必氤氲发酵而成为湿浊。它的禀性不改,但形象已产生了变化,变化成了"吹沙迷汉殿,漱水掩秦楼"的雾化物,轻清飘浮,可以弥漫到人身巅顶头面。所以头面上的耳鼻咽喉口腔几个清窍,正是它侵袭冒犯的对象。所以头面上的湿证,不是单纯本色的湿邪,而是已经嬗变了形态而保持性质的湿浊。所以干氏就肯定地断言:"浊从湿化,故轻(笔者注:指质)者为浊,重者为湿,湿多滞积于下半身,浊能弥漫于上半身。两者基本相同,区别在轻重、浮沉之间而已。故我科(指耳鼻咽喉口腔科)以浊为主"(《干氏耳鼻咽喉口腔科学·治法分述·利湿化浊》)。

对由湿邪嬗化而成湿浊证侵犯头面诸窍,干氏是怎样处理的呢?兹举医案如下。

1.耳鸣、耳聋案

医案一　迟某,男,50岁。

铜山东崩,洛钟西应。鸣出耳窍,病在颈椎。其所以发现于近日者,良以泽国半月,阴霾笼罩之诱耳。本取化瘀活血,标参理湿化浊。如此则五窍还其空清,更有利于息鸣。

藿香10g,佩兰10g,泽兰6g,防己6g,车前子10g,红花6g,桃仁10g,归尾10g,赤芍6g,菖蒲3g。7剂,煎服。

2. 耳源性眩晕案

医案二　姚某,女,45岁。

痰浊久困,未得一清。舌白腻苔,脉细而濡。方取化浊消痰一法。

陈胆星3g,陈皮6g,藿香10g,佩兰10g,姜半夏6g,苏子10g,菖蒲3g,枳实6g,焦苡仁10g,甘草3g。7剂,煎服。

二诊:痰浊渐清,虚象似露端倪,裁方渐向扶正靠近。

太子参10g,白术6g,茯苓10g,陈皮6g,半夏6g,蝉衣3g,菖蒲3g,料豆衣10g,夏枯草10g,罗布麻10g。7剂,煎服。

3.耳闭气案

医案三　周某,男,50岁。

二诊:进药10剂,两耳憋气,仍在半塞之中。头昏沉及头皮发麻,自声增强,两目迷糊等症,依然踟蹰不去。而且口中作苦而干,多饮喜凉。舌薄黄苔,脉平。者番裁方,强调化浊。

藿香10g,佩兰10g,白术6g,茯苓10g,升麻3g,葛根6g,菖蒲3g,车前子10g,防己6g,六一散(包)15g。7剂,煎服。

4.鼻息肉案

医案四　陈某,女,26岁。

长期湿浊充斥中州,湿浊上蒸,空清之窍蒙浊而失其空清本色。先从芳香化浊、清胆开窍为治。

苍耳子10g,柴胡3g,升麻3g,辛夷60g,鱼腥草10g,藿香10g,佩兰10g,菖蒲3g,路路通10g,龙胆草3g。7剂,煎服。

又外用药:苍术10g,白芷10g,角针5g。水煎,取蒸气蒸熏鼻窍。每天晨、暮两次。

5.慢性鼻炎案

医案五　张某,男,60岁。

二诊:14剂药,难有疗效可言。今也舌苔更腻,显然治途又设重障。用药难以随心所欲,暂取化浊化痰。

藿香10g,佩兰10g,焦米仁10g,陈皮6g,茯苓10g,泽泻6g,大贝10g,白果7枚,天竺黄

6g,罗布麻 10g。7 剂,煎服。

三诊:芸芸诸病,似乎难以一一应付。但尚能提纲挈领以处理。仍取化浊消痰,稍参抑肝扶正。

太子参 10g,桑白皮 10g,藿香 10g,佩兰 10g,天竺黄 6g,夏枯草 10g,枳壳 6g,陈皮 6g,罗布麻 10g,白果 7 枚,辛夷 6g。7 剂,煎服。

医案六　王某,女,46 岁。

湿浊久困,清阳难以上举,以致阴霾笼罩头面空窍。拟取六君子汤加味。

升麻 3g,党参 10g,白术 6g,茯苓 10g,陈皮 6g,半夏 6g,藿香 10g,佩兰 10g,辛夷 6g,甘草 3g。7 剂,煎服。

医案七　蔡某,男,49 岁。

三诊:湿浊充斥中州,焉能强治五官之痰。犹如西子蒙不洁,安能强加粉黛。

厚朴花 3g,陈皮 6g,苍术 6g,藿香 10g,佩兰 10g,枳壳 6g,甘草 3g,小麦 12g,焦米仁 10g,大枣 7 枚。7 剂,煎服。

6.鼻窦炎案

医案八　李某,男,16 岁。

炎炎之胆热已挫,淹缠之湿浊难清。方随证立。

藿香 10g,佩兰 10g,苍耳子 10g,升麻 3g,白芷 6g,辛夷 6g,鱼腥草 10g,薄荷 6g,芦根 30g,鸭跖草 10g。7 剂,煎服。

医案九　邹某,男,27 岁。

胆热移脑,脾湿暗蒸。治从清胆泻肝,醒脾化浊。

柴胡 3g,胆草 3g,山栀 10g,太子参 10g,黄芩 3g,白术 6g,茯苓 10g,苍耳子 10g,辛夷 6g,白芷 6g。7 剂,煎服。

7.口腔溃疡案

医案十　姜某,女,22 岁。

禀质脾衰土弱,坤德不充,致内湿自生,病程多年,更增其累。口腔溃疡事属常见,鼻腔溃疡临床上殊难遇到。良以脾土之湿,无阳气之温煊,邪浊积蕴,久困中州,郁蒸而上凌清窍使然。谚谓"灶边无净土",其理相同。治当益气升清,最属恰当。

升麻 3g,柴胡 3g,党参 10g,白术 6g,茯苓 10g,山药 10g,六曲 10g,藿香 10g,佩兰 10g,白扁豆 10g,甘草 3g。7 剂,煎服。

二诊:药仅 6 剂,获效良多,大有"所持者狭而所获者奢"(原文引《史记·滑稽列传》,唯"欲"字改为"获"字)之势。至于自诉"鼻中有一肿物"者,乃下甲也。方已有效,何事奢求,蹑原方再进。

医案十一　华某,男,70 岁。

年逾杖国,婴病六年,正气之衰,不言可谕。正气重点责在土脾。加之久病常坐更增其"久坐伤脾"。治应培养坤德,但以其他诸恙之扰,取药总有东顾西虑之势。方从补中益气汤、缩泉丸、四妙汤三者综合取舍而立。

党参 10g,黄芪 10g,银花 10g,升麻 3g,白术 6g,茯苓 10g,山药 10g,益智仁 10g,乌药 6g,枳壳 6g,甘草 3g。3 剂,煎服。

又取珠黄散 3 支,吹口腔内,每日 3~5 次。

二诊:补敛兼收之剂,似已中鹄(症状明显好转,为历来所未见),效不更方,坚守深入。

党参 10g,黄芪 10g,益智仁 10g,乌药 6g,山药 10g,白术 6g,仙灵脾 10g,仙茅 10g,茯苓 10g。7 剂,煎服。

三诊:胃热以正衰而欲炽无能,肉芽以津亏而暴露难敛。纵然尚存内湿之困扰,但亦不能理湿而带来伤津后果,裁方肘掣多多,只能步原旨而求平稳。

生黄芪 10g,党参 10g,白术 6g,茯苓 10g,益智仁 10g,乌药 6g,山药 10g,扁豆 10g,六一散(包)15g,佩兰 10g。7 剂,煎服。

口吹珠黄散续用。

四诊:口水已接近正常,溃疡依然满布,大便干结难解。所谓其"火"甚旺,乃龙雷上潜,假象也。方取四妙合桂附八味化裁。

肉桂 3g,生黄芪 10g,党参 10g,白术 6g,当归 10g,益智仁 10g,乌药 6g,熟地 10g,山药 10g,柏子仁 10g,郁李仁 10g。3 剂,煎服。

珠黄散续用。

晚蚕砂 30g,煎水,冷却作漱口用。

医案十二 吴某,女,57 岁。

三诊:心火肝热,逐渐势微,痰浊湿热,升居主位,当然属于间愈之态。唯左边一点白色小斑,依然存在不去,再予观察。方承上旨而倾向清化痰浊。

厚朴花 3g,苍术 6g,山楂 10g,六曲 10g,藿香 10g,佩兰 10g,陈皮 6g,竹叶 10g,茅根 10g,六一散(包)12g。7 剂,煎服。

四诊:初诊清心肝之火,复诊治痰浊之凝,俱能应手。刻下裁方取清扫余火、养津滋阴。

8. 白塞综合征案

医案十三 锦某,男,29 岁。

脾土失健,坤德难充,因之内湿自生。湿困中州,其浊再藉之以成。湿浊交蒸之下,脾窍首蒙其祸,"突边安有净土",当然溃疡碎破,彼伏而此起矣。同时四肢属脾,眼科肉轮属土,阴部为至阴之处,当然池鱼之殃势所不免。宗健土益脾,佐以芳香化浊,方从《金匮》赤小豆当归散化裁。

赤小豆 15g,当归 10g,白术 6g,茯苓 10g,太子参 10g,山药 10g,藿香 10g,佩兰 10g,山楂 10g,六曲 10g。7 剂,煎服。

又用养阴生肌散,吹口腔。

9.口腔黏膜白斑案

医案十四 冯某,女,66 岁。

口腔顽症,时历六度春秋。追踪索源,脾气失充,湿浊久困之故。同时操作心烦,更有添薪助燃之势。治暂调理脾胃,并予活体检查,以燃犀瞩奸。

太子参 10g,白术 6g,茯苓 10g,焦米仁 10g,陈皮 6g,藿香 10g,佩兰 10g,山楂 10g,六曲 10g,六一散(包)15g。7 剂,煎服。

10.唇炎案

医案十五 别某,女,30 岁。

貌似茧唇（剥脱性唇炎）而实难列入茧唇行列。舌背脑纹,深而且多。纵然有阴虚之感,但脾经之湿浊未除,总难单纯以养阴。暂取醒脾化浊,同时亦难取香燥。

茵陈 10g,车前草 10g,太子参 10g,茯苓 10g,山楂 10g,碧玉散（包）15g,土茯苓 10g,藿香 10g,佩兰 10g,六曲 10g。7 剂,煎服。

通读上述病例可知。湿证的确在口腔科所占特多,与理论是一致的。

至于治法,一般常用的有处理风湿的疏表化湿,处理寒湿的苦温燥湿,处理水泛成灾的利水渗湿,处理湿热交蒸的清热利湿,处理较轻的淡渗利湿,处理湿浊上蒸的芳香化湿,处理脾湿内蒸的醒土制湿等许多手法。而耳鼻咽喉口腔病的湿证,大多取用芳香化湿,也即芳香化浊手法。君不见这里绝大多数的都离不开藿香、佩兰。理由很简单,湿已化浊,它已不是质重性沉的蠢然重笨之体,而是虚无缥缈的浮悬雾状物,单凭实力充足的燥湿药,好像你运气十足把一张薄纸掷出五米十米之遥,你想能吗？只有轻清的芳香之品,轻描淡写地消散它一股浮悬雾状物,也即所谓"轻能去实"。此外,如上述唇炎案方中的茵陈,也是这个用意。根据《大明日华诸家本草》"治天行时疾、热狂、头痛、头旋风、眼疼"的说法,也一如藿、佩的轻清,适作以解决浮飘浮悬的湿浊雾样之邪。当然也有如蔡某一例（医案七）取用重笨药厚朴、苍术者,当然这种充斥中州的湿浊,已非轻清的浊而是真正滋腻重沉的湿了,用轻清之品已无法摧毁它重实之邪了。

在耳鼻咽喉口腔疾病的湿浊还可产生其他衍化而来的终产物,一般常见的为痰、气滞、清阳不升三者居多。当然也可以由痰、气滞、清阳不升的证情而形成湿浊,所以常佐以理气、升清手法来辅助提高化浊利湿的作用。

尤其是痰,慢性潴积于鼻窦、鼓室里的痰饮,更需要化痰利湿（实证）、健脾化浊（虚证）,在张某（医案五）、王某（医案六）的处方中就可以反映出来。谈到慢性鼻窦炎,分泌性中耳炎而目为痰证所造成者,似乎出于干老,但自古以来鼻窦炎专用方"苍耳子散"的白芷芳香化浊,就已起到了藿香、佩兰的作用。分泌性中耳炎的二妙丸,本身就是清热燥湿的名方。

气滞、清阳不升与湿浊,也是孪生胎。所以姚某（医案二）处方中菖蒲、苏子、枳实,陈某（医案四）方中的菖蒲、路路通,都是破滞理气。陈某（医案四）方中柴胡、升麻;姜某（医案十）方中也有柴胡、升麻;周某（医案三）方中葛根等,都是佐用升提药以配合利湿化浊。

最后,必须补充一句话,我们专科取法裁方用药,自有独特之处,但还是在中医传统理论规范中老老实实、规规矩矩、一步一个脚印地工作着。

（干　千整理）

第二节　邓铁涛从湿治暑湿（乙型脑炎）验案

蔡某,男,7 岁。

初诊:1958 年 7 月 9 日,广州市儿童医院会诊。

病史:发热已 5 天,今早体温极高（40.3℃）。

诊查:面红唇赤,口渴,神志模糊,间有抽搐。舌苔厚黄,脉滑数。

辨证:证属暑温。

治法:清热化湿开窍。

处方:生石膏（先煎）60g,知母 9g,甘草 3g,石菖蒲 1.2g,连翘 12g,银花 15g,芦根 12g,

花粉 12g,滑石(先煎)15g。水煎服(急)1 剂。

紫雪丹 1 支,分 2 次,隔 3 小时服 1 次。

二诊:7 月 10 日晨。热度略低(39.6℃),其他症状如前。

处方:生石膏(先煎)60g,滑石(先煎)24g,川连 4.5g,芦根 30g,知母 9g,甘草 3g,花粉 12g,全蝎 3g,连翘 12g,石菖蒲 12g,双钩藤 7.5g,金银花 15g。急煎 1 剂。

与安宫牛黄丸 1 粒,至宝丹 1g,两药合,作 3 次服,每隔 2 小时服 1 次。

三诊:7 月 10 日午。前服汤药 1 剂,证无大变化,继予下方药服之。处方:淡竹叶 12g,甘草 3g,知母 9g,生苡米 12g,生石膏 60g。水煎服 1 剂。

另用冬瓜、莲叶、生苡米煎汤作茶。

四诊:7 月 11 日。热略退,面赤唇红,手指微有蠕动。舌质深红,苔黄白,脉滑数。

处方:生石膏(先煎)60g,生苡米 12g,知母 9g,甘草 3g,淡竹叶 12g,石菖蒲 4.5g。水煎服 1 剂。

至宝丹 1.8g,分 3 包,每 3 小时服 1 包。冬瓜、莲叶煎水作茶。

五诊:7 月 12 日。热退,面微赤唇红,嗜睡,神志未完全清醒。舌苔黄,脉数。

处方:黄芩 9g,金银花 12g,菖蒲 4.5g,黄连 4.5g,西瓜皮 15g,竺黄 9g,竹叶 9g,连翘 9g,滑石(先煎)15g,鸡内金 9g。水煎服 1 剂。

至宝丹 1g,分两服。冬瓜、莲叶、苡米煎汤作茶。

六诊:7 月 13 日。热退,眼赤,神志较清醒,不大便数日。舌苔黄较前薄,脉数。

处方:西瓜皮 15g,谷芽 9g,天竺黄 9g,鸡内金 9g,黄芩 9g,竹茹 9g,枳壳 4.5g,土银花 9g,元明粉(冲服)9g,甘草 3g。水煎服 1 剂。

冬瓜、莲叶、苡米煎汤作茶。

七诊:7 月 14 日。已无发热,神志较清醒,眼赤减退,未下大便。舌苔薄黄,脉数。

处方:西瓜皮 15g,冬瓜仁(打)30g,甘草 3g,土银花 9g,黄芩 9g,苡米 12g,谷芽 15g。水煎服 1 剂。

八诊:7 月 15 日。神志清醒,唯神疲肢倦,已大便,胸出白㾒,舌微有黄苔,脉滑数。

处方:冬瓜仁 30g,生苡米 13g,甘草 3g,云苓 15g,淮山药 12g,鸡内金 9g,花旗参(另煎) 4.5g。水煎服 1 剂。

是日下午 5 时半,针足三里、合谷(双)。

九诊:7 月 16 日。神志清,唯神疲肢倦,胃纳不爽,胸部白㾒稍退。舌苔微黄,脉滑数。

处方:花旗参(另煎)4.5g,苡仁 12g,云苓 15g,淮山药 15g,甘草 3g,西瓜皮 12g,冬瓜仁 (打)24g。水煎服 1 剂。

十诊:7 月 17 日。神志清晰,白㾒已退,仍疲倦,不思食。舌苔微白,脉略数。

处方:花旗参(另煎)4.5g,生苡仁 24g,淮山药 15g,云苓 9g,南豆花 6g,谷芽 9g,甘草 1.5g,竹叶 6g。水煎服 1 剂。

十一诊:7 月 18 日。神志好,能起床步行,二便如常。舌苔白薄,脉略数。

处方:生党参 30g,白芍 9g,云苓 25g,淮山药 24g,甘草 6g,谷芽 6g,鸡内金 9g。水煎服 1 剂。

观察 3 天,病愈出院。

按语 1958 年,广州地区出现乙型脑炎,根据治疗过程中的观察,它同 1955 年石家庄流行性乙型脑炎(偏热)、1956 年北京市流行性乙型脑炎(偏湿)都不相同。石家庄流行者偏热,故治疗以大剂清热为主;北京者偏湿,所以以化湿浊为主。而此次广州流行乙型脑炎之前多雨,发生之时天气极热,所以发病一般多表现为热盛湿伏,所谓外邪热盛而内有伏湿,这是中医辨证所不能忽视的。从上述病例及同期治疗的其他病例来看,以白虎汤去粳米,加苡米或其他清暑去湿药,如西瓜皮、鲜荷叶、冬瓜、淡竹叶等适用于发热前期,容易退热和减轻症状。后期昏迷抽搐,则根据症情而使用牛黄丸、紫雪丹和至宝丹。至于热盛生风或热极者宜酌用犀角、羚羊角,或以羚羊角骨代羚羊角,亦可收到一定功效。熄风则重用石决明。湿气留连中焦气分,应注意其脉象,见有虚象,应加入人参以固气,但湿脉亦似虚象,其间宜细辨。后期宜及时固脾,因湿乃脾土之邪,及时固土,则四肢健运;气足脾旺,可以减少后遗症而加速体力的恢复。但应注意用得其时,否则助邪。

清代医家叶天士说:"或透风于热外,或渗湿于热下;不与热相搏,势必孤矣。"这是指导温病治疗的至理名言!而清代医家王孟英加以发挥说:"或遇阴雨连绵,湿气感于皮毛,须解其表湿,使热邪易外透而解,否则湿闭其热而内侵,病必重矣。其挟内湿者,清热必兼渗化之法,不使湿热相搏,则易解也。"推之则外风宜透达于外,内风宜降熄于内,则热势孤而得清,暑温亦不例外也。

（邓中光整理）

第三节　朱良春风湿病从湿论治

风湿病在《内经》称为痹,在《金匮要略》中称为风湿,又名历节病,虽然病名各异,但都是对经络气血运行障碍而产生的肌肉关节疼痛、麻木、肿胀等病证的总括。《素问·痹论》:"风寒湿三气杂至合而为痹也"。风湿病的发生多因与湿有关,如居住湿地、淋雨、从事水中作业、汗出当风、夜间露宿、冷气间工作等,这些都是湿邪致病的重要因素之一。在痹证中风、寒、热诸邪在一定的条件下,可以各有侧重,如风邪所胜为行痹,寒邪所胜为痛痹,热邪所胜为热痹,但多以湿为基础。风、寒、热往往与湿相合而为病。《三因极一病源论粹》:"内外所感,皆由脾气虚弱而湿邪乘而袭之"。"邪之所凑,其气必虚"。正气不足既可使湿从外受,也可让湿从内生,它是引致湿病的内在原因。《神农本草经》:"痹,湿病也。"痹证之根源悉本乎湿,湿性重浊黏腻,故病程缠绵难解。

风湿病在临床,始终贯穿着湿邪致病的机制和湿的证象。《金匮要略·痉湿暍病脉证并治》:"骨节疼烦掣痛,不得屈伸,近之则痛剧"。《金匮要略·中风历节病脉证并治》:"病历节不可屈伸疼痛","独足肿大,黄汗出","脚肿如脱"。这些是对湿邪致痹临床表现的论述。论湿邪有寒、热之别,不仅寒湿可以引起关节疼痛,湿热同样可以阻滞经脉引发气血不通而致痹痛。但在寒与湿和热与湿之中,更应强调的是湿邪。湿为阴邪,最易损伤关节,抑遏阳气,阻滞气机,津液淫溢,不能濡润,反为涝灾,故肢体漫肿,关节肿胀,麻木重着。至于关节变形,骨节蹉跎,疼痛僵硬,拘急不得屈伸等症,常见于风湿病的中、晚期,多属痰浊凝聚,血脉瘀阻,痰瘀互结所致。津液不行,水湿内停,聚而生痰;痰湿内阻,血流不畅,滞而为瘀。"痰之本水也"。"血不利则为水"。痰由湿变,血积化水,痰瘀互为因果,相互影响,由此更显得治痹重湿的必要。

论治风湿,不外有祛风胜湿,散寒除湿,清热燥湿,健脾利湿,助阳祛湿,养阴化湿等,尽管治法众多,但注重治湿尤为必要。湿邪具有兼挟他邪而变和阻遏气机的特性,因此,湿不去则风不易息,湿不除则寒不易散,湿不化则热不易清,湿不逐则痰瘀难以泄化。湿化气机通畅则痹宣闭开。对于阴虚挟湿的痹证,我主张先化湿后养阴的方法。若先养阴,不但助湿,而且影响脾胃。先化湿,有助脾胃运化和气机条达,再予养阴,痹病自然告瘥。治痹重湿,并不意味着可以忽视其他的治法,在辨证的基础上,因证施治,使治湿与祛风、散寒、清热、化痰等法有机地结合,灵活配伍药物,多能获取佳效。

病例介绍

祁某,女,38 岁,农民,1998 年 6 月 23 日初诊。

类风湿性关节炎 1 年多,近 2 个月持续发热,体温在 37.5~38.5℃之间,关节疼痛加重,虽曾使用抗生素、中药清热通络剂如白虎加桂枝汤类,但发热不退,病情依然。患者身热不扬,肢困乏力,手指、足趾、腕关节肿胀疼痛,晨僵,活动受限,纳差,渴喜热饮。舌苔白腻,脉濡数。证属湿郁生热,遏阻络脉。治宜化湿宣痹。大豆卷 10g、晚蚕砂 20g、蔻仁 5g、生苡仁 30g、滑石 40g、土茯苓 30g、青风藤 30g、秦艽 12g、白薇 12g、厚朴 6g、甘草 5g。五帖药后,发热竟瘥,苔腻亦化。随证调治 1 月,关节肿痛明显减轻,继续巩固治疗。

按语 本例病机主要矛盾在湿不在热。湿不去,热不退,经脉闭阻,不得宣通,则关节肿痛等症随之加重。化湿即所以退热,诸症亦逐步缓解。

几种除湿化痰药在风湿病中的临床应用

土茯苓 甘淡,解毒利湿。一般用于湿热引起的热淋、带下、疮毒。我多用于痹证(类风关、痛风)之关节肿痛,或溃流脂浊等,常配萆薢、青风藤等,有泄化湿浊,通利关节的作用,且能降低抗"O"、血沉,排泄尿酸。

穿山龙(又名金刚骨) 苦微寒,祛风胜湿,活血通络,清肺化痰。我常用于风湿病及肾病。对慢性关节肿痛,病情缠绵,体质虚弱者尤为适用。临床体会,该药有提高免疫功能,抑制免疫反应的作用,并能消除尿蛋白。用量宜 40~100g。

滑石 甘淡寒,利尿通淋,清解暑热,祛湿敛疮。在风湿病中,我主要用于两方面。①消肿:治关节肿胀难以消退者,偏寒配桂枝、生姜衣;偏热配萆草、赤豆等。凡肿皆有湿,用之有效。②清热:滑石与石膏、寒水石均有清热泻火之功效,且不伤正气。对湿蕴化热,或郁于气分,或搏于血分者,三石配草果、地榆等,退热显著。正所谓滑石"上能发表,下利水道",用药宜 30~150g。

生苡仁 甘淡微寒,利水渗湿,健脾除痹,清热排浊。须重用 30~100g,甚则 250g,它除了能消除肿胀外,还可缓解肌肉挛缩疼痛,无论寒证、热证皆可应用,对皮下结节、肿块、疣类亦效。

防己 苦辛寒,祛风胜湿,宣痹止痛,利水消肿。用于顽痹激素撤减后全身或局部关节肿胀,配生黄芪、仙灵脾、白术等益气扶阳,运脾除湿。配生石膏、桂枝、银花治风湿热。对类风关、痛风等属湿热痹者配黄柏、土茯苓、苍术、秦艽等清热燥湿,宣痹止痛。有抑制免疫反应,排泄尿酸的作用。

泽泻 甘淡寒,利水渗湿。主要用于顽固性关节肢体的肿胀,与泽兰配为对药,各 20~30g,化瘀利水,常获捷效。

萆薢 苦微寒,利水泄浊,祛风除湿。善治风湿顽痹,腰膝疼痛,四肢浮肿,手足无力,筋脉缓急之症。偏寒湿者配附子、牛膝;属湿热者则配黄柏、忍冬藤、防己等。对下肢重着,局部肿胀,灼热掣痛,伴口苦溲黄者,配苡仁、土茯苓、黄柏等,每多应手。

蚕砂　辛温,祛风除湿,和中化浊。蚕砂可散可通,祛风湿,舒筋急而止痛,可治各种痹证。凡肢体重着,麻木酸痛,常配生苡仁、木瓜、威灵仙等,除湿宣痹。蚕砂大剂量使用,能起到解痉作用,如用于腓肠肌痉挛、面肌痉挛等苔腻者。

苍术　辛苦温,燥湿运脾,祛除风湿。因其辛散苦燥,长于祛湿,痹证湿胜者尤宜。若湿热痹痛,配石膏、知母、黄柏;若寒湿痹证则配制川乌、细辛、白芷等。

白芥子　辛温,温肺化痰,利气散结。该品辛温走散,利气机,通经络,化寒痰,逐痰饮,善治"皮里膜外之痰"。痰由湿变,化痰即能除湿。对于阴疽流注或痰阻经络关节而致的肢体麻木、关节肿痛畸形、苔腻者,常配生半夏、地龙、水蛭、天葵子、炮山甲等,既能祛经络之痰,又能消肿散结,通络止痛。

制南星　辛苦温,燥湿化痰,祛风解痉。配白芥子、皂角刺、炮山甲等治痰瘀互结之关节肿大,骨节蹉跎,屈伸不利等症。制南星善治骨痛,对痰凝骨骱之顽固性骨节疼痛、骨刺、肿瘤等有效。一般用药 20~30g。

山慈姑　甘微辛寒,清热解毒,消痈散结。配黄药子、炙僵蚕、连翘等,治风湿结节。对痰瘀阻络引起关节肿胀,痛不可近者(如痛风、类风湿性关节炎等),有消肿散结、通络止痛之功,常配金荞麦、皂角刺、土贝母等。

(蒋　熙整理)

第四节　颜德馨治湿十法

全国著名老中医颜德馨教授集数十年治疗湿病的经验,执简驭繁,总结其有治湿十法,切中肯綮,证之临床,颇有效验。

1. 祛风胜湿法

外感湿邪,先伤太阳,症见发热,骨楚,身重。如湿气在于皮肤者,宜用麻、桂、二术之属以表其汗,譬如阴晦,非雨不晴也。亦有用羌、防、白芷等风药以胜湿者,譬如清风送爽,湿气自消也。因风药多燥,燥可祛湿,张仲景云:"若治风湿者,发其汗,但微微似欲汗出者,风湿俱去也"。麻黄加术汤即是代表方。颜师用祛风胜湿法对风湿困于肌表的水肿、痰证、风证、痰饮的治疗颇多发挥,如用风药治疗慢性肾炎尿蛋白久治不消者,常有意想不到的疗效。用五积散治疗痹证初起患者,亦多应手。

2. 芳香化湿法

湿邪犯体,脾土必虚。湿滞上焦有胸膈满闷,头目晕眩。湿阻中焦有脘腹痞满,不欲饮食,呕吐,便溏,四肢沉重,口甜或黏。此时可用芳香化湿法芳香辟浊,化湿悦脾。颜师用此法则常分轻重缓急而施治之。湿证之轻者,用玫瑰花、川朴花、代代花煎汤代茶饮或沸水泡饮,取花性轻扬之义。三味均清而不浊,和而不猛,柔肝醒胃,流气活血,宣通窒滞而绝无辛温刚燥之弊。稍重,先取砂仁、白蔻,化湿醒脾,补气宽中,砂仁香浓气浊,温燥之性较强,白蔻芳香气清,温燥之性又较弱;不效再取藿香、佩兰、苏叶,所以用叶者,以冀轻以芳化清利湿邪。如五叶芦根汤(藿香叶、佩兰叶、薄荷叶、鲜荷叶、枇杷叶、芦尖、冬瓜仁)颜师用时多用梗,取其走中不走外也。上三味药均香而不烈,温而不燥,能祛除阴霾湿邪而助脾胃之气,为湿困脾阳,倦怠无力,饮食不香,舌苔浊垢者最捷之药,其中佩兰又为治脾病要药,有除陈腐、辟秽浊之功,独擅胜场。颜师喜用化橘红、姜半夏,因其燥湿化痰力强,如用上药再不效者,颜师取薄荷和白蜜、姜汁擦舌,或薄荷煎汤纱布蘸之擦舌亦可。此外还常用石菖蒲少量醒胃。

3. 清热燥湿法

用味苦性寒之品,以燥湿清热,治疗湿热内蕴或湿邪化热的证候,证见心烦口苦,小溲短赤,大便或稀或溏,苔黄腻而燥,脉濡数等,连朴饮、甘露消毒丹是代表方。连朴饮治疗湿热俱重,有苦降辛开之功,使中焦湿化热清,清升浊降,胃气和调。甘露消毒丹利湿化浊,兼事芳香利气,疏肺清咽,乃治湿温时疫之主方。湿热蕴蒸,胶着难解,至其机转,中气实则热重于湿,病发于阳明胃肠为多,中气虚则湿重于热,病发于太阴脾肺为多。在治疗上,湿渐化热或湿热俱盛时,当化湿与清热同时并进;湿已化热而成热重于湿时,又当清热为主,兼以化湿。但颜师在此时常以化湿为主,以便湿去而热孤,平胃、二陈最常用。临床上苦寒燥湿法广泛适用于肝、胆、脾、胃、肾表现为湿热的病变,但需注意的是湿热之邪易伤津液,而苦寒燥湿之品亦易败胃伤津,故不宜多用。

4. 运脾化湿法

脾喜燥而恶湿,喜运而恶滞,寒湿困于中州,脾失健运之权,证见纳呆腹胀,体倦身重,恶心欲吐,口腻不渴,大便溏薄,小便短少,苔白腻根厚,脉迟缓或虚,当以运脾化湿。《本草崇原》指出"补脾不如运脾"。凡欲补脾,则用白术,凡欲运脾,则用苍术,运脾即补中寓消,消中有补。运与化是脾的功能,运是指运其精微,化指化其水谷。苍术性味微苦,能醒脾助运,开郁宽中,疏化水湿,是运脾之要药,并常与白术同用。如再障的治疗中,即使患者没有脾胃症状,由于双补气血的红参、胎盘、鹿角等味中加用了苍白术,以利药物的吸收而促进化源。颜师又发现苍术有抗衰老作用,首创衡法益气化瘀,方药组成中就有此药。另外,颜师还常用莪术运脾利气,消积止痛。

5. 淡渗利湿法

湿邪为病,原有表里之因,故利小便为治里湿之则。李东垣也云:"治湿不利小便,非其治也"。因为内湿之邪源于水,通利小便,使湿邪外达。湿邪在于小肠、膀胱,可见肌肉隐黄,腹中不畅,苔腻,口渴不欲饮水,身体倦怠,微热汗少,小便短赤,脉沉而缓,当用此法。宜用二苓、车、泻之属,譬如水溢沟渠,非疏通其窦不开也。除应用上药外,还常用六一散、通草、萆薢等,取淡渗利湿,以复分清泌浊之职。如纯用利尿不效,可仿五苓散意,加通阳之桂枝。

6. 升阳化湿法

湿性缠绵,若久病则易克伐脾胃而致清阳不升,反成正虚湿胜,证见面色萎黄或苍白,身倦乏力,舌淡苔腻,脉弱等。此时当明脾胃升降机制,不能仅信守治湿而不利小便,不能使脾胃降之又降,复益其阴而重遏其阳气,应用参、芪加升发之药,如升麻、柴胡、防风、二活、葛根等,升发脾阳而胜湿。久湿之体形成诸虚劳损,仲景云:"风气百疾,薯蓣丸主之"。颜师对薯蓣丸十分推崇,常谓此方以八珍汤补气血、固脾胃、升中阳,用柴胡、防风、干姜、桔梗升发脾胃之气,诸药合用,共奏升阳祛湿之功。

7. 养阴化湿法

脾阴亏乏,水湿难运,致使湿浊停滞。治湿之药最易伤阴,若仅是余湿未净,而且津液已伤,颜师喜用苍术配玄参、麦冬以养阴化湿,消渴病中常用之。又欣赏以元米与术并用。救阴而不助湿,治湿而不伤阴。以元米水泡于术,而不用煎,是取义于泻心汤用麻沸汤浸渍,取其气而不取其味,亦轻可去实之义,堪可效法。颜师对叶氏养胃阴法亦十分赞赏,常谓养胃阴与升脾阳二法相互补充,叶氏采用甘平芳香微辛的药物相配,薄味清养胃阴,芳香悦胃醒脾,而且在药物剂量上,用之较轻,而对病延长久,气阴耗伤较甚而久不纳者,则变换剂型,熬膏缓图。此外还善用食物中药如粳米、元米、南枣、山药、湘莲、扁豆、大枣仁、梨、蔗、蜜等,借谷气开胃醒脾,甘平益阴。

8. 益气化湿法

湿邪遏伤阳气,而见四肢困倦,精神减少,身热心烦,尿黄,口渴自汗,脉虚,可用此法。颜师喜用李东垣清暑益气汤。方中参、芪、术、甘补中州,升、葛升清阳,枣、泻降浊阴,麦、曲疏脾气,麦、味清心敛肺,此方升降疏兼备,而并力补土,又能清热敛液,誉为益气化湿第一方也。用治夏月之暑湿证及冠心病发作,还有预防疰夏,均有满意疗效。此外治脾虚泄泻的参苓白术散、脾虚带下的完带汤,均为益气化湿的有效方剂。

9. 通泻湿浊法

湿在水气病中以"湿浊"证候出现。病之后期,脾肾由虚入损,转入尿毒症时,体内津液输布或排泄障碍,以致水液代谢紊乱,湿浊作为病变的主要因素,可见面色萎黄,灰暗,神萎或烦躁,畏寒,浮肿或有消瘦,腹水,胸闷,气促,腹胀,厌食,恶心呕吐,尿少或清长,便秘或腹泻,甚则神昏惊厥,舌质多见淡胖,苔薄白、白腻或黄腻,脉沉细。主要病机为脾胃两虚,浊邪上逆,善用温脾汤加味通泻湿浊,用生军、六月雪,既可内服又可灌肠,辅以温化之生半夏,用量常为30g,与生姜同煮,颇验。

10. 化瘀利湿法

仲景有水病及血之明训。临床可见水气病人眶周黧黑,巩膜瘀丝,但欲漱水不欲咽,舌紫脉涩,女病人还可见经行不畅,色紫有块,肌肤甲错或闭经等。此时颜师用化瘀利湿法,逐死血,化湿痰,逐水饮,常用桃仁控涎丹,或桃红四物汤,辅以益母草、茅根活血行水,再佐以银花、板蓝根、紫花地丁清热解毒,对消除慢性肾炎尿蛋白和恢复肾功能有显著作用。颜师常用药物是益母草、泽兰叶、琥珀粉、天仙藤等。它如肝硬化腹水、输卵管积液、妊娠中毒症浮肿、硬皮病水肿等,用此法可获疗效。

这十法中通泄湿浊、养阴化湿、化瘀利湿法,一般常易忽视。

(魏铁力整理)

第五节　颜德馨谈疰夏的防治

疰夏,又称注夏、苦夏,是一种常见的季节性疾病。《月令》云:"土润溽暑"。时交夏,日长暴暖,小满芒种,麦黄梅熟。天阳下济,地热上蒸,万物长茂,生机旺盛。如俗谚所说:"夏天不热,五谷不结"。热本夏之主气,然逢芐入霉,午雨午晴,湿热交蕴,蒸蒸而炽,物感其气则霉,人感其气病疰。故疰夏的发病,以芒种、夏至、小暑为高峰期,如遇到黄梅则要延续到大暑,立秋后症势渐渐见退,秋分金风荐爽,病旋霍然。这个定时节律,富有"生物钟"现象之特征。疰夏又是一种具有明显地域性特点的疾患。《素问·异法方宜论》云:"南方者,天地所长养,阳之所盛处也,其地下,水土弱,雾露之所聚也。"吴又可《瘟疫论》进一步指出:"南方卑湿之地,更遇久雨淋漓,时有感湿者"。陆子贤《六因条辨·伤湿辨论》亦云:"夫湿乃重浊之邪,其伤人也最广……盖江南地卑气湿,沿江濒海,雾露风潮,较别处尤甚,且易感染"。因而疰夏多见于潮湿多雨的江南水乡。

"疰"之为病,由来尚矣,是中医所特有的病名,且是中医擅长治疗的一种季节性多发病。早在魏晋时代,就有用艾叶、菖蒲、苍术、白芷烟熏驱疰的记录。至明代程充辑《丹溪心法》首先提出本病名,同时指出:"疰夏属阴虚,元气不足,夏初春末,头疼脚软,食少体热者。"可见其发病机制不仅与气候及地理环境有密切关系,也与人的体质息息相关。

疰夏的症状,有不规律的低热,出汗多,胃口差,口淡口甜,黏腻不爽,日行消瘦,精神萎靡,浑身无劲,大便溏薄,小便短赤。这些症状与肝炎早期表现非常相似,尤其是不能闻到油腻食物,有的人连见都不能见到油腻食物,一见便恶心。当肝功能检查没有问题时,那么怀疑得大病的顾虑更会加重以上症状。颜老临证时曾遇一病人,从肝功能查到纤维内窥镜,再做 B 超,最后由于头痛呕吐不已,竟做 CT 检查,病家其苦难言,医生忙碌不堪。还有一部分患者,历年要发,虽然明白自己得的是疰夏,不须借劳各种检查,但也因治疗不得要领而听凭病情的折磨。

中医治疗时令病,必先明其邪气所伤。若暴热之后连朝淫雨,霉湿浊气往往直趋中州。而脾胃为人体受感之器,脾为湿土之脏,胃为水谷之海,湿土之气同类相召,湿热氤氲,留恋不解,阻滞气机,而使清阳不升,浊阴不降,水谷不化精微,饮食不为肌肤。患者不能正常饮食,缠绵可达数周,体内缺少营养补给,人体日渐消瘦,加之湿热交攻,全身不适,精神委顿,似乎得了重病。

近代名医余听鸿尝言:"治病宜察气候土宜。"诚哉斯言。江南地区地势低洼,长夏之季温热多雨,故疰夏之病机多属暑热湿盛。据此颜老治疗本病每从清暑泄热,化湿宽中立法,若年老体弱则兼顾其气阴,每多灵验。常用效方简介如下:

健胃散 苍术 9g,姜川朴 5g,广陈皮 6g,菖蒲 6g,郁金 9g,佛手柑 6g,松萝茶 9g。共为粗末,每取 6g,煎三五沸,去渣服汁,1 日 2 次。适用于食入呆钝,胸闷腹胀,头重身困等症。

粳脾饮 藿香 9g,佩兰 9g,青蒿 9g,六一散(包煎)19g,荷叶 1 角,白蔻衣 4.5g。水煎二汁,分 2 次服。适用于身热不扬,头重脚软,肌肉烦疼,大便溏而不爽者。

清暑化湿汤 黄芪 15g,党参 9g,苍白术各 9g,泽泻 9g,神曲 9g,青陈皮各 4.5g,升麻 6g,葛根 9g,五味子 5g,麦门冬 9g,黄柏 6g。水煎二汁,分 2 次服。适用于体弱或老年,病程日久,精神不支,嗜眠汗濡的患者。常年复发患者,于立夏前连服 7 剂,能预防疰夏的发生。

辟瘟丹 每服 1g,日 3 次,另以少许搐鼻,引发喷嚏。清脑提神,宣化暑湿,此法最为简便。

(邢　斌整理)

第六节　何任湿温证治述要

湿温证,夷考其名,始见于《难经·五十八难》,而《难经》乃阐发《内经》之述作。它根据《素问·热论》"今夫热病者,皆伤寒之类也"的说法,分伤寒为五,曰中风、伤寒、湿温、热病、温病。故湿温亦属于广义伤寒之中。金元前后医家,虽遇有湿温之病,然终难脱伤寒窠臼。至明清,名医辈出,如吴又可、章虚谷、叶天士、薛生白、吴鞠通、王孟英等,对湿温之论述,从理论到证治,探精抉微,渐臻完善。

暑雨炎蒸,氤氲而化生湿热,人在气交之中,感而为病湿温。其发病缓慢,病程较长,初时恶寒身重,头胀而痛,胸闷身热,热势不扬,舌苔黏腻,或白或黄,脉多濡缓,继则但热不寒,湿热郁而成痦。本病责在太阴脾、阳明胃。对照湿温症状特点及多发季节,颇与西医所说之伤寒、副伤寒相类似,属急性传染病。其他沙门菌属感染、流行性感冒、钩端螺旋体病等,若表现为湿热证候者,亦可采取湿温证的辨证处理。此病在我国建国以前,由于饥荒战乱,生活贫困,不讲卫生,故多流行,医生随处可见湿温患者。当时抗生素均赖进口(且如氯霉素药品尚未问世),民间未能普遍采用。其时患湿温证者若以西医一般药品治疗,实属乏善可陈,故本病多由中医诊治而所愈极多。余初行医时,正值兵燹战乱,疫疠流行,所见所治,诸如天花、疟疾、痢疾、霍乱、鼠疫、伤寒、温病为数甚多。而诊治湿温,亦复不少,例案颇能忆及。多年来积累实践体会若干,故略陈本病之证治刍见,或有裨益。

1. 湿温之辨证

吴鞠通说:"温病由口鼻而入。鼻气通于肺,口气通于胃,肺病逆传,则为心包;上焦病不治,则传中焦,脾与胃也;中焦病不治,即传下焦,肝与肾也,始上焦,终下焦"。指出温病发展、病程、病变之所在。湿温乃湿热之邪所致的热病,故其辨证亦以卫气营血与三焦为要点。一般同温病辨证;疾病初起,邪在上焦和卫分,尚属轻浅。随着病证演变,则入中焦与气分,其病情渐见转重。若病邪进而深入下焦或营血分,此时病已深沉。这是一般温病正常进程,即顺传,然而亦有由上焦肺卫直入营血者,即是逆传。

湿温总离不开上述温病之辨证要点,但本病初起,邪困卫阳,故亦有卫分见证,但为时甚短,且多同时伴有温邪蕴脾的气分见证,而呈卫气同病。随着表证消失,则气分湿热逐渐转盛。但是就湿温病的一般演变过程而言,初起阶段湿中蕴热,多表现为湿重于热;病程渐进,湿热逐渐化燥,出现湿热并重现象,甚则转化为热重于湿。湿热郁蒸气分,病变虽以太阴脾、阳明胃为主,但其病邪亦可弥漫三焦,波及其他脏腑,而出现多种证象。

湿温之偏重于湿者,见足太阴脾经症状;偏重于热者,则见足阳明胃经症状。脾胃位于中焦,故湿温见证,虽亦有上焦、下焦之见证,但以笔者临诊所见,多以中焦证为主。足阳明病见证是:发热不恶寒,反恶热,日晡益甚,语声重浊,呼吸气粗,大便秘,小便涩,苔黄,甚则焦黑起刺;足太阴病的见证是:身热不扬,午后较甚,体痛且重,胸闷不欲食,或见泛恶,大便溏薄,苔腻脉缓。此等见证,均为常见。

2. 湿温的治法

湿温为湿热所致,其治法:"如湿胜者,当清其湿;热胜者,当清其热。湿胜其热,不可以热治,使湿愈重;热胜其湿,不可以湿治,使热愈大也。然则初谓其湿,当以利水清湿为要,使其湿不得以成其热也。久而湿化为热,亦不得再利其湿,使热反助其胜也"(《医林绳墨》)。此虽泛指湿热诸病而言,然湿热证之湿重于热、热重于湿等之治疗也有参考意义,但湿温之临床诊治,自当湿热俱清为宜。至于兼病,如发疹、白㾦,如化燥燔灼津液,以及变病,如神昏、谵妄躁狂、大便下血、瞀乱痉厥等,则按卫气营血及各自病机论治。

由于湿温为湿热之病,故虽有卫气营血之不同,而治法总离不开分消湿热,既治湿又治热,即治湿不遗忘治热,治热不忽视治湿,其中又得分析其湿重于热、热重于湿等侧重兼及各种变证。大体上:初起内外合邪,湿遏卫气时,宜芳香宣透以化表里之湿,表证解除后,则宜宣化气分湿浊,并视症状兼佐清热。湿渐化热,湿热症状俱现,则既化湿,又清热;湿邪化热而出现热重于湿,自以清热为主,兼及化湿。湿热完全化燥化火,即以化燥化火论治。至于热炽气分,腑实燥结,络伤便血,气随血脱等证,则分别以清热生津、通腑清热、凉血止血、补气固脱施治。

总之,湿温起病缓慢,病势缠绵,整个病程以气分时间比较长,兼证、变证甚则到恢复阶段,亦须谨慎地重视余邪是否清除。各阶段各时期总以按其病机所在,辨证施治为要。

3. 湿温病病案举例

齐某,男,19 岁,学生,1942 年暑假返乡,旅途劳顿,饮食不洁,始则微寒身倦,头痛,食欲不振,1 周不解,其时未加治疗,兹将诊治经过记述如下。

1 周后感身热,初时 37℃,每日递次升高,头痛、肢重不解,纳呆,口渴,胸闷,睡中易醒,大便数日未下,小溲黄少,舌苔厚腻,脉象濡数。乃以淡豆豉、桑叶、柴胡、葛根、焦六曲、山楂肉、鸡内金、滑石、通草、郁李仁、大豆卷等进服。以其早期违和,故既解表邪,又消导利湿。以上方药,加减出入,共服 4~5 日。

二诊:药后虽得微汗而身热不解,朝轻暮热,高达 39℃,头痛,少言语,夜不安寐,口渴,腹胀,数日来得大便 1 次,量甚少而稀溏,小便短黄,苔厚,脉数。乃以葛根黄芩黄连汤酌加焦六曲、大腹皮、薏仁、杏仁、厚朴、鲜芦根及益元散等药加减,进服数日。

三诊:因前后服药十余剂,身热不除,乃延请西医同时诊,某西医诊为肠伤寒,每日注射握姆那丁退热,并静脉注射葡萄糖数日。其时身热不除,大便秘结不下,口中气秽,胸部红疹隐隐,烦躁,夜寐妄语,苔厚燥,脉数无力。此阶段数日中,曾以葛根芩连汤、苍术白虎汤、三仁汤、益元散,酌加玉枢丹等,逐日更迭进服。

四诊:自患病至今,已近 3 个月余。晨间身热稍有下降,入暮又高,红疹已退,颈下胸前有白㾦,舌苔渐化,舌质露红,唇口干裂,脉缓无力。惟神识时清时昏,喂以糙米汤,但不知为何物,时感腹胀,思大便终不能得。乃以竹叶石膏汤、增液汤、安宫牛黄丸、玉枢丹,辨证进服,又 2~3 日。

五诊:神志昏蒙,至第 3 天午后,突然呼急欲大便,家中数人缓缓扶病人于净桶上,即闻泄泻之声,病人口说:"大便解出了,舒服,舒服"。语声方落,随即闭目,手足厥冷,全身微战,家人惊扶之卧床上,面如白纸,呼之不应。转视便桶中有鲜血小半桶并夹稀粪。按脉细如丝,急以别直参汤冲童便灌之。约经 1 小时后,病人张目,魄汗淋漓。遂继以黄连阿胶鸡子合犀角地黄汤加西洋参、童便进服,以后连续 2 天均有血便。

六诊:3、4 日后,便血止,神志渐渐转清,惟闭目少语,唇干,手足抖动,苔少,舌质红,脉虚细,乃以三甲复脉汤加鸡子黄、五味子,加减进出,共服数日。

七诊:身热渐退,神识转清,疲顿甚极,脉缓弱,舌苔微干。遂以养阴生津之西洋参、炙甘草、天花粉、五味子、石菖蒲、麦冬、生地、石斛、玉竹、茯神、白芍等善后。

八诊：病人坦途后，胃纳渐展，乃以健脾益气血，防其食复。后又曾患每夜盗汗透衣，数月后脱发几尽，全身皮肤落屑，又数日，始转健壮。

4. 湿温证治体会

1）湿温证包括西医所说之多种疾病，很多急性传染病，可以采取湿温的诊治方法加以治疗。若将湿温仅说成是伤寒、副伤寒还是有一定局限性的，但伤寒、副伤寒包括在湿温证内，已如上述。

关于湿温的诊断，吴又可《温疫论》说："证有迅速轻重不等……感之轻者，舌上白苔亦薄，热亦不甚，而无数脉，其不传里者，一二剂自解"。又说："感之重者，舌上苔如积粉，满布无隙。服汤后不从汗解，而从内陷者，舌根先黄，渐至中央……如舌上纯黄色，兼见里证，为邪已入胃"。这明确指出了病邪浅深，病势增进，舌苔亦因而转变，这在诊断湿温是非常重要的。叶天士《外感温热篇》论舌诸条更为详尽，不但指出其形成舌苔之病机，还指出各种不同的治法及禁忌，当为学习诊断湿温之不可不读之书。我于临床上见湿温之舌苔，初为白腻，白如积粉表明湿重，舌苔转黄腻表示热重，甚则黄褐乃至焦黑。若舌苔黄燥而舌质红绛，则湿邪化燥。至湿温后期阶段，苔亦有逐渐剥脱，舌尖先现红色。舌苔是随病之进退而起变化。多见热甚高，有时达 40℃ 以上而脉不过略显滑数者有之。常视兼症而异，或缓滞，或弦疾，或有模糊难辨之形。然便血衰虚，脉多细小近无。湿温证之大便，亦为诊断辨治之重要依据。吴又可说："热结旁流，协热下利，大便秘结，大便胶闭，总之邪在里，其证不同者，在乎通塞之间耳"。又说："况多有溏粪失下，但蒸作极臭，如败酱如藕泥，临死不结者"及"虽结粪得瘀而润下，结粪虽行，真元已败，多至危殆"。这种对大便之细致阐述，确为诊断治疗湿温之有益参考。

在湿温之诊断上，应注意四诊合参，做到诊断清楚。而于舌象、脉象、大便更当十分重视。此外如面色、口秽臭、汗臭等亦为湿温之诊断要点。

2）湿温的辨治，应该严格做到"谨守病机"。而病机之判断首须辨证。如湿温化热，燔灼营分，血分热扰，上溢下决，或为吐衄，或为便血。若血外夺而里热降泄，自是吉象。若血既外夺而反昏烦躁，证不轻减，即是重证，必使血止而热亦渐解，方为顺手。

湿温证顺逆之辨别，有与一般温热病类同之处。如身热甚高，能有轻减之时，口渴能饮水，夜能安眠，热势虽高，多为顺象。若见湿温证初起目糊不清，往往有昏厥之变。《灵枢·热病》有"目不明，热不已者死"。故温病之初即目不明，是病进邪陷阳伤之前兆。临诊时亦不可忽略。

3）临诊中所见湿温病人，若其人平时无病壮健，能知保养者，即使证候深重，亦能化险为夷。例如上面所举之湿温病例齐某，病证不可谓不重，但能于肠出血虚脱之险境中挽救过来，主要是未婚之青年，体质素健。在当时亦有患湿温证而平时体虚欠健，虽未见肠出血，而死亡者亦有之。《素问·玉版论要》谓："病温虚甚死"。此即指其人阴气先虚，邪热内讧，阴精先涸，一发燎原，是不可治愈也。

湿温初愈之时，往往余邪缠留不尽，其时既需药治，亦须谨慎饮食。《素问·热论》说："病热少愈……食肉则复，多食则遗，此其禁也"。在临床上湿温初愈，其时胃纳转佳，由于饮食过多，或进厚味过早，往往病情反复，甚至导致死亡，故患湿温重症后，只可进清淡稀粥之类，经过一段恢复过程，始可酌增饮食。

湿温之证,变化较多,惟能知常,方能识变,贵在临诊时细察体验。

第七节 张琪肾病与湿邪关系

本文肾病系慢性肾小球肾炎、肾病综合征等,从中医病因病机分析,致病之因绝大多数与感受寒湿有关,而其病机演变则与肺、脾、肾功能失调密不可分,尤其脾气虚,湿邪困扰贯穿于慢性肾病的始终。《内经》谓:"诸湿肿满,皆属于脾"。脾位于中州,司运化,主升清,若脾气虚,失于健运则水湿内停,泛溢于肌肤而成水肿。临证观察肾病,即使无水肿或水肿消退,而湿邪留滞亦为本病不容忽视之重要环节。所谓"正虚邪恋",正虚是指脾肾虚,邪恋最重要的即是湿邪不除,出现头昏沉,四肢困重,脘腹胀满,舌体胖嫩,有齿痕,苔滑润等。湿邪内阻常有寒化、热化之分,寒化则为寒湿,热化则为湿热。在慢性肾病中,湿热尤为常见,其原因在于:一是慢性肾炎病程长,湿邪日久易从热化而致湿热互结;二是慢性肾病易反复感染,邪热与湿合邪;三是久用肾上腺皮质激素刚热之剂,助热与湿化合。因此可以认为湿热内蕴贯穿于慢性肾小球肾炎、肾病综合征之病程的整个过程。谨就笔者临床经验,湿邪与肾病之关系约有以下几类。

1) 急性肾小球肾炎或慢性肾炎急性发作初起,多为湿邪在表之证,病机为风寒犯肺,肺气不宣,水湿不行。临床表现头面浮肿或浮肿不甚,仅眼睑浮肿,小便少,黄赤,咽痛,扁桃体肿大,兼有恶寒发热,头痛,咳嗽,舌尖赤,苔白,脉浮滑兼数等。治宜宣肺气、利水湿、清热,方用加味越婢汤。麻黄15g,生石膏50g,苍术10g,杏仁10g,甘草7g,生姜10g,大枣3枚,西瓜皮50g,红小豆50g,玉米须50g,车前子25g(布包)。

肺为水之上源,肺气不宣则水道不利,故以麻黄以宣肺气而解表,杏仁降肺气,苍术燥湿,生姜、红枣温脾除湿,湿气除则脾得健运,西瓜皮、玉米须、车前子、红小豆利水清热,尤重用生石膏以清肺热,与麻黄合用,一宣一清,共奏宣发肃降之效。此方用于肾炎风湿在表者,屡用屡效,而且奏效迅捷,服药2~3剂,发热退,小便增多,浮肿随之消退,尿沉渣异常亦随之改善、消失。

2) 寒湿在表证,由于肺气失宣及肾阳衰微,开合失司,水湿不得温化,多见于慢性肾炎;周身浮肿,以头面及上半身肿为明显,小便不利,畏寒肢冷,周身痠楚,面色白,舌润口和,舌嫩白滑,脉沉。应予宣肺温化寒湿,方用加味麻黄附子细辛汤。桂枝15g,麻黄10g,附子15g,细辛5g,生姜15g,益母草50g,川椒目10g。

麻黄入手太阴肺经,与桂枝、生姜、川椒目合用,具温阳宣肺之功,寒湿之邪得温阳则宣化,小便通利,且麻、桂皆足太阳膀胱经之药,膀胱气化功能失司,得麻、桂则气化得宣,小便通利而湿除;附子温肾阳,以复其开合之功能,得细辛其效益彰;益母草化瘀,利水湿,与诸药合用相辅相成,奏效尤捷。

3) 肾病水肿消退后,仍有湿热阻于气分,伤及血络,尿蛋白、血尿、管型不消,症见身热困倦,胸闷腹胀,小便黄赤,大便不爽,咽痛颐肿,舌苔厚腻。宜清热芳化利湿法。滑石20g,竹叶15g,茵陈15g,黄芩10g,木通15g,白茅根20g,射干15g,连翘20g,白蔻10g,藿香10g,石菖蒲15g。

滑石、茵陈、木通、竹叶清热利湿,黄芩清热燥湿,连翘清热解毒,射干清热散结,石菖蒲、白蔻、藿香芳香化湿,行气悦脾,使壅遏之湿热毒邪不独清利渗泄,且可芳香化湿,双管齐下;白茅根、小蓟清热凉血止血,对血尿者尤为适宜。本方适用于急慢性肾小球肾炎湿热壅结见上述证候者,甚为有效,不仅症状改善,尿沉渣异常亦可随之消退或减轻。

4）慢性肾炎、肾病综合征常见顽固性浮肿,腹胀满,呕恶不食,口苦咽干,小便短赤,舌苔黄腻或白腻而干,舌质红,脉象滑或滑数。此属脾湿胃热,湿热互结于中焦。脾湿则清阳不升,胃热则浊阴不降,升降失常,运化功能受阻,以致出现上述诸症,方用中满分消饮化裁。川朴15g,枳实15g,黄连10g,黄芩10g,半夏15g,陈皮15g,知母15g,泽泻15g,茯苓10g,砂仁10g,干姜10g,姜黄5g,人参10g,白术15g,猪苓15g,甘草10g。

本方用人参、白术、茯苓健脾以除湿,干姜、砂仁温脾以燥湿,四苓淡渗以利湿,二陈化痰湿,湿邪除,脾气健而清阳升;黄连、黄芩苦寒,清胃热,除痞满,知母滋阴,协同芩、连清热,热邪清则胃气下行而浊阴降,清升浊降而小便利,水湿除则胀满平;脾胃不利则肝气得以乘之,又用枳实、厚朴、姜黄以平肝开郁,行气散满,气行则水行。方从四君、四苓、二陈、泻心等组成,隔二隔三之治,药味虽复杂而配伍严谨,余用以治疗慢性肾炎属脾胃不和、湿热中阻者,服后小便增多,胀满随之逐渐消除,尿沉渣异常亦随之改善或消失。此东垣用分消法治湿热之妙用,笔者屡用之收佳效。

5）慢性肾炎、肾病综合征亦常有寒湿凝聚中焦,脾胃运化受阻,水湿潴留之证,症见全身浮肿,脘腹膨隆胀满,面白形寒,四肢厥冷,小便不利,短少,大便溏,呕恶纳呆,舌淡嫩,苔白滑,脉沉缓或沉迟。方用寒胀分消汤。厚朴15g,炙川乌10g,吴萸10g,当归15g,麻黄7.5g,半夏15g,升麻5g,木香7.5g,干姜10g,草果仁10g,党参20g,黄芪20g,茯苓15g,泽泻15g。

方用川乌、干姜、吴萸、草果仁辛温开降,温脾除寒湿;党参、黄芪益中气补脾胃;茯苓、泽泻淡渗利湿;厚朴、木香开郁理气;升麻、柴胡升阳;麻黄辛温宣通。温散寒湿,淡渗利湿,益气健脾,开郁散结,消中有补,降中有升,相反相成,以达上下分消之效。笔者治疗肾病综合征大腹水肿属寒湿盛,脾阳不振者,用之常收小便增多,胀满消除之效。

6）慢性肾小球肾炎、肾病综合征水肿消退后,辨证多见于气阴两虚挟有湿热留恋,蛋白尿不消。肾病综合征则呈现血浆蛋白低,血脂高,周身无力,少气懒言,口干舌燥,食少纳呆,五心烦热,眼睑或脚踝轻度浮肿,小便赤黄,大便不爽,舌淡红,苔白腻,脉细数。治以益气阴,清利湿热。黄芪30g,党参15g,石莲子15g,地骨皮15g,柴胡15g,黄芩15g,茯苓15g,车前子15g,益母草30g,白花蛇舌草30g,瞿麦15g,石韦5g。

蛋白尿从中医角度属水谷精微下注,而下注之原因,一是由于气阴两虚不固,二是由于湿热干扰。因此治疗一面益气阴,一面又须清利湿热。方中黄芪、党参、甘草补气健脾,助气化固摄为主;地骨皮滋肝肾阴亏;黄芩、石莲子清心肺之热;茯苓、车前子、瞿麦、石韦清热利湿;益母草活血利湿;白花蛇舌草清热解毒。合之具有益气固摄,清热利湿之效。余用于肾病蛋白尿不消属于上述证候者有较好疗效。

第八节　李今庸外湿证治

1. 湿病概述

湿邪之为病是为湿病。湿病的形成,多与患者所生活的自然环境、工作性质、生活习惯等关系极为密切。如居处潮湿,或水上作业,或汗出当风,或衣裹冷湿,久久得之。叶天士在《外感温热篇》中说:"吾吴湿邪害人最广。"吴地地势低洼,水湿较甚,因而湿邪为患者最多。湖北虽不属古吴,然却与之比邻,沟汊湖泊纵横其中,长江、汉水贯穿东西南北,雨水充沛,雾露蒙蒙,人们常常淋雨涉水,触冒雾露,因而湿邪也极易伤人而形成湿病。湿邪既可以单独伤人,也常常兼挟其他邪气一起伤人,从而形成各种不同证候的湿病。如湿与寒合,则为寒湿;湿与风合,则为风湿;湿与热合,则为湿热;风寒湿杂合伤人,则为痹证。柯琴说:"太阳主表,六气皆得而伤之。"湿为六淫之一,多从肌表伤人。或伤人上部,或伤人下部,或滞留于筋骨,或流注于关节。如《灵枢·百病始生》说:"风雨则伤上,清湿则伤下。"从而形成各种外湿病。外湿内侵脏腑,也可以形成内湿病。湿性黏滞沉重,所以,湿邪或以湿邪为主兼挟其他病邪伤人,多与营卫之气相搏结,使人经络壅闭,气血阻滞,以致病邪胶固难除。湿为阴邪,易伤阳气,易阻气机。因而对外湿病的治疗,常用辛温香燥之药,以辛散燥化肌表之湿邪。或遵照《素问·阴阳应象大论》中"其在皮者,汗而发之"和"其有邪者,渍形以为汗"的原则,因势利导,发汗以逐邪外出。不过发汗时,但以微微似欲汗出者为佳,切不可令如水流漓,则病必不除。

2. 外湿证治

（1）寒湿伤头

头为诸阳之会,寒湿伤头,症见头部沉重闷痛,如被物蒙裹,鼻塞,烦躁等。《素问·生气通天论》说:"因于湿,首如裹。"湿性沉重,阻滞气机,因而头部沉重闷痛;清窍被阻,故而鼻塞;湿阻清阳,阳气难以伸展畅达,因而头部有如被物蒙裹,烦躁。治疗当用辛香温燥之味,以散头中寒湿。《金匮要略·痉湿暍病脉证并治》说:"病在头中寒湿,故鼻塞,内药鼻中则愈。"可用辛夷消风散制成栓剂纳于鼻中,方用辛夷、细辛、藁本、白芷、川芎、麻黄、防风、甘草、木通各等分,炼蜜制成栓剂,塞于鼻中。方以辛夷、细辛、白芷辛香温燥,通鼻窍而散寒湿;藁本、川芎行气而治头痛;升麻、防风辛散表邪;木通利湿而不伤阴;用甘草以调和诸药。

（2）风湿袭表

风湿袭表,症见恶寒微热,头痛身重,或肩背疼痛不可回顾,或腰背疼痛难以转侧,或一身尽痛,苔白,脉浮。风湿阻遏肌表阳气,故见恶寒微热,头痛,苔白,脉浮等表证;湿性沉重,故见身重;风湿阻滞,气机不利,不通则痛;若湿阻肩背,则肩背疼痛;若湿阻腰脊,则腰脊疼痛;若湿阻一身上下,则一身上下尽痛。治以羌活胜湿汤发汗祛湿。方用羌活、独活各10g,藁本、防风、炙甘草、川芎各5g,蔓荆子3g。方中以羌活、独活祛风胜湿;以藁本、防风疏散肌表而发汗,使湿邪随汗外出;用蔓荆子祛风而清头目;用川芎祛风行气止痛;用甘草益气和中以防邪内传。诸药合用,共奏发汗祛风胜湿之功。

若风湿袭表,表阳已虚,症见身体疼烦,不能转侧,畏冷,脉浮虚而涩者,治用桂枝附子汤辛温发表,温阳止汗。方用桂枝10g,生姜9g,熟附片5g,炙甘草6g,大枣11枚(擘)。方中用桂枝辛温解表祛风,用附子辛热温阳止痛,生姜、甘草、大枣辛甘温发散而和胃,五味相合,共奏助表阳,祛风湿的作用。如大便坚,小便自利者,方中去桂枝,加白术10g。

（3）行痹

《素问·痹论》说:"风寒湿三气杂至合而为痹也,其风气胜者为行痹。"其症见肢体关节疼痛,游走而无定处,关节屈伸不利等。风寒湿邪流注肢体关节,闭阻不通,因而肢体关节疼痛,关节屈伸不利;其病为风邪过胜,风性善行数变,因而其痛处游走无定处。治以防风汤去黄芩,祛风散寒利湿。方用防风、甘草、当归、赤茯苓(去皮)、杏仁(去皮、炒熟)、桂枝各10g,秦艽、葛根各3g,麻黄5g。方中麻黄、桂枝、杏仁、甘草是谓麻黄汤,以疏散在表之风寒,且麻黄用量只为桂枝一半,意在防其发汗太过,而风气去湿气仍在。防风祛风,治"风行周身,骨节疼痹";秦艽、葛根去风湿治痹痛;赤茯苓祛湿;当归养血活血,以通经活络。

（4）热痹

风热湿毒滞留关节,症见关节红肿疼痛,或但痛不肿,或关节中有灼热感,或见口渴,或见尿黄,或舌苔黄。湿热邪气滞留关节,阻滞气血,气血运行不通,不通则痛;热邪壅遏关节,故见关节红肿;或关节中有灼热感,或见口渴,或见尿黄,或见舌苔黄等,均为内有瘀热的征象。治以加味三妙散,燥湿清热,祛风解毒。方用苍术 10g,黄柏 10g,牛膝 10g,薏苡仁 10g,射干 10g,升麻 10g,威灵仙 10g,老鹳草 10g。若上肢关节痛加桑枝 10g,下肢关节痛加木瓜 10g。方中以三妙散清热燥湿,以薏苡仁甘淡利湿除痹,以升麻、射干解风毒,以老鹳草止痹痛,以威灵仙通经活络,桑枝助老鹳草通上肢痹痛,木瓜助老鹳草除下肢痹痛。

（5）历节风痛

历节风痛,《金匮要略》称之为"历节病"。本病多由肝肾先虚,复又感受风寒湿毒所致。初起症见小关节遍历疼痛,红肿发热,时出黄汗,且伴见头目眩晕,气短,恶心等。风寒湿毒滞留关节,阻塞气血,不通则痛,风性善行数变,故见关节遍历疼痛;风寒湿郁而化热,因而关节红肿疼痛;湿热郁蒸肌表,则症见黄汗出;湿热上攻头目,则见头目眩晕,气短,恶心欲吐。治当祛风清热解毒,可借用《备急千金要方》历节肿痛方:水牛角 30g（原方为犀角二两）,羚羊角 1g,前胡 10g,栀子 10g,黄芩 10g,射干 10g,大黄 10g,升麻 10g,淡豆豉 10g。其中水牛角、羚羊角当先煎 6~8 小时后,再下诸药合煎。方中用羚羊角、淡豆豉祛散风邪;用栀子、黄芩、前胡、大黄清上中下三焦热邪;用水牛角、射干、升麻以解风毒。若见关节肿痛,痛处寒冷,不可屈伸,脉沉细,苔白滑者,此乃寒湿滞留关节而然,治用乌头汤祛逐寒湿,而通达阳气。麻黄、白芍、黄芪、炙甘草、制川乌各 10g。方中麻黄辛温,以其辛散在表之寒湿,以其温通阳以行痹;乌头大辛大热逐寒止痛;白芍、甘草是谓芍药甘草汤,酸甘化阴而利关节;黄芪益气固表蠲痹。五味相合,共奏散寒祛湿,通阳逐痹之功。

（袁思芳整理）

第九节　萧熙闽垣常见之湿与湿病

福建沿海,背山面水。闽北山区,群峰环抱,武夷山脉盘绕其境,分水关、仙霞岭,海拔一千三,谷长四十里,俗有三千八百坎之称。山高水冷,湿度偏高,外感之患兼挟寒湿者十居五六。闽南平原,气候温和,民情风俗与台港相近,尤其侨居东南亚各国华侨众多,素有侨乡之誉,经济较发达,人民群众生活较优裕,饮食肥甘为常,脾运失健内湿之患偏多。过往人口不少,疾病传播亦多,因此,平时各种疾病的并发症,普遍兼挟湿热较著。

笔者从事中医药工作五十有载,20 世纪 60 年代之前,定居家乡福建建瓯（属于闽北）,从事中医临床医疗工作,60 年代之后,奉调福州、泉州（属于闽南）,从事中医药医教研等工作,对福建南北地带之湿邪为患,略有体会,兹举两例,分述如下:

病例一

外感风热,素患寒湿,相兼为病

朱某,男,28 岁,农民,建瓯市小松乡人。

7天前恶寒,发热,头重,咳嗽,四肢疫重,就诊于当地医疗站,注射庆大霉素连续1周,并服中药(药名未详),未见改善,转诊本院

初诊:恶寒肢冷,发热未退,腋温38.0℃,头重身困,咳嗽频作,痰多色白而黏,脘闷腹胀,胃纳欠佳,口干不欲得饮,大便溏薄,小便短少,舌质红,苔白腻微黄,舌根浊腻,脉象濡数。

血象:白细胞总数正常,中性0.72,淋巴0.26,嗜酸粒细胞0.02。

辨证:风热袭肺,寒湿困脾,证属外感风热与素患寒湿相兼为病。

西医诊断:上感、支气管炎与慢性胃肠功能紊乱。

治法:清宣化痰,温中燥湿。

方药:云茯苓30g,鱼腥草15g,桑白皮15g,法半夏9g,川厚朴9g,枯黄芩6g,漂苍术12g,淡干姜5g,建泽泻10g,光杏仁9g。3剂,水煎服,每日1剂。

二诊:寒热显减,腋温36.8℃,咳痰不甚,但脘腹尚觉不舒,饮食不思,苔白腻,脉濡细。上方获效,不宜更法。拟按原方减鱼腥草、黄芩,加陈皮9g,砂仁2.4g,续服3剂。

三诊:寒热已平,痰咳亦消,胃纳增进,精神转佳,大便成形,每天1次,小便量逐增(每日排尿量约1650ml),苔薄白,脉濡缓。善后治疗拟用芳香开胃,健脾调中。广藿香9g,紫苏叶7g,香砂仁2.4g,云茯苓12g,炒白术9g,建神曲9g,潞党参12g,川木香6g,生苡仁15g。水煎服,每日1剂。

按语 发病初起,恶寒发热,头重,咳嗽,前医诊为上感、支气管炎为主,注射抗生素和服中药(不详),忽略了病人的脘腹胀闷,尿少头重,舌苔白腻等寒湿在里诸症。患者久居闽北山乡,山高水冷,素有寒湿偏胜之体,因而施治之后外感逐减而寒湿未化。本院初诊时,恶寒发热,口干不欲饮水,纳呆腹胀,便溏尿短,舌根浊腻等诸症,突出了里湿仍留之候。治疗选用苍术、厚朴、干姜、茯苓、泽泻渗利为主,辅以鱼腥草、黄芩、桑皮、半夏等清肺化痰,佐杏仁宣肺。二诊症减,守方去鱼腥草、黄芩之寒性清解,增陈皮、砂仁理气燥湿,温中开胃。三诊里湿得化,纳食已增,二便自调,加强益气健脾,杜绝生湿之源以调善后。

此例说明湿邪致病与居处环境、生活条件等关系密切,内湿病常与其他疾病相兼为患。湿去热无所附,湿化其热自退。

病例二

肾虚水肿,湿热贯穿始终

林某,男,35岁,中学教师,福清市人。

全身水肿反复发作已经3年,当地医院曾经诊断为慢性肾炎(乙肝相关性肾病),3年过去病情未见改善,转诊于本院。

初诊:面目、四肢、全身水肿,中度腹水,腹围平脐87cm,面色苍黄,唇色暗紫,倦怠乏力,腰疫膝软,烦躁口干,尿量偏少(24小时仅排尿900ml)色黄,尿中泡沫甚多,舌质淡紫,舌下静脉扩张,舌苔黄腻,脉象沉滑而数。

血压178/99mmHg。血象:红细胞$2.72×10^{12}$/L,白细胞$3.9×10^9$/L,中性粒细胞0.59,嗜酸粒细胞0.06,淋巴0.35,血色素75g/L。尿验:蛋白(+++),红细胞(+++),白细胞(+)。乙肝五项检查,三项阳性。

辨证:肾虚水肿,湿热内蕴,瘀血阻滞。

西医诊断:慢性肾炎(乙肝相关性肾病)

治法:补肾益气,清利行水,软坚化痰。

方药:生地 20g,山茱萸 10g,怀牛膝 10g,生黄芪 36g,生知母 10g,川黄柏 9g,车前子 30g,猪茯苓各 15g,粉丹皮 10g,赤芍药 15g,生鳖甲 30g,益母草 60g(煮汁代水煎药),生茅根 45g。清水浓煎 2 次,分 3 次口服,每 6 小时服药 1 次。连续服药 5 剂。

二诊:水肿显退,腹水亦减,腹围减为 82cm。尿验:蛋白(++),红细胞(++),白细胞 0～2/HP。病情有所改善,拟按原方续进 5 剂。

三诊:面目、四肢轻度水肿,腹水基本消退,腹围减为 77cm,尿量逐增(每日排尿 1450ml),但仍倦乏,尿黄,尿中泡沫仍多,舌苔淡黄而腻,脉呈弦滑。治拟清利行水,补肾活血,佐以益气。原方减去山茱萸、鳖甲,加石韦 40g,苡米根 30g,5 剂。

四诊:服药 3 剂后,患者感冒,咽痛,发热,尿验:蛋白(+++),红细胞(+++)。治拟疏风清热,清利活血,方用银翘散加板蓝根、白茅根、石韦、益母草。每日 1 剂,3 剂。

五诊:感冒已愈,水肿不显,尿色淡黄,咽喉仍有充血焮红,舌苔黄白相兼,脉弦细而数。尿验:蛋白(++),红细胞(+)。治拟益肾清利,活血凉血。细生地 15g,山茱萸 15g,女贞子 12g,牡丹皮 9g,赤芍药 15g,白茅根 40g,石韦 40g,生小蓟 30g,玉米须 30g,旱莲草 2g。每日 1 剂,5 剂。

六诊:服药 5 剂后,水肿消退未再复作,患者自觉无不适。饮食、二便、睡眠基本正常。尿验:蛋白少许,红细胞少许。按五诊原方再服 5 剂,继续观察。

按语　人体水液运行,主要依靠肺、脾、肾的通调水道来完成,尤其以肾为主,肾虚则开阖不利,膀胱气化失常,水湿停滞,形成水肿。本例虽属慢性肾炎水肿,出现肾虚瘀滞诸证之外,显见湿邪化热现象,如小便不利,尿色偏黄,苔黄腻,脉滑数等。自初诊至六诊数月以来,治用诸法,其中清热利湿之药未曾停用。随着病情改善,应用清利之品应有所选择,在水肿较重时,药用黄柏、车前子、猪茯苓、益母草等清利行水;当水肿逐退或水肿已消而湿热之证尚未尽退之时,选用清利之药应注意利湿而不伤阴之类,如石韦有清上利下之功,"清肺金以滋化源,通膀胱而利水道"(《本草从新》),白茅根有甘寒生津,清热利尿之效,玉米须、苡仁根甘淡微寒,皆为利水去湿而不损阴之佳品。本例肾炎水肿数载,久治不愈,虽是肾虚未复,然而湿热贯穿始终。湿邪为患常随人体病情、地域、气候等而转化,本例辨治过程中始终清热利湿,病情获得显效,以致基本治愈,"清利"之法发挥良好之效应。

第十节　康良石谈湿气与肝病发生发展的关系

1. 湿气

湿气者,六淫病因之一也,它既包括了气候变化的物理因素,也是与气象时令有关的生物因素,同时又是一种对临床证候特性通过类比而推导的辨证概念。中医文献,在病证方面有湿痹、热痹等;在病邪方面有内湿、外湿、阴湿、阳湿以及疫气挟湿之毒等的记载。《金匮要略·痉湿暍脉证并治》云:"湿家之为病,一身尽疼,发热,身如熏黄也。"指出素有湿病之人,湿邪痹于内,而不能化热,湿邪发于外,则发热为黄也。《湿热病篇》云:"太阴内伤,湿饮停聚,客邪再至,内外相引,故病湿热。"提出湿热病的发生,多因内外合邪,属于内伤挟湿、标本同病。此病不独与伤寒,而且与温病大异。并区分湿邪未化热者属阴湿,湿邪已化热者属阳湿。

近世医家认为,湿邪为病,有外湿、内湿之分,外湿多因气候潮湿,涉水淋雨或居处潮湿等外在湿邪侵袭人体所致;内湿则是由于脏腑功能失调,如气机郁结或健运失职所形成的病理状态;还有寓于疫疠之外湿,或由疫疠伏邪于里发所产生之内湿,即具有传染性之湿邪者称为湿毒。

2. 疫毒湿气与肝病发生的关系

当前的肝病(肝炎,此后同),从病理所知,是一种以肝细胞变性、坏死及肝脏间质炎性浸润性疾病,可以由疫毒(病毒,此后同),也可以由寄生虫、药物、酒精中毒或代谢失调等不同病因所引起,由疫毒导致的肝病约占80%~90%。

中医临证,就要以中医学理论为指导,才能达到辨证论治的目的。同时认为,不同的病因,可以通过人体内部的矛盾,引起不同的变化,临床可以根据疾病的不同表现来推求病因,称为"审证求因"。曾经对532例确诊的病毒性肝炎进行观察,调查初发病时的临床症状、舌苔及脉象,发现临床表现为沉困无力,怠惰好卧,不嗜食,小便黄赤,舌苔腻,脉弦、滑、缓者493例,占92.7%。

朱丹溪论"中湿"指出:"脾胃受湿,沉困无力,怠惰好卧"。《舌诊》亦云:"舌苔白腻,多因水湿秽浊。黄腻多因湿浊挟热毒"。脉诊认为,脉弦多主肝病,缓者多主湿病,滑者湿浊痰食内滞,挟有热邪。朱氏又云:"肥人沉困怠惰是湿热","瘦人沉困怠惰是热"。《景岳全书》亦说:"湿热之证多烦渴,小便赤涩"。按中医理论分析,病毒性肝炎发病与湿毒、热毒密切相关。然而湿毒、热毒,孰先孰后,孰主孰次,这从舌诊"腻苔为阳气被阴邪所抑"分析,湿属阴邪,患者90%出现腻苔,当以湿邪为主为先。湿邪化热,从阴湿演变为阳湿。由于疫疠湿毒或挟热毒侵袭肝脾,患者则表现兼有胁胀,胁痛或胁下积块(肝脏肿大),口苦,咽干,胸满,善叹息;或兼有纳呆,厌油腻,呕恶,大便秘溏交加;或兼有脘腹胀满,不知饥,或肠鸣,虚恭或泄泻等,即如《医贯》所指:"气郁而湿滞,湿滞而生热",相因为病也。

对于临床病例,无论是黄疸型或无黄疸型,同样立利湿化浊,清热解毒治则,筛选栀子根汤(栀子根、郁金、绵茵陈、白花蛇舌草等药物为主组成),方意以达湿浊得此得利,则湿去而热孤,热毒得越得泄,则热透而湿消。并辨别湿浊、湿热、热毒、气郁,里证及表里分传证,进行加减论处,促使阴湿、阳湿邪毒有所出路,减轻疫疠伤害及内陷,从而防止急黄之发生。亦可避免病情迁延、反复,转为慢性,获得良好效果。从治疗上也证明本病病气是以湿为主,湿毒化热。

3. 湿毒热毒与肝病发展的关系

慢性病毒性肝病,经较长时间的迁延,临床表现就有明显的异化。

演变出现神烦,胁痛拒按,口苦或口渴,咽干,小便短赤或浑,大便干结,面有火色或黄疸,眦赤,舌红,苔黄或无苔、少苔,脉弦滑或细数,胁下积块偏硬的湿热气郁化火者占40%左右。

演变为沉困无力,口淡黏腻,纳呆,脘腹胀满,泄泻便溏,苔白或厚腻,脉缓或细,面浮色苍黄,水肿,胁下积块偏硬的湿阻脾滞者占25%左右。其中兼挟目下色苍黄,状如烟熏或有痰,胁痛隐约或钝痛、刺痛,鼻衄、齿衄或紫癜,或妇人月经过多,或色紫有瘀斑,指甲色暗的痰凝血瘀者占10%。这正如《景岳全书》所云:"湿病之变,不为不多。"《格致余论》亦说:"火病变化常见。"慢性肝病通过迁延、反复,临床表现的变化,与人体脏气的虚实、邪气的盛衰有密切关系。

疫邪湿毒伤肝致郁,郁则肝失条达,疏泄失畅,气液不能宣通,湿邪蕴积化热,热则肝气亢奋,肝阳偏亢,少火化为壮火,演变为湿热或气滞化火证。

肝与脾之间,主要是疏泄与运化的关系。脾之运化,必须通过肝之疏泄,疫毒伤肝致郁,久而肝失疏泄,湿阻脾胃气机,久而脾胃中伤,运化失职,演变为湿阻脾滞证。痰凝血瘀证的演变,大体上来自两方面:一是因湿而生痰,痰结而血不行;一是因热蒸津液而结痰,销铄血液而成瘀。因湿而生痰致瘀,常见是湿阻脾滞证者,由于脾气日衰,聚湿生痰,肝气郁滞,气滞而血瘀。因湿而生痰致瘀,常见是湿阻脾滞证者,由于脾气日衰,聚湿生痰,肝气郁滞,气滞而血瘀。因热而熬痰铄瘀,常见是湿热或气滞化火证者,由于肝火内炽,暗耗肝血,下劫肾阴,阴血亏涸,相对肝火更炽,导致热蒸其津液而结痰,销铄血液而致瘀。痰凝血瘀既是一种病理产物,反过来又可作致病因子,造成病情恶性循环,致使本病迁延,反复不愈。

通过临床治疗的观察,湿阻脾滞者,立法利湿清热,舒肝理脾,拟方藿枳汤;湿热化火者,立法清热燥湿,泻火解毒,拟方大芩连汤;气滞化火者,立法解郁清火,养阴生津,拟方金橘汤;因湿生痰致瘀者,立法舒肝健脾,行气活血,拟方加减疏肝散;因热熬痰铄瘀者,立法益气养阴,化瘀通滞,拟方益气通滞汤,其效良好。这也说明肝与湿及湿热关系密切,而湿与湿热乃贯穿肝病的始终。

附方

1) 藿枳汤:佛藿香 绵茵陈 车前子 白茯苓 炒白术 牡丹皮 金石斛 焦栀子 生白芍 绿枳实 粉甘草

2) 大芩连汤:川黄连 绿子芩 龙胆草 焦栀子 水牛角 草河车 黄郁金 绵茵陈 败酱草 乌元参 赤芍药 金石斛 白茯苓

3) 金橘汤:黄郁金 生橘叶 牡丹皮 焦栀子 佛手柑 生白芍 生黄芪 粉葛根 乌元参 板蓝根 粉甘草 长豇豆荚

4) 加减疏肝散:北柴胡 黄郁金 生北芪 漂白术 白茯苓 制黄精 西当归 鸡血藤 醋鳖甲 醋青皮 春砂仁 炙甘草 洋参粉 三七粉(另冲)

5) 益气通滞汤:生黄芪 红丹参 黄郁金 炙龟板 醋鳖甲 延胡索 茜草根 败酱草 北柴胡 牡丹皮 白毛藤 佛手柑 栀子根 茵陈蒿 洋参粉 三七粉(另冲)

(康俊杰 康素琼整理)

第十一节 杨春波脾胃湿热证的临床研究

我们从本省 18 家医院内科临床调查表明,400 例脾胃湿热证中,涉及中医疾病 43 种,分属于 7 个系统;西医疾病 72 种,分属于 11 个系统,其中脾胃病和消化系统占多数,肺系和呼吸系统、肾系和泌尿系统,也占有一定比例。该证与嗜烟酒有关系。且在慢性胃炎中,CSG、胃炎活动性和幽门螺旋杆菌(后称 Hp)感染占多数,与脾虚证相比,均有非常显著的差异($P<0.01$),表现为 IgG、C3、CIC 和 B 因子的升高和增加,以及红细胞膜 Na^+,K^+-ATP 泵活性的增高,与正常组和脾虚证相比,均有非常明显差异($P<0.01$)。显示脾胃湿热证具有广泛的临床意义和内涵,它与炎症的关系密切,是 Hp 在胃中生存的有利条件,也是人体处在应激反应的亢奋状态。因此强调清热祛湿的抗炎作用和该法除直接抑杀 Hp 外,对改变胃内环境,使之 Hp 不利生长的意义。脾胃湿热是中医脾胃理论的重

要内容,也是临床常见的实证。由于它是具有阴阳两种性质的邪气,且呈隐匿、渐进、缠绵、反复的病理特性,有盘踞中焦,可熏上、下注、旁达、着络,临床则出现矛盾的互见证候,故为历代医家所重视。为了探讨脾胃湿热证的临床意义和现代含义,我们组织了临床调查,并对主要病作了重点研究。

1. 湿热证的临床意义

湿热证在临床广泛存在。中医理论认为其中心病位在"脾胃",因脾喜燥而恶湿,"湿热"在脾胃滋生和盘踞,临床常同时见有脾胃症状。在此次临床调查的脾胃湿热证标准主症中,直接与消化系统有关的症状近 2/3;72 种西医疾病中,消化系统病也居第一(38.9%),然非消化系统病也占 2/3。表明中医"脾胃"同消化系统关系密切外,与其他系统(尤其是呼吸、泌尿系统)也有重要关系。揭示这种关系,必将对中医"脾胃"的实质,会有进一步认识。从调查资料看,大便稀溏,口渴不喜饮(或喜饮),也应列为主症。

2. 湿热证与炎症的关系

在 400 例湿热证中,属炎症性疾病的 43 种,占西医疾病 59.7%;399 例慢性胃炎中,属湿热证 209 例(占 52.38%),其中 CSG 67.94%,活动性占 83.3%(观察 60 例慢性胃炎湿热证),可以肯定地认为:湿热证与炎症关系十分密切,尤其是以循环障碍、渗出为主的炎症急性期和亚急性期,从中展示了清热祛湿法在抗炎中的重要作用。

3. 湿热邪气与 Hp 感染

中医理论认为湿热的形成,有外感湿热之邪和内伤饮食两种基本原因。清·章虚谷明确指出:"湿热之邪,始虽外受,终归脾胃"。本资料 119 例湿热证慢性胃炎中,Hp 阳性占69.75%,与同病脾虚证相比,有非常显著差异($P<0.01$),与国内学者报告基本相近。"邪气"在中医病因学里包含致病微生物,具有传染性。其中之一的"湿热邪气"的致病特点是具有隐匿性、渐进性和反复性,这与 Hp 感染的胃病临床表现也很近似。湿热证是慢性胃炎的中医病理类型之一,除与外感"湿热邪气"密切相关,饮食内伤(包括饮食偏好)也是重要因素之一。本调查表明慢性胃炎湿热证与嗜烟酒关系密切。慢性胃炎(199 例)Hp(+)占63.27%,慢性胃炎(399 例)湿热证占 52.38%,湿热证 Hp(+)占 69.75%,表明湿热邪气-慢性胃炎-湿热证-Hp(+)相互之间的关系。"湿热"既是病因之一,又是病理类型,它适宜于Hp 的生长和繁殖。舌苔黄腻、口苦黏都是湿热证的主症,是否与 Hp 在牙斑可以检出有关?从所报道的实验和临床研究结果看,对 Hp 抑杀作用较强和临床清除、根治较好的中药,是苦寒清热的大黄、黄连、黄芩,以及祛湿化浊的槟榔、厚朴等。湿热证的治法是清热祛湿,以上两组药常被配用。临床用清热祛湿法,治疗脾胃湿热证胃炎和清除或根除 Hp 感染效果显著,除对 Hp 有直接抑杀作用外,改变胃内"湿热"环境,使之 Hp 难于生长、繁殖,也有重要作用。要根除胃病的 Hp 感染,口腔卫生也不可忽视。

4. 湿热证的免疫反应

中医文献里有"脾为之卫"、"脾旺不受邪"和"内伤脾胃,百病由生"等记述,表明"脾胃"有抗病能力,具有免疫功能,现代研究脾气虚证细胞免疫功能呈低下状态,可为之佐证。湿热证是慢性胃炎患者机体,对致病因素综合反应的一种病理表现,包括局部和周身,这种反应表现着邪气盛、脾胃功能活动亢进的邪正相争呈亢奋状态,属实证。主要表现体液免疫的 IgG 增高,B 因子增多,反映着湿热证患者机体正动员各种生理防御功能,包括血液中的球蛋白及补体与邪抗争的现象。夏氏也观察到慢性肝炎湿热证血清 IgG 显著升高。而脾虚证也呈血中 B 因子增高,似与"虚中有实候"有关。湿热证 CIC 显著升高,且与血清 IgG 升高呈相关。余氏也报告湿热型家兔模型,血清中的 CIC 亦显著升高。可否视为 CIC 是湿热在体内的病因产物,这种产物又导致炎症的发展。

5. 湿热证与红细胞膜 Na$^+$,K$^+$-ATP 泵活性和红细胞 ATP 含量及尿 17-OHCS 含量

细胞膜 Na$^+$,K$^+$-ATP 泵,是推动细胞内外钠、钾离子作跨膜转运体系中的一种重要的酶类,它与其他膜 ATP 泵,如 Ca^{2+},Mg^{2+}-ATP 泵等,一起共同完成细胞内外的离子转运、交换,以保持细胞内离子的正常浓度。有研究表明,细胞内钾离子浓度是 RNA 的蛋白质等合成代谢的要素之一;另外,细胞膜 Na$^+$,K$^+$-ATP 泵还与细胞能量代谢、物质吸收和腺体分泌、糖和氨基的协同转运有关,所以细胞膜 Na$^+$,K$^+$-ATP 泵的活性正常,是维持细胞物质能量、水液代谢及各项生理功能的一个重要条件。红细胞是血液中的主要成分,有人报道从红细胞可以检测出 Na$^+$,K$^+$-ATP 泵。中国中医科学院基础理论所报告在脾气虚大白鼠模型,发现红细胞膜 Na$^+$,K$^+$-ATP 泵活性明显低于对照组,进而影响了机体的能量代谢和水运化。为了探索慢性胃炎脾胃实证湿热与 Na$^+$,K$^+$-ATP 泵活性的关系,我们进行了红细胞膜与慢性胃炎胃黏膜两者 Na$^+$,K$^+$-ATP 泵活性相关性实验,结果表明两者在基础状态和胰岛素刺激后,均呈正相关。用胰岛素作刺激试验,主要考虑到"脾气虚证有不耐负荷反应",而脾胃实证——湿热是否有相反的反应?且红细胞膜具有胰岛素受体的存在,也有人报道胰岛素对钠泵有刺激作用,即 Na$^+$,K$^+$-ATP 泵活性,在生理剂量胰岛素作用下,比基础状态明显升高。这种酶活性增高的程度,可以判断酶分子转换率提高的情况;细胞 ATP 浓度升高,可使 Na$^+$,K$^+$-ATP 泵磷酸化速度加快,从而导致 Na$^+$,K$^+$-ATP 泵活性的增高。Giannist 等报道,糖皮质激素能直接激活 Na$^+$,K$^+$-ATP 泵 α 和 β 亚基的遗传基因,增加细胞内 α1βmRNA 的量,从而从细胞水平调节酶分子的数量,所以同时检测了以上各项指标。结果是:湿热证组的红细胞膜 Na$^+$,K$^+$-ATP 泵活性,在胰岛素刺激后,非常显著高于基础状态($P<0.01$);在基础状态和胰岛素刺激后,呈显著或非常显著高于正常组和脾虚证组($P<0.05\sim0.01$)。该组红细胞 ATP 含量,在胰岛素刺激后,非常显著高于基础状态($P<0.01$);在基础状态和胰岛素刺激后,与正常组比均无显著差异,与脾虚证组比增高均非常显著(P 均<0.01)。24 小时尿 17-OHCS 含量,与正常组比无明显著差异,然较脾虚证组增高有非常显著差异($P<0.01$)。表明湿热证存在着组织细胞物质能量代谢的亢进状态,也包含着间接反映胃黏膜因炎症而出现的物质能量代谢水平的增高,而酶分子的转换率和数量无明显增高和增加。我们对慢性胃炎的类型与 Na$^+$,K$^+$-ATP 泵活性的关系做了分析,湿热证中 CSG 占 65.62%,而 CSG 组中,仅基础状态红细胞膜 Na$^+$,K$^+$-ATP 泵活性较正常组显著增高($P<0.01$),与湿热证的基础和刺激后均非常显著增高不尽相同,这可能因湿热证这种病理变化,除胃黏膜的炎性病变外,还包括全身的反应。可见中医的证与西医的疾病,有层次、范围的不同。湿热证的治疗,宜采用清热祛湿法,其中的苦寒药如大黄能"泄降",现代药理研究它对钠泵有抑制作用,而不宜补。有人发现人参等,能使 ATP 活性增高。从中可以看出中医证、治、理、法相应的意义。

临床调查发现,湿热证与嗜烟者关系明显。Shallow 等人的动物实验提示,尼古丁的毒

理涉及细胞膜离子对 Na^+、K^+、Ca^{2+}、Mg^{2+} 等的转运和膜 ATP 泵的功能。薛氏等发现,酒精中毒病人红细胞钠泵基础活性比正常人高,他们还研究大鼠腹腔注射乙醇溶液,可诱发红细胞膜 Na^+,K^+-ATP 泵活性增加。证明了湿热证红细胞膜 Na^+,K^+-ATP 泵活性的增高与嗜烟酒的关系。

6. 结语

1)脾胃湿热证在临床具有广泛意义。从内科临床初步调查表明,400 例脾胃湿热证中,涉及 43 种中医疾病,分属于 7 个系统;西医疾病 72 种,分属于 11 个系统,其中脾胃病和消化系统占多数,肺系和呼吸系统、肾系和泌尿系统、肝胆系等病也占有一定比例,心血管系统病也可出现。表现中医"脾胃"的广义性和多层次性,以及湿热证——这个脾胃的实证,也是研究中医脾胃的重要内容。

2)脾胃湿热证是急性、亚急性炎症的临床重要表现。呈现着体液免疫 IgG、C3、B 因子的亢进和 CIC 的升高,以及红细胞膜 Na^+,K^+-ATP 泵活性的增高,表明人体处在应激反应的亢奋状态。湿热证与 CSG 关系密切,然它们的含义有层次和范围的不同。研究清热祛湿法的抗炎和调理全身的作用,将进一步揭示湿热证的病理内涵。

3)"湿热"既是 Hp 感染的外在因素,又是它赖于生长、繁殖的内在环境。600 多年前,中医对脾胃病的发生,已有湿热外邪传入引起的理论认识。清热祛湿药,除能直接抑杀 Hp 外,还能改变胃内的湿热环境,使之 Hp 不利生长和繁殖,可望是根除 Hp 感染的有效治法。

4)中医脾胃的研究,应以脾胃的各种功能为纲,从生理、病理,消化系统、非消化系统,虚证、实证,临床、实验室,不同层次、多指标、广泛、多方面地进行。但临床证的研究是重点,并与治疗紧密结合,以从疗效和作用反馈所研究证的含义。

第二十三章 路志正治疗湿病的学术思想和临床经验

第一节 北方亦多湿续论

我在 20 世纪 80 年代初期,曾发表《北方亦多湿论》的短文,但失之过简,今按四时更迭,主要节令交替阐述之。

在未入正题之前,先读一下毛主席的《沁园春·雪》,俾对北方气候有所了解:"北国风光,千里冰封,万里雪飘,望长城内外,惟余莽莽,大河上下,顿失滔滔。山舞银蛇,原驰蜡象,欲与天公试比高,须晴日,看红装素裹,分外妖娆。"这是对北方冬季气候天降瑞雪,气势磅礴的真实写照。

众所周知,云雨雾露、霜霰冰雹等天气现象,皆源于大气中所含之水气,而水气是由地面水湿蒸发上升为云,降而为雨雪的。当斗柄指寅,太阳北移,春回大地,立春、雨水节后,气温回升,地气上应,冰雪融化,水润土松,阳气施化,万物萌动。春雷响过,百虫惊醒,阳蒸水动,氤氲成湿。湿本寒水,是水与地中阳气从热化幽的产物。湿聚为水,水散为湿,能助其互化者,唯温热与寒凉而已。故湿本阴寒,常从热化,湿与热结,是为湿热。土生万物,为生灵之母,不过湿土之气也为病原微生物的孳生、繁殖创造了有利条件,其湿热秽浊毒邪,既可弥漫空际,又可藉风之鼓荡吹拂,成为传播疾病的媒介。故春天风温、流感、痄腮、麻疹等疾病易于发生。而这时正是华北农民紧张备耕,东北顶凌耙地的时节。以黑龙江为例,春天,虽大地回暖,但"冰冻三尺,非一日之寒",春耕时节冰寒之气随暖而释放,易于侵袭人体,尤其是朝鲜族农民,善种水稻,春种之时,乍暖还寒,为赶农时,常多赤足入水插秧,秧田中水冰刺骨,常为寒湿所伤,所以患寒湿痹证之人甚多。雨水节后,春雨将至,从"雨水有水庄稼好,大春小春一片宝","清明前后,种瓜种豆"等谚语,不难想见广大农民,冒着风寒雾露,披星戴月,奔波于田间、垄亩之中,送粪施肥,为小麦浇水,践地履湿等一片春播生机盎然的繁忙景象。若素体虚弱,正气不足或过于疲劳,则极易感受寒湿、风湿之邪而诱发疾病。正如前人所说:"春月地气动而湿胜,故春分以后,风湿、暑湿之证多"。而时行感冒、麻疹、痄腮、春温等热性疾病更是时有流行。

从立夏到芒种,阳气方盛,庄稼生长渐茂,大麦、小麦均已成熟。因受"麦熟一响"的时间限制,农民顶着辰星雾露,趁麦秸潮湿时,赶紧收割,否则遇热以致颖果爆裂而麦粒丢失,造成减产。过去多是用手拔麦,或用镰刀收割,手掌往往会起血泡,既有丰收之喜悦,又有"芒种芒种",什么都种,二次倒茬播种秋季农作物之艰辛。当劳动小憩之际,则湿汗沾衣,经风一吹而濡干,毫毛耸立,阴湿之气、暑湿、湿热之邪即乘虚而入,伤人于冥冥不觉之中。大暑期间,阳气隆盛,华北气温高达 26~28℃。紫气东来,雨水渐丰,水加于阳,湿气加重。昼长夜短,劳动强度大,睡眠少,食欲差,极易疲劳,加之卫生条件差,贪凉饮冷,饮食不谨,用冷水洗澡,只顾当时爽快,致暑湿感冒、呕吐、腹泻、痢疾、风湿痹痛等病经常发生,成为夏秋季节常见病、多发病。而这时高粱、玉米、棉花等秋季农作物均已繁茂成长,有的过膝,有的高与人齐，溽暑熏蒸，暑湿大行，人在其中劳作，既有汗湿沾衣，又受农作物上水湿所侵，正如河间所言："六月湿气太甚，而众物隆起"，"湿病本不自生，因于火热怫郁，水液不得宣通，即停滞而生水湿也。"

建国前，我国北方，农业生产工具落后，多是手工操作，如用辘轳浇园灌田，间苗锄草，用手摘棉、铡谷穗等劳动，均需弯腰屈膝，手脚并用，一天下来，腰酸腿痛，全身疲楚，疲惫不堪。"锄禾日当午，汗滴禾下土；谁知盘中餐，粒粒皆辛苦"的悯农名诗，真是对农民付出勤劳血汗的真实写照。一到麦秋季节，有的年份阴雨连绵，致收割之小麦，无法脱粒晒干，而被雨淋湿之麦穗，经日晒热蒸，则生芽、发霉、变质，不堪食用，农民十分心痛。现在我国农业在各方面有了突飞猛进的发展，在农业机械化方面，更是日新月异，有了收割机、脱粒机、干燥机等，解决了这一大难题，农民再也不用为此而着急发愁。可是过去在预防湿病方面，由于缺乏卫生知识，如在田间劳动休息，多在树阴下、田埂上乘凉；夜间为了避暑，而在庭院或屋顶上露宿，晚间难免蚊虫叮咬，晨曦中易受雾露之侵；饮凉水，吃冷饭，食凉菜，更是习以为常，都给脾胃病、风湿性疾病造成了可乘之机。明·陈实功在《外科正宗》中说："凡得此者，多发于体虚之人，勤劳之辈，不慎调燮，夏秋露卧，纵意取凉，热体当风，图身爽快……患者又当慎起居，戒七情，远寒就温，俱可保全"。我认为，陈氏此论，不仅专指外科，对内科、妇科、儿科同样具有临证指导和预防的意义。

秋季，金风送爽，阳热收敛，气候转凉。可是，节虽立秋，昼短夜长，但暑热余焰未熄，仍有一段高温、高湿的"秋老虎"天气，同样令人闷热烦躁不适。若秋天淫雨为灾，连月不开，气温转低，水湿难散，不仅使人胸闷抑郁，情绪低落，且抗病防御能力下降，使阳旺之躯，易伤阳湿、阴盛之体，湿寒易侵，人极易受湿邪侵犯。《内经》有"秋伤于湿，冬生咳嗽"之论。就季节而言，此时恰为白露节前的初秋之际。关节痹痛，老年咳喘，脾胃病等旧患，亦极易复发。到了秋分，天气越来越凉，水气凝聚，为露为霜，农民又忙于深耕细作，施肥浇田，抢种小麦。"白露早，寒露迟，秋分种麦正当时"的农谚，正是北方抢种冬作物的写照。霜降节至，天气转凉，草木黄落。这时华北气温普遍下降3~8℃。《诗经》"蒹葭苍苍，白露为霜"就是对深秋万木萧索、凄凉景象的描述。这时空气中的水气，遇到地面上低于0℃的物体，如草木枝叶，房屋瓦脊等，便会凝结成一层白霜，因其来自空气中的水气，故曰"霜降"。斯时，农民正忙着收摘棉花和蔬菜瓜果，翻耕土地，休养地力，为小麦浇灌越冬水等劳动，同样要付出艰辛的体力和汗水。

冬天，大地冰封，阳气潜藏，水冰地坼，气候寒凉，人们本该深居室内，围坐炉旁，全家融融，闲话家常（华北农民过去一般是火坑，东北是火墙），休养体力，以待来年。但勤劳智慧的新型农民，为发展经济，改变农村的落后面貌，将冬闲变冬忙，大搞温室种植，家禽家畜的饲养，农副产品的深加工及其他庭院经济。在这些生产活动中，人们很难脱离与冷水、寒风、湿气的接触，如在蔬菜大棚中，为使菜蔬果木像夏天一样快速生长，就必须保持棚内较高的温度和湿度，人们长时间在这样的环境中劳作，易生内湿，而经常出入于棚窖内外，棚窖内的高温、高湿与棚窖外的冰天雪地、凛冽寒风形成较大反差，稍不留意，就会受到外邪侵袭，对人体肌肉、筋脉、关节造成危害。这与《素问·阴阳应象大论》所说"地之湿气，感则害人皮肉筋脉"，《素问·六元正纪大论》所说"寒湿之气搏于气交，民病寒湿，发肌肉萎，足萎不收，濡泻血溢"的论述，不无一致。而冬季，东北人虽家有火坑火墙，但又素喜豪饮，食川白肉粉及羊肉火锅，内有膏粱厚味，外有风寒湿邪，极易内生湿热，患湿阻之人亦不少见。

中国中西医结合学会风湿类疾病专业委员会和协作组，在王兆铭主任主持下，历经5

年,于 1995 年提交的对我国 15 个省、市、自治区 27 个样本 63539 人所进行的"风湿四病"流行病学抽样调查报告显示,"风湿四病"总发病率为 19.53%,在自然人群中为 17.25%。就地区而言,相对寒冷的黑龙江和相对湿度较大的沿海地区,如江苏、浙江、上海,尤其是海南省"风湿四病"的患病率明显偏高,其中黑龙江省和海南省分别达到 30.54% 和 57.27%。就特定人群而言,长期在野外作业的石油工人和解放军官兵"风湿四病"的患病率,分别为 32.6% 和 39.2%。在潮闷、易汗后当风的纺织工人中,"风湿四病"的患病率最高,为 43.85%(见王兆铭主编《中国中西医结合·实用风湿病学》)。以上调查结果表明,风、寒、湿邪,尤其是寒、湿之邪等致病因子,在风湿性疾病众多致病或诱发因素中,仍占突出的位置。

1991 年在中医风湿病学会副秘书长娄玉铃主持下,对河南省内随机选择的 14 个自然村(调查点),16 岁以上居民 18338 人,随机进行的"风湿病流行病学调查"结果显示,有 2590 人患有不同类型和程度的风湿病,总发病率为 14.12%。统计数字显示,痹病的患病率与地理、气象等因素有着密切关系。海拔 100m 以上的山地、丘陵地区的患病率,明显高于海拔 100m 以下的平原地区。同样若以年降水量为 700mm 及年均相对湿度 70% 为准时,痹病的患病率也同样呈现出上高下低之势。一般说来人们常把气温的高低与炎热和寒凉相联系,然若以年平均温度为 14.5℃ 为准进行统计时,却发现年均温度在 14.5℃ 以上的调查点的痹病患病率高于年均温度在 14.5℃ 以下地区。为什么会出现这一情况呢?为了回答这一问题,首先应弄清"寒凉"的产生及如何成为致痹病因的。在这次调查中有 26% 的患者认为起于寒凉,12.6% 的患者说是着风,10.5% 的人归为潮湿。然而从发病时间上来看,一年四季均有发生,而严寒冬季的发病率也并不比其他季节为高。这一事实告诉我们,夏暑秋凉,冬寒春暖,正常节律所引起的气温变化,有时甚至是较大变化,如寒流的吹袭,并不一定成为致痹因素,对人体造成明显的伤害。这是因为,从夏季转入秋凉、冬寒,总要经历一定的时间过程。在这一过程中,人们无论从心理上,还是物质上,都会有充分的准备时间,从而逐渐适应这一环境变化,故而冬季发病率并不比其他季节为高。需要说明的是,"寒凉"在任何季节都可能成为人体致痹的因素,比如秋冬涉水,步履冰雪,久居寒湿之地,或违反四时变化规律,暑月过用空调冷风,或汗后贪凉,冷水激头、浸足沐浴,或为追求潇洒,秋冬衣装过单,或初春乍暖还寒之时,过早脱掉冬装等。这种天气骤变或违反四时规律所引起的,使人的体表温度长期或突然处于低温环境中,都可能超越人体的适应或应急能力,使人致痹。近些年,空调病、厌食症等现代病的增多,就是明证。故而对于"寒凉"致痹,不能简单地理解为是自然界大环境中,单一的"气温降低"所致,而是使人体全身或局部的体温长期或短时间内迅速下降等因素所为。其次需弄清三邪袭人的方式。《素问·痹论》指出:"风寒湿三气杂至,合而为痹也,其风气胜者为行痹,寒气胜者为痛痹,湿气胜者为着痹也。"由"合"字可知,致痹的病因是复杂的,即便是缘于外邪,也绝非单一邪之力,而是合邪的结果。说到差异,唯病邪有主从,痛势有轻重,病位有游走和重着之分而已。然而就风、寒、湿三邪相比,似乎湿邪更胜一筹。这是因为,对于"风"与"寒凉"人们可用添加衣物,或改变居室等小环境的方法而加以防范,然对"湿"的防范却要难得多,且不够重视。表面看来,黑龙江"风湿四病"的发病率高达 30.54%,是由"寒凉"引发,其实黑龙江省多沼泽、湿地,夏季多雨,冬季多冰雪,湿度较大。国家气象中心发布的 5 大城市 30 年平均相对湿度表明:哈尔滨年平均湿度 66%;7 月、8 月、12 月分别为 77%、78%、71%,充分说明湿邪偏盛。故"湿"作为发病率偏高的另一原因,绝不能因黑龙江寒冷而忽视。湿邪的危害,由海南省"风湿四病"

高达 57.27% 的患病率,以及在河南省相距仅 4km,地理、气候和习俗上相似的 6、7 两个村,仅因调查点 6 正好与一个水库相邻,环境湿度偏高,以致风湿病患病率高出 16% 的事实,可见一斑。正如《医原记略》所言:"湿之为病最多,人多不觉湿来,但知避寒、避风,而不知避湿者,因其为害最缓、最隐,而难觉察也"。无独有偶,安徽医科大学通过对结缔组织病的系统研究发现,居住环境潮湿是致病首要因素(见《健康报》1993 年 6 月 29 日第二版)。正因为如此,有的学者认为就环境因素而言,湿度在致痹方面影响更大。湿本阴邪,风性善动,二者均能助寒,加快人体皮表温度的降低,故三者合而袭人,其致痹作用势必将更加强烈。就河南地形而言,北、西、南三面为山地或丘陵,东部为辽阔平原。就气候而言,河南属暖温带-亚热带、湿润-半湿润季风气候,冬季雨雪少而寒冷,夏季炎热而雨量丰沛。省年平均气温在 12~16℃ 之间,各地平均气温相差不大。然而 14.5℃ 以上地区,正是年降水量超过 700mm,年均相对湿度高于 70%,海拔高度在 100m 以上的山地或丘陵地区,这些地区年均气温虽在 14.5℃ 以上,然其气温年较差、日较差均较大。这样的地形和气候特点,以及经济落后,劳动强度大,正是使患病率高于年均温度在 14.5℃ 以下地区,并使河南省风湿病的患病率呈现西高东低、南高北低之势的主要原因。

需要指出的是,在河南有关致痹病因的调查报告中,除 49.1% 的患者归为风、寒、湿三邪的侵袭外,尚有 9.1% 的患者是由跌打、扭拉、碰撞等外伤所引发,3.8% 出现在产后,除部分原因不详外,有高达 31.4% 的患者归结于过度劳累或体质虚弱。

就痹病部位而言,总体格局是下肢多于上肢,右侧肢体多于左侧,腰部多于颈、背、骶部。其中腰部病变竟占全部痹病患者的 41.4%。故《素问》云:"伤于湿者,下先受之"。

再就年龄段看,各段虽均有发病者,然 16~20 岁发病率仅为 2.5%,26~30 岁为 8.1%,到 31~35 岁时增至 13.4%,以后每 5 岁一段,患病率约以 3~4 个百分点的速率递增,这种趋势直至 50 岁以后才趋于逐减。累积起来,36~60 岁的痹病患者占痹病总人数的 56.3%(见娄玉钤主编《中国风湿病学》)。

以上调查表明,风寒湿邪固能伤人,然而"邪之所凑,其气必虚",诚如《灵枢·百病始生》篇所言:"风雨寒热,不得虚,邪不得独伤人……此必因虚邪之风,与其身形,两虚相得,乃客其形"。为什么 30 岁以后风湿病发病率明显增高?这是因为 30 岁以上的人,多为农村的主要劳力,经常从事着繁重的体力劳动,尤其在海拔 1000m 以上的山区,道路崎岖,肩扛人背超负荷劳动的几率更大。而这一点也恰与痹痛部位所统计的上肢多于下肢、右侧肢体多于左侧肢体,而腰部患病率最高的调查结果相吻合。因此,外伤是致痹的另一诱因,而劳累或产后体虚是致痹的主要内因之一。

在年龄分布上,患病高峰在 40~70 岁。这说明随着年龄的增长,尤其是 40 岁以后,三阳脉衰,阳气竭于上,人体各组织器官的代谢进程减缓,功能活动下降,气血不足,抵抗力减弱,对外界环境变化的忍受、应急和适应能力降低,故而气血亏虚是导致 40~70 岁痹病患病率居高不下的主要原因。

上述大量资料表明,北方同样多湿,但较南方则相对为少,而作为一个医务工作者,绝不能以北方干燥而忽视湿邪致病的危害。

(路喜善整理)

第二节　湿病的辨治

湿为自然界正常气候之一,按气运所主属太阴。正如《素问·六元正纪大论》曰:"太阴所至为湿生。"《素问·五常政大论》亦云:"备化之纪,其令湿。"备化即所谓土气平和。由此可知,土运当令,在天为湿,但湿气太过或不及,即可成为致病之因素,属六淫之一种,由湿邪为患所致的病证名曰湿病。

余在多年的临床实践中深切体会到:湿邪为患广泛存在,具有特殊的临床表现、发病特点及传变规律,处方用药独具特色,且病种繁杂,不似风寒伤人之凛冽,火热伤人之炎暄,因而易被忽视,如治疗不当,则变证丛生,致病情缠延,故对湿病当深究细察,认真探讨。

一、对湿气的认识

湿有生理与病理、正常与异常之分。正常的、生理的湿称为湿气,异常的、病理的湿称为湿邪。湿气对人有益而无害。如《素问·五运行大论》曰:"地为人之下,太虚之中者也。……岐伯曰:大气举之也,湿以润之,寒以坚之……故令虚而生化也。"自然界正常的湿气,表现为云水雾露雨霰冰雪,能滋润万物,令其繁华,是人所生活的外在环境中不可缺少的物质。内在之湿气即人体内之津液,正如《难经》所为:"肾主湿,入肝为泣,入心为汗,入脾为涎,入肺为涕,自人为唾。故云肾主湿,湿化五液。"水与湿同类,所以《内经》又有"肾主水"之论。《素问·经脉别论》:"饮入于胃,游溢精气,上输于脾,脾气散精,上归于肺,通调水道,下输膀胱,水精四布,五经并行。"可知水湿的调节,与肺、脾、肾三脏有密切关系。脾在五行中属土,称之为湿土,脾主运化,具有运化水谷精微,输布营养物质到全身的功能。且有运化水湿,调节体内水湿平衡的作用。脾能制水,为水之堤防,能防止水湿的泛滥,故张景岳云:"水惟畏土,故其制在脾。"肺为水之上源,水湿的循行在正常生理情况下,必须通过肺气的肃降,而完成通调水道、下输膀胱的功能。肺主气,水湿精微必须经肺气的宣发而敷布全身,故吴鞠通曰:"气化则湿亦化。"陈修园亦云:"气滞水亦滞,气行水亦行。"肺更有调节腠理开阖的作用,肌腠的蒸发水分和出汗作用,在水湿的调节中占有重要地位,如肺气失宣、腠理开阖失常,可直接影响到水湿在体内的调节。肾主水,为水之下源,与膀胱互为表里,膀胱的开阖,必得肾气的鼓动而发挥作用。肾脏内寄命门之火,为脏腑阳气之源泉,故又有"脾阳根源于肾阳"之说。脾脏的运化功能,在很大程度上要依靠肾阳的推动。因此,肺、脾、肾三脏,在体内水湿调节的过程中,起着决定性作用,如果三脏功能强健,不但内在之湿邪不生,即使有外界湿邪侵袭,亦可通过其输化、排泄作用逐邪外出,而湿病不生焉。

二、对湿病的认识

湿邪为病,种类繁杂,按其受邪途径,有内、外之分,外湿为病,多因气运太甚,或非其时而有其气,致天暑下逼,氤氲蒸腾;或受雾露雨淋;或久居卑湿之地,江河之上;或水中作业;加之正气不足,腠理空疏,湿邪乘虚内侵感而受病。内湿为病,多因暴饮无度,恣食生冷,素嗜浓茶,或饥饱不调,或过嗜肥甘厚味,损伤脾胃,致中气受损,运化不及,内湿停聚。正如《内经》所言:"卑隰之土,易于聚湿"。按其侵犯部位,则有上、中、下三焦之别;按感邪深浅,则有风湿、寒湿、湿热之分。

六淫致病,各家皆有所论,但风、寒、火、热之邪,向为人所重视,而对湿邪则论述较少,丹溪虽有"六气之中,湿热为重,十常八九"之说,但亦详于热而略于湿。叶天士曾根据江南水乡,沟渠纵横,暑期较长,热迫湿蒸,人处其中易得湿病的特点,明确指出:"吾吴湿邪害人最广,"实补前人之未备。但对北方湿病未曾论及,致使有人认为,北方干燥,刚劲多风,湿邪不甚,而予以忽视。余通过多年临床实践,逐渐认识到,湿病非仅南方独有,北方亦不少见,只是感邪途径有异,受侵脏腑有别。特别是当今时代,人们工作节律加快,饮食失节,饥饱不调之人增多;随着生活水平的提高和饮食谱的改变,过饮茶酒、冷饮,食肥甘之人日长;冰箱、冰柜的普及,恣食生冷者随处可见,致使脾胃受损,中阳困遏,水湿停聚之证有增无减,屡见不鲜。

为了深化对湿病的认识,余曾指导研究生于 1987 年 10 月,在石家庄市对常见湿病之一湿阻病进行了流行病学调查。湿阻,是指湿邪阻滞脾胃,以全身困重倦怠,胸闷脘痞,腹胀纳呆,口黏苔腻为主要临床表现的病证。调查结果表明:湿阻是临床常见病,多发病,其人群患病率为 10.55%。病因学调查结果显示,饮食不节(饥饱失常,餐饮、餐时无规律,进餐过快,嗜食肥甘、生冷)是导致本病的主要病因,占已知发病因素的 1/2 强,有这种不良习惯的人群患病率为 22.57%;而饮食有节者,人群患病率仅 6.42%。二者相比,有非常显著之差异($P<0.01$)。居处潮湿,性格急躁,忧郁,过嗜茶酒、冷饮等,都与湿阻的发生密切相关。而年龄、性别、职业的差别与患病率无明显相关性。这些结果充分说明,随着社会的发展,人们的居处环境、工作条件得到了极大的改善,身体素质有了明显的提高,抵御外邪的能力明显增强,外湿致病较古代明显减少。相反,随着生活的改善,饮食不节,过嗜生冷、肥甘、浓茶、烟酒,损伤脾胃而导致的内湿病证明显增多。这也是湿病在当今社会发病学上的特点。

三、湿病的特点

湿邪为患,有其独特的临床表现,在临证时应注意辨析。

1)明显的季节性:多发于夏末秋初的长夏季节。斯时,炎暑下迫,地湿上蒸,人处其中,易感而受病。特别是夏季炎热,人多贪凉饮冷,易损伤脾阳,使运化迟滞,湿浊内生。但湿为土气,寄旺于四时,在大量临证中,其他季节亦常见到。

2)发病的隐袭性:湿邪为患,正如《刘纯医学全集·玉机微意》所言:"伤人于冥冥之中"。因其发病缓,症状较轻,无风寒之凛冽,无火热之炎暄,初起不易被患者注意,一旦引起重视,则病时已久,病变较深,或波及它脏,就诊时,又因它脏病证障人眼目,故易被忽视。

3)症状的重浊性:湿为阴邪,其性重浊黏腻,所以湿邪为患,多有四肢沉重,周身倦怠,头重如裹等症。其二,湿性秽浊,因此,常把面色晦滞,带下腥臭,大便黏滞不爽,小便短黄或混浊,苔腻苔垢,作为诊断湿病的重要依据。

4)病程的迁延性:湿性黏腻,胶着难祛,无热邪清之可除,风邪散之可去,寒邪温之可消的特点,常喻为"如油入面"。故湿邪为患,一般病程迁延,症状缠绵,变化较缓。

5)易阻气机:湿性黏腻,易阻气机,故湿病多见有胸闷,脘痞,腹胀等中焦痞满、气机阻滞之症。

6)影响面广:湿性弥漫无形,无处不到,内而脏腑、上中下三焦,外而躯体、四肢百骸、肌肉,均可侵犯。如在湿阻病的流行病学调查中发现,106 例湿阻病人中,病变范围涉及它脏者就有 66 例,占 62.3%。

7）兼挟症多:吴鞠通以其切身体会,发出"盖土为杂气,寄旺四时,藏垢纳污,无所不受,其间错综变化不可枚举"之感叹。兼症除影响它脏所出现的症状外,还可兼寒、兼热、兼暑、兼风、兼痰、兼瘀、兼气郁、兼饮邪、兼停食等等不同。临证时,确有些患者,所述之症状支离琐碎,不够典型,必须详为审视,认真推敲,方能悉其端倪。

四、湿病的临床表现

由于湿邪有内外之不同,湿滞的部位有别,加上人体素质差异,所以,湿病在临床的表现就十分复杂。正如黄庭镜《目经大成》中说:"元气虚,湿邪入,入肺湿病生,入脾肿胀成,入肝身痛风湿搏,入肾体重寒湿薄,久湿入心变湿热,乃发肿痛与痃疟,湿淫肠胃为濡泄,湿阻气血倦怠绝,湿在皮肤则顽麻,强硬不仁居经脉,湿邪上游眼沿烂,或胀微痛眵不彻"。可见在眼科中因湿邪所致者亦不少。现将湿病常见的、代表性的症状,依湿邪所侵部位,简述如下:

1）湿郁肌表:微恶寒,身热不扬,或午后身热,肢体痠楚,身重而痛,拘急不舒,四肢沉重困倦,或有湿疹、疥疮、疮疖。

2）湿阻经脉:肢体关节重着疼痛,或郁久化热,灼热疼痛,局部红肿,肌肤不仁、麻木。

3）湿阻清窍:头重如裹,或头昏沉重,或昏蒙不清,失眠,多寐,鼻流浊涕,目眵黄浊,耳道流脓堵闷,失聪,发痒,流黄水等。

4）湿蕴上焦:胸膈痞闷,气短不舒,或隐隐作痛,或心悸,脉结代,或咳喘痰鸣,语音重浊,肺失宣降。

5）湿阻脾胃:脘腹痞闷,胀满,纳呆食少,厌油腻,四肢倦怠乏力,口中黏腻,口臭,口干不欲饮,口吐浊唾黏涎,大便黏滞不爽或大便溏薄。

6）湿阻肝胆:胸胁窒闷不舒,或胀满疼痛,或有重坠感;化热则心烦口苦,苔黄而黏腻,黄疸。

7）湿滞大肠:腹胀,泻下清稀混浊,大便黏滞不爽,或里急后重,便下脓血;或湿邪壅盛,阻滞气机,则大便秘结,而成湿秘之候。

8）湿注肾、膀胱:腰背沉着如带重物,腰膝痠困,小便赤涩,淋漓疼痛,或癃闭关格,点滴不通,小便混浊,尿血,阴汗阴囊湿疹。

9）湿阻胞宫:小腹胀满,或隐痛,阴雨天加重,带下量多,或白或黄或腥臭,阴痒,月经不调。

五、湿病的常见病种

1. 外湿所致

1）感冒:风湿感冒。
2）湿温:有上、中、下三焦之别。
3）暑湿、伏暑。
4）痹病:包括风湿痹、寒湿痹、湿热痹。

5）湿疮、湿疹、湿癣。

以上见于现代医学的上呼吸道感染、肠伤寒、斑疹伤寒、风湿及类风湿性关节炎、肩关节周围炎、蜂窝组织炎、湿疹、皮炎等病。

2. 内湿所致

（1）头部疾病

1）眩晕。

2）头痛。

3）失眠、多寐。

4）鼻渊：湿热蕴结。

以上见于现代医学的神经衰弱、神经官能症、脑供血不足、脑部肿瘤、脑软化、鼻炎、鼻窦炎等疾病。

（2）胸部疾病

1）咳嗽：湿咳,痰湿阻肺。

2）哮喘、肺胀：痰湿壅肺,气道不利。

3）肺痈：湿热毒邪壅盛。

4）胸痛：湿遏气机,痰浊内阻。

5）胸痹：湿邪痹阻,胸阳不展。

6）心悸：痰湿浊邪内阻,心脉不利。

7）胁痛：湿热郁阻肝胆,经脉不利。

以上见于现代医学急慢性支气管炎、肺炎、哮喘、支气管扩张、肺脓肠、胸膜炎、肋骨炎、肋间神经痛、胆石症、急慢性肝炎等病。

（3）腹部疾病

1）胃脘痛：湿浊、痰湿、食滞停聚胃脘。

2）腹痛：湿热、痰浊中阻,腑气不通。

3）湿阻：湿浊、湿热蕴结脾胃。

4）泄泻：湿邪内蕴,运化失常,清浊不分。

5）痢疾：湿热毒邪熏灼肠道。

6）黄疸：湿热浊邪蕴阻肝胆。

7）呃逆：湿浊内阻,升降失常。

8）呕吐：湿浊阻滞,腑气不降。

9）鼓胀：湿热搏结,浊水停滞与痰凝聚。

10）癃闭：湿浊下注,气化受阻,开阖不利。

11）淋证：湿热下注膀胱。

12）便秘：湿阻大肠,腑气不通。

以上见于现代医学的急、慢性胃炎,胃溃疡,十二指肠溃疡,消化不良,胰腺炎,胃肠自主神经功能紊乱,急、慢性肝炎,肝硬化腹水,胆囊炎及胆石症,结肠炎,泌尿系感染,前列腺炎等病。

（4）妇科疾病

可导致带下、阴痒、月经不调、痛经、不孕等。

（5）儿科疾病

最常见为呕吐、泄泻、厌食、疳积、胃脘痛、腹痛等。

六、湿病的治疗

湿病的治则，在《内经》中已有论述，如《素问·至真要大论》曰："湿淫于内，治以苦热，佐以酸淡，以苦燥之，以淡泄之。"《素问·藏气法时论》曰："脾苦湿，急食苦以燥之……禁湿地濡衣"。《素问·六元正纪大论》曰："湿上甚而热，治以苦温，佐以甘辛，以汗为故而止"。湿化为天，热反胜之，治以苦寒，佐以酸苦。明确地指出，治湿应以苦味燥湿为主，兼寒者，治以苦热，兼热者治以苦寒，以淡味之药，渗泄利窍。在上者佐以辛味发散，同时佐用酸淡、酸苦之味助木气之长，以克土湿过胜。而且在生活上还要注意饮食起居等。

《神农本草经》中记载了治疗湿病的药物42种，其中薏苡仁、车前、泽泻、萆薢、茯苓、茵陈、秦艽等药，迄今仍为常用。

汉代张仲景的《金匮要略》，对湿病治法有较大发展，如《金匮要略·痉湿暍病脉证并治》篇云："风湿相搏，一身尽痛，法当汗出而解，值天阴雨不止，医云：此可发汗汗之病不愈者，何也？盖发其汗，汗大出者，但风气去湿气在是故不愈也。若治风湿者，发其汗，但微微似欲汗出者，风湿俱去也。"对汗法的运用，论述的细致入微。《金匮要略·水气病脉证并治》云："诸有水者，腰以下肿，当利小便；腰以上肿，当发汗乃愈"。明确提出了发汗与利小便治法的运用标准。同时，创制祛湿方剂28首之多，其中如发汗祛湿的麻黄加术汤、麻黄杏仁薏苡甘草汤、越婢汤，有利水祛湿的五苓散，养阴利湿之猪苓汤、赤小豆当归散，有逐水的十枣汤、甘遂半夏汤等。张仲景对湿病的治疗，明确地提出了发汗、利小便、逐水三法，从而为祛湿法奠定了基础。

金·张子和在《儒门事亲》中云："经曰：诸湿肿满，皆属于脾土，可用独圣散吐之。如时月凉寒，宜于燠室不透风处，用火一盆，藉火力出汗，次以导水禹功，量病人虚实，泻十余行，湿去肿减则愈矣。是汗下吐三法俱行，三法行毕脏腑空虚，先宜淡浆粥，养肠胃三两日，次服五苓益气同煎，或灯心汤调下亦可。"张氏乃以汗吐下三法治湿病，虽然别有特色，不同于前人，但后世对吐法用之者较少。

明张景岳对祛湿法有新的认识，如《景岳全书·湿证》中说："治湿之法，古人之宜理脾清热利小便为上，故曰治湿不利小便非其治也，此固然矣。然湿热之证，多宜清利，寒湿之证，多不宜利也，何也？盖风湿而兼寒者，未有不由阳气之虚，而利多伤气，则阳必更虚，能无害乎？但微寒微虚者，即温而利之，自无不可，若大寒大虚者，则必不宜利，此寒湿之证有所当忌者也，再若湿热之证，亦有忌利者，以湿热伤阴，阴气即伤而复利之，则湿邪未清，而精血已耗。……故凡治阳虚者，只宜补阳，阳盛则燥，而阴湿自退。阴虚者，只宜壮水，真水既行，则邪湿无所容矣"。提出了湿病之中，湿寒之证多阳虚，应以温阳为主；湿热兼有伤阴者，又当滋阴为上。对祛湿法的运用，论述的更为精辟。

明·赵献可，在总结前人对湿病治疗的基础上，提出了用升阳风药治湿邪的新看法。《医贯·湿论》曰："夫湿淫从外而入里，若用渗淡之剂以除之，是降之又降，乃复益其阴，重竭其阳……反助其邪之谓也，故用升阳风药即瘥。以羌活、独活、柴胡、升麻各一钱，防风根半钱，炙甘草半钱，水煎热服。大法云：湿淫所胜，助风以平之。又曰：下者举之，得阳气升腾而愈矣。"继李东垣运用升阳风药调理脾胃病之后，赵氏又认识到升阳风药可使阳气升腾而祛湿邪的作用,对《内经》"风能胜湿"治则,从临床实践上又有了新的补充。

清·叶天士在《临证指南医案·湿》中,对湿病治法的论述甚为详细,"湿阻上焦者,用开肺气,佐淡渗,通膀胱,是即启上闸,开支河,导水势下行之理……湿阻中焦者,用竹、朴、姜、半之属,以温运之,以苓、泽、腹皮、滑石等渗泄之……用药总以苦辛寒治湿热,以苦辛温治寒湿,概以淡渗佐之,或再加风药。甘酸腻浊,在所不用。总之,肾阳充旺,脾土健运,自无寒湿诸证;肺金清肃之气下隐,膀胱之气化通调,自无湿火湿热暑湿诸证。"这段论述从祛湿大法到用药原则、用药宜忌等都作了详尽的说明,对湿病治法的发展有较大贡献。

清·吴鞠通,在学习叶天士学术思想的基础上,结合自己的临床体会,对湿病治法又补充了一个很重要的原则。如《温病条辨·上焦篇》所言:湿温,"汗之则神昏耳聋,甚则目瞑不欲言,下之则洞泄,润之则病深不解","惟三仁汤轻开上焦肺气,盖肺主一身之气,气化则湿亦化也"。吴氏"气化湿亦化"的治湿原则,是对叶天士等前辈学术经验的升华,是对湿病治法的重要发展。至此,湿病治法已日趋完善。

综观前贤之论,湿病之治,从脏腑而言,重点在肺、脾、肾、三焦、膀胱;从治法而言,不外乎燥湿(苦寒、苦温)、化湿(芳香化浊,行气化湿)、利湿、发汗逐水诸法。在使用时当辨受邪之途径,寒热之多少,正气之虚实,灵活运用。

第三节　湿病常见证候和治疗

有关风湿、暑湿、湿热外侵所致病证的辨治,前人已有详细论述及专著问世,在此不再赘述。现将个人辨治内伤湿病的点滴体会,结合常见症状分述如下。

1. 湿蕴胃腑

症状　胃脘痞闷不适,食后胀满,恶心欲吐,纳呆食少,呃逆时作,舌淡红,苔薄白腻,脉滑或濡。

辨证分析　胃主受纳腐熟,其气以和降为顺,若湿蕴于胃,腐熟消磨无力,水谷停滞,则可出现纳呆,恶心欲吐,呃逆,脘痞不舒。苔腻,脉濡缓,乃湿邪内蕴之象。

治则　芳香化浊,和胃降逆。

处方　姜半夏 10g,杷叶 10g,藿香 12g,苏梗 6g,白蔻仁(后下)6g,陈皮 10g,茯苓 10g,杏仁 6g,生姜 3g。

方药分析　本方以藿香、白蔻仁芳香化浊;半夏、陈皮和胃燥湿;杏仁、苏梗、杷叶、生姜辛宣湿郁,苦降止呃;茯苓健脾渗湿,促进湿邪化解。

加减　苔白厚腻者,加草果 6g;苔薄黄腻者,加竹茹 12g,芦根 15g;苔黄厚腻,口黏苦者,去苏梗,加黄芩 6g,黄连 3g;呕苦、嘈杂者,加吴萸 3g,黄连 6g;呃逆、呕吐甚者,加刀豆 12g,旋覆花(包)10g。

2. 湿困脾土

症状　脘痞腹胀,周身倦怠,肢体沉重,纳谷不馨,厌油腻,口黏,吐白痰涎沫,大便黏滞不爽或溏泄,舌淡红,苔白腻,脉濡滑。

辨证分析　脾胃是气机升降的枢纽,湿浊中阻则升降乖戾,气机壅滞,故见脘腹痞胀,纳呆食少;脾虚湿阻则大便溏薄不爽;脾主肌肉四肢,湿困脾土,则肢体沉重,倦怠乏力;脾脉散舌本,湿浊上蒸则苔腻,口黏。

治则　芳香醒脾,燥湿行气。

处方　佩兰(后下)10g,藿香(后下)12g,苍术9g,砂仁(后下)3g,厚朴9g,白芷6g,大腹皮子各9g,陈皮9g,云苓12g,泽泻6g,六一散(包)12g,桔梗6g。

方药分析　《内经》曰:"脾苦湿,急食苦以燥之"。本方以苍术、厚朴、白芷、陈皮苦温燥湿;以佩兰、砂仁、藿香芳香醒脾化湿;用云苓、泽泻淡渗利湿;以厚朴、大腹皮子、陈皮理气除湿,行痞消胀。"肺主一身之气,气化则湿亦化",故以桔梗一味,开提肺气,用六一散通利下窍。此即叶氏所谓"启上闸,开支河,导水下行"之意。

加减　头昏蒙不清者,加蔓荆子6g;带下清稀者,加炒芥穗9g,炒薏米20g,肢体沉重较甚者,加防风、防己各6g,去肌表经络之湿。

3. 湿热蕴结

症状　胸膈不适,脘腹胀满,肢体沉重,口干苦而黏,大便黏滞不爽或便秘,小便黄浊或短赤,午后身热,心中烦热,舌淡红或红,苔黄腻,脉濡数或滑数。

辨证分析　本证由感受湿热或湿郁化热而成。脾湿胃热交阻,则见脘闷腹胀,肢体沉得;湿热蕴结大肠则大便黏滞不爽或便秘;湿得热蒸,则弥漫三焦,影响于肺则胸膈痞闷,上扰于心则心烦不安,上蒸于口则干苦黏腻,"湿为阴邪,阴邪自旺于阴分",故见午后身热;小便黄浊,脉濡数,为湿热内蕴之征。

治则　清热祛湿,调中行气。

处方　黄连6g,栀子3g,豆豉6g,厚朴10g,藿梗10g,半夏9g,茵陈12g,白蔻仁(后下)6g,杏仁10g,滑石(包)15g,通草6g。

方药分析　本方重在祛湿清热,调理升降,醒脾开胃。以黄连、茵陈、厚朴、半夏辛开苦降,燥湿清热;以白蔻仁、藿梗醒脾开胃,芳香化浊;栀子善清三焦伏火,配杏仁、豆豉以宣肺、泻火、除烦;滑石善利湿中之热,得通草助,则利湿清热之力更强。

加减　湿重于热者,去栀子,减黄连为3g,加草蔻10g;热重于湿者,加黄芩9g,连翘6g;大便黏滞不爽者,加败酱草12g,炙酥皂角子10g,枳实10g;大便秘者,加槟榔片6g,生大黄(后下)1.5g。

4. 寒湿中阻

症状　脘腹胀满,隐隐作痛,遇寒则甚,得热痛缓,泻下清稀,纳呆食少,口淡不渴,周身沉重,肢体疲楚,舌淡,苔白滑腻,脉沉迟。

辨证分析　本证的病机是寒湿内盛,脾阳式微,水谷与寒湿之邪郁于中焦,故见脘腹痞胀,隐隐作痛,纳呆食少,泻下清稀;热能胜寒,故上述见症得热则缓;寒湿困脾,则见身重体倦,肢疲,苔滑腻,脉沉迟。

治则　温中散寒,燥湿行气。

处方　厚朴9g,干姜6g,草蔻仁(后下)6g,苍术12g,陈皮9g,茯苓12g,泽泻6g,广木香(后下)6g。

方药分析　本方以辛温之厚朴、辛热之干姜,温中散寒,斡运中气,以辛苦温燥之苍术、草蔻仁、陈皮燥湿行气,舒脾开郁;再配以辛香馥郁之砂仁,以醒脾暖胃,快气调中止痛;以云苓、泽泻之渗泄,利小便而实大便。共奏散寒燥湿、行气止痛之效。

加减 兼寒湿外侵,身冷恶寒,肢体疫痛者,加苏叶(后入)9g,羌活9g;兼肝经虚寒,出现胸胁不适,痛连少腹,妇人经来腹痛者,去砂仁、泽泻,加乌药9g,醋元胡10g,当归12g。

5. 脾虚湿困

症状 脘痞腹胀,食后为甚,头重昏蒙,面色萎黄,神疲肢倦,懒于动作,口淡纳呆,大便溏薄,舌淡胖,有齿痕,苔薄白腻,脉细弱。

辨证分析 脾气虚弱,运化失职,则湿浊内生,脾虚运迟,故腹部胀满,食后为甚;面色萎黄,神疲乏力,头昏蒙诸证,皆由脾气虚弱,生化乏源,清阳不升所致;脾主四肢,生化不及则肢体乏力;舌淡胖,有齿痕,苔腻,大便稀溏,均为脾虚湿困之明证。

治则 益气健脾,化浊祛湿。

处方 太子参12g,茯苓12g,苍术10g,半夏9g,陈皮9g,砂仁(后下)4g,扁豆10g,藿香(后下)6g,佩兰(后下)10g,生姜3片。

方药分析 本证是脾虚失运,水湿内聚,或素体虚弱,重感湿邪所致的正虚邪恋证。正气不足则湿邪难祛,故以四君子汤,白术易苍术,甘草易扁豆,以健脾运湿;藿香、佩兰芳香化浊,醒脾开郁;砂仁、生姜开胃进食;以苍术、半夏、陈皮燥湿行气,散痞消胀。共奏益气补中,健脾开胃,行气祛湿之效。

加减 气虚下陷,脘腹重坠者,去扁豆、藿香、佩兰,加黄芪15g,炒枳实9g,升麻6g;头蒙较甚者,乃清阳不升,加荷叶6g,葛根10g;有食滞者,加焦三仙30g,香橼皮9g。

6. 湿邪弥漫,中上同病

症状 胸膈痞闷,脘腹胀满,头昏沉重,厌食纳呆,口中黏腻,渴不欲饮,舌淡红,苔白腻,脉濡或滑。

辨证分析 本证由湿蕴中土,弥漫上焦,或上焦湿邪"由膜原直走中道"而成,是肺与脾胃同时受病。故在脘腹胀满,厌食纳呆,渴不欲饮的同时,又有胸膈痞闷,头昏沉重等湿邪侵犯上焦,气机不宣的症状。

治则 宣肺理气,健脾祛湿。

处方 藿荷梗(各)12g,杏仁(去皮尖,炒)9g,豆豉9g,佩兰(后下)12g,白蔻仁(后下)6g,半夏9g,厚朴9g,茯苓12g,竹叶6g,杷叶10g。

方药分析 本方以藿荷梗、杏仁、豆豉、杷叶宣肺化湿,行气解郁;以佩兰、白蔻仁、半夏、厚朴醒脾开胃,祛湿消痞;以茯苓、竹叶健脾渗湿。诸药合用,共奏宣肺、醒脾、开胃、除湿、散痞、消胀之功。

加减 胸膈痞闷较甚者,去豆豉、竹叶,加枳实9g,香橼皮9g;肺气上逆,咳嗽有痰者,去豆豉、佩兰、竹叶,加前胡10g,陈皮10g;胃气上逆而呕者,加旋覆花(包)10g,生姜6g;湿邪化热者,加黄芩6~9g。

7. 湿邪中阻,肝脾不和

症状 胁肋胀满,脘腹痞闷,隐痛不适,痛甚则泻,泻后痛减,复如故,体倦乏力,纳呆呕逆,舌淡,苔白腻,脉虚弦,重取无力。

辨证分析 本证多由肝气横逆,犯胃克脾,或脾虚湿阻,影响肝气疏泄而成。故既有脾失健运,湿邪中阻之脘腹痞胀,纳呆呃逆,口淡口黏等症,又有肝气不舒的两胁胀闷。肝气克脾犯胃,则腹痛而泄,泄后气机得畅,故疼痛减轻,因病变之根本未除,故过后腹痛如故。

治则 疏肝缓急,燥湿运脾。

处方 柴胡 12g,炒枳壳 10g,青陈皮各 9g,炒苍白术各 10g,生薏米 15g,防风 6g,白芍 12g,甘草 6g。

方药分析 本方以柴胡、枳壳、青陈皮疏肝理气;以苍白术、生薏仁、厚朴、陈皮健脾祛湿,行气消胀;以防风祛风,胜脾胃、大肠之湿;佐以芍药甘草汤,加强其缓急止痛之力。

加减 脾气虚者,加太子参 12g,茯苓 12g;中阳虚寒者,加干姜 3g,草果 6g;如出现嘈杂泛酸,呕吐苦水,舌边红,口干黏苦者,则为湿热内蕴,胆胃不和,宜合黄连温胆汤加减。

8. 湿阻肝胆,蕴热发黄

症状 胸胁满闷,两肋痛胀,身目发黄,脘痞腹胀,口干黏苦,恶心呕吐,纳呆,四肢困重,小便黄浊,大便不调,舌淡,苔薄黄腻,脉沉弦滑。

辨证分析 肝胆居于胁下,其经脉布胸胁,湿邪阻滞肝胆,故表现为胸胁满闷,痛胀;湿邪内阻,肝胆气机不畅,疏泄不利,胆汁不循常道,溢于肌肤则身目皆黄,上泛则口干黏苦;湿阻肝胆,木不疏土,则见腹胀脘痞,恶心呕吐,纳呆,大便不调,或稀软,或黏滞或秘结。

治则 疏肝利胆,清热祛湿。

处方 柴胡 12g,茵陈 15g,炒枳壳 15g,赤芍 12g,川朴 10g,川楝子 6g,郁金 9g,云苓 12g,泽泻 6g,苍术 6g,甘草 6g。

方药分析 本方以柴胡、枳壳、川楝子、郁金疏肝气,利胆腑,解郁滞,畅通经脉;以苍术、厚朴燥脾祛湿;以茵陈、云苓、泽泻清热利湿;肝藏血,故用赤芍、甘草,活血散瘀,清热和络。

加减 如湿郁化热,热重于湿者,去川朴、苍术、川楝子,加黄芩 10g,龙胆草 6g,车前子(包)12g;如胁痛较著者,去泽泻,加醋元胡 9g;如为寒湿下注,少腹拘急,睾丸坠胀者,上方去茵陈、泽泻,加干姜 6g,乌药 10g,盐茴香 12g,以暖肝散寒,行气化湿。

9. 湿邪蕴阻,脾肾阳虚

症状 脘腹痞闷不适,时发凝痛,得热则缓,纳呆运迟,面色㿠白,神疲懒言,周身困重,肢冷畏寒,大便溏泻,腰背痠楚沉重,舌淡胖有齿痕,苔白滑腻,脉沉迟尺弱。

辨证分析 本证乃素体脾肾阳虚,复受湿邪,或脾湿日久,伤及肾阳,或湿热中阻,过用苦寒,损伤脾肾,湿从寒化而成。脾肾阳虚,则见面色㿠白,神疲懒言,身重肢冷畏寒,纳呆运迟,舌淡胖有齿痕等症;寒湿内盛,则见脘腹痞闷,冷痛时作,大便溏泻;腰为肾之外候,寒湿侵袭,则腰背痠痛,沉重。

治则 健脾益肾,温阳化湿。

处方 附子(先煎)9g,炮姜 6g,白术 12g,茯苓 12g,党参 10g,厚朴 6g,广木香(后下)6g,炙甘草 4g。

方药分析 本方以附子、干姜壮阳补肾,温脾散寒,阳盛则寒湿自化;以党参、茯苓益气健脾渗湿,脾旺则水湿可除;厚朴、广木香行气祛湿,理肠胃凝滞之气,气畅则痞胀、疼痛可消。

加减 如泻利次数较多,清稀如水者,加猪苓 12g,泽泻 10g,增加利水渗湿之力,利小便而实大便,如以腰背痠楚疼痛症状明显者,加桑寄生 15g,山药 12g,以益肾强腰。

10. 湿热阻滞肠道

症状 下痢赤白脓血,肛门灼热,腹痛腹胀,里急后重,身热心烦,小便短赤,苔黄腻,脉滑数。

辨证分析 本证为湿热蕴结肠道,致腑气不通,气机不畅,传导失司,故见腹痛,腹胀,里急后重;湿热熏蒸肠道,伤气败血而见下痢赤白,肛门灼热;身热心烦,小便短赤,苔黄腻,脉滑数为湿热蕴蒸之象。

治则 清热燥湿,调气行血。

处方 黄连9g,黄芩10g,生大黄(后下)3g,赤白芍(各)12g,当归12g,广木香(后下)9g,槟榔6g,葛根12g,甘草6g。

方药分析 本方以苦寒之黄连、黄芩、大黄清热燥湿,逐秽解毒;以赤芍、当归行血活血,"血行则便脓自愈";以广木香、槟榔行气导滞,"调气则后重自除";甘草、白芍药、葛根缓急止痛,同时葛根能升清以止痢,配大黄、槟榔之导滞通腑,促进脾胃气机升降的恢复。

加减 如湿邪偏重,下脓多于下血,身热不甚,脘痞呕恶,苔白腻者,上方去大黄,加藿香12g,苍术6g;如热毒较盛,下血多于下脓,血色鲜红,壮热烦渴,舌红苔燥者,宜加白头翁12g,败酱草15g,银花15g,赤芍改为丹皮;兼食滞者,嗳腐吞酸,呕吐呃逆,糟粕与脓血挟杂而下者,加炒枳实12g,炒莱菔子9g,谷麦芽各15g;如下痢赤白粘冻,白多赤少,伴腹痛畏寒,里急后重,脘痞纳差,头身困重,舌淡苔白腻,脉濡缓者,为寒湿之邪内蕴肠道,治应温中散寒,行气燥湿,方用胃苓汤加当归、炮姜、广木香。

11. 湿阻胞宫,带脉不利

症状 带下量多,或色白清稀,如涕如涎,或带下黄浊,腥臭,腰膝困重痠软,少腹坠胀,肢体倦怠,苔腻,脉缓滑。

辨证分析 本证乃湿浊下注胞宫,蕴阻带脉所致。症见带下清稀如涕如涎,苔白腻,脉缓滑者,为湿浊下注;症见带下黄浊,腥臭,苔黄腻,为湿热内蕴;少腹坠胀,腰膝困重痠软,肢体倦怠,为湿邪阻滞,带脉不固之征。

治法 白带,健脾燥湿止带。黄带,清热燥湿止带。

处方 白带方:苍白术各12g,陈皮12g,生薏仁15g,车前子(包)12g,醋香附9g,炒山药15g,炒芥穗9g,生龙牡(先煎)各20g,柴胡12g,云苓15g,泽泻9g,甘草6g。

加减 有头昏沉重,或头蒙不清者,去泽泻,加川芎6g,天麻6g。少腹胀痛较著,遇寒痛甚者,上方去车前子,加炮姜6g,乌药10g。如伴面色萎黄,气短乏力,舌淡胖,有齿痕者,乃脾气虚弱,上方加太子参12g,甘草改为炙草。

黄带方 黄柏10g,芡实15g,车前子(包)15g,椿根皮12g,土茯苓20g,生薏仁15g,泽泻9g,川楝子10g,山药18g。

加减 带下色赤者,加鸡冠花15g,丹皮12g,以清热凉血,外阴瘙痒,或有外阴湿疹、溃疡者,加用自拟"带下外洗方":苦参30g,马鞭草30g,车前草20g,黄柏15g,蛇床子15g,白矾10g。煮沸20分钟,先熏后洗,1日2~3次,注意勿烫伤。

12. 湿蕴膀胱

症状 小腹胀满,小便频数,淋沥赤涩,尿道疼痛,或点滴不通,口黏口苦,渴不欲饮,苔黄腻,脉滑数。

辨证分析　湿热蕴结膀胱,气化不利,而见小便淋沥,甚则点滴不通;湿热薰灼,故见尿道赤涩疼痛;湿热上蒸,则舌苔黄腻,口黏口苦,渴不欲饮。

治则　清热祛湿,通利膀胱。

处方　瞿麦 12g,萹蓄 12g,川木通 10g,滑石(包)15g,车前子 15g,竹叶 9g,栀子 9g,甘草梢 6g。

方药分析　本方以瞿麦、萹蓄、车前子、川木通、石韦、滑石清热利湿,其中木通、滑石、车前子又有开窍通淋之功;用栀子、竹叶引热下行;以甘草梢直达茎中而止痛。

加减　如尿中带血者,为热伤血络,迫血妄行,加小蓟 15g,蒲黄(包)12g,生地 15g。如小便黄赤混浊,或如米泔水样者,加萆薢 12g,黄柏 9g。如排尿突然中断,尿道刺痛窘迫,或尿中有砂石者,为湿热蕴结,煎熬尿液,结为砂石,阻闭尿道,加海金沙(布包)15g,金钱草 20g,鸡内金粉 3g(分 2 次冲服),琥珀粉 3g(分 2 次冲服)。经治症减,余邪未净者,不可专事清利,以免伤阴耗液,当用清心莲子饮加减,以扶正清除余邪。

第四节　治疗湿病的宜忌和体会

一、治疗湿病的宜忌

1. 禁过用寒凉、滋腻

湿为阴邪,"非温不化,气滞则难消"。治疗以通阳化气,宣畅气机为要。若过用寒凉,则戕伐阳气,致湿邪益盛,郁遏难化。若过用滋腻,则反助其湿,阻滞气机,成胶着难解之势。

2. 禁苦寒攻下

在湿热蕴结症中,常出现便溏不爽或便秘证,此乃湿热之邪阻滞胃肠所致。如误认为"热结旁流"或"阳明燥结",而投苦寒攻下,必损伤脾阳,便脾气不能化湿而反下陷,形成滑脱不止之证。湿热中阻,并非绝对禁下,在上症出现时,当用清下,以行气导滞,清热化浊,缓缓下之,如宣清导浊汤,枳实导滞丸等。或在相应方中,佐入炒枳实、槟榔,或生大黄 1~2g 后下,使肠胃通畅,邪有出路,其愈期自速,但苦寒峻攻之品在所当禁。特别是湿温病后期(在第 2~3 周内)严禁攻下。

3. 禁湿地濡衣

此乃《内经》之训,它提示人们在治疗的同时,应从生活起居各方面多加调护,避免重伤于湿,以杜其发病之源。

4. 饮食宜忌

饮食不节,过食肥甘冷饮,是湿阻发病的主要因素,注意饮食调护与治疗同等重要。要做到饮食有节,生活有常,不可暴饮暴食,过食寒凉、辛辣、肥腻、黏硬难消之物,以免重伤脾胃,加重病情。

二、治疗湿病的体会

1. 辨湿病,要善抓主症

湿为土气,兼杂最多,临证中,常遇到一些病人,所述症状支离琐碎,不甚典型,有的症状则忽略不述,给辨证带来不便。因此要善于在错综复杂的症状中,抓住主症。因势利导,使湿邪内蕴的其他症状,渐次明朗。湿性重浊黏腻,易阻气机,故湿病以其症状的重浊性及气机阻滞为主要表现,如出现头重如裹,肢体痠楚,倦怠嗜卧,脘腹痞胀,腰脊重着,妇女带下量多等症,则说明有湿邪内蕴。进一步察其面色、舌苔、脉象,如见面色晦滞不泽,舌苔滑腻,脉象濡、缓、滑,诊断基本可以确立。再根据其他症状,综合分析,四诊合参,湿病的阻滞部位,寒热虚实则明辨无误。

2. 治湿病,理气为先

湿性黏腻,易阻气机,湿病治疗首当疏畅气机。而疏畅气机,应着眼于肺、脾二脏。"脾属阴土而位居中央,既能运化水谷精微,又主人身之气机升降,所以脾具有坤静之德,又有乾健之能,可使心肺之阳降,肝肾之阴升,而成天地交泰之常",故为气机升降之枢纽。吴鞠通在《温病条辨》中言道:"盖肺主一身之气,气化则暑湿俱化,且肺脏受气于阳明……故肺经药多兼入阳明,阳明之药多兼入肺也。在肺经通调水道,下达膀胱,肺痹开则膀胱亦开。是虽以肺为要领,而胃与膀胱皆在治中,则三焦备矣。"所以,只有脾肺之气机通畅,才能达到气化湿亦化的目的。

余将这一理论,始终贯穿于湿病辨治的整个过程中,在详为辨证的基础上,无论苦温燥湿、清热祛湿、淡渗透利湿或扶正达邪,均在方中佐入一二味宣降肺气,化浊醒脾之品,药如杏仁、桔梗、苏梗、藿梗、荷梗及藿香、佩兰、白蔻仁、枳壳等,以起到宣肺气,醒脾运,畅三焦,有利其他药物更好地发挥作用之目的。这些药物药虽少,但在方中所起的作用却十分重要。

3. 处方遣药,轻灵活泼

所谓轻灵,即药量不宜过大,药味不可过多过杂,量大药杂则味厚气雄,难以运化,脾胃不伤于病而伤于药。所谓活泼,即药物的性味应芳香流动,不可壅滞、滋腻。壅滞则闭涩气机,滋腻则有碍脾运,且助湿生痰,治湿病尤应如此,湿性重浊黏腻,治疗当反其性而用之,且轻灵之药多轻清入肺,芳香流动之品多动化浊醒脾,于祛湿化浊之法中寓有调畅气机之意。肺气畅,脾胃健,则湿邪可祛。

即便味厚气雄之药,使用方法不同,亦可改变其性。如余曾治一女性湿阻病人,证属湿热蕴结,脾肺同病。患者大便数日未下,致使肺气不降,腑气不通,胸膈痞闷,腹胀隐痛,余在清热化湿方中佐入杏仁 10g,生大黄(后下)1.5g,服药 1 剂大便得下,去大黄继服 7 剂,诸症皆杳。大黄味苦性寒,能泻热毒,破积滞,荡涤肠胃,俗有"将军"之称,一般湿病中本不宜用,吴鞠通有言在先,"下之则洞泄。"但如小其量而后下,轻取其推陈至新之功,而不用其苦寒破泄之力,且配杏仁以肃降肺与大肠之气,故闭结得除而脾胃不伤。此乃用药轻灵之又一法也。

4. 湿浊中阻,脾胃同调

湿邪为病,最易侵伤脾胃,因脾为湿土,主运化水湿,一有受损则水湿停聚。外湿亦然,正如《叶选医衡》所言:"湿者,天地间阴阳蒸润之气也。……更喜于侵于脾胃者,以其同气相求也。"脾胃以膜相联,脏腑经脉为表里,脾运胃纳互相依赖,一升一降相反相成。一方受损,必影响它方。湿邪中阻虽有偏重,但脾胃双方均受影响,只是轻重缓急不同而已。余治此证,处方用药虽有偏重,但多兼治之,如化脾湿必佐以开胃,药如砂仁、陈皮、枳壳、香橼皮等,祛胃湿多佐以运脾,药如佩兰、藿香、白蔻仁、薏仁、茯苓等,使其相得益彰,亦有"先安其未受邪之地"之意。

5. 善后调理,注意饮食

《素问·阴阳应象大论》曰:"治病必求于本"。长期的临证实践及流行病学调查结果都证明,湿病之生,饮食不节占极其重要的地位,所以,在治疗时,不能单纯唯药是治,必须重视饮食调理。如患者某种饮食习惯,如过嗜茶酒、生冷冰糕,或饥饱无时,饮食无规律,是导致湿病之因,就应嘱其改正这种不良习惯,否则,即便方药对证,效如桴鼓,也只能取效一时,须紧密配合,才能巩固。

余认为湿病患者,应以清淡素食为主,忌过食荤腥油腻、辛辣寒凉、甜点等壅滞之物,应做到饮食有节,饭量适度,若能如此,则湿病轻证,不用药物,也能自愈。余常根据《内经》"大毒治病,十去其六;中毒治病,十去其七;小毒治病,十去其八;无毒治病,十去其九;谷肉果菜,食养尽之"之旨,在药疗的同时,多配以食疗。如对脾虚湿困者,建议其服黄芪薏米粥,对湿困脾土者则嘱其以生薏仁 30 g,或苍白术各15g,泡水煮粥,早晚佐餐等,证之临床,确有较好裨益。

第五节　路志正湿病病案

1. 湿困脾土案

赵某,女,19 岁,北京东方家用电器厂工人,1987 年 10 月 5 日初诊。

两月前,因过食生冷(汽水、冰糕),致周身困重,倦怠乏力,头蒙沉重,胃脘痞闷隐痛,腹胀,饮水则吐,纳呆食少,便黏不爽,带下量多色白,舌暗,苔白厚腻,脉滑尺弱。

辨证:湿困脾土,中阳被遏。

治则:芳香化浊,醒脾燥湿。

处方:藿苏梗(后下)各 10g,佩兰(后下)12g,炒苍术 6g,厚朴 9g,陈皮 9g,茯苓 12g,桔梗 9g,白芷 6g,泽泻 9g,六一散(包)15g。

1987 年 10 月 17 日二诊:服上方 10 剂,周身困重、倦怠乏力、腹胀脘痞消失,仍胃脘隐痛,心烦易怒,两胁不适,善太息,舌淡尖红,苔薄白腻,脉沉细略弦。

辨证:湿邪渐化,而蕴热始露。

治则:运脾化湿,疏肝理气,清心除烦。

处方:杏仁 6g,藿苏梗(后下)各 15g,炒苍术 6g,柴胡 10g,炒枳壳 10g,合欢花 30g,茯苓 12g,佩兰(后下)9g,栀子 6g,竹叶 6g,芦茅根各 15g。

以上方加减进退,服 20 余剂,诸症消失。

2. 湿热蕴结案

张某,男,27 岁,北京电汽二场工人,1987 年 11 月 3 日初诊。

1 年前因饮食不节,致身热下利,食后呕吐,经治上症消失,但遗有胃脘痞闷,周身倦怠,大便溏薄等症,曾服多种中西药,时愈时复。现症:身倦乏力,面色晦滞,胃脘痞满,纳差,腹胀,便溏,日 2 次,小便黄,口干黏腻,舌红,苔薄黄腻,脉沉弦小数。

辨证:食伤脾胃,湿蕴化热。

治则:化湿清热,消积和中。

处方:黄连 6g,茵陈 12g,藿香(后下)12g,白蔻仁(后下)9g,陈皮 9g,姜半夏 9g,厚朴 9g,炒枳实 6g,焦三仙 30g,六一散(包)15g。

1987 年 11 月 9 日二诊:服上方 5 剂,胃脘痞闷,腹胀明显减轻,纳食见增,唯大便黏滞不爽,日 1 次,口干口黏而口渴欲饮,舌淡红,苔薄腻。既见小效,宗上方进退。上方黄连减至 3g,去六一散,加败酱草 12g,5 剂,以加强清泄大肠湿热之力。

1987 年 11 月 16 日三诊:胃脘痞闷,腹胀已除,小便转清,大便正常,舌淡红,苔薄白,脉沉滑,除时觉倦怠乏力外,余无不适。以香砂六君子汤加生谷麦芽 30g,炒枳壳 6g,以善后调理,经服 10 剂,康复如常。

3. 寒湿中阻案

董某,女,58 岁,石家庄市棉纺二厂工人,1988 年 3 月 9 日初诊。

4 月前,食后汗出复感冒风寒,经治外感已愈,渐觉肢体困重,倦怠嗜卧,胃脘痞闷,纳呆厌食,腹胀满,得温则舒,大便稀溏,口黏不欲饮,舌淡红,苔白腻,脉滑。

辨证:寒湿中阻,挟有食滞。

治则:温中散寒,燥湿行气,佐以消导。

处方:厚朴 9g,干姜 6g,炒苍术 12g,炒枳实 12g,陈皮 9g,砂仁(后下)6g,草豆蔻(后下)6g,炒莱菔子 10g,茯苓 10g,泽泻 6g。3 剂。

1988 年 3 月 14 日二诊:药后天气增多,有秽臭之气,大便量多,脘痞腹胀,倦怠肢困重减轻,纳食有增,口黏亦减,苔白腻,脉滑。湿性黏腻,难以骤化,原方续进 5 剂。

1998 年 3 月 19 日三诊:脘痞腹胀消失,天气减少,大便成形,口黏身重虽减仍存,舌淡红,苔薄白略腻,脉滑。上方去苍术、炒枳实、干姜,加半夏 6g,炒薏米 20g,佩兰 10g,以加强化浊祛湿,又进 5 剂而愈。

4. 阴虚湿热案

陈某,女,35 岁,1981 年 4 月 9 日初诊。

患慢性萎缩性胃炎。据述胃病已有 16 年余,多方治疗不愈,症见胃脘部隐痛,有灼热感,嘈杂胀满,两胁攻痛,烦躁易怒,纳呆食少,强食则胀满更甚,神疲肢倦,大便溏薄,但 3~5 日一行,舌嫩红,苔黄腻,脉细数。

辨证:脾胃阴虚,湿热蕴结,肝用有余。

治则:清化湿热为先,养阴柔肝为佐。

处方:藿荷梗各 9g,杏仁 9g,生薏米 12g,生怀山药 15g,佛手 9g,绿萼梅 10g,云苓 12g,预知子(打)9g,白芍 12g,谷麦芽各 15g,甘草 6g。

嘱其忌食生冷油腻,煎炸炙煿及辛辣动火等刺激食物,宜清淡易消化食物,尤忌过度思虑及忧郁。

4月23日再诊:进上方11剂,胃部灼热感已消,脘胀嘈杂减轻,唯纳谷欠馨,时有头晕,夜寐尚可,精神见振,舌质暗滞,苔薄白微腻,脉濡数。湿热基本已去,病有好转之势,法宜益气养阴,柔肝和胃。

处方:白人参(去芦)4.5g,麦冬10g,玉竹9g,扁豆12g,生怀山药20g,白芍12g,绿萼梅9g,香橼皮9g,乌梅9g,谷麦芽各20g,甘草6g。

4月30日三诊:进上方7剂,胃脘隐痛消失,偶有食后脘胀,纳谷见增,嘈杂未作,大便仍不成形,但能每日1行,苔白腻,脉细弱。既已见效,上方去玉竹,加藿梗10g。7剂。

后选经三诊,诸症皆杳,为巩固疗效,守方不变,2日1剂。

6月16日:诸症未作,食欲增加,大便成形,形体见丰,体重增加2.5kg,精力充沛。2年后随诊,一直工作,未再复发。

5. 湿热蕴结大肠案

刘某,男,40岁,1975年5月就诊。

患痢疾已达8年之久,反复发作,时轻时重,经哈尔滨医科大学确诊为"慢性菌痢"。历经中西医多方治疗,迄未显效。现下痢臭秽,日4~5行,挟有脓血,里急后重,痢下不爽,肛门灼热,小腹疼痛,小便短赤。治以清热导滞,佐以祛湿。

处方:葛根12g,败酱草15g,当归9g,白芍12g,秦皮9g,槟榔9g,佛手9g,大黄炭6g,黄连粉(冲服)1.5g,甘草6g。6剂。

二诊:药后腹痛转缓,大便日行仅1~2次,下坠减轻,唯仍有脓血,舌脉如前。湿热去而未尽,既见效机,守法不更,再服6剂。

三诊:大便日行1次,脓血已去,仅微有黏液,纳谷欠馨,苔净脉缓。湿热见清,前方中有苦寒清热之品,过用不无化燥伤阴之虞,遂转为理气醒脾和胃之法。原方去大黄、黄连、秦皮,增党参12g,广木香6g,白蔻(后下)6g,谷麦芽各15g,神曲12g。3剂后,大便调畅,黏液尽除,胃纳有加,嘱以枳实导滞丸和越鞠保和丸善后,调治月余,长达8年之下痢,竟告霍然。

6. 湿热砂淋案

韩某,男,53岁,1984年11月初诊。

患者因左侧腰腹绞痛,伴尿频、尿急、尿痛而赴当地省医院诊治,经尿检:红细胞10~20/高倍镜,白细胞2~3/高倍镜,草酸钙结晶(+),肾输尿管造影诊为左输尿管上段结石。用中西药调治月余无效,遂来京求治。

自述腰腹绞痛发作欲死,痛止一如常人,现腰酸微胀,小便色黄浑浊,稍感乏力,余无明显不适,舌体胖,苔灰黄腻,脉沉弦细。病人素嗜烟酒(抽烟35年,每日30余支,日饮白酒100ml,已10余年)。纵观脉证,此系烟酒过用,脾肺俱病,肺损则津液失布,高源失洁,脾伤则水湿潴留,湿久郁热,结于下焦,煎熬日久而成结石。治宜宣畅利化之法。

处方:藿梗(后下)10g,杏仁(后下)10g,半夏10g,厚朴9g,萆薢12g,萹蓄10g,六一散(包)15g,黄柏9g,益智仁(后下)6g,海金沙(布包)15g,金钱草30g,鸡内金粉(冲)4g。水煎服,嘱其忌烟酒厚味。患者因工作关系时而出差在外,故加服自拟"消石散"以补汤药之不足。

进上方 50 剂,消石散 90 包。开始尿质浑浊,色黄量少,溺时欠畅,后渐转清利,某日突感小便涩,尿道刺痛窘迫,尿浑浊,用尽全力,从尿中排出如豆状结石一块。至此小便通畅,腰腹绞痛未作。1985 年春摄片复查,左侧输尿管上段结石消失,诸症随瘥。

7. 肝经湿热案

赵某,男,30 岁,1977 年 1 月 13 日初诊。

结婚 6 年不育,女方妇检未见异常。患者经常遗精,头晕,腰痛,小腹坠胀疼痛,时有尿痛,余沥不尽,腰骶部有下坠及发凉感。曾诊为:①前列腺炎;②遗精;③不育症。多次精液检查,精子总数为 $40 \times 10^9/L$ 左右,活动率 35% ~ 45%,脓球(++),红细胞(++)。几经住院及请中西医治疗未效。综合上症分析,证属肝经湿热,盖肝脉绕阴器,抵少腹,肝经蕴阻则少腹胀痛。尿痛或余沥不尽,为湿热内蕴之征。湿热交蒸,扰动精室则遗精;精泄则虚,肾及髓海亏虚故见头晕,腰痛;腰骶部下坠发凉,乃湿热闭阻,阳气郁闭之象。湿热不除则精关不固,肾亏难复。治宜清泄肝经湿热,邪去精自复。

处方:龙胆草 10g,黄芩 10g,柴胡 10g,生地 15g,川木通 6g,车前子(包)12g,黄柏 10g,肉桂(后下)3g。

本方以龙胆泻肝汤清热祛湿,加黄柏以清精室邪热,合肉桂引火归原。共服 27 剂,诸症消失,精液检查,精液量 4ml,精子总数 $64 \times 10^9/L$,活动率 70%,余未见异常。半年后来信,告之其妻已怀孕 3 个月,后生 1 女婴,母女平安。

第六节　路志正重视湿阻学术思想

路老师治病遵《内经》"必先岁气,勿伐天和"之旨,对正常的六气和反常的六淫颇为讲求,特别对湿邪伤人,更为重视。他认为湿本为水,天地四方,无处不有,养育人间万物。人生其间,时刻不离,润泽机体,为维持人体生命活动的重要物质。若伤人则为邪气,外湿因感天地之湿邪而发,内湿是脏腑功能紊乱或虚衰而生。无论是"外感六淫"或"内生五邪",兼挟湿邪伤人最多。南北地域,四时节气,无时无处不能伤人。湿为阴邪,积而为水,聚而成饮,凝则为痰,化生百病,四肢百骸,经络脏腑,无处不到,其性重浊黏腻,易阻滞气机,致病情迁延缠绵难愈。路氏在临证辨治中特别重视湿邪为患的多元性,对顽疾沉疴,从湿痰入手论治,每收良效。

一、湿邪伤人,先辨内外

路氏认为,湿邪害人最广,常与它邪兼挟为患,辨证论治,先别内外。外湿多因梅雨季节,气候多阴少晴,空气潮湿;或江淮以南,水域广阔,气候温和,地湿蒸腾;或夜宿野外,早晨披星戴月,冒着雾露浸渍远行;或突受雨水浇淋,湿衣贴肤;或水中作业及地下矿井劳作,水毒为患;或久居低下卑湿之地;……水湿之邪侵袭,超越了机体的正常防御能力,遂成湿病,并随感邪体质而有热化、寒化之别。易感人群往往以脾气先虚或痰湿体质为多,且病情相对较重,因同气相求使然。另外,随着时代的前进,生活水平的提高,人们生活习惯的改变,电气化已进入社区及家庭,所带来的时代新病亦不可忽视。如夏季室外酷暑炎热,室内冷气习习;或冬季户外冰雪凛冽,屋内暖气融融,这种乍热乍凉,或乍寒乍暖的温度悬殊环境,使人体腠理汗孔骤开骤闭,卫外功能骤然难以适应,应闭藏的反而人为的排泄,应发散的却硬性闭阻,久而久之,人体正常的生理机能遭到破坏,失去其特定的内环境稳定性,闭阻体内的浊气即化为湿邪为患。内外合邪又多因"病从口入"所致,如恣食肥甘厚味,或过食过饮,或烟酒成癖,或嗜浓茶奶酪,或喜食冰水雪糕,停积肠胃,酝湿生热,脾阳受损,失其运化功能,即成"湿困脾土"之证。内湿多因肺气壅滞,不能宣发肃降,水气不行;脾气虚衰,失其枢转运化之职,不能升清降浊,蕴生痰湿。肾阳虚失于温化,气虚失于通利,水湿潴溜;心气虚不能推动血液的循环,血不行则水不利,随成肿满;肝胆不能升发疏泄,郁而生湿化热;三焦阻遏不能化气行水,聚生痰饮。可见湿邪病因病机复杂,涉及多脏,内湿外湿互为因果,形成恶性循环。辨证时首先明确标本内外先后,孰轻孰重,必须伏其所主需先明其所因,为"审因论治"打下基础。

二、湿邪致病,范围最广

路氏认为,湿邪为害,具有多发性、复杂性、难治性的特点。不独南方,北方亦多湿邪,伤人甚广,涉及各科。其主要临床表现为头重如裹,倦怠乏力,脘腹胀满,纳呆,恶心呕吐,口黏不欲饮,大便不爽,小便短赤,舌体胖或有齿痕,苔白腻,或黄厚腻,脉滑数或濡。由于湿邪致病范围甚广,某病有湿邪之表现即合并有某种病的特殊症状。如湿温病的身热不扬;湿温(肠伤寒)的持续高热,脉象相对濡缓;黄疸的胁痛;心脏病的心悸、胸闷或胸痛;急慢性肾炎的浮肿;暑温(乙型脑炎)的神昏、抽搐;一氧化碳中毒的眩晕;中风之偏瘫;肺炎喘咳之发热咯痰;痹病之关节疼痛或关节腔积液;消渴之摄多排多;癫痫之猝然仆倒,昏不知人,口吐涎沫;精神病之狂躁等,实际上是各种疾病在不同的地域、不同的季节、不同的体质、不同病变过程中所表现的以湿邪为主的特有症候群。其兼挟证颇杂,病程绵长,"如油入面"难解难分,棘手难愈。

三、治疗湿病,法从多途

古人在治疗痰湿病证方面,积累了丰富的临床经验,如仲景提出:"温药和之"。吴鞠通分三焦论治,亦有"善治痰者,不治痰而理气"的论述。路氏认为,治湿不唯温、燥、化、宣、通、渗,还应兼顾调理脏腑气机。温法,主要用于寒湿,或湿温中的佐药,意在通阳,药如桂枝、厚朴等。燥法,分苦温燥湿,药如苍术、白术等;苦寒燥湿,药如黄柏、黄连、黄芩等。化法,临证用之较多,如芳香化湿,药如藿香、佩兰、白蔻等,恢复脏腑的气化功能,引导疾病的转化以及联合其他治法组合使用。宣法,主要是宣通气机,宣发肺气与宣散郁结,药如杏仁、浙贝、苏叶等。通法,是指流通、通阳、疏导、宣通三焦气机,药亦选归经于肺、脾、肾之品,属上、中、下相结合治法。渗法,指用淡渗之品,引湿邪从小便排出,药如茯苓、薏仁、车前子等。路氏临床运用时,往往是多法合用,上、中、下三焦同治,宣上、调中、渗下并施,常以中焦为重点。特别顾护到肺之肃降,脾之运化,肝之疏泄,肾之开合,三焦之气化。对于湿邪侵袭在肌表、经络、脏腑的不同部位,亦采用相应的治法,灵活权变,其上者引而越之,其下者引而竭之,驱邪于近途,或从汗解,或从便泄,或从中化。遇有湿从热化而成湿热病,或从寒化而成寒湿病者,或湿阻气机致脏腑功能失调,或遏阻经脉致气血瘀滞,或湿邪过盛聚而成饮,或凝结为痰,痹阻于脏腑经络者等,其治总以理脾治湿为主线,兼顾气血。通过临床验证,路氏从湿从痰入手,治愈过许多疑难杂病,诸如长年低热、发作性睡病、自主神经功能紊乱、复发性肠梗阻、功能性巨结肠症、中风后遗症、脑震荡后遗症等。

现举路氏治疗1例湿邪阻滞致心律失常案,可窥其治疗湿邪致病之临床思路与方法之一斑。

李某,男,31岁。患胸闷,心悸3年余,加重6个月而收入院。1985年7月,在无明显饮食不洁史的情况下,出现腹痛腹泻,里急后重,伴黏液血便,每日十余次,即到某院就诊,经血培养为沙门菌感染,给予小檗碱(黄连素)等药,服后效果欠佳。1个月后开始发热,体温39℃左右,寒战,伴皮肤红疹,心慌,气短,乏力,而住院治疗。检查发现频发性室性早搏,检查GPT偏高,先后在省级以上多家医院治疗,症状缓解出院。1988年4月突然胸闷,左侧胸背剧烈疼痛,伴窒息感,确诊为左侧胸膜炎,少量胸水。经用异烟肼(雷米封)、链霉素治疗,2个月后,出现头晕如坐舟车,手足麻木,耳鸣等毒副作用。此时胸水已消,胸膜稍肥厚,右上肺有三个钙化点,遂停用抗结核药,而用肌苷等静滴,以营养心肌,中和链霉素的毒性反应。10天后又现心慌、恐惧感,以夜间为甚,频发室早,呈二联律,服心律平等药效果不显。又因饮食不谨慎,而见右下腹疼痛,剧烈腹泻伴黏液血便,里急后重,寒战,查大便有红、白细胞,曾用庆大霉素、小檗碱等药。现主要症状:胸闷心悸,头晕乏力,盗汗,四肢厥冷,口干纳呆,腹胀腹泻,日3~4行,且伴有里急后重,舌暗有瘀斑,苔白腻,形体消瘦,脉细弱。诊为心悸(心阳不足)、泄泻(脾肾阳虚)。治以温阳益气,健脾通络之剂。治疗多日,大便仍日行3~4次,伴有黏液,心悸频发,请路氏会诊。

患者形体瘦削,面萎黄不泽,舌质暗,两侧有紫斑,苔薄黄而腻,大便日泻3~4次,里急后重,夹有黏液,为手阳明湿热蕴结,气血失和所致。病程虽久,腑滞未除,仍宜清理大肠湿热,调气和血导滞。药用:葛根、秦皮各10g,白头翁15g,败酱草12g,大黄炭、乌梅各6g,炒白芍15g,广木香9g,炮姜、甘草各6g。水煎服。7付。

药后大便成形,小腹及脐周作痛虽减,仍有微痛,精神不振,早搏每于午饭后增多,舌体胖,苔白厚而黏腻,舌质两侧瘀斑少退,脉细涩。为病久体虚,正气不足,脾胃为湿邪所困而运化无权所致。治宗前法,佐入益气健脾之品。药用:太子参12g,炒苍术、厚朴各10g,葛根12g,秦皮10g,薏米18g,乌梅12g,炮姜6g,鸦胆子16粒(另包),桂圆肉(另包)6g,分2次包鸦胆子吞服。水煎服。经此方为主,稍事加减,并配合中药灌肠。诸症好转,精神见振,室早除,别无不适,于1988年3月25日出院。

本例为湿邪阻滞心脾,气机不利致心律失常案。临床遵循中医自身理论体系及辨证规律,谨守病机,求其所属,不囿西医病名,不被众多的症象迷惑,从中找出湿邪引发心律失常之规律:①湿为阴邪,易伤阳气;②湿为标,心脾气虚为本;③湿邪浸淫心脉,阻滞气机,见症胸闷、心悸(心律失常,以频发早搏为多),兼见脘痞、腹胀、纳呆、嗳气、口黏、口干不欲饮、大便溏薄不爽、脉濡等症;④病情缠绵迁延不愈。抓住了矛盾的主要方面,辨病与辨证有机地结合,临证机圆法活,用药丝丝入扣,故能取得满意疗效。

第七节　路志正湿邪证治

湿证是临床常见证候,对于湿证的病机、证候、治则,《内经》中早有论述,在《素问·至真要大论》中提到:"诸湿肿满,皆属于脾",指出湿证的形成与脾脏的功能活动失常有密切关系。脾属阴土而位居中央,既能运化水谷精微,又主人身之气机升降,所以脾虽属阴土,有生生不息健运之能。如因七情内伤,或六淫外侵,或饮食不节,或劳逸过度,都会使脾土受伤,运化功能失常,人体气机的升降也会受到影响,以致湿邪停聚,出现胸腹痞闷,呕恶纳差,大便溏薄或不爽等证候,甚则影响三焦气化不利而水肿,与《素问·六元正纪大论》所说"湿胜则濡泄,甚则水闭浮肿"之病机极为一致。湿为阴邪,易伤阳气,脾阳虚损,运化无权,不能输布水谷精微,致使表气不固,易招致外邪侵袭,如《内经》所说的"肌肉濡溃,痹而不仁"之肉痿,"风寒湿三气杂至,合而为痹"之痹证,"诸痉项强,皆属于湿"之痉病,皆是脾虚湿阻,阳气不得敷布所致。另外,湿邪阻遏气机,清阳不得上升,浊阴不得下降,或者湿热熏蒸于上,常可出现头痛、头晕的症状,但其特点是"首如裹"又与其他原因所致的头晕头痛有别。

后世根据湿邪的特点,对湿证有不同的分类方法,如按感邪途径则有外湿、内湿之分;按侵犯部位则有在上、中、下三焦之别;按表里则有在肌表、经络、肌肉、脏腑之异。由于病邪有偏盛、兼挟之不同,又分湿热和寒湿两类。在温病学中一般分为湿重于热、热重于湿、湿热并重三种类型,寒湿则多从内科杂证处理。

在治则方面,在表者,宜宣散在肌表之湿,但以微微似汗出而愈,不宜大汗淋漓,以湿性多兼故也。《金匮》虽将久患湿病者称为湿家,以湿性多兼风邪、寒邪,故接着就提出风湿相搏,一身尽痛的症状,足可证明。余如将风湿分为表实轻证、表实重证、风湿表虚证、湿痹阳虚证等,实开辨证论治深入细微之先河,值得很好学习和运用。在里宜运脾祛湿;在上焦者,宜芳香化浊;在中焦宜苦温燥湿;在下焦宜淡渗利湿。湿重于热者,祛湿为主,清热为辅,选用辛温与苦温药物相配伍,湿去则热孤;热重于湿者,治宜苦寒清热为主,燥湿为辅,可使热清湿祛而病除;湿热并重者,属于湿郁热蒸,热处湿中,胶结难解的一类证型,徒清热则湿不退,徒祛湿则热愈炽,遣方运药,颇为棘手,只有燥湿与清热同时并进,更要有所偏重,始能收到湿祛热清之效。

总之,湿属阴邪,其性重浊而黏滞,治宜温药,多以芳香化湿,理气化湿,健脾祛湿,淡渗利湿为主,但切忌大辛大热之品,以免过燥伤阴;湿热搏结者虽应苦寒清热燥湿并施,又不宜过用大苦大寒之味,以免湿邪凝滞不化,或化燥伤阴。这是治疗湿证必须注意的两点。

我根据古人法度,结合个人体验,运用不同化湿法治愈了一些患者,现略举数案,以资印证。

一、健脾祛湿法

曾治一湿证患者赵某,男,54岁,贵州省干部。该地雨多潮湿,素有"天无三日晴,地无五里平"之谚,4年来赵某稍受寒凉或接触水湿即觉全身重着疲楚不适,四肢不温,腹胀便溏,如以衣被温覆,则腹中气胀松动,矢气频出而腹胀除。且时觉有寒湿之气游走全身,上至头部则头胀颈强,在胸部则胸胁紧迫,痞闷不适,在腹部则腹胀如鼓,矢气频发,在腿部则膝疼,活动不利。如遇寒冷潮湿天气,诸症状则明显加重。曾多处就医,服过多种祛湿、温阳、行气药物,如沉香、厚朴、枳壳、砂仁、附片、肉桂、木通、茯苓等,效果不明显。在北京某医院就诊,诊断为自主神经功能紊乱。脉象弦紧,舌苔白腻,口干而不思饮。一派脾湿中阻之象,且肢冷,腹胀便溏,脾虚失运,阳气不能达于四肢之候毕露,而医者不察,以其腹胀矢气频作而误作气实、气滞治之,给以破气降气药物,虽能使腹胀减轻于一时,殊不知气越破而脾气益虚,腹胀旋即复起,犯有虚虚之弊。后用大量附、桂,原意温化寒湿,但病源在脾甚于肾虚,有失脏腑辨证之依据,因之亦难收功。

本患者就诊之初,先用羌活胜湿汤以除外湿,后用参苓白术散加减以健脾祛湿,迅即见功,说明脾气得健则湿邪易化,而腹胀便溏亦得以解除。由此可见临床治病,标本不可不辨,攻补之先后缓急不可不讲,古人所谓塞因塞用之法,只要运用得当,自能效如桴鼓。

二、芳香化湿法

一患者因心动过缓之疾,刚出院不久又复发,曾以温阳化饮之苓桂术甘汤和温肾利水之真武汤投之,效不显著,而约予一诊。患者姓贾,男,51 岁,工人,据述 1 年来经常胸闷气短,心悸怔忡,肢倦乏力,恶心,纳呆,阵发性心前区疼痛,于 1976 年 1 月经某医院门诊检查,确诊为冠心病、窦性心动过缓(43~56 次/分)、Ⅱ度房室传导阻滞而收入住院。经检查:心率 46 次/分,血压 120/70mmHg,总胆固醇 7.68 mmol/L。心律不齐,未闻及病理性杂音。肝功化验正常。曾用扩冠、降脂及配合口服阿托品以纠正心率,并用益气养血、活血化瘀、理气化湿等中药多剂,日见好转,心率提高到 60 次/分,心电图大致正常,共住院 100 天而于 4 月 16 日出院。

孰知出院不久,旧病复发,而来我院门诊急诊,心率 55~60 次/分,胸闷气短,恶心,心慌,头晕,经给氧和阿托品好转,继来我科门诊治疗。患者除仍有上述症状外,纳谷呆滞,每餐仅 2 两,全身倦怠无力,行走不及百步,即不能行走,每遇阴天、天冷及夜间易于犯病。望其色,面色晦滞而不泽,口唇紫暗,舌体胖嫩,苔白腻,口黏,口干不思饮,脉息沉迟。四诊既毕,揆度病情,显系湿浊中阻,气机不畅所致。

盖湿为阴邪,最易阻遏气机,伤人阳气,湿邪阻滞经络,阳失布运之职则见肢体倦怠痠楚,步履维艰;湿阻中焦则胸闷呕恶,纳呆运迟;湿邪上蒙清窍则头晕,阻遏心阳则心慌气短,脉来沉迟。湿为阴邪,夜亦属阴,故每于气候阴冷和夜间而发病。

饮虽与水湿同类,但有轻重浅深之不同,饮为阴盛而湿轻。苓桂术甘汤虽有健脾祛湿之功,但偏于温阳化饮,而无芳化散湿之能;真武汤直入少阴,温阳利水,已过病所,故难以奏功。治宜芳香开窍,化浊祛湿。药用:藿荷梗(后下)各 6g,杏仁(后下)9g,石菖蒲 12g,郁金 9g,清半夏 9g,云苓 12g,路路通 12g,炒苏子 9g,水煎服,5 剂。

6 月 11 日前来复诊,言服药 9 剂,纳谷大增,每日由 6 两增至 9 两,腹满不适得缓,眩晕、恶心、睡眠等均见好转,心率增至 67 次/分,血压 128/80mmHg,但仍心慌乏力,口中黏腻,饮食乏味。既见小效,守方不更。

第三诊,自述诸症均大好转,饮食每日 1 斤以上,头晕恶心基本消失,心率 70 次/分,心电图正常。遂以原方减去路路通之除湿利水,炒苏子之下气宽胸,加苍白术、白蔻仁各 9g,生山药 12g,生姜 9g,赤小豆 30g,以燥脾利湿清热。

7 月 9 日四诊,诸症基本消失,每日进食 1 斤,纳后无脘闷腹胀,精神见充,体力增强,已不需人搀扶单独行走,睡眠、二便正常,心率 79 次/分,血压 124/84mmHg。原方再进 5 剂,以巩固疗效。

由此可见湿邪遏蔽心阳,亦可使心脏产生病变。在辨证时,同样应从整体出发,始克有济,勿为局部症状所拘。

三、解表化湿法

余曾诊一位76岁高龄老人代某,职业为医生。此老素有饮浓茶之癖,每日喝水近两暖瓶之多。春节前适逢老伴病故之忧,心情抑郁,后又外受风寒而突发高烧,体温39.5℃,用药数日不退,而住于某医院。初用各种抗菌药物体温不减,后经点滴红霉素体温始逐步降至正常,月余而出院。出院后,体温又骤然上升至38.5℃,经服抗菌药物温度稍稍有减,持续周余如故。每日上午体温较低(38℃左右),午后增高,常达39℃,体倦神疲,发烧难忍,乃自以银翘散加黄芩、板蓝根、桑叶等苦寒清热之品,仅服初煎即上吐下泻,委顿不支,而不敢再用。于是又点滴青、红霉素,药后热退,停药后发热复起。患者因病情缠绵,日久不愈而产生恐惧悲观心理。

余细问病情,言外感已延两月有余,虽有发热,而仍有恶寒喜暖,中脘痞满,纳少便溏,肢体痠楚疼痛,热不为汗衰,咳有白痰,而质清稀,下肢微肿,小便短少,脉来浮弦而紧,舌体胖,质淡,苔白滑。一派外感风寒、内兼痰湿之象。良由患者卫气素虚,湿浊内盛,风寒外乘,内外合邪,则发热恶寒,肢体痠疼难除;停于中焦之寒湿不得温化,则脘痞纳呆,溲少便溏等症亦难瘥。红霉素仅能暂杀邪势而不能治本,故停药后热势复增;银翘散加寒凉之品徒伤中阳而致阴寒更盛,故服药后上吐下泻。

四诊合参,揣度病机,病程虽久,当仍以芳香宣化之法,外解风寒,内化湿浊。投以藿香正气散去大腹皮、炒白术,加桂枝以解肌通阳,杏仁以宣肺豁痰,利气止咳。药仅3剂,体温即降至正常。复以原方去桔梗,加桂枝、川朴,继服4剂而告愈。

藿香正气散有解表和中、理气化湿之功,对四时外感,风寒客表,内挟痰湿;脾胃运化失常,以致胸脘满闷,心腹疼痛;夏日伤于暑湿,引动内湿而见呕吐泄泻;以及停食着凉,腹疼呕恶等症,每每投之而多收效。

可见湿邪致病,并不限于"吾吴湿邪害人最广",而北方亦不少见。上述几则仅是举例而已,今后还需在理论和实践上做大量的研究工作,切不可以北方高寒多风而忽视之。

第八节 辨治风湿病经验

风湿病是临床上常见多发的一类难治病,过去习惯上称为"痹证"或"痹病",在1993年第7次全国痹病学术研讨会上,将"痹病"改为"风湿病"。1994年12月,中国中医药学会风湿病学会正式成立。路老多年来研究风湿病,积累了一定的经验。现介绍如下。

一、风寒湿痹证治

风、寒、湿三气单独为患者较少,多"合而为痹"。但人的体质不同,感邪程度不一,故邪有偏胜,病证有所不同。

1)风痹:风为阳邪,善行而数变,多伤人上部,故以上肢肌肉、腕、肘、肩、颈、背部疼痛,游走不定为特点。初起多兼发热、恶寒等表证。治疗以祛风解表为主,佐以散寒祛湿,方用刘河间之防风汤。但宜微汗不宜大汗,对卫气虚,自汗出者,便宜轻轻宣散,以免过汗伤阳;营卫不和者,佐入桂枝汤调和之;往来寒热者,加小柴胡汤和解之。值得注意的是,在运用风药的同时,宜加适当血分药,以风药多辛燥,易伤津燥血,亦即"治风先治血,血行风自灭"之意。虽说通治三痹,而临床上对行痹效果较好,尤其是其加减法,符合临床实际。如寒胜加附片,湿胜加防己,痛甚加荆芥,去独活,有化热征象去桂枝,加黄柏,不无随证加减之妙。

2)寒痹:寒主收引,其性凝滞,易伤阳气,使经络、筋脉拘急,气血滞涩、阻闭。故关节冷痛如掣,痛有定处,局部或全身有冷感,得热则缓,遇寒加重为其特点。治疗应以宣散、温通为大法。方如张仲景之甘草附子汤、附子汤及《千金》小续命汤。兼瘀者,加当归、川芎、桃仁、红花、鸡血藤;兼痰凝者,加白芥子、胆南星、半夏。治疗不宜过用川乌、草乌等大热剧毒之品,量大久服易于中毒。即使暂用,也当从小剂量开始,以知为度,中病即止。如出现舌麻、头晕、心悸、脉迟或歇止等中毒反应,则应立即停服,并采取解毒措施。

3)湿痹:湿为阴邪,重浊黏腻,易阻气机,且弥漫无形,外自肌肤,内至脏腑,无所不至。既有内湿、外湿之分,又可内外合邪为患。外湿入侵,困阻脾胃而生内湿,湿邪内蕴,脾胃虚弱,又易感受外湿。故湿痹除以肢体关节疼痛重着,屈伸不利,肌肤麻木,手足沉重为主要特点外,多兼脘痞,腹胀,纳呆,大便黏滞不爽,苔腻,脉濡缓等症。湿痹与风痹、寒痹均不同,正如《医碥》所云:湿痹"不如风胜者之游走,但著而不移;亦不如寒胜之痛甚,但略痛,或麻木不仁;盖湿如水而寒如冰,腠理松滑与紧涩有异"。湿痹的治疗,当有内、外之分。外湿胜者,治应祛风胜湿,散寒通络,方用羌活胜湿汤,或除湿羌活汤(《杂病源流犀烛》)。风湿在表者加白芷、桑枝;寒邪偏重者加桂枝、细辛;有化热趋势者,去独活,加萆薢、二妙散。脾湿素盛,又感外邪者,治以健脾化湿,祛风散寒,方用薏苡仁汤。但祛湿须分三焦。上焦湿郁者,加藿苏梗叶、杏仁;中焦湿阻者,加苍术、厚朴、半夏;下焦湿蕴者,加泽泻、猪苓、车前子;脾胃虚弱者,加太子参、白术、莲肉、山药、白扁豆、茯苓等。治湿痹之要诀在于行气,行气则必先宣肺,肺主一身之气,气化则湿亦化,药如杏仁、桔梗、牛蒡子、藿苏梗、荷梗等,次如佛手、木香、厚朴等流动之品,亦是行气除湿常用之药。通经活络之品更是常用,如上肢宜用秦艽、威灵仙;手臂者,片姜黄;下肢宜加松节、防己、萆薢、晚蚕砂、海桐皮;挟瘀者,配桃仁、山甲珠、当归、赤芍;有化热征象者,忍冬藤、鸡矢藤、豨莶草等。治疗湿痹,不能操之过急,贵在守方,以湿邪重浊黏腻,难以速去故也。还应在守方的基础上灵活化裁,随证加减,以"湿为土气,兼挟最多"故也。

二、热痹证治

热痹有湿热痹与热毒痹之别,其临床特点和治法、方药亦有所区别,不宜混淆。

1)湿热痹:湿热痹多由暑湿浸淫,或素体湿热较盛,或寒湿不解,过服辛温刚燥之剂,郁久化热,湿热交蒸,阻于筋脉关节而成,其特点为多发于下肢,关节局部红肿热痛,有沉重感,且麻木痿软,兼见口渴不欲饮,烦闷不安,舌质暗红,苔黄腻,脉濡数。治疗以清热利湿为主,方用当归拈痛汤或宣痹汤。兼风者,加秦艽、忍冬藤;热势较重者,加黄柏、生石膏、知母;寒热挟杂者,当寒热并用,以桂枝芍药知母汤加减。

2)热毒痹:热毒痹又称白虎历节、痛风,乃感受疫疠之气,或湿热之邪失于表散清解,热蕴成毒而成。其特点是起病急,变化快,病情重,关节红肿灼热,漫肿憋胀,疼痛剧烈,状如虎啮,昼轻夜重,同时有发热,不恶寒,喜冷畏热,口渴欲饮,心烦,舌红苔黄,脉滑数。毒在气分者,治疗以清热、解毒、通络为法,方如清瘟败毒饮或白虎汤加银花藤、栀子、连翘、蒲公英,热盛伤阴者,佐入增液汤;热毒入营,深入骨髓者,可合入犀角汤(犀角用水牛角粉代);

挟痰挟瘀关节肿硬者,用上中下通用痛风汤。

三、燥痹证治

《素问·阴阳应象大论》说:"燥胜则干"。燥痹的主要病机是阴血亏虚,津枯液涸。其表现为肢体关节隐隐作痛,不红不肿,屈伸不利,口舌干燥,肌肤干涩,燥渴欲饮。

成因有三:①气运太过,燥气横逆。如《素问·六元正纪大论》曰:"天气急,地气明,阳专其令,炎暑大行,物燥以坚,淳风乃治,风燥横逆,流于气交,多阳少阴",感而受之,燥痹乃成。②寒湿痹过用大热辛燥之品,耗伤津液,使筋脉失濡。正如《温病条辨·燥气论》所说:"经谓粗工治病,湿证未已,燥证复起,盖谓此也"。③素体肝肾亏虚,阴津不足,筋脉、关节失于濡养,"不荣而痛"也。

外燥致痹多兼风热之邪,其治当滋阴润燥,养血祛风,方用滋燥养荣汤加减;内燥血枯,酌用活血润燥生津散(当归、芍药、熟地、麦门冬、天门冬、瓜蒌、桃仁、红花)加减。因误治而成者,既有津血亏耗,阴虚内热,又多兼湿邪未净之证。其治较为棘手,滋阴则助湿,祛湿则伤津,故应以甘凉平润之品为主,佐以芳香化浊、祛湿通络,方用玉女煎去熟地,加生地、玄参、藿香、茵陈、地龙、秦艽等。素体阴亏者,当滋补肝肾,健脾益气,以"肾主五液"、"肝主筋"、"脾胃为气血生化之源"故也,方用一贯煎加减。何首乌、肉苁蓉、鸡血藤、怀牛膝、山药、白扁豆等药,可随证加入。要之,燥痹以阴血亏虚,津枯液涸,筋脉关节失濡则为主要病机,治疗当以滋阴润燥为急,即有兼挟之邪,也应在滋阴润燥的基础上佐以祛邪,不可喧宾夺主。正如《六因条辨》所说:"燥邪一解,湿开热透,经络畅通,痹痛乃除也。"

四、虚痹证治

痹病有虚实之分,以往论痹多注重于实。近年来,人们通过大量的实践、观察,已逐渐开始注重虚痹的问题。虚痹乃指正气不足,筋脉失养所致的痹病,以及实痹久治不愈,过服温燥、苦寒、攻逐之品,损伤正气,而形成的虚实兼挟痹。其特点是病程长,反复发作,在肢体关节疼痛麻木、僵硬变形的同时,又有一派气血阴阳亏虚的表现。治虚痹不能与治实痹同日而语。虚痹正气损伤是其主要方面,决定病变转归,只有正气强盛,人体才能在药物的协同下驱逐病邪。如果一味逐邪,不但邪不能祛,反而更伤正气,邪踞更深。正如吴鞠通所言:"实痹单病躯壳易治,虚者兼病脏腑、挟痰饮腹满等症则难治。"《医宗必读·痹论》更进一步论述道:"治外者,散邪为急;治脏者,养正为先。"所以,必须从整体着手,缓缓为之,以扶助正气为本,佐以祛邪通络之药物。如表现阳虚为主,除虚痹的共同特点外,症兼面色苍白,畏寒肢冷,腰膝酸软,尿多便溏,脉沉细迟弱者,主以济生肾气丸,加鸡血藤、伸筋草、威灵仙;如以阴虚内热为主,症兼午后低热,五心烦热,夜热盗汗者,方用秦艽鳖甲汤,去乌梅、柴胡,加银柴胡、桑枝、海风藤、首乌藤;如以气虚湿盛为主,症兼面色萎黄,气短懒言,纳呆食少,肢体沉重者,以升阳益胃汤,加秦艽、鸡血藤、豨莶草;如表现为气血双亏,症兼面色少华,周身乏力,头晕短气,心悸失眠者,则用仲景之黄芪桂枝五物汤,加太子参、茯苓、桑枝、威灵仙、夜交藤;如以肝肾亏虚为主者,症兼腰膝酸软,耳鸣头晕,视物不清者,以独活寄生汤,加木瓜、松节、枸杞等加减。

五、顽痹(尪痹)证治

顽痹(现经全国中医风湿病学会讨论,改为尪痹)是虚痹的进一步发展,证见脏腑功能日下,正气损伤日剧,邪气盘踞日深,经脉闭阻日甚,血滞生瘀,湿凝为痰,痰瘀胶结,由经入络,由筋入骨。其特点是:面色黧暗,神疲乏力,肌肉瘦削,关节肿大僵硬,甚则骨质破坏,关节畸形,痛如针刺,固定不移,局部可见痰核、瘀斑,肌肤干燥无泽,舌紫暗,有瘀点、瘀斑,脉细涩。顽痹的治疗,历来意见不一,有的主张涤痰搜风,活血通络,方用桃红饮、活络效灵丹、大活络丹等;有的主张滋补肝肾,填精益髓,活血蠲痹,方如焦树德教授之补肾祛寒治尪汤、朱良春主任医师之益肾蠲痹丸等,经多年临床观察、研究,均获得较好疗效。我对此证,多从补气血、滋肝肾、健脾胃、利关节入手,方如补血汤、独活寄生汤、黄芪桂枝五物汤、桂枝芍药知母汤等,均可化裁运用,酌加白花蛇、乌梢蛇、露蜂房、山甲珠、地龙、蜣螂等虫类药,以及活血止痛之乳香、没药、鸡血藤等,亦收效恒多。特别是产后之"鸡爪风",更宜大补气血,峻补真阴,濡润筋脉,通利关节,不宜过用刚药。但须一定时日,不宜急于求功,否则事与愿违。脾胃虚弱者,用虫类药须慎重,须佐入健脾和胃之品为宜。

第九节 治痹病应注意的问题

一、治痹病不可单用风药

在治痹方中,祛风药是不可缺少的,不仅行痹用之,寒、湿、热痹中亦常佐入。它不仅能祛风疏表,还有胜湿、散寒、通络止痛之功,当热邪内郁时,亦当用风药以宣散、发越之。所以,人们在治痹方中常大量使用。但祛风药,其性温热、刚燥,能灼津耗液,用之过度,不仅耗泄正气,还可使风变为火,寒化为热,由实而虚,加重病情。所以,风药不能单独过多地使用,要根据病情适当配伍些血分药、阴分药,一方面可节制其刚燥之性,另一方面亦即"治风先治血,血行风自灭"之意。

二、注重痰瘀燥毒

治疗痹病,人们往往只注意风、寒、湿、热诸邪,对痰、瘀、燥、毒易于忽视,致使疗效不佳,病证时作时止。余通过多年实践认识到:在痰、瘀、燥、毒存在的情况下,必须佐入祛痰、活血、润燥、解毒之品,方能提高疗效,缩短病程。痰与湿同出一源,但表现不同,湿未成痰时,关节多见漫肿,按之柔软。湿凝成痰者,按之较硬,关节局部可有痰核出现。瘀血内阻者,关节亦可肿硬,但局部皮肤黧暗,并可出现瘀斑,舌质紫暗。燥邪偏盛时,除见关节隐痛,屈伸不利等症外,并有口干咽燥、涎液减少、两目干涩等一派"燥胜则干"的症状。痹病之兼毒热者,关节焮红灼热、漫肿憋胀、疼痛剧烈,并有发热口渴、喜冷心烦等症,临床上当运用一般疗法效果不佳,或反复发作时,应考虑到痰、瘀、燥、毒的存在。当详审细辨,随证施治,不可一味祛风散寒、清热除湿。

三、痹病用药的加减

痹病的辨证虽论述于前,但同一痹病,所病的部位不一,用药当有加减,因为中药除了性味功能以外,尚有归经的特点,每药物都有其善走的经脉与部分。

1) 手臂疼痛者,加片姜黄、桑枝、秦艽、威灵仙、山甲珠、桂枝。

2) 下肢疼痛者,加松节、木瓜、牛膝(风寒者用川牛膝,肾虚者用怀牛膝),属风湿证者加防己、木通、黄柏、晚蚕砂。

3) 颈背部疼痛者,加羌活、独活、葛根、蔓荆子、防风。

4) 腰部疼痛者,加独活、麻黄、狗脊、杜仲、寄生。

5) 小关节疼痛郁久化热者,加丝瓜络、忍冬藤、鸡血藤、天仙藤。

6) 有痰阻者,加白芥子、僵蚕、胆星、黄芩。

7) 有瘀血者,加桃仁、红花、乳香、没药、片姜黄、赤芍、泽兰。

8) 骨质破坏关节变形者,加骨碎补、自然铜、生牡蛎、补骨脂。

9) 番木鳖一药,味苦性寒,有大毒,入肝、脾经,功能祛风活络止痛,散瘀消肿,强筋起痿,但含有番木鳖碱等剧毒成分,对急、慢痹病有一定效果,用量先从小量开始,逐渐加量,一般用1~1.5g为宜,最好是复方。孕妇、体虚者忌服。

四、治痹病应重视脾胃

脾胃功能的强弱与痹病的疗效、转归、预后有密切关系。不论实痹、虚痹、尪痹,只要脾胃健旺,则疗效明显,预后较好。这是因为"五脏六腑皆禀气于胃","脾为后天之本",而且"脾主肌肉四肢",脾为气血生化之源,脾主运化水湿,无湿则无痰,无痰则少瘀。脾胃强健则五脏六腑俱旺,气血充盈则筋脉关节得以濡润,四肢肌肉有所禀受也。

第十节　风湿病医案数则

一、急性风湿热案

刘某,女性,26岁,北京市郊农民,1978年10月15日来诊。

主诉:关节红肿热痛20余天。

病史:患者1月前在田间劳作,汗出后卧于潮湿草地休息,翌日即见腰痛,双下肢关节痠痛,活动不利,继则发热,体温38.9℃,当地医院以"感冒"治疗未效。10余天后两手肘腕关节红肿热痛,经北京某医院查:血沉59 mm/h,白细胞23.2×10⁹/L,心率120次/分,心电图示窦性心动过速、Ⅱ度房室传导阻滞,类风湿因子阴性。诊为"急性风湿热",今来求治。

现症:患者几天来发热见减,而关节疼痛加剧,尤以两腕、肘关节为甚,局部红肿热痛,活动不利,不任重物。头晕目眩,面色白,腰脊痠楚,月经量少,畏寒肢冷,大便溏薄,舌质淡而脉细数。

中医诊断:湿热痹,证属脾肾阳虚,湿热痹阻。此系阳虚为本,而发热为标,脾肾之阳不复,则其热难除,治当求本。

西医诊断:急性风湿热。

处方:济生肾气丸加减。附子(先煎)6g,肉桂(后下)3g,仙灵脾9g,牡丹皮9g,泽泻9g,山茱萸9g,何首乌9g,怀山药12g,车前子(包)9g,云苓9g,怀牛膝9g,薏苡仁12g,鸡血藤9g,伸筋草9g。6剂,水煎服。

二诊:10月23日,关节红肿热痛稍减,而发热已杳,余症减轻,大便仍溏,于是再增温脾之力,原方加炒白术9g,干姜6g。

继进本方加减42剂,病人双侧肘腕关节红肿热痛消失,活动自如,参加劳动无明显不适。12月20日复查,血沉19mm/h,白细胞10.2×10⁹/L,心电图正常。

按语 《素问·痹论》说:“其热者,阳气多,阴气少,病气胜,阳遭阴,故为痹热。”明示素体阳盛之人,感受外邪,多从热化,而成热痹之证。热痹关节红肿热痛,或见发热,口渴,舌红,脉数,一般治宜清热化湿,宣痹止痛,可用四妙散、宣痹汤,或用白虎加桂枝汤化裁。如热痹化火成毒,骨节剧痛,口渴,便秘,溲赤,苔黄,脉大数者,宜清热泻火解毒,当用犀角散等方加减,治多取效,此为治热痹之常用大法。然用温补脾肾法治愈热痹,以热治热,大异于常法,此为知常达变。本例病人寒热虚实两相径庭,关节红肿热痛,身热,脉数,乍看为实热之象,然又见头晕目花,面色白,腰脊瘘楚,月经量少,畏寒肢冷,大便溏薄,舌淡脉细,呈现一派阳虚而寒的证候。经深入辨析,不难看出系素体脾肾阳虚之躯,劳动汗出卧于湿地,复感寒湿之邪,郁于肌表关节不得泄越,郁久而见化热之势,非实热可知;脾肾之阳愈虚而内寒愈盛,标热愈炽,故温补脾肾,实为治本之图。药后阳气来复,客邪得泄,而热势得减,关节红肿热痛渐除。若孟浪妄用寒凉,则雪上加霜,必戕其微弱之阳气,后果不堪设想。

二、类风湿性关节炎

病例一

赵某,男性,21岁,1983年3月17日初诊。

主诉:两足跟疼痛3年,右膝关节疼痛2年,加重3个月。

病史:病人两足跟疼痛3年,右膝关节疼痛2年,近3个月加重。曾经沈阳某医院、北京某中医医院诊为“类风湿性关节炎”,经治未效而来我院治疗。

现症:病人右胸锁关节、骶髋关节、双足跟疼痛明显,不红不肿,面色晦暗,两瞳孔散大,舌淡,苔薄白,脉沉弦紧。查血沉45mm/h,类风湿因子阳性,抗链“0”正常。

中医诊断:痹证。证属先天不足,寒湿内侵。病者系其父母晚年生子,先天不足,加之后天调养失宜,寒湿内侵,发为寒痹。五脏六腑之精皆上注于目,瞳仁属肾水所主,而腰骶、足跟皆足少阴肾经所过之处,治疗应从肾始。

西医诊断:类风湿性关节炎。

治法:强腰固肾,散寒祛湿。

处方:右归饮、麻黄附子细辛汤加减化裁。熟地20g,仙灵脾12g,鹿角霜(烊)15g,狗脊12g,桑寄生15g,麻黄3g,制附子(先煎)9g,细辛3g,桂枝10g,制乌蛇肉10g。7剂,水煎服。

二诊:瞳神缩小,脉有缓象,病势似有起色。惟先天不足,较为难治,宜守方。遂将附子改为川乌,乌蛇肉加至12g,增露蜂房6g,以加强散寒通络之力。7剂,水煎服。

三诊:1983年4月14日,用药达21剂,关节痛减,类风湿因子阴性,血沉20mm/h,遂减制川乌为6g,制首乌12g,服药10剂。再增黄芪15g,当归9g,白芍30g,甘草6g。调治至6

月初,疼痛大减,好转出院。

按语　寒痹以肢体关节疼痛剧烈、遇寒加重为特点,又称痛痹。治宜散寒止痛,兼以祛风除湿,多选用乌头汤为主方。但治寒痹亦应注意患者体质因素,勿以为除散寒止痛外无他法可施。本例患者病属寒痹,疼痛剧烈,而痛以腰骶、足跟为甚,瞳孔散大,系先天不足所致。故治以强腰固肾为主,兼以散寒除湿之法而取效,后增益气和营调治,治病求本,守法2月有余,好转出院。

病例二

张某,45岁,1978年6月7日来诊。

主诉:关节酸痛沉重2年。

病史:2年来关节酸痛沉重遍及周身,疼痛部位不移以两肩关节为著,经某医院检查,血沉43 mm/h,白细胞11×10⁹/L,诊为类风湿性关节炎,西医治疗未见明显好转。近日来天气阴霾多雨,病人症状加重,于1978年6月7日来诊。

现症:双肩关节酸痛加剧,周身困重,恶风寒而无汗出,自觉气短,纳呆不饥,舌淡红,苔白腻,脉濡而小数。

中医诊断:湿痹。证属风寒痹阻,脾虚湿困。关节痛处不移,沉重酸痛,显系湿痹病人脾虚湿困,然恶风寒而无汗,知其表邪尚在。

西医诊断:类风湿性关节炎。

治法:以祛风散寒,健脾除湿之法。

处方:拟麻黄加术汤合麻杏薏甘汤加味。麻黄3g,桂枝9g,杏仁9g,羌活9g,白术9g,薏苡仁12g,陈皮6g,半夏9g,甘草3g。4剂,水煎服。

二诊:服药微汗出,恶寒除,而疼痛稍减。但患病两载,脾虚湿困,气血已衰,非补益则脾虚不复,弃温燥则寒湿莫除。即以健脾益气为主,兼以祛风散寒除湿。

处方:六君子汤化裁。党参12g,茯苓9g,炒白术9g,陈皮6g,半夏12g,怀山药12g,秦艽9g,羌独活各9g,川草乌(先煎)各6g,薏苡仁15g,甘草3g。6剂,水煎服。

三诊:药后关节疼痛大减,气力有增,而大便偏干,小便短赤,舌尖边略红,苔微黄而腻,脉弦细而数。此寒湿欲解而有化热之势,遂更以健脾除湿,清热通络为法。

处方:生石膏(先下)30g,白术10g,薏苡仁15g,秦艽10g,豨莶草15g,甘草3g,生姜3片、大枣7枚。4剂,水煎服。

四诊:时热势已除,苔白腻,脉濡缓,仍以健脾益气为主,略减散寒除湿之品,用二诊方去川草乌、羌活、独活,加苍术9g,防风9g。

守方进药23剂,至1978年8月10日,关节疼痛消失,查血沉19 mm/h,白细胞9×10⁹/L。

按语　湿痹,关节疼痛部位不移,肢体重着疼楚,甚则麻木,治疗当以利湿为主,兼以祛风散寒,健脾益气之法。盖脾主运化,喜燥恶湿,若脾气健运,则湿邪自祛也。曾以健脾益气之法为主,治愈湿痹之病。脾主肌肉,以营四维。脾虚不运,则湿邪内生,内外合邪,故四肢沉重疼痛。治疗本例病人,始终注重脾胃。二诊及四诊尤以健脾益气为主以治其本,脾气健而寒湿易除,故病人治疗1月余,而病痛霍然若失。

三、产后风湿病案

吴某,26 岁,干部,1983 年 12 月 15 日初诊。

主诉:全身关节痠楚疼痛半月。

病史:患者喜得贵子,因生产住院时病房已满,遂在楼道中另加床位。入暮楼道中寒冷,医护人员不免经常出入病区而开门透风,遂于半月后出现全身关节痠楚疼痛。

现症:全身关节痠楚疼痛,以膝关节、踝、手关节和肩背为甚,手关节肿胀,肢体麻木,足跟痛,畏寒肢冷,腰痛,纳少,不思饮食,并头晕,恶心不吐,恶露未净,但量已减少,乳汁量少,便溏溲黄,面色晦暗,舌质胖淡,苔白厚,脉浮而紧。

中医诊断:产后痹。证属脾肾两虚,湿寒阻滞。素体脾肾两虚,湿寒内盛,逢产后气血损伤,腠理疏松,风寒内侵,与体内湿寒相引而发,且有寒湿化热之象。

西医诊断:产后风湿病。

治法:治以健脾益气,湿经通脉,散风祛湿,佐以清利湿热。

处方:宗《金匮》防己黄芪汤合桂枝汤意加减。生黄芪 15g,炒白术 10g,防风己各 10g,桂枝 6g,赤白芍各 12g,清夏 10g,威灵仙 10g,忍冬藤 15g,醋香附 10g,片姜黄 10g,海桐皮 15g,豨莶草 15g。6 剂,水煎服。

二诊:1983 年 12 月 22 日。药后头晕,恶心,便溏,尿黄已解,胃纳好转,手肿胀亦减轻,惟周身关节疼痛,肢体麻木,足跟痛如故,行走时肢痛如针刺,舌质淡,苔白,脉沉滑。治以健脾益气,补血活血,温经散寒。

处方:生黄芪 15g,当归 10g,白芍 12g,川芎 9g,熟地 12g,鸡血藤 12g,桂枝 6g,炒白术 12g,佛手 9g,防风、防己各 10g,威灵仙 10g。6 剂,水煎服。

三诊:1984 年 1 月 28 日。前方连服 12 剂,关节疼痛得缓,但感腰痛腹胀,小便量少,舌质淡,苔白,脉沉滑。仍以前法进退,加入益肾壮腰之品。

处方:生黄芪 15g,炒苍术 10g,赤白芍各 10g,海桐皮 10g,当归 12g,防风己各 10g,腹皮子各 10g,川断 12g,桑寄生 15g。6 剂,水煎服。

后以健脾补肾,益气养血,温经散寒,和络止痛为治,3 个月告痊愈。经追访 4 载,病未复发。

按语　路老首先提出,将产褥期和产后百日内所患的痹病定名为产后痹。这是由于这一类疾病有基本相同的病因病机,即产后气血亏虚,风寒湿邪乘虚侵入,痹阻经络。治疗时应时时顾护正气,扶正祛邪兼施。本案的治疗过程中,始终注重补气健脾,养血扶正为基础,或兼以温经散寒,或兼以清利湿热,使祛邪寓扶正之中。

四、强直性脊柱炎案

病例一

张某,男,47 岁。2001 年 5 月 9 日就诊。

主诉:背部僵硬,疼痛不适 1 年余。

病史:患者于 2000 年初出现腰髋关节疼痛,动则加重,时伴低热,继而病情逐渐加重,而见背部僵硬,疼痛不适。经某医院风湿科诊为强直性脊柱炎,服用西药。

现症:背部僵硬,疼痛不适,四肢关节热胀痛,行走不便,站立困难,面色㿠白,恶风畏寒,乏力多汗,面黄,苔腻底白,脉虚细而涩。化验尿常规蛋白(+),血沉41 mm/h。

中医诊断:骨痹。证属肾阳不足,督脉不固,气血亏虚,寒湿痹阻。

西医诊断:强直性脊柱炎。

治法:宜温阳益气,养血宣痹,佐以清热。

处方:淡附子(先下)6g,桂枝10g,赤芍10g,白芍10g,生黄芪20g,当归10g,忍冬藤15g,雷公藤10g,夜交藤15g,桑寄生15g,狗脊10g,豨莶草12g,生地黄15g,炒苍术12g,炒黄柏9g。14剂,水煎服。

另服湿热痹冲剂,每次5g,每日2次。

二诊:5月25日。药后四肢关节热胀痛感减轻,余症如前。再以上方去雷公藤、黄柏,加知母10g,鹿衔草18g,7剂。

三诊:6月2日。服上药后,四肢关节热胀痛感消失,仍感背部僵痛,畏寒乏力,苔白腻,脉如前。再以上方去知母,加鹿角胶(烊化)6g,黄芪加量至30g,淡附子加量至9g。另服玉屏风颗粒,每次6g,每日3次。

四诊:7月25日。三诊方服药40余剂,背部僵硬感消失,病情明显好转,疼痛减轻,行走与站立皆自如,但全身仍感乏力,恶风畏寒。舌苔薄白,质淡嫩,脉沉细。长期依赖的西药已于上月逐渐减停。既往一停西药,疼痛加剧,今停西药,未见增剧,表明痹病已得到控制,遂以三诊方,去桑寄生,加姜黄12g,肉苁蓉12g,30剂。

五诊:8月24日。病情继续好转,诸症均已消失,舌脉如前。化验尿常规蛋白(-);血沉19 mm/h。再以三诊方,去桑寄生、豨莶草,加姜黄12g,防风10g。并嘱长期服药以期巩固。

按语 中医认为"气伤痛,形伤肿"。本例患者气血亏虚,筋骨失其温煦,卫外不固,寒湿乘虚而入,郁久生热,寒热错杂,痹阻筋骨,而气机不利,血行欠畅,病久则伤筋动骨,而致背脊僵痛,关节热痛,而成骨痹之候。督脉沿背脊循行,且主一身之阳气,督脉的病变,多为阳虚髓亏,故治当以温阳益气,养血宣痹为主。方中桂枝、附子温阳祛湿,当归、黄芪补益气血,白芍调和营卫,共奏温阳益气养血而为主,辅以忍冬藤、雷公藤、夜交藤、鹿衔草、姜黄、豨莶草等宣痹通络,佐以生地黄、知母滋阴清热以防辛燥之品伤阴。患者因长期服用西药激素和温经祛湿之剂,以致邪有化热之象,故佐用二妙散及湿热痹冲剂以清热祛湿。药后热象见退,再施补益,而加用鹿角胶、玉屏风散,且重用黄芪以增强补虚强督益髓通络之功。组方选药,补功兼施,寒热并进,灵活变通,因而获效。

病例二

林某,男,29岁,2000年8月16日就诊。

主诉:腰骶部及下肢膝关节疼痛2年余。

病史:患者2年前因腰骶部疼痛,在当地医院诊为强直性脊柱炎,给予柳氮磺胺吡啶等药,腰骶部疼痛能缓解,但不能久立或活动,遂来我院求治。

现症:腰骶部疼痛,活动受限,下肢膝关节疼痛,久立或活动后病情加重,大便偏稀,食纳不佳,面色萎黄,形体瘦弱,苔白,舌质淡,脉沉弦。

中医诊断:骨痹。证属肝肾亏虚,筋骨失养。

西医诊断:强直性脊柱炎。

治法:补益肝肾,强筋健骨。

处方:桑寄生 12g,独活 6g,续断 10g,制首乌 15 g,菟丝子 12g,炒杜仲 10g,狗脊 12g,鹿角胶(烊化)6g,女贞子 10g,怀牛膝 12g,熟地黄 10g,白芍 15g。7 剂,水煎服。

复诊:2001 年 7 月 25 日。上方服用 1 年,现腰骶部及膝关节疼痛已消失,活动自如,但久立或剧烈活动后腰部仍有痠痛感,苔白,脉弦细,遂以上方制成浓缩丸剂,继服以善其后。

按语 本例患者素体虚弱,复加久立劳损伤骨,内生寒湿,痹阻筋骨而发病,筋属肝,肾主骨,故治当从肝肾入手。选用桑寄生、独活补肝肾,祛风湿为君;配以续断、狗脊、菟丝子、杜仲、鹿角胶温补肝肾,强筋健骨为臣;佐以制首乌、女贞子、熟地黄、白芍滋肝肾;怀牛膝补肝肾,亦有引药下行之用,诸药相合,肝肾强,筋骨健,风湿祛,故痹痛愈。

病例三

张某,男,29 岁,干部,2002 年 8 月 28 日初诊。

主诉:腰痛 8 年,伴颈背部僵硬近 1 年。

现病史:患者 8 年前出现腰痛,于当地医院诊为"腰椎间盘突出症",间断服药治疗,症状时轻时重。2001 年底出现颈背部僵硬感,晨起甚,患者未予重视,至 2002 年 3 月症状加重于当地医院摄片检查,诊断为强直性脊柱炎,经小针刀治疗,症状有所改善,但近日因劳累又加重。1997 年患甲亢,1999 年停服西药,甲功正常。

现症:腰痛,伴颈背部僵硬感,转侧困难,晨起及疲劳后眼睑浮肿,自汗甚,食纳可,夜眠可,小便有时色黄,大便正常。平时偶有急躁。舌边尖红,苔白根腻,脉细小数。

中医诊断:骨痹。辨证为肝肾不足。

西医诊断:强直性脊柱炎,腰椎间盘突出症。

治法:柔肝益肾,和血通络。

处方:橘叶 15g,柴胡 10g,白芍 12g,僵蚕 8g,夏枯草 15g,丹参 12g,寄生 15g,川断 12g,木瓜 10g,桃仁 10g,伸筋草 15g,忍冬藤 18g,生龙牡(先煎)各 20g。嘱忌急躁,少食辛辣刺激食物。

二诊:2002 年 9 月 20 日。服上方近 1 月,颈、背部僵硬感减轻,双睑浮肿亦减,自汗减少,仍觉腰痛,转侧困难。小便色黄,大便不规律,食冷后出现腹痛腹泻,舌体稍胖,舌质红,苔薄黄,脉细滑。为饮食不慎,寒湿伤脾,宗前方进退,去丹参、木瓜,加健脾祛湿之炒苡仁 20g,金钱草 15g。

三诊:2002 年 10 月 9 日。服上方 12 剂,腰痛,汗出减,进冷食后略觉腹胀,但未出现腹泻,近日觉双下肢冰冷感,久坐觉后背部痠困,不欲饮,舌红,苔薄黄根微腻,脉右细滑左弦。治以健脾除湿、疏肝清热。

处方:太子参 12g,炒苍术 10g,炒杏仁 10g,炒苡仁 20g,茵陈 15g,柴胡 12g,黄连 6g,姜半夏 10g,云苓 18g,萆薢 15g,防己 12g,川牛膝 12g,晚蚕砂(包)15g,六一散(包)15g。

四诊:2002 年 11 月 22 日。服上方 30 余剂,颈肩背均较前轻松,唯觉腰痛,饮水增多,小便黄,大便正常,舌红,苔薄黄腻,脉细,有小弦。治以益气和血,疏风通络。

处方:生黄芪 18g,桂枝 10g,赤白芍各 10g,当归 12g,川芎 10g,秦艽 10g,防风己各 10g,寄生 15g,川断 10g,怀牛膝 12g,络石藤 15g,鹿衔草 15g,鹿角胶(烊化)6g。

五诊:2003 年 2 月 26 日。服上方 20 余剂,颈肩背僵硬感基本消失,腰痛大减,纳眠可,小便黄,大便正常,近日因劳累自汗多,急躁易怒,舌暗边尖红,苔白厚,脉左弦右细滑。治以清肝解郁,清心缓急。

处方:橘叶 15g,柴胡 12g,白芍 12g,天麦冬各 10g,小麦 15g,百合 15g,夏枯草 15g,浙贝 10g,元参 10g,郁金 12g,炒枳壳 12g,生龙牡(先煎)各 20g,覆花(包)10g,佛手 10g。

2003 年 11 月患者来诊,诉病情平稳,腰痛不著,复查甲功正常。

按语　强直性脊柱炎是一种主要侵犯脊柱,并可不同程度的累及骶髂关节和周围关节的慢性进行性炎性疾病,特点为腰、颈、胸段脊柱关节和韧带以及骶髂关节的炎症和骨化。《素问·痹论》云:"骨痹不已,复感于邪,内舍于肾"。肾主骨生髓,若肾精不足,则骨髓生化无源,骨骼即脆弱无力;肾阴虚,则阳气卫外不固,容易感受外邪,风湿寒邪乘虚而入,而发生骨痹。本例患者虽年轻,但病史较长,故呈现肝肾不足,气血亏虚之象,更兼有甲亢病史,易急易怒,肝气不疏,路老细辨其证,在补益肝肾,利湿通络同时,注重疏肝柔肝,更兼顾脾胃,经 1 年调理,使其多年顽症得以改善。

五、痛　风　案

纳侨,男,53 岁,外籍,1999 年 9 月 22 日初诊。

主诉:足趾疼痛反复发作 16 年。

现病史:患者于 16 年前出现左足拇趾疼痛,于国外医院查血尿酸高,诊为"痛风",服用多种西药,病情时有反复,求中医药治疗。

现症:足趾疼痛,伴腹部不适,腹胀,得矢气而舒,腹部超声未见异常,舌体胖,舌质暗滞,苔薄白而滑,脉沉弦小滑。

中医诊断:痛风。辨证为肝胃不和,脾虚湿盛。

西医诊断:痛风。

治法:疏肝和胃,理脾祛湿。

处方:柴胡 12g,白芍 10g,炒苍术 10g,陈皮 10g,郁金 10g,川朴 10g,炒枳壳 12g,杏苡仁各 10g,泽兰 12g,土茯苓 15g,萆薢 15g,醋香附 10g,坤草 15g,甘草 4g,生姜 2 片。

二诊:2002 年 8 月 9 日。服用上方后诸症改善,疼痛消失。患者回国后坚持于每年夏季服用上方,病情平稳,疼痛未作。今年因故外出未服,又出现足趾疼痛,伴胃脘不适,腹胀,舌暗红,苔白腻,脉沉弦。治以健脾祛湿清热。

处方:炒苍术 10g,川朴 8g,姜半夏 9g,云苓 15g,土茯苓 20g,黄柏 10g,络石藤 15g,谷麦芽各 15g,萆薢 15g,内金 10g,炒枳实 15g,坤草 12g。

按语　《格致余论》载:"痛风者,大率因血受热已自沸腾,其后或涉冷水,或立湿地……寒凉外搏,热血得寒,污浊凝滞,所以作痛,夜则痛甚,行于阴也"。本例患者为外籍人,居处湿地,平素喜食肥甘,致正虚脾弱,卫外不固,运化失司,使湿浊内生,而聚成痰,阻碍血行,血滞成瘀,滞留骨节筋膜,而发本病,综合舌脉,本患者又有肝气不疏之象,故路老首诊在健脾祛湿的同时,治以疏肝和胃,症状很快得到控制。

六、产　后　痹　案

病例一

王某,女,30 岁,工人,1995 年 9 月 8 日初诊。

患者于 1994 年 9 月 20 日生产后 15 天,因小儿有疾就医,适逢大雨淋雨涉水,后渐感腰疫不适,头昏头晕,自认感冒,服用感冒药无效。1 周后发热,体温 37.8℃,倦怠乏力,纳减,腰部疫痛如折,因小儿有疾未及时治疗,腰部疼痛加重,牵至髀胯疼痛,晨起转侧困难,曾在多家医院就诊,体温渐退,但腰髀胯疼痛加重并牵至腹部疼痛,转侧艰难,畏寒肢冷,双下肢麻木,双踝关节肿痛,时有热感,活动不利,面色㿠白,形体消瘦,头昏头晕,食少伴恶心,口吐清涎,大便不成形,近半年不能参加正常工作,舌淡,苔中白腻,脉沉细。化检:血沉 62mm/h,抗"O"800U,类风湿因子阴性,血白细胞 12.0×10⁹/L。

诊为产后腰髀痹,证属肾阳虚,风寒湿内侵。治以温阳祛内湿,方以肾气丸合附子粳米汤加减。

附子(先煎)6g,肉桂(后下)3g,仙灵脾 9g,山萸肉 9g,山药 12g,茯苓 12g,独活 9g,秦艽 9g,当归 9g,白芍 9g,鸡血藤 9g,丹皮 6g,生姜 2 片,大枣 2 枚,7 剂。

二诊:药后,恶心、口吐清涎症状解除,但食后胃脘胀满不适,腰髀胯腹疼痛略有减轻,既见效机,守原方减半夏,加砂仁(后下)6g,14 剂。

三诊:服后胃脘胀满不适消失,食欲渐振,腰髀胯腹疼痛明显减轻,踝关节肿痛消失,活动已能自如,仍感乏力,四肢欠温,舌淡,苔中薄白细腻,脉沉细。继以原方加减。附子(先煎)6g,肉桂(后下)3g,仙灵脾 9g,山萸肉 9g,山药 12g,茯苓 9g,独活 9g,秦艽 9g,当归 9g,丹皮 4g,黄芪 12g,党参 9g,大枣 2 枚,14 剂。

四诊:饮食正常,面有红润色,腰髀跨腹疼痛进一步明显好转,转侧已能自如,复查血沉、抗"O"、白细胞计数均属正常。为巩固治疗,间断服上药 1 月余,恢复正常工作,随访未见复发。

按语 路老宗傅青主"产后百节开张,血脉流散"的理论,产后多虚,易受外邪侵袭,致荣卫痹塞不通,以肾气丸合附子粳米汤温肾散寒,和胃止痛。因胃气不和,故去地黄之滋腻,以山药易粳米达脾肾双补,配仙灵脾温肾兼祛内湿,当归、丹皮活血以止痛。路师妙用附子配半夏,取附子辛热,温阳气散阴寒,半夏辛温,开阴结,降逆气,生姜、大枣以调和之,相反相成而受功。

病例二

樊某,女,30 岁。1994 年 9 月 21 日初诊。

患者 1994 年 6 月 18 日顺产 1 子,产后 4 天因侧切伤口处疼痛而行高锰酸钾坐浴。7 天后开始出现四肢大小关节游走性疼痛,以双髋、双膝、双肩、双腕及十指关节为甚,屈伸不利,不能着地行走,生活不能自理,遇冷更甚,周身疫楚,伴倦怠乏力,口干便秘。诊见面色少华,舌尖红,质暗淡,苔薄白,脉细弱。查抗"O">500U,血沉 28mm/h。

此为气血亏虚,痰瘀阻络之产后痹证。治以气血双补,祛风活血,化痰通痹。

处方:生黄芪 12g,炒桑枝 15g,赤白芍各 12g,秦艽 10g,片姜黄 12g,丹参 15g,地龙 12g,海桐皮 10g,生地 12g,山甲珠 9g,露蜂房 10g,木瓜 10g,草河车 12g。

二诊:上方 6 剂后,关节疼痛锐减,仍有周身疫楚,因舌尖红,苔薄黄,脉来细缓,有化热之势,前方去露蜂房,加忍冬藤 15g。

三诊:上方 10 剂后,关节疼痛及周身疫楚明显好转,但觉双上肢麻木,大便带鲜红色血丝。舌尖红,苔薄黄,脉细小数。上方去地龙、山甲珠、秦艽、海桐皮、木瓜、草河车,加威灵仙 10g,黄芩 9g,败酱草 15g,当归 10g,炒槐花 10g。

服药 6 剂后大便带血消失。之后,以此方加减进退共 48 剂,复查抗"O"、血沉恢复正常,诸症悉愈随访未再复发。

　　按语　本案为产后气血未复,过早坐浴感受风寒湿邪痹阻经络所致。方以黄芪桂枝五物汤为主,以桑枝易桂枝以减其辛燥之性,益气养血,活络通痹;酌加虫蚁和祛痰药,使痰化瘀消。三诊时寒湿欲解而有化热之势,故减辛燥之风药,加入清热养阴凉血之品,以防微杜渐。

七、白塞综合征案

　　焦某,女,22 岁,1974 年 4 月 5 日初诊。

　　主诉:口腔溃疡 8 年。

　　病史:患者自 1966 年患"口腔溃疡",始则肿痛起泡,继而脱皮溃烂,形成溃疡,疼痛异常,尽靠封闭暂止,反复发作。1967 年见面部红肿,消退后遗留白斑。1968 年见前阴、眼睑、鼻黏膜处有溃疡发生。1972 年见消化道溃疡。经 3 家医院诊断为白塞综合征,多方治疗未效,而来广安门医院求治。

　　现症:口腔、阴部溃疡蚀烂疼痛,伴头晕,视物模糊,畏寒,低热,体温 37~38℃,咽干而痛,眠差梦多,心悸而烦,不思饮食,右胁隐痛,腰膝痠痛,下肢浮肿,倦怠乏力,大便微溏,小便黄赤,舌质稍红,舌苔薄白而腻,脉弦细,左脉兼见小滑。

　　检查:口唇、舌、上腭、鼻黏膜有小片状糜烂多处,呈浅在性溃疡,表面附有灰白色渗出物。妇科查见大阴唇、阴道口有 3 个豌豆大深溃疡,边沿不整,无明显红晕,表面有坏死白膜覆盖。

　　中医诊断:狐惑。证属湿热化浊,阻遏络脉,气滞血瘀,上下相蚀。

　　西医诊断:白塞综合征。

　　治法:以辛苦通降,清热解毒燥湿为法。

　　处方:用甘草泻心汤化裁。甘草 10g,干姜 6g,马尾连 6g,黄芩 10g,半夏 10g,败酱草 12g,土茯苓 24g,草决明 10g。5 剂,水煎服。

　　二诊至五诊:守方不变,随证增损。曾加苦参、川楝子、黄柏、地肤子、炒槐角,共服药 20 剂。

　　外用:苦参 30g,尾连 10g,白矾 6g,桃仁 10g,地肤子 15g。水煎,熏洗阴部。

　　六诊至七诊:药后上部溃疡见轻,分泌物减少,大阴唇溃疡缩小,仍有畏寒,低热,不思饮食,心悸,右胁隐痛,膝痛,舌红,苔薄黄,脉细数。病有转机,原方加减,稍减清热解毒药量。

　　处方:仍用甘草泻心汤加减。甘草 10g,川连 6g,黄芩 6g,半夏 10g,干姜 6g,紫草 6g,败酱草 10g,川楝子 10g,枳壳 10g,焦三仙 15g。7 剂,水煎服。

　　外用:苦参 30g,当归 12g,桃仁 12g,马鞭草 30g,甘草 12g。水煎熏洗阴部,然后撒冰蛤散,口腔擦冰硼散。

　　八诊:溃疡愈合,自觉症状消失。嘱停外用药,仍与前方再服 6 剂,以巩固疗效。1975 年 9 月 24 日,已愈 3 月,未见复发。1978 年 1 月 26 日病人来告:去年 10 月生一男孩,宿疾至今未发。

　　按语　白塞综合征,中医称为狐惑,始见于《金匮要略》。本病临床并不少见,症状缠绵难愈,至今仍属疑难病证。初始以湿热为主,甘草泻心汤有效;经久化燥伤阴,损及肝肾,应以养肝血、补肾阴为主,稍佐清利;后期阴损及阳,脾肾阳衰者,治应先顾阳气,切勿专事清利。本例内外兼顾,熏敷结合,综合治疗,有方有守取效。

第十一节　湿晕的辨证论治

湿邪为病,有外湿、内湿之分,在上、在中、在下之异。外湿多因居住卑湿,涉水淋雨,晨暮冒雾露远行,或水中作业,感受湿邪,汗出沾衣等。内湿多由恣食生冷瓜果,冷饮酒酪,油腻肥甘等物,致损伤脾阳,运行失健,而湿浊内生。湿为无形之邪,氤氲弥漫,无处不到。在表则症见头晕头胀,恶寒发热,头身困重,面目浮肿,肢体痠楚、疼痛,舌质淡,苔白,脉濡缓等。在中则见胸闷脘痞,恶心呕吐,腹泻,或便下黏滞不爽,渴不思饮,纳谷呆滞,肢倦神疲,上蒙清窍则头晕头胀,沉重不清,小溲短涩,舌质淡苔白腻,脉沉缓等。若化热则兼烦热口干,口苦,口黏,渴而思饮,但饮水不多,小便短黄,舌质暗红或尖边红,苔黄厚腻,脉濡或滑数等症。在下则腰背痠楚,足胫跗肿,下肢痹痛,小便不利,泄泻,舌质淡,苔白或白厚而腻,脉沉细等症。

头为诸阳之会,至高玉洁,故称为"元神之府",又称"髓海"。若被湿邪蒙蔽或湿热熏蒸,则头晕沉重,似有物紧束或物蒙之状,故《内经》有"因于湿,首如裹"之言。

脾为中央土,以灌四旁,主运化水谷精微与水液,故有升清降浊、通上达下之功。土旺则可制水,金生则可御表,脾生化气血,充先天,促进肾的气化之机。

肾与膀胱互为表里,同居下焦。肾者主水,具有管摄全身水液之功。其功能必须在肾的气化作用下,方能分泌清浊,令各行其道。若肾阳不足,或脾阳虚而失健运,久而及肾,或湿邪侵袭,遏制肾阳,气化不利,出现跗肿、小便不畅等症。故《素问》云:"肾者胃之关也,关门不利,故聚水而从其类也。溢于皮肤,故为跗肿,跗肿者,聚水而生病也"。膀胱者,州都之官,津液藏焉。其津液出于肌表则为汗,出于前阴则为尿,溢于肌肤则浮肿。

肺主气,为水之上源,与肾为母子关系。通过肺的肃降、脾的运化、肾的气化功能,使三焦通利,水液代谢正常。若一脏出现病变,则会影响他脏,令水液代谢失常,湿邪内生,引发疾病。

治湿之法,以肃肺、理脾、清热、利小便为主。因湿为阴邪,郁久从热化,故用药不宜过热,亦不宜过寒,以免再伤体阳,使病情加重。

治湿病之要,首先必须明确病位。其在表者,宜散风祛湿,宣气为先,因风能胜湿,如防风、秦艽等。在上焦者,则芳香化浊,藿香、苏叶、佩兰之辈;在中焦者,即苦温燥湿,苍术、半夏等,方如平胃散、二陈汤之类;在下焦,则温化水湿,通利小便。湿困周身,宜羌活、独活、乌药等。湿在两臂,当投以桑枝、威灵仙等。湿在两股,宜防己、萆薢、牛膝等。湿盛而濡泻者,以五苓散、六一散加减治之。湿热发黄者,茵陈蒿汤随症加减。

水肿发黄,宜五皮饮加茵陈。若痰瘀互阻或气滞血瘀之患,又当化痰通络,理气活血为治,以苦、辛、寒治湿热,苦、辛、温治寒湿,概以渗淡之品佐之,而甘酸腻浊,在所不用。对风湿相搏,从表治者,轻清宣肺微汗则已,而忌大汗。

在治疗中,培土既可安内,又可攘外,表固湿不外侵,健运湿不内生。枢机通利,三焦和畅,清升浊降,生化正常,先天得充,肾气得化;土旺金生,水之上源宣降如常,膀胱气化通调,如此无湿邪之患,无湿热之忧。

夏月淫雨,天暑下迫,地湿上蒸,湿热之邪易于相因为患,故长夏多湿。盛夏之季,天气炎热,腠理开泄汗出,而易伤阴伤气,因之常见阴虚、气虚、气阴两虚之候,使气津不得上荣清窍,或湿邪上扰、暑热上蒸而致发眩晕。

湿邪郁久而从热化,热盛易伤津耗液。对湿热挟阴虚者,与治湿热不同,不宜过用风药,以免伤阴,使虚火炎上,即使用淡渗利水之辈,亦中病则止,过之则使阴液流失而再度亏损,使病情加重。然亦不能过用滋阴之类,恐助痰湿壅遏,过于刚燥,又必伤阴液,须刚柔相济,润燥相参,组方遣药,始能防止以上诸弊。

邪之来犯,缘由正气不足,故当邪却六七,应注意扶正培本,标本兼治,以免逐邪太过,再伤正气,引起他变。在治疗过程中,要根据正邪的进退、消长与转化,灵活达变,随证治之。

一、风湿束表证

病因病机　外感风湿之邪,或平素为肥胖之体,湿邪内盛;或贪凉饮冷、浓茶、嗜酒与过食滋阴补品;情志过极,思虑过度,致脾虚胃弱;或先天不足,后天失调,使脾肾俱弱,湿邪内盛。外邪引动内湿,束于肌表,干忤脑络而发眩晕。

临床表现　头晕目眩,头重如裹,鼻塞声重,微热恶寒,无汗,周身倦怠,痠楚乏力,或关节重掣疼痛,便溏,舌质淡,苔白滑或苔白厚腻,脉浮而濡缓。

辨证分析　风湿束于肌表,干忤经络,上蒙清窍,故头晕目眩,头重如裹,鼻塞声重;风为阳邪,善行而数变,湿为阴邪,其性黏腻重浊,风湿相引,阻遏卫阳,腠理闭塞,浊邪熏蒸,则发热恶寒,无汗,周身痠楚,关节重掣疼痛;湿邪下注,则便溏泄泻;舌质淡,苔白或白厚而腻,脉浮而濡缓者,是风与湿邪来犯之征,湿邪内盛之兆。

治法　散风祛湿,宣表通络。

方药　宣化汤。

蔓荆子　炒蒺藜　白芷　杏仁　防风　防己　当归　川芎　羌活　独活

方中用蔓荆子、炒蒺藜、白芷、防风散风祛湿,当归、川芎活血通络,杏仁宣肺降逆,防己利水消肿,疏风止痛,以助诸药疏风胜湿之功。

加减法　巅顶疼痛者,去蔓荆子,加藁本;颈项强痛,去蔓荆子,加葛根;浮肿尿少者,方中去蔓荆子、白芷,加桔梗、地肤子。

病例　刘某,男,36 岁,汉族,已婚,河北省沧州泊头市人,1993 年 8 月 18 日初诊。

患眩晕病已历时 4 个月。初起为在 4 月份患感冒后,经治疗向愈,唯头晕不减,日见加重,甚时头晕目眩,视物旋转,时有恶心等。反复治疗不解,故来京就诊。

现头目眩晕,甚时恶心呕吐,周身倦怠,头脑发胀,疲劳无力,精神萎靡不振,困倦嗜卧,纳谷一般,睡眠尚可,二便亦调,有腰痛、腿痛史。嗜酒,有长期喝冷水习惯。1998 年 8 月 16 日在北京市神经外科研究所检查,CT 扫描脑内未见明显异常改变。面色黧黑,形体消瘦,舌质淡,苔白厚腻,脉濡而数。

据四诊辨识,为平素湿邪壅盛,外感风邪,与湿相搏,束于肌表,上蒙清窍所致。治以散风祛湿,健脾利水。

药用　秦艽 10g,防风己各 10g,蔓荆子 10g,炒蒺藜 12g,葛根 12g,海风藤 15g,当归 10g,炒枳实 10g,腹皮子各 10g,炒苍术 10g。6 剂,水煎两次,饭后分两次温服。

1993 年 8 月 25 日二诊：服前药头晕、恶心则解，周身困倦，无力，嗜卧亦微，精神见振，唯感胃脘痞满。舌质淡，苔白滑，脉沉滑。仍从前法进退。上方去蔓荆子，加川朴 12g，谷麦芽各 15g。取药 7 剂，回家进行调理。

二、湿邪上蒙清窍证

病因病机 思虑过度，情志过极，久病，强劳，房劳，或用脑过度而伤脾胃，或长期贪凉饮冷，伤及体阳，使湿邪内盛，随经脉运行，上蒙精明之府，使耳目失聪，发为眩晕。

临床表现 头目眩晕，沉重而胀，恶心欲吐，呕吐痰涎，脘闷腹胀，不思饮食，周身困倦，神疲无力，舌质淡，苔白滑或白腻，脉沉而濡细。

辨证分析 湿邪上蒙清窍，清阳不升，浊阴不降，故头沉重，眩晕；湿邪中阻，脾阳受制，水湿不化，四肢无主，即有恶心欲吐，甚则呕吐痰涎，脘闷腹胀，不思饮食，周身困倦，神疲倦怠无力；舌质淡，苔白滑或苔白厚腻，脉沉细而濡者，为湿邪内盛之象。

治法 芳香化湿，和胃降逆。

方药 芳化和中汤。

藿香 佩兰 姜半夏 佛手 炒枳实 炒苍术 茯苓 桃杏仁

方中用藿香、佩兰、苍术、茯苓芳香化湿，燥湿健脾，渗淡祛湿；桃杏仁、姜夏、佛手、炒枳实和胃宽中，降逆止呕，理气流湿。诸药相合，共同达到芳香化浊，和胃降逆，渗湿通络，利湿除眩的目的。

加减法 前额沉重甚者，加白芷；恶心呕吐甚者，加生姜；腹胀尿少者，加腹皮子；脘痞甚者，加川厚朴。

病例 1993 年 5 月 24 日初诊。张某某，男，42 岁，汉族，干部，已婚。

患眩晕病已历 2 年，加重 2 个月。初发是在两年前夏季一天中午，饭后外出路上突发眩晕，自感天转地摇，站立不稳，并恶心呕吐。当即摔倒，被人送到北京某某急诊室，查血压：130/90mmHg，心电图：S—T 段改变，确诊为"眩晕综合征"。经注射镇静药物，服茶苯海明（乘晕宁）后得缓。近 2 个月以来，发作频繁。

现眩晕，恶心呕吐，站立不稳，纳少呃逆，胃脘痞满不适，并多在中午发病。耳鸣，颈项强硬，周身乏力，睡眠差，每晚必服安眠药物方能入睡，二便正常。平时喜贪凉饮冷，嗜酒抽烟，有脂肪肝史。查血压 136/110mmHg，心电图示：S—T 段改变。舌质淡苔白厚腻，脉眩滑。

患者平时贪凉饮冷太过，久伤脾阳。脾虚失运，水湿内停。长期饮酒，又助湿生。故湿邪内盛，蕴久酿痰，逆于上焦所致。治以化湿祛痰，和胃降逆。药用：

藿香梗（后下）10g、苏梗（后下）10g、姜夏 10g、当归 12g、川芎 6g、炒枳实 12g、防风已各 10g、葛根 12g、羌活 10g、地龙 10g、茯苓 15g。

7 付，水煎服，日 1 剂，分 2 次，饭后温服。

并嘱其忌冷饮、冰水及酒等。

1993 年 5 月 31 日二诊。服上药 7 剂，眩晕、头昏发胀大减，自感头脑清醒，耳鸣乏力亦较前好转，1 周以来，眩晕未发。舌质淡，苔白滑，脉沉滑。上方去藿苏梗、羌活，加生芪 12g，腹皮子各 10g。7 付。

1993 年 6 月 21 日三诊。自治疗后，眩晕未发，唯感身上倦怠无力，睡眠不安。又逢夏季,天气炎热,仍贪凉饮冷。舌质淡,苔白,脉弦滑数。此属外感暑湿之邪(吹冷风),与内湿相搏所致。仿清暑益气法。生芪15g,炒苍术10g,姜夏10g,腹皮子各10g,菖蒲10g,郁金10g,茯苓20g,杏苡仁10g,防风10g。6付。

1993年7月19日四诊。7月5日体检心电图正常,血压130/86 mmHg,血糖116mg/dl,胆固醇245mg/dl,三酰甘油205 mg/dl。进药后,眩晕已杳,诸症皆减,唯耳鸣尚存。舌质淡,苔白,脉沉滑。此为肾虚不能上营于耳之故。治以健脾燥湿,补肾强身。生芪15g,炒苍白术各10g,腹皮子各10g,炒枳实12g,郁金10g,菖蒲10g,川断12g,寄生15g,炒杜仲10g,菟丝子10g,灵磁石20g。追访年余,其病未再复发。

三、湿阻寒凝证

病因病机　久居潮湿之地,室内空调、冷气太过,长期水中作业,湿寒之邪内侵,平素贪凉饮冷,情志过极,强劳,房劳太过,久病不愈,伤及脾肾之阳,湿寒内生,寒凝湿阻,经脉不通,气血不能上营,头目失养而发眩晕。

临床表现　头晕目眩,头昏沉重,四肢逆冷,胃脘痞满,纳少腹胀,倦怠乏力,大便溏薄,小便清长,舌质淡,苔白滑,脉沉缓。

辨证分析　脾主运化水液与输布水谷精微,肾主气化,脾肾之阳皆伤,运化、气化失职,湿邪内生。湿邪甚则从寒化,湿寒凝滞,经脉受阻,气血不得上营,清窍失养,故见头旋目眩,头昏沉重;寒湿阻滞经脉,阳气不达四末,而有四肢逆冷、倦怠无力之症;湿阻中州,浊气不降,则胃脘痞满,腹胀纳少;脾肾阳虚,则便溏,小便清长。舌质淡,苔白滑,脉沉缓,皆为脾肾阳虚,湿寒内盛之征。

治法　健脾祛湿,补肾益阳,温经散寒。

方药　胜湿温经汤。

炒苍术　茯苓　佛手　炒枳实　川芎　细辛　藁本　川附片　桂枝　腹皮子

方中用苍术、茯苓、腹皮子、佛手、炒枳实健脾燥湿,和胃降逆,理气消胀,附片、桂枝、细辛温经散寒,配川芎、藁本,散寒胜湿,活血通络。众药相合,共行温经散寒,健脾祛湿,以达到除眩之功。

加减法　气短者,加生黄芪;心悸失眠者,方中去佛手,加远志、炒柏子仁;胃脘痞闷者,加砂仁;下肢浮肿者,方中加生姜皮、车前草。

病例　陈某,女,48岁,汉族,已婚,干部,1993年3月5日初诊。

患眩晕病已17载。17年前怀孕期间出现高血压(血压180/120mmHg),并周身浮肿,下肢为甚。产后,眩晕未解,经常发作,伴有恶心呕吐等症。血压不稳,平常在200~160/140~110mmHg之间。同时有高血脂症。多年来未间断治疗,但效果不明显。有贪凉饮冷习惯。

现眩晕,头重而视物不清,目涩羞明,眼睑浮肿,双手颤抖无力,胃脘痞满,腹胀纳少,畏寒肢冷,腰痛身肿,下肢尤甚,按之有凹陷,大便溏,日一行,小便细长。舌质淡,苔白滑,脉沉细而缓。

此为长期贪凉饮冷,久伤脾肾之阳,脾阳虚则精微不布,水湿失运,肾阳虚则气化失职,湿寒内盛,阻滞经脉,而失于温煦所致。治以健脾利湿,温肾通阳,散寒解痉。

生黄芪15g,炒苍术12g,炒枳实12g,云茯苓20g,粉葛根12g,苏地龙12g,蜈蚣5条,白僵蚕 6g,川断 12g,寄生 15g,沙苑子 12g,肉桂(后下)5g。6 付,水煎服,日服 1 剂,分两次饭后温服,并嘱其忌贪凉饮冷,尤其冰箱中冻过的食品。

1993 年 4 月 8 日二诊。上药连服十数剂后头晕大减,眼、脸、身肿、乏力、腰痛均有不同程度的好转,然感下肢沉重。舌质淡,苔白,脉沉缓。上方去葛根,加补骨脂 12g,6 付。

1993 年 6 月 22 日三诊。脸肿、身肿已杳,头晕目眩未发,有时仍感无力,手颤减轻,但感肢体麻木,腰部疫痛,舌质淡,苔白,脉沉细,仍宗前法。生黄芪 15g,炒白术 12g,茯苓 15g,炒枳实 15g,蜈蚣 5 条,僵蚕 10g,丹参 15g,菟丝子 12g,沙苑子 12g,补骨脂 10g,肉桂(后下)5g。6 付。

1993 年 5 月 13 日四诊。经治疗,眩晕未再发作,脸肿、身肿、畏寒、肢冷、脘痞、腹胀皆消,腰痛亦微,血压 130/90 mmHg,体重较前减轻 8 斤(原体重 149 斤),手颤、肢体麻木亦减,脉舌同前,仍从前法。前方去蜈蚣,加坤草 12g,6~12 付后,转服金匮肾气丸、香砂六君子丸,日 2 服,每服各 6g,饭后温水送服。先后治疗 3 个多月而告愈。

四、濕 热 证

病因病机 外感湿热之邪,或平时湿邪内盛,郁久化热,湿蕴热蒸,上逆巅顶,扰乱清空而发眩晕。由于人体禀赋不同,强弱各异,因之有热重于湿,湿重于热和湿热并重的不同证候。热重于湿者,因热甚易伤津耗液,易向阴虚证候转化,甚者伤及肝肾之阴;湿重于热者,因湿重易遏伤阳气,故易向寒证转化;湿热并重者,易耗气伤阴,向气阴两虚转化。湿热之患,其病理机制复杂多变。因此,在治疗中,当根据临床表现,正邪消长,辨证论治。

1. 热重于湿证

临床表现 头晕目眩,胸闷脘痞,纳少腹胀,口苦口干,口渴喜饮,饮而不多,肢体沉重,痠软无力,大便或干,或黏滞不爽,舌尖边红,或舌质红,苔白厚腻或苔黄腻,脉濡细而数。

辨证分析 湿热内盛,上扰元神之府,湿阻热蒸,故头晕目眩,口干口苦,口渴思饮,而饮水不多,甚则恶心呕吐;湿热中阻则胃失和降,即胸闷脘痞,纳少腹胀;湿热郁蒸,脾受其制,肌肉、四肢失主,而有肢体沉重,痠软无力之苦;热邪伤津而便干,小便黄赤;湿热下注,不能分清泌浊则便溏,并黏滞不爽。舌尖边红,或舌质红,苔黄腻或白厚腻,脉濡细而数,为湿热内盛之象。

治法 清热利湿,降逆平眩。

方药 清热利湿饮。

茵陈　黄芩　清夏　炒枳壳　竹茹　生苡米　晚蚕砂　桃杏仁　车前子　金钱草

方中用半夏、黄芩辛开苦降之品,清热燥湿;晚蚕砂、生苡米、炒枳壳健脾祛湿,宽中降逆;茵陈、车前子、金钱草、竹茹渗湿清热;更有杏仁开肺气,以行肃降之功;桃仁活血通络,使湿热之邪从小便而出,以达到清热利湿的目的。

加减法 头痛头胀者,加蝉衣、川芎;小便频数者,加木通、石韦;口干渴喜饮者,加麦冬、西瓜翠衣(用量宜重);两目干涩者,加菊花、桑叶;烦躁起急,渴喜冷饮者,方中去茵陈,加龙胆草、芦根;咽喉不爽或灼痛者,加牛子、锦灯笼。

病例 张某,男,60 岁,汉族,已婚,工人,1992 年 1 月 14 日初诊。

患眩晕病已 14 载,并有高血压,血压在 180~170/120~110 mmHg 左右,冠心病。自

1980 年患眩晕以来,因治疗重视,且能自己根据发病情况进行调理,按时服药,因之较为稳定。近 4 日来加重,1 月 10 日,血压达 220/120mmHg。

现眩晕目涩,乏力嗜卧,周身倦怠,前额发紧,下肢沉重,腰痛腰痠,纳呆乏味,睡眠多梦,便溏尿黄。平时喜饮酒、凉水、浓茶。血压 180/130 mmHg。面色暗晦,体胖,舌质淡,苔黄腻,脉弦滑濡数。

患者长期饮冷水、浓茶、酒类,而伤及脾肾,使运化、气化失常,水湿壅盛,阻滞经脉,充斥三焦,心脏失养,且湿邪中阻,升降失职。湿邪久蕴,郁而化热,灼液成痰,痰热上扰,故突然发病,并有动风之兆。治以清热燥湿,降逆化痰,佐以甘凉祛风。药用:钩藤(后下)20g,龙胆草 10g,黄芩 10g,竹茹 12g,金钱草 15g,生苡米 15g,桃杏仁各 10g,葛根 12g,地龙 10g,苏梗(后下)10g,炒枳实 12g,车前草 15g。6 付,水煎服。

1992 年 1 月 24 日二诊。服前药眩晕,前额发紧,心烦急躁大减,自觉头脑清楚,精神见长,故嗜卧已杳。其他症状亦有不同程度减轻。血压 160/110 mmHg,舌质淡,苔白滑,脉弦滑。上方去钩藤、黄芩,加炒苍术 12g,半夏 10g,6 付。

1992 年 2 月 2 日三诊。经治疗症情稳定,自服药后,眩晕未发,周身倦怠,下肢沉重大减,睡眠转安。唯腰痛腰痠,下肢无力较著,舌质淡,苔白滑,脉弦滑而缓。此属脾肾两虚之候。治以健脾祛湿,补肾强腰。炒苍术 12g,半夏 10g,陈皮 10g,炒枳实 12g,当归 12g,茯苓 15g,腹皮子各 10g,川断 12g,桑寄生 15g,炒杜仲 10g,川牛膝 15g,6 付。

从此后又经健脾补肾的调治,血压稳定在 150～134/100～90mmHg 之间。眩晕未再发作。

2. 湿重于热证

临床表现　头晕目眩,头目沉重,胸闷脘痞,纳谷呆滞,不思饮食,精神倦怠,四肢乏力,便溏尿黄,舌质淡,苔白厚腻,或薄黄而腻,脉濡缓。

辨证分析　湿邪内盛,蕴久化热,湿热上蒸,清窍被扰,故头晕目眩;因湿邪重滞,则头目沉重;湿邪中阻,胃气不降,即胸闷脘痞,纳谷呆滞,不思饮食;湿遏脾阳,四肢无主,因之四肢乏力,精神倦怠;湿热下注,便溏尿黄;舌质淡,苔白腻或薄黄而腻,脉濡缓,乃湿邪偏盛所致。

治法　健脾燥湿,降逆除眩,佐以清热。

方药　胜湿清热煎。

炒苍术　炒白术　姜半夏　香橼皮　茯苓　泽泻　防风　防己　生苡米　苦参　炒枳实

方中炒苍术、炒白术、姜半夏、香橼皮、炒枳实健脾燥湿,宽中降逆;茯苓、泽泻、防己渗淡利湿;生苡米、苦参清热除湿。众药相合,共行胜湿清热之功。

加减法　便溏甚者,加马齿苋;小便黄甚者,加木通;恶心者,加藿香。

病例　安某,男,70 岁,汉族,已婚,干部,1993 年 4 月 14 日初诊。

自 1983 年患眩晕病以来,已 14 年。有高血压、脂肪肝、肥胖病、哮喘、高血脂史,前列腺肥大。血压在 180～100/210～110mmHg 之间。患冠心病亦 10 余载,伴有心律不齐。身重超过正常标准 30kg。多年来药未离身,但收效不大,反日见加重。

现头目晕眩,胸闷喘喝,心慌而烦,心中悸动不安,急躁易怒,无力嗜卧,周身沉重,起坐吃力,下肢浮肿沉重,小便费解,纳谷尚可,嗜睡。平时喜贪凉饮冷、饮料、茶、酒十分酷好,更喜甜食,每三天吃一瓶蜂蜜。面红体胖,舌尖红,苔白腻,脉沉而濡缓,左兼结。

《内经》云:"多食甘,则骨痛而发落"。甘入脾,多食令人中满,故亦伤本脏。土盛而伐肾,致肾气损伤。况又长期贪凉饮冷,嗜酒、浓茶,再伤脾肾,湿邪内盛所致。且郁久有化热之象,故有上述诸症。

治以健脾燥湿,宽中利水,佐以清热通络。药用:炒苍术12g,茯苓15g,姜夏10g,陈皮10g,腹皮子各10g,郁金10g,当归12g,车前子(包)15g,草河车12g,苦参6g。水煎服,6付。嘱其忌生冷、甘肥、浓茶、酒类以配合治疗。

1993年4月28日二诊。进前方头晕目眩好转,小便通畅,尿量增多,自感较前有力,卧床减少,但感左胸憋闷,血压180/100mmHg(初诊:200/100mmHg),舌质淡,苔白腻,脉沉滑,左兼结。仍从前法。上方去苦参、陈皮、半夏,加薤白10g,菖蒲10g,瓜蒌10g以通阳。

1993年5月22日三诊。前方连进15付,眩晕未发,急躁易怒,喘喝大减,胸中憋闷亦轻,唯下肢沉重无力如故,膝关节瘦楚,蹲起费力。前些天去南方游玩,劳累后又感有时心慌。舌质淡,苔白,脉弦滑小数,左兼结。此为心脾阳虚之证。血压170/90mmHg。治以健脾益气,温阳通脉,散风祛湿。生芪15g,炒苍术12g,腹皮子各10g,干姜5g,桂枝5g,瓜蒌12g,薤白9g,当归12g,炒枳实12g,松节15g,鸡血藤15g。7付。

经过3个月左右的调治,心律恢复正常,血压稳定在150/86mmHg,精神大振,身倦乏力,下肢浮肿沉重皆消,眩晕未发。改服金匮肾气丸,日2次,每次6g,以进一步巩固。

3. 湿热并重

临床表现 头晕目眩,头昏头重,口苦口黏,口干不欲饮,胸闷脘痞,纳少腹胀,周身瘦楚,倦怠无力,便溏尿黄,舌尖红,或边红,苔白厚,或黄腻,脉濡细数。

辨证分析 湿热熏蒸,上扰元神之府,故头晕目眩,头昏沉重;湿热阻滞,气机不畅,胃失和降,则呃逆,胸闷脘痞,纳少腹胀;湿邪阻滞,津不上承,湿热炎上,故有口苦口黏,口干不欲饮之症;湿阻热郁,脾气不伸,肌肉、四肢失主,则周身瘦楚,倦怠无力,湿热下注,便溏尿黄;舌尖或边红,苔黄腻,脉濡细数,为湿热盛之兆。

方药 清热利湿饮。

炒苍术 姜半夏 枇杷叶 杏仁 茯苓 陈皮 地龙 前胡 黄芩 金钱草 生苡米 黄柏

方中用杏仁、前胡、枇杷叶、地龙轻宣肺气,清化湿热;炒苍术、姜夏、陈皮、茯苓健脾燥湿;黄芩、黄柏、生苡米、金钱草清热燥湿。诸药相合,共行清热利湿之功。

病例 王某,女,50岁,汉族,已婚,教授。1993年5月23日初诊。

患眩晕病已8个月。去年9月初,过马路时猛一回头,突感眩晕,天旋地转,视物旋转不定,双目不能睁,并感恶心欲吐。急送北京某医院就医,经内科、耳鼻喉科、神经科各方面检查,头颅CT正常,X线片示颈椎骨质增生,其他各项检查未见异常。当时发病后,卧床1个多月,经调治好转,方能起床。8个多月以来,头脑昏昏沉沉不清,无法坚持工作,一直在家休息。昨天又突然发病。

现头目眩晕,头后侧沉重,头顶麻木,眩晕甚时恶心欲吐,不能向左侧转动,平时向左侧卧则发病。纳谷一般,睡眠不实,口干喜饮,肩背疼痛,心悸急躁,身倦乏力,下肢尤著,手脚麻木,足跟痛,大便正常,小便频数。有高血压史,血压150/100mmHg。面色暗晦,舌质边红,苔白滑,脉沉细数。

四诊合参,此为用脑思虑太过,而伤脾肾,致运化、蒸化失常,水湿内聚,蕴久化热,使湿热并重。治以清热利湿,健脾和胃,降逆止眩。药用:龙胆草10g,黄芩6g,生苡米15g,竹茹12g,炒白术12g,茯苓15g,车前子(包)15g,泽泻10g,葛根12g,炒枳实12g,柴胡10g,当归10g。水煎服,6付。

方中用龙胆草、黄芩、生苡米、竹茹清热燥湿;炒白术、茯苓、泽泻、车前子健脾利湿;葛根生津止渴;柴胡疏肝解郁;炒枳实、当归宽中降逆,活血通络。诸药相配,共同达到清利湿热,培土胜湿,降逆除眩之功。

1993年5月30日二诊。进前方后,头目眩晕、颈项沉重、口干思饮皆杳。1周以来眩晕未发,精神见振,尿频亦解,心悸急躁减轻,余症尚存。舌淡嫩,苔白滑,脉沉细。仍宗前法,加入养血柔肝之品。上方去黄芩、竹茹,加赤白芍各10g,川芎6g。6付。

1993年6月10日三诊。上方连服10剂,心悸急躁消失,头顶麻木、手脚麻木好转,肩背疼痛、下肢无力、足跟痛如昨。血压130/90mmHg,舌质漱,苔白,脉沉而细。为湿热去而气血虚,肾气不足。治以益气养血,补肾强身。生黄芪10g,当归10g,炒白术10g,赤白芍各10g,川芎6g,鸡血藤15g,茯苓15g,腹皮子各10g,沙苑子12g,枸杞子10g。水煎服,7剂。

先经清热利湿法,在标证得瘳之后,本虚诸症显露,遂以益气养血、健脾补肾法治疗,使四末麻木消失,足跟疼痛亦解,血压平稳在120/85mmHg左右,精神大振,重新走上工作岗位。后又服人参归脾丸、六味地黄丸,日2次,每服各1丸。两月后来诊,谓眩晕未曾发作。

五、湿邪中阻证

病机病因　外感湿寒之邪,循经内传;久居潮湿之地,涉水淋雨等;内以贪凉饮冷,食味过偏、嗜酒、浓茶,久伤脾胃,致脾虚失运,水湿内停,阻于中州,清阳不升,浊阴不降,湿邪上犯,而发眩晕。

临床表现　头晕目眩,头目沉重,胸闷太息,胃脘痞闷,纳少腹胀,周身困重,倦乏无力,便溏,小便不利,舌质淡,苔白厚腻,脉濡而缓。

辨证分析　湿邪中阻,脾阳被制,运行失常,湿困于上,则头晕目眩并沉重;阻于中州则胸闷太息,胃脘痞满,纳少腹胀,甚者恶心呕吐;脾阳被湿邪所遏,肌肉、四肢无主,故周身困重,倦怠无力;脾虚湿盛,即便溏,小便不利,妇女带下。舌质淡,苔白腻,脉濡而迟缓者,为湿邪内盛之征。

治法　温中降逆,健脾利湿。

方药　温中健脾汤。

炒苍术　桂枝　炒白术　厚朴　炒枳实　腹皮子　砂仁　茯苓　泽泻

方中用桂枝、炒苍白术、砂仁、厚朴温中健脾,燥湿降逆;配枳实、大腹皮、槟榔、茯苓、泽泻下气宽中,利水胜湿。众药相伍,共行温中健脾,利水除湿之功。

加减法　胸闷甚者,加郁金、菖蒲;头痛者,加鲜荷叶、蔓荆子;头前额沉重甚者,加白芷;颈项强者,加葛根;胸中憋闷不适者,加杏仁、生苡米;恶心呕吐者,加苏叶、黄连。

病例　陈某,女,34岁,已婚,工人,1992年5月18日初诊。

患眩晕病已十余载,时轻时重,近2天以来加重。发则头晕,旋转,双目不欲睁,恶心呕吐,周身倦乏无力,睡眠不实,多梦易醒,脘痞胁胀,不思饮食,腹胀便溏,小便短少,经水延后,量多色暗,行四五日净,行前腹痛、周身痠楚疼痛,平时带下色白清稀。

自发病以来,未间断治疗,效果不明显。在北京市某医院检查,前庭试验不对称,确诊为"梅尼埃综合征"。平时喜贪凉饮冷,入冬发作频繁。面色黧黑,神疲肢倦,舌质淡,苔白滑,脉沉滑。

四诊辨识,此为长期贪凉饮冷,久伤脾阳而失其运化之职,水湿内停,土壅木郁,肝络失和,阴阳反作,故有上述诸症之苦。治以温中健脾理气和络。

药用:炒苍白术各10g,茯苓20g,姜半夏10g,腹皮子各10g,桂枝6g,泽泻12g,佛手10g,旋覆花(包)10g,当归10g。生姜2片为引,6付。日1付,分煎两次,饭后分两次温服,并忌食生冷、冰糕、饮料等。

1992年5月25日二诊。服前药后眩晕大减,脘痞胁胀已解,纳谷顿开,饮食见长,小便量亦较前增多,唯腹胀尚存,多梦易醒如故,舌质淡,苔滑,脉沉滑。既已生效,仍宗前法。上方去当归、佛手、旋覆花,加炒枳实12g,远志10g,炒柏子仁15g,水煎服,6付。

1992年6月10日三诊。经治疗眩晕未发,睡眠好转,腹胀亦轻,面色黧黑明显消退,但感有时腰痛,下肢沉重。舌质淡,苔白,脉沉滑尺弱。此属脾肾两虚之候。治以健脾益气,温阳补肾,药用:生芪12g,炒苍术12g,茯苓15g,桂枝6g,川厚朴10g,腹皮子各10g,沙苑子10g,菟丝子10g,炒杜仲12g,炒枳实12g,合欢皮15g,7~14付。从此后经健脾益肾调治,于8月初复查,前庭试验正常,十数载之疾,经3个月调理而愈。

六、湿伤肝脾证

病因病机　外感湿寒之邪,或平素湿邪内盛,木郁土塞,气机失畅,阻滞经络,肝络失和,升降悖逆,致气滞血凝,不能上营清窍,元神失养,而发眩晕。

临床表现　头晕目眩,头痛而胀,胸闷脘痞,太息心悸,心烦急躁,两胁胀满或疼痛,口干不欲饮,神倦乏力,舌质淡或暗,苔水滑,或舌有瘀斑、瘀点,脉濡细而涩。

辨证分析　肝主疏泄,令周身气机条达,气血运行通畅,营养脏腑、经脉、肌肉、皮肤、骨骼、四肢百骸,使人体进行正常的生命活动。气为血帅,血为气母,气行血行,气停则血凝。湿为阴邪,其性黏滞,最易阻滞气机。湿邪内聚,阻滞经脉,使肝疏泄失职,气机失调。肝喜条达而恶抑郁,气血与湿邪凝滞,阻于经络而气滞血瘀,以致气血不能正常运营,则头晕目眩,头痛而胀,心悸太息,心烦急躁,口干不欲饮,神倦无力;气失条达,木不疏土,则两胁胀满或疼痛,纳少,不思饮食。舌质淡,苔水滑,脉濡者,为湿邪内盛之象;舌暗有瘀斑、瘀点,脉细涩,为气滞血瘀之兆。

治法　疏肝理气,和胃祛湿,佐以活血化瘀。

方药　理中化瘀汤。

炒苍术　半夏　桂枝　茯苓　郁金　当归　川芎　醋香附　炒枳实　桃杏仁　红花

方中用炒苍术、云茯苓、半夏、桂枝温中健脾,宽中祛湿;郁金、香附、炒枳实、杏仁疏肝解郁,理气降逆;当归、川芎、桃仁、红花活血化瘀。诸药合用,从而达到疏肝健脾,理气祛湿,活血化瘀的治疗目的。

加减法　两胁痛甚者,加青陈皮、醋元胡。腹胀而痛者,去郁金、桃杏仁,加大腹皮、白芷、甘草。心烦失眠者,去桃杏仁、桂枝,加菖蒲、炒柏子仁。

病例　李某,男,39岁,汉族,已婚,干部,1993年6月16日初诊。

自患眩晕病以来,已历十载,久治不愈,发作次数增多,日见消瘦,身高1.72米之躯,体重仅 35 千克。

现头晕目眩,心烦胸闷,多梦太息,甚时恶心呕吐,腹满胁胀,两目涩滞,视物模糊,自觉眼球转动不灵活,消瘦口苦,纳谷量少,胃脘胀满,大便溏,日一行,小便正常。平时贪凉饮冷,喜饮料,嗜酒,血压 90~85/60~50mmHg,曾作过多项检查,均未发现异常。心情沉闷,郁郁寡欢。舌质淡,两侧有瘀斑,苔白滑,脉弦细而涩。肝木抑郁而横逆乘脾,致脾虚运迟,水湿内积,且长期贪凉饮冷,伤及脾阳,使湿邪更盛。湿阻木郁,气机失调,经络不通,气血与湿邪相结,阻滞日深,气血不行,机体失养,生化失常,以致有上述诸症。此属湿邪阻滞,气滞血瘀之候。治以培土抑木,活血通脉。药用:炒白术 15g,茯苓 20g,炒枳实 12g,当归 10g,川芎 6g,醋香附 10g,郁金 10g,半夏 12g,桂枝 6g,炒苡米 15g,车前子(包)15g,红花 10g。6 付。水煎两次,合并煎液,分两次服,每次 200ml,饭后温服。忌贪凉饮冷,急躁恚怒。

1993 年 6 月 24 日二诊。服前方后,眩晕,胸中憋闷,太息,心烦急躁大减,自感胸襟开阔,心情舒畅,恶心呕吐已解,唯夜寐多梦,腹满胁胀如昨。舌脉同前,再以前方进退。上方去炒苡米、车前子,加柴胡 10g,炒柏子仁 12g。水煎服,6 付。

1993 年 7 月 2 日三诊。头目眩晕,两目干涩,胸闷心烦皆杳,夜寐转安,故疲劳亦解,精神愉快。血压 100/70 mmHg。然胃纳未开,腹满胁胀如故。舌质淡,瘀斑转浅,脉弦滑兼涩。仍宗前法,扶土抑木。炒苍术 12g,姜半夏 10g,醋香附 10g,茯苓 15g,川朴 12g,当归 12g,腹皮子各 10g,青陈皮各 10g,谷麦芽各 15g。6 付。

1993 年 7 月 15 日四诊。经治疗以来,眩晕未发。服前药后,胃纳有增,腹满膜胀、两胁发胀好转,血压 106/70mmHg。舌质淡,苔白,脉弦滑。效不更方,前方再服两周后,改服香砂养胃丸,舒肝止痛丸,早晚各 6g,温开水饭后送服,以期巩固。

第十二节　湿病医话

一、风湿郁表发热

发热病因甚繁,涉及病种广泛,不论内伤外感均可引起,而临床以外感六淫及疫疠之邪为多。其发病较急,一般先有恶寒发热,或先微恶寒旋即发热,或但热不寒,甚则从表入里,高热不退。其治当本《内经》"其在皮者,汗而发之"之旨,风寒者辛散之,风热者清解之,表里俱盛者双解之,自可热退身凉,脉静神安。而湿邪郁表之发热,往往迁延时日,难以速效。除湿为阴邪,其性黏腻外,人们往往对湿邪为患的多发性认识不足,非夏令和梅雨季节则常易忽视之,更加湿邪最易阻滞气机,弥漫三焦,兼证众多,不易辨析,致使治不中的,也是造成病久不愈的常见因素。

余曾遇一患者,霍某,男,30 岁,鹤壁矿务局炊事员。因发热月余不愈入院,住院号022338。因起居不慎而发病,每日下午先恶寒,甚则需盖两床棉被,继之发热,体温在 38℃左右,约 5~6 个小时后身出大汗,直至翌日凌晨热始渐退,至日晡又复作。头疼而沉重如裹,肌肉疲楚,面色淡黄,微咳痰黏,不易咳出,大便黏滞不爽,口干而腻涩,渴不欲饮,胸闷脘痞,食少纳呆,舌暗红,苔腻微黄,脉濡缓。曾在矿务局医院住院做各种检查,除白细胞总数、血沉、抗"O"较高外,肥达氏反应、血培养、胸片、肝功、B 超、类风湿因子等均无异常发现。西医迭进青霉素、链霉素、氨苄西林、布洛芬等药,无济于事。又在当地请中医诊治。

余观前医治则方药,有因寒热往来诊为邪在少阳而用小柴胡汤者;有因发热恶寒、舌红苔黄、白细胞总数高而进辛凉解表、清热解毒药者;有因寒热更作、大汗出、肌肉痠楚,诊为温疟而用白虎桂枝汤者;更有因午后发热,大便不爽,诊为中气下陷而进补中益气汤者。药后诸症不减,发热日甚。于是来京求治。以上诊治,看似颇有道理,而实未切中本质。本患者为炊事员,有面色淡黄、胸闷脘痞、口黏口干、渴不欲饮、食少纳呆、大便不爽、舌苔黏腻诸症,其素体湿邪内蕴可知,又因起居不慎发病,肌肉痠楚,头痛沉重如裹,汗大出而邪不去,脉象濡缓,其外感风湿、湿郁肌表之征明矣。其治当疏风祛湿,调和营卫为主,佐以宣气化湿。处方如下:防风、防己各10g,炒苍术9g,杏仁10g,秦艽9g,晚蚕砂(布包)15g,川草薢12g,银柴胡12g,赤白芍各10g,地骨皮10g,霜桑叶6g。服药4剂后,患者热退汗止,脉静身凉,月余痼疾霍然而瘳。治湿邪为患,应首先辨在表在里、兼寒兼热、在何脏何经、在气分血分。在表者,宜宣发卫气,芳化湿浊,不宜用辛温峻剂骤发其汗,使风与湿俱去之。湿邪在里者,常弥漫三焦,需上、中、下同治,宣畅肺气,健运脾胃,分利湿浊诸法并举,而宣畅肺气为治湿之一大关键,肺主一身之气,气化则湿亦化。故本病用杏仁、桑叶轻清宣肺;用苍术调理中焦,燥脾祛湿,脾运一健,则湿无留恋之地;用蚕砂、草薢渗湿于下,使邪有出路。因本病重点在湿郁肌表经络,故又用防风、防己、秦艽祛肌表经络之湿;发热已久,不无伤阴之虞,故以赤芍、白芍、银柴胡、地骨皮和营清热,养阴而不碍湿。这样上下内外、脏腑经络、气血同调,使肺气宣畅,营卫和合,湿邪得除,风邪得解,枢机畅利,而热退身安矣。

二、湿邪郁表低热

低热为临床常见病证,医者深感棘手,然辨证准确,用药精当,仍可收到"药到病除"之效。

滕某,男,11岁,于1983年4月6日因午后低热3周前来我院门诊。据述3周前,晨起锻炼,因跑步汗出过多,衣衫尽湿,复感风邪,出现高烧不退。经服西药,大汗出而热退。但3天之后,患儿又感头晕,肢倦乏力,而引起家长注意,开始观察体温变化。发现每日午后体温逐渐上升至37.8℃,晚7时降至正常。曾在其他医院查血常规、抗链"O"、OT试验和胸透,均未发现异常。经服中西药物,低热未退而来求诊。

患儿初感头晕沉重,全身困倦痠楚,微咳,自觉喉中有痰,咯之不爽,咽痛鼻塞,流黄浊涕,每日午后体温波动在37.2~37.8℃之间,纳谷呆滞,二便尚调,舌质淡红,苔薄白,脉濡数。

观以前处方,除西药解表发汗外,其余均作内热炽盛、阴虚内热或余热未尽治之,药以板蓝根、生石膏、寒水石、青蒿、鳖甲等味。根据四诊,结合病情,诊为外感风湿之候。而风为阳邪,服西药大汗,风邪随汗已解,湿邪独留,郁而化热,客于手太阴和手少阳之经,属于火郁证范畴,但又有不同。乃仿火郁汤之意,变辛温而用辛凉轻疏之剂,以轻清宣肺、和解少阳为法。

处方:牛蒡子10g,蝉衣9g,前胡9g,杏仁(后下)6g,淡豆豉6g,桔梗9g,甘草6g,柴胡9g,黄芩6g,芦根(后下)20g。水煎分2次温服,以微汗出为度。

方中牛蒡子、蝉衣、前胡,轻清宣肺,散热解表;淡豆豉辛散开郁;甘桔汤利咽止咳;柴胡与黄芩相伍,既能和解少阳郁热,又有清肺热之功;芦根以清热祛湿;杏仁以宣降肺气,气化则湿化矣。

　　3 剂后复诊,家长欣然告曰:体温已降至正常,诸症均减。少阳郁热得除,而手太阴内热毕露,鼻塞流黄浊涕,脉来滑数,遂以通鼻窍,清郁热之苍耳子散加双花、茜草以清热解毒佐以活血,4 剂后病后痊愈。

　　进修同志问之曰:前医用清热解毒、滋阴降火等法,为何鲜效,而用轻灵平淡之剂,却竟全功? 余告之曰:医者临证贵在详审,不落窠臼。如本病起于跑步运动,汗出沾衣,伤湿于前;汗大出,腠理空疏,卫外不固,复受风邪于后。本宜微汗而解,而医者忽于湿邪,仍用发汗解表之剂,致风邪随汗而去,而湿邪黏腻稽留于肌表。湿为阴邪,化热不易,故 3 日后始感头晕身重、肢倦痠楚、低热等症。医者一见发热,即予清热、滋阴投之,不知阴柔敛邪,凉遏冰伏,使湿邪郁遏,郁久化热,而见咽痛鼻塞、流黄浊涕、微咳、咳痰不爽等肺系证候。但其主要鉴别有三:①舌质红而绛,苔薄白而不渴,说明里热不盛;脉濡数,为湿邪化热郁于肌表之候。②午后身热,且不为汗解,是湿邪客于少阳的特征之一,与阴虚发热自是有别。③病已 3 周之久,而咳痰不爽等症依然存在,故病位仍与肺有关。肺位于上焦,主气属卫,司呼吸,合皮毛。今湿邪郁于肌表,故治以辛凉轻清、宣肺化湿之剂,其意在于轻可去实,辛可开郁,由肺气得以宣发,津液得以敷布,腠理开,表里和,肺卫之湿得以疏解。肺为水之上源,主通调水道,肺气以降为顺,故用芦根之流,渗湿于热下,使肺气宣降如常。病邪久羁,客于少阳,故以柴胡、黄芩和解之。

　　本例是运用了“火郁发之”原则,但弃辛温而用辛凉,师其法而不用其药。因势利导,属于变法,从而达到了邪去正安之目的。

三、蒿芩清胆疗低热

　　蒿芩清胆汤见于俞根初《通俗伤寒论》和解剂之中,俞氏以其治疗暑湿疟等。适用于邪留三焦、气化失司、痰湿阻遏之证,证见寒热起伏如疟、胸闷胁胀、呕吐痰涎、口苦口黏、纳呆厌食、舌质微红、舌苔黄白相兼而腻、脉象弦滑小数等症,具有清热利胆、和胃化痰、芳香畅中、宣达三焦气机之功能。余根据邪伏少阳、枢机不利之病机,稍事加减,以治疗长期低热不退者。

　　病人于 1982 年 10 月初诊。低热 3 个月不退,体温波动于 36.8~37.3℃之间,肝功、血沉、摄片等均正常,经中西药物治疗,体温一度有所下降,不久复又如故。现发热,汗微出,心烦,急躁,欲悲哭,周身痠楚,后背为甚,舌边尖稍红,苔薄白,脉弦细。以为营卫不调,心经郁热,予柴胡桂枝汤合甘麦大枣汤加丹参以调和营卫,清心安神。

　　复诊时,言药后无效,疲倦乏力益甚。仔细询问,方知发热多在日晡之时,热则微汗出而沾衣,汗后而热依然,伴有口干、口苦不欲饮、胸闷脘痞、纳谷不香、时有呕恶、大便溏薄不爽等症,偶尔颈部有吹凉风之感。望其舌,有薄腻之苔罩于舌面,脉沉弦小滑。思本病起于 6 月长夏之时,暑湿之邪易侵入体,郁于少阳胆经,湿邪内阻,而胸闷脘痞,枢机不利,故作寒热。由于失治,邪气弥漫郁久化热,呈湿热内蕴,热重湿轻之候。长期低热,缠绵难愈,胆热横逆犯胃故呕恶时作;湿性黏腻,故便溏不爽;口苦为胆热之征。四诊合参,病在胆胃,属湿热为患,热重于湿。治以蒿芩清胆汤加味。药用:青蒿 15g,黄芩 10g,云苓 12g,半夏 9g,陈皮 9g,枳实 9 实,竹茹 9g,青黛(布包)6g,六一散(布包)20g,连翘 9g。7~10 剂。

　　药后全身痠楚困倦、呕恶等症均见明显好转,精神渐增,体温 36.9~37.1℃,大便有时成形,苔薄腻,为湿去热孤之征,上方既效,去六一散,加藿梗 10g,继进 5 剂。至三诊,大便已基本正常,呕恶已杳,口苦明显减轻,低热次数亦少,上方加秦艽9g,防风9g,以疏解退热。

3个月后来诊他病,言上药7剂诸症均除,未来诊,低热至今未作。

本例发热属湿遏热伏,特点为身热不扬,朝轻晡甚,汗出沾衣而热不退,伴见胸闷、纳呆、恶心、口苦、渴不引饮、苔腻等湿阻气机、热伤气津、湿热胶着不解之象,故以蒿芩清胆汤清泄少阳湿热。其中青蒿、黄芩、竹茹清泄胆热以利其枢机;枳实、陈皮、半夏、云苓理气和胃以祛湿,碧玉散以清利湿热,加连翘以清透郁热。诸药相伍,湿祛热清,胆安谧而胃气降,枢机利而升降常,低热除而身自康。

四、湿热误下成寒湿

薛生白氏以"湿热证,始恶寒,后但热不寒,汗出胸痞,舌白,口渴不引饮"作为湿热之纲要,概括了一般湿温初起之典型表现。以卫阳被湿所遏而恶寒,郁而化热故恶热,热盛阳明则汗出,湿浊中阻则胸痞,津液不升则口渴。本病初期,治宜芳香辛散,以透湿邪外出,切忌发汗、攻下等法,否则变证丛生。正如吴鞠通所云:"汗之则神昏耳聋,甚则目瞑不欲言,下之则洞泄,润之则病深不解"(《温病条辨·上焦篇》)。余曾遇到一误下患者,益信吴氏"三忌"之不谬。特记之,以资借鉴。

患者李某,男,55岁,干部。素喜饮酒,每餐必备,少则一两,多则两半,习以为常,已数十年。今年1月,下乡访友,盛宴款待,然室中无火,冷风自窗隙吹入,更兼佳肴多为肥甘凉菜,数日后而感周身不适,倦怠乏力,继则胃脘隐隐作痛,痞闷呃逆,不思饮食。经某院多方检查化验,未见异常。遂服"胃得安"、"安胃合剂"等月余,而病情未减,反见面容萎黄,嗜卧懒言,眼胞微肿沉重而不欲睁。由此受到医院的重视,疑有恶性病变。然作钡餐造影、B超和胃镜检查,除见"幽门黏膜水肿"外,并无其他病变。于是肌注"卡那霉素",兼用中药治疗。不意脘疼反重,痞满憋闷,脘腹硬满拒按,背几几然时而汗出,汗后形寒身冷或颤抖不安,周身疲痛沉重,喜静恶动,嗜睡倦卧。某医诊治,问得病人脘腹膜胀硬满而疼,既未腹诊又未仔细诊脉,便投以大承气汤加减,言药到病除,10剂可愈。讵知1剂未尽即洞泻不止,日20余行,急往复诊,医者仍以脘腹硬满未减、腑实未尽为由,复以前方出入投之。进药1剂即卧床不起,且气喘呕恶,周身疼痛不支,脘痞腹胀更甚,不思饮食,逆气填胸,延及两胁,甚时颈及两臂亦觉憋胀不适,遂延余诊治。

观其面色萎黄晦暗,目呆神疲,自言头重如裹,双目难睁,脘腹膜胀窜痛,满闷不饥,口干欲饮但饮不多,心烦喜静,好热恶冷,身痛不能转侧,背热则汗出,汗后则恶寒,语声低微,气短不续,尿少肢肿,便溏,日三四行,脉濡细而数,舌淡,苔白腻。

此本内湿素盛,复受外湿,即《温病条辨·上焦篇》所云:"头痛恶寒,身重疼痛,舌白不渴,脉弦细而濡,面色淡黄,胸闷不饥……名曰湿温",三仁汤之证。然病已四月有余,且一再误下,表湿未蠲而脾阳受遏,病情复杂缠绵,治感棘手。思之再三,仍宜宣肺健脾以祛表里之湿,佐以疏风和络以胜湿止痛为治。药用:杏仁10g,前胡10g,炒桑枝15g,海风藤12g,以宣肺疏风而祛在表之湿,佛手10g,枳壳10g,苍术9g,生苡仁15g,草蔻仁6g,茵陈12g,滑石20g,以理气健脾而祛在里之湿热。并嘱饮食宜清淡,勿食肥甘油腻生冷之品。

药进3剂复诊,周身疼痛已解,精神见振,已能下床走动,口干口渴见减,少思饮食,但纳谷不多,背后仍阵阵发热,热则汗出,汗出身冷,动则心悸,脘痞腹胀,下肢浮肿,便溏尿少如故,脉细弦小滑,口渴舌白,湿中少阴之阳,宜人参、白术、附子、茯苓、益智等味(《湿热病篇》)。此虽指外湿内中之证,然与本案误下变为寒中之病机相同,故取健脾利湿,温阳补肾之法,方用理中汤合真武汤化裁。药用:党参15g,炒白术10g,茯苓12g,川附片(先煎)9g,肉豆蔻(打)6g,白芍10g,川朴10g,炒枳壳10g,生苡米15g,木瓜10g,焦三仙30g。进药4剂,脘腹胀满、便溏均见轻减,脉沉细尺弱,仍为脾肾阳虚未复之征。以人参健脾合四神丸加减治之。药用:党参15g,炒苍术10g,茯苓10g,川朴10g,佛手10g,肉豆蔻(打)10g,吴茱萸10g,炮姜炭6g,故纸12g,半夏10g,焦三仙30g。5剂后,大便成形,日1次,腹胀已除,余症均杳,以四神丸、参苓白术丸早晚各1/3袋,以巩固疗效。半年后追访,体健如初。

五、湿温误治

凡医者治病,必当安神定志,深入细致,临证详辨,万不可粗心大意,贻误病机,误诊误治,导致不良后果。

吴氏患者,女,58岁,素便秘,停经数载,因半年来,阴道常有粉红色分泌物流出,1985年4月29日特往住院全面检查,未见异常,于5月17日下午出院。当晚,即感纳谷不馨,肢体倦怠,越3日,突然高烧达39.6℃,即赴某门诊部急诊,发现右下腹部有压痛,诊为"阑尾炎"。转某医院手术治疗。入院后,尿沉渣镜检白细胞30~40/高倍,白细胞计数17×10⁹/L,做B超未见异常。右下腹部压痛不明显,因患者已3日未便,且伴有高烧、恶心呕吐,故确诊为"肠梗阻",遂静脉点滴庆大霉素,以期烧退,实施手术。但高烧依然,乃增大药量,昼夜不停,日输量达2500ml,然高烧未退,呕吐反剧,初为清水,继为黄绿苦汁。症见头晕目眩,闭目少减,如立舟车,睁眼则觉天旋地转,恶心欲呕,头痛剧烈,眉棱骨亦酸楚重疼,尿少,肢肿。经查发现"脑水肿"、"肾盂积水",住院4天而告病危,家属请余会诊。观患者面色萎黄晦暗,神情淡漠,双目紧闭而不欲睁,自谓头重似物压顶,闷而重疼,周身疲楚,恶心呕吐,输液时尤剧,身热、恶寒甚,扪之初觉热势不高,久则灼手,脘痞腹胀,叩之怦怦然,大腹重按觉压痛,然右下腹不痛,直肠部位未见硬结性包块,脉细濡而数,舌淡苔白腻。

余思之良久,认为患者是湿邪内盛复感寒湿,内外合邪。湿之与寒,异名同类。寒性收引,故周身疲痛;寒湿外束,玄府闭塞,湿邪内郁,不得外达,故高热;湿性重着、黏腻难祛,故病情缠绵,高烧4天,而病位未变;又患者年事已高,体质及脏腑功能自有一定衰减,投药用量本当顾及,况素本脾肾阳虚,今大量输液,供过于求,反助寒湿,更伤阳气,水邪上逆,则呕吐清酸,上蒙清窍,则头沉重疼痛;水湿稽留三焦,上而"脑水肿",下而"肾盂积水",大有出现心肾阳衰之虑。尿常规异常者,为肾气不足、气化无力所致。至于白细胞高者,余认为也非真正"炎症",而是机体御邪,正邪相争而成也。

本证之治诚如薛氏在《湿热病篇》第2条中所云:"湿热证,恶寒无汗,身重头痛,湿在表分,宜藿香、香薷、羌活、苍术皮、薄荷、牛子等味"治之。然水湿内盛,阳气式微,故合藿朴夏苓、苓桂术甘汤加减治之。药用:藿香(后下)10g,半夏10g,桂枝10g,茯苓10g,炒苍术10g,川朴12g,炒枳实10g,羌独活各10g,陈皮10g,白芷10g,络石藤15g,生姜3片为引。方中用桂枝既能温经又能助阳化饮;炒苍术、半夏燥湿健脾,降逆止呕;川朴、枳实、陈皮化湿导滞,燥湿化痰,下气消痞;茯苓渗湿利水;二活、白芷、络石藤疏风胜湿,活络止痛;藿香化浊辟秽;更有生姜,走而不守,温经发表。共奏化浊温中、散寒通络止痛之功。

进药1剂,呕吐即平,大便得行,体温降至37.6℃,继进2剂,体温降至36.2℃,已能稍进饮食,重验尿沉渣镜检7~10/高倍,白细胞计数6×10⁹/L。至此,患者毅然出院。

二诊:尚见咽喉不利,痰黏不易咯出,头晕沉重,精神欠振,脘腹胀满,胃纳欠馨,周身倦怠,腰疼右甚,大便黏滞不爽,脉濡滑而数,右尺沉,舌淡苔白滑。此寒湿未尽,宗前法进退。上方去藿香、茯苓、白芷、生姜、络石藤、陈皮,加细辛温肾通阳,干姜温中散寒,黄芪、防己补气、利水消肿,草豆蔻醒脾化湿,开胃降逆。进5剂,诸症均愈,尿常规(−)。追访至今,健康如初。

六、补脾益气除湿痹

湿痹之为病,关节疼痛部位不移,肢体重着瘈楚,甚则麻木,正如《内经》所谓"湿气胜者为著痹也"。治疗湿痹,当以除湿为主,兼以祛风散寒,而更须理脾益气之法。盖脾主运化,喜燥恶湿,若脾气健运,则湿邪自祛也。余曾以补脾益气法为主,治愈病妇张某湿痹之病。

病人张氏,年45岁,两年来关节瘈痛沉重遍及周身,疼痛部位不移,而以两肩关节为著,经某医院查血沉43mm/h,白细胞$11×10^9$/L,诊为类风湿性关节炎,服保泰松、吲哚美辛、水杨酸制剂未见明显好转,于1978年6月7日来诊。

近日来天气阴霾多雨,病人双肩关节瘈痛加剧,周身困重,恶风寒而无汗,自觉气短,纳呆不饥,舌淡红,苔白腻,脉濡而小数。关节痛处不移,沉重瘈痛,显系湿痹。病人脾虚湿困,然恶风寒而无汗,知其表邪尚在,先以祛风散寒、健脾除湿之法,拟麻黄加术汤合麻杏薏甘汤加味。药用麻黄3g,桂枝9g,杏仁9g,羌活9g,祛风散寒,除湿解表;白术9g,苡仁12g,陈皮6g,半夏9g,甘草3g,以健脾化湿。

服药5剂,微汗出,恶寒除,而疼痛稍减。但罹病两载,脾虚湿困,气血已衰,非补益则脾虚不复,非温燥则寒湿莫除。二诊即以补脾益气为主,兼以祛风散寒除湿,方选六君子汤化裁。党参12g,茯苓9g,炒白术9g,陈皮6g,半夏12g,淮山药12g,羌独活各9g,川草乌各6g,秦艽9g,苡仁15g,甘草3g,6剂。

三诊:药后关节疼痛大减,气力有增,而大便偏结,小便短赤,舌尖边略红,苔微黄而腻,脉弦细而数。此寒湿欲解而有化热之势,遂更方以健脾除湿,清热通络。药用:石膏(先煎)30g,白术10g,苡仁15g,秦艽10g,豨莶草15g,甘草3g,生姜3片,大枣7枚,4剂。

四诊时热势已除,苔白腻,脉濡缓。仍以健脾益气为主,略减散寒除湿之力,以二诊方去川草乌、羌独活,加苍术9g,防风9g投之。守方进23剂,至8月10日关节疼痛消失,查血沉19mm/h,白细胞计数$9×10^9$/L,而告愈。

脾主肌肉,以营四维。脾虚不运则湿邪内生,内外合邪,故四肢沉重瘈痛。余治疗本例病人,始终注重脾胃,二诊及四诊尤用补脾益气为主以治其本,脾气健而寒湿易除,故病人饮药37剂而病痛霍然若失。

七、温补脾肾医热痹

《素问·痹论》云:"其热者,阳气多,阴气少,病气胜,阳遭阴,故为痹热。"明示素体阳盛之人,感受外邪,多从热化,而成热痹之一证。热痹患者,关节红肿热痛,或见发热,口渴,舌红,脉数,一般治宜清热化湿。湿痹化火成毒,骨节剧痛,口渴,便秘,溲赤,苔黄,脉大数者,宜清热泻火解毒,而用犀角散等方,治多取效,此治热痹之大略也。然亦曾用温补脾肾法,治愈热痹1例,以其以热治热,大异于常法,故记之。

病人刘某,女性,26 岁,北京市郊社员,1978 年 10 月 15 日来诊。1 个月前在田间劳作,汗出而卧于潮湿草地休息,翌日即见腰痛,双下肢关节瘆痛,活动不利,继则发热,体温 38.9℃,当地医院以"感冒"论治未效。十余天后两手、肘、腕关节红肿热痛,经北京某医院查血沉 59mm/h,白细胞 23.2×10⁹/L,心电图示窦性心动过速,心率 120 次/分,Ⅱ度房室传导阻滞,类风湿因子(-),诊为急性风湿热,今来我处诊治。

患者几天来发热见减,而关节疼痛加剧,尤以两腕、肘关节为甚,局部红肿热痛,活动不利,不任重物,诊为热痹。但细审病人,头晕目眩,面色㿠白,腰脊瘆楚,月经量少,畏寒肢冷,大便溏薄,舌质淡而脉沉细数无力,一派阳虚之征。此系阳虚为本,而发热为标,脾肾阳虚不复,其热难除,治病当求其本,遂毅然投以济生肾气丸加减,以复其阳,药用:附子(先煎)6g,肉桂(后下)3g,仙灵脾 9g,泽泻 9g,山茱萸 9g,何首乌 9g,淮山药 12g,云苓 9g,淮牛膝 9g,车前子(包)9g,苡仁 12g,鸡血藤 9g,伸筋草 9g,6 剂。便溏,于是再增温脾之力,原方加炒白术 9g,干姜 6g 续进。

10 月 23 日二诊,药后关节红肿热痛稍减,发热已杳,余症减轻,而大便仍前方加减服用 42 剂,双侧肘、腕关节红肿热痛消失,活动自如,参加劳动无明显不适,12 月 20 日复查血沉 19mm/h,白细胞 10.2×10⁹/L,心电图正常。

本例病人寒热虚实两相径庭。关节红肿热痛,身热,脉数,乍看为实热之象,然患者又见头晕目眩,面色㿠白,腰脊瘆楚,月经量少,畏寒肢冷,大便溏薄,舌淡脉细,呈现一派阳虚而寒的证候。经深入辨析,不难看出系素体肾阳虚之躯,劳动汗出卧于湿地,复受寒湿之邪,郁于肌表,客于关节不得泄越,郁久而见化热之势,非实热可知,故以温补脾肾之阳,药后阳气来复,而热势反减,关节红肿热痛渐除。《素问·至真要大论》说:"诸寒之而热者取之阴,热之而寒者取之阳,所谓求其属也。"余虽未先投寒药试之而见益热之变,但以热治热,亦所谓"求其属"之意。若不细审,孟浪妄用寒凉,则雪上加霜,愈伐其微弱欲熄之阳气,后果不堪设想矣。

八、宣泄湿热治湿热痹

余曾以宣泄湿热法治一女性患者,马某,27 岁,病历号甲 121613。1982 年 10 月 8 日,因全身关节疼痛、麻木 4 年,加重 2 个月来诊。罹病于 4 年之前小产后,诸关节疼痛,久治不效。来诊前化验血沉 46mm/h,类风湿因子阳性,拟诊类风湿性关节炎。

现症全身关节麻木疼痛,颈腰僵硬,两踝剧疼步履难艰,需人搀扶,勉能稍行,形瘦体弱,气微声嘶,手握无力,不能持物,咽干,口苦,纳呆,眠差,梦多,大便稀,日二三行,小便黄赤短涩,唇如涂丹,舌红赤,有瘀点,苔黄厚而干,脉沉弦小数。证属素禀不足,加之小产失血,百脉空虚,风寒湿邪乘袭,郁久化热,灼津耗液,胶结不解,以至身体日衰,病势日增。诊为湿热痹,宗宣泄湿热法,拟宣痹汤。连翘 9g,赤小豆 15g,晚蚕砂(布包)15g,防风已各 9g,炒桑枝 15g,赤白芍各 9g,海桐皮 9g,生地 12g,萆薢 9g,独活 6g,茵陈 9g,麻黄 3g,苍术 10g,5 剂。

10 月 15 日二诊,上药尽剂,诸症消失,复查血沉、类风湿因子均已正常。

本例患者以柔弱之躯感胶固之邪,4 年有余,以至失去活动能力,但以宣泄气机、清化湿热法投治,奏效之快,实出患者望外。方中防已清利湿热,宣通经络,为方中主药;萆薢、茵陈,助防已清利湿热,麻黄、苍术宣畅肺气,燥脾化湿,使气化湿亦化,邪从表解;赤小豆、晚蚕砂、海桐皮除湿化浊,桑枝、独活、防风疏风通络,亦风能胜湿之意;连翘以清郁热,赤芍、白芍、生地养血活络,使气血宣畅,湿热清解,经络通利。故5剂后,诸症大减。此时气虚血瘀之象趋于明显,仅于前方中酌加益气活血之品。因邪有出路,正亦易复,故4年之顽痹,仅两诊而霍然。

九、木郁土虚指关节肿痛证治

指节肿痛,临床常见于痹证,尤以湿热痹为多见。然而亦有因木郁土虚,脾失健运,痰湿内生,湿阻经络,日久化热而致者。此证偶尔见之,易被忽略。误诊为痹证者有之,治不得法则罔效。余遇此证,常以疏肝健脾法得效。兹录一例以资证。

郑某,女,32岁,未婚。自述右指关节晨起肿痛半年余,常在活动后自行缓解,情志抑郁时加重,伴有头晕,失眠,多梦,心烦易怒,嗳气频作,纳呆腹胀,大便滞而不爽,小溲不利。视其舌,质淡红而左边暗,苔薄白而微腻。切其脉,弦细而沉,右关尺部细缓。患者平素月经延后,经行乳胀,少腹坠痛,经色紫暗有块。详阅以前病案,多从清热利湿通络或清热消肿论治,病情有增无减,而来求诊。四诊合参,详审病机,为情志郁结,木郁克土之候。盖土虚则升降失司,健运失度,痰湿内生,以致脏腑、经络、肌肉、四肢不得水谷之精而养之。经络气血空虚,肝气挟痰湿乘虚而袭之,留滞经络,日久则化热,怪症丛生,故见手指关节肿痛。晨起气血平静,阳气初生,阴气尚凝,故见重,活动后气血畅通,故缓解。肝为女子先天,与冲任二脉相连,主月事、胎孕,今肝郁气滞,月事岂能按时而下?乳胀腹痛为其候也。随书脉案如下:木郁土虚,痰湿阻络。治宜舒肝解郁,健脾助运。处方:柴胡10g,白芍12g,枳壳10g,党参12g,白术10g,云苓10g,陈皮10g,橘络10g,醋香附12g,白芥子12g,炙草6g,水煎两遍,分两次早晚服。方取四逆散合五味异功散之义,增白芥子、橘络以搜剔经络与皮里膜外之痰;用醋香附理肝经气滞。此方进退三诊,药进15剂,其症若失,月事得时而下。后以归芍六君子汤善其后。

附　篇

附一　湿病常用方药

　　湿病主要分为外感湿病及内伤湿阻。外感湿病系由感受外湿所致的病证,如湿温、暑湿、黄疸、湿痹等;内伤湿阻系由脏腑功能失调,津液失布,内湿蕴阻所产生的病证,多见头身困重,倦怠嗜卧,胸闷脘痞,纳呆口黏,苔腻,脉濡滑等。外湿,为六淫之一,多由夏季暑湿、阴雨雾露、水中作业、居处潮湿等造成外界环境湿邪过盛,湿邪袭入人体,外淫肌肤、关节、经络,内困脾胃,阻滞三焦,使脾不健运,气化失司,进而内外湿相合。内湿形成多因饮食不节、过嗜茶酒、恣食肥甘而损伤脾胃;情志不遂,肝郁脾困;阳虚体弱,气化不及,从而导致肺、脾、肝、肾、三焦等脏腑功能失调,津液不得运化输布,淫胜为湿。此外,随着人体脏腑功能、阴阳虚实的差异,湿有热化、寒化,证有虚、实之分。治疗湿病的药物,分为芳香化湿、苦温燥湿、苦寒燥湿、清热利湿、淡渗利湿、温阳化湿、祛风除湿、解表祛湿、化痰祛湿、导滞祛湿等十类。

第一节　芳香化湿药

　　凡气味芳香,具有化湿健脾作用的药物称为芳香化湿药。芳香化湿药味多辛,性偏温燥,多入脾胃二经,功能行气化湿,健脾助运,主要适用于湿阻中焦之证。常用药有广藿香、佩兰、白豆蔻、砂仁等。

　　现代研究证明:本类药大多能促进胃液分泌,兴奋肠管蠕动,并有抑菌作用。

广　藿　香

【性味、归经与功效】　味辛,微温。归肺、脾、胃经。本品芳香辛散而不峻烈,微温化湿而不燥热,善于散邪辟恶、醒脾开胃、理气化湿、和中止呕。

【主治】

1) 暑月外感风寒、内伤湿滞引起的寒热头痛,脘腹痞满,呕恶泄泻等症。常配伍苏叶、白芷、厚朴等。方如藿香正气散(《太平惠民和剂局方》)。用于急性胃肠炎、胃肠型感冒。

2) 湿浊内阻,脾胃气滞,升降失调而致胸膈满闷,腹痛吐泻,纳呆身困,舌苔垢腻等症。每与苍术、厚朴等配伍。方如五加减正气散(《温病条辨》)。

【用法与用量】　3~9g。

【注意】　本品香燥,阴虚无湿者忌用。

【附注】

1) 藿香叶偏于发表,藿香梗偏于和中,鲜藿香解暑之力较强。

2) 藿梗与苏梗:藿梗辛温芳香,醒脾开胃,化湿止呕,行气止痛;苏梗辛香温通,长于宽中行气,温中止痛。苏梗与藿梗配伍,可加强理气宽中,消胀止痛的力量。

3）藿梗与荷梗：荷梗味苦性平，中空体轻，长于升发脾胃清阳，理气宽胸，清暑解热；藿梗芳香化湿，醒脾和胃，降逆止呕。二药配伍，一升一降，启运脾胃，化湿快膈，消胀除满之功增强。为我常用之对药。

4）笔者常将藿香与佩兰、杭菊合用，清热解毒，芳香辟秽，化湿除腐，用于治疗口气秽浊、口臭等症。

【现代研究】 药理研究认为其具有细胞毒活性及抗病毒、抗真菌、抗钩端螺旋体、促消化的作用。

佩 兰

【性味、归经与功效】 味辛，性平。归脾、胃、肺经。本品辛开发散，芬芳清香，药力平和，长于醒脾宣湿化浊，善除中州秽浊陈腐之气，又能疏表解暑。

【主治】

1）湿浊中阻，脘闷呕恶，口中甜腻，舌苔垢浊等症，可与藿香、白豆蔻、厚朴等配伍。

2）外感暑湿或湿温初起，恶寒发热，头胀胸闷，纳呆泛恶等症。治暑湿常与鲜藿叶、鲜荷叶、厚朴等同用；治湿温多与杏仁、苡仁、六一散等同用。

【用法与用量】 3~9g。

【注意】 阴虚血燥、气虚者慎用。

【附注】 佩兰配滑石，可增强清热利湿之功效，用治湿温病。

【现代研究】

1）对流感病毒的抑制作用，主要是佩兰挥发油，干鲜佩兰挥发油对人的唾液淀粉酶活性均有增强作用；在等体积药物作用下，鲜佩兰挥发油的作用大于干佩兰挥发油。

2）佩兰中含有的佩兰毒素在哺乳期能通过动物乳汁排泄，因此，对新生儿可能会产生副作用。

白 豆 蔻

【性味、归经与功效】 味辛，性温。归肺、脾、胃经。本品辛散温通，芳香理气，善行中上焦脾肺气滞，有行气温中，化湿消痞，开胃止呕及解酒等功效。

【主治】

1）寒湿气滞，胸闷不畅，脘腹胀痛，呕吐呃逆等症，多与砂仁、厚朴、陈皮同用。

2）湿温病初起，胸闷不饥，舌苔浊腻等症。湿盛者可配杏仁、苡仁、竹叶、通草等，方如三仁汤（《温病条辨》）；湿热胶结者，又当配黄芩、黄连、滑石等，如黄芩滑石汤（《温病条辨》）。

3）嗜酒伤湿，脾胃不和，头晕呕吐，胸膈痞闷，食少，体倦等症。常与砂仁、泽泻、葛花等配伍，方如葛花解醒汤（《兰室秘藏》）。

【用法与用量】 3~6g。

【注意】 热性呕吐者忌用。

【附注】

1）白豆蔻配砂仁：二药辛温，行气化湿，温暖脾胃。白豆蔻芳香气清，偏于温脾止呕；砂仁芳香气浓,偏于醒脾止泻,相须为用,治疗湿阻气滞,胸闷腹胀,呕吐泄泻,效果良好。如白豆蔻散(《奇效良方》)。

2）白豆蔻配藿香:二药均芳香化湿,行气止呕。白豆蔻偏于行气,藿香偏于化湿,相须为用,行气化湿,效力更彰,用于湿浊阻滞,气机不畅,呕吐脘闷,食欲不振等症,如甘露消毒丹(《温热经纬》)。

【现代研究】 本品能促进胃液分泌,兴奋肠管蠕动,驱除肠内积气,抑制肠内异常发酵,有健胃、祛风、止吐等作用。邱赛红对白豆蔻等八味芳香化湿药开胃作用机制的实验研究证实,该类药物可使胃黏膜血流量(GMBF)和血清胃泌素有不同程度的提高。部分药物能增加胃液分泌量,各药还能使胃黏膜组织 SOD 活性升高,MDA 含量降低。

砂 仁

【性味、归经与功效】 味辛,性温。归脾、胃、肾经。本品辛温芳香,化湿行气,开胃止呕,温脾止泻。

【主治】 湿阻中焦及脾胃气滞所致的胸脘痞闷、纳少呕恶、腹胀便泄等症。湿阻多与厚朴、陈皮、白蔻仁等同用;气滞常与木香、枳实、白术为伍。

【用法与用量】 3～6g,入煎剂宜后下。

【注意】 脾胃阴虚有热者慎用。

【附注】 砂仁配厚朴,二药都有行气作用,砂仁偏于化湿开胃,厚朴偏于下气除满燥湿。二药配伍相得益彰,多用于湿郁气滞的腹痛胀满,如温胃汤(《症因脉治》)。

【现代研究】
1）砂仁对胃肠输送机能有较好的促进作用,值得进一步研究与开发。
2）具有抑制血小板聚集和抑菌作用。
3）砂仁具有减轻肿瘤化疗常用药环磷酰胺所产生毒副反应的作用。

草 豆 蔻

【性味、归经与功效】 味辛,性温,气芳香,其性燥烈。归脾、胃经。本品长于芳香燥湿,温中和胃。

【主治】
1）寒湿中阻,胸腹满闷,不思饮食,苔白腻滑等症,可配伍藿香、砂仁、厚朴、半夏等。
2）寒湿阻胃,气逆作呕,或气滞胃痛,可与良附丸、吴茱萸汤配伍加减。

【用法与用量】 3～6g。

【注意】 热性呕吐者忌用。

【附注】 白豆蔻与草豆蔻,二药功用大致相同,但白豆蔻偏于入肺,长于行气宽膈,其芳香燥湿作用不及草豆蔻;后者偏于入脾,功善行气开郁,温中燥湿。

【现代研究】
1）李在琉等对狗进行的慢性药理实验表明,草豆蔻浸出液对总酸排出量无明显影响,但可使胃蛋白酶活动提高。
2）煎剂在试管内对金黄色葡萄球菌、痢疾杆菌及大肠杆菌有抑制作用。

石 菖 蒲

【性味、归经与功效】 味辛、苦,性温。归心、胃经。本品气味芳香,辛温升散,既能芳香化湿,醒脾健胃,更能化浊祛痰,开窍宁神,为宣气通窍的佳品。

【主治】

1）湿浊阻滞中焦以致气机不畅,胸腔闷胀,不思饮食等症,多与广藿香、佩兰、厚朴、陈皮等伍用。

2）湿浊或痰浊蒙蔽清窍所致的神志昏乱,痰涎壅盛,舌苔白腻,以及耳鸣耳聋,健忘痴呆,中风失语等病证,常与郁金、远志、茯神等伍用,方如菖蒲郁金汤（《温病全书》）。

3）痰湿气闭心胸所致心胸闷痛,用菖蒲之芳香开通,可与郁金、瓜蒌、丹参等配伍。

4）痰气郁结,痹阻心窍所致之癫痫、烦躁不安、神志不清等症,方如白金丸（《外科全生集》）。

【用法与用量】 3~9g。

【注意】 血虚、精滑、汗多者慎用。

【附注】

1）石菖蒲与佩兰:佩兰辟浊化湿,醒脾开胃;石菖蒲化湿健胃,开窍益神。二药配伍相互促进,芳香化浊,启脾开胃,增进食欲的功效可得到加强。

2）石菖蒲与远志:远志养心安神,菖蒲开窍益神,二药配伍可用于心虚、健忘、失眠、神志不安,方如定志丸（《备急千金要方》）。

【现代研究】

1）石菖蒲总挥发油是镇静、催眠、抗惊厥的主要部位,α-细辛醚及 β-细辛醚是石菖蒲上述作用的主要活性成分。

2）煎剂可促进消化液分泌,制止胃肠的异常发酵。

3）高浓度浸出液对常见致病性皮肤真菌有抑制作用。

香 薷

【性味、归经与功效】 气芳香,味辛,微温。归肺、胃经。外能发汗祛暑而解表,内能芳化湿浊而和中。

【主治】 夏季乘凉饮冷,外感风寒暑湿而致发热恶寒,头重头痛,无汗,腹痛吐泻等症。常与厚朴、扁豆同用,方如香薷饮（《太平惠民和剂局方》）。

【用法与用量】 3~9g。

【注意】 汗多表虚者忌服。

【现代研究】

1）香薷挥发油有发汗、解表作用,并能刺激消化腺分泌及胃肠蠕动,抑制鼠离体肠平滑肌等。

2）香薷挥发油通过不同环节,增强机体的特异性和非特异性免疫功能。

第二节　苦温燥湿药

凡具有苦温燥湿作用,药味多辛、苦,性偏温燥的药物称苦温燥湿药。

该类药物与芳香化湿药类似,但燥性较强,易伤阴液,阴虚者忌用。常用苦温燥湿中药有苍术、半夏、厚朴、陈皮等。

苍　术

【性味、归经与功效】　味辛、苦,性温。归脾、胃经。本品辛温升散,芳香燥烈,外散风湿之邪,内善燥湿健脾。

【主治】

1)湿阻脾胃,食欲不振,脘闷呕恶,腹痛吐泻,舌苔腻浊等症。常与厚朴、陈皮配伍,方如平胃散(《太平惠民和剂局方》)。

2)本品尚有祛风湿、止痹痛之功,用于湿邪偏重的痹证;又能发汗解表,用于外感风寒湿邪的头痛身痛、无汗等。

3)凡湿邪为病,不论表里上下皆可配伍应用,如湿温多汗、一身尽痛,治以苍术白虎汤(《本事方》);湿热下注,足膝肿痛,痿软无力,带下秽浊,又常与黄柏伍用,方如二妙散(《丹溪心法》)。

【用法与用量】　3~9g。

【注意】　阴虚有热、大便燥结者慎用。

【附注】

1)苍术配白术:苍术健脾平胃,燥湿化浊,升阳散邪,祛风湿;白术补脾燥湿,益气生血,和中安胎。苍术苦温辛烈,燥湿力胜,散多于补,偏于平胃燥湿;白术甘温性缓,健脾力强,补多于散,善于补脾益气、止汗。二药配伍,一散一补,一脾一胃,则中焦得健,脾胃纳运正常,水湿得以运化,人则康复无恙。

2)苍术配山药:山药健脾补肾,润肺生津,苍术燥湿敛脾生津,二药合用,对阴虚挟湿者,既燥湿又养阴。现代一般多用于消渴病。

【现代研究】

1)苍术因胃肠活动状态不同,对其产生双向调节作用和抗胃溃疡作用,具抗腹泻和抗炎作用,抗炎是苍术抗腹泻的机制。

2)苍术有抗缺氧作用和抗病原微生物作用。

白　术

【性味、归经与功效】　味苦、甘、微辛,性温。归脾、胃经。本品既能甘温补中,健脾运湿,和胃消食,又能苦温燥湿利水,补虚止汗。

【主治】　脾虚不运,水湿内停,食少腹胀,吐泻乏力,痰饮水肿,湿痹疼痛等证。如与党参、茯苓、甘草合用,可增强健脾益气之功;配合桂枝、茯苓、甘草则化饮消痰;配合陈皮、大腹皮、茯苓皮等,可健脾消肿;寒湿痹痛又常与附子、桂枝等同用;与枳实相配,用于脾胃虚弱,不思饮食,聚湿停饮,方如枳术汤(《金匮要略》)。

【用法与用量】 6~12g。

【附注】

1)燥湿利水宜生用,补气健脾宜炒用。

2)白术配苍术:二药伍用出自《张氏医通》,用以治疗脾虚痰湿不运。白术甘温味苦,补脾燥湿,长于益气补脾,补多于散。苍术苦温辛烈,燥湿力胜,散多于补,善于平胃燥湿。二药伍用,一散一补,一脾一胃,补运兼施,中焦得健,脾胃运纳正常,水湿亦得以运化。著名中医施今墨先生用白术配苍术主治:①脾胃不健,纳运失常,以致消化不良,食欲不振,恶心呕吐等症。②湿阻中焦,气机不利,胸脘满闷,呼吸不畅诸症。③湿气下注,水走肠间,症见腹胀,肠鸣,泄泻等症。他于临证处方时,习惯用二药的炒品,既可去其燥,又能增强健脾之功。

3)白术配茯苓:出自《素问病机气宜保命集》茯苓汤和《证治准绳》茯苓汤,分别主治湿泻、湿热泄泻或食后伤湿者。症见脾虚不运,痰饮内停,头晕目眩,痞满吐泻,食欲不振以及脾虚小便不利,水肿等。白术甘温补中,补脾燥湿,茯苓甘淡渗利,二药配伍,一健一渗,脾土健运,水湿可除。两药相辅配合,增强健中运化水湿之力。

4)白术配泽泻:即为泽泻汤,具有化饮疗眩之功,方见《金匮要略》。适于胃内停饮,口渴眩晕,濡泻,小便短少。

【现代研究】

1)对胃肠道的作用,大剂量白术水煎剂能促进动物的胃肠运动,并随剂量的加大而加强。这种效应主要通过胆碱受体介导,α受体可能通过某种间接途径参与其调节机制。

2)据实验观察,白术等中药对腹膜孔调控作用较强。根据腹膜孔对腹水转归的机制,提示白术、党参是治疗腹水的有效药物。

陈　皮

【性味、归经与功效】 味辛、苦,性温。归脾、肺经。本品辛散苦降,温和不峻,芳香醒脾,长于理气健脾,和胃止呕,燥湿化痰。

【主治】

1)痰湿中阻,脘痞呕恶,纳呆苔腻,常与苍术、厚朴等同用,方如平胃散(《太平惠民和剂局方》)。

2)痰湿壅肺,胸膈满闷,咳嗽痰多等症,常与半夏、茯苓同用,方如二陈汤(《太平惠民和剂局方》)。

3)痰湿阻络,胸胁胀满,气塞短气的胸痹轻证,也可以本品配枳实、生姜,方如橘皮枳实生姜汤(《金匮要略》)。

4)陈皮配青皮:陈皮以健脾燥湿见长,青皮疏肝破气,散结化滞为胜,二药相配,适于肝郁气滞、湿浊痹阻之胸胁胀痛。

【用法与用量】 3~9g。

【注意】 阴虚干咳无痰者忌用。

【现代研究】

1)陈皮对胃肠道平滑肌有直接抑制作用,其主要有效成分为橙皮苷。能抑制实验性溃疡的发生并对胃酸分泌有抑制作用,能使离体唾液中淀粉酶活性增高。陈皮所含挥发油有刺激性祛痰作用,主要有效成分为柠檬烯。

2)具有改善小肠的消化功能的作用。

厚 朴

【性味、归经与功效】 味苦、辛,性温。归脾、胃、肺、大肠经。本品苦能下气,辛以散结,温可燥湿,故有下气除满、燥湿消痰之功。

【主治】

1)湿滞伤中,脾胃失和而致脘腹满闷,呕吐便溏,常与陈皮、苍术、甘草配伍应用,如平胃散。

2)痰湿内阻,胸闷咳喘证。本品尚能降逆平喘,常与陈皮、半夏、苏子等伍用,方如苏子降气汤(《太平惠民和剂局方》)。

【用法与用量】 3~9g。

【注意】 内热津枯、脾胃虚弱者慎用。

【附注】

1)厚朴花:性味、功用、用量近似厚朴,唯入药为花,香气浓郁,具芳化生发之性,对于湿困脾胃,中焦气滞之证尤宜。

2)厚朴配香薷:厚朴化湿行气,宽中散满,香薷祛暑解表,"暑必挟湿",二药相合,解表祛湿,治疗夏季贪凉饮冷,外感于寒,内伤于湿的阴暑症,如香薷饮(《太平惠民和剂局方》)。

3)厚朴配枳实:厚朴宽胸下气,枳实破气消痞,二药相伍,对胸脘痞满,食积不消之实满有殊功。但对于虚胀宜慎用。

【现代研究】 厚朴有明显抗炎镇痛作用;对消化系统有明显促进作用;具有兴奋正常胃肠运动的作用,且明显改善休克时胃肠运动的抑制,并有防止肝纤维化及肝硬化的形成等药理作用。

枳 实

【性味、归经与功效】 味苦、辛、酸,性微寒。归脾、胃经。本品苦降下气,辛散性烈,长于破滞气、行痰湿、消积滞、除痞塞。

【主治】

1)脾胃气滞,痰湿水饮所致的脘腹满闷,饮食不消,心下痞坚,或停痰留饮,咳嗽等症。常配健脾燥湿的白术,方如枳术丸(《金匮要略》);湿偏重者,可配温胃燥湿行气的橘皮、生姜,如橘枳生姜汤。

2)痰浊痹阻胸阳的胸痹证,方如枳实薤白桂枝汤(《金匮要略》)。

3)湿热积滞大肠,泻痢后重,或大便不通,常与大黄、泽泻、神曲等同用,方如枳实导滞丸(《内外伤辨惑论》)。

【用法与用量】 3~9g。

【注意】 非气滞邪实者忌用,脾胃虚弱及孕妇当慎用。

【附注】

1）枳壳：性味、功用近似枳实，而作用较缓，长于理气宽胸，消胀除痞，偏于走中下焦，常用量 3~12g。

2）枳实配白术：若枳实量大于白术，则逐水消痞，治疗水饮停蓄于胃而结聚心下的实证，意在以消为主，如枳术汤（《金匮要略》）。若白术量大于枳实，则健脾消食，治疗脾虚不运，饮食停滞的虚中挟实证，意在以补为主，寓消于补，补而不滞，消不伤正，如枳术丸（《脾胃论》引张洁古方）。

3）枳实配大黄：枳实行气消痞，大黄攻泄里实，二药相配，通肠胃积滞所致的气机壅结，治疗停食积滞所致的腹胀便秘，如枳实导滞丸（《内外伤辨惑论》）。

【现代研究】　枳实及其有效成分具强心、增加心排血量、收缩血管、提高总外周阻力的作用，此作用与兴奋肾上腺素 α 受体、β 受体以及促进内源性交感介质释放有关；枳实及提取物有较强的促胃肠动力的作用，能增强绵羊空肠、回肠平滑肌的电活动、缩短移行性综合肌电的周期。

松　香

【性味、归经与功效】　苦、甘、温。入肝、脾、肺经。燥湿杀虫，拔毒生肌。

【主治】

1）用于疥癣湿疮：以之和入少量轻粉研末，油调涂擦，治疗疥癣湿疮。

2）用于痈疽疔疮：松香 30g，乳香、没药各 15g（焙去油），樟脑 3g，共研细末，外掺患处，治疗痈疽肿毒破溃，脓水淋漓，能拔毒生肌。

3）古方用本品内服治风湿痹痛，能祛风燥湿；近人用治久咳气喘，能止咳平喘，但内服少用，多作外用。

【用法与用量】　外用：适量；内服：1~3g。入丸、散，或浸酒。

【注意】　内热实火者忌服。

【现代研究】

1）松香含松香酸酐、松香酸、树脂烃、挥发油及微量苦味物质。

2）临床报道，以松香粉、甘草粉等量为散，每次服 1.5g，日 3 次，治疗慢性气管炎 256 例，有效率 81.2%。

第三节　苦寒燥湿药

凡能清泄里热、泻火燥湿，药性苦寒的药物称为苦寒燥湿药。适用于湿热证及热毒症。如肠胃湿热所致的泻痢，肝胆湿热所致的黄疸，下焦湿热所致的淋证、带下以及湿疹等。

本类药物性味苦寒而燥湿，苦寒伤脾，燥可伤阴，故对脾胃虚弱或津液不足者皆不宜用，必须用时当配健脾或养阴之品。

常用的苦寒燥湿药有黄芩、黄柏、苦参、红根草等。

现代研究证明，本类药物多具抗病原微生物、解热、抗炎等作用。

黄　芩

【性味、归经与功效】　味苦,性寒。归肺、胆、胃、大肠经。苦能燥湿,寒能清热,为清热燥湿之品。

【主治】

1）湿温、暑温病,湿热郁阻气机,胸闷腹胀,呕恶尿赤。湿重于热者,常配白蔻仁、滑石、通草等芳化渗利之品,方如黄芩滑石汤(《温病条辨》);热重于湿者,常配茵陈、川木通、连翘等清热利湿药,方如甘露消毒丹(《温病条辨》)。

2）湿热痢疾及泄泻,常配芍药、甘草,方如黄芩汤(《伤寒论》)。

3）湿热发黄,多与茵陈、栀子、黄柏等利胆清热之药配伍。

4）湿热中阻,心下痞满,呕吐腹泻,常与黄连、半夏、干姜等伍用,方如半夏泻心汤(《伤寒论》)。

【用法与用量】　3~9g。

【注意】　脾胃虚寒者忌用。

【附注】

1）黄芩配芍药:黄芩苦寒,解少阳之火,清大肠之热;芍药酸苦敛阴和营,缓急止痛。二药配伍,清热止痢,坚阴止痛,为治疗热痢腹痛之要药。妇科常用黄芩、白芍治疗妊娠早期肝胆火盛,克伐脾土之胃热恶阻、泄痢等证有较好疗效。

2）黄芩配桑白皮:黄芩味苦性寒而气薄,主入上焦,善泄肺中火邪,治上焦湿热,疗膈上热疾,除胸中气逆;桑白皮味甘而性寒,专入肺经气分,降肺之气逆,泻肺中实火,利小便而导热。二药同用,桑白皮可佐黄芩以增强清肺泻热之力,有较好的泻肺、止咳、平喘作用。临床宜用于肺热壅滞,气逆咳喘,咯痰黄稠等症。

【现代研究】

1）黄芩及其有效成分具有抗氧化、抗炎、抗变态、抗病毒、抗菌、解热、利胆、解痉等多种药理作用。

2）对黄芩苷的抗炎机制探讨表明,黄芩苷显著影响白细胞的多种功能。

黄　连

【性味、归经与功效】　味苦,性寒。归心、肝、胆、脾、胃、大肠经。本品大苦大寒,燥湿清热,为治湿火郁结之主药。

【主治】　本品清热燥湿作用强于黄芩,凡湿火郁结之证均宜应用。其中以治疗湿热蕴结大肠的泄泻、痢疾疗效最佳,方如葛根芩连汤(《伤寒论》)。湿热中阻,心下痞证,亦每首选黄连,方如半夏泻心汤(《伤寒论》)。

【用法与用量】　2~5g。外用适量。

【注意】　脾胃虚寒者忌用。

【附注】

1）黄连配黄芩:两药皆属苦寒之品,均清热燥湿,泻火解毒,常相须合用起协同作用,以发挥最佳疗效。黄连偏于泻心胃之火,黄芩偏于清肺胃之热,两药合用,以泻上中二焦邪热为见长,治疗上中二焦火热炽盛而致的大热,头面红肿焮痛,口燥咽干,口舌生疮,胸胁痞满,烦躁不眠,甚或吐衄发斑,神识昏迷等。黄连与黄芩还入手阳明大肠经,用于湿热蕴结肠道,而见的发热口渴,暴注下泄,肛门灼热,或泻下臭秽,下痢腹痛等证。

2) 黄连配半夏:是调胃肠、理气机、和阴阳的基本配伍。黄连苦寒,善清热燥湿,和胃止呕。半夏辛温,善化痰散结,降逆宽中。取黄连以苦降,并清痰湿所生之热;用半夏以辛开,兼理痰湿之壅结,除热中之湿。二药辛苦合用,辛开苦降,舒理气机,调和胃肠,寒温并施,化阴霾,和阳气,且清热无碍祛湿,燥湿又无妨清热,有相使相辅之妙用,共奏泄热和胃,开胸除痰之功。适用于痰热互结,或湿热中阻,气机失畅所致的胸脘胀满,心下痞闷,按之作痛,或呕逆欲吐,或咳嗽痰黏,或肠鸣泄泻,舌苔黄腻,脉象濡数等证。

3) 黄连配吴茱萸:为左金丸,适于胃热吐酸、呕恶、嘈杂等证;再加白芍为戊己丸,功能清热化湿,缓急止痛,治胃痛吐酸,以及湿热泻痢,腹中急痛等证。

【现代研究】

1) 黄连对多种细菌及病毒有明显抑制作用,且有抗腹泻作用。临床报道:黄连粉(加白蔻仁两成)口服治疗急性胃肠炎100例,成人每次2~3g,日4~6次,小儿酌减,均获痊愈。

2) 黄连对除宋内氏以外的痢疾杆菌均有较强的抗菌作用,对阿米巴原虫有抑制作用。单味黄连各种制剂(粉剂、干浸膏、糖浆、煎剂、小檗碱)口服或用其浸液、混悬液灌肠或用以黄连为主的各种复方治疗菌痢有效,具有见效快,疗程短,副作用小等优点。

黄　柏

【性味、归经与功效】 味苦,性寒,沉降。归肾、膀胱经。本品清热燥湿,解毒疗疮,尤长于清泄肾经相火,下焦及膀胱湿热。

【主治】 湿热蕴结所致的泻痢、黄疸、带下、热淋、足膝肿痛、湿疹疮疡等。治痢疾方如白头翁汤(《伤寒论》);治黄疸方如栀子柏皮汤(《伤寒论》);治带下方如易黄汤(《傅青主女科》);治足膝肿痛方如二妙散(《丹溪心法》)等。

【用法与用量】 3~12g。外用适量。

【注意】 脾胃虚寒者忌用。

【附注】

1) 黄柏配苍术:黄柏苦寒气味俱厚,性沉而降,以清下焦湿热为长。苍术味辛主散,性温而燥,化湿运脾,通治内外湿邪;苍术得黄柏二苦相合,燥湿之力大增;黄柏得苍术,以温制寒,清热而不致损阳,二药配伍,相使相制,清热燥湿之功尤为显著。

2) 黄柏配栀子:黄柏能泄脾土之湿热,清肝木之郁蒸。栀子解郁而性终下行,尤长于清肝经之火热,利肝胆之湿邪。二药相须配对,能增强清热化湿之功,可提高退黄疗效,特别对黄疸证见发热明显,身目俱黄如橘色,烦渴喜饮,小便短赤,舌红苔黄者最适宜。此外也用于下焦湿热之热淋。

【现代研究】

1) 黄柏抗菌有效成分为小檗碱,其药理作用与黄连大体相似而较弱。黄柏对真菌有较强抑制作用,并对钩端螺旋体、乙型肝炎表面抗原亦能抑制。药理研究证明:黄柏对福氏、宋内氏、志贺氏及施氏痢疾杆菌有较强的抑制作用。黄柏的抗菌作用原理与其对细菌呼吸及RNA合成的强烈抑制有关。

2）据报道,黄柏对多种细菌及阴道滴虫均有抑制作用。

龙　胆

【性味、归经与功效】　味苦,性寒。归肝、胆经。本品苦寒沉降,燥湿清热,主清肝胆及下焦实火湿热。

【主治】　湿热胁痛、黄疸、阴肿阴痒、白带淋浊、湿疹、目赤肿痛,耳肿溢脓等证,方如龙胆泻肝汤(《医方集解》)。

【用法与用量】　3~6g。

【注意】　脾胃虚寒者忌用。

【附注】

1）龙胆配大黄:性味苦寒,二药合用,则泻火解毒力强而猛。龙胆专入肝胆,清泄肝胆有余之火,得大黄之助,沉降下行,疏通下焦湿热之结。此外,大黄尚可行肝之滞,破血中之瘀,二者相使为用,对于肝郁火盛,湿热内炽所致胁痛耳聋、口苦目赤、黄疸热痢、阴囊湿肿、便秘燥结、甚或吐衄惊狂等证,均可应用。但因此为苦寒之味,只宜暂投,中病即止,不可久用,恐有伤阴燥液之弊,若非肝胆实火,更在禁忌之列。

2）龙胆配苦参:龙胆、苦参皆为大苦大寒之药,均可入肝、膀胱经,苦能燥湿,寒能清热,二药相伍,有较强的清热祛湿之力。肝胆湿热熏蒸于外而发黄疸;或湿热蕴于下焦,小便不利,阴肿阴痒,带下;或湿热蕴于肌肤,发为湿疮,二者皆可配伍使用,既可内服,又可外用熏洗。

【现代研究】

1）少量饭前服用能刺激胃液分泌而有苦味健胃作用。但饭后服用或用量过大,反可使消化机能减退,并有时出现头痛、颜面潮红、眩晕等副作用。

2）龙胆草有效成分之龙胆苦苷有抗炎作用和利尿作用。对比脆弱类杆菌对16种中草药的敏感性研究,龙胆草对脆弱类杆菌抗菌活性最强。

苦　参

【性味、归经与功效】　味苦,性寒。归心、肝、胃、大肠、膀胱经。本品苦寒纯阴,沉降下行,功能清火燥湿杀虫,又可通利小便。

【主治】

1）本品清热燥湿,可适用于湿热黄疸、痢疾、便血、带下等证。

2）兼能杀虫止痒,善治湿热疮毒,疥癣癫疾诸证,内服或外用。

3）用于湿热蕴结,小便不利,有清热利尿作用,方如当归贝母苦参丸(《金匮要略》)。

【用法与用量】　4.5~9g。外用适量,煎汤洗患处。

【注意】　不宜与藜芦同用。脾胃虚寒者慎用。

【附注】

苦参配荆芥:苦参性味苦寒,功擅清热燥湿,祛风杀虫,为湿热疮毒之要药。荆芥性味辛平,轻扬疏散,能散风邪,为风邪侵及肌肤之常用品。两药合用,可奏祛风除湿,杀虫止痒之效,凡风湿热毒攻于皮肤,致生疥癫,或出黄水,瘙痒难忍,宜用之。如《太平惠民和剂局方》苦参丸。

【现代研究】 苦参及苦参碱体内外均有抗菌作用和一定抗病毒作用,其体内抗菌强度与氯霉素相当。

秦 皮

【性味、归经与功效】 味苦、涩,性寒。归肝、胆、大肠经。本品苦寒泻火,涩能收敛,具有清热燥湿,涩肠止痢,收涩止带及清肝明目,收湿止泪之功效。

【主治】

1)湿热下痢,方如白头翁汤(《伤寒论》)。

2)湿热赤白带下,可与黄柏、椿根皮等同用。

3)肝热目赤,生翳流泪。

4)本品尚能祛湿止痛,用于风湿痹痛。

【用法与用量】 6～12g。外用适量,煎洗患处。

【注意】 脾胃虚寒者慎用。

椿 根 皮

【性味、归经与功效】 味苦、涩,性寒。归大肠、胃肝经。清热燥湿,收涩止泻,止带止血。

【主治】

1)湿热泻痢、久泻久痢:本品苦涩性寒,既可清热燥湿而治湿热泻痢,又能收敛固涩而治久泻久痢。用于湿热泻痢,常与地榆同用,或与枳壳、甘草配伍;用于久泻久痢,可与诃子、母丁香配伍;或与人参同用。

2)赤白带下:本品清热燥湿,收涩止带。用于湿热下注,赤白带下,经浊淋漓,常与苦参、黄柏、栀子等同用,或与黄柏、高良姜、芍药配伍;若痰湿下注,带下脉滑者,多与苍术、陈皮、半夏等配伍。

3)崩漏经多,便血痔血:本品清热燥湿,收敛止血,用于血热崩漏,月经过多,常与黄柏、白芍、龟甲等同用;若用于便血痔血,可单用为丸,或与侧柏叶、升麻、芍药等同用,或与苍术、枳壳配伍。

【用法与用量】 3～10g。外用适量。

【注意】 本品苦寒,脾胃虚寒者慎用。

【现代研究】

1)治疗急性细菌性痢疾:用鲜椿根皮30g,煎2次,分2次服,或用100%椿根皮流浸膏,每次10～15ml,每日3次口服,或保留灌肠,可治急性细菌性痢疾。

2)治疗阿米巴痢疾:干椿根皮100g,加水至600ml,煎汁浓缩至100ml,日服3次,每次10ml,可治阿米巴痢疾。

3)治疗便血:椿根皮120g切碎,生绿豆芽、生萝卜各120g榨取鲜汁,混合后加水煎煮过滤,冲入黄酒适量,临睡时炖温服,可治便血。

4)治疗溃疡病:将椿根皮晒干炒成老黄色研粉,制成丸、散、片均可,日服3次,可治胃及十二指肠溃疡。

5) 治疗宫颈癌:取椿根皮 1000g,麦糠 500g,加水 3000ml,煎至 1000ml,每次 50ml,日服 3 次,可治宫颈癌。

第四节 清热利湿药

凡能通利水道、渗泄水湿的药物,称为利水渗湿药。利水渗湿药就其功效不同,大体分为清热利湿药和淡渗利湿药。凡能清热利湿的药物称为清热利湿药。清热利湿药物多寒性(苦寒或甘寒),长于清湿热,通淋浊,主要用于各种淋病,以热淋、石淋为多用。常用清热利湿药有积雪草、淡竹叶、茵陈、海金沙、金钱草等。

现代研究证明,本类大部分药物具有不同程度的利尿、利胆和抑菌等作用。

芦 根

【性味、归经与功效】 味甘,性寒。归肺、胃经。本品甘寒清肺胃而生津,体轻味清香,宣肺利湿,导邪从小便排出,故具清淡不腻,生津而无敛邪,祛湿而不伤阴之特点。

【主治】

1) 湿温、暑温,邪在气分,热重于湿,身热汗出,头身困重,心烦口渴而不欲饮,胸闷纳呆,小便短黄,可与黄芩、六一散配伍。

2) 内伤湿阻,属肺胃湿热或伴阴伤,可见于自汗、咳嗽、消渴、水肿等病证,多与苦杏仁、苡仁、六一散配伍。

3) 胃热呕吐,心烦恶心等证,用之有清胃止呕作用,常与竹茹等配合。

4) 肺痈,痰热壅肺,胸中隐痛,咳吐黄腥痰或带脓血,如千金苇茎汤(《千金要方》)。

5) 热病烦渴,急性水肿,伴有血尿,可与白茅根同用,既能清热渗湿,又有凉血止血之功。

【用法与用量】 15~30g。鲜品用量加倍,或捣汁用。

【注意】 脾胃虚寒者慎用。

【现代研究】

1) 芦根对 TTG 性发热有较好的解热作用,对二硝基酚引起的发热无甚作用。

2) 体外试验证明,芦根水煎剂(100%)对乙型溶血性链球菌有抑制作用,对其他致病菌无效。

川 木 通

【性味、归经与功效】 味淡、苦,性寒。归心、肺、小肠、膀胱经。本品能上清心经之火,下泄小肠之热,使湿热下行从小便而出,兼可通利血脉关节。

【主治】

1) 热淋、小便涩痛,方如导赤散(《小儿药证直诀》)。

2) 湿脚气,小便不利。

3) 湿热痹痛,关节不利。

【用法与用量】 3~6g。

【注意】 肾虚滑精,无湿热者慎用,孕妇忌用。

【现代研究】 木通各种提取物有确切利尿作用,木通中醇提物还有明显的抗水肿作用,木通皂苷可增加尿酸与电解质 Na^+、Cl^- 的排泄。

淡 竹 叶

【性味、归经与功效】 味甘、淡,性微寒。入心、小肠经。本品能上清心火,下导小肠、膀胱经湿热外出,故有利尿通淋、清心除烦之功。

【主治】

1）暑温或湿温,烦热口渴,小便赤涩。

2）心经实热,心烦尿赤,小便涩痛,口舌生疮,方如导赤散(《小儿药证直诀》)。

3）伤寒、温病解后,余热未尽,津液不足,虚热上扰,或伤暑发渴脉虚,方如竹叶石膏汤(《伤寒论》)。

【用法与用量】 6~9g。

【现代研究】 淡竹叶具解热、利尿、抗菌作用。

茵 陈

【性味、归经与功效】 味苦,辛。性微寒。归脾、胃、肝、胆经。本品性味苦寒,体轻芬芳,善清肝胆之热,兼理肝胆之郁,并善渗泄而利小便,故可去湿热,退黄疸。

【主治】

1）各种黄疸。湿热黄疸,与黄连、栀子配伍,如三物茵陈汤(《证治准绳》)。兼腹满便秘,与栀子、大黄同用,如茵陈蒿汤(《伤寒论》)。湿重于热,小便不利,方如茵陈五苓散(《金匮要略》)。寒湿阴黄,肤色黯晦,肢体逆冷,方如茵陈四逆汤(《张氏医通》)。

2）湿温时疫,邪在气分,发热身困,胸闷腹胀,咽肿,吐泻,淋浊等,方如甘露消毒丹(《温热经纬》)。

3）肝郁脾湿,湿热内蕴所致胸闷,脘痞或痛,胁痛,郁证,眩晕,消渴,水肿,汗证,面斑,湿疮等。

【用法与用量】 6~15g。外用适量,煎汤熏洗。

【附注】

1）茵陈配栀子:《伤寒论》中茵陈蒿汤,茵陈为君,最善清利湿热,退黄疸;栀子为臣,通利三焦,导湿热下行,引湿热自小便出。茵陈与栀子配伍,相互促进,增强清热利疸退黄作用,为治疗湿热蕴结所致黄疸(阳黄)的要药。现代研究表明,茵陈有促进胆汁分泌和排泄作用,与栀子合用,对促进大鼠胆汁排泄有协同作用。

2）茵陈配附子:《张氏医通》茵陈四逆汤,《医学心悟》茵陈术附汤,皆有茵陈与附子相配。附子为大辛大热之品,有回阳救逆,温肾助阳,祛寒止痛之功。二药配伍,相互制约,相互促进,相互转化。以附子之辛热,制茵陈之苦寒伤阳,又以茵陈之苦寒,制附子辛烈之弊,共奏温阳利湿退黄之功,主治寒湿内盛之阴黄证。

【现代研究】 茵陈热水提取物、醇提取物等均有促进胆分泌和排泄作用,其中茵陈水煎剂对小鼠肝酶有诱导作用,这可能与茵陈利胆退黄有关。

萹 蓄

【性味、归经与功效】 味苦,性微寒。入膀胱经。本品苦降,功专除膀胱湿热而利尿通淋,且有杀虫止痒作用。

【主治】
1) 湿热淋证,方如八正散(《太平惠民和剂局方》)。
2) 皮肤湿疹、阴道滴虫及蛔虫、蛲虫、钩虫等寄生虫病。

【用法与用量】 9~15g。外用适量,煎洗患处。

【附注】
1) 萹蓄配瞿麦:二药都有清热通淋作用。萹蓄功专利水,治小便混浊;瞿麦能破血凉血,除茎中痛。二者相配其效果更显著,常用于湿热淋浊,小便不利,热淋涩痛。有砂石者,加海金沙、金钱草、车前子等疗效更好。
2) 萹蓄配地肤子:二药都有清热利湿,杀虫止痒作用。但萹蓄利水作用较强,地肤子止痒作用较胜,相须为用,疗效更好。常用于皮肤湿疹、妇女湿热下注的阴痒、男子阴囊湿疹等。多煎汤洗浴用。

【现代研究】
1) 萹蓄有利尿作用、抗菌作用和一定的利胆作用等。
2) 对痢疾杆菌及部分皮肤真菌有抑制作用。

瞿 麦

【性味、归经与功效】 味苦,性寒。归心、小肠经。本品苦寒泄降,能清心与小肠之火,利小便,去湿热而通淋,兼入血分可破血通经。

【主治】 热淋、血淋、砂淋等,方如八正散(《太平惠民和剂局方》)。

【用法与用量】 9~15g。

【附注】
1) 瞿麦配滑石:二药都有清热利尿作用,相须为用则功效更显著,可用于小便不利的癃闭及小便赤痛的淋证。
2) 瞿麦配海金沙:取瞿麦通淋凉血,海金沙通淋消石,两药相配有清热通淋消石的效能。若再配金钱草,清热、通淋、消石的功能更显著,可用于石淋茎中痛、尿血等证。
3) 瞿麦配连翘,治疗瘰疬马刀,方如瞿麦饮子(《证治准绳》)。

【现代研究】
1) 瞿麦的煎剂口服有显著利尿作用,并可使 Cl^- 排出量增加。瞿麦穗的利尿作用较茎强。其利尿作用不是由于灰分及葡萄糖所形成。
2) 瞿麦水煎剂对金黄色葡萄球菌、大肠埃希菌、伤寒杆菌、福氏痢疾杆菌、铜绿假单胞菌均有抑制作用。
3) 在体外有抗泌尿生殖道沙眼衣原体的作用。

石 韦

【性味、归经与功效】 味甘、苦,性微寒。入肺、膀胱经。本品能上清肺热、下利膀胱,具有利水通淋之功,亦可清热止血。

【主治】 热淋、血淋、石淋,方如石韦散。

【用法与用量】 6~12g。

海 金 沙

【性味、归经与功效】 味甘、咸,性寒。归膀胱、小肠经。本品甘淡利尿,寒可清热,其性下降,能除小肠、膀胱血分湿热,尤善止尿道疼痛。

【主治】 石淋、砂淋、热淋、膏淋等,方如海金沙散(《证治准绳》)。

【用法与用量】 6~15g。入煎剂宜包煎。

【附注】 金沙藤:味淡,微涩,性凉。归膀胱、小肠经。长于清热解毒,功能清热利尿,去湿。适用于泌尿系结石、感染,肾炎水肿,感冒,小儿高热抽搐,腹泻。鲜用30~60g;干用15~30g。

【注意】 肾脏真阴、真阳不足者忌用。

【现代研究】

1)海金沙具有排石、利胆作用。

2)金沙藤制剂的治疗报道,如三金片治疗急性泌尿系感染128例疗效观察和药理研究报道。

金 钱 草

【性味、归经与功效】 味甘、咸,性微寒。归肝、胆、肾、膀胱经。本品甘淡利尿,微寒清热,有利尿通淋,排石止痛,利胆退黄,清热,消肿之功。

【主治】

1)石淋、砂淋、热淋。

2)湿热黄疸。

3)疮疖疔毒,虫蛇咬伤,烫伤烧伤等。

【用法与用量】 15~60g。鲜品加倍。

【附注】

1)金钱草配海金沙:二药均有清热利尿,通淋排石功效,相须为用则效果显著,可用于肾与膀胱结石。并常与滑石、车前子等利尿通淋药同用,效果更好。

2)金钱草可入肝胆经,排石利胆退黄,配茵陈、山栀子、枳壳、鸡内金、山楂,临床常用于治疗胆结石合并感染,疗效极佳。

3)金钱草与萹蓄相配,可用于肾炎水肿。

【现代研究】 金钱草具利尿排石、消炎、抗菌作用,其排石的作用机制为抑制尿路结石的生长,同时因服用本品使尿液呈酸性,从而使结石溶解。

粉　萆　薢

【性味、归经与功效】　味苦,性平。入肾、胃经。本品气薄善走下焦,功能利湿分清祛浊,祛风湿舒筋络。

【主治】

1) 下焦湿浊郁滞所致的膏淋、小便浑浊、遗精、带下等证,方如程氏萆薢分清饮(《丹溪心法》)。

2) 下焦湿热疮毒,可配土茯苓、黄柏。

3) 风湿痹痛,湿邪为胜者,可与苍术、白术、薏苡仁、防己等伍用。

【用法与用量】　9~15g。

【注意】　阴虚火旺及肾虚腰痛者忌用。

土　茯　苓

【性味、归经与功效】　味甘、淡,性平。归肝、脾、肾经。有健脾肾、利关节、解毒、祛风、利湿之功。

【主治】　湿热淋浊、带下、湿疹、丹毒、杨梅疮毒、轻粉中毒及周身寒湿证等。

【用法与用量】　15~60g。

【注意】　服用本品期间忌饮茶。

白　鲜　皮

【性味、归经与功效】　味苦,性寒。归脾、胃、膀胱经。本品苦能燥湿,寒能清热,兼利小便,能使湿热从小便而出,并有杀虫止痒的作用。

【主治】

1) 多用于湿热疮毒及风疹、疥癣等证。

2) 湿热黄疸,方如白鲜皮汤(《沈氏尊生书》)。

3) 风湿热痹。

【用法与用量】　4.5~9g。外用适量,煎汤洗或研末敷。

【附注】　白鲜皮清热燥湿,抑菌止痒,临床上笔者常与苦参、蛇床子、野菊花配伍,增强清热燥湿,祛风杀虫止痒之功效。用于治疗皮肤湿疹和外阴湿疹瘙痒。

【现代研究】　白鲜皮的水浸剂及乙醇提取物对多种致病真菌如堇毛癣菌、同心性毛癣菌、许兰氏黄癣菌均有不同程度的抑菌作用和解热作用。

木　槿　皮

【性味、归经与功效】　味甘,性平。归大肠、小肠经。功能清热利湿,解毒杀虫止痒。

【主治】

1) 外用可治皮肤疥癣、阴囊湿疹、痔疮脱肛等。

2）内服用治带下、泻痢、黄疸、肺痈、肠痈。

【用法与用量】 3~10g。

虎　杖

【性味、归经与功效】 微苦,微寒。归肝、胆、肺经。祛风利湿,散瘀定痛,止咳化痰。

【主治】 用于关节痹痛,湿热黄疸,经闭,癥瘕,咳嗽痰多,水火烫伤,跌仆损伤,痈肿疮毒。

【用法与用量】 常用量9~15g。外用适量,制成煎液或油膏涂敷。

【注意】 孕妇慎用。

【现代研究】 虎杖的提取物具有抗细菌、抗真菌、抗病毒、抗钩端螺旋体和镇痛、利尿等多种药理作用。

积　雪　草

【性味、归经与功效】 味苦、辛,性寒。归肝、脾、肾经。清热利湿,解毒消肿。

【主治】 用于湿热黄疸,中暑腹泻,砂淋血淋,痈肿疮毒,跌仆损伤。

【用法与用量】 15~30g。鲜品加倍。

【现代研究】

1）积雪草水提物有抗菌和抗病毒作用。

2）积雪草总三萜提取物可刺激生物合成,促进伤口愈合。

凤　尾　草

【性味、归经与功效】 味淡,微苦,性寒。归大肠、膀胱经。本品清热利湿,解毒消肿,凉血止血。

【主治】

1）湿热结于膀胱之小便黄赤、频数热痛等证。

2）湿热蕴蒸肝胆之身目发黄,尿黄者。

3）湿热蕴结肠道之痢疾腹痛、便下脓血者。

4）血热所致吐血、衄血、尿血、便血等证。

【用法与用量】 15~30g。

【现代研究】 对金黄色葡萄球菌、溶血性链球菌、福氏痢疾杆菌、伤寒杆菌均有抑菌作用。

第五节　淡渗利湿药

凡能淡渗利湿、利水消肿的药物称为淡渗利湿药。该类药物味甘淡,性平或微寒,长于利水消肿,主要适用于水肿、泄泻、痰饮等。常用的淡渗利湿药有茯苓、猪苓、泽泻、薏苡仁等。

现代研究证明,本类大部分药物具有不同程度的利尿、抑菌等作用。

茯　苓

【性味、归经与功效】　味甘、淡,性平。归心、脾、肺、肾经。本品淡渗利水祛湿、补脾益胃。

【主治】

1）水湿停滞的小便不利,水肿胀满等证,方如五苓散(《伤寒论》)。

2）脾胃虚弱不能运化水湿所致的神倦食少、腹胀肠鸣、大便泄泻等证,方如参苓白术散(《太平惠民和剂局方》)。

3）脾失健运,水湿停留形成的痰饮眩晕、心下悸等证,方如苓桂术甘汤(《金匮要略》)。

【用法与用量】　9～15g。

【附注】

1）茯苓配泽泻:二药性都甘淡平缓,能导水下行,通利小便,相配功效更显著。与猪苓同用,可治水湿停滞,小便不利诸证。若再加桂枝、白术,则为"五苓散",有温阳化气利水作用,可治水湿内停,外有表寒所致的水肿身重,小便不利,烦渴欲饮及泄泻等证。

2）茯苓配车前子:二药相配有利水作用,但茯苓偏于健脾渗湿,车前子偏于利尿通淋,相配则利尿通淋功效增强,常用于淋浊、小便不利等证。

3）茯苓配猪苓:二药均为甘淡渗湿利尿之品。然茯苓在利水渗湿之中有健脾之功,利中有补;猪苓利水之力过于茯苓,渗湿而无补益之能。《本草备要》言猪苓"行水利窍与茯苓同而不补"。二药配伍,加强渗湿利水之功,适于治疗水湿内停的各种证候。

【现代研究】

1）茯苓对泌尿系统的作用中医药文献记载,主要体现在利尿方面,但实验研究表明,茯苓的热水提取物和水溶性多糖成分对正常家兔没有明显利尿作用,但慢性实验证明,药后尿量有明显增加。茯苓利水作用虽弱,但协同其他利水药物有加强疗效作用。提示利水的复方比单味药能产生持续作用。

2）中药利尿机制研究证明,中药的利尿作用与对体液的利尿激素样的调节机制及肾的生理密切相关。茯苓素能激活细胞膜上的 Na^+、K^+、ATP 酶,该酶可能与利尿作用有关。

猪　苓

【性味、归经与功效】　味甘、淡,性平。归肾、膀胱经。本品甘淡,功能利水渗湿,其利尿作用比茯苓强,但无补益之功。

【主治】

1）水肿、泄泻,方如五苓散、四苓散。

2）阴虚有热,小便不利,淋浊癃闭等证,方如猪苓汤(《伤寒论》)。

【用法与用量】　6～12g。

【附注】

1）猪苓配茯苓:二药均为甘淡渗湿利尿之品,然猪苓利水渗湿作用比茯苓强,故治疗水湿停滞,小便不利水肿。两药常配伍应用,如《明医指掌》四苓汤。但猪苓无补脾、宁心作用,故用于脾虚湿盛所致的中虚胀满、食少便溏及心悸失眠等证,则多选用茯苓。茯苓与猪苓比较,猪苓稍凉,故有清热和利尿作用,阴虚或下焦湿热水肿者,多选用猪苓,并与泽泻、滑石配伍应用。

2)猪苓配泽泻:二药都有较强的利水渗湿作用,用于水湿停滞,小便不利,水肿等症时,常两药配伍应用,能增强利水退肿功效。泽泻性寒,有泻肝、肾二经之火功效,所以肝、肾有火邪、湿热时,泽泻是首选药物。

3)猪苓配大腹皮:大腹皮味辛,性微温,善行气导滞,下气宽中,除胀利水。猪苓配大腹皮,二药均可利水,但猪苓渗湿利水,大腹皮下气行水,相配能增加利水功能,且能消胀除满,可治水肿胀满,小便不利等。

【现代研究】

1)猪苓有明显的利尿作用,其利尿作用机制主要是抑制了肾小管对水及电解质,特别是钠、钾、氯的重吸收。

2)猪苓醇提液对金黄色葡萄球菌、大肠埃希菌有抑制作用,对病毒性肝炎、肠炎有一定治疗作用。

3)猪苓多糖对乙型肝炎表面抗体有促进作用。

4)猪苓的煎剂、提取物及猪苓多糖均有抗肿瘤作用。

泽 泻

【性味、归经与功效】 味甘、淡,性寒。归肾、膀胱经。本品性寒,味甘而淡,功能利水渗湿泄热。

【主治】

1)本品有较强利水渗湿作用,用于水湿停滞之小便不利,水肿及湿盛腹泻,痰饮眩晕等证。

2)有清利下焦湿热作用,用于小便淋涩,湿热带下等证。

【用法与用量】 6~9g。

【注意】 肾虚精滑者慎用。

【附注】

1)泽泻配丹皮:泽泻利水,泄肾中水邪;丹皮凉血,清肝胆之火。二者相配能泄虚火,利湿浊。治虚火上炎,头晕目眩,骨蒸痨痛,遗精等,常与滋阴药同用。治小便淋漓,水肿胀满等,常与健脾益气或利水药同用。

2)泽泻配木通:两药都有利小便作用,相配功效更强,可治小便短赤,涩痛及水肿。

3)泽泻配砂仁:泽泻渗湿利水,砂仁行气和中,相配有利湿止泻除胀的功效。

4)泽泻配白术,有健脾燥湿之功,用于胃内停饮,小便不利,腹胀,尿短,口渴,眩晕证等,方如泽泻汤(《金匮要略》)。

5)泽泻配半夏:泽泻清热利湿,半夏燥湿化痰,相配有和胃利湿作用,常用于湿浊蕴阻中焦所致的脘腹胀满,小便短少,多与藿香、厚朴、佩兰等芳香化浊药同用,取其和胃化痰之功,可用于咳嗽痰多,胸膈满闷、颜面浮肿等症。

【现代研究】 泽泻利尿作用显著,用药后除尿量增加外,尿中 Na^+、K^+、Cl^- 及尿素排出量也增加。

薏 苡 仁

【性味、归经与功效】 味甘、淡,性微寒。归脾、胃、肺经。本品甘淡利湿,微寒清热,能升能降,上行清肺以使水之上源清肃,下行理脾渗湿,旁达肢节渗湿除痹,缓和拘挛,兼有健脾补肺之功,故不失清补之品。

【主治】

1) 湿温病初起或暑湿邪在气分,头痛身重,肢节痠楚,胸脘痞闷,常与杏仁、白蔻仁、滑石等配伍,方如三仁汤(《温病条辨》)。

2) 内伤湿阻,头晕头重,胸闷脘痞,泄泻水肿,脚气胫肿,消渴自汗,面斑痤疮等,方如三仁汤加减。

3) 脾虚有湿的泄泻,每以炒苡仁与白术、山药同用,方如参苓白术散(《太平惠民和剂局方》)。

4) 湿滞肌表经络,风湿痹痛,湿热痿躄,四肢拘挛等证,方如四妙丸(《全国中成药处方集》)。

5) 痰热壅肺之咳嗽、肺痈,湿热壅阻大肠之肠痈,本品有清热化痰、渗湿排脓之功,方如苇茎汤(《千金要方》)、薏苡附子败酱散(《金匮要略》)。

【附注】

1) 杏仁与薏苡仁:杏仁苦辛而温,主入上焦,宣通肺气以助三焦气化;薏苡仁甘淡而寒,主入下焦,健脾渗湿以利决渎。二药配伍,使三焦气化通畅,水湿得化,相得益彰。

2) 健脾止泻宜炒用,清利湿热宜生用。

【用法与用量】 9~30g。

【现代研究】 薏苡仁可抑制癌细胞的生长,具抗肿瘤作用,抗肿瘤的主要成分为不饱和脂肪酸。近期报道薏苡仁酯能明显提高荷瘤小鼠红细胞的免疫功能,对 5-Fu 杀份细胞具有选择性的增效作用,对化疗所致的白细胞减少有明显的保护作用,同时还能提高 NK 细胞的活性。

车前草(子)

【性味、归经与功效】 味甘,性寒。入肝、肺、胃、小肠经。本品甘淡渗湿,寒能清热,擅长清利无形之湿热。具有清热利尿,渗湿止泻,清肝明目,解毒之功。

【主治】

1) 暑湿吐泻、下痢。

2) 湿热黄疸、淋浊、水肿、癃闭等证。

3) 内伤湿阻所致头重身困,胸闷脘痞,口黏口苦等证,常与藿香、茵陈、薏苡仁等同用。

【用法与用量】 车前草 9~30g。鲜品 30~60g。煎服或捣汁服。外用鲜品适量,捣敷患处。车前子 10~15g。布包煎。

【注意】 肾阴虚及孕妇忌用。

【附注】

1) 车前子与车前草功用相似,但车前草清热解毒作用较突出。如车前草与旱莲草配伍,可治血淋;而车前子有利尿、清利小肠湿热作用,如八正散,治湿热淋浊,尿频尿急,尿道痛,尿血,尿路结石等。

2)车前子与菊花、密蒙花、胆草等相配,治肝热目赤肿痛,方如车前散。

3)车前子与夏枯草、寄生、菊花同用,可用于高血压。

4)车前子与苡仁、苍术、黄柏相伍,可治带下及阴道滴虫病。

【现代研究】

1)车前草及车前子均有利尿作用,车前子具有较强抑制肾脏草酸钙结晶沉淀的作用。

2)车前草提取物具有抑菌作用。

滑　石

【性味、归经与功效】　味甘、淡,性寒。入膀胱、肺、胃经。本品性寒而滑,寒能清暑泄热,滑可利窍渗湿,外用有收湿敛疮之效。

【主治】

1)感受暑热或暑湿,心烦口渴,头昏头胀,呕吐泄泻,小便赤涩,可与甘草同用,方如六一散(《宣明论方》)。湿温,汗出身热不解,肢体烦疼,小便短赤,配黄芩、通草,方如黄芩滑石汤(《温病条辨》)。

2)湿热淋证、黄疸、泻痢。

3)内伤湿阻属湿热内蕴者,可配用六一散(《宣明论方》)。

4)外用清热收湿,用于湿疮、湿疹等。

5)滑石与甘草、青黛相配,治暑热兼目赤咽痛,口舌生疮,方如碧玉散(《宣明论》)。

【用法与用量】　10~20g。外用适量。

通　草

【性味、归经与功效】　味甘、淡,性寒。归肺、胃经。本品气味俱薄,淡渗清降,而具清利湿热、行气下乳之功。

【主治】　湿温、淋证、内伤湿阻及乳少等病证,方如三仁汤(《温病条辨》)、通草汤(《沈氏尊生书》)。

【用法与用量】　3~5g。

【注意】　无湿热而小便多者慎用,孕妇忌用。

【现代研究】　通草可显著增加大鼠尿量,对尿中氯离子影响较小,所以通草不是通过尿中氯离子排出而达到利尿效应。

地　肤　子

【性味、归经与功效】　味辛、苦,性寒。入肾、膀胱经。有清湿热,利小便,祛风止痒作用。

【主治】

1)下焦湿热所致淋证。

2)湿热之邪引起的皮肤瘙痒、湿疮、疥癣及阴部湿痒等证,可煎汤熏洗患部。

【用法与用量】　9~15g。外用适量,煎汤熏洗。

【注意】　尿多而无湿热及孕妇慎用。

【现代研究】　地肤子提取物及成分对特异与非特异性免疫均有一定的作用,此外,地肤子有效成分齐墩果酸为广谱抗菌剂。

赤 小 豆

【性味、归经与功效】　味甘、酸,性平。入心、小肠经。本品性善下行,能通利水道,使湿热下泄,且可行血解表排脓,故有利水消肿,利湿退黄,解毒排脓之功。

【主治】

1）水肿、脚气、小便不利。

2）湿热黄疸,方如麻黄连翘赤小豆汤(《伤寒论》)。

3）肠痈或痈肿热痛。

【用法与用量】　9~30g。外用研末调敷。

【注意】　中、下焦虚寒者慎用,孕妇忌用。

白 扁 豆

【性味、归经与功效】　味甘,性微温。归脾、胃经。本品甘温和缓,补脾不腻,化湿不燥,故常用治脾虚有湿之证,另有消暑化湿之功,也常用于夏季暑湿,脾胃不和证。

【主治】

1）脾虚有湿,体倦乏力,食少便溏,妇女带下等证,方如参苓白术散(《太平惠民和剂局方》)。

2）暑湿伤中,脾胃失和,呕吐泄泻,胸闷腹痛,方如香薷饮(《太平惠民和剂局方》)。

【用法与用量】　9~15g。健脾胃宜炒用,治暑湿宜生用。

【现代研究】　扁豆中含对人的红细胞的非特异性凝集素,它具有某些球蛋白特性,还具促进细胞免疫功能和抗病毒作用。

大 腹 皮

【性味、归经与功效】　大腹皮又名槟榔皮、槟榔衣。味辛,性微温。归脾、胃、大肠小肠经。本品具有行气宽中之力,性善下行,既散无形之气滞,又泄有形之水湿,故有宽中下气、泄湿除满、行水消肿之功效。

【主治】　湿阻气滞,脘腹胀满,水肿脚气,二便不利等证。

【附注】　大腹皮与槟榔(合称腹皮子):大腹皮质体轻浮,辛温行散,专行无形之湿滞气满;槟榔质体沉重,辛苦降下,善行有形之积滞。二药配合,相互协同,行气消胀,泄湿利水,通利去滞的力量增强。

【用法与用量】　4.5~9g。

【注意】　气虚及阴虚有热者慎用。

冬 葵 子

【性味、归经与功效】 味甘,性寒。归大肠、小肠及膀胱经。利水通淋,润肠下乳。

【主治】

1)热淋所致的小便黄赤,尿道涩痛,尿后余沥不尽等证;石淋之脐腹拘急,腰部疼痛,小便不畅,或排尿突然中断,尿中有砂石,方如沉香散(《金匮翼》)。

2)妊娠水肿之小便不利,身重乏力等证。

3)津伤液亏之肠道失濡、大便干燥、排便困难等病证。

4)乳脉不畅气滞之乳少或不通、乳房胀痛等证。

【用法与用量】 10~15g。

【现代研究】 有显著的抗补体和降血糖作用,还能利尿、催乳。

半 边 莲

【性味、归经与功效】 味甘、淡,性微寒。归心、小肠及肺经。渗湿利水消肿,清热解毒。

【主治】

1)痈疮初起之红肿热痛证。

2)水湿内停之小便不利、水肿胀满、面目足胫浮肿等证。

【用法与用量】 10~15g。

【现代研究】 有抗癌作用、利尿作用、对神经系统有类似烟碱样作用、呼吸兴奋作用、降压作用、利胆作用、抗蛇毒作用等。

第六节　温阳化湿药

凡能温中补阳、散寒祛湿的药物称为温阳化湿药。适用于肾阳虚衰、脾胃虚寒所致的寒湿证。

常用的温阳化湿药有附子、肉桂、干姜、吴茱萸等。

现代药理证明该类药物具有镇痛或麻醉、促进唾液及胃液分泌、增强消化功能等作用。

附 子

【性味、归经与功效】 味大辛,性大热,有大毒。归十二经。为纯阳燥烈之品,其性善走,功能峻补下焦之元阳,而逐在里之寒湿,以达回阳救逆、温中止痛、散寒除湿之效。

【主治】

1)脾胃虚寒,寒湿中阻所致腹痛肢冷、呕吐泻利,或大便不通,舌苔白腻或灰腻,方如附子理中汤(《太平惠民和剂局方》)、椒附白通汤(《温病条辨》)。

2)肾阳虚衰,无以制水,小便清长或尿频水肿,如金匮肾气丸(《金匮要略》)。

3)风寒湿痹,疼痛麻木,方如甘草附子汤(《伤寒论》)。

4）寒湿内侵,身体骨节疼痛,背部恶寒,四肢不温,脉沉者,方如附子汤(《伤寒论》)。

【用法与用量】　3~15g。先煎 15 分钟。

【注意】　本品辛热燥烈有毒,非阴盛阳衰之证不宜服用。孕妇忌服。反半夏、瓜蒌、白蔹、白及、贝母;畏犀角。

【附注】

1）附子配肉桂:附子辛热补火助阳,走而不守;肉桂辛甘大热,补命门之火而引火归原,有益火消阴之功,且能温营血,能走能守。两药相配,助阳益火之功更著,可起到“益火之源,以消阴翳”的作用。

2）附子临床应用,配伍范围较广。除上述外,配人参可加强扶阳益气之效;配白术可温脾燥湿;配茯苓可温肾利水;配桂枝可通经止痛;配苍术可散寒除湿;配熟地可补阳滋阴;配黄芪可温阳固表;与大黄配伍,适用于虚寒便秘;与黄连配伍,可用于脘痞而见阳虚者;与茵陈配伍,可用于寒湿阴黄;与龙胆草配伍,适用于肝胆湿热虽盛而脾阳已虚之证;与生地黄相伍,可用于阳虚失血者。凡此种种配伍,贵在知常达变,灵活运用。

【现代研究】

1）附子、肉桂、干姜、吴茱萸等温经止痛除痹的现代内涵即镇痛、抗炎、抗变态反应,抑制花生四烯酸代谢、促进糖皮质激素释放,以及局部麻醉作用是它们的可能机制。

2）干姜、吴茱萸、肉桂、附子等 8 味温里药温中散寒的现代内涵即抗溃疡,促进胆汁分泌,调节肠运动和抗腹泻,而抗炎作用是它们温中止泻的共同机制。

肉　　桂

【性味、归经与功效】　味辛、甘,性大热,有小毒。归肺、肾经。本品为纯阳之品,能温肾祛寒行水,补命门之火,有引火归原,通脉止痛之功。

【主治】

1）脾肾阳虚,命门火衰,阳不化气,水湿停留,小便不利,四肢水肿,便溏泄泻。

2）心腹冷痛,寒疝作痛,妇女虚寒痛经,腰膝寒痹。

3）阴疽流注。

【用法与用量】　1~4.5g。

【注意】　阴虚阳盛及孕妇忌用。畏石脂。

【附注】

1）肉桂配附子:附子辛热补阳,走而不守;肉桂辛甘大热,补命门之火而引火归原,有益火消阴之功,且能温营血,能走能守。两药相配,助阳益火之力更著,可起到“益火之源,以消阴翳”的作用。

2）肉桂配黄连:肉桂辛甘温,温脾胃而止痛,又可温通血脉,黄连苦寒清热燥湿而止痢,两药合用,以治久痢不愈,或小儿下痢赤白,腹痛不食,散寒而不伤中阳,温而不妨止痢。

【现代研究】　肉桂水、醚提取物对胃溃疡具有保护作用,有促进胆汁分泌和明显的止泻作用。

干　　姜

【性味、归经与功效】　味辛,性热。归脾、胃、心、肺经。本品辛热燥烈,能温中散寒,燥湿消痰,止呕。

【主治】

1)脾胃虚寒,寒湿内盛,脘腹冷痛,呕吐泄泻,冷痢等证,方如理中汤(《伤寒论》)。

2)肺阳虚衰,寒饮咳嗽,痰多清稀,方如苓甘五味姜辛汤(《金匮要略》)。

3)寒湿痹阻,腰膝冷痛,方如肾着汤(《金匮要略》)。

【用法与用量】 3~9g。

【注意】 阴虚有热忌用,孕妇慎用。

【附注】

1)干姜与生姜:本源一物,其共性都能温中化饮,止呕开胃。因鲜干不同,其性亦有异,生姜味辛微温,长于发散风寒,干姜辛热,温中散寒,长于温脾阳,疗脘腹冷痛。

2)干姜配白术:干姜辛热,温中散寒。白术苦温,燥湿健脾。二药相配,一温一补,对脾虚而中寒,脘腹冷痛,呕吐泄泻最为适宜。

【现代研究】 干姜和生姜具有抗血小板聚集、升压、降血脂、抗炎、保护胃黏膜、抗溃疡和利胆保肝等多方面的药理作用。

吴 茱 萸

【性味、归经与功效】 味辛、苦,性大热,有小毒。归肝、脾、胃、肾经。本品辛散苦降,大热燥烈,长于疏肝下气,温中而和肝胃,散寒燥湿而助脾肾之阳。

【主治】

1)肝胃虚寒,浊阴上逆所致的厥阴头痛、呕吐吞酸、胃脘疼痛等症,方如吴茱萸汤(《伤寒论》)。

2)寒湿阻滞肝脉致疝气腹痛,方如导气汤(《证治准绳》)。

3)妇女痛经或少腹冷痛,方如温经汤(《金匮要略》)。

4)寒湿脚气,方如吴萸木瓜汤。

【用法与用量】 1.5~4.5g。外用适量。

【注意】 血虚有火以及孕妇忌用。

【附注】 吴茱萸配黄连:黄连苦寒,泻心清火而降逆止呕;吴茱萸辛热,能入厥阴,肝胃兼顾,行气散郁,下气止呕。两药相合,吴茱萸之热可佐制黄连之寒,一寒一热,寒热相济,具有辛开苦降,泻肝和胃之功。如左金丸,即两药相配,黄连六份,吴茱萸一份,用治肝火犯胃,症见胁肋胀痛,嘈杂吞酸,呕吐泛恶,脘痞嗳气,口苦面红,脉滑数者,疗效较好。

【现代研究】 吴茱萸具有抗溃疡、止吐、止泻等药理作用。

草 果

【性味、归经与功效】 味辛,性温。归脾、胃经。具燥湿散寒,祛痰截疟,健脾消食功效。

【主治】

1)寒湿郁遏之疟疾及瘟疫浊邪伏于膜原,憎寒壮热,胸闷呕恶,苔白厚腻,方如达原饮

（《温疫论》）。

2）寒湿中阻，脘腹胀痛，反胃呕吐，泻痢，食积及痰饮，方如草果饮（《太平惠民和剂局方》）。

3）宿食停滞，脘腹胀满，或呕吐，方如草果平胃散。

【用法与用量】　3~6g。

【注意】　无寒湿实邪者慎用。

乌　药

【性味、归经与功效】　味辛，性温。归肺、脾、肾、膀胱经。本品辛温香窜，上走脾肺，下达肾与膀胱，功能驱散寒湿，行气止痛。

【主治】　下焦虚寒痛经或少腹冷痛，尿频，妇女白带等症。

【用法与用量】　3~9g。

【现代研究】　体外实验证明，本品有良好的止血、抗菌等作用。

狗　脊

【性味、归经与功效】　味苦、甘，性温。归肝、肾经。本品具补肝肾，强腰膝，兼可祛风寒湿邪而止痛以及温补固摄之功效。

【主治】

1）腰脊强痛，俯仰不利，膝痛脚弱，筋骨无力，对肝肾不足、气血两虚兼有风寒湿邪者最为适宜，方如狗脊饮。

2）肾气不固的小便失禁，妇女白带过多。

【用法与用量】　6~12g。

【注意】　肾虚有热者不宜用。

蛇床子

【性味、归经与功效】　味辛、苦，性温。归肾经。本品有温肾壮阳，散寒祛风，燥湿杀虫的作用。

【主治】

1）男子阳痿，妇女宫冷不孕。

2）寒湿带下，湿痹腰痛。

3）外用治疗阴囊湿疹及外阴湿痒。

【用法与用量】　3~9g。外用适量，多煎汤熏洗或研末调敷。

【注意】　阴虚火旺者忌用。

【现代研究】　蛇床子素具有抗炎作用和促进小鼠学习记忆的作用。

仙　茅

【性味、归经与功效】　辛、温，有小毒。归肾、肝、脾经。补肾阳，温脾阳，强筋骨，祛寒湿。

【主治】

1）补肾壮阳:适用于肾阳不足、命门火衰所致的阳痿精冷、小便频数或遗尿等证。

2）用于脾肾阳虚所致的脘腹冷痛、少食腹泻等证,本品有温补肾阳,促进脾胃运化的作用。

3）既能补肾阳、强筋骨,又能祛寒湿,适用于肾阳不足、筋骨不健所致的腰膝冷痛,四肢无力,或寒湿痹痛,拘挛等证。

【用法与用量】 3~9g。

【注意】 阴虚火旺者忌服。忌与牛肉、牛奶同用,否则会降低药效。

【附注】

1）仙茅配淫羊藿:可用于妇女更年期高血压病。

2）仙茅配淫羊藿、杜仲、桑寄生:用于肾阳不足,筋骨不健,腰膝冷痛,四肢无力。

3）仙茅配巴戟天、独活、川芎:用于寒湿痹痛。

【现代研究】

1）仙茅含鞣质、树脂、脂肪、淀粉等成分。

2）仙茅能使家兔抗体形成提前,能提高淋巴细胞的转化率。

3）仙茅有兴奋性机能的作用。

巴 戟 天

【性味、归经与功效】 辛、甘,微温。归肾、肝经。补肾壮阳,祛逐寒湿。

【主治】

1）补肾壮阳:用于肾虚阳痿、遗经早泄、腰膝痠软、尿频遗尿等证。

2）祛逐寒湿:用于肾阳不足、寒湿外侵关节筋骨的寒湿痹痛。

【用法与用量】 6~15g。

【注意】 阴虚火旺者忌服。

【附注】 巴戟天配牛膝:浸酒服,治虚羸阳痿,五劳七伤百病。

【现代研究】

1）巴戟天含维生素 C、糖类、树脂等成分。

2）巴戟天的提取物对麻醉猫有显著降压作用,对不麻醉大鼠也有降压作用,但维持时间短,并有一些安定与利尿作用。

3）巴戟天有皮质激素样作用。

4）巴戟天有抗老延寿作用,能提高肾虚患者 T 淋巴细胞的比值,促进淋巴细胞转化,提高 T 细胞的数量并增强 T 细胞的功能,调整免疫平衡。

5）巴戟天乙醇液对球菌及杆菌均有抑制作用。

胡 芦 巴

【性味、归经与功效】 辛、苦、大温、归肾经。温肾散寒,止痛。

【主治】 主要用于肾阳不足、阴寒凝滞下焦所致的腹痛,疝气,以及寒湿脚气肿痛等证。

【用法与用量】　3~9g。

【注意】　阴虚火旺者忌服。

【附注】

1）胡芦巴配小茴香、吴茱萸：可治小肠疝气。

2）胡芦巴配吴茱萸、木瓜：可治寒湿脚气。

【现代研究】

1）胡芦巴含胡芦巴碱、胡芦巴贰、多种皂苷、游离氨基酸、胆碱、牡荆素、荭草素、水苏糖、黏液质、脂肪油、蛋白质、维生素 B_1 等成分。

2）有降低血糖、利尿、抗炎等作用,胡芦巴提取物有刺激毛发生长的作用。

芡　　实

【性味、归经与功效】　甘、涩、平、归脾、肾经。具有健脾止泻,益肾固精,除湿止带作用。

【主治】

1）脾虚泄泻：芡实善能健脾除湿,涩肠止泻,常用于脾气虚弱,湿盛下注,久泻不愈之证。

2）肾虚遗精、白浊、小便不禁：本品甘涩收敛,入足少阴肾经,善能益肾固精。用于肾气不固之腰膝痠软,遗精滑精者;亦可用于肾气不足之白浊;还可用于肾元不固之小便不禁或小儿遗尿之证。

3）带下证：芡实甘淡敛涩,能益肾健脾,收敛固涩,除湿止带,为治带下证常用之品。

【用法与用量】　10~15g。

【注意】　本品性涩敛,大小便不利者不宜用。

【附注】

1）芡实配金樱子：名水陆二仙丹,可治疗肾气不固之腰膝痠软,遗精滑精。

2）芡实配茯苓：名分清丸,可治肾气不足之白浊。

3）芡实配黄柏、车前子：可治脾虚湿热带下。

【现代研究】　具有滋养、滋润及收敛作用。

第七节　祛风除湿药

凡具有祛风除湿作用,用于治疗风湿痹证的药物,称为祛风除湿药。主要用于风湿性关节炎、类风湿性关节炎、坐骨神经痛、痛风、骨质增生等。

该类药物具有驱除肌肉、经络、筋骨、关节的风寒湿邪,其中有些还分别具有止痛、舒筋、通络或补肝肾、强筋骨等作用。适用于风寒湿痹、筋骨疼痛、筋脉拘急、屈伸不利、腰膝痠软等证。常用的祛风除湿药有藁本、独活、威灵仙、海桐皮等。

现代研究证明,该类药具有抗炎、镇痛、镇静等药理作用。

藁 本

【性味、归经与功效】 味辛,性温。归膀胱经。本品芳香燥散,其气雄烈,性善上行,能去太阳经风寒湿邪,善治巅顶头痛,并能升阳除湿,用治脾阳下陷、寒湿内盛诸证。

【主治】

1)外感风寒湿邪,一身尽痛,巅顶头痛,方如羌活胜湿汤(《内外伤辨惑论》)。

2)脾阳下陷、寒湿内盛的腹痛泄泻、崩漏带下等证。

3)外用可治皮肤风湿。

【用法与用量】 3~9g。外用熏洗适量。

【注意】 血虚头痛而非风寒头痛者慎用。

【现代研究】 藁本中性油有抗炎和抗缺氧作用。

蔓 荆 子

【性味、归经与功效】 味辛、苦,性微寒。归肝、胃、膀胱经。本品辛能散风,微寒清热,轻浮上升,主散头面之风热,并有祛风除湿之功。

【主治】

1)外感风热头痛、头晕及头风作痛、目赤肿痛、生翳多泪、齿龈肿痛等。

2)风湿痹痛,筋脉拘挛,方如羌活胜湿汤(《内外伤辨惑论》)。

【用法与用量】 5~9g。

【现代研究】 本品具有一定解热、镇静、镇痛和抗炎作用。

独 活

【性味、归经与功效】 味辛、苦,性微温。归肾、膀胱经。本品辛散苦燥,升中有降,主散在里之伏风,且可祛湿止痛,善治少阴经伏风头痛,又治风寒湿痹,尤宜项脊肌肉和腰膝以下者。此外本品尚有升阳除湿之功。

【主治】

1)风湿痹痛,腰膝痠重疼痛,方如独活寄生汤(《千金要方》)。

2)外感风寒挟湿之发热恶寒,头痛身楚,关节疼痛,方如荆防败毒散(《外科理例》)。

3)脾阳下陷、湿浊内生所致泄泻、带下崩漏诸证。

【用法与用量】 3~9g。

【注意】 高热而不恶寒,或阴虚有热者,忌用。

【附注】

1)羌活与独活:羌活行上焦而理上,长于祛风寒,能直上巅顶,横行肢臂,治外感风寒挟湿头痛,风湿关节疼痛等证;独活行下焦而理下,长于祛风湿,能通行气血,疏导腰膝,下行腿足,治伏风头痛、腰膝腿足湿痹等证。二药相伍,一上一下,直通足太阳膀胱经,共奏疏风散寒,除湿通痹,活络止痛之功。此外二药均具风药胜湿,升阳除湿之功,对治疗脾胃虚弱,脾阳下陷,湿浊内生诸证具有协同作用。

2）独活配桑寄生：二药相伍，可增强祛风散寒之功。桑寄生苦甘性平，入肝肾二经，有补肝肾，强筋骨，除湿，通经络的作用；与独活同用，增加了独活祛风散寒的作用，同时补益肝肾，温通经络，使邪去而不伤正，肝肾足，血充而风自灭。

3）一般须与血分药同用。

【现代研究】 独活具有镇静、镇痛、抗炎和解痉等作用。

木 瓜

【性味、归经与功效】 味酸，性温。归肝、脾经。本品味酸入肝，益筋和血，有平肝舒筋之功。肝平则脾胃自和，且性温化湿，故又有和中祛湿之效。

【主治】

1）风湿痹痛，脚气肿痛，筋脉拘挛，软弱麻木无力等证，方如虎骨木瓜丸（《丸散膏丹集成》）。

2）与当归、白芍相配，适用于血虚引起的肌肉抽痛。

3）感受暑湿，湿困脾胃，吐泻转筋等证，方如蚕矢汤（《霍乱论》）。

【用法与用量】 6~9g。

【现代研究】 木瓜煎剂对小鼠蛋清关节炎有明显的抑制作用，并有增强机体免疫功能的作用。

蚕 砂

【性味、归经与功效】 味甘、辛，性温。归肝、脾、胃经。本品辛甘发散，既能祛风除湿，舒筋定痛，又能和胃化湿祛浊。

【主治】

1）风湿痹痛，或湿阻经络一身尽痛，方如宣痹汤（《温病条辨》）。

2）湿浊内阻，霍乱吐泻，腹痛转筋，方如蚕矢汤（《霍乱论》）。

3）皮肤湿疹瘙痒，可煎汤洗浴。

【用法与用量】 3~10g。外用适量，入煎布包。

【附注】 蚕砂祛风除湿，舒筋定痛，又和胃化湿，其性不燥，笔者常配伍白芍、木瓜、石斛，用于风湿热痹，而阴分受损者。

防 己

【性味、归经与功效】 味苦、辛，性寒。归肺、脾、膀胱经。本品苦寒降泄，善走下焦，能行十二经脉，泄下焦血分湿热，利水清热，又能祛风止痛。

【主治】

1）湿热所致的肢体疼痛及风湿痹痛，方如宣痹汤。治风湿痹痛多用木防己。

2）下焦湿热疮毒，多与苍术、黄柏、苡仁、土茯苓等同用。

3）水肿脚气，小便不利。利水消肿常用汉防己。

【用法与用量】 4.5~9g。

【注意】 本品苦寒，阴虚而无湿热者慎用。

【附注】

1）防己配威灵仙：二药均可散风祛湿止痛，但威灵仙性温，偏于通络止痛；防己性寒，偏于祛湿疗痹。两药相互配伍应用，能增强祛风湿，活络止痛功效，常用于治疗各种风湿阻络的关节、肩背疼痛。

2）防己配薏苡仁：二药都有清热祛湿功能。薏苡仁甘、淡，性微寒，故可清利湿热，且兼有健脾补肺作用。防己苦寒泻降，利水清热，善泄下焦血分湿热；味辛能散，可祛风止痛。两药配伍，相须为用，增加清热祛湿止痛功效；且利中有补，不伤脾胃。若加滑石，滑利清热，治湿聚热郁的肢体疼痛效果更佳。

3）防己配桂枝：防己苦、辛、寒，祛风湿止疼痛，桂枝辛、甘、温，祛风散寒，活血通阳。二药相须为伍，一寒一温，一入气分一入血分，辛散祛风，通阳宣痹，除湿止痛，临床治风湿痹痛，无论寒证热证，均可使用。

【现代研究】 防己碱具有一定抗炎作用，其作用机制与兴奋肾上腺皮质有关，此外，防己总碱具有较强的镇痛作用。

秦 艽

【性味、归经与功效】 味辛、苦，性平。归胃、大肠、肝、胆经。本品辛散苦泄，既能散风除湿，通络舒筋，又能利二便而导湿热外出。

【主治】

1）风湿及湿热痹痛，筋脉拘挛。

2）湿蒸热郁之骨蒸劳热、小儿疳热、黄疸等证。

【用法与用量】 3~9g。

【附注】

1）秦艽配防己：防己为苦寒之品，入肝、脾、肾三经，有行水，清利湿热的作用。二者配伍有相互促进，加强清利湿热，利水消肿，除湿宣痹的作用，对于湿热下注的关节肿痛有良效。

2）秦艽配防风：二者均有祛风的作用，防风为风中润药，但较秦艽祛风解表力强，且无养血通经的作用，更无退黄和清热作用。二药相伍，解表祛风之力大增，用于治疗湿热痹痛。

【现代研究】 秦艽碱甲有较明显的抗炎作用。其抗炎机制又与促皮质素有所不同，它不是直接兴奋肾上腺皮质，而是通过兴奋下丘脑、垂体，促使肾上腺素皮质激素分泌增多实现其抗炎作用的。

豨 莶 草

【性味、归经与功效】 味辛、苦，性寒。有小毒。归肝、肾经。本品辛散苦燥，善祛筋骨间风湿而通经活络。

【主治】

1）风湿筋骨疼痛，四肢麻痹，腰膝无力及中风瘫痪等证，宜九蒸九晒用，方如豨莶丸。

2）皮肤风湿疮疹，宜生用。

3）与臭梧桐相配,如豨桐丸,用于腰膝无力,风湿痹痛,肝阳上亢之头痛、头晕、目眩、脚麻等证。

【用法与用量】 9~12g。

【现代研究】 豨莶草具有抗炎及免疫抑制等作用。

威 灵 仙

【性味、归经与功效】 味辛、咸,性温。归膀胱经。本品辛咸走散,性温通利,有较强的祛风湿、通经络作用。

【主治】

1）风湿痹痛、麻木瘫痪。

2）痰饮积聚。

3）鱼骨鲠喉。

【用法与用量】 6~9g。

【附注】 威灵仙配当归:当归甘、辛、温,活血补血,行气止痛。两药配伍,当归活血化瘀,瘀血消散,则肿去痛止;威灵仙宣通五脏十二经络,共达活血通络,祛风湿,止痹痛之效。

【现代研究】 威灵仙有很明显的抗菌、抗疟和抗利尿作用。实验研究表明,威灵仙总皂苷具有一定的抗肿瘤作用。临床上有单用威灵仙治疗风寒湿痹取得良效的报道。

海 桐 皮

【性味、归经与功效】 味苦、辛,性平。归肝经。本品辛散苦泄,功能祛风除湿,通行经络,直达病所;外用燥湿杀虫。

【主治】

1）腰膝痹痛或麻木。常与苡仁、防风、秦艽等配伍,具有除湿消肿行水,活血通络之功。多用于关节肿痛,百节拘挛,屈伸不利等证,方如海桐皮散(《圣济总录》)。

2）疥癣、牙痛。

【用法与用量】 6~12g。

【注意】 血虚者不宜用。血少火炽者忌用。

【现代研究】 海桐皮对非感染性、非黏膜性的炎症有显著疗效。

海 风 藤

【性味、归经与功效】 味辛、苦,性微温。归肝经。本品辛散、苦燥、温通,有祛风湿、通经络之功效。

【主治】 风寒湿痹,筋脉拘挛,腰膝疼痛,方如蠲痹汤(《杨氏家藏方》)。

【用法与用量】 6~12g。

青 风 藤

【性味、归经与功效】 味苦、辛,性平。归肝、脾经。有祛风湿、通经络作用,又有利尿作用。

【主治】

1）风湿痹痛,麻木瘙痒。

2）浮肿尿少,脚气湿肿。

3）跌打瘀肿,可内服或外敷,有助于散瘀消肿。

【用法与用量】 6~12g。

【现代研究】 青风藤具有显著抗炎及镇痛和一定抗移植排斥反应作用。

络 石 藤

【性味、归经与功效】 味苦,性微寒。归心、肝、肾经。有祛风散热,活血通络,消肿的作用。

【主治】 风湿热痹,筋脉拘挛及肾虚有热的腰膝痠痛。

【用法与用量】 6~12g。

【注意】 阳虚畏寒,大便溏泻者不宜服,孕妇慎用。

桑 枝

【性味、归经与功效】 味苦,性平。归肝经。有祛风行水,通利关节作用。

【主治】

1）风湿痹痛,四肢拘挛。

2）浮肿,脚气。

【用法与用量】 9~15g。

松 节

【性味、归经与功效】 味苦,性温。归肝、肾经。本品苦燥温散,有祛风燥湿,活血止痛作用,善祛筋骨间风湿。

【主治】

1）风寒湿痹,关节疼痛。一般多用于膝关节风湿痹痛。

2）桑枝与松节,二者皆能去风湿,但桑枝偏于风湿有热者,松节祛风湿偏于寒者。

【用法与用量】 15~30g。

【现代研究】 本品及提取物有明显抗菌、抗流感病毒作用和抗 AIDS 病毒作用。

伸 筋 草

【性味、归经与功效】 味苦、辛,性温。有祛风除湿,舒筋通络的作用,兼能利水消肿。

【主治】

1）风寒湿痹,关节疼痛,肌肤麻木。

2）水肿。

【用法与用量】 3~12g。

【现代研究】 伸筋草具有显著的抗炎、镇痛药理作用,其有效成分集中在氯仿提取部位。

南 五 加 皮

【性味、归经与功效】 味辛、苦,性温。归肝、肾经。本品能祛风寒湿邪,兼可补肝肾、强筋骨,又有利水祛湿作用。

【主治】

1) 风湿痹痛,筋骨拘挛,腰膝痠痛,软弱无力,以肝肾不足而有风湿者最为适用。

2) 水肿脚气及皮肤湿痒。

【用法与用量】 4.5~9g。

【注意】 阴虚火旺、口苦口渴者,不宜用。

【附注】

1) 南五加皮配杜仲:杜仲味甘性温,能补肝肾,强筋骨,善治肾虚腰脊疼痛,足膝痿软之证。南五加皮归肝、肾经,既能祛风寒湿邪,又能补益肝肾。二药相伍,以增强补肝强肾之功,以治肝肾不足之风寒湿痹痛。

2) 北五加皮为萝摩科植物杠柳的根皮,为京、津地区所习用,但有毒性,须慎用。

【现代研究】 本品具有一定的抗炎、抗血小板聚集的作用,此外,细柱五加总皂苷灌胃则能促进小鼠网状内皮系统的吞噬功能。

桑 寄 生

【性味、归经与功效】 味苦、甘,性平。归肝、肾经。能养血,益肝肾,强筋骨,祛风湿。

【主治】

1) 风湿痹痛,腰膝痠痛,筋骨无力。对肝肾不足、气血亏虚而有风寒湿痹者尤为适用。方如独活寄生汤(《千金方》)。

2) 由血虚血燥所致的皮肤干燥,前人认为本品有"光皮肤"的作用。

【用法与用量】 9~15g。

【注意】 目翳者忌用。

【现代研究】 桑寄生不同提取物具有不同的降血脂作用。其有效成分槲皮素具有镇痛作用,其作用是中枢性的,不具有局部镇痛特点。

千 年 健

【性味、归经与功效】 味辛、苦,性温。归肝、肾经。本品辛散、苦燥、温通,可祛风湿,壮筋骨。

【主治】 风湿痹痛,筋骨无力。

【用法与用量】 4.5~9g。

老 鹳 草

【性味、归经与功效】 味苦、辛,性平。归肝、肾、脾经。本品辛散苦燥,可以祛风除湿,活血通络。

【主治】

1）风湿痹痛,拘挛麻木。

2）治湿热泻痢。

【用法与用量】 9~15g。

【现代研究】 本品有广谱抗菌、抗病毒、抗炎、止泻等作用,其抗炎作用可能与加强肾上腺皮质功能有关。

金钱白花蛇

【性味、归经与功效】 味甘、咸,性温,头部有毒。归肝经。本品善祛风湿,能"内走脏腑,外达皮肤",透畅筋骨。

【主治】

1）风湿痹痛,筋脉拘挛,肌肉麻木,口眼歪斜,半身不遂。

2）凡疠风顽痹,惊痫抽掣,隐疹瘙痒,破伤风等,属风毒壅于血分者。

3）《开元本草》主治"脚弱不能久立"。可用于乙脑等后遗瘫痪痿软之症。

【用法与用量】 水煎服,3~4.5g。研粉吞服 1~1.5g。

【注意】 阴虚有热者不宜服。

【现代研究】 α-环蛇毒具筒箭毒样作用,白花蛇具有一定的抗肿瘤作用和类似吗啡镇痛效果,且不易产生耐受性。

乌 梢 蛇

【性味、归经与功效】 味甘,性平。归肝经。作用与白花蛇相近而药力较缓。

【主治】

1）风湿痹痛,麻木,游走不定者,常与秦艽、羌活等配伍。

2）皮肤风疹瘙痒、疥癣等证,常与蝉衣、地肤子、当归、赤芍等配伍使用,方如乌蛇散（《中药大全》）。

【用法与用量】 9~12g。

【现代研究】 乌梢蛇提取液具抗炎、镇静、镇痛作用。

菝 葜

【性味、归经与功效】 味甘、酸,性平。归肝、肾经。祛风利湿,解毒消痈。

【主治】 用于风湿痹痛,淋浊,带下,泄泻,痢疾,痈肿疮毒,顽癣,烧烫伤。

【用法与用量】 10~30g。或浸酒,或入丸、散。

【现代研究】

1）菝葜水煎液对急慢性炎症均有抗炎作用。

2）复方菝葜片（菝葜、黄毛耳草）用于急性肠炎。临床观察 100 例,总有效率 92%。

穿 山 龙

【性味、归经与功效】 苦、微寒。归肝、肺经。祛风除湿,活血通络,止咳平喘。

【主治】

1)风湿痹痛,肌肤麻木,关节屈伸不利:本品能祛风除湿,活血通络,其性偏凉,以热痹多用,多单用穿山龙煎服或浸酒服,也可与桑枝、络石藤、忍冬藤等同用。

2)跌打损伤,劳损瘀滞疼痛:可用穿山龙水煎冲红糖、黄酒服用。

3)冠心病:本品活血通络,对瘀血阻滞心痛,与槐花等配伍,临床试用效果较好。

4)痰多咳喘:有清肺化痰、止咳平喘之功,用于肺热咳嗽,可与紫金牛、瓜蒌皮、黄芩等同用。

5)痈肿疮毒:鲜穿山龙、鲜苎麻根等量,捣烂外敷患处,有凉血消痈之功。

【用法与用量】 10~15g。

【注意】 腹泻便溏者慎用。

【现代研究】

1)对心血管系统作用:动物实验表明穿山龙有降压、减慢心率、兴奋呼吸的作用。

2)耐缺氧作用:可降低整体动物耗氧速度和增强耐缺氧能力的作用。

3)镇咳、平喘、祛痰作用:动物实验表明,穿山龙有明显的镇咳、祛痰、平喘作用。

透 骨 草

【性味、归经与功效】 辛、温。归肝、肾经。祛风除湿,活血止痛,软坚消痞。

【主治】

1)祛风除湿:用于风湿所致的各种病证,治新久风湿所致的各种病证。治新久风湿筋骨疼痛,可与防风、海风藤、豨莶草、当归等同用;治阴囊湿疹,可配川椒、防风、艾叶、甘草,煎水熏洗,日1次;治脚癣瘙痒,可配荆芥、防风、狼毒,水煎洗。

2)活血止痛:用于跌打瘀血肿痛,单用煎汤,烫洗患处。

3)软坚消痞:用于积聚痞块,单用为末,水调贴患处。

【用法与用量】 煎服9~15g。或入丸、散。外用适量。

【注意】 孕妇忌服。

【附注】 现代常用于风湿性关节炎,小儿麻痹后遗症,妇女外阴白斑等。

寻 骨 风

【性味、归经与功效】 苦、平。归肝经。祛风湿,通经络,止痛。

【主治】

1)风湿痹证:能祛风湿,通经络,止痛,用治风湿痹痛,肢体麻木,筋脉拘挛,关节屈伸不利,可单用煎汤,浸酒内服,亦可与威灵仙、川芎、羌活、防风、当归等祛风湿、活血药同用。

2)跌打损伤疼痛:用之能消肿止痛,可单用煎服,或取鲜草捣烂外敷。

3)胃痛:肝胃不和或脾胃不和所致脘腹胀痛,胃脘痞塞胀痛,食少泛酸者,可用本品与木香、橘皮、砂仁、吴茱萸等药同用。

4）牙痛:煎汤含漱。

5）痈肿:红肿热痛,可与寻骨风、车前草、苍耳草共用,水煎服。

6）急性乳腺炎:寻骨风30g,水煎取浓汁,打入鸡蛋一个,煮熟,临睡前服下(验方)。

【用法与用量】 9~15g。

【注意】 治疗风湿病用较大剂量,部分病人出现恶心,呕吐,上腹痛,不思饮食,头晕痛,乏力,心慌,咽干等,可减量用药或不用。

【现代研究】

1）对大鼠实验性关节炎有预防作用。

2）抗肿瘤作用:对艾氏腹水癌和腹水总细胞数均有明显的抑制作用。

3）治疗风湿性、类风湿性关节炎:将寻骨风制成流浸膏、浸膏片、注射液等不同剂型,用于风湿、类风湿性关节炎的急性炎症期与慢性关节炎疼痛,均取得一定疗效。

丝 瓜 络

【性味、归经与功效】 甘、平。归肺、胃、肝经。祛风、通络、活血

【主治】

1）风湿疼痛,筋脉拘挛,肢体麻痹:祛风通络,唯药力平和,临床多加入复方中应用,常配桑枝、防己、威灵仙等祛风湿止痛药。

2）跌打肿痛:本品有活血和络作用,可配伍桃仁、红花、乳香、没药等活血祛瘀之品。

3）胸胁疼痛:肝郁气滞,胸胁疼痛,咳嗽加剧者,本品能行气通络止痛,常配柴胡、枳壳、桔梗、瓜蒌皮等宽胸理气之品。

4）妇人产后气血壅滞,乳汁不通,乳痈肿痛:古方多单用,烧存性,温酒调服,或与穿山甲、王不留行、公英、漏芦等同用。

5）大便下血:干丝瓜烧灰存性,配等份槐花共为粉末,每服6g,饭汤调服,方如《普济方》丝瓜散。

【用法与用量】 3~12g。

【附注】

1）丝瓜络、夏枯草各30g,甘草10g,日1剂,早晚分服,可治甲状腺腺瘤。

2）用中楷体毛笔将丝瓜络糊剂涂于患处,可治眼部带状疱疹。

【现代研究】

1）抗炎作用:本品明显对抗棉球植入肉芽肿,并显著降低角叉菜胶所致的大鼠足趾肿胀疼痛。

2）对呼吸系统作用:对二氧化硫引起咳嗽的小鼠有抑制作用。

3）镇痛镇静作用:能减少小鼠对醋酸刺激的扭体反应次数,提高小鼠热板痛阈值,并能显著减少小鼠自发活力,对戊巴比妥钠有良好的协同作用。

4）其他:有人发现丝瓜络对实验动物的肝损伤有治疗作用,此外,还有强心及抑制瘤株生长、驱蛔、抗病毒、免疫调节作用。

第八节 解表祛湿药

凡能辛散解表、解肌祛湿的药物称为解表祛湿药。

本类药物味多辛温或辛凉,适用于外感风寒或风热挟湿、头身困重症状明显的表证。常用的药物有紫苏、荆芥、防风、羌活、麻黄、桂枝等。

现代研究证明,该类药物多具有不同程度的发汗解热、抗菌和抑制流感病毒等作用。

紫 苏

【性味、归经与功效】 味辛,性温,其气芳香。归肺、脾经。本品能发表散寒,开宣肺气,兼有芳香理气,祛暑化浊,和胃止呕作用。

【主治】

1) 外感风寒、内伤暑湿所致之头痛身困,恶寒发热,咳嗽痰多,胸闷呕恶,舌苔白腻等证,方如藿香正气散(《太平惠民和剂局方》)。

2) 胃热浊阻呕吐,可与黄连配伍,方如苏叶黄连汤。

【用法与用量】 5~9g。

【附注】

1) 紫苏与荆芥两者均能发汗解表,但紫苏散寒力强,且能理气;荆芥祛风力胜,炒制且能止血。

2) 紫苏临床上可分苏叶、苏梗、苏子。苏子属止咳平喘药。苏叶有发表散寒、行气宽中、解鱼蟹毒等功能。苏梗长于理气安胎,功能优于苏叶。传统用药,理气宽中安胎首选苏梗;发表散寒,解鱼蟹毒选苏叶。但现在全国大部分地区已经梗叶不分。

3) 苏梗配桔梗:苏梗行气宽中,温中止痛,理气安胎;桔梗宣通肺气,祛痰排脓,清咽利喉,升提利水。苏梗偏于下降理气,桔梗长于升提上行。二药伍用,一上一下,调理升降,开胸顺气,消胀除满。主治一切气机不畅,以致胸闷不舒,气逆等证(《施今墨对药临床经验集》)。

【现代研究】

1) 紫苏有一定的抗细菌作用,有较明显的抗真菌和抗病毒作用。

2) 紫苏对中枢神经系统有影响,其紫苏子油促进小鼠学习记忆功能与核酸、蛋白质和单胺类神经递质含量有关。

3) 紫苏酮对小鼠小肠推动力有显著增强作用。

荆 芥

【性味、归经与功效】 味辛,性温。归肺、肝经。本品轻扬疏散,祛风胜湿。生用发汗散风为胜,炒用胜湿为佳,荆芥炭止血。

【主治】

1) 风湿表证,症见恶寒发热,头痛身重,无汗不渴,舌苔白腻,脉浮濡,方如荆防败毒散(《外科理例》)。

2）风热或风湿上犯,目赤肿痛,鼻塞流泪。

3）风湿客蕴肌肤所致的湿疹、湿疮。

4）肝郁脾湿、湿浊下注的带下证,方如完带汤(《傅青主女科》)。

【用法与用量】　4.5～9g。

【附注】　荆芥配防风:荆芥辛而不烈,温而不燥,既散风寒,又散风热;防风味辛甘微温,甘缓不峻,治风通用,且能胜湿,外感风寒、风热、风湿皆可应用。二药伍用,并走于上,发散风寒,祛风胜湿之力增强。主治四时感冒,见发热恶寒,无汗,头身疼痛等症;风疹(类似荨麻疹),皮肤瘙痒症;疮疡初起诸症(《施今墨对药临床经验集》)。

【现代研究】

1）荆芥煎剂具有解热镇痛及抗病原微生物的作用。有学者研究发现,荆芥镇痛作用的主要成分为 d-薄荷酮。

2）荆芥挥发油具良好的抗炎作用。荆芥煎剂及荆芥与防风混合煎剂均有明显抑制小鼠耳郭肿胀作用,混合煎剂比单用荆芥煎剂效果更好。荆芥抗炎作用的主要成分为 L-胡薄荷酮。

防　　风

【性味、归经与功效】　味辛、甘,性温。归膀胱、肝、脾经。本品辛温散风,甘缓不峻,且能胜湿。

【主治】

1）风湿表证。方如荆防败毒散(《外科理例》)。

2）风寒湿痹,肩背肢节疼痛,尤多用于上半身疼痛。方如蠲痹汤(《百一选方》)。

3）本品尚有疏肝醒脾、升阳除湿之功,可用于肝郁脾虚,或脾阳不升,湿浊内困所致之大便泄泻,肠鸣腹痛,身困体重等,方如痛泻要方、升阳除湿汤(《兰室秘藏》)。

4）本品能祛风除湿,止痒收泪,可用于眼科风袭目赤、目痒流泪等证。

【用法与用量】　4.5～9g。

【附注】　防风配伍苍术:苍术辛香发散,苦温而燥,外可散寒解表,内能祛风除湿。二药伍用,可健脾燥湿,治疗水泻、飧泻。

【现代研究】　本品具有解热、镇静、抗炎、抗菌、抗过敏等作用。

羌　　活

【性味、归经与功效】　味辛、苦,性温。归膀胱、肾经。本品气雄而散,味薄上升,主散肌表游风及寒湿之邪,又可通利关节而止疼痛,对上半身及太阳膀胱经风寒湿邪尤为适用。本品性味辛温,其气升浮,还能升发清阳以助脾祛湿健运。

【主治】

1）风湿表证及风寒湿痹。方如九味羌活汤(《此事难知》)、蠲痹汤(《百一选方》)。

2）脾胃虚衰、脾阳不升、湿浊内阻所致的肠鸣腹泻、带下崩漏、鼻塞头痛、涕泪眵多等证。方如升阳除湿汤、丽泽通气汤(《兰室秘藏》)。

【用法与用量】　3～9g。

【注意】 本品辛温气雄,血虚、阴虚者慎用。

【附注】

1) 羌活配独活:二药均为散风除湿宣痹之药,功效相近,羌活主上半身之风寒痹痛,独活偏治下半身,二药相伍,用治全身关节疼痛、肿胀等,有良好效果。如羌活胜湿汤(《内外伤辨惑论》)。

2) 羌活配苍术:苍术辛苦温,气味辛烈,入脾胃经,健脾燥湿,为辟秽要药。羌活与之配伍,一为辛散去风,风能胜湿,二为健脾燥湿,二药相互促进,加强了除湿的作用,用治湿盛头重头痛,风湿痹痛。

【现代研究】 本品具有明显的镇痛、抗炎、增强免疫、改善血液流变性等作用。

麻 黄

【性味、归经与功效】 味辛、微苦,性温。归肺、膀胱经。本品辛散、苦降、温通,有发汗宣肺,平喘通阳,除湿利水之功。

【主治】

1) 寒湿表实证,症见恶寒发热,无汗不渴,头身肌肉关节困重疼痛或拘急疼痛,舌苔白滑腻,脉浮紧等,方如麻黄加术汤(《金匮要略》)。

2) 热痰壅肺咳喘证,如麻杏甘石汤《伤寒论》。

3) 风水泛滥,全身浮肿,肢节瘦楚证,如越婢加术汤(《金匮要略》)。

【用法与用量】 2~9g。

【注意】 湿病汗法宜微微似汗出,本品发汗作用较强,用量不宜过大,仅适用于寒湿表实证。

【附注】

1) 临床上麻黄用于风湿关节痛时,可用鹿衔草代替。

2) 麻黄配白术:麻黄可以祛寒外出。白术长于补脾益气而固表止汗,又可燥湿。《本草衍义补遗》云:"有汗则止,无汗则发,能消虚痰"。二药伍用,既可使麻黄发汗不致太过,又可加强胜湿之力,共达祛寒胜湿之功。

【现代研究】

1) 麻黄的成分已知有麻黄系生物碱、苯丙酸类、黄酮类等。麻黄的药理作用已有种种报告,以往一直认为这些药理作用主要是麻黄碱所引起,最近阐明麻黄的药理活性与共存的伪麻黄碱有很大关系。

2) 麻黄碱对泌尿系的影响主要表现为利尿作用,麻黄干浸膏及其单宁成分对慢性肾衰的实验研究结果提示:麻黄有抑制氧自由基的作用,其作用机制是:①抑制肌酐的产生。②抑制了羟自由基的产生,从而使甲基胍的产生量减少。

桂 枝

【性味、归经与功效】 味辛、甘,性温。归心、肺、膀胱经。本品辛温发散,甘温助阳,可行里达表,有温通一身之阳气,流畅血脉之功效。外可发汗解肌,透达营卫,温经除湿,内能温通心、脾、肾之阳气而消除痰饮水湿。

【主治】

1）寒湿表虚证，身体疼烦，不能自转侧，脉浮虚而涩。方如桂枝附子汤（《伤寒论》）。

2）心脾阳虚，痰饮内停，水气泛溢，心悸水肿等证。方如苓桂术甘汤（《伤寒论》）。

【用法与用量】 3~9g。

【注意】 阴虚火旺、咽喉疼痛、血症及孕妇均忌用。

【附注】

1）桂枝、麻黄均能发汗解表，但麻黄发汗作用较强，且能宣肺平喘，利水消肿，故肺气壅实，腠理致密之表实无汗者用之为宜；桂枝发汗作用缓和，且能温经通络，通阳化气，故营卫不和，腠理疏松之表虚自汗者用之较宜。

2）桂枝配伍白芍：桂枝辛散温通，和营解肌。白芍苦酸寒，和营敛阴。二药伍用，发汗之中寓有敛汗之功，白芍养血敛阴而不滞邪，桂枝和营解肌而不伤阴，一收一散，一温一寒，共用可通调血脉，缓急止痛，振奋中阳，调整脾胃，治疗虚寒性腹痛、四肢痠楚疼痛、自汗盗汗等症。

【现代研究】

1）桂枝通过不同的配伍有较好的发汗解肌作用。麻黄配桂枝对大鼠足跖部汗腺有一定兴奋作用，能使汗腺分泌增加，其解热和降温作用与发汗有关。

2）体外实验表明：桂枝水煎剂及醇提取物具有抗菌抗病毒作用，桂枝汤对甲醛性炎症有较强的抑制作用（《中药研究与文献检索》）。

细　辛

【性味、归经与功效】 味辛，性温，有小毒。归心、肺、肾经。本品芳香走窜，气盛味烈，能散寒湿，化寒饮，通鼻窍，且有较好止痛作用。

【主治】

1）风寒湿痹，关节拘挛疼痛，头痛，齿痛及鼻渊。

2）寒饮内停，痰多咳喘。

【用法与用量】 1~3g。外用适量。

【注意】 本品性味辛烈，用量宜少。忌与藜芦同用。

【附注】

1）细辛既能发散在表之风寒，也能祛散入里之风寒，故用于感冒风寒，鼻塞多涕，咽部有涎，可配荆芥、防风等。对头痛、牙痛、身痛等，可与羌活、白芷等同用。

2）细辛配伍五味子：细辛宣肺散邪，温肺化饮，五味子收敛肺气，二药伍用，以细辛之辛散，制五味子之酸敛，五味子之酸敛，制细辛之辛散，一散一敛，止咳平喘，可治寒痰喘咳或肺肾两虚的久咳。

【现代研究】

1）细辛有镇静、镇痛、局部麻醉及抗炎作用。其抗炎作用机制一方面通过增加肾上腺皮质功能，另一方面对炎症过程的炎症介质释放、毛细血管渗透性增强、渗出，白细胞游走，结缔组织增生等环节均有抑制作用。这种良好的抗炎作用，是中医用细辛治疗风湿痹痛的药理学基础之一。

2）细辛挥发油有明显的中枢抑制作用，小剂量给药，可使动物安静、驯服、自主活动明显减少；大剂量可使动物出现睡眠，并有明显的抗惊厥作用。

3）细辛挥发油能解除组胺、乙酰胆碱引起的离体气管痉挛，其α-细辛脑通过增强气管纤毛运动达到祛痰目的。现研究发现，细辛醚有一定抗癌活性。

木 贼

【性味、归经与功效】 味甘、苦，性平。入肺、肝经。本品中空而轻，其性升散，能发汗解肌、升散火郁又疏风祛湿，尤长于疏散肺与肝胆经风热之邪，退翳明目。

【主治】
1）风热湿邪引起的目赤翳障等证，可配菊花、白蒺藜、蝉衣等。
2）眼昏、眵多、羞明，可配防风、密蒙花；肝肾虚者，配枸杞、女贞子等。

【用法与用量】 3~6g。

【使用注意】 血虚目疾不宜用。

苍 耳 子

【性味、归经与功效】 味甘、苦，性温，有小毒。归肺经。本品温和疏达，苦以燥湿，甘缓不峻，有发汗散风，祛湿通窍之功。

【主治】
1）寒湿头痛、鼻渊流涕之证，方如苍耳散（《济生方》）。
2）皮肤风湿疮疹瘙痒及风湿痹痛、筋脉拘挛。

【用法与用量】 3~9g。

【注意】 本品有毒，不可过量服用。

【现代研究】
1）体外实验研究表明，本品具有一定抗病原微生物作用。
2）苍耳子对机体具有一定的免疫调节作用。

升 麻

【性味、归经与功效】 味辛、微甘，性微寒。归肺、脾、胃、大肠经。本品清浮上行，长于升举清阳之气，具有升发之性，能升举清阳之气，使阳气升腾，湿浊自化，并能宣毒透疹。

【主治】
1）脾胃虚衰，脾阳不升，湿浊内生之证。症见四肢困倦，身重节痛，大便泄泻，肠鸣腹痛，小便短少，舌淡，苔白腻，脉细弱，与柴胡、防风、羌活、黄芪等伍用具升阳除湿之功，方如升阳除湿汤（《兰室秘藏》）。
2）阳明热毒，斑疹不透，口舌生疮等证，方如清胃散（《脾胃论》）。

【用法与用量】 3~9g。

【注意】 本品偏于升阳，用量不宜过大。

柴　胡

【性味、归经与功效】　味苦，性微寒。归肝、胆经。本品芳香疏泄，解表散热，和解少阳，具有升发之性，能升举清阳之气，可达升阳除湿之功，具有疏肝止痛及截疟作用。

【主治】　脾虚阳气下陷，湿浊内生，肠鸣腹泻，崩漏带下等证。方如升阳益胃汤(《脾胃论》)、完带汤(《傅青主女科》)。

【用法与用量】3~9g。

【附注】

1) 柴胡配常山：柴胡与常山均有一定的截疟作用，柴胡疏解少阳枢机，截疟退热而治标，常山泄化痰湿积滞，劫痰截疟而治本，二者标本兼顾，则凝痰积湿自消，往来寒热得解。常山的抗疟作用，已被药理研究证实。

2) 柴胡配前胡：柴胡疏肝解郁而升清，前胡宣散风热，降气祛痰而主降，一升一降，一疏一宣，解热散风，调气止咳效佳，应用止咳时柴胡量须小于前胡，止胁痛时柴胡量可大于前胡。

3) 柴胡配枳实：柴胡透达少阳之邪以升清，枳实攻破阳明之邪以降浊，两药配用，升清降浊，少阳阳明同治，和解攻下并行，治少阳未解，里热已盛，清浊相混诸证。

【现代研究】

1) 柴胡不仅有明显的解热、镇痛、镇静及镇咳作用、抗炎和利胆作用，还有抗菌、抗病毒、抗疟等作用。

2) 柴胡抗炎作用机制与刺激肾上腺，促进肾上腺皮质系统有关。

白　芷

【性味、归经与功效】　味辛，性温。归胃、大肠、肺经。本品辛可散寒解表，祛风止痛，温燥除湿，芳香上达，又可通窍。

【主治】

1) 风湿头痛，眉棱骨痛，牙痛，鼻渊等证。尤善治阳明头痛、前额、眉棱骨痛。治疗头痛常配伍羌活、细辛；治疗鼻塞，常与辛夷、苍耳子同用。

2) 皮肤风湿瘙痒及风湿痹痛。

3) 妇女白带过多。常与乌贼骨、椿根皮等同用，可起燥湿清热、止带作用。方如白芷散(《妇人大全良方》)。

【用法与用量】　3~9g。

【注意】　血虚火旺的头痛及痈疡已溃者忌用。

【现代研究】　白芷有解热、镇痛、抗炎及抗菌等作用。

第九节　化痰祛湿药

凡能轻宣肺气、化湿祛痰的药物称为化痰祛湿药。

常用的化痰祛湿药有苦杏仁、桔梗、半夏、皂荚、枇杷叶等。

现代研究表明,该类药物多具有不同程度的祛痰、镇咳等作用。

苦 杏 仁

【性味、归经与功效】 味苦、辛,性温,有小毒。归肺、大肠经。本品具辛散苦降、温宣通利之性,有宣通肺气,止咳平喘,润肠通便,助三焦气化之功,可用于多种湿证。盖"肺主一身之气,气化则湿亦化也"(《温病条辨》)。

【主治】

1) 湿温初起,头痛身重,胸闷不饥,午后身热,苔白不渴,脉弦细而濡之证。方如三仁汤(《温病条辨》)。

2) 湿阻肺郁,营卫失和所致的汗证,具有舌苔滑腻,脉濡滑征象,笔者多以本品与薏苡仁、芦根、稽豆衣等配伍,每多获效。

3) 本品入肺经,具有止咳平喘功效,可随配伍不同而用于多种痰咳喘症。

4) 湿浊蕴结,蔽遏胸阳,阻滞心脉之心胸闷痛,心悸,脉结代等证。取其开宣肺气,宣通上焦,使气化则湿化,气行则血行。方如三仁汤加减。

5) 湿浊中阻,脾胃气滞而胸脘痞闷,胃痛腹胀,大便不爽,纳呆口黏,身倦嗜卧,苔腻,脉濡等证。方如藿朴夏苓汤(《感证辑要》)。

6) 湿邪内蕴,弥漫周身所致的多种病证,如眩晕、不寐、消渴、水肿、湿痹、淋证、面部黑斑、皮肤痤疮等。

【用法与用量】 4.5~9g。宜炒用,生品入煎剂宜后下。

【注意】 本品多脂,可滑肠通便,大便溏泄者慎用。

【附注】 杏仁配桃仁:杏仁苦、温,主入肺经气分。桃仁苦、甘、平,主入肝、心经血分。《名医别录》言桃仁"止咳逆上气"。《珍珠囊》:"治血结血秘血燥"。润肠通便的功用两药虽有不同,但又相须为用。杏仁长于治肺气郁滞之便秘,桃仁长于治血瘀有热之便结。然两药润肠通便的单用效力有限,用于阴虚津枯肠燥的便秘,常需与滋阴润燥药配伍使用。桃仁有类似杏仁的平喘止咳作用,用于治疗气逆喘咳,两药配伍应用可增强疗效。

【现代研究】

1) 口服小剂量苦杏仁,其所含苦杏仁苷在体内缓慢分解,产生微量氢氰酸,对呼吸中枢产生轻度抑制,使呼吸运动趋于安静而达到镇咳、平喘效应。

2) 苦杏仁苷及其水解产物具有镇痛作用。

桔 梗

【性味、归经与功效】 味苦、辛,性平。归肺经。本品辛散苦泄,质轻升浮,具有宣肺解表,发散风寒,祛痰止咳,消肿排脓之功。善于开提肺气,配入轻宣开泄之剂,可用于湿浊阻滞中上焦病证。

【主治】

1) 感冒风寒风热所致的咳嗽,均可与解表清热、理气化痰药相配,如银翘散、止嗽散中均有桔梗。

2) 湿温病,邪阻气分,表未尽解,邪未完全化热,舌苔灰白,不渴,脘中痞闷,不饥不食,与杏仁、白蔻仁、橘皮等同用。

3）痰热阻肺，咳嗽痰多，胸部憋闷，时出浊唾，久吐腥臭如米粥者，宜桔梗汤合千金苇茎汤加减。

4）本品作为"舟楫之剂"，载药清轻上浮，凡兼顾上焦的方剂均可加入，如藿香正气散（二加减正气散）、参苓白术散。

【用法与用量】 3~9g。

【注意】 咳血者不宜用。

【附注】

1）桔梗配鱼腥草：桔梗质轻入肺，祛痰排脓，善疗肺痈。鱼腥草辛寒入肺，味辛能宣散肺结，性寒可清热解毒。《滇南本草》："治肺痈咳嗽带脓血，痰有腥臭。"《本草经疏》言其"治痰热壅肺，发为肺痈吐脓血之要药"。用于治疗痰热壅肺，咳吐脓血之肺痈证，两药相配可增强疗效。

2）桔梗配杏仁：杏仁苦温，散寒降气止咳平喘，桔梗苦辛性平，开宣肺气，利咽祛痰，二药相伍，一降一宣，调达气机，宣肺疏风，止咳祛痰。治风寒、风热、肝郁所致的肺气不宣，咳喘痰多，胸闷咽痛音哑等证。

【现代研究】 桔梗根、根皮、须根、茎、叶、花及果均有非常显著的祛痰作用。目前认为，桔梗为恶心性祛痰药，其有效成分为皂苷。

半　夏

【性味、归经与功效】 味辛，性温，有毒。入脾、胃、肺经。本品辛散温燥，具燥湿化痰、散结消痞、降逆止呕之功。

【主治】

1）湿痰咳嗽，痰多清稀。方如二陈汤（《太平惠民和剂局方》）。

2）痰饮上逆，眩晕，呕吐，心悸。方如小半夏加茯苓汤（《金匮要略》）、半夏天麻白术汤（《医学心悟》）。

3）痰湿阻膈，胸脘痞闷，呕吐嗳气，食欲不振。多与厚朴、生姜、茯苓同用。方如半夏厚朴汤（《金匮要略》）。

4）本品尚能行湿润燥，通肠和胃，用治老人虚秘属火衰湿滞者。方如半硫丸（《太平惠民和剂局方》）。

【用法与用量】 3~9g。外用适量，磨汁涂或研末以酒调敷患处。

【注意】 燥热证忌用。孕妇慎用。反乌头。

【附注】 半夏配茯苓：半夏燥湿化痰，降逆而泄痰，茯苓健脾渗湿，脾健则湿痰无由而生，渗湿则湿痰有其出路。两药相合，半夏治痰之标，茯苓治痰之本，标本相兼，共收燥湿化痰之功，相须为用，常相配伍。

【现代研究】 中药半夏主要有镇咳、抗溃疡、抗早孕、抗肿瘤、抗心律失常、降血脂、糖皮质激素样作用，其毒性主要表现在遗传毒性方面和对黏膜的刺激。

猪　牙　皂

【性味、归经与功效】 味辛、咸，性温，有小毒。归肺、大肠经。本品辛散走窜，具有祛痰导滞,开窍通大便,散结消肿之功效。

【主治】

1) 痰浊阻塞,肺失清肃,胸闷咳喘,咯痰不爽,气道不利等症。如皂荚丸(《金匮要略》)。

2) 湿温久羁,三焦弥漫,下焦郁结,肠道闭塞,浊气上蒸,闭塞清窍而神志昏迷,少腹硬满,大便不下等症。方如宣清导浊汤(《温病条辨》),方中用皂荚子,子可直达下焦,通大便之虚闭,逐有形之湿邪。

3) 痈疽疮肿(未溃者)。

4) 中风口噤,牙关紧闭,痰喘胀满,不省人事。多外用,如通关散,以吹鼻取嚏,逐痰开窍。

【用法与用量】 1~1.5g。多入丸散用。外用适量,研末吹鼻取嚏或研末调敷患处。

【注意】 本品辛窜性烈,易伤正气,有小毒,非实邪痰浊者及虚弱人、孕妇等忌用。

枇 杷 叶

【性味、归经与功效】 味苦,性微寒。归肺、胃经。本品具清降苦泄之能,为清肺和胃之品,而有止咳化痰、降逆止呕的作用。

【主治】

1) 湿热证,暑湿伤肺,咳嗽喘息,可配伍葶苈子、六一散等泻肺降气,清暑利湿。

2) 湿热余邪未清,稽留三焦,脘中微闷,知饥不食,与藿香叶、佩兰叶、鲜荷叶、芦根等为伍,轻清芳化,宣畅上焦,以除三焦湿热余邪。

3) 湿热阻滞中焦,胃气上逆,恶心呕哕,可与苏叶、黄连等同用,方如苏叶黄连汤。

4) 湿热阻遏胸阳,心脉不畅,胸部憋闷,心胸疼痛,心悸,脉结代等证,以本品与藿香、佩兰、苦杏仁、苡仁、茵陈、郁金等伍用。

5) 消渴病,湿热内阻证,取本品清泄肺胃之功,可与茵陈、苍术、元参等配伍。

【用法与用量】 6~9g。

【注意】 寒嗽及胃寒作呕者慎用。

白 附 子

【性味、归经与功效】 辛、甘、温;有毒。归胃、肝经。燥湿化痰,祛风止痉,解毒散结。

【主治】

1) 中风痰壅,口眼㖞斜,破伤风:本品辛温燥烈,既能燥湿化痰,更善祛风止痉,为治风痰之要药。用于中风痰壅,口眼歪斜,半身不遂,常与天南星、半夏、川乌同用;若风痰阻滞经络,口眼歪斜,多与全蝎、僵蚕配伍,如《杨氏家藏方》牵正散。

2) 风痰眩晕,偏正头痛:本品辛温升散,功善燥湿痰,祛风痰,散风寒,尤善上行头面,而治头面之疾。用于风痰上犯,眩晕头痛,常与天南星、天麻、僵蚕等同用,如《丹溪心法附余》白附子丸;如风寒客于头中,偏正头痛,牵引两目,多与麻黄、川乌、全蝎等配伍,如《普济本事方》白附子散。

3) 痈疽肿毒,毒蛇咬伤:本品有解毒散结之功,用于痈疽肿毒,或跌打损伤,可与生天南星、生川乌、生草乌相配。

【用法与用量】 煎服,用制白附子3~6g。外用生品适量。

【注意】 辛温燥烈有毒,阴虚燥热动风之疾及孕妇忌用。生品一般不作内服。

【现代研究】 白附子具有镇静、抗惊厥、抗破伤风毒素的作用,对结核杆菌有抑制作用,另有抗癌活性。

第十节 导滞除湿药

凡能消导痰湿、食积,荡涤积滞的药物称为导滞除湿药。

莱 菔 子

【性味、归经与功效】 味辛、甘,性平。归肺、脾经。具有消食化痰,下气导滞作用。

【主治】

1) 湿浊食滞,胸闷腹胀,嗳腐吞酸,泻痢不爽,舌苔垢腻等症。

2) 咳嗽气喘痰多,方如三子养亲汤(《韩氏医通》)。

【用法与用量】 降气消食宜炒用;化痰定喘宜生用。4.5~9g。

【注意】 气虚及无食积者忌用。

【附注】

1) 莱菔子配鸡内金:消积破滞之力大增,既可消食,又可行气,对积滞中焦腹胀较重者尤为适宜。

2) 莱菔子配苏子、白芥子:化痰降气之力更大,适用于痰涎壅盛之气管炎、哮喘等疾病。

【现代研究】

1) 莱菔子具有止咳、化痰、平喘作用。含莱菔子的三子养亲汤水煎液具有明显的祛痰、镇咳作用,作用强度与苏菲咳相当。

2) 莱菔子具有增强离体胃、十二指肠平滑肌收缩的功能。

槟 榔

【性味、归经与功效】 味苦、辛,性温。归胃、大肠经。本品苦泄辛散,故有行气消积,利水化湿功效,并有杀虫作用。

【主治】

1) 寒湿疫,湿遏热伏,舌红而苔白,厚如积粉等热性病,方如达原饮(《温疫论》)。

2) 湿热积滞,痢疾滞下,方如芍药汤(《素问病机气宜保命集》)。

3) 水肿及脚气肿痛,方如鸡鸣散(《类编朱氏集验医方》)。

4) 对猪肉绦虫甚佳。对牛肉绦虫可伍以南瓜子,姜片虫可与乌梅等合用。

【用法与用量】 3~9g。

【注意】 本品既能破气杀虫,又有缓泻作用,故虚证宜慎用。

【现代研究】 槟榔具有兴奋M受体的作用,可使胃肠平滑肌张力升高,增加肠蠕动而致下泻,故可排出虫体。并使消化液分泌旺盛,食欲增加。现研究表明M和N受体之间存在相互调节关系。

大　黄

【性味、归经与功效】　味苦,性寒。归脾、胃、大肠、肝、心包经。本品苦寒沉降,峻下实热,荡涤肠胃,能攻积导滞,泻热通肠,导湿热从大便而出。

【主治】　湿热积滞,闭塞肠道,大便不爽,或阳明热盛,痞满燥实之便秘,泻痢后重,湿热黄疸,水肿等。方如芍药汤(《素问病机气宜保命集》)、承气汤、茵陈蒿汤(《伤寒论》)、己椒苈黄汤(《金匮要略》)等。

【用法与用量】　3~10g。用于泻下宜后下,不宜久煎。外用适量,研末调敷患处。

【注意】　体虚非湿热和腑实便秘者慎用。

【附注】

1) 大黄配芒硝:二药配伍,相互促进,泻热导滞,攻下破积,增强通便除满之力。现代研究表明,大黄能刺激大肠,增加推进性肠蠕动而促进排便。芒硝在肠中形成高渗盐溶液,使肠道保持大量的水分,容积增大,反射性地引起肠蠕动亢进而致泻。二药配伍,软坚泻热,通便的力量增强。

2) 大黄配荆芥穗:大黄苦寒,主沉降,力猛善行,为泻下之要药。荆芥穗味辛芳香,性温不燥,气质轻扬,长于升散。二药配伍,一升一降,相互制约,清升浊降,互相促进,共收清热通便之功。

3) 大黄与黄连相配:为大黄黄连泻心汤(《伤寒论》)。

【现代研究】　大黄具有免疫调节、清除氧自由基、抑菌抗炎、抗病毒、抗癌、抗衰老等药理作用。

附二 湿病常用中成药

第一节 湿病常用中成药概览

一画

乙肝宁颗粒

二画

二陈丸

二妙丸

八正合剂

九圣散

九味羌活丸(颗粒、口服液)

三画

三妙丸

三味蒺藜散

三金片

大活络丸

小青龙颗粒(合剂)

小活络丸

四画

马钱子散

天麻丸

木瓜丸

木香槟榔丸

五苓散

牛黄清心丸

午时茶颗粒

分清五淋丸

六一散

六合定中丸

六和茶

五画

甘露清毒丸

石淋通片

龙胆泻肝丸

四正丸

四妙丸

白带丸

半夏天麻丸

平胃丸

六画

老鹳草软膏

当归拈痛丸

伤湿止痛膏

舟车丸

妇科千金片

妇科分清丸

妇科白带丸

导赤丸

七画

尪痹片(颗粒)

利胆排石片

纯阳正气丸

八画

金钱草颗粒

参苓白术散

九画

茵陈五苓丸

枳实导滞丸

威喜丸

指迷茯苓丸

胃苓丸

香苏正胃丸

香连丸(片)　　　　　　　　　痧药
香连化滞丸　　　　　　　　　　湿热痹冲剂
香砂六君丸　　　　　　　　　　温经白带丸
香砂养胃丸　　　　　　　　　　寒湿痹颗粒
独活寄生丸　　　　　　　　　　疏风定痛丸
祛风舒筋丸　　　　　　　　　　葛根芩连片(丸)

十画　　　　　　　　　　　　**十四画**

眩晕宁片　　　　　　　　　　　豨莶丸
益元散　　　　　　　　　　　　豨桐丸
萆薢分清丸　　　　　　　　　　鼻渊舒口服液
　　　　　　　　　　　　　　　鼻窦炎口服液

十一画

清气化痰丸　　　　　　　　　　**十六画**
清淋颗粒
　　　　　　　　　　　　　　　橘红丸
十二画　　　　　　　　　　　癃清片

痛风舒胶囊　　　　　　　　　　**十九画**
暑症片
舒筋丸　　　　　　　　　　　　藿香正气水(软胶囊、口服液)
　　　　　　　　　　　　　　　藿胆丸

第二节　湿病常用中成药详解

乙肝宁颗粒

【组成】　黄芪　白花蛇舌草　茵陈　金钱草　党参　蒲公英　制何首乌　牡丹皮　丹参　茯苓　白芍　川楝子

【功效】　补气健脾,活血化瘀,清热解毒。

【主治】　用于慢性肝炎属于脾气虚弱,血瘀阻络,湿热毒蕴证,症见胁痛,腹胀,乏力,尿黄。对急性肝炎属于上述证候者,亦有一定的疗效。

【制剂】　颗粒剂,每袋17g(无糖型3g)。

【用法与用量】　口服,一次1袋,一日3次,儿童酌减。

【注意事项】　服药期间忌食油腻、辛辣食物。

【处方来源】　《中华人民共和国药典》(一部)2005版第290~291页。

二　陈　丸

【组成】　陈皮　半夏(制)　茯苓　甘草

【功效】　燥湿化痰,理气和胃。

【主治】　用于痰湿停滞导致的咳嗽痰多,胸脘胀闷,恶心呕吐。

【制剂】　水丸。

【用法与用量】　口服,一次9~15g,一日2次。

【处方来源】 《中华人民共和国药典》(一部)2005 版第 294 页。

【临床应用】 本方为化痰和胃,治疗痰湿之要方,多用于呼吸、消化系统疾病。适用于脾虚痰湿阻滞引起的痰饮、痞满等证。主要指征为咳嗽痰多,色白易咯,脘腹胀满,纳呆呕恶,舌苔白润,脉滑等。现代医学诊断为慢性气管炎、肺气肿、咳嗽痰多并伴有食欲不振等胃肠症状者;慢性胃肠炎兼有咳嗽痰多呕吐者;耳源性眩晕有上述痰湿见症者均可参考使用。此外,运用本方加味可治疗多种痰凝为患的疾病,如痰气郁结之梅核气,中风后遗症之偏瘫,梅尼埃综合征,痰湿头痛,脾虚湿盛所致的多寐等。

二 妙 丸

【组成】 苍术 黄柏

【功效】 燥湿清热。

【主治】 用于湿热下注,足膝红肿热痛,下肢丹毒,白带,阴囊湿痒。

【制剂】 水丸,每袋6g。

【用法与用量】 口服,一次 6~9g,一日 2 次。

【处方来源】 《中华人民共和国药典》(一部)2005 版第 295 页。

八 正 合 剂

【组成】 瞿麦 车前子(炒) 萹蓄 大黄 滑石 川木通 栀子 甘草 灯心草

【功效】 清热,利尿,通淋。

【主治】 用于湿热下注,小便短赤,淋沥涩痛,口燥咽干。

【制剂与规格】 合剂。每瓶装:100ml;120ml;200ml。

【用法与用量】 口服,一次 15~20ml,一日 3 次,用时摇匀。

【注意事项】 请在医生指导下使用。

【处方来源】 《中华人民共和国药典》(一部)2005 版第 308~309 页。

【临床应用】

1) 热淋:运用本方加减治疗热淋获良效,能有效降低患者尿蛋白、红细胞及脓细胞的阳性率。辨证为湿热下注的急性肾盂肾炎、女性菌尿症的患者,也可使用本方加减治疗。

2) 急性肾炎:本病属中医学水肿、腰痛等范畴。以本品为主,辅以西药能有效治疗急性肾炎,不但迅速消除水肿,且改善肾功能,消除蛋白尿。

九 圣 散

【组成】 苍术 黄柏 紫苏叶 苦杏仁 薄荷 乳香 没药 轻粉 红粉

【功效】 解毒消肿,燥湿止痒。

【主治】 用于湿毒瘀阻肌肤所致的湿疮,臁疮,黄水疮,症见皮肤湿烂,溃疡,渗出脓水。

【制剂】 散剂。

【用法与用量】 外用,用花椒水或食用油调敷或撒布患处。

【注意事项】 不可内服。
【处方来源】 《中华人民共和国药典》(一部)2005 版第 320 页。

九味羌活丸(颗粒、口服液)

【组成】 羌活 防风 苍术 细辛 川芎 白芷 黄芩 甘草 地黄
【功效】 解表,散寒,除湿。
【主治】 外感风寒挟湿导致的恶寒发热,无汗,头痛且重,肢体酸痛。
【制剂】 水丸,每袋 6g;颗粒剂,每袋 15g;口服液,每支 10ml。
【用法与用量】 姜葱汤或温开水送服,水丸,一次 6~9g,颗粒剂一次 15g,口服液一次 20ml,一日 2~3 次。
【处方来源】 《中华人民共和国药典》(一部)2000 版第 320~323 页。
【临床应用】 本品主要用于外感风寒,兼有湿邪蕴热之证。如感冒:表现为恶寒发热,头痛无汗,口苦微渴,全身作痛;痹证:症见关节作痛,痛无定处,局部怕冷,而扪之发热,寒热错杂;头痛:因风寒外袭所致头痛,兼见恶风无汗,口渴症。

三 妙 丸

【组成】 苍术(炒) 黄柏(炒) 牛膝
【功效】 清热燥湿。
【主治】 用于湿热下注所致的痹病,症见足膝红肿热痛,下肢沉重,小便黄少。
【制剂】 水丸,每袋 6g。
【用法与用量】 口服,一次 6~9g,一日 2~3 次。
【注意事项】 孕妇慎用。
【处方来源】 《中华人民共和国药典》(一部)2005 版第 295 页。

三味蒺藜散

【组成】 蒺藜 冬葵果 方海
【功效】 清湿热,利尿。
【主治】 用于湿热下注,小便热痛。
【制剂】 散剂。
【用法与用量】 口服,一次 3~4.5g,一日 2~3 次。
【处方来源】 《中华人民共和国药典》(一部)2005 版第 326 页。

三 金 片

【组成】 金樱根 菝葜 羊开口 金沙藤 积雪草
【功效】 清热解毒,利湿通淋,益肾。
【主治】 用于下焦湿热,热淋,小便短赤,淋沥涩痛;急、慢性肾盂肾炎,膀胱炎,尿路感染属肾虚湿热下注证者。

【制剂与规格】　片剂。小片相当于原药材 2.1g,大片相当于原药材 3.5g。

【用法与用量】　口服,小片一次 5 片,大片一次 3 片,一日 3~4 次。

【处方来源】　《中华人民共和国药典》(一部)2005 版第 326 页。

【临床应用】　本品常用于治疗热淋,也可用于急慢性肾炎。

1) 淋证:本品对下焦湿热之热淋疗效确切,能有效治疗现代医学之尿路感染,降低复发。其作用机制可能与其显著的抗菌、抗炎、利尿作用,能在体外、体内对抗大肠杆菌的黏附,同时还能明显提高机体的非特异性免疫机能和体液免疫机能有关。也可联用抗生素进行治疗。此外对于糖尿病、急慢性前列腺炎合并尿路感染,症见小便短赤,淋沥涩痛等也可使用。

2) 急、慢性肾炎:本病属中医学水肿、虚劳、腰痛等范畴。本品能有效地控制细菌感染,使菌尿转阴,症状消失,同时能减少患者肾盂肾盏的瘢痕组织。

3) 肾功能不全、肾病综合征:本病属中医学溺毒、虚劳、关格等范畴。本品能有效降低患者 TC、TG 及 24 小时尿蛋白量,提高 HDL-C 水平,改善患者的甲皱微循环。

大 活 络 丸

【组成】　蕲蛇　乌梢蛇　威灵仙　两头尖　麻黄　贯众　甘草　羌活　肉桂　广藿香　乌药　黄连　熟地黄　大黄　木香　沉香　细辛　赤芍　没药(制)　丁香　乳香(制)　僵蚕(炒)　天南星(制)　青皮　骨碎补(烫、去毛)　豆蔻　安息香　黄芩　香附(醋制)　玄参　白术(麸炒)　防风　龟甲(醋淬)　葛根　虎骨(油酥)　当归　血竭　地龙　犀角　麝香　松香　牛黄　冰片　红参　制草乌　天麻　全蝎　何首乌

【功效】　祛风止痛,除湿豁痰,舒筋活络。

【主治】　中风痰厥引起的瘫痪,足痿痹痛,筋脉拘急,腰腿疼痛及跌打损伤,行走不便,胸痹等症。

【制剂与规格】　大蜜丸。每丸重 3.5g。

【用法与用量】　温黄酒或温开水送服。一次 1 丸,一日 1~2 次。

【注意事项】　孕妇忌服。

【处方来源】　《全国中成药处方集》,现收载于《部颁标准中药成方制剂》第六册第 12 页。

【临床应用】　本品组方攻补兼施,寒热并用,邪正兼顾,为舒筋活络,扶正祛邪之良剂。临床用于:

1) 脑血管病偏瘫:本病属中医之中风范畴。使用本品对提高患者肌力,减轻自觉症状有较好的疗效。但如为脑出血等出血性偏瘫,在出血期应禁用。

2) 癫痫:本病属中医之痫病范畴。使用本品治疗中医辨证属风痰内扰之癫痫具有一定的疗效。

3) 高脂血症:高脂血症属中医学"痰湿"、"血瘀"范畴。患者常伴有气滞血瘀征象,利用本品重在舒筋活络的功效,能表现出降低患者血清总胆固醇(TC)、三酰甘油(TG)的作用。

小青龙颗粒(合剂)

【组成】　麻黄　桂枝　白芍　干姜　细辛　甘草(蜜炙)　法半夏　五味子

【功效】　解表化饮,止咳平喘。

【主治】　风寒水饮,恶寒发热,无汗,喘咳痰稀。

【制剂】　颗粒剂,每袋13g、6 g(无糖);合剂,每瓶100ml、120ml。

【用法与用量】　口服,一次颗粒剂1袋、合剂10~20ml,一日3次,用时摇匀。

【处方来源】　《中华人民共和国药典》(一部)2005 版第 353 页。

【临床应用】　本方所针对的病机为表寒外束,水饮内阻。其主症当为:恶寒,发热,无汗,头身疼痛,干呕,咳嗽,喘息,痰多稀薄,苔薄白而滑,脉浮或弦紧;副症当为:或渴,或噎,或小便不利、少腹满,或脉弦细滑。现代医学诊断为急、慢性支气管炎,喘息性支气管炎,支气管哮喘,肺气肿,肺源性心脏病等见上述证候者也可使用。

小 活 络 丸

【组成】　胆南星　制川乌　制草乌　地龙　乳香(制)　没药(制)

【功效】　祛风散寒,化痰除湿,活血止痛。

【主治】　用于风寒湿邪闭阻、痰瘀阻络所致的痹病,症见肢体关节疼痛,或冷痛,或刺痛,或疼痛夜甚,关节屈伸不利、麻木拘挛。

【制剂与规格】　大蜜丸,每丸重3g。

【用法与用量】　黄酒或温开水送服,一次1丸,一日2次。

【注意事项】　孕妇禁用。

【处方来源】　《中华人民共和国药典》(一部)2005 版第 356~357 页。

【临床应用】　本品系活血通络、搜风祛湿之剂,临床多用于治疗中风及痹证。现代医学诊断为脑血栓形成、脑出血后遗症的半身不遂,及风湿性关节炎、类风湿性关节炎、坐骨神经痛等病可参考使用。

马 钱 子 散

【组成】　马钱子(沙烫)　地龙(焙黄)

【功效】　祛风湿,通经络。

【主治】　用于风湿闭阻所致的痹病,症见关节疼痛,臂痛腰痛,肢体肌肉萎缩。

【制剂】　散剂,每袋 0.6g(含士的宁 7.2~8.8mg)。

【用法与用量】　口服,每晚用黄酒或开水送服。一次 0.2g,如无反应,可增至 0.4g,最大服量不超过 0.6g;老人及体弱者酌减。

【注意事项】　本品含毒性药,不可多服。服药后约 1 小时可能出现汗出,周身发痒,哆嗦等反应,反应严重者可请医生处理。13 岁以下儿童、孕妇及身体虚弱者、心脏病、严重气管炎、单纯性高血压患者禁服。忌食生冷食物。

【处方来源】　《中华人民共和国药典》(一部)2005 版第 359 页。

天 麻 丸

【组成】 天麻 羌活 独活 杜仲(盐炒) 牛膝 粉萆薢 附子(制) 当归 地黄 玄参

【功效】 祛风除湿,通络止痛,补益肝肾。

【主治】 用于风湿瘀阻、肝肾不足所致的痹病,症见肢体拘挛,手足麻木,腰腿痠痛。

【制剂与规格】 水蜜丸或大蜜丸,大蜜丸每丸重9g。

【用法与用量】 口服,水蜜丸一次6g,大蜜丸一次1丸,一日2~3次。

【注意事项】 孕妇慎用。请在医生指导下使用。

【处方来源】 《中华人民共和国药典》(一部)2005版第361~362页。

【临床应用】 本品临床常用于治疗脑血管意外之半身不遂,偏头痛,风湿性关节炎,腰膝疼痛,手足麻木,小儿麻痹症及高血压等,证属肝肾不足,邪入经络者。

木 瓜 丸

【组成】 木瓜 当归 川芎 白芷 威灵仙 狗脊(制) 牛膝 鸡血藤 海风藤 人参 制川乌 制草乌

【功效】 祛风散寒,除湿通络。

【主治】 用于风寒湿闭阻所致的痹病,症见关节疼痛、肿胀、屈伸不利、局部畏恶、风寒、肢体麻木、腰膝痠软。

【制剂与规格】 糖衣浓缩丸,每10丸重1.8g。

【用法与用量】 口服,一次30丸,一日2次。

【注意事项】 孕妇禁用。

【处方来源】 《中华人民共和国药典》(一部)2005版第363页。

【临床应用】 本品用于治疗风湿性关节炎,坐骨神经痛,腰肌劳损,类风湿性关节炎属正气不足、寒湿痹阻者。

木香槟榔丸

【组成】 木香 槟榔 枳壳 陈皮 青皮(醋炒) 香附(醋制) 三棱(醋炙) 莪术(醋炙) 黄连 黄柏(酒炒) 大黄 牵牛子(炒) 芒硝

【功效】 行气导滞,泻热通便。

【主治】 用于湿热内停,赤白痢疾,里急后重,胃肠积滞,脘腹胀痛,大便不通。

【制剂】 水丸,每袋6g。

【用法与用量】 口服,一次3~6g,一日2~3次。

【注意事项】 孕妇禁用。

【处方来源】 《中华人民共和国药典》(一部)2005版第364页。

五 苓 散

【组成】 茯苓 泽泻 猪苓 肉桂 白术(炒)

【功效】　温阳化气,利湿行水。

【主治】　用于阳不化气,水湿内停所致的水肿,症见小便不利,水肿腹胀,呕逆泄泻,渴不思饮。

【制剂】　散剂。

【用法与用量】　口服,一次 6~9g,一日 2 次。

【处方来源】　《中华人民共和国药典》(一部)2005 版第 365 页。

【临床应用】　本品属表里双解剂。现代将本品常用于治疗泄泻、水肿、黄疸、痰饮等病证,这些病证都是以水气内停为主的病证。从现代医学角度看,本品主治病证中,急慢性肾炎、肾病综合征、尿潴留、急慢性肠炎、呕吐腹泻,以及体腔积液等疾病占较大比例,这些疾病均有体液增多或体液局部停留的病变。经对五苓散主治医案的统计分析,得出五苓散方证的主症为小便不利、呕逆、水肿、泄泻、舌质淡、舌白腻或薄白、脉沉或脉滑。其基本病机是三焦气化失司,水气内停;脾运不健是其病变之关键。本品的临证加减也十分常见,一般加味的规律为:①在上述五苓散证主症基础上,见舌质暗,加活血化瘀药如丹参、泽兰、郁金、赤芍等。②在上述五苓散证主症基础上,见苔黄腻,加清热药如连翘、苡仁、茵陈、金银花等。③在五苓散方健脾、渗湿、利水、温通、解表等功效方面,根据临床辨证的侧重点而加大某方面功效的力度。常用的加味药为:健脾助运加黄芪、党参、淮山药、苡仁、麦芽、枳壳,渗湿化湿加苡仁、半夏、砂仁、木瓜、石菖蒲、陈皮、厚朴,利水加车前子、桑寄生、萆薢、海金沙、椒目、五加皮,温通加附子、炮姜,解表加藿香、柴胡、白芷、防风、生姜,补肾加桑寄生、巴戟天。④在黄疸同时伴有舌质淡或舌质淡红,苔白腻或薄白或白厚,脉沉或脉滑或脉濡或脉浮,加茵陈、秦艽。而减味变化的一般规律为:去桂枝组与去白术组多见于热象较明显,而加入性寒利水药如车前子、苡仁、滑石、黄柏。去泽泻组与去猪苓组多为寒滞阳虚,而加入附子、干姜、黄芪等药。总之,以本方为主加减可治疗多种以水气为患所致的病证。如:

1) 肾性水肿:本品对小儿及成人肾炎水肿均有较好疗效。方中白术、茯苓健脾运湿,使水湿得以运化而上归于肺;猪苓、泽泻从肺以通调水道;肉桂温肾、通阳化气以助脾之蒸腾与膀胱气化。因此,本品在临床中能治疗由外感或内伤所致的脾、肺、肾三脏功能失调而产生的水肿症。

2) 心性水肿:五苓散加味治疗慢性肺源性心脏病心力衰竭及慢性充血性心脏病心力衰竭所致的心性水肿,每获良效。

3) 头痛、眩晕:本品对水湿泛滥所致的头痛,偏头痛,眩晕有较好疗效,现代医学诊断为梅尼埃综合征也可使用。

4) 中心性视网膜病:以本品为主,辅以维生素 B、维生素 C,临床每获良效。

5) 其他:本品对寒湿凝滞、气滞血瘀之痹证具有较好的疗效。现代医学诊断为类风湿关节炎、关节腔积液可参考本证使用。

牛黄清心丸

【组成】　牛黄　当归　川芎　甘草　山药　黄芩　苦杏仁(炒)　大豆黄卷　大枣(去核)　白术(炒)　茯苓　桔梗　防风　柴胡　阿胶　干姜　白芍　人参　六神曲(炒)　肉桂　麦冬　白蔹　蒲黄(炒)　麝香　冰片　水牛角浓缩粉　羚羊角　朱砂　雄黄

【功效】　清心化痰,镇惊祛风。

【主治】 用于风痰阻窍所致的头晕目眩,痰涎壅盛、神志混乱,言语不清及惊风抽搐、癫痫。

【制剂与规格】 大蜜丸,每丸重 3g;水蜜丸,20 粒重 1.5g。

【用法与用量】 口服,大蜜丸一次 1 丸,水蜜丸一次 1.5g,一日 1 次。

【注意事项】 孕妇慎用。请在医生指导下使用。

【处方来源】 《中华人民共和国药典》(一部)2005 版第 385~386 页。

【临床应用】 本品临床常用于中风、眩晕、惊悸等病证。现代医学之高血压、癫痫、脑血管后遗症、面神经麻痹、精神或神经疾患等,证属心火偏旺、风痰阻络者均可参考使用。

1)眩晕:证属虚火上扰,肝阳上亢,症见眩晕,昏胀,健忘,失眠,胸闷且烦,面部常有烘热感,大便干结,小便黄,口苦且干,舌质红,苔薄黄,脉弦滑。以本品治疗获良效。

2)痫证:痰热内闭,蒙蔽清窍之痫证,发作时意识不清,喉有痰声,呕吐涎沫,四肢抽动,发无定时,忽作忽止,舌红,苔黄腻,脉弦滑数。使用本品获良效。

3)呃逆及重症健忘:本品可用于治疗证属痰火上逆之顽固性呃逆及证属本虚标实、痰火上扰之重症健忘。

4)口腔疾病:口舌生疮,牙龈肿痛,口腔黏膜溃疡及急慢性咽炎,可含服本品,每次约 1g,每日数次。

临床上应严格区分局方牛黄清心丸与万氏牛黄清心丸。两者的处方不一样,功能主治也有很大差异。本品为局方牛黄清心丸,"万氏方"之功能为清热解毒,开窍豁痰,用于热毒偏盛,内入心包,痰热内闭所致的谵语,神昏,高热,烦躁等症。

午时茶颗粒

【组成】 苍术 柴胡 羌活 防风 白芷 川芎 广藿香 前胡 连翘 陈皮 山楂 枳实 麦芽(炒) 甘草 桔梗 六神曲(炒) 紫苏叶 厚朴 红茶

【功效】 祛风解表,化湿和中。

【主治】 用于外感风寒,内伤食积证,症见恶寒发热,头痛身楚,胸脘满闷,恶心呕吐,腹痛腹泻。

【制剂】 颗粒剂,每袋 6g。

【用法与用量】 开水冲服,一次 6g,一日 1~2 次。

【处方来源】 《中华人民共和国药典》(一部)2005 版第 378 页。

分清五淋丸

【组成】 木通 车前子(盐炒) 黄芩(盐炒) 茯苓 猪苓 黄柏 大黄 萹蓄 瞿麦 知母 泽泻 栀子 甘草 滑石

【功效】 清热泻火,利尿通淋。

【主治】 用于湿热下注所致的淋证,症见小便黄赤,尿频尿急,尿道灼热涩痛。

【制剂】 水丸,每袋 6g。

【用法与用量】 口服,一次 6g,一日 2~3 次。

【注意事项】 孕妇慎用

【处方来源】 《中华人民共和国药典》(一部)2005 版第 393~394 页。

六 一 散

【组成】　滑石粉　甘草

【功效】　清暑利湿。

【主治】　内服用于感受暑湿所致的发热、身倦,口渴泄泻、小便黄少;外用治痱子。

【制剂与规格】　散剂,每包6g。

【用法与用量】　调服或包煎服,一次 6~9g,一日 1~2 次;外用,扑撒患处。

【注意事项】　饮食宜清淡;孕妇慎用。

【处方来源】　《中华人民共和国药典》(一部)2005 版第 399 页。

【临床应用】　本品用于治疗膀胱炎、尿道炎、腹泻及皮肤过敏、百日咳、药物中毒。另外,外用敷贴皮肤有收湿作用,可用于治疗皮肤湿疹。

六合定中丸

【组成】　广藿香　紫苏叶　香薷　木香　檀香　厚朴(姜炒)　枳壳(炒)　陈皮　桔梗　甘草　茯苓　木瓜　白扁豆(炒)　山楂(炒)　六神曲(炒)　麦芽(炒)　稻芽(炒)

【功效】　祛暑除湿,和中消食。

【主治】　用于夏伤暑湿,宿食停滞,寒热头痛,胸闷恶心,吐泻腹痛。

【制剂】　水丸,每袋6g。

【用法与用量】　口服,一次 3~6g,一日 2~3 次。

【处方来源】　《中华人民共和国药典》(一部)2005 版第 399~400 页。

六 和 茶

【组成】　岗梅　鬼羽箭　贯众　倒扣草　连翘　金银花　荆芥　薄荷　苍术　青蒿

【功效】　清热祛湿,消食导滞。

【主治】　感冒发热,头身倦怠,四肢不适,食滞饱胀。主要用于治疗夏季上呼吸道感染。

【制剂与规格】　茶剂,每包18.8g。

【用法与用量】　口服,水煎服或开水冲服,空腹热服。一次 1 包,一日 2~3 次。

【处方来源】　《国家中成药标准汇编》内科肺系(一)分册 420 页。

甘露消毒丸

【组成】　滑石　茵陈　石菖蒲　木通　射干　豆蔻　连翘　黄芩　川贝母　藿香　薄荷

【功效】　芳香化浊,清热解毒。

【主治】　暑湿蕴结,身热肢瘆,胸闷腹胀,尿赤黄疸。

【制剂】　水丸。

【用法与用量】　口服,一次 6~9g,一日 2 次。

【处方来源】 《温热经纬》又名普济解疫丹,现收载于《部颁标准中药成方制剂》第九册第 54 页。

【临床应用】 本品系芳香化浊,清热利湿,解毒之剂。临床主要用于夏令暑湿季节,凡见湿温、暑湿及黄疸等,属湿热并重,邪留气分者,皆可用本品治之。运用本品的基本指征是:身热困倦,胸闷腹胀,口淡尿赤,舌苔白腻或干黄。临床应用甚广,如:急、慢性肝炎,伤寒,钩端螺旋体病,病毒性脑炎,流行性脑炎,扁桃体炎,口腔感染,湿疹以及热重于湿型的各类发热病人。

石 淋 通 片

【组成】 广金钱草

【功效】 清热利尿,通淋排石。

【主治】 用于湿热下注所致的石淋、热淋,症见尿频、尿急、尿痛或尿有砂石。尿路结石、肾盂肾炎见上述证候者。

【制剂与规格】 每片含干浸膏 0.12g。

【用法与用量】 口服,1 次 5 片,1 日 3 次。

【处方来源】 《中华人民共和国药典》(一部)2005 版第 414 页。

龙胆泻肝丸

【组成】 龙胆 柴胡 黄芩 栀子(炒) 泽泻 木通 车前子(盐炒) 当归(酒炒) 地黄 甘草

【功效】 清肝胆,利湿热。

【主治】 用于肝胆湿热所致的头晕目赤,耳鸣耳聋,耳肿疼痛,胁痛口苦,尿赤涩痛,湿热带下。

【制剂与规格】 蜜丸,每丸 6g;水丸,每袋 6g。

【用法与用量】 口服,蜜丸,一次 1~2 丸,一日 2 次;水丸,每次 3~6g,每日 2 次。

【注意事项】 孕妇及胃寒者慎用。忌食辛辣食物。脾胃虚弱者不易久服。

【处方来源】 《中华人民共和国药典》(一部)2005 版第 415~416 页。

【临床应用】

1)急性黄疸性肝炎,高血压病属肝火上扰者。

2)急性尿路感染属湿热下注者,如急性肾盂肾炎、急性膀胱炎。

3)出血性疾病属肝胆湿热郁结者,如白血病、支气管扩张、糜烂性胃炎出血者及蛛网膜下腔出血者。

4)皮肤病,如阴囊湿疹、脂溢性皮炎、痤疮、带状疱疹等。

5)其他,如偏头痛、中风、急性阑尾炎。

四 正 丸

【组成】 广藿香 香薷 紫苏叶 白芷 檀香 木瓜 法半夏 厚朴(姜炙) 大腹

皮　陈皮　白术(麸炒)　桔梗　茯苓　槟榔　枳壳(麸炒)　山楂(炒)　六神曲(麸炒)　麦芽(炒)　白扁豆(去皮)　甘草

【功效】　祛暑解表,化湿止泻。

【主治】　用于内伤湿滞,外感风寒引起的头晕身重,恶寒发热,恶心呕吐,饮食无味,腹胀泄泻。

【制剂与规格】　蜜丸,每丸重6g。

【用法与用量】　姜汤或温开水送服,一次2丸,一日2次。

【处方来源】　《中华人民共和国药典》(一部)2005版第419页。

四 妙 丸

【组成】　苍术　牛膝　黄柏(盐炒)　薏苡仁

【功效】　清热利湿。

【主治】　湿热下注,足膝红肿,筋骨疼痛。

【制剂与规格】　水丸。每15粒重1g。

【用法与用量】　口服,一次6g,一日2次。

【处方来源】　《部颁标准中药成方制剂》第五册第43页。

【临床应用】　本品多用于湿热下注之痿证、湿热带下、下部湿疮等。症见足膝灼热红肿疼痛,或下肢痿软无力,或带下黄稠,下阴湿痒,小便短黄,舌苔黄腻。

1)痿证:因湿热浸淫所致,症见肢体逐渐出现软弱无力,以下肢最为常见,或兼见微肿,手足麻木,顽痒,扪及微热,身重面黄,胸脘痞闷,小便短黄,舌苔黄腻,脉濡数。现代医学诊断为急性感染性多发性神经炎见上述证候者也可使用。

2)热痹:症见肢体关节疼痛,痛处红肿灼热,筋脉拘急,日轻夜重,兼有发热,心烦,小便短黄,舌质红,脉滑数。现代医学诊断为类风湿性关节炎、风湿热等病见上述证候者也可使用。

3)带下:湿热下注,症见带下色黄,外阴灼热或瘙痒,小便短黄,头晕倦怠,胸闷不畅,食欲不佳,脉濡数,苔黄腻。现代医学诊断为女性生殖系统炎症见上述证候者也可使用。

4)小儿过敏性紫癜:症见两小腿下1/3至足背部有较密集的片状紫癜,呈紫红色,稍高起于皮肤,压之不褪色,微痒,有浸润感,伴有身困乏力,纳呆食少,溲赤黄,便干,舌红,苔薄黄腻,脉细数。证属外感风热,挟湿下注,伤及血络。

白 带 丸

【组成】　黄柏(酒炒)　椿皮　白芍　当归　香附(醋制)

【功效】　清热、除湿、止带。

【主治】　用于湿热下注所致的带下病,症见带下量多、色黄、有味,另外,可用于男性尿后溢浊。

【制剂与规格】　浓缩水丸,每袋6g;蜜丸,每丸9g。

【用法与用量】　口服,浓缩水丸,一次6g,蜜丸,一次9g,一日2次。

【处方来源】　《中华人民共和国药典》(一部)2005版第425页。

【临床应用】　用于阴道炎、宫颈炎、子宫内膜炎、前列腺炎、糖尿病等。

半夏天麻丸

【组成】　法半夏　天麻　黄芪　人参　苍术　白术　茯苓　陈皮　泽泻　六神曲　麦芽　黄柏

【功效】　健脾祛湿,化痰熄风。

【主治】　适用于脾虚聚湿生痰,眩晕,头痛,如蒙如裹,胸脘满闷。

【制剂与规格】　蜜丸,每丸6g。

【用法与用量】　口服,一次6g,一日2~3次,温开水送服。

【注意事项】　忌食生冷油腻食物。

【处方来源】　《中国药物大词典》第316页。

【临床应用】　高血压病、梅尼埃综合征、结核性脑膜炎等证属脾虚生湿、化痰上扰者。

平　胃　丸

【组成】　苍术(炒)　厚朴(制)　陈皮　甘草(炙)

【功效】　燥湿健脾,宽胸消肿。

【主治】　用于脾胃湿盛,不思饮食,脘腹胀满,恶心呕吐,吞酸,嗳气。

【制剂与规格】　水丸。每19粒重1g。

【用法与用量】　口服,一次6g,一日2次;饭前服用。

【处方来源】　《太平惠民和剂局方》,现收载于《部颁药品标准中药成方制剂》第十册第35页。

【临床应用】　本品为化湿和胃的代表方,临床常用于治疗脾胃不和,不思饮食,心腹胁肋胀满疼痛,口苦无味,恶心呕吐,嗳气吞酸,面色萎黄,泄泻等证候。现代医学诊断为急、慢性胃炎,慢性肠炎,消化不良,胃肠功能紊乱等,属脾虚湿阻、胃降不和者也可使用。

老鹳草软膏

【组成】　老鹳草

【功效】　除湿解毒,收敛生肌。

【主治】　内用于四肢麻木痹痛,外用于湿毒蕴结所致的湿疹、痈、疔疮、疖及小面积水、火烫伤。

【用法与用量】　外用适量,涂敷患处,一日1次。

【处方来源】　《中华人民共和国药典》(一部)2005版第429页。

【临床应用】　用于湿疹、疔疮、痈、疖及小面积水、火烫伤等。

当归拈痛丸

【组成】　当归　葛根　党参　苍术　升麻　苦参　泽泻　白术　知母　防风　羌活

黄芩　猪苓　茵陈　甘草

【功效】　清热利湿,祛风止痛。

【主治】　适用于风湿阻络,骨节疼痛,胸膈不利,或湿热下注,足趺红肿热痛,或溃疡流脓水者,疮疡。

【制剂与规格】　水丸,每18粒重1g。

【用法与用量】　口服,一次9g,一日2次。

【注意事项】　忌食辛辣、油腻之物。

【处方来源】　《中国药学大词典》第307页。

【临床应用】　治血尿。

伤湿止痛膏

【组成】　生川乌　生草乌　乳香　没药　生马钱子　丁香　肉桂　荆芥　防风　老鹳草　香加皮　积雪草　骨碎补　白芷　山奈　干姜　水杨酸甲酯　薄荷脑　冰片　樟脑　芸香浸膏　颠茄流浸膏

【功效】　祛风湿,活血止痛。

【主治】　用于风湿性关节炎,肌肉痛,瘀血肿痛,扭伤等。

【制剂与规格】　橡胶膏剂。

【用法与用量】　将患处洗净,然后局部外贴。

【注意事项】　孕妇慎用。皮肤过敏、局部皮肤破损、糜烂有渗液及外伤化脓者,不可使用。

【处方来源】　《中华人民共和国药典》2005年版(一部)439~440页。

【临床应用】　风湿性关节炎。

舟车丸

【组成】　牵牛子(炒)　大黄　甘遂(醋制)　红大戟(醋制)　芫花(醋制)　青皮(醋制)等

【功效】　行气利水。

【主治】　用于蓄水腹胀、四肢浮肿、胸腹胀满、停饮喘急、大便秘结、小便短少。

【制剂与规格】　水丸,每袋重6g。

【用法与用量】　口服。每次1.5~3g,一日1次。

【注意事项】　孕妇及久病气虚者忌服,勿与甘草同用。

【处方来源】　《部颁标准・中药成方制剂》第三册第175页。

【临床应用】　急慢性肾盂肾炎、腹膜炎、肝硬化或血吸虫晚期之腹水等属水气相壅之实证。

妇科千金片

【组成】　千金拔　金樱根　穿心莲　功劳木　单面针　当归　鸡血藤　党参

【功效】　清热除湿,益气化瘀。

【主治】 用于湿热瘀阻所致的带下病、腹痛,症见带下量多,赤白相杂,阴部瘙痒,月经量多,伴有精神倦怠,腰痠如折,尿频尿赤,头晕心烦,小腹疼痛,舌红苔黄,脉滑数等。

【制剂与规格】 薄膜衣片或糖衣片,每片重 0.32g。

【用法与用量】 口服,每次 6 片,一日 3 次,温开水送下。

【注意事项】 忌辛辣油腻。

【处方来源】 《中华人民共和国药典》2005 版(一部)459~460 页。

【临床应用】 盆腔炎、子宫内膜炎、宫颈炎证属湿热下注、气血不足者。

妇科分清丸

【组成】 当归　白芍　川芎　地黄　栀子　黄连　石韦　海金沙　甘草　川木通　滑石

【功效】 清热利湿,活血止痛。

【主治】 用于湿热瘀阻下焦所致的妇女热淋证,症见尿急、尿频、尿少涩痛、尿赤浑浊。

【制剂与规格】 水丸。

【用法与用量】 口服,一次 9g,一日 2 次。

【注意事项】 孕妇慎用。

【处方来源】 《中华人民共和国药典》2005 年版(一部)460~461 页。

【临床应用】 膀胱炎、泌尿系感染证见湿热下注者。

妇科白带丸

【组成】 茯苓　山药　薏苡仁　粉萆薢　杜仲　续断　龙骨　煅牡蛎　芡实　赤石脂　肉豆蔻衣　椿皮　葛根　天花粉　青黛

【功效】 健脾利湿,补肾固冲,收涩止带。

【主治】 适用于脾虚湿盛、肾虚不固所致的带下、腹泻等病。

【制剂与规格】 水丸剂:每 50 粒重 3g。

【用法与用量】 口服。每次 3g,一日 3 次,温开水送服。

【注意事项】 忌生冷寒凉之品。

【处方来源】 《中华人民共和国药典》(一部)2000 版。

【临床应用】 慢性盆腔炎、慢性肠炎有上述证候者。

导　赤　丸

【组成】 连翘　黄连　栀子(姜炒)　川木通　玄参　天花粉　赤芍　大黄　黄芩　滑石

【功效】 清热泻火,利尿通便。

【主治】 用于火热内盛所致的口舌生疮,咽喉疼痛,心胸烦热,小便短赤,大便秘结。

【制剂与规格】 蜜丸,每丸重 3g。

【用法与用量】 口服,一次 1 丸,一日 2 次。

【注意事项】 周岁以内小儿慎服。

【处方来源】　《中华人民共和国药典》(一部)2005 版第 454 页。
【临床应用】　口腔炎症、泌尿系疾病、慢性前列腺炎及病毒性心肌炎。

尪痹片(颗粒)

【组成】　地黄　熟地黄　续断　附子(制)　独活　骨碎补　桂枝　淫羊藿　防风　威灵仙　皂刺　羊骨　白芍　狗脊(制)　知母　伸筋草　红花
【功效】　补肝肾,强筋骨,祛风湿,通经络。
【主治】　久痹体虚,关节疼痛,局部肿大、僵硬、畸形,屈伸不利,类风湿性关节炎见有上述证候者。
【制剂与规格】　片剂:每片重 0.25g,颗粒剂:每袋装 3g、6g。
【法与用量】　口服,片剂一次 7~8 片,颗粒剂一次 6g,一日 3 次。
【注意事项】　孕妇慎服。
【处方来源】　《部颁标准·中药成方制剂分册》第十六册第 61 页。
【临床应用】　本品对肝肾两虚型之类风湿性关节炎,症见肌肉、关节疼痛,局部肿大,僵硬变形,屈伸不利,手足不温,腰痛痠软者有较好疗效。

利胆排石片

【组成】　金钱草　茵陈　黄芩　木香　郁金　大黄　槟榔　枳实(麸炒)　芒硝(精制)　厚朴(姜炙)
【功效】　清热利湿,利胆排石。
【主治】　用于湿热蕴毒、腑气不通所致的胁痛、胆胀,症见胁肋胀痛、发热、尿黄、大便不通。
【制剂与规格】　片剂。
【用法与用量】　口服。排石:一次 6~10 片,一日 2 次;炎症:一次4~6片,一日 2 次。
【注意事项】　体弱、肝功能不良者慎用;孕妇禁用。
【处方来源】　《中华人民共和国药典》(一部)2005 年版473~474页。
【临床应用】　胆道结石、胆道感染、胆囊炎见上述证候者。

纯阳正气丸

【组成】　广藿香　半夏(制)　木香　陈皮　丁香　肉桂　苍术　白术　茯苓　朱砂　硝石(精制)　硼砂　雄黄　金礞石(煅)　麝香　冰片
【功效】　温中散寒。
【主治】　用于暑天感寒受湿,腹痛吐泻,胸膈胀满,头痛恶寒,肢体痠重。
【制剂与规格】　水丸。
【用法与用量】　口服,一次 1.5~3g,一日 1~2 次。
【注意事项】　孕妇禁用。
【处方来源】　《中华人民共和国药典》(一部)2005 年版484~485 页。

复方金钱草颗粒

【组成】 广金钱草　车前草　石韦　玉米须

【功效】 清热祛湿,利尿通淋。

【主治】 适用于尿路感染,泌尿系结石,属湿热下注证者。

【制剂与规格】 颗粒剂,每袋装 10g。

【用法与用量】 口服。一次 1~2 袋,一日 3 次,开水冲服。

【注意事项】 忌生冷油腻。

【处方来源】 《部颁标准·中药成方制剂》第 18 册第 206 页。

参苓白术散

【组成】 人参　茯苓　白术(炒)　山药　白扁豆(炒)　莲子　薏苡仁(炒)　砂仁　桔梗　甘草

【功效】 补脾胃,益肺气。

【主治】 用于脾胃虚弱,食少便溏,气短咳嗽,肢倦乏力。

【制剂】 散剂。

【用法与用量】 口服,一次 6~9g,一日 2~3 次。

【处方来源】 《中华人民共和国药典》(一部)2005 版第 510 页。

【临床应用】 本品常用于脾虚挟湿证。症见食少便溏,或泻或吐,脘闷不舒,形体虚弱,面色萎黄,舌质淡,苔白腻,脉虚缓。

1) 泄泻:本品重在补气健脾,兼祛湿止泻,可广泛用于各种脾气虚弱的泄泻。现代医学诊断为慢性结肠炎、功能性消化不良、肠易激惹综合征等见上述证候均可应用。

2) 水肿:现代医学诊断为慢性肾炎、肝硬化腹水以及功能性水肿等均可以本品为主随证加减治疗。

3) 咳喘:本品对咳喘,证属脾虚不运、痰浊阻肺,症见咳嗽气喘,痰多色白多沫,胸闷不适,神疲倦怠,纳差,腹胀便溏,舌淡胖,苔白腻,脉缓滑者有较好的疗效。现代医学诊断为急慢性支气管炎见上述证候者也可应用。

4) 高脂血症:本病属中医的"痰浊"等范畴。临床治疗的基本方可采用参苓白术散加减:白参、白术、茯苓各 10g,陈皮、泽泻、生山楂各 15g,桔梗、炙甘草各 5g。加味:内热者,加大黄、虎杖、槐花;湿盛者,加苍术;肝阳上亢者,加决明子、野菊花;肝火上炎者,加龙胆草;血瘀者,加丹参、没药;阴虚者,加沙参、玉竹、女贞子。每日 1 剂,2 个月为一个疗程。

茵陈五苓丸

【组成】 茵陈　泽泻　茯苓　猪苓　白术(炒)　肉桂

【功效】 清湿热,利小便。

【主治】 用于肝胆湿热,脾肺郁结引起的湿热黄疸,脘腹胀满,小便不利。

【制剂与规格】 水丸。每 20 粒重 1g。

【用法与用量】　口服,一次 6g,一日 2 次。

【处方来源】　《医宗金鉴》,现收载于《部颁标准·中药成方制剂》第四册第 109 页。

【临床应用】　本品常用于湿热黄疸,如湿重于热,症见胸脘满闷,头重身困,大便并不秘结,而小便不利的证候较为显著时尤为适用。现代医学诊断为肝炎、肝硬化腹水见上述证候者也可使用。此外,本品尚能治疗以下疾病。

1) 高脂血症:高脂血症属中医学"痰湿"、"血瘀"范畴。其发病基础是痰浊瘀阻为标,脏腑功能不足为本,属本虚标实之证。本方与丹参、山楂配伍能有效地治疗高脂血症。近年来的研究表明,茵陈、泽泻、猪苓、茯苓等均可通过抑制外源性血清总胆固醇(TC)、三酰甘油(TG)的吸收与内源性 TC、TG 的合成,而影响血脂的分布、运转和清除,并有改善肝内脂肪代谢的作用。加入丹参以活血化瘀,山楂消食散瘀、降脂。全方共奏健脾利湿,行气化痰,活血散瘀之功,能有效地治疗高脂血症。

2) 眩晕:证属脾虚湿困,痰浊中阻,蒙闭清窍,症见胸闷气短,心悸易汗,失眠多梦,肢体麻木,腰膝酸软等,脉沉细或弦滑,舌苔白者亦可使用。

枳实导滞丸

【组成】　枳实(炒)　大黄(姜汁炙)　黄连　黄芩　六神曲(炒)　白术(炒)　茯苓　泽泻

【功效】　消积导滞,清热利湿。

【主治】　用于饮食积滞,湿热内阻所致的脘腹胀痛,不思饮食,大便秘结,痢疾里急后重。

【制剂】　水丸,每袋 6g。

【用法与用量】　口服,一次 6~9g,一日 2 次。

【处方来源】　《中华人民共和国药典》(一部)2005 版第 515~516 页。

威 喜 丸

【组成】　茯苓　猪苓

【功效】　利湿,补肾,固下。

【主治】　肾虚遗精,妇女白带。

【制剂与规格】　水丸剂,每 50 粒重约 3g。

【用法与用量】　口服,一次 6~9g,一日 2 次。

【注意事项】　忌食醋。

【处方来源】　《部颁标准·中药成方制剂》第 13 册第 126 页。

指迷茯苓丸

【组成】　茯苓　枳壳(麸炒)　半夏(制)　芒硝

【功效】　燥湿和中,化痰通络。

【主治】　痰饮留伏,筋络挛急,臂痛难举。

【制剂与规格】 水丸。

【用法与用量】 口服,一次 9g,一日 2 次。

【注意事项】 便溏者不宜服用。

【处方来源】 《部颁标准·中药成方制剂》第 10 册第 108 页。

胃 苓 丸

【组成】 苍术(炒) 厚朴(制) 陈皮 白术(炒) 茯苓 泽泻 猪苓 甘草 肉桂

【功效】 消胀利水。

【主治】 用于呕吐泄泻,胸腹胀满,小便短少。急、慢性肠胃炎,症见湿浊中阻者。

【制剂与规格】 水丸,每 8 粒重 1g。

【用法与用量】 口服,一次 6g,一日 1~2 次。

【处方来源】 《部颁标准·中药成方制剂》第 9 册第 122 页。

香苏正胃丸

【组成】 广藿香 紫苏叶 香薷 陈皮 厚朴(姜制) 枳壳(炒) 砂仁 白扁豆(炒) 山楂(炒) 六神曲(炒) 麦芽(炒) 茯苓 甘草 滑石 朱砂

【功效】 解表化湿,和中消食。

【主治】 用于小儿暑湿感冒,症见头痛发热,停食停乳,腹痛胀满,呕吐泄泻,小便不利。

【制剂与规格】 蜜丸,每丸重 3g

【用法与用量】 口服,一次 1 丸,一日 1~2 次,周岁以内小儿酌减。

【注意事项】 孕妇忌服。

【处方来源】 《中华人民共和国药典》2005 版(一部)521~522 页。

香连丸(片)

【组成】 黄连(吴茱萸制) 木香

【功效】 清热化湿,行气止痛。

【主治】 用于大肠湿热所致的痢疾,症见大便脓血,里急后重,发热腹痛。肠炎、细菌性痢疾见上述证候者。

【制剂】 水丸、片剂。

【用法与用量】 口服,水丸一次 3~6g,片剂一次 5 片,一日 2~3 次;小儿酌减。

【处方来源】 《中华人民共和国药典》(一部)2005 版第 521 页。

【临床应用】 本品主要用于治疗湿热痢疾,现代使用本品治疗急性细菌性痢疾,已大量应用于临床并取得了确切的效果。黄连为治痢佳品,但其性苦寒,易伤脾败胃,故方中多以吴茱萸炮制,意在制其寒凉,以顾护脾胃。此外,也有使用本品治疗浅表性胃炎,获良效。

香连化滞丸

【组成】　黄连　木香　黄芩　枳实(麸炒)　陈皮　青皮(醋炙)　厚朴(姜炙)　槟榔(炒)　滑石　白芍(炒)　当归　甘草

【功效】　清热利湿,行血化滞。

【主治】　湿热凝滞引起的里急后重,腹痛下痢。

【制剂与规格】　蜜丸,每丸重6g

【用法与用量】　口服,一次2丸,一日2次。

【注意事项】　孕妇忌服。

【处方来源】　《部颁标准·中药成方制剂》第7册第121页。

香砂六君丸

【组成】　木香　砂仁　党参　白术(炒)　茯苓　炙甘草　陈皮　半夏(制)

【功效】　益气健脾,和胃。

【主治】　用于脾虚气滞,消化不良,嗳气食少,脘腹胀满,大便溏泄。

【制剂】　水丸。

【用法用量】　口服,一次6~9g,一日2~3次。

【处方来源】　《中华人民共和国药典》(一部)2005版第524~525页。

【临床应用】　用于脾胃气虚,湿阻痰聚,气滞胃逆所致的嗳气食少、脘腹胀满、泄泻。现代医学诊断为胃及十二指肠溃疡,慢性胃炎,慢性胆囊炎,胃肠功能紊乱等,临床见上述证候者均可应用。

1) 十二指肠溃疡:本病属中医的"胃脘痛"、"嘈杂"、"吞酸"范畴,临床应用表明本品具有较好的抗十二指肠溃疡复发的作用,对脾胃虚寒的抗复发作用明显优于脾虚胃热证。

2) 慢性溃疡性结肠炎:本病属中医的"肠风"、"脏毒"范畴,脾虚、肝郁湿热是本病的主要病机,临床上本品对脾胃虚弱型慢性溃疡性结肠炎具有较好疗效。

3) 肿瘤患者的辅助治疗:肿瘤患者,特别是晚期癌症患者,多见脾胃气虚,本品能有效改善脘腹胀满、呕吐等症。

4) 其他:治疗胸痹,本方合丹参、鸡血藤、葛根可治疗胸痹,证属脾胃虚弱,气虚血瘀者。

香砂养胃丸

【组成】　木香　砂仁　白术　陈皮　茯苓　半夏(制)　香附(醋制)　枳实(炒)　豆蔻(去壳)　厚朴(姜制)　广藿香　甘草

【功效】　温中和胃。

【主治】　用于胃阳不足、湿阻气滞所致的胃痛、痞满,症见胃痛隐隐,脘闷不舒,呕吐酸水,嘈杂不适,不思饮食,四肢倦怠。

【制剂】　水丸。

【用法与用量】　口服,一次9g,一日2次。

【处方来源】 《中华人民共和国药典》(一部)2005 版第 525~526 页。

【临床应用】 本品多用于治疗痞满、胃痛、泄泻、呕吐、纳呆等,现代医学诊断为消化性溃疡、慢性胃炎、功能性消化不良见上述证候者可用。

1)痞满:表现为胃脘不舒,痞塞胀满,纳呆食少,气短乏力,体倦懒言,便溏,舌淡苔白,脉沉缓或弦滑。可用本品补气健脾,升降气机。

2)胃痛:表现为胃脘隐隐胀痛,绵绵不断,喜按,泛酸,神疲乏力,便溏,舌淡苔白,脉沉。可用本品温阳益气,健中止痛。

3)泄泻:表现为大便时溏时泻,迁延反复,食后脘腹胀满,稍进油腻泄泻加剧,神疲肢倦,舌淡苔白,脉沉缓。可用本品健脾益气止泻。凡现代医学之慢性胃炎,胃神经官能症,胃及十二指肠溃疡,以及胃大部分切除术后见上述证候者均可使用。

独活寄生丸

【组成】 独活 桑寄生 熟地黄 牛膝 细辛 秦艽 茯苓 肉桂 防风 川芎 党参 甘草 当归(酒制) 白芍 杜仲(盐水制)

【功效】 养血舒筋,祛风除湿。

【主治】 用于风寒湿痹,腰膝冷痛,屈伸不利。

【制剂与规格】 大蜜丸。每丸重 9g。

【用法与用量】 口服,一次 1 丸,一日 2 次。

【处方来源】 《备急千金要方》,现收载于《部颁标准·中药成方制剂》第二册第 179 页。

【临床应用】 本品临床常用于治疗肝肾两虚、风寒湿痹之本虚标实证,以及风寒湿痹日久而致肝肾不足,气血两虚的痹痛证候。凡属上述证候而见腰部痠冷而痛,转侧不利,或腰酸膝软而痛,关节屈伸不利,入夜痛甚或游走不定,阴雨天增剧,舌淡苔薄白,脉细弱等症者,皆可选用本品。

祛风舒筋丸

【组成】 防风 桂枝 麻黄 威灵仙 制川乌 制草乌 苍术(炒) 茯苓 木瓜 秦艽 骨碎补(炒) 牛膝 甘草 海风藤 青风藤 穿山龙 老鹳草 茄根

【功效】 祛风散寒,除湿活络。

【主治】 用于风寒湿闭阻所致的痹病,症见关节疼痛,局部畏恶风寒,屈伸不利,四肢麻木,腰腿疼痛。

【制剂】 大蜜丸,每丸重 7g。

【用法与用量】 口服,一次 1 丸,一日 2 次。

【注意事项】 孕妇慎用。

【处方来源】 《中华人民共和国药典》(一部)2005 版第 552~553 页。

眩晕宁片

【组成】 泽泻 白术 茯苓 陈皮 半夏(制) 女贞子 墨旱莲 菊花 牛膝

甘草

【功效】　健脾利湿,滋肾平肝。

【主治】　痰湿中阻、肝肾不足引起的头昏头晕等症。

【制剂与规格】　片剂。每片相当于总药材 3g。

【用法与用量】　口服,一次 4~6 片,一日 3~4 次。

【处方来源】　《部颁标准·中药成方制剂》第十八册第 291 页。

【临床应用】　本品常用于痰浊中阻,肝肾不足所致的眩晕证。症见头晕目眩,胸闷恶心,时吐痰涎,头胀头痛,面部潮红,腰膝酸软,口苦,脉弦等。现代医学之梅尼埃综合征、高血压等所致眩晕见上述证候者也可使用。

益 元 散

【组成】　滑石　甘草　朱砂

【功效】　清暑利湿。

【主治】　用于感受暑湿,身热心烦,口渴喜饮,小便短赤。

【制剂】　散剂,每袋 6g。

【用法与用量】　口服,一次 6g,一日 1~2 次。

【处方来源】　《中华人民共和国药典》(一部)2005 版第 573~574 页。

萆薢分清丸

【组成】　粉萆薢　石菖蒲　甘草　乌药　益智仁(炒)

【功效】　分清化浊,温肾利湿。

【主治】　肾不化气,清浊不分,小便频数,时下白浊。

【制剂与规格】　水丸。每 20 粒重 1g。

【用法与用量】　口服,一次 6~9g,一日 2 次。

【注意事项】　忌食油腻、茶、醋及辛辣刺激性物。

【处方来源】　《丹溪心法》萆薢分清饮方加减,现收载于《部颁标准中·药成方制剂》第一册。

【临床应用】　本品临床常用于治疗肾气虚弱,湿浊下注之膏淋,症见小便频数,浑浊不清,白如米泔水,形体消瘦,腰膝酸软,舌淡,苔腻,脉细弱无力。现代医学诊断为乳糜尿、慢性前列腺炎见上述证候者可参考使用。

清气化痰丸

【组成】　酒黄芩　瓜蒌仁霜　半夏(制)　胆南星　陈皮　苦杏仁　枳实　茯苓

【功效】　清肺化痰。

【主治】　用于痰热阻肺所致的咳嗽痰多,痰黄黏稠,胸腹满闷。

【制剂】　水丸。

【用法与用量】　口服,一次 6~9g,一日 2 次;小儿酌减。

【处方来源】　《中华人民共和国药典》(一部)2005 版第 612 页。

【临床应用】 本品临床常用于痰热壅肺之咳嗽、哮喘等病证。症见咳嗽痰黄,黏稠难咯,胸膈痞满,口渴,大便或干,发热,甚则咳喘胸痛,或痰中带血,舌质红,苔黄腻,脉滑数。现代医学诊断为肺炎,肺脓肿,肺结核,急、慢性支气管炎见上述证候者可使用。

清 淋 颗 粒

【组成】 瞿麦　萹蓄　木通　车前子(盐炒)　滑石　栀子　大黄　炙甘草
【功效】 清热泻火,利水通淋。
【主治】 用于膀胱湿热所致的淋证、癃闭,症见尿频涩痛,淋沥不畅,小腹胀痛,口干咽燥。
【制剂】 颗粒剂,每袋 10g。
【用法与用量】 口服,一次 10g,一日 2 次,小儿酌减。
【处方来源】 《中华人民共和国药典》(一部)2005 版第 621 页。

痛风舒胶囊

【组成】 大黄　车前子　泽泻　川牛膝　防己
【功效】 清热,利湿,解毒。
【主治】 湿浊瘀阻,留滞关节经络,气血不畅所致的痛风病。
【制剂与规格】 胶囊剂,每粒 0.3g,每盒 24 粒。
【用法与用量】 饭后口服,一次 2~4 粒,一日 3 次。
【注意事项】 体弱者慎服,孕妇忌服。
【处方来源】 晶珠藏药。

暑 症 片

【组成】 猪牙皂　细辛　薄荷　广藿香　木香　白芷　防风　陈皮　半夏(制)
桔梗　甘草　贯众　白矾(煅)　雄黄　朱砂
【功效】 祛暑避瘟,化浊开窍。
【主治】 用于夏令中恶昏厥,牙关紧闭,腹痛吐泻,四肢发麻。
【制剂】 片剂。
【用法与用量】 口服,一次 2 片,一日 2~3 次;必要时将片研成细粉,取少许吹鼻取嚏。
【处方来源】 《中华人民共和国药典》(一部)2005 版第 629 页。

舒 筋 丸

【组成】 马钱子　麻黄　独活　羌活　桂枝　甘草　千年健　牛膝　乳香(醋制)
木瓜　没药(醋制)　防风　杜仲(盐制)　地枫皮　续断
【功效】 祛风除湿,舒筋活血。
【主治】 用于风寒湿痹,四肢麻木,筋骨疼痛,行步艰难。
【制剂】 大蜜丸,每丸 3g。

【用法与用量】 口服,一次 3g,一日 1 次,小儿酌减。

【注意事项】 孕妇忌服。

【处方来源】 《中华人民共和国药典》(一部)2005 版第 636~637 页。

痧 药

【组成】 丁香 苍术 天麻 麻黄 大黄 甘草 冰片 麝香 蟾酥(制) 雄黄 朱砂

【功效】 祛暑解毒,辟秽开窍。

【主治】 用于夏令贪凉饮冷,感受暑湿,症见猝然闷乱烦躁,腹痛吐泻,牙关紧闭,四肢逆冷。

【制剂】 水丸,每 33 粒丸重 1g。

【用法与用量】 口服,一次 10~15 丸,一日 1 次;小儿酌减,或遵医嘱。外用研细吹鼻取嚏。

【注意事项】 按规定用量服用,不宜多服;孕妇禁用。

【处方来源】 《中华人民共和国药典》(一部)2005 版第 638~639 页。

湿热痹冲剂

【组成】 防风 防己 地龙 萆薢 苍术 黄柏 生薏米 川牛膝 威灵仙 连翘 金银藤

【功效】 疏风清热,利湿通络止痛。

【主治】 风湿性关节炎,类风湿性关节炎。

【制剂与规格】 颗粒剂,每袋 10g。

【用法与用量】 口服。每次 1~2 袋,每日 2~3 次。小儿量酌减或遵医嘱。

【注意事项】 忌辛辣油腻之物。孕妇慎用。密闭贮藏。

【处方来源】 中华全国中医学会内科分会痹证学组协定处方。

【临床应用】 用于痹证湿热阻络证候,主要临床表现为肌肉关节疼痛,局部灼热红肿,得冷则舒,痛不可近,关节屈伸不利,甚则步履艰难,不能活动,可涉及一个或多个关节,并多兼有发热、口渴、烦闷不安等全身症状,舌苔黄腻或黄燥,脉象滑数。

温经白带丸

【组成】 鹿角霜 煅牡蛎 莲须 陈皮 煅龙骨 盐黄柏 炒白术 制厚朴 核桃仁 茯苓 赤芍 车前子 柴胡 炒苍术

【功效】 温经散寒,祛湿,固涩止带。

【主治】 湿注带下,月经不调,头晕眼花,腰疫胸闷。

【制剂与规格】 蜜丸剂,每丸重 9g。

【用法与用量】 口服,一次 1 丸,一日 2 次。

【注意事项】 忌生冷食物。

【临床应用】 本方为温阳散寒,祛湿止带之剂。用于治疗肾阳虚衰,脾土不得温煦,寒湿内生,下注带脉而致的带下病,表现为带下色白,质清稀,量多,绵绵不断,气味腥臭,面色白或晦暗,头晕眼花,月经不调,腰痠胸闷,身体倦怠,两足跗肿,大便溏薄,小便清长等症。

寒湿痹颗粒

【组成】 附子(制) 制川乌 黄芪 桂枝 麻黄 白术(炒) 当归 白芍 威灵仙 木瓜 细辛 甘草(制)

【功效】 祛寒除湿,温通经络。

【主治】 用于肢体关节疼痛,疲困或肿胀,局部畏寒,风湿性关节炎。

【制剂与规格】 颗粒剂。每袋装:无糖型 3g;减糖型 5g。

【用法与用量】 开水冲服。无糖型一次 3g,或减糖型 5g,一日 3 次。

【注意事项】 孕妇忌服,身热高烧者禁用。

【处方来源】 《部颁标准中药成方制剂》第十六册第 168 页。

【临床应用】 本品临床常用于治疗寒湿痹阻证。症见肢体关节冷痛重着,或肿胀,局部畏寒,触之不热,遇寒痛增,得热痛减,舌淡苔白,脉弦紧或弦缓。能有效改善患者关节肿胀、冷痛、晨僵、功能障碍等症状。现代医学诊断为类风湿关节炎、骨关节炎、强直性脊柱炎等病见上述证候者也可使用。

疏风定痛丸

【组成】 马钱子 麻黄 乳香(醋制) 没药(醋制) 千年健 自然铜(煅) 地枫皮 桂枝 牛膝 木瓜 甘草 杜仲(盐制) 防风 羌活 独活

【功效】 祛风散寒,活血止痛。

【主治】 风寒湿闭阻、瘀血阻络所致的痹病,症见关节疼痛、冷痛、刺痛或疼痛致甚,屈伸不利,局部恶寒,腰腿疼痛,四肢麻木及跌打损伤所致的局部肿痛。

【制剂与规格】 大蜜丸,每丸重 6g。

【用法与用量】 口服,一次 1 丸,一日 2 次。

【注意事项】 按规定定量服用,不宜多服。体弱者慎服,孕妇忌服。密闭,防潮。

【处方来源】 《中华人民共和国药典》2005 版(一部)第 641~642 页。

【临床应用】 适用于关节肌肉痠痛,遇寒加重,屈伸不利,肢体重着,四肢麻木,腰膝痠软者。

葛根芩连片(丸)

【组成】 葛根 黄芩 黄连 炙甘草

【功效】 解肌清热,止泻止痢。

【主治】 泄泻痢疾,身热烦渴,下利臭秽。

【制剂】 片剂,每片含生药 2g;丸剂,每袋 1g。

【用法与用量】 口服,片剂一次 3~4 片,丸剂一次 3g,小儿一次 1g,一日 3 次。

【处方来源】 《中华人民共和国药典》(一部)2005 版第 626~627 页。

【临床应用】 本品为治身热下痢之常用药,既能解肌透表,又能清热止泻,为表里双解之剂。主治热性病表证未解,邪热入里,协热下痢,身热口渴,舌红,苔黄,脉数,为本品的主要指征。现常用于治疗急性肠炎、细菌性痢疾、阿米巴痢疾、溃疡性结肠炎见有上述指征者。也常用于治疗小儿轮状病毒性肠炎。

豨 莶 丸

【组成】 豨莶草

【功效】 清热祛湿,散风止痛。

【主治】 用于风湿热阻络所致的痹病,症见肢体麻木,腰膝痠软,筋骨无力,关节疼痛。亦用于半身不遂,风疹湿疮。

【制剂】 大蜜丸,每丸9g。

【用法与用量】 口服,一次 1 丸,一日 2~3 次。

【处方来源】 《中华人民共和国药典》(一部)2005 版第 650 页。

豨 桐 丸

【组成】 臭梧桐叶 豨莶草

【功效】 祛风湿,止痹痛。

【主治】 四肢麻痹,骨节疼痛,风湿性关节炎。

【制剂与规格】 浓缩丸,每 10 粒重 1.6g。

【用法与用量】 口服,一次 10 粒,一日 3 次。

【注意事项】 忌食猪肝、羊血。

【处方来源】 《养生经验全集》。

【临床应用】

1)治感受风湿,两脚痿软疼痛,不能步履,或中风手足不遂等症。

2)治疗神经根型颈椎病。

鼻渊舒口服液

【组成】 苍耳子 辛夷 薄荷 白芷 黄芩 栀子 柴胡 细辛 川芎 黄芪 川木通 桔梗 茯苓

【功效】 疏风清热,祛湿通窍。

【主治】 用于鼻炎、鼻窦炎属于肺经风热及胆腑郁热证者。

【制剂与规格】 口服液,每 1 支 10ml。

【用法与用量】 口服,一次 1 支,一日 2~3 次。

【处方来源】 《中华人民共和国药典》(一部)2005 版第 651~652 页。

鼻窦炎口服液

【组成】 辛夷 荆芥 薄荷 桔梗 柴胡 苍耳子 白芷 川芎 黄芩 栀子 茯苓 川木通 黄芪 龙胆

【功效】 疏散风热,清热利湿,宣通鼻窍。

【主治】 用于风热犯肺,湿热内蕴所致的鼻塞不通,流黄稠涕。急慢性鼻炎、鼻窦炎见上述证候者可用。

【制剂与规格】 口服液,每1支10ml。

【用法与用量】 口服,一次1支,一日3次。

【处方来源】 《中华人民共和国药典》(一部)2005版第652~653页。

橘 红 丸

【组成】 化橘红 陈皮 半夏(制) 茯苓 甘草 桔梗 苦杏仁 紫苏子(炒) 紫菀 款冬花 瓜蒌皮 浙贝母 地黄 麦冬 石膏

【功效】 清肺,化痰,止咳。

【主治】 用于痰热咳嗽,痰多,色黄黏稠,胸闷口干。

【制剂与规格】 水蜜丸,小蜜丸或大蜜丸。水蜜丸每100丸重10g;大蜜丸每丸重3或6g。

【用法与用量】 口服,水蜜丸一次7.2g,蜜丸一次12g,一日2次。

【处方来源】 《中华人民共和国药典》(一部)2005版第656~657页。

【临床应用】 本品临床常用于急、慢性支气管炎,肺炎恢复期等证属痰热蕴肺、肺燥阴伤者。

癃 清 片

【组成】 泽泻 车前子 败酱草 金银花 牡丹皮 白花蛇舌草 赤芍 仙鹤草 黄连 黄柏

【功效】 清热解毒,凉血通淋。

【主治】 用于下焦湿热所致的热淋,症见尿频,尿急,尿痛,腰痛,小腹坠胀。

【制剂与规格】 片剂,每片重0.6g。

【用法与用量】 口服,一次6片,一日2次;重症,一次8片,一日3次。

【注意事项】 体虚胃寒者不宜服用。

【处方来源】 《中华人民共和国药典》(一部)2005版第657~658页。

藿香正气水(软胶囊、口服液)

【组成】 苍术 陈皮 厚朴(姜制) 白芷 茯苓 大腹皮 生半夏 甘草浸膏 广藿香油 紫苏叶油

【功效】 解表化湿,理气和中。

【主治】 用于外感风寒、内伤湿滞或夏伤暑湿所致的感冒,症见头痛昏重,胸膈痞闷,脘腹胀痛,呕吐泄泻;胃肠型感冒见上述证候者。

【制剂】 合剂、口服液,每支 10ml;软胶囊,每粒 0.45g

【用法用量】 口服,合剂、口服液,一次 5~10ml;软胶囊,一次 2~4 粒,一日 2 次。

【处方来源】 《中华人民共和国药典》(一部)2005 版第 660~663 页。

【临床应用】 本品临床常用于夏令外伤生冷,宿食内停及外感暑湿所致脾胃失调,症见吐泻、脘闷、腹胀为主者。现代医学诊断为急性胃肠炎属暑湿外袭,宿食内停者可用。本品与六合定中丸均为夏令时疫的常用中成药,对夏季伤暑湿、感冒、吐泻等症颇有效验,但后者着重于和胃止泻,而六合定中丸着重于感寒吐泻,腹痛较急,暑湿较重者。

藿 胆 丸

【组成】 广藿香叶 猪胆粉

【功效】 芳香化浊,清热通窍。

【主治】 用于湿浊内蕴、胆经郁火所致的鼻塞,流清涕或浊涕,前额头痛。

【制剂与规格】 水丸,每袋 6g。

【用法与用量】 口服,一次 3~6g,一日 2 次。

【处方来源】 《中华人民共和国药典》(一部)2005 版第 663 页。

附三 方剂索引

二 画

二妙散(《丹溪心法》) 苍术 黄柏

二陈汤(《太平惠民和剂局方》) 清夏 陈皮 茯苓 炙甘草 乌梅 生姜

二金汤(《温病条辨》) 鸡内金 海金沙 厚朴 大腹皮 猪苓 白通草

二黄三白丸(《妇科玉尺》) 酒扁豆 川连 黄柏 香附 石白脂 白术 白芍 椿白皮

十全大补汤(《医学发明》) 当归 白术 茯苓 甘草 熟地 白芍 人参 川芎 黄芪 肉桂(冲服)

十枣汤(《伤寒论》) 大戟 芫花 甘遂 大枣

七味都气丸(《医宗己任篇》) 生地 山萸肉 山药 茯苓 泽泻 丹皮 五味子

七物白术散(《小儿药证直诀》) 人参 白术 木香 白茯苓 藿香 甘草 干葛

人参养荣丸(《太平惠民和剂局方》) 人参 黄芪 当归 白芍 陈皮 桂心 白术熟地 炙甘草 五味子 茯苓 远志 生姜 大枣

人参散(《张氏医通》) 人参 麝香 冰脑

人参蛤蚧散(《张氏医通》) 川蛤蚧 知母 人参 川贝母 桑白皮 茯苓 杏仁甘草

八二丹(经验方) 煅石膏 升丹

八正散(《太平惠民和剂局方》) 萹蓄 瞿麦 车前子 滑石 生山栀 熟大黄 木通甘草梢 灯心

八珍汤(《正体类要》) 人参 白术 茯苓 甘草 当归 白芍 地黄 川芎

九一丹(《医宗金鉴》) 熟石膏 升丹

三 画

三子养亲汤(《韩氏医通》) 紫苏子 白芥子 莱菔子

三仁汤(《温病条辨》) 生苡米 半夏 白蔻仁 厚朴 杏仁 滑石 通草 竹叶

三石汤(《温病条辨》) 飞滑石 生石膏 寒水石 杏仁 竹茹 银花 白通草 金汁

三妙丸(《医学正传》) 苍术 黄柏 牛膝

三物备急丸(《金匮要略》) 大黄 干姜 巴豆霜

大承气汤(《伤寒论》) 大黄 芒硝 枳实 厚朴

大青龙汤(《伤寒论》) 麻黄 杏仁 桂枝 甘草 石膏 生姜 大枣

大柴胡汤(《伤寒论》) 柴胡 黄芩 芍药 半夏 枳实 大黄 生姜 大枣

大黄黄连泻心汤(《伤寒论》) 大黄 黄连

小半夏汤(《金匮要略》) 半夏 生姜

小半夏汤加茯苓汤(《金匮要略》) 半夏 生姜 茯苓

小青龙汤(《伤寒论》) 麻黄 桂枝 半夏 细辛 干姜 芍药 甘草 五味子

小青龙加石膏汤(《金匮要略》) 麻黄 桂枝 半夏 细辛 干姜 芍药 甘草 五味子 石膏

小建中汤(《伤寒论》) 桂枝 芍药 炙甘草 生姜 大枣 饴糖

小陷胸汤(《伤寒论》) 瓜蒌 半夏 黄连

小续命汤(《备急千金要方》) 麻黄 防己 人参 黄芩 桂心 甘草 白芍药 川芎杏仁 附子 防风 生姜

千捶膏(经验方) 蓖麻子肉 松香 轻粉 东丹 银朱 茶油

己椒苈黄丸(《金匮要略》) 防己 椒目 葶苈子 大黄

卫分宣湿饮(《暑病证治要略》) 香薷 青蒿 滑石 茯苓 通草 杏仁 竹叶 鲜冬瓜皮 鲜荷叶

马齿败酱羹(经验方) 马齿苋 败酱草 鸡蛋清

四 画

王氏连朴饮(《霍乱论》) 黄连 厚朴 石菖蒲 半夏 淡豆豉 山栀 芦根

王氏清暑益气汤(《温热经纬》) 西洋参 石斛 麦冬 甘草 粳米 黄连 竹叶 知母 荷梗 西瓜翠衣

开噤散(《医学心悟》) 人参 黄连 石菖蒲 丹参 石莲子 茯苓 陈皮 冬瓜子陈米 荷叶蒂

天仙藤散(《校注妇人大全良方》) 炒天仙藤 炒香附 陈皮 炙甘草 乌药 木瓜苏叶 生姜

木瓜牛膝丸(《三因极一病证方论》) 木瓜 川乌 牛膝 草薢 茴香 羌活 青皮青盐 狗脊 巴戟 海桐皮

木防己汤(《金匮要略》) 木防己 石膏 桂枝 人参

五五丹(经验方) 熟石膏 圣丹

五皮饮(《中藏经》) 桑白皮 陈皮 大腹皮 生姜皮 茯苓皮

五加减正气散(《温病条辨》) 藿香 广皮 茯苓 厚朴 大腹皮 谷芽 苍术

五妙调经汤(经验方) 苍术 黄柏 苡米 木瓜 连翘 当归 川芎 生地 赤芍元胡

五苓散(《伤寒论》) 猪苓 泽泻 白术 茯苓 桂枝

五味芦根汤(《温热经纬》) 藿香叶 薄荷叶 枇杷叶 鲜荷叶 佩兰叶 芦根 冬瓜仁

五味消毒饮(《医宗金鉴》) 银花 野菊花 紫花地丁 天葵子 蒲公英

五神汤(《外科真诠》) 茯苓 银花 牛膝 车前子 紫花地丁

太乙膏(《外科正宗》) 玄参 白芷 归身 肉桂 赤芍 大黄 生地 土木鳖 阿魏轻粉 柳槐 枝 血余炭 铅丹 乳香 没药 麻油

止痉散(上海中医学院《方剂学》) 蜈蚣 全蝎

止嗽散(《医学心悟》) 百部 白前 紫菀 桔梗 陈皮 荆芥 甘草

平胃散(《太平惠民和剂局方》) 苍术 厚朴 陈皮 甘草

少腹逐瘀汤(《医林改错》) 小茴香 干姜 官桂 元胡 没药 当归 川芎 赤芍蒲黄 五灵脂

中满分消丸(《兰室秘藏》) 白术 人参 炙甘草 猪苓 姜黄 茯苓 干姜 砂仁泽泻 橘皮 炒黄芩 厚朴 炒黄连 半夏 炒枳壳 炒知母

牛黄清心丸(《太平惠民和剂局方》) 牛黄 当归 川芎 甘草 山药 黄芩 苦杏仁(炒) 大豆 黄卷 大枣(去核) 白术(炒) 茯苓 桔梗 防风 柴胡 阿胶 干姜 白芍 人参 六神曲(炒) 肉桂 麦冬 白薇 蒲黄(炒) 麝香 冰片 水牛角浓缩粉 羚羊角 朱砂 雄黄

牛黄解毒丸〔《中华人民共和国药典》(一部)〕 牛黄 雄黄 石膏 冰片 大黄 黄芩 桔梗 甘草

升阳益胃汤(《脾胃论》) 黄芪 人参 炙甘草 白术 半夏 陈皮 柴胡 羌活 防风 白芍 茯苓 泽泻 黄连

升降散(《伤寒瘟疫条辨》) 蝉衣 僵蚕 片姜黄 大黄

化坚二陈丸(《医宗金鉴》) 陈皮 制半夏 茯苓 生甘草 白僵蚕 川连

化斑汤(《温病条辨》) 石膏 知母 生甘草 玄参 犀角 粳米

化瘀汤(《验方新编》) 当归 赤芍药 丹皮 桃仁 红花 丹参 山甲 白术 泽泻青皮 牡蛎

丹溪湿痰方(《丹溪心法》) 苍术 白术 香附 白芍

丹栀逍遥散(《女科撮要》) 丹皮 栀子 白术 白芍 当归 白茯苓 柴胡 炮姜薄荷 甘草

乌头汤(《金匮要略》)　川乌头　桂枝　白芍　黄芪　桑枝　独活　牛膝　秦艽　防己防风　茯苓

乌梅丸(《伤寒论》)　乌梅　黄连　黄柏　人参　当归　附子　桂枝　蜀椒　干姜细辛

六一散(《伤寒直格》)　滑石　甘草

六应丸(经验方)　丁香　蟾酥　腰黄　牛黄　珍珠　冰片

六君子汤(《妇人大全良方》)　人参　白术　茯苓　甘草　陈皮　半夏

六和汤(《太平惠民和剂局方》)　人参　藿香叶　白扁豆　砂仁　茯苓　半夏　杏仁香薷　厚朴(姜汁炒)　生姜　大枣

六神丸(《中药成分配本》)　西牛黄　朱砂　麝香　蟾酥　飞腰黄　珠粉

双合散(《杂病源流犀烛》)　熟地　鹿角　胶肉桂　炮姜　麻黄白芥子

五　画

玉露散(经验方)　芙蓉叶

玉露膏　玉露散　凡士林

甘草附子汤(《金匮要略》)　甘草　附子　白术　桂枝

甘草泻心汤(《伤寒论》)　甘草　黄连　干姜　半夏　黄连　大枣

甘遂半夏汤(《金匮要略》)　甘遂　半夏　芍药　甘草

甘露饮(《太平惠民和剂局方》)　枇杷叶　生地　熟地　天冬　麦冬　石斛　黄芩　枳壳　茵陈　甘草

甘露消毒丹(《温热经纬》)　滑石　茵陈　黄芩　石菖蒲　川木通　川贝母　射干　连翘　薄荷白蔻仁　藿香

甘露消毒丹(《温热经纬》)　滑石　茵陈　石菖蒲　木通　川贝母　射干　连翘　薄荷白蔻仁藿香

石韦散(《证论汇补》)　石韦　冬葵子　瞿麦　滑石　车前子

龙胆泻肝汤(《兰室秘藏》)　龙胆草　黄芩　山栀　木通　泽泻　生地　柴胡　车前子当归　甘草

戊己丸(《太平惠民和剂局方》)　黄连　吴茱萸　白芍

东垣清暑益气汤(《脾胃论》)　黄芪　苍术　升麻　人参　白术　陈皮　神曲　泽泻麦冬　当归炙甘草　黄柏　葛根　青皮　五味子

归脾汤(《济生方》)　白术　茯神　黄芪　龙眼肉　党参　酸枣仁　木香　炙甘草　远志　当归

四生丸(《孙浩铭妇科临床经验》)　侧柏叶　干藕节　生艾叶　生地　黑地榆

四妙丸(《丹溪心法》)　苍术　黄柏　牛膝　薏苡仁

四物汤(《太平惠民和剂局方》)　熟地　归身　白芍　川芎

四物坎离丸(《沈氏尊生书》)　生熟地　当归　白芍　黄柏　知母　槐子　侧柏炭连翘

四苓散(《奇效良方》)　茯苓　猪苓　泽泻　白术

四逆加人参汤(《伤寒论》)　生附子　干姜　人参　甘草

四神丸(《校注妇人良方》)　吴茱萸　肉豆蔻　五味子　破故纸　生姜　大枣

四黄膏(经验方)　黄连　黄柏　黄芩　大黄　乳香　没药　凡士林

皮湿一膏《朱仁康临床经验集》　地榆末　煅石膏　枯矾　凡士林

皮湿二膏《朱仁康临床经验集》　密陀僧末　地榆末　凡士林

生化祛湿汤(路志正经验方)　当归　川芎　炙甘草　炮姜　桃仁　元胡　狗脊　苍术川牛膝

生肌散(经验方)　制炉甘石　滴乳石　滑石　血珀　朱砂　冰片

生脉散(《千金方》)　人参　麦冬　五味子

白头翁汤(《伤寒论》)　白头翁　黄连　黄柏　秦皮

白虎汤(《伤寒论》)　石膏　知母　甘草　粳米

白虎苍术汤(《类证活人书》)　石膏　知母　甘草　粳米　苍术

瓜蒌桂枝汤(《金匮要略》)　瓜蒌根　桂枝　白芍药　甘草　生姜　大枣

半夏白术天麻汤(《医学心悟》) 半夏 白术 天麻 茯苓 橘红 甘草 生姜 大枣

半夏泻心汤(《伤寒论》) 半夏 黄芩 干姜 人参 甘草 黄连 大枣

加味五淋散(《医宗金鉴》) 黑山栀 赤茯苓 当归 白芍 黄芩 甘草 生地 泽泻木通 车前子 滑石

加味不换金正气散(验方) 厚朴 苍术 陈皮 甘草 藿香 佩兰 草果 半夏 槟榔 菖蒲 荷叶

六 画

地黄饮子(《宣明方论》) 生地黄 巴戟天 山茱萸 肉苁蓉 石斛 炮附子 茯苓石菖蒲 远志 肉桂 麦冬 五味子

地榆散(验方) 地榆 茜根 黄芩 黄连 栀子 茯苓

芍药汤(《素问病机气宜保命集》) 黄芩 芍药 黄连 大黄 槟榔 当归 木香 肉桂 甘草

芎术除眩汤(《奇效良方》) 川芎 白术 淡附片 官桂 炙草

芎归二陈汤(《丹溪心法》) 川芎 当归 陈皮 茯苓 姜半夏 炙甘草 生姜

托里定痛散(《外科正宗》) 当归 生地 熟地 乳香 没药 川芎 白芍 肉桂 罂粟壳

至宝丹(《太平惠民和剂局方》) 生乌角屑 生玳瑁屑 琥珀 朱砂 雄黄 梅片 麝香 牛黄 安息香 金箔 银箔

当归四逆汤(《伤寒论》) 当归 桂枝 芍药 细辛 甘草 通草 大枣

当归拈痛散(《兰室秘藏》) 人参 白术 苦参 升麻 葛根 苍术 防风 知母 泽泻 黄芩 猪苓 当归 炙草 茵陈 羌活

先期汤(《证治准绳》) 黄芩 黄连 黄柏 当归 川芎 生地 白芍 知母 阿胶 艾叶 香附 炙甘草

竹叶泻经汤(《原机启微》) 柴胡 栀子 羌活 升麻 炙甘草 黄芩 黄连 大黄茯苓 赤芍 泽泻 草决明 车前子 淡竹叶

血府逐瘀汤(《医林改错》) 桃仁 红花 当归 川芎 赤芍 牛膝 生地 枳壳 柴胡 桔梗 甘草

全生白术散(《全生指迷方》) 白术 橘皮 大腹皮 茯苓 生姜

冲和汤(《外科准绳》) 人参 黄芪 白术 陈皮 当归 白芷 茯苓 川芎 皂刺乳香 没药 金银花 甘草 酒

冰硼散(《外科正宗》) 硼砂 冰片 元胡粉 朱砂

安宫牛黄丸(《温病条辨》) 牛黄 郁金 犀角 黄芩 黄连 雄黄 山栀 朱砂 冰片 麝香 珍珠

阳和汤(《外科全生集》) 熟地黄 白芥子 鹿角胶 姜炭 麻黄 肉桂 生甘草

防己黄芪汤(《金匮要略》) 防己 黄芪 白术 甘草 生姜 大枣

防风汤(《宣明论方》) 防风 当归 赤茯苓 杏仁 黄芩 秦艽 葛根 麻黄 肉桂生姜 甘草 大枣

防风胜湿汤(《脉因症治》) 防风 荆芥 葛根 白芷 桔梗 甘草

导痰汤(《济生方》) 陈皮 半夏 茯苓 炙甘草 生姜 乌梅 南星 枳实

红升丹(经验方) 水银 朱砂 雄黄 皂矾 白矾 火硝

红灵丹(经验方) 雄黄 乳香 煅月石 青礞石 没药 冰片 火硝 朱砂 麝香

红油膏(经验方) 九一丹 东丹 凡士林

七 画

赤小豆当归散(《金匮要略》) 赤小豆 当归

苍附导痰汤(《万氏女科》)　苍术　香附　陈皮　白茯苓　枳壳　半夏　胆南星　炙甘草　生姜汁

苏子降气汤(《太平惠民和剂局方》)　半夏　苏子　甘草　前胡　厚朴　肉桂　陈皮当归　生姜

苏合香丸(《太平惠民和剂局方》)　苏合香油　白术　青木香　香附　朱砂　诃子　檀香　安息香　沉香　麝香　丁香　荜茇　冰片　乳香

还少丹(《仁斋直指方》)　熟地　山药　枸杞　山萸肉　巴戟天　肉苁蓉　五味子　杜仲　牛膝　茯苓　菖蒲　楮实子　小茴香　远志

尪痹冲剂(《部颁标准中药成方制剂》)　生熟地　附片　骨碎补　淫羊藿　独活　桂枝防风　蜈蚣　知母　皂刺　羊胫骨　白芍　红花　仙灵　伸筋草　补骨脂

抑阳酒连散(《原机启微》)　生地黄　独活　黄柏　防风　知母　蔓荆子　前胡　羌活白芷　生甘草　黄芩　寒水石　栀子　黄连　防己

吴茱萸汤(《伤寒论》)　人参　吴茱萸　大枣　生姜

何人饮(《景岳全书》)　何首乌　人参　陈皮

身痛逐瘀汤(《医林改错》)　牛膝　地龙　秦艽　红花　桃仁　没药　五灵脂　甘草

羌活胜湿汤(《内外伤辨惑论》)　羌活　独活　藁本　防风　炙甘草　川芎　蔓荆子

完带汤(《傅青主女科》)　白术　山药　人参　白芍　车前子　制苍术　甘草　陈皮荆芥穗　柴胡

沙参麦冬汤(《温病条辨》)　沙参　麦冬　玉竹　桑叶　甘草　天花粉　生扁豆

补中益气汤(《脾胃论》)　黄芪　人参　白术　炙甘草　陈皮　升麻　柴胡　当归

补阳还五汤(《医林改错》)　赤芍　川芎　当归　地龙　黄芪　桃仁　红花

启宫汤(路志正经验方)　炒苍术　半夏　醋香附　炒神曲　茯苓　陈皮　丹参　川芎

附子汤(《伤寒论》)　附子　人参　茯苓　白芍　白术

附子理中丸(《阎氏小儿方论》)　附子　人参　干姜　白术　甘草

还原保真汤(《外科正宗》)　当归　川芎　白芍　熟地　白术　茯苓　人参　黄芪　丹皮　枸杞子

纯阳正气丸(《饲鹤亭集方》)　藿香　肉桂　陈皮　半夏　公丁香　小茴香　紫苏　茯苓　制苍术　生白术　红灵丹

八　画

实脾饮(《济生方》)　厚朴　白术　木瓜　草果　大腹皮　附子　白茯苓　干姜　炙甘草　生姜　大枣

青蒿鳖甲汤(《温病条辨》)　青蒿　鳖甲　细生地　知母　丹皮

青黛散(经验方)　青黛　石膏　滑石　黄柏

青黛膏(经验方)　青黛　石膏　滑石　黄柏　凡士林

苓桂术甘汤(《伤寒论》)　茯苓　桂枝　白术　甘草

拔疔丹(《疡医大全》)　巴豆霜　乳香　没药　蟾酥　雄黄　樟脑　冰片　露蜂房　朱砂　轻粉　当门子

虎潜丸(《丹溪心法》)　虎骨　锁阳　熟地　陈皮　知母　黄柏　龟板　白芍　干姜牛膝

肾着汤(《金匮要略》)　干姜　茯苓　白术　甘草

易黄汤(《傅青主女科》)　山药　芡实　黄柏　车前子　白果

固真汤(《证治准绳》)　人参　白术　茯苓　炙甘草　黄芪　炮附子　肉桂　山药

知柏地黄汤(《症因脉治》)　知母　黄柏　生地　丹皮　山药　山萸肉　云茯苓　泽泻薏米　旱莲草　女贞子

金铃子散(《圣惠方》)　金铃子　延胡索

金黄散(《医宗金鉴》)　大黄　黄柏　姜黄　白芷　南星　陈皮　苍术　厚朴　甘草天花粉

金黄膏(《医宗金鉴》)　大黄　黄柏　姜黄　白芷　南星　陈皮　苍术　厚朴　甘草　天花粉　凡士林

金匮肾气丸(《金匮要略》)　熟地　山药　山萸肉　茯苓　丹皮　泽泻　附子(炮)　桂枝

泻白散(《小儿药证直诀》) 桑白皮 地骨皮 生甘草 粳米

定喘汤(《摄生众妙方》) 麻黄 白果 桑白皮 苏子 杏仁 黄芩 款冬花 半夏甘草

参附汤(《妇人良方》) 人参 熟附子

参附龙牡汤(《中医症状鉴别诊断学》) 人参 附子 龙骨 牡蛎

参苓白术散(《太平惠民和剂局方》) 党参 茯苓 白术 扁豆 陈皮 山药 炙甘草 莲子肉 薏苡仁 桔梗 缩砂仁

驻车丸(《备急千金要方》) 黄连 干姜 当归 阿胶

九 画

春泽汤(《医方集解》) 白术 桂枝 茯苓 猪苓 泽泻 人参

柏子仁汤(《张氏医通》) 人参 白术 茯苓 陈皮 甘草 柏子仁 麝香 生姜

茵陈大黄汤(《类证活人书》) 茵陈 栀子 柴胡 黄柏 黄芩 升麻 大黄 草胆龙

茵陈蒿汤(《伤寒论》) 茵陈 栀子 大黄

茵陈五苓散(《金匮要略》) 茵陈蒿 桂枝 茯苓 白术 泽泻 猪苓

茵陈术附汤(《医学心悟》) 茵陈蒿 白术 附子 干姜 肉桂 炙甘草

茵陈理中汤(《张氏医通》) 茵陈 党参 干姜 白术 甘草

荆防败毒散(《医宗金鉴》) 荆芥 防风 柴胡 前胡 羌活 独活 枳壳 炒桔梗茯苓 川芎 甘草 人参 生姜

茯苓皮汤(《温病条辨》) 茯苓皮 薏苡仁 猪苓 大腹皮 通草 竹叶

茯苓杏仁甘草汤(《金匮要略》) 茯苓 杏仁 甘草

厚朴麻黄汤(《金匮要略》) 厚朴 麻黄 石膏 杏仁 半夏 干姜 细辛 小麦 五味子

厚朴温中汤(《内外伤辨惑论》) 厚朴 陈皮 炙甘草 茯苓 草蔻仁 木香 干姜

牵正散(《杨氏家藏方》) 白附子 白僵蚕 全蝎

胃风汤(《太平惠民和剂局方》) 白术 川芎 人参 芍药 当归 肉桂 茯苓 米壳

胃关煎(《景岳全书》) 熟地 白术 干姜 吴茱萸 山药 白扁豆 炙甘草

胃苓汤(《丹溪心法》) 猪苓 泽泻 白术 茯苓 桂枝 陈皮 厚朴 炒苍术 炙甘草 生姜 大枣

星蒌承气汤(验方) 胆南星 全瓜蒌 生大黄 芒硝

重升丹《朱仁康临床经验集》 红升丹(红粉) 生石膏 玉露膏

香砂六君子丸(《医学正传》) 人参 茯苓 白术 半夏 陈皮 木香 砂仁 甘草

香附青黛丸(《医学入门》) 香附 瓜蒌 青黛 海蛤壳 枳壳 炒杏仁 炒苡仁 炙杷叶 六一散

保和丸(《丹溪心法》) 六神曲 焦山楂 茯苓 半夏 陈皮 莱菔子 连翘

独参汤(《十药神书》) 人参

独活寄生汤(《千金要方》) 独活 桑寄生 杜仲 牛膝 秦艽 防风 细辛 威灵仙人参 当归 附子 茯苓 甘草

养血荣筋汤(路志正经验方) 紫丹参 炒白芍 生黄芪 旱莲草 炒桑枝 炒白术怀牛膝 夜交藤 防己 防风 地龙

济生肾气丸(《济生方》) 牛膝 车前子 附子 桂枝 地黄 山萸肉 山药 茯苓泽泻 丹皮

济阴行水汤(经验方) 黄芪 当归 女贞子 旱莲草 枸杞 菟丝子 白术 怀牛膝茯苓 泽泻 益母草 陈皮

宣肺清胃饮(路志正经验方) 牛子 菊花 浙贝 蝉衣 僵蚕 黄连 白芷 杷叶赤芍 炒枳实 草河车 生甘草

宣清导浊汤(《温病条辨》) 猪苓 寒水石 晚蚕砂 皂荚子

宣痹汤(《温病条辨》) 防己 蚕砂 苡仁 赤小豆 连翘 山栀子 滑石 黄柏 苍术 忍冬藤 桑枝

既济丸(《张氏医通》)　熟附子　人参　麝香

退黄散(《古今医鉴》)　柴胡　升麻　龙胆草　茵陈　山栀　黄连　黄芩　黄柏　木通滑石

除湿汤(《肘后百一选方》)　羌活　独活　藁本　防风　炙甘草　川芎　蔓荆子　半夏陈皮　茯苓

除湿汤(《眼科纂要》)　连翘　滑石　车前子　枳壳　黄芩　黄连　木通　陈皮　荆芥　茯苓　防风　甘草

除湿胃苓汤(《医宗金鉴》)　苍术　厚朴　陈皮　泽泻　猪苓　赤茯苓　白术　滑石防风　山栀子木通　肉桂　甘草

枳实导滞丸(《内外伤辨惑论》)　大黄　枳实　神曲　茯苓　黄芩　黄连　白术　泽泻

十　画

秦艽鳖甲散(《卫生宝鉴》)　秦艽　鳖甲　地骨皮　柴胡　青蒿　知母　当归　乌梅

桂枝汤(《伤寒论》)　桂枝　白芍　生姜　大枣　甘草

桂枝芍药知母汤(《金匮要略》)　桂枝　知母　芍药　防风　白术　生姜　麻黄　炮附子　炙甘草

桂枝附子汤(《伤寒论》)　桂枝　淡附片　生姜　大枣

桂枝茯苓丸(《金匮要略》)　桂枝　茯苓　牡丹皮　桃仁　芍药

桂苓甘露散(《宣明论》)　茯苓　猪苓　泽泻　白术　石膏　寒水石　滑石　甘草官桂

桃红四物汤(《医宗金鉴》)　当归　赤芍　生地　川芎　桃仁　红花

真人养脏汤(《太平惠民和剂局方》)　白芍　当归　人参　白术　肉豆蔻　肉桂　甘草木香　诃子皮　罂粟壳

真武汤(《伤寒论》)　附子　茯苓　芍药　白术　生姜

柴胡芎归汤(《增补万病回春》)　柴胡　桔梗　当归　川芎　白芍　人参　厚朴　炒白术　葛根茯苓　陈皮　红花　甘草　生姜

柴胡疏肝散(《景岳全书》)　柴胡　陈皮　芍药　枳壳　甘草　川芎　香附

柴枳半夏汤(《医学入门》)　柴胡　黄芩　半夏　瓜蒌仁　枳壳　杏仁　青皮　甘草

逍遥散(《太平惠民和剂局方》)　当归　白芍　柴胡　茯苓　白术　甘草　薄荷　生姜

透脓散(《外科正宗》)　当归　生黄芪　炒山甲　川芎　皂角刺

倍术丸(《太平惠民和剂局方》)　白术　干姜　肉桂　茯苓　半夏

射干麻黄汤(《金匮要略》)　麻黄　生姜　细辛　紫菀　款冬花　五味子　半夏　大枣

健固汤(《傅青主女科》)　人参　白芍　茯苓　薏仁　巴戟天

健脾化湿调经汤(路志正经验方)　藿苏梗　炒杏仁　茯苓　泽泻　白术　当归　益母草　车前子陈皮

健脾调经汤(路志正经验方)　太子参　炒白术　厚朴　茯苓　姜半夏　炒薏仁　当归泽兰　益母草川牛膝

健脾除湿汤(《赵炳南临床经验集》)　苡仁　扁豆　山药　芡实　枳壳　草薢　黄柏白术　茯苓大豆黄卷

益母胜金丹(《医学心悟》)　益母草　茺蔚子　地黄　白芍药　川芎　丹参　白术香附

益胃汤(《温病条辨》)　沙参　麦冬　生地黄　玉竹　冰糖

凉膈散(《太平惠民和剂局方》)　大黄　朴硝　甘草　连翘　栀子　黄芩　薄荷叶　石膏　知母粳米

消风散(《医宗金鉴》)　荆芥　防风　当归　生地　苦参　苍术　蝉蜕　胡麻仁　牛蒡子　知母石膏　甘草　木通

涤痰汤(《济生方》)　半夏　胆星　橘红　枳实　茯苓　人参　菖蒲　竹茹　甘草　生姜　大枣

调胃承气汤(《伤寒论》)　大黄　芒硝　甘草

调营饮(《证治准绳》)　莪术　川芎　当归　延胡　赤芍药　瞿麦　大黄　槟榔　陈皮大腹皮　葶

苈　赤茯苓　桑白皮　细辛　官桂　甘草

　　通窍活血汤(《医林改错》)　赤芍　川芎　桃仁　红花　葱　鲜姜　红枣　麝香

　　桑白皮汤(《景岳全书》)　桑皮　半夏　苏子　杏仁　贝母　黄芩　川连　山栀　生姜

　　桑杏汤(《温病条辨》)　桑叶　杏仁　贝母　沙参　梨皮　栀子

　　桑钩温胆汤(《中医症状鉴别诊断学》)　桑叶　钩藤　法夏　橘红　茯苓　炙甘草　竹茹　枳实

十 一 画

　　理中丸(《伤寒论》)　党参　白术　干姜　炙草

　　黄芩泻白散(《伤寒大白》)　黄芩　桑白皮　地骨皮　甘草　粳米

　　黄芩滑石汤(《温病条辨》)　黄芩　滑石　茯苓皮　猪苓　大腹皮　白蔻仁　通草

　　黄芪建中汤(《金匮要略》)　黄芪　白芍　桂枝　炙甘草　生姜　大枣　饴糖

　　黄芪桂枝五物汤(《金匮要略》)　黄芪　芍药　桂枝　生姜　大枣

　　黄连香薷饮(《类证活人书》)　香薷　黄连　扁豆　厚朴

　　黄连涤暑汤(《医醇賸义》)　黄连　黄芩　栀子　连翘　葛根　茯苓　半夏　甘草

　　黄连温胆汤(《六因条辨》)　黄连　竹茹　枳实　陈皮　半夏　茯苓　生姜　甘草

　　黄连解毒汤(《外台秘要》引崔氏方)　黄连　黄芩　黄柏　山栀

　　菖蒲郁金汤(《瘟疫全书》)　石菖蒲　郁金　炒山栀　青连翘　细木通　鲜竹叶　粉丹皮　淡竹沥
灯心　紫金片

　　萆薢化毒汤(《疡科心得集》)　萆薢　归尾　丹皮　牛膝　防己　木瓜　苡仁　秦艽

　　萆薢分清饮(《丹溪心法》)　川萆薢　益智仁　乌药　石菖蒲

　　萆薢渗湿汤(《疡科心得集》)　萆薢　苡仁　黄柏　赤苓　丹皮　泽泻　滑石　通草

　　萆薢解毒汤(朱仁康经验方)　萆薢　薏苡仁　黄柏　丹皮　茯苓　泽泻　六一散苍术

　　控涎丹(《三因极一病证方论》)　甘遂　大戟　白芥子

　　猪苓汤(《伤寒论》)　猪苓　茯苓　泽泻　阿胶　滑石

　　猪苓散(《审视瑶函》)　猪苓　萹蓄　苍术　黑狗脊　大黄　滑石　车前子

　　银翘散(《温病条辨》)　银花　连翘　牛蒡子　荆芥　竹叶　淡豆豉　薄荷　桔梗　甘草　芦根

　　麻杏石甘汤(《伤寒论》)　麻黄　杏仁　生石膏　甘草

　　麻杏苡甘汤(《金匮要略》)　麻黄　杏仁　薏苡仁　甘草

　　麻黄汤(《伤寒论》)　麻黄　桂枝　杏仁　甘草

　　麻黄连翘赤小豆汤(《金匮要略》)　麻黄　连翘　赤小豆

　　麻黄附子细辛汤(《伤寒论》)　麻黄　附子　细辛

　　羚羊钩藤汤(《通俗伤寒论》)　羚羊角(用水牛角粉代)　钩藤　菊花　霜桑叶　鲜生地　生白芍
川贝母　竹茹　茯苓　甘草

　　清气化痰丸(《医方考》)　陈皮　杏仁　枳实　黄芩　瓜蒌　茯苓　胆南星　半夏

　　清化解毒汤(路志正经验方)　公英　草河车　地丁　炒枳壳　赤芍　生薏米　桃杏仁滑石　连翘
车前子　泽泻　防己

　　清肝止淋汤(《傅青主女科》)　当归　白芍　地黄　黑豆　丹皮　香附　黄柏

　　清胃汤(《审视瑶函》)　黄柏　黄连　半夏　栀子　连翘　枳壳　苏子　陈皮　归尾荆芥

　　清热渗湿汤(《证治准绳》)　苍术　白术　茯苓　泽泻　黄柏　黄连　甘草

　　清热渗湿汤(《中医外科学》)　黄芩　苦参　生地　白鲜皮　茯苓皮　滑石　板蓝根竹叶

　　清热调经汤(《古今医鉴》)　丹皮　生地　黄柏　川芎　赤芍　桃仁　红花　莪术　制香附　元胡
败酱草　红藤　生苡仁

　　清热渗湿汤(《证治准绳》)　苍术　白术　茯苓　泽泻　黄柏　黄连　甘草

　　清营汤(《温病条辨》)　犀角(用水牛角代)　玄参　竹叶心　银花　连翘　黄连　丹参　麦冬

清瘴汤(验方)　青蒿　柴胡　猪苓　知母　陈皮　半夏　黄芩　黄连　枳实　常山竹茹　滑石　甘草　朱砂

清燥救肺汤(《医门法律》)　桑叶　生石膏　党参　麦冬　甘草　胡麻仁　阿胶　杏仁枇杷叶　瓜蒌　贝母　沙参

十　二　画

越婢汤(《金匮要略》)　麻黄　石膏　甘草　生姜　大枣

越婢加术汤(《金匮要略》)　麻黄　石膏　白术　甘草　生姜　大枣

越婢加半夏汤(《金匮要略》)　麻黄　石膏　半夏　甘草　生姜　大枣

趁痛散(《妇人大全良方》)　当归　黄芪　白术　炙甘草　桂心　独活　牛膝　生姜薤白　桑寄生

葛根芩连汤(《伤寒论》)　葛根　黄芩　黄连　甘草

雄黄膏(经验方)　雄黄　氧化锌　凡士林

紫雪丹(《太平惠民和剂局方》)　寒水石　磁石　滑石　生石膏　犀角(用代用品)　羚羊角　青木香　沉香　元参　升麻　甘草　丁香　朴硝　硝石　麝香　朱砂

温胆汤(《备急千金要方》)　竹茹　枳实　半夏　陈皮　茯苓　甘草

犀角地黄汤(《千金方》)　犀角(用代用品)　地黄　赤芍　丹皮

犀黄丸(《外科全生集》)　牛黄　麝香　乳香　没药　黄米饭

疏凿饮子(《济生方》)　羌活　秦艽　槟榔　大腹皮　茯苓皮　川椒目　木通　泽泻商陆　赤小豆　生姜

滋肾通关丸(《兰室秘藏》)　黄柏　知母　肉桂

十　三　画

蒿芩清胆汤(《通俗伤寒论》)　青蒿　竹茹　半夏　赤茯苓　黄芩　枳壳　陈皮　碧玉散

雷氏清宣金脏法(《时病论》)　牛蒡子　川贝母　马兜铃　桔梗　冬桑叶　枇杷叶　杏仁　瓜蒌

锡类散(《金匮翼》)　象牙屑　青黛　壁钱炭　人指甲　珍珠　冰片　牛黄

解语丹(《医学心悟》)　白附子　石菖蒲　远志　天麻　全蝎　羌活　南星　木香甘草

解毒四物汤(《沈氏尊生书》)　当归　川芎　芍药　生地黄　黄芩　黄连　黄柏　山栀

新加香薷饮(《温病条辨》)　香薷　银花　鲜扁豆花　厚朴　连翘

十　四　画以上

醒消丸(《太平惠民和剂局方》)　乳香　没药　麝香　雄精

橘枳生姜汤(《金匮要略》)　橘皮　枳实　生姜

镇肝熄风汤(《医学衷中参西录》)　牛膝　代赭石　生龙骨　生牡蛎　生龟甲　杭芍玄参　天冬　川楝子　生麦芽　茵陈　甘草

薏苡竹叶散(《温病条辨》)　薏苡仁　竹叶　飞滑石　白蔻仁　连翘　茯苓　白通草

薏苡附子散(《金匮要略》)　薏苡仁　附子

燃照汤(《霍乱论》)　滑石　炒豆豉　栀子　黄芩　佩兰　厚朴　半夏　白蔻仁

藿香正气散(《太平惠民和剂局方》)　藿香　紫苏　白芷　大腹皮　茯苓　白术　半夏厚朴　桔梗　甘草　姜　枣

藿朴夏苓汤(《医原》)　藿香　厚朴　半夏　茯苓　杏仁　生苡米　白蔻仁　猪苓　淡豆豉　泽泻　猪苓

蟾酥合剂(经验方)　酒化蟾酥　腰黄　铜绿　炒绿矾　轻粉　乳香　没药　枯矾　干蜗牛　麝香　血竭　朱砂　煅炉甘石　煅寒水石　硼砂　灯草灰